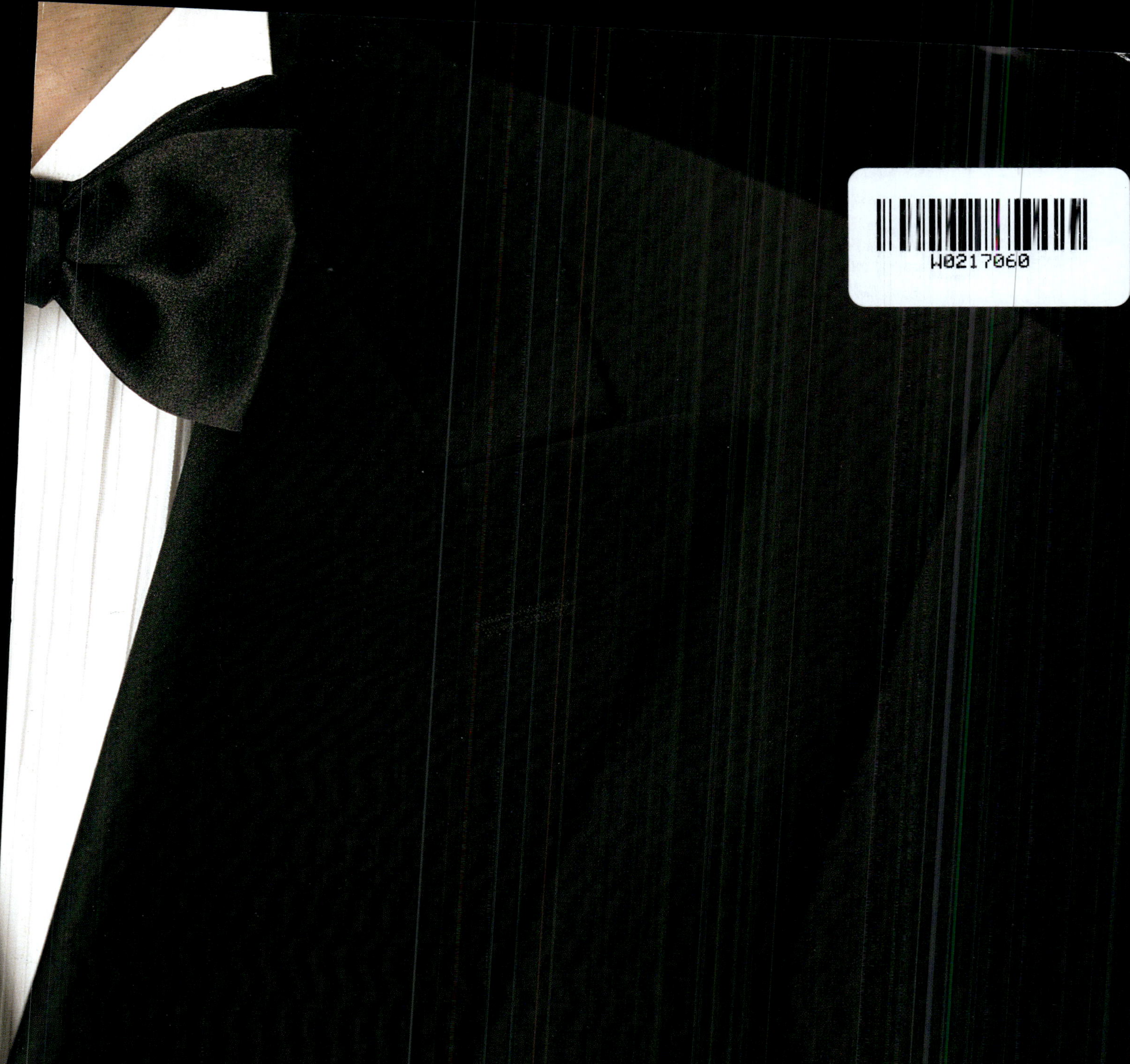

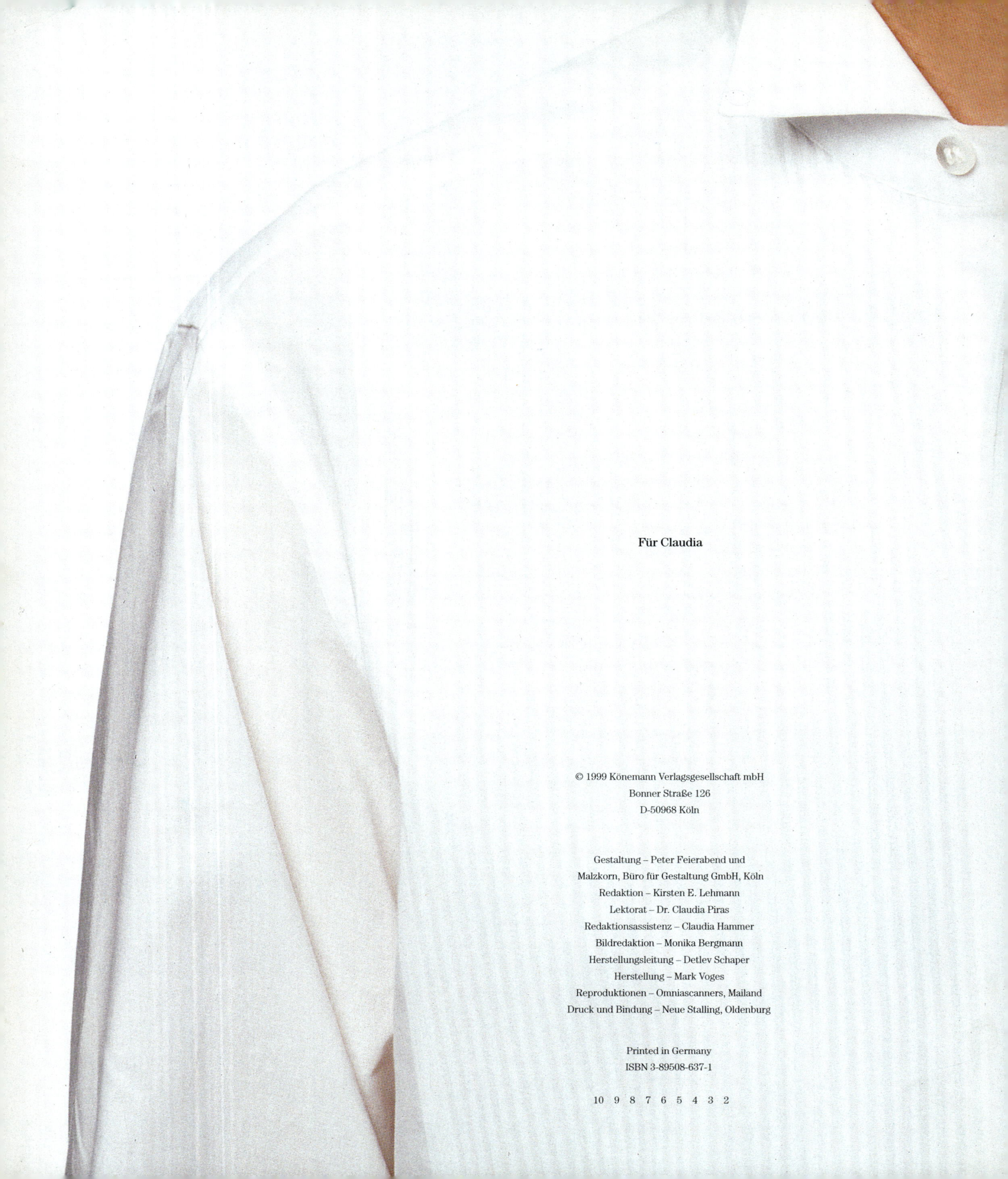

Für Claudia

Bonner Straße 126
D-50968 Köln

Gestaltung – Peter Feierabend und
Malzkorn, Büro für Gestaltung GmbH, Köln
Redaktion – Kirsten E. Lehmann
Lektorat – Dr. Claudia Piras
Redaktionsassistenz – Claudia Hammer
Bildredaktion – Monika Bergmann
Herstellungsleitung – Detlev Schaper
Herstellung – Mark Voges
Reproduktionen – Omniascanners, Mailand
Druck und Bindung – Neue Stalling, Oldenburg

Printed in Germany
ISBN 3-89508-637-1

10 9 8 7 6 5 4 3 2

Der Anzug 88 | 89

Stil im Anzug 90 | 91
Der offene Knopf 91
Das Mekka des Maßanzugs 92-95
Der englische Anzug 96
Die Stoffe 97
Ein Anzug von Gieves & Hawkes 98-101
Chester Barrie 102 | 103
Drei Kunden – dreimal Savile Row 104
Der König des Stils 105
Tweedanzug – aber richtig 106 | 107
Der italienische Anzug 108
Who is Who in Italien 109
Brioni – veni, vidi, vici 110 | 111
Mode-Klassik 112
Die Hall of Fame 113
Der Sommeranzug 114 | 115
Brooks Brothers – New York Classics 116 | 117

Sportjacken & Hosen 118 | 119

Die Sportjacke 120 | 121
Nadel und Faden 122 | 123
Tweed und mehr 124 | 125
Zweimal Tweedjacke 126 | 127
Die Sportjacke heute 128
Der Blick aufs Detail 128 | 129
Von Cavalry Twill bis Moleskin – die Hose zur Sportjacke 130 | 131
Die graue Eminenz 132 | 133
Khaki-Couture 134
Hosen ganz kurz 135
Jeans, aber richtig 136 | 137
Der Schnitt 138 | 139
Wie die Hose zum Umschlag kam 139
Der Bauchraum 140
Die Hose im Detail 140 | 141
Andere Länder, andere Hosen 141
Hosenträgerkunde 142 | 143
Der richtige Gürtel 144 | 145
Blazer – die lebende Legende 146 | 147
Der Blazer und die Hose 148 | 149

Der Schuh 150 | 151

Der gute Schuh 152-155
John Lobb 156 | 157
Der formelle Schuh mit geschlossener Schnürung 158 | 159
Der formelle Schuh mit offener Schnürung 160 | 161
Der Loafer 162 | 163
Mokassin auf italienisch 164 | 165
Monkstrap – der Schuh mit der Schnalle 166
Das andere Wort für wetterfest 167
Leder ist nicht gleich Leder 168 | 169
Das Zentrum der Schuhwelt 170 | 171
Das Werkzeug des Schuhmachers 172 | 173
Wie ein Schuh entsteht 174-177
Das andere Wort für Cordovan 178 | 179
Der Rauhlederschuh 180 | 181
American Classics – Der Sattelschuh 182
Der Hausschuh 183
Der Schuh mit den Noppen 184 | 185
Der Regenmantel für den Schuh 185
Strümpfe richtig kombinieren 186 | 187
Schuhe und der Rest 188 | 189

Mäntel & Jacken 190 | 191

Mantelkultur 192 | 193
Mäntel, die man kennen muß 194-197
Für den Offizier im Gentleman 198
Der Dufflecoat 199
Das Phänomen Barbour 200
Die Geschichte einer Wachsjacke 201
Barbour im Detail 202 | 203
Die Top Sechs 203
Kurz geht auch 204 | 205

Der Hut 206 | 207

Hut gestern und heute 208 | 209
Der Bowler 210 | 211
Mut zum Hut 212 | 213
Wer trägt Hut? 214 | 215
Der Panama 216 | 217

Accessoires 218 | 219

Der kleine Unterschied 220 | 221
Der Ballast des Alltags 222 | 223
Man hat es – aber wo? 224 | 225
Was uns die Stunde schlägt 226 | 227
Die besten Uhren der Welt 228 | 229
Rund um die Uhr 230 | 231
Weniger ist mehr 232 | 233
Tabak – zum Geleit 234 | 235
Die Zigarette 236 | 237
Die Pfeife 238 | 239
Klassische Pfeifen-Riege 240 | 241
Die Herstellung der Pfeife 241
Die Zigarre 242 | 243
Die Größen unter den Zigarren 244 | 245
Die Bar in der Tasche 246 | 247
Der Manschettenknopf 248 | 249
Unser täglicher Begleiter 250 | 251
The Original: Filofax 252 | 253
Stilvolles Reisen 254 | 255
Für die Kurzreise 256 | 257
Der Dreh mit der Jacke 258
Koffer, richtig gepackt 259
Der Spazierstock 260
Das Reiseplaid 261
Keine Angst vorm Regen 262 | 263
Das andere Wort für Schirm 264 | 265
Die Brille 266 | 267
Nicht nur, wenn die Sonne scheint 268 | 269
Das Taschentuch 270 | 271
Von der Hand in die Brusttasche 272 | 273
Einstecktuch und Anzug 274 | 275
Der Handschuh 276 | 277
Schalkultur 278 | 279

Strick 280 | 281

Am Anfang war der Sweater 282 | 283
Vom Schaf zur Wolle 284 | 285
Strick-Klassiker 286 | 287
Zwischen England und Frankreich 288
Der Guernsey im Detail 289
Von fein bis grob 290 | 291
Richtig kombinieren 292 | 293
Für kalte Wintertage 294 | 295
Die andere Masche 296 | 297

Für den Sport 298 | 299

Warum Sport? 300 | 301
Jagen, Reiten, Fischen... 302 | 303
Die Jagd – das Outfit 304 | 305
The real thing 306 | 307
Das Taschenmesser 307
Der Reitsport – das Outfit 308 | 309
Zuschauen mit Stil 310 | 311
Fischen – das Outfit 312 | 313
Von Loch zu Loch 314 | 315
Das Krokodil 316 | 317
Das andere Polohemd 317
Sport auf auf dem Wasser – das Outfit 318 319

Festliche Kleidung 320 | 321

Weiß oder Schwarz? 322 | 323
Der Smoking – und was dazu gehört 324 | 325
Black & White 325
White tie 326 | 327
Eine Jacke zum Rauchen 328
Man kann ihn sich leihen... 328
Der richtige Schuh 329
Morning Dress 330 | 331

Gemütlich zu Hause 332 | 333

Ein Hauch von Dekadenz 334 | 335
Frühstück mit Stil 336 | 337
Ein Souvenir aus der Kolonie 338 | 339
Gemütlich zu Hause 340 | 341

Anhang 342 | 343

Pflege der Garderobe 344-347
  Der Anzug 344
  Die Krawatte 346
  Die Schuhe 346 | 347
  Schuhreparatur 347
Glossar 348-352
Bibliographie – eine Auswahl 353
Danksagung 353
Register 354-357
Bildnachweis 360

Der Charakter der Vornehmheit

Genie, sagt ein geflügeltes Wort, ist »die grenzenlose Bereitschaft, sich Mühe zu geben«, und das wäre auch eine treffende Beschreibung für einen Gentleman. Ein wahrer Gentleman ist jemand, der nichts dem Zufall überläßt. Es reicht nicht, daß man sich tadellos kleidet und daß alles makellos gepflegt ist. Die ganze Erscheinung muß vollkommen sein. Wird es Zeit für einen Haarschnitt, oder sollte man sich beim Barbier von einem Profi rasieren lassen, weil das Ergebnis sichtbar – und fühlbar – besser ist als alles, was man selbst tun kann? Sind die Fingernägel gut manikürt? Sitzt der Hut im richtigen Winkel? Ist der Regenschirm so eng gerollt, wie es sich gehört?

All diese und noch viele weitere Fragen muß ein Gentleman sich stellen, sobald er mit dem Frühstück fertig ist (das er in Pyjama, Pantoffeln und Morgenmantel einnimmt und das aus Nieren, Räucherhering oder indischem Reis mit Fisch besteht) und während er sich rasiert, ein Bad nimmt und sich ankleidet. Denn schließlich hat man ja nicht den ganzen Tag seine komplette Ausstattung dabei. Den Damen ist ihre Handtasche mit allerlei Wässerchen und Elixieren, mit Lack und Puder gestattet, so daß sie ihrer Schönheit, wenn es denn erforderlich wird, neuen Schliff geben können. Ein Gentleman hingegen muß, wenn er Haus, Wohnung, Zimmer oder Club verläßt, perfekt sein für den ganzen Tag. Vom Morgen bis zum späten Abend darf die Nelke im Knopfloch nicht welken, kein Härchen des getrimmten und fein gewachsten Schnurrbarts darf sich sträuben, das Funkeln in den Augen darf nie erlöschen.

In den dreißiger Jahren gab es in England einen Varietékünstler, der nannte sich »Billy Bennett – beinahe ein Gentleman«. Doch so etwas ist unvorstellbar. Man kann nicht beinahe ein Gentleman sein. Entweder ist man einer, oder man ist es nicht. Es gibt Standards, und die muß man halten. Jemand, für den die Latte zu hoch liegt, tut besser daran, wenn er es gar nicht erst versucht. Edmund Burke, der englische Staatsphilosoph des 18. Jahrhunderts, schrieb einmal an einen Freund: »Der König kann einen Mann in den Adelsstand erheben, aber er kann ihn nicht zum Gentleman machen.«

Auch die größte Macht und der größte Wohlstand machen aus einem Mann noch keinen Gentleman. Doch der, der sich bemüht und dessen Streben von Erfolg gekrönt ist … ! Oh ja, dem eröffnet sich eine wunderbare Welt – eine Welt, zu der nur wenigen der Zugang vergönnt ist. Und dann merkt man: Um Gentleman zu sein, genügt nicht eine bestimmte Kleidung – obwohl das durchaus eine Vorbedingung ist. Man braucht auch ein bestimmtes Benehmen. Denn ein Gentleman ist durch und durch anständig, er tut instinktiv stets das Richtige. Ein wahrer Gentleman sorgt dafür, daß die Frauen und Kinder ins Rettungsboot kommen, und er selbst geht mit dem Schiff unter. Er wird niemals ein Pferd mißhandeln oder einen Freund verraten. Er weiß, wann eine Dame Gesellschaft wünscht und wann sie lieber allein sein möchte. Er trinkt lieber ein Glas guten Champagner als eine Flasche billigen Wein. Der Gentleman ist niemals unhöflich, so arrogant oder rüde ein Geringerer ihm gegenüber auch sein mag.

Doch eine kleine Warnung … man kann es mit rein äußerlichem Perfektionismus auch übertreiben. Bertrand Russell (selbst viel zu exzentrisch und zu achtlos mit seinem Äußeren, als daß er je als Gentleman gegolten hätte) sagte einmal von Anthony Eden, er sei »kein Gentleman; dazu ist er zu gut angezogen«. Eden war in den dreißiger Jahren ein schneidiger junger Mann, der Liebling der englischen Konservativen, und in den Fünfzigern Außenminister unter Churchill. Man sah ihn stets in gestreifter Hose mit makelloser Bügelfalte, im schwarzen Jackett mit Weste, gestärktem weißen Kragen und perfekt gebundener Krawatte, und auf dem Kopf saß der elegante schwarze Hut, dem er seinen Namen gab. Eden setzte Maßstäbe für die Mode, doch zumindest Russell fand, daß seine moralischen Qualitäten hinter seiner Kleidung zurückblieben.

Wer Bernhard Roetzels wunderbares Buch in die Hand nimmt, braucht sich zumindest um das Äußere keine Sorgen mehr zu machen. Hier findet er alles, was er für sein Auftreten als kultivierter Mann von Welt braucht. Hier findet er Stil in Wort und Bild – ein wahres Vademecum für den Gentleman.

Nick Yapp

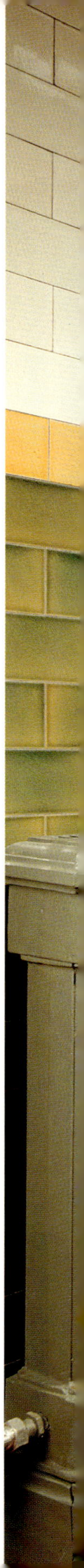

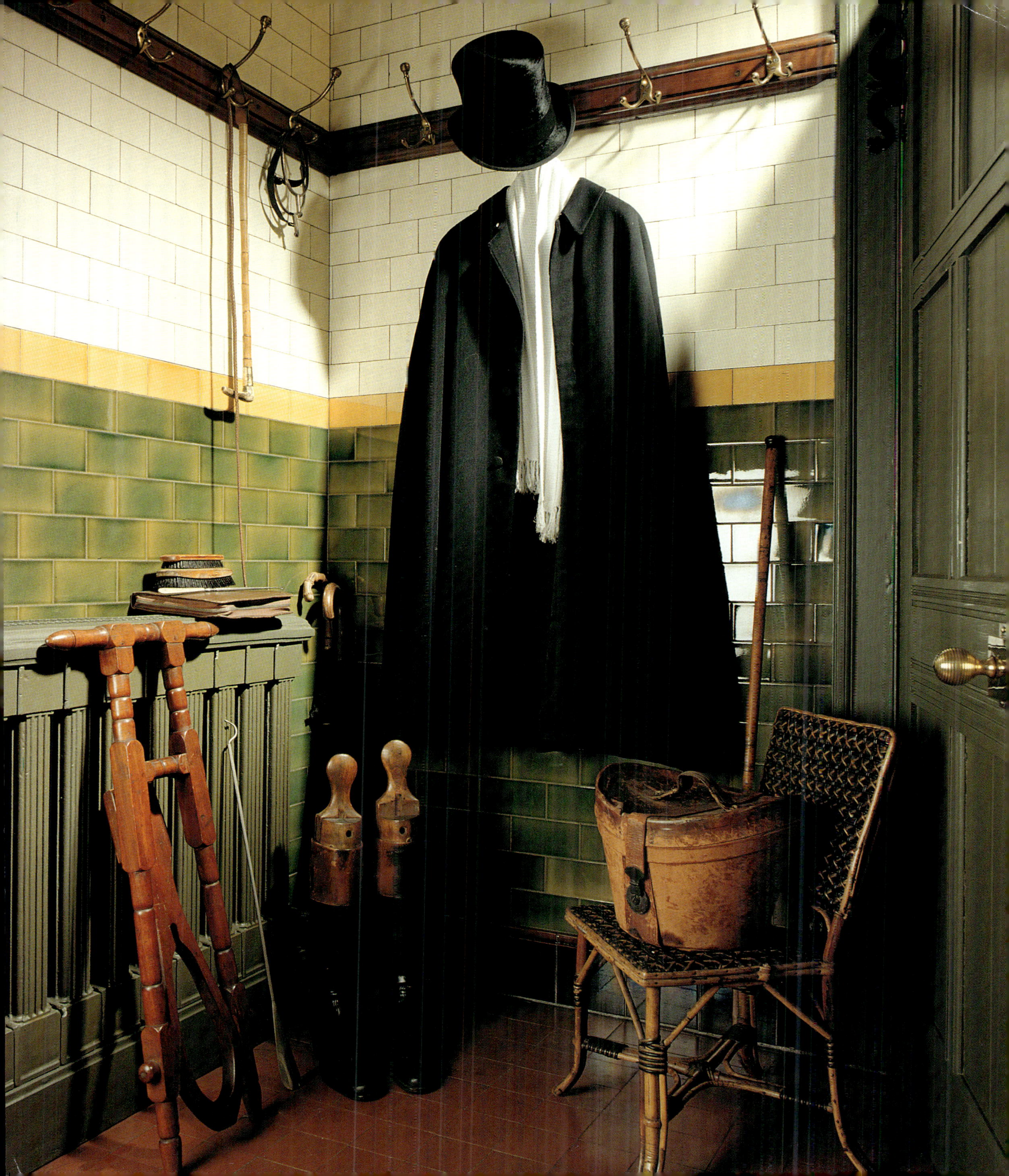

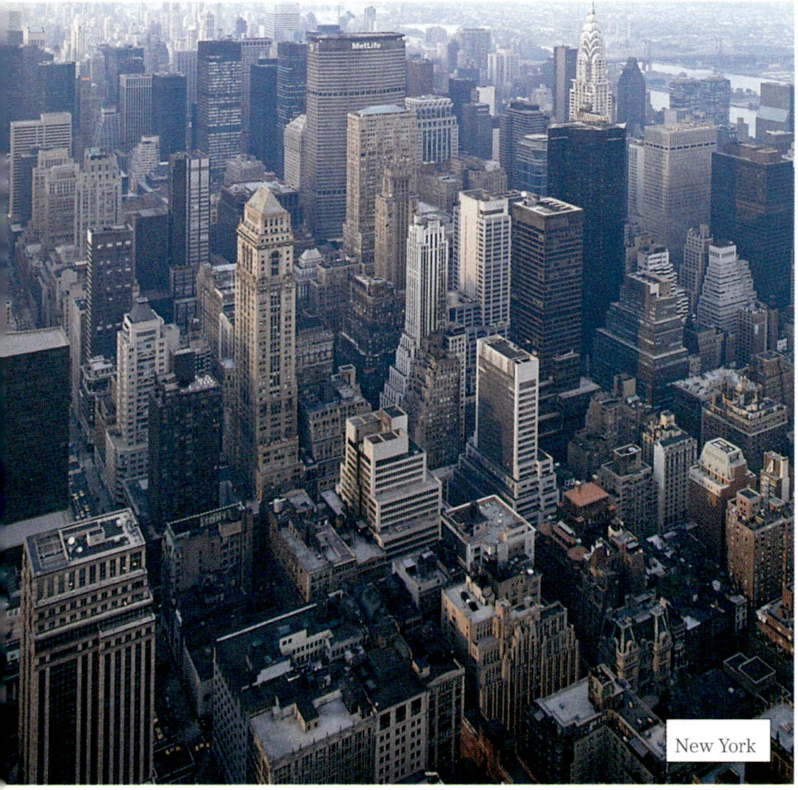
New York

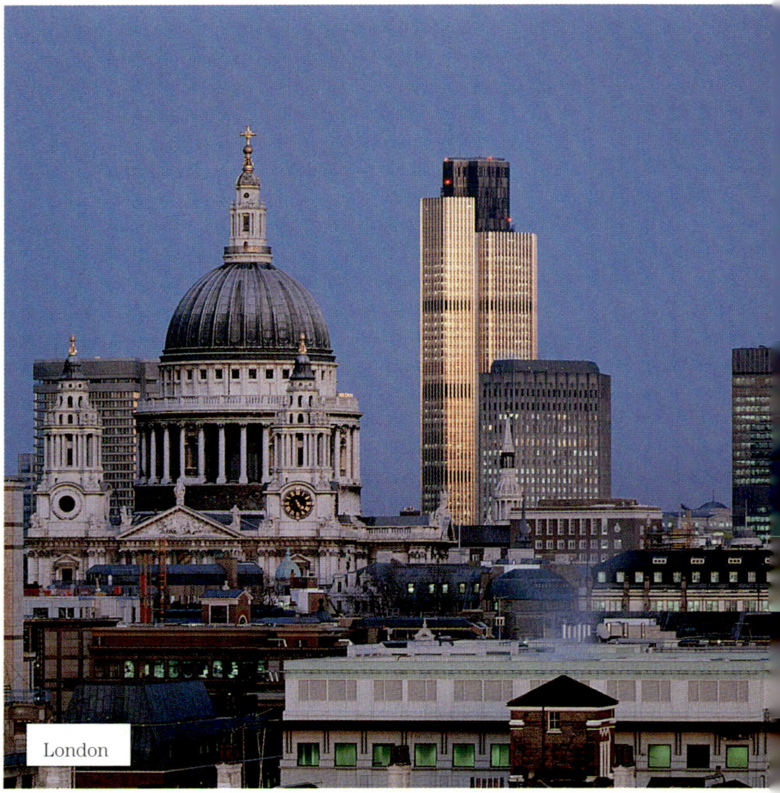
London

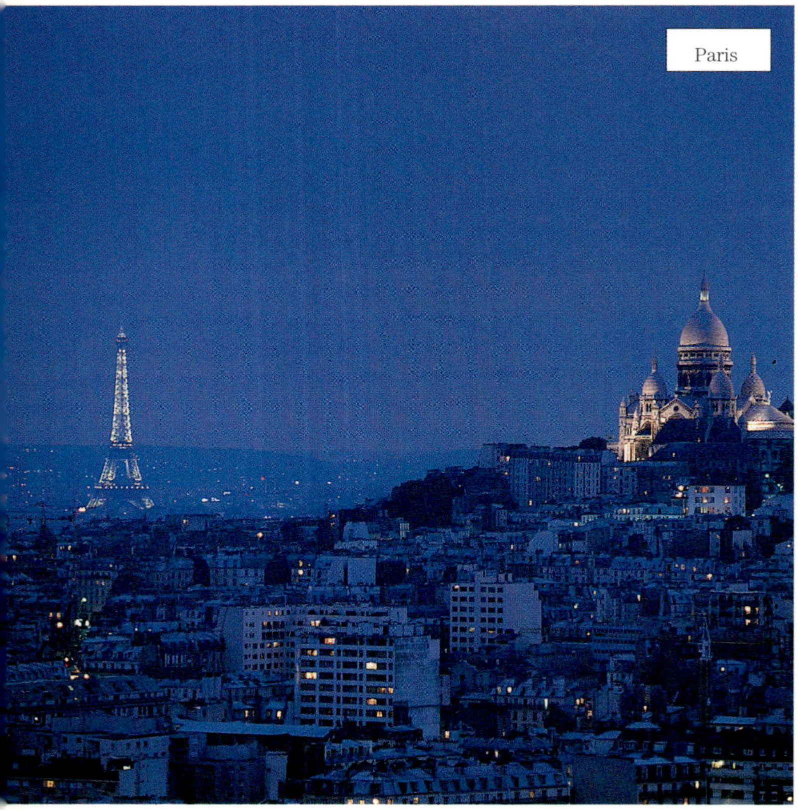
Paris

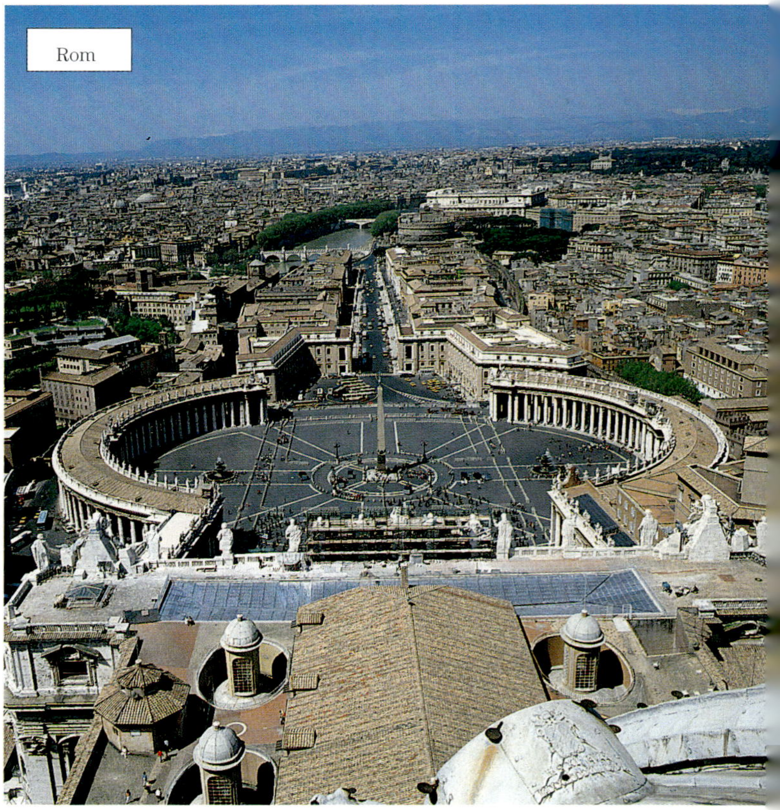
Rom

Die Visitenkarte des Gentleman

Eines sollte klar sein: Ein Mann wird nicht durch Kleidung zum Gentleman und umgekehrt bleibt ein echter Gentleman immer ein Gentleman, auch ohne Kleidung. Daraus aber abzuleiten, daß unsere äußere Erscheinung nicht wichtig sei, wäre ein Fehler. Kleidung ist die Visitenkarte unserer Persönlichkeit. Also sollte sie auch einer Persönlichkeit entsprechen.

Dieses Buch ist der Versuch, den entsprechenden Kleidungsstil, den Stil des Gentleman, umfassend darzustellen. Wir meinen damit einen Dresscode, dessen Wurzeln in England liegen und der heute weltweit als klassischer Stil Gültigkeit hat. Wer sich so kleidet, wie es hier beschrieben wird, kann in London, Paris, Brüssel, Düsseldorf, Rom, Mailand, New York oder Tokio sicher sein, als gut angezogen zu gelten.

Der Stil des Gentleman ist ein Nebeneinander von Maßarbeit und Massenprodukten, von Exklusivität und nüchterner Zweckmäßigkeit. Eine Jeans von Levi's zur Tweedjacke vom Maßschneider ist eine ebenso akzeptierte Wochenendkleidung wie die günstigen Bootsschuhe von Sperry zur Chino von Polo Ralph Lauren und einem Blazer von Gieves & Hawkes.

Der Stil des Gentleman ist also nicht gleichbedeutend mit sturem Konservativismus. Neuerungen, die sich bewähren und gut aussehen, finden nach und nach Aufnahme in den internationalen Stilkanon von London, Mailand und New York. Zum Beispiel die Jeans. Obwohl es einige Zeit gedauert hat, konnte die blaue Baumwollhose sich durchsetzen und ist heute – fast überall – ein gewohnter und akzeptierter Bestandteil der Freizeitkleidung. Oder die Husky-Jacke, die Anfang der sechziger Jahre erfunden, aber erst in den achtziger Jahren weltweit bekannt wurde, oder die Tod's von Diego Della Valle, die es immerhin seit 1979 gibt.

Kleidungsstücke und Accessoires unterschiedlichster Herkunft zu einem harmonischen und interessanten Ganzen zusammenzufügen, erfordert Wissen um die Geschichte der Einzelelemente. Natürlich kann dieses Wissen auch dazu führen, daß ganz bewußt eine neue und ungewöhnliche Kombination entsteht, die gelegentlich auch das Produkt von Intuition und Zufall sein mag. Doch wer sich darauf nicht verlassen möchte, sollte durch die Kenntnis der einzelnen Bestandteile der Garderobe des Gentleman den sicheren Umgang damit erlernen.

Selbstverständlich ist es kein Zufall, daß in diesem Buch viel von englischer Kleidung und englischem Stil die Rede ist. Denn London übernahm schon im 18. Jahrhundert die Führung im Stilgeschehen Europas, zumal von der britischen Insel immer wieder wichtige Neuerungen ausgingen. Während der französische Adel am Hofe des Königs lebte, verbrachten die englischen Standesgenossen viel Zeit auf ihren Landsitzen. Der bevorzugte Zeitvertreib war die Fuchsjagd, und die beförderte einen ganz neuen Kleidungsstil. Der knielange Rock behinderte beim Reiten, und so wurde er mehr und mehr zurückgeschnitten. Entsprechend verkürzte sich die Weste, die Hose wurde enger. Dieser neue Look wurde in ganz Europa übernommen, der englische »frock coat« geriet in Frankreich zum »fraque« und in Deutschland zum »Frack«. Den »riding coat« verballhornte die Grande Nation zum »redingote«.

Erst gegen Ende des 19. Jahrhunderts sollte man dem im 18. Jahrhundert geborenen Anzug aus Frack, Weste und Hose die Farbe endgültig ausgetrieben haben. Angesichts verschmutzter Straßen und durch unzählige Kohlenfeuer verrußter Luft in den Städten ein durchaus praktischer Trend. Nur auf dem Lande setzte man einen Kontrast zum Grau und Schwarz der Stadt. Die Farben der Natur, die der Adel auf seinen Landsitzen erlebte, fanden sich in der Jagd- und Reitkleidung wieder. Um die bequemen Reitjacken auch in der City anziehen zu können, kamen unbekannte Trendsetter auf die Idee, sie aus dunklen Stoffen schneidern zu lassen. Letzten Endes haben wir den Schnitt des heutigen Anzugs mit seiner kurzen Jacke dieser Entwicklung zu verdanken. Wer also heute einen dunklen Anzug als steif und förmlich empfindet, mag sich damit trösten, daß er in gewissem Sinne die dunkle Ausgabe eines Freizeit-Outfits trägt.

Doch auch dies lernen wir: Sich wie ein Gentleman zu kleiden kostet nicht nur Zeit, sondern auch Geld. Die Investition in ein gutes Stück zieht im allgemeinen weitere Ausgaben nach sich. Wer das erste Paar richtig guter Schuhe trägt, wird automatisch auch den Rest seiner Kleidung einer kritischen Überprüfung unterziehen. Und schon entsteht fast zwangsläufig das Bedürfnis nach einem guten Anzug, der wiederum gute Hemden und Krawatten fordert. Meist dauert dieser Prozeß einige Jahre an – und das ist auch gut so. Eine Garderobe muß wie die Einrichtung einer Wohnung wachsen. Dies ist ein höchst individueller Vorgang, der bei jedem zu einer ganz eigenen Ausrichtung führen kann und soll. Denn wie gesagt: Kleidung ist die Visitenkarte unserer Persönlichkeit.

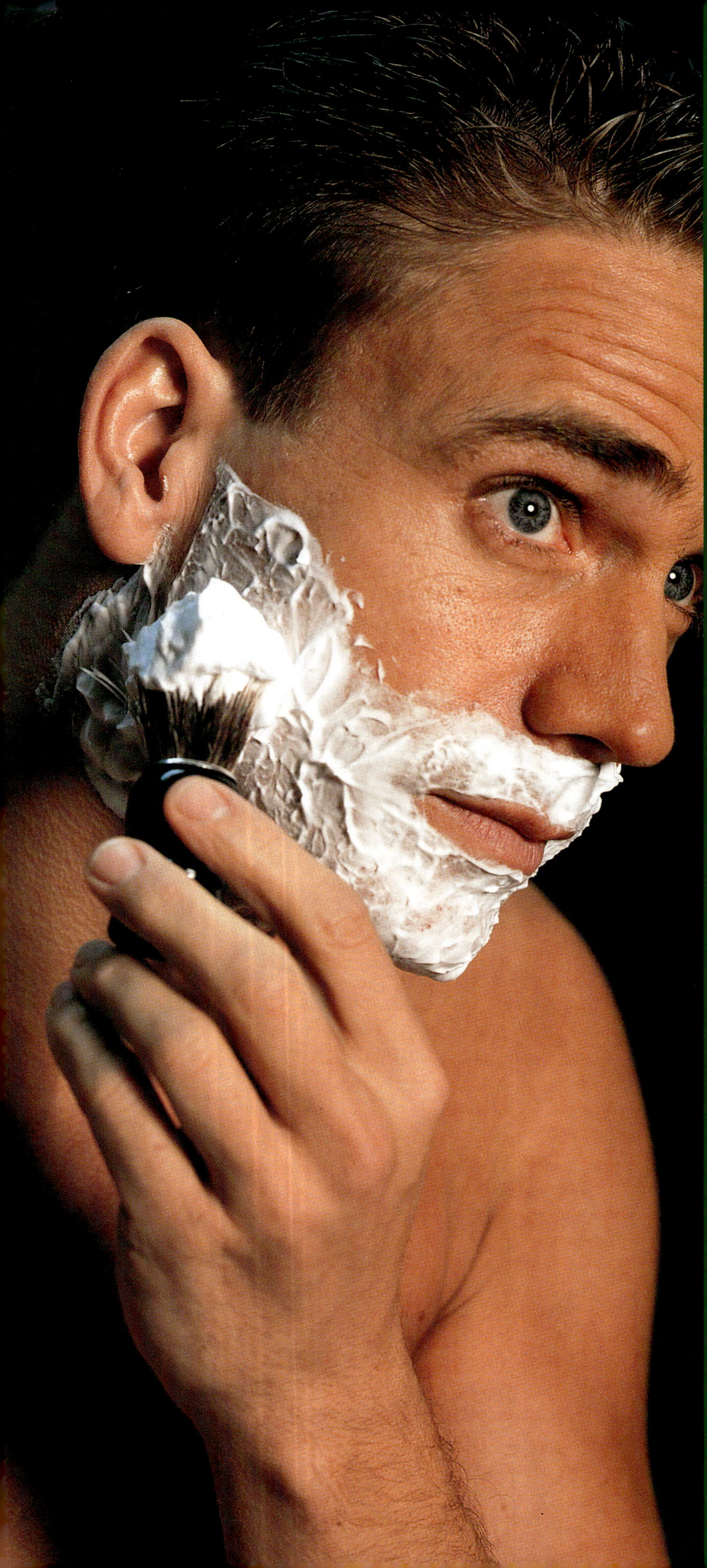

Der Bart

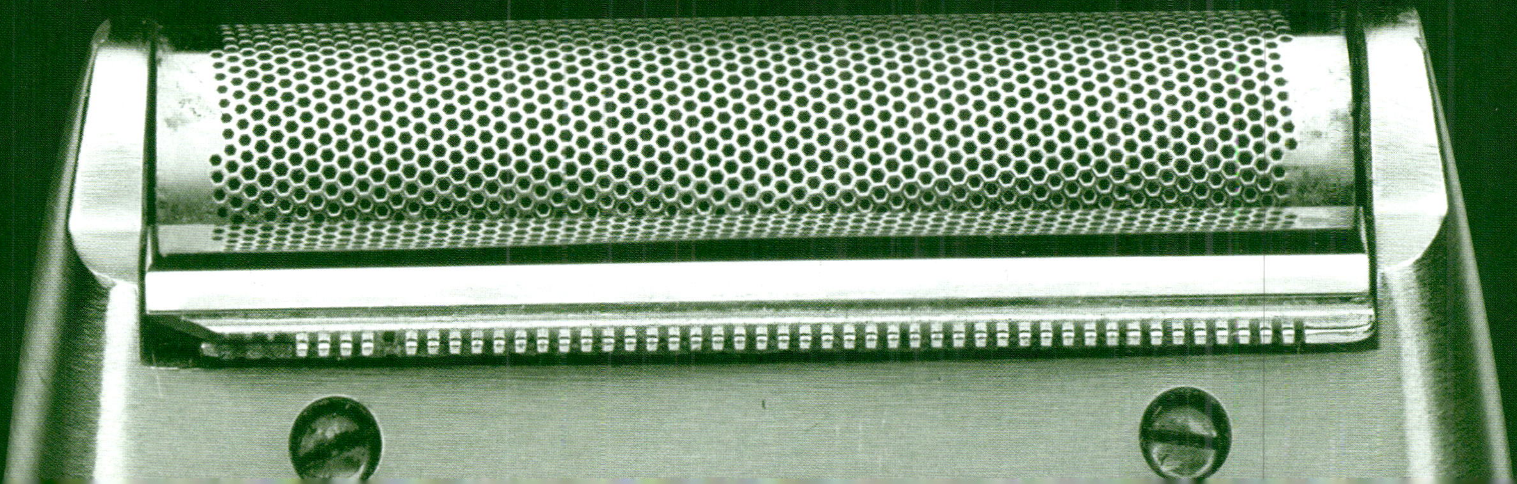

Die Rasur zu Hause

❶ Natürlich kann man sich auch mit Rasierschaum aus der Spraydose rasieren, doch der Qualitätsunterschied zu dem Schaum einer guten Rasierseife ist mindestens so groß wie der zwischen Sprühsahne und frischem Schlagrahm. Weil längeres Einwirken des Schaums vor allem bei hartem Bart die Rasur erleichtert, ist *Rasierseife im Tiegel* zu empfehlen, da ihr Schaum nicht so schnell zusammenfällt wie der aus der Spraydose. Es macht außerdem mehr Spaß, morgens statt einer schnöden Spraydose einen Holztiegel in der Hand zu halten.

❷ Die Haare teurer *Rasierpinsel* sind aus echtem Dachshaar, da es besonders fein und elastisch ist. Noch kostbarer ist das Rückenhaar des Silberdachses, das heute nur noch selten verwendet wird.

❸ Das Rasiermesser muß vor jeder Rasur nachgeschliffen werden. Die *Abziehriemen* gibt es als lange Lederriemen oder als etwas platzsparendere Spannriemen.

❹ Der *Sicherheitsrasierer* ermöglicht eine gründliche Naßrasur bei verringerter Verletzungsgefahr gegenüber dem offenen Rasiermesser. Allerdings haben die Wechselklingen den Nachteil, daß sie neu fast zu scharf sind, um sich nicht zu schneiden. Und bereits nach kurzer Benutzung büßen sie so viel von ihrer Schärfe ein, daß sie die Haut aufritzen.

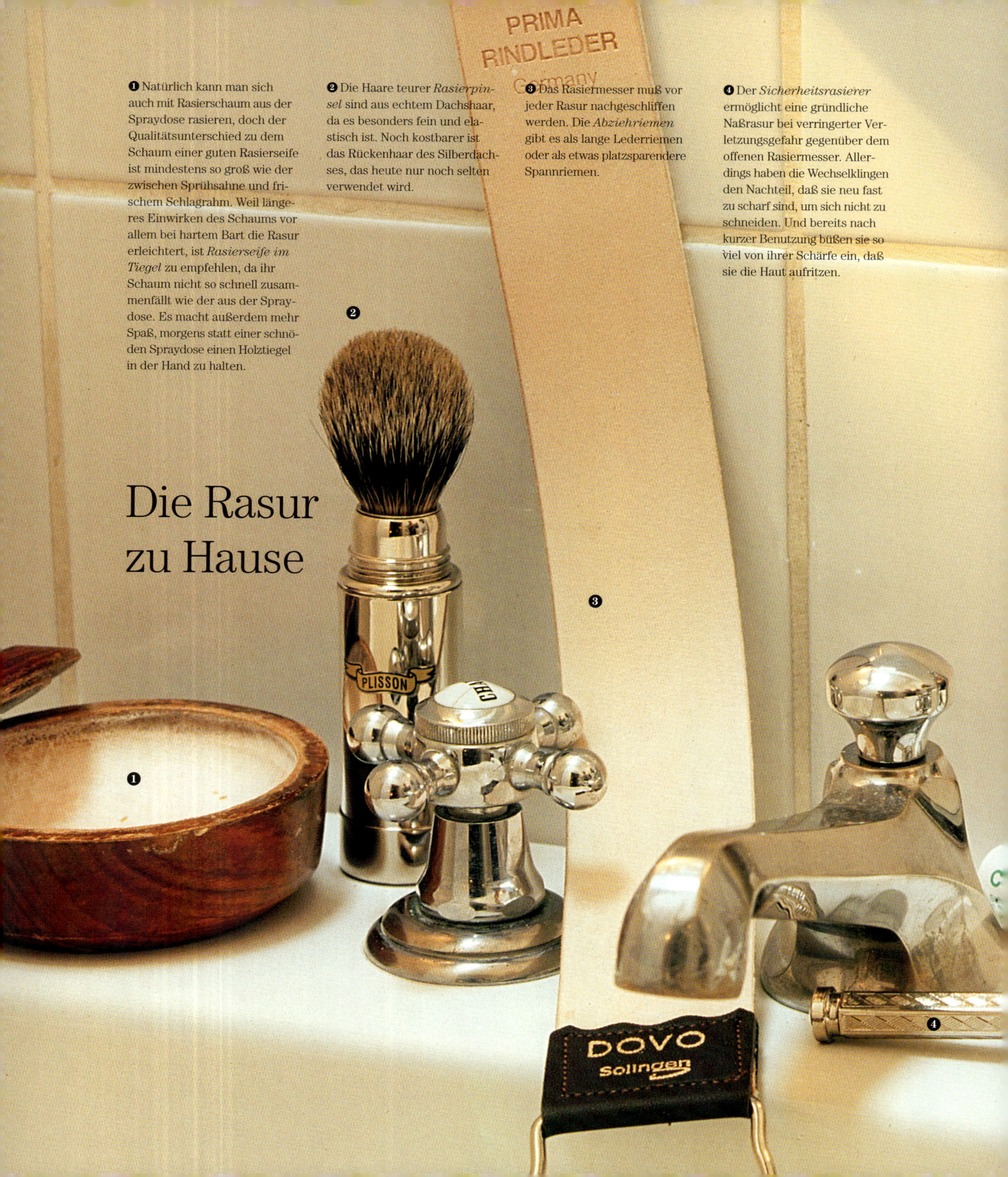

❺ Falls man sich trotz aller Vorsicht doch schneidet, können kleine Wunden mit Hilfe eines *Alaunstifts* verschloßen werden. Das Kaliumaluminiumsulfat hat eine leicht ätzende Wirkung, vermag die Blutung zu stillen und das verletzte Gewebe zu adstringieren.

❻ Der *Rasierspiegel* ist meist doppelseitig verspiegelt. Die eine Seite bietet ein Spiegelbild in normaler Größe, die andere Seite vergrößert es um das Zwei- bis Dreieinhalbfache. So kann man seine Rasur genau kontrollieren.

❼ Das *Aftershave* dient eigentlich zur Desinfektion nach der Rasur. Für die meisten Männer ist es aber auch ein Duftwasser. Heute gibt es in fast allen Pflegeserien zu jedem Aftershave ein Eau de Toilette, das längerfristig parfümierende Wirkung hat.

❽ Wer die Naßrasur trotz ihrer überlegenen Gründlichkeit scheut, der muß heute nicht zwangsläufig Bart tragen. Er kann zum *Elektrorasierer* greifen.

❾ Die meisten Männer schrecken vor dem Gebrauch eines *Rasiermessers* zurück. Die Assoziation mit Filmszenen wie etwa die aus Buñuels »Der Andalusische Hund« wird dabei nur allzu leicht geweckt. Dennoch haben Rasiermesser einen hohen ästhetischen Reiz, und es wirkt ziemlich männlich, die perfekte Rasur mit dem Messer zu beherrschen. Aber Vorsicht, der Gebrauch will gelernt und geübt sein.

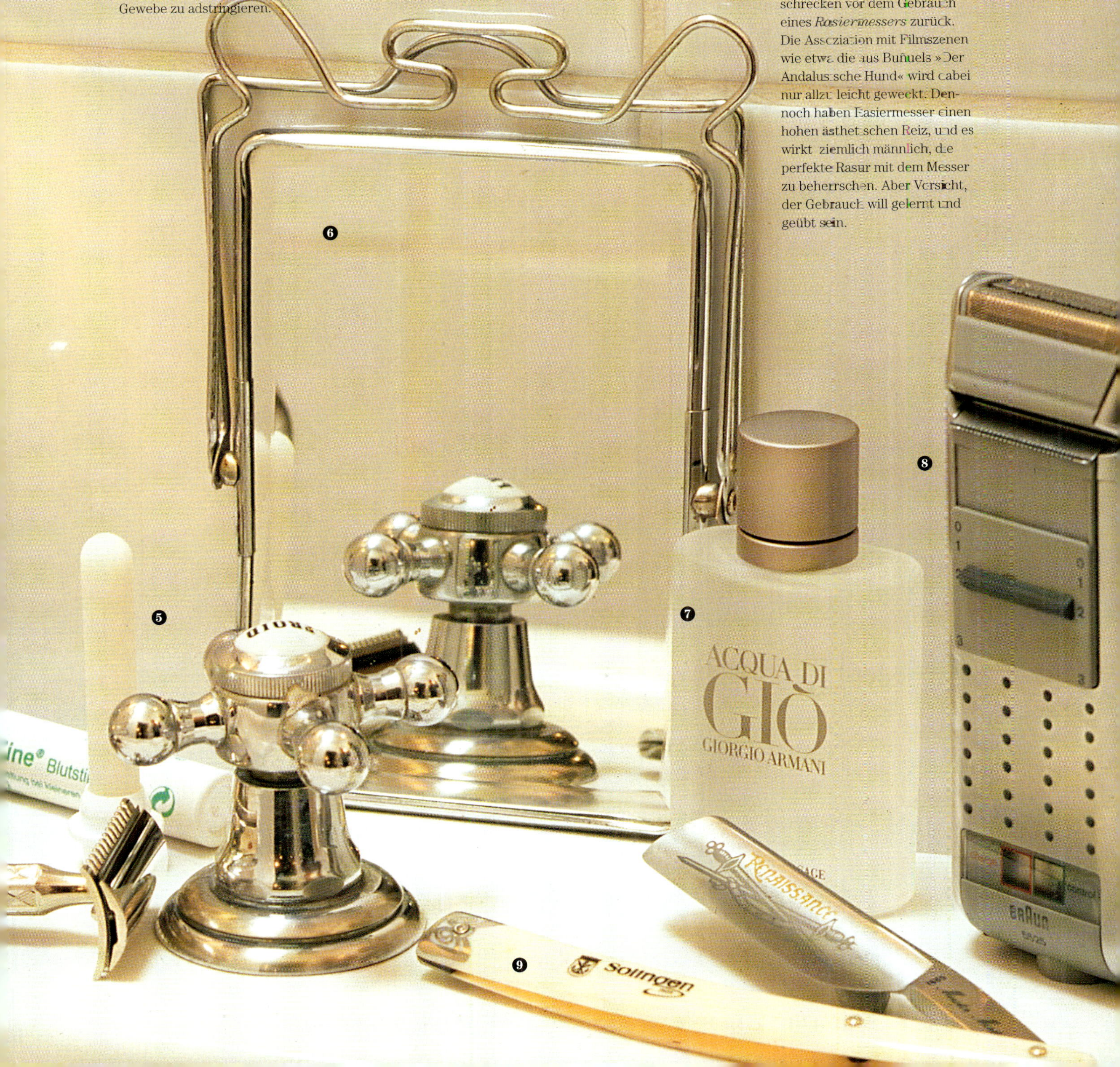

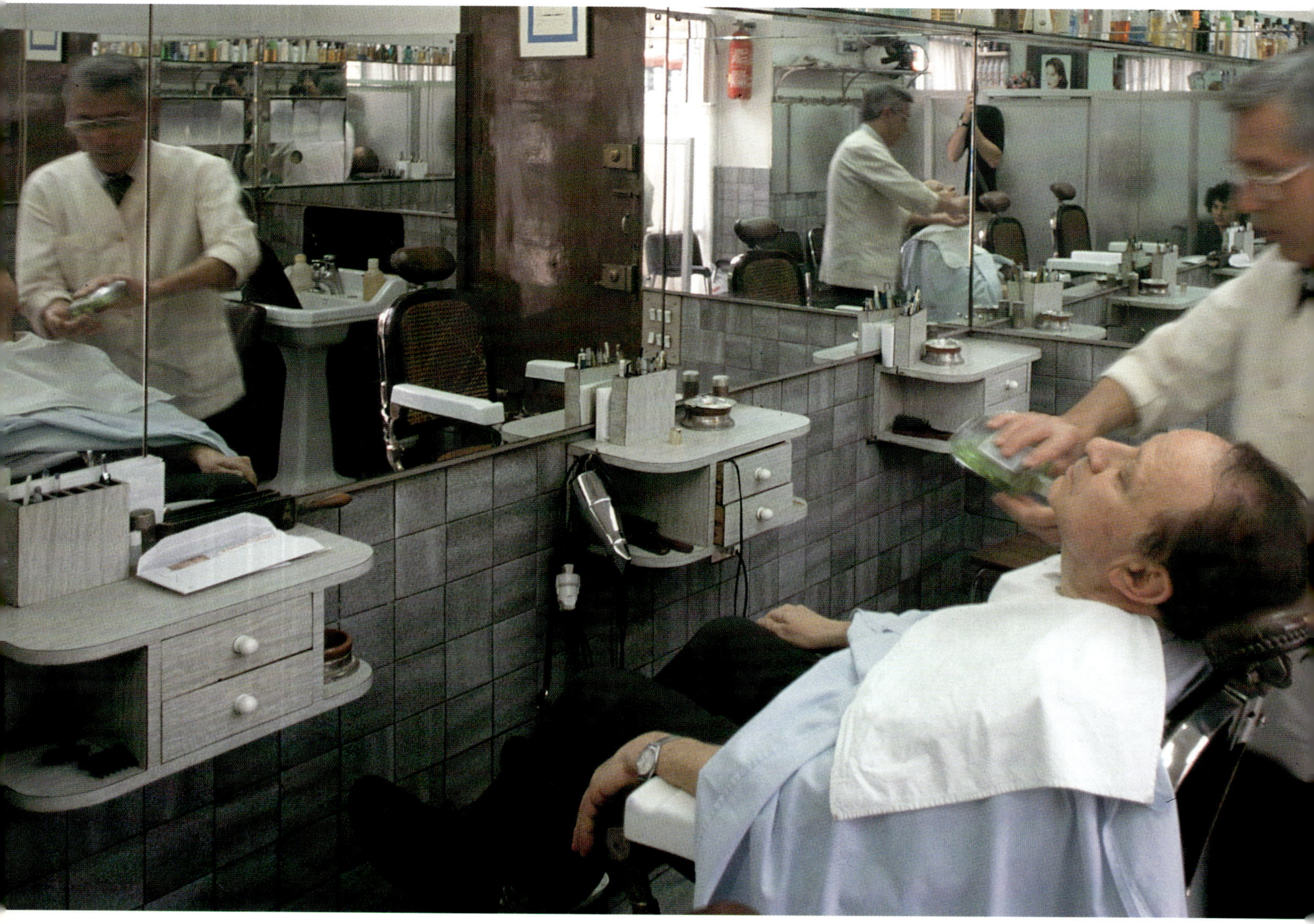

Beim Barbier

Wenn Emile Zola vom »Paradies der Damen« sprach, dann meinte er damit die Institution des riesigen Warenhauses, jenen Tempel, in dem sich die feine Pariserin in der Mitte des 19. Jahrhunderts dem unbegrenzten Kaufrausch hingab. Ein Paradies der Herren hingegen ist der gute alte Barbier. Hier kann man jene besondere Art von Gesprächen führen, wie sie nur beim Friseur möglich sind. Ein wenig banal, meist amüsant und immer sehr entspannend. Die körperliche Nähe befördert eine gewisse Vertraulichkeit, die durch die Allgemeinheit der Themen ausbalanciert wird. Im Gegensatz zur Dame bespricht der Herr keine Intimitäten mit seinem Friseur. Viel eher redet er über Autos, über das Wetter, das letzte oder nächste Pferderennen oder das Fernsehprogramm. Doch die Spezies des Barbiers ist leider bedroht, wenngleich auch noch nicht völlig ausgestorben. Zum Glück gibt es in vielen Städten Europas noch den traditionellen Herrenfriseur, der seinen Kunden eine richtige Rasur und einen zeitlosen Haarschnitt bietet. Dort wird man in aller Regel von Männern bedient. Getreu der alten Regel, daß sich der echte Gentleman, außer von seiner Frau, nur von seinem Arzt, seinem Schneider und eben von seinem Friseur berühren läßt.

Die richtige Naßrasur

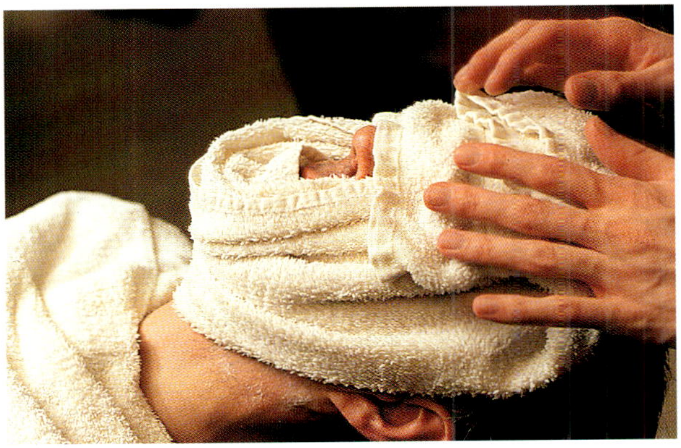

Bevor die eigentliche Rasur beginnen kann, wird der Bart mit heißen Tüchern aufgeweicht. Dieser Vorgang fördert zudem die Durchblutung der Gesichtshaut.

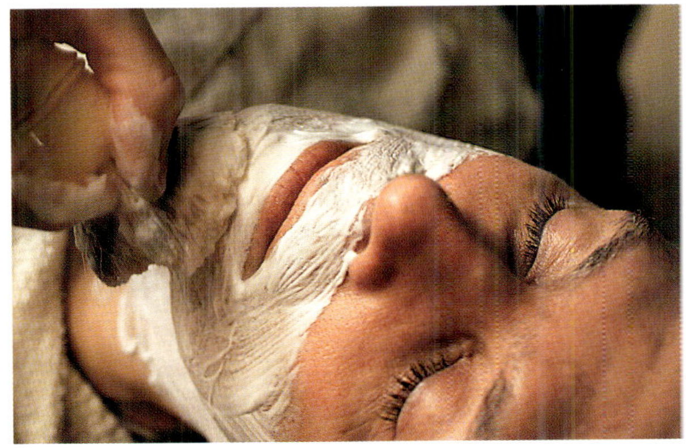

Mittels eines echten Dachshaarpinsels wird der Kunde eingeseift. Der Rasierschaum macht die Bartstoppeln geschmeidig und erleichtert die Rasur.

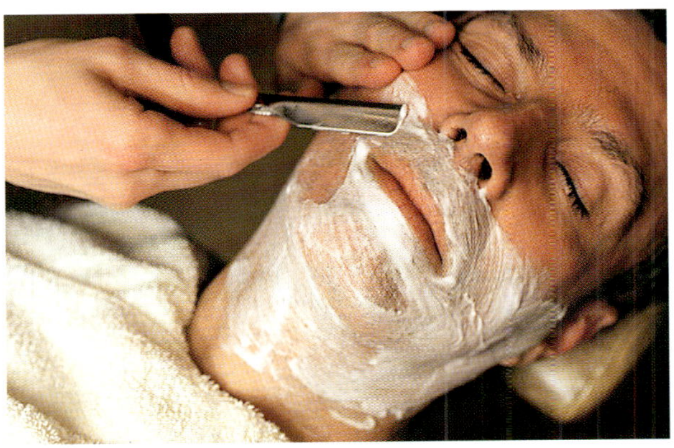

Zunächst werden die Wangen rasiert. Das Messer wird immer mit dem Strich geführt, also mit der Wuchsrichtung des Barthaars.

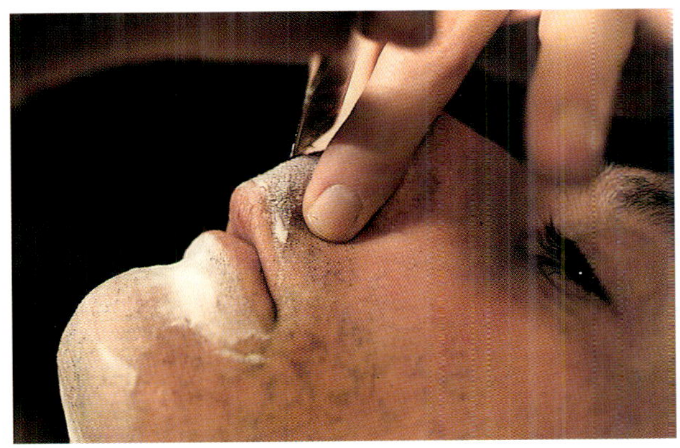

Mit sanftem Griff wird man bei der Nase gefaßt, um der Oberlippe die richtige Spannung zu geben.

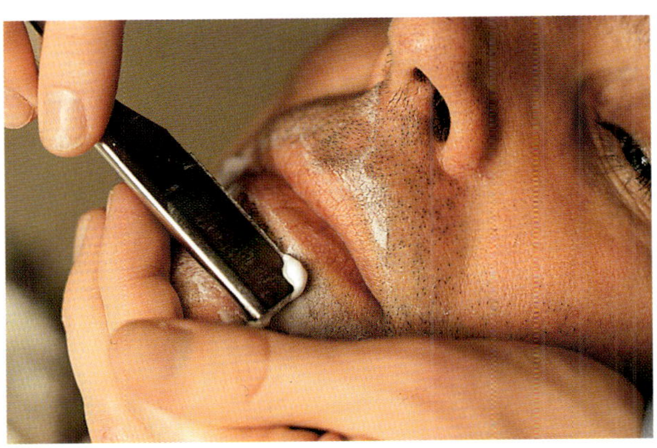

Die Rundung des Kinns verlangt besonderes Können. Auch im Grübchen darf kein Barthaar stehenbleiben. Für einen versierten Barbier ist dies kein Problem.

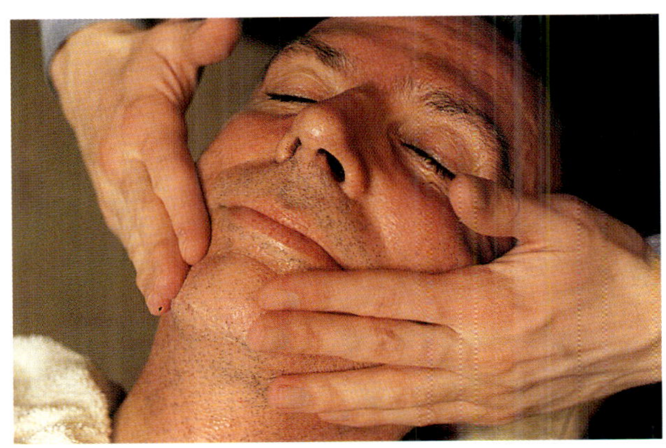

Nach der Rasur werden die Seifenreste abgerieben und die Haut anschließend trockengetupft. Dabei wird die Gesichtshaut einem gründlichen Peeling unterzogen.

Der Elektrorasierer

Trocken oder naß – vor dieser grundsätzlichen Entscheidung über ihre Rasur standen zuerst amerikanische Männer. Bereits 1934 wurden in den USA und Kanada rund 76 000 Elektrorasierer verkauft und 1937 waren es schon an die 1,5 Millionen. In Europa ist es die niederländische Firma Philips gewesen, die das Potential dieses neuen Produkts als erste erkannt hat. Zunächst wurde überlegt, amerikanische Rasierapparate zu importieren, doch rasch wurde dieser Plan verworfen und die Entwicklung eines eigenen Modells beschlossen. Ein Herr Lopez Cardoso wurde in die USA geschickt, um Konkurrenzprodukte zu erstehen. Diese unterzog man daheim in Eindhoven einer eingehenden Untersuchung. Der Ingenieur und Erfinder Alexandre Horowitz hatte die Idee, das rechteckige Scherblatt durch einen runden, rotierenden Scherkopf zu ersetzen. Bis 1938 entwickelte er den Prototyp: in einem zylinderförmigen Gehäuse, das an seiner Oberseite 48 Schlitze aufwies, drehte sich ein bronzener Scherkopf mit drei Messern 10 000mal in der Minute. Das Gerät arbeitete so gut, daß der Hersteller beschloß, das neue Produkt zur Serienreife zu bringen. Am 14. März 1939 konnte dann der erste Elektrorasierer mit rotierendem Scherkopf der Öffentlichkeit vorgestellt werden. Genaugenommen waren es sechs Stück, die auf der Frühjahrsmesse in Utrecht neben Radios und Lampen präsentiert wurden. Die männlichen Messebesucher wurden eingeladen, unrasiert zu erscheinen, um den neuen »Electrisch Droogscheerapparaat« auszuprobieren. Der Andrang am Stand der Firma Philips war enorm, und selbst Prinz Bernhard der Niederlande ließ sich die neue Erfindung vorführen. Auch die Presse war beeindruckt. »Het Handelsblad« betonte, wie viele der Herren tatsächlich unrasiert auf der Messe erschienen seien, das »Dagblad« aus Utrecht notierte, daß die Bartstoppeln in nur fünf Minuten entfernt würden, und die Eindhovener Presse freute sich, daß es nunmehr unmöglich geworden sei, sich zu schneiden. Das noch ungewohnte Design des »Philishave« getauften Apparats stieß zunächst auf unterschiedliche Bewertungen, wurde es doch mit dem Griff der Zugkette eines Wasserklosetts verglichen, doch dies tat der Faszination keinen Abbruch. Das Know-how für die Entwicklung und Herstellung des elektrischen Rasierapparats hatte Philips übrigens unter anderem bei der Produktion von Fahrraddynamos gesammelt. Hier hatte man gelernt, kleinste Elektromotoren herzustellen.

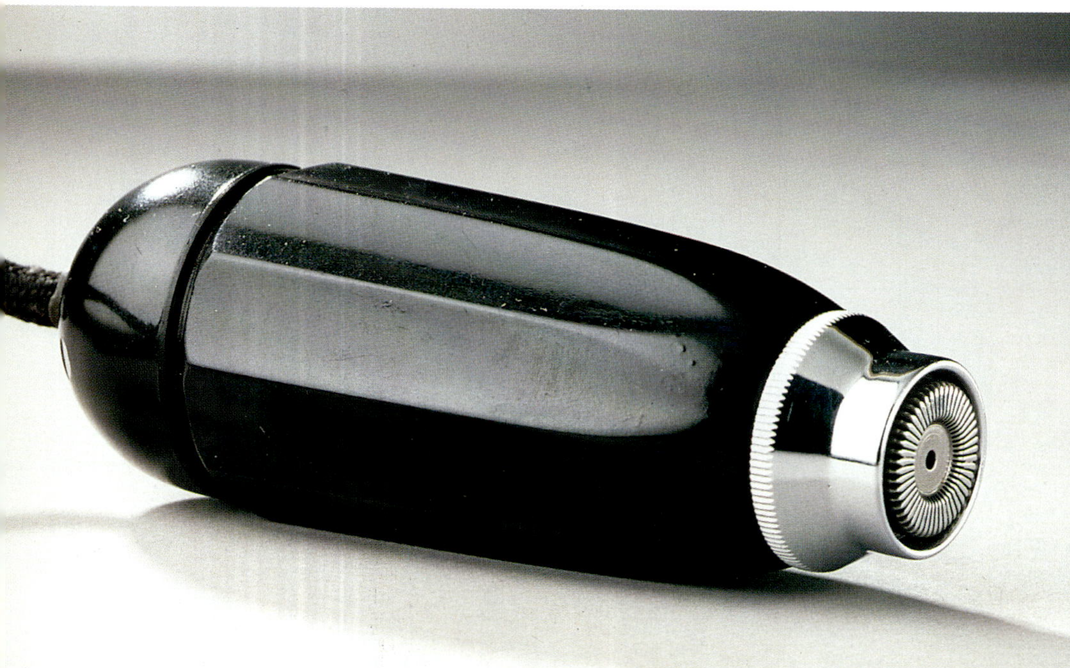

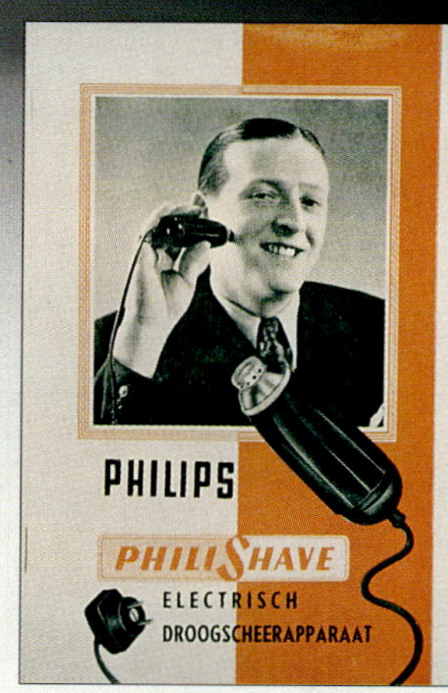

»Vorbei sind die Zeiten von Seife, Messer und Pinsel«, behauptet eine Philishave-Anzeige von 1939. Diese Aussage hat sich als falsch erwiesen. Richtig ist aber, daß man den Philishave nicht mit anderen Trockenrasierern vergleichen kann. Sein runder Scherkopf sichert ihm bis heute eine Alleinstellung.

Der erste Philishave sah aus wie ein Salzstreuer oder wie der Griff an der Kette eines Wasserklosetts. Heutige Modelle erinnern eher an die Laserpistolen aus einem Science-fiction-Film.

Die deutsche Firma Braun brachte erst 1950 ihren ersten Elektrorasierer auf den Markt, elf Jahre nach Philips. Mit dem Modell *Sixtant* hatte sie 1962 im Design jedoch die Nase vorn, da er nach langen Jahren wieder der erste schwarze Rasierer war.

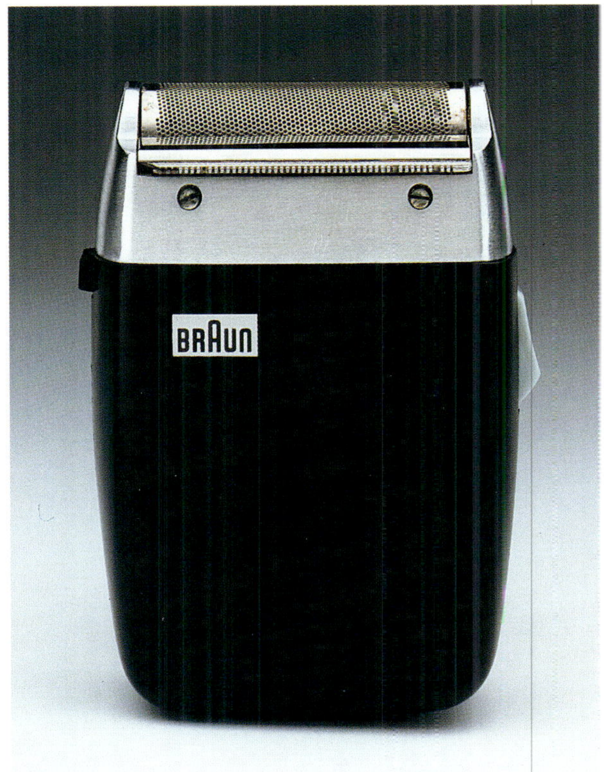

Auch war es kein Zufall, daß Griff und Gehäuse des ersten Philishave aus Bakelit gefertigt waren. Aus demselben Material wurden die Gehäuse der Philips-Radios hergestellt. Der Elektrorasierer half so, die Kapazitäten der Bakelit-Herstellung besser auszunutzen, nachdem die Philite-Werke in der Vergangenheit schon Türknäufe und sogar Toilettensitze geliefert hatten. So wie das braune Bakelit der Ästhetik der dreißiger Jahre entsprach, reflektierten die folgenden Generationen des Philishave das Design ihrer Epochen. 1948 bekam der Philishave einen neuen Stromlinien-Look, und kein geringerer als der berühmte amerikanische Designer Raymond Loewy war der Schöpfer dieser Form, die bis zum Ende der fünfziger Jahre modern blieb. Auch in Amerika war dieses Modell sehr erfolgreich, vor allem in der Version mit zwei Scherköpfen. Der Nachfolger des legendären eiförmigen Rasierers wurde 1957 ein Design namens »The Pipe«. Für die Präsentation vor dem Management wurde der neue Rasierer allerdings als »Sir Anthony« betitelt, eine Anspielung auf den Namen des Verkaufsleiters Tony Aaltsz, der von der neuen Form begeistert war. 1966 erschien der erste Rasierer mit drei Scherköpfen. 1969 wurde sogar die Modellstudie für einen speziellen Weltraumrasierer entwickelt, komplett mit eingebautem Miniaturstaubsauger für die Bartstoppeln und einem funkenfreien Motor. Es ist unklar, ob der 30 Zentimeter lange Rasierer tatsächlich mit auf den Mond geflogen ist. Dennoch bescheinigte ihm die NASA volle Weltraumtauglichkeit.

1975 wurde die TH-Linie entwickelt. »TH« steht für »telephone handset«, also Telefonhörer. Diese Form bestimmt bis heute das Design des Philishave. Was seine Technik anbelangt, so hat er seine Alleinstellung behalten, denn alle anderen Elektrorasierer arbeiten mit einem Block aus aneinandergereihten Klingen, die unter einer durchlöcherten Metallfolie hin und her vibrieren. Es ist Ansichtssache, ob nun diese Funktionsweise oder der rotierende Scherkopf des Philishave bessere Ergebnisse bringt. Unter den europäischen Herstellern kann Philips allerdings die größere Erfahrung mit Elektrorasierern vorweisen und damit vielleicht auch die größere Kompetenz. So brachte der deutsche Hersteller Braun erst 1950 seinen ersten Elektrorasierer auf den Markt, elf Jahre nach dem ersten Philishave.

Doch ob man sich überhaupt für die Trockenrasur erwärmen kann, entscheidet weder die eine oder die andere Technologie noch das mehr oder minder ansprechende Design. Naß oder trocken, das ist vielmehr eine Glaubensfrage, über die Männer seit dem Erscheinen der ersten Trockenrasierer diskutieren. Die Anhänger der traditionellen Methode mit Rasierseife und Klinge schätzen daran vor allem die überlegene Gründlichkeit, aber auch ihren erfrischenden Effekt – tatsächlich wirkt die Naßrasur auf die betroffenen Hautpartien wie ein gründliches Peeling. Zudem geht die eigentliche Rasur sehr schnell. Gegen die Naßrasur sprechen eigentlich nur die Verletzungsgefahr bei zu hektischem Vorgehen und die Tatsache, daß immer etwas Wasser dazu benötigt wird. Die trockene Rasur wird oftmals vorgezogen, weil sie überall durchführbar ist – einen Stromanschluß oder Batterien vorausgesetzt – und weil man sich wirklich nur schwer dabei verletzen kann. Die Tradition wäre im Zweifelsfall wahrscheinlich auf Seiten der Naßrasur, doch ist die Trockenrasur nach mehr als 70 Jahren nicht mehr unbedingt eine »modern« zu nennende Alternative.

Andere Männer, andere Bärte

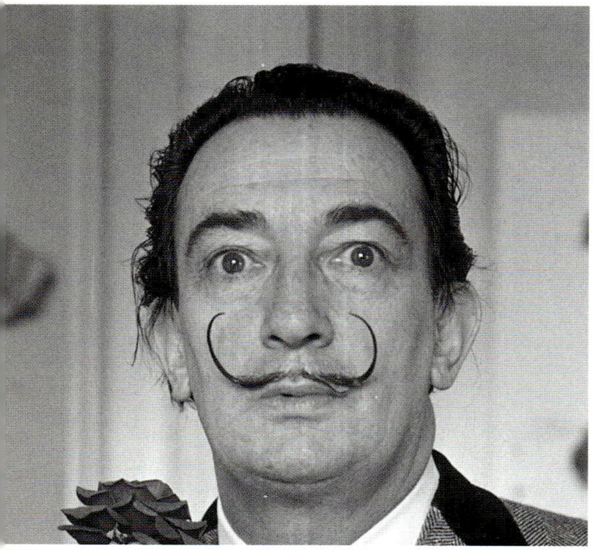

Der hochgezwirbelte Schnurrbart wird nur der Vollständigkeit halber erwähnt. Als ernsthafte Barttracht kommt er nicht in Frage. Er paßt nur bei Salvador Dalí selbst. Und der war ein exzentrischer Künstler. Wer so einen Bart trägt, will meist zum Ausdruck bringen, daß er ebendies ist. Doch ein echter Exzentriker begnügt sich selten damit, das Markenzeichen eines anderen zu kopieren.

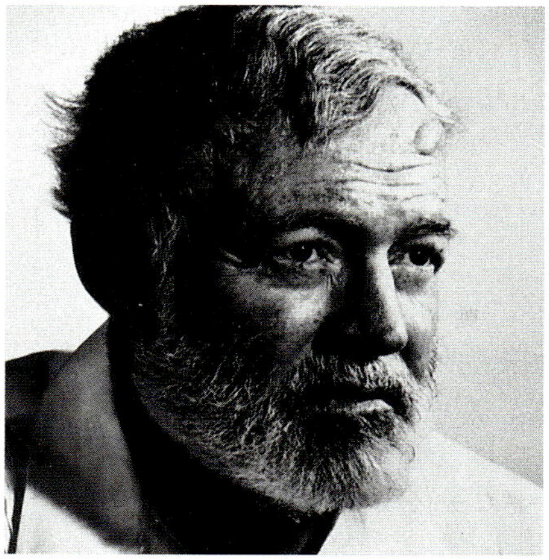

Der gepflegte Vollbart, wie ihn Ernest Hemingway trug, ist ein zeitloser Klassiker. Die meisten Männer probieren diese Barttracht irgendwann einmal aus, doch die wenigsten bleiben dabei. Meist wird der mühsam gezüchtete Vollbart wieder abgenommen, weil der Bartwuchs dafür nicht ausreicht oder zu ungleichmäßig ausfällt. Oder der Träger bemerkt, daß er damit allzu grimmig aussieht.

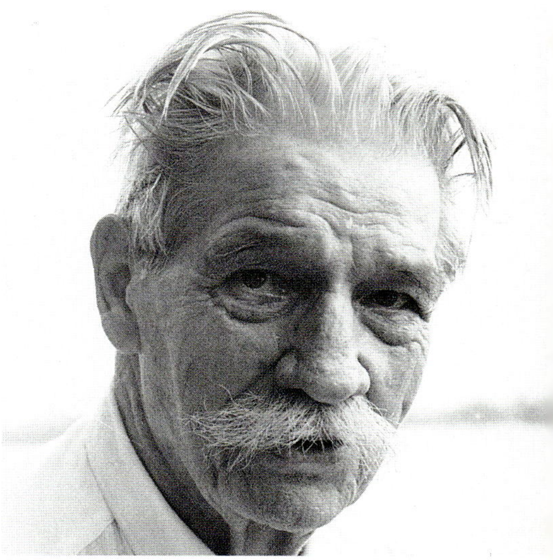

Der lange, ungebändigte Schnurrbart ist unter stilbewußten Menschen selten anzutreffen. Allzu wild sieht man damit aus. Es bedarf wohl der Persönlichkeit eines Albert Schweitzer, um mit diesem Bart eine freundliche Ausstrahlung zu haben. Bei Frauen ist diese Barttracht selten beliebt, denn sie verbirgt den Mund und stört auch sehr beim Küssen.

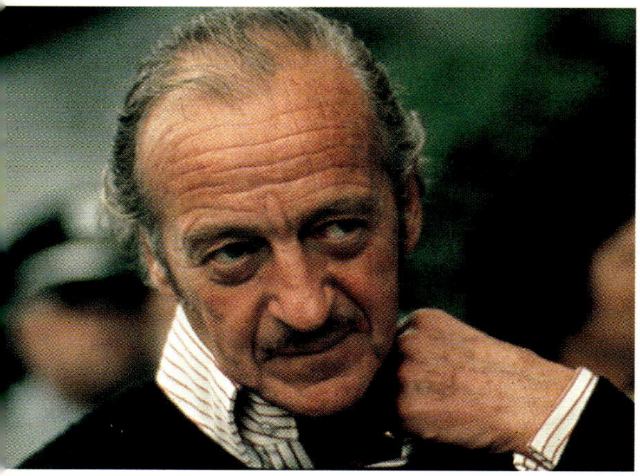

David Niven war einer der berühmtesten Träger des schmalen Oberlippenbarts. Wer diese Barttracht für sich wählt, muß immer damit rechnen, mit dem eleganten Schauspieler, zumindest aber mit seinen Rollen, verglichen zu werden. Da David Niven meist Gentlemen vom Typ des britischen Offiziers verkörperte, paßt ein solcher Bart vielleicht nicht so gut zu jemandem, der am liebsten in Jeans, Polohemd und Loafern auftritt.

Der Reiz des schmal zurechtgestutzten Bärtchens liegt in der zurückgenommenen Männlichkeit, die darin zum Ausdruck kommt. Denn man muß einen ziemlich starken Bartwuchs haben, um die schmale Bartbürste zustande zu bekommen. Wer so einen Bart trägt, signalisiert: nach außen wahre ich stets die Form – doch darunter brodelt ein Vulkan.

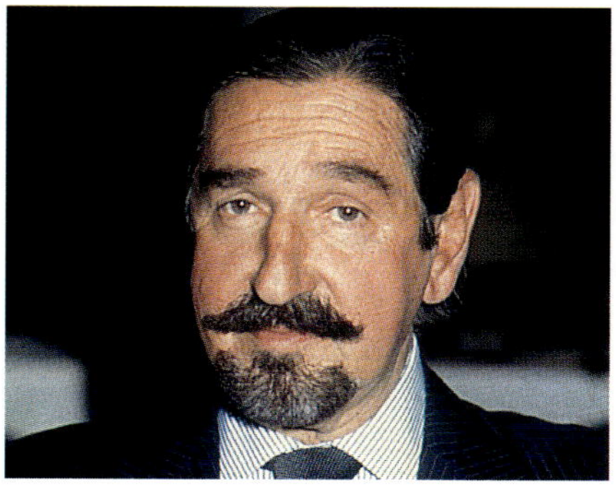

Bevor der Spitzbart in den neunziger Jahren seine Wiedergeburt in der Jugendkultur erlebte, war er lange Zeit stilistisch indiskutabel. Im Gesicht eines Gentleman sah man diese Barttracht nur sehr selten. Don Jaime, berühmter Vertreter des spanischen Marbella-Sets und Bruder von Königin Fabiola (Witwe des belgischen Königs Baudouin), ist eine seltene Ausnahme.

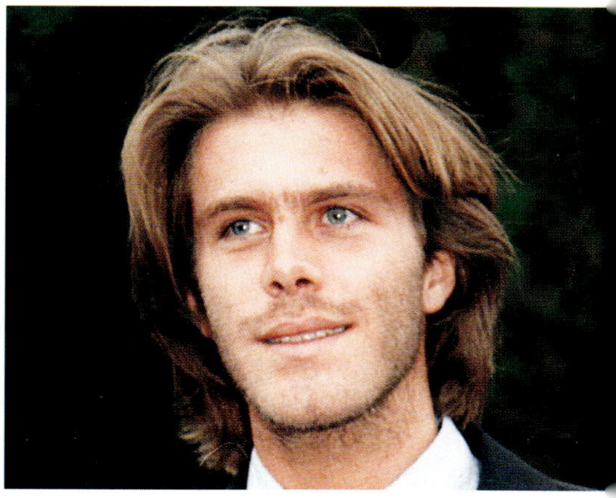

Der Dreitagebart hat lange gebraucht, um akzeptiert zu werden. Zu sehr widerspricht er der üblichen Konvention, daß die einzige Alternative zur Barttracht in einer perfekten Rasur besteht. Auch wenn er in den kreativen Berufen weit verbreitet ist, ein Londoner »stockbroker« oder ein hoher Richter ist damit immer noch schwer vorstellbar. Doch da jetzt selbst königliche Hoheiten, namentlich der italienische Prinz Emanuele Filiberto von Savoyen, Dreitagebart tragen, wird er sich womöglich irgendwann noch durchsetzten.

Die Bartpflege

Der elektrische Bartschneider dient nicht nur zur Kürzung von Oberlippen- und Vollbärten. Mit ihm läßt sich auch der Dreitagebart auf gleichmäßiger Länge halten.

Für alle Barttrachten, die das Barthaar in widernatürliche Verrenkungen zwingen, also vor allem für gezwirbelte Oberlippenbärte, braucht man Bartwichse.

Um das Barthaar exakt auszurichten und um lange Bärte zu pflegen, empfiehlt sich die Bartbürste.

Mit der Bartschere werden vor allem Oberlippenbärte in Form gebracht.

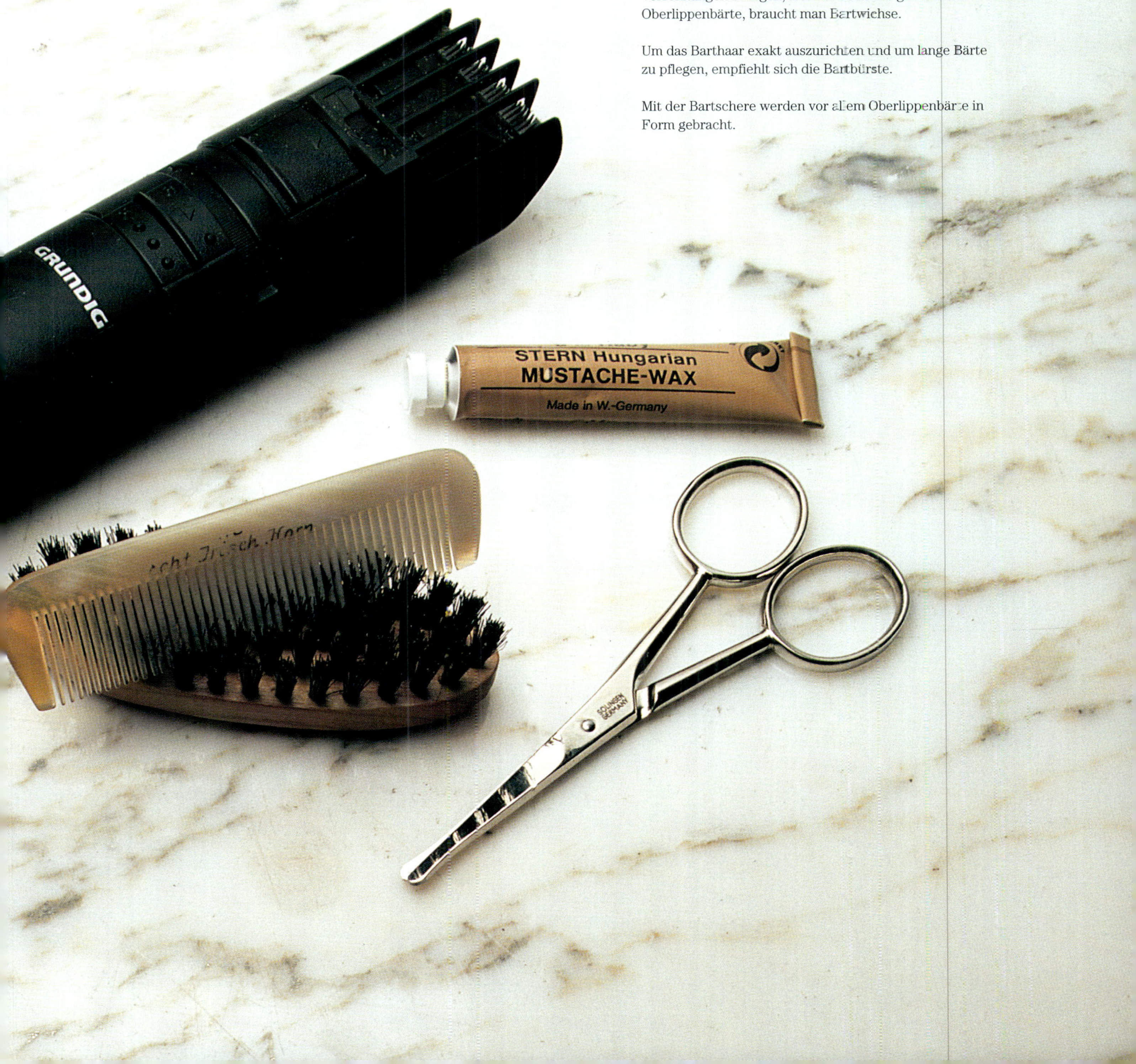

Zeitlose Düfte

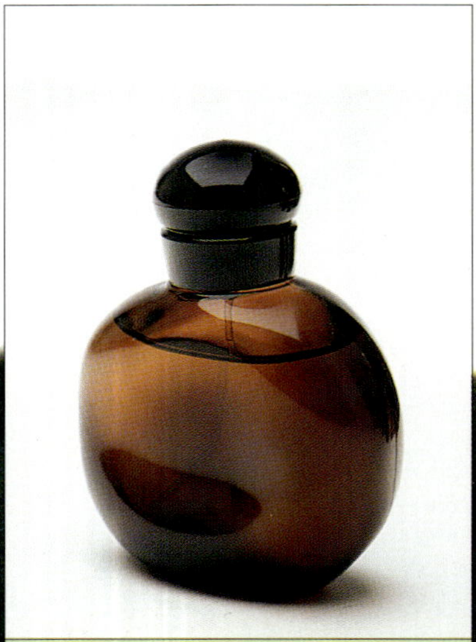

Der legendäre Duft des amerikanischen Designers Halston ist nach wie vor so etwas wie ein Geheimtip. Das liegt vielleicht daran, daß Halston in Europa nie so bekannt war wie in seinem Heimatland. In die Kostüm- wie in die Zeitgeschichte ist Halston als Designer eines aufsehenerregenden kleinen Hutes eingegangen, nämlich der berühmten Pillbox von Jackie Kennedy, die sie 1961 bei der Amtseinführung ihres Mannes trug. Der als der »Yves Saint Laurent Amerikas« geltende Couturier hat für so traditionsreiche Häuser wie Bergdorf & Goodman gearbeitet.
Halston Z-14 ist ein moderner aber nicht modischer Duft. So paßt er gut zu einer Garderobe, die Wert legt auf Modernes, ohne dabei die bewährten Klassiker in den Hintergrund zu drängen.

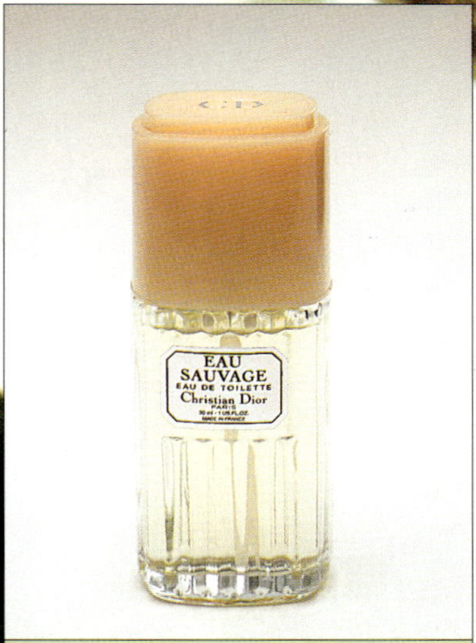

Eau Sauvage von Christian Dior ist einer der großen Duftklassiker. Wenn man diesen Duft mit einem Kleidungsstück vergleichen sollte, dann wäre er so etwas wie eine Hermès-Krawatte. Unumstritten, nie verkehrt und weltweit akzeptiert. Doch, wie so oft, erscheint das Bewährte vielen als ein wenig langweilig. Wer einen Duft sucht, der eher die eigene Individualität zum Ausdruck bringen soll, wird tatsächlich kaum zu diesem beliebten Oldtimer greifen.

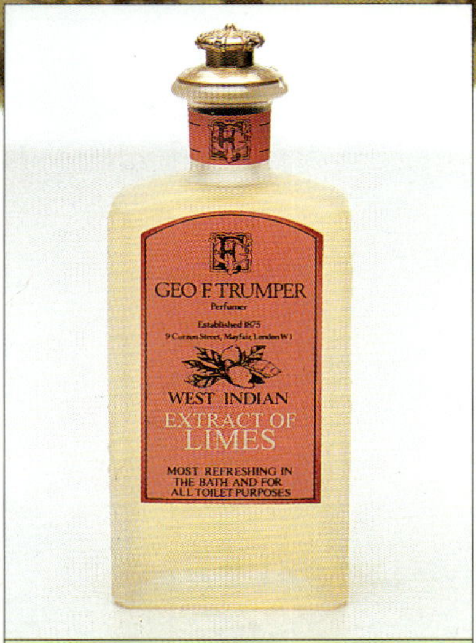

Wem die großen Parfümerien suspekt sind, wird sich noch am ehesten mit dem *Extract of Limes* von Trumper's anfreunden können. Dieses typisch englische Eau de Toilette ist dort nämlich nicht erhältlich. Eher bei alteingesessenen Herrenausstattern, wo der erfrischende Limettenduft neben englischen Hemden, Krawatten und Schuhen feilgeboten wird. Zu dem Stil von Jermyn Street und Savile Row paßt er auch am besten.

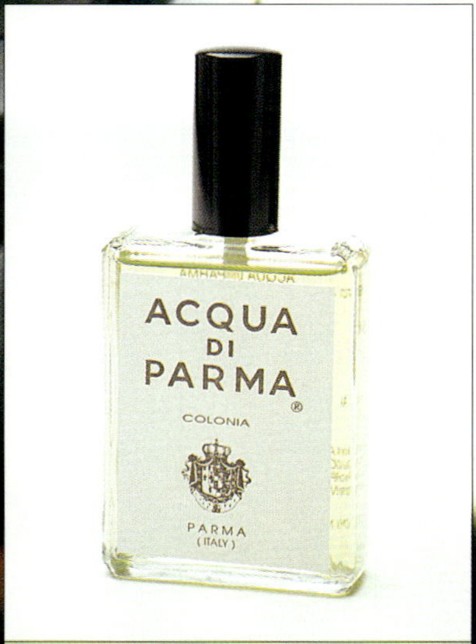

Acqua di Parma wäre wahrscheinlich immer ein exklusives Nischenprodukt geblieben, wenn sich nicht der Markenmacher Diego Della Valle des Duftwassers angenommen hätte. Zusammen mit Luca di Montezemolo kaufte er 1994 die Marke und verhalf dem Duft aus bulgarischer Rose, Lavendel und Rosmarin zu breiter Popularität. Sicher sehr zum Kummer alter Kunden, die ihren Geheimtip plötzlich an das Licht der Öffentlichkeit gezerrt sahen.

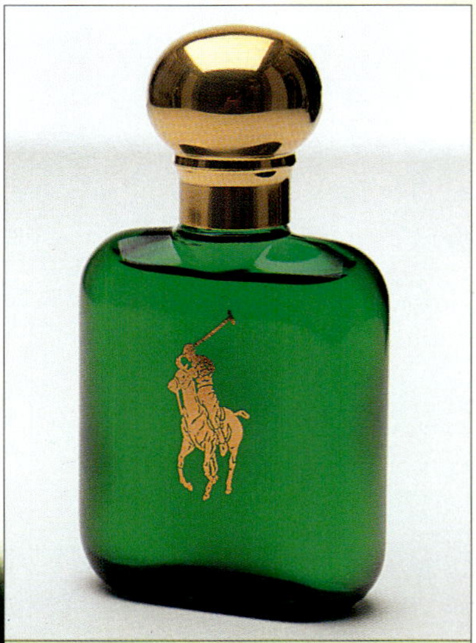

Da sich ein Duft immer auch über das Design der Flasche und den Namen seines Schöpfers verkauft, steht *Polo* von Ralph Lauren bei Freunden dieser Marke besonders hoch im Kurs. Wer Ralph Lauren nicht kennt, wird nur aus Zufall zu der grünen Flasche mit dem goldenen Verschluß greifen. Wer aber den Stil des amerikanischen Designers schätzt, wird auch sein Eau de Toilette mögen.

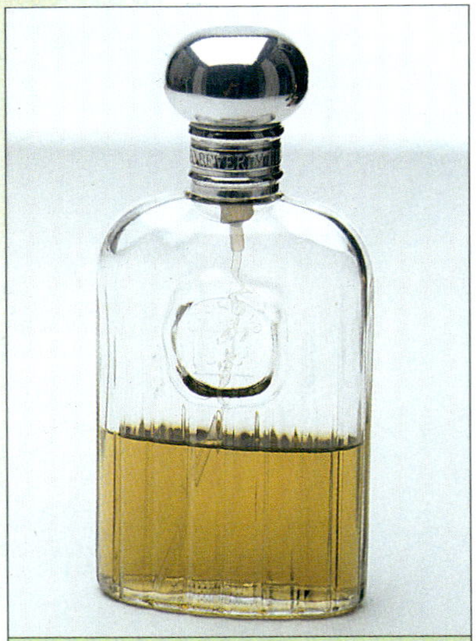

Giorgio of Beverly Hills klingt wie eine Mischung aus Dolce Vita und Hollywood. Wem weder das eine noch das andere zusagt, wird sich kaum mit diesem Duft anfreunden können. Tatsächlich hat er etwas Glamouröses und zu einem Citroen 2CV paßt *Giorgio* ebensowenig wie zu T-Shirt, Jeans und Bootsschuhen. Dabei ist er mit seiner Spitze aus Orange und Bergamotte sehr erfrischend und dennoch würzig.

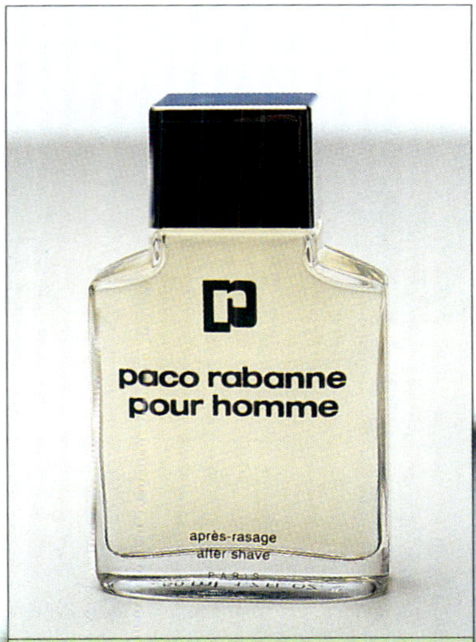

Die Düfte von Paco Rabanne sind vor allem im Mittelmeerraum ein Begriff. In Mittel- und Nordeuropa werden sie dagegen vergleichsweise selten getragen. Zu einer Garderobe englischer Provenienz will schon der Name nicht so recht passen.
Paco Rabanne pour Homme gehört mit seiner frisch-würzigen Spitze aus Bergamotte und Lavendel wirklich eher auf die Promenade des Anglais in Nizza als in die Londoner Bond Street.

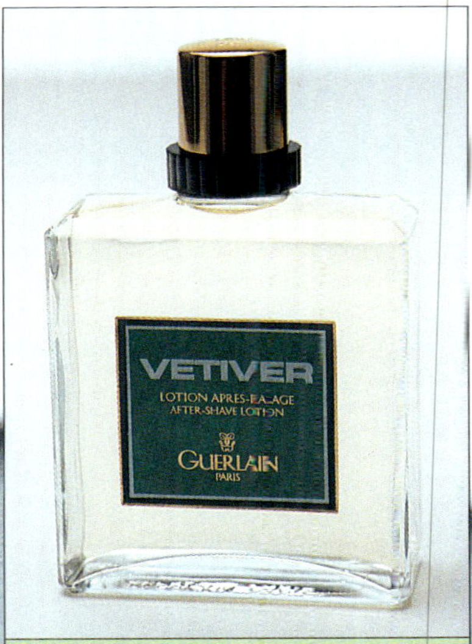

Vetiver von Guerlain gehört zu einer größeren Gruppe von Düften, die den Namen des Öls aus der Wurzel des tropischen Grases *Vetiveria zizanioides* tragen. Der süßliche, erdig-holzige Geruch findet sich in der Mittel-Note des Duftklassikers aus dem Traditionshaus Guerlain. Auch Puig, Roger & Gallet, Lanvin oder Carven führen einen Vetiver-Duft, doch der von Guerlain ist sicherlich die bekannteste Ausgabe.

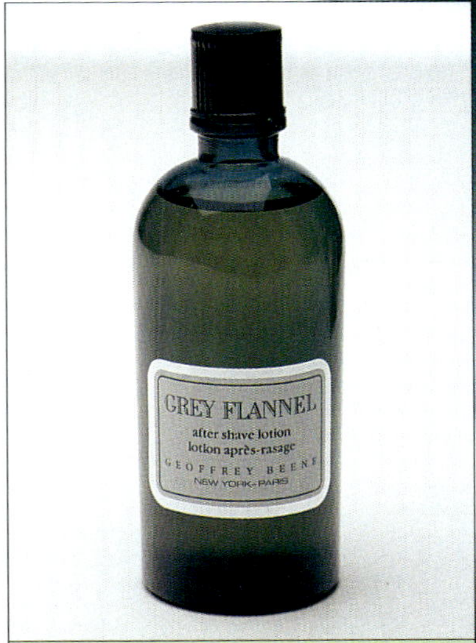

Wer beim Durchsehen der Regale einer Parfümerie auf den Namen *Grey Flannel* stößt, wird sich unter diesem Duft sofort etwas ganz Bestimmtes vorstellen. *Grey Flannel*, das klingt klassisch, seriös und vornehm, der Name ist sozusagen das Gegenteil eines Dufts namens *Denim*. Diesem Klassiker merkt man zum Glück nicht an, daß er 1976, also mitten in einer nicht gerade für zeitlosen Stil bekannten Dekade, auf den Markt gekommen ist. Er paßt am besten zu einer eher klassisch ausgerichteten Garderobe.

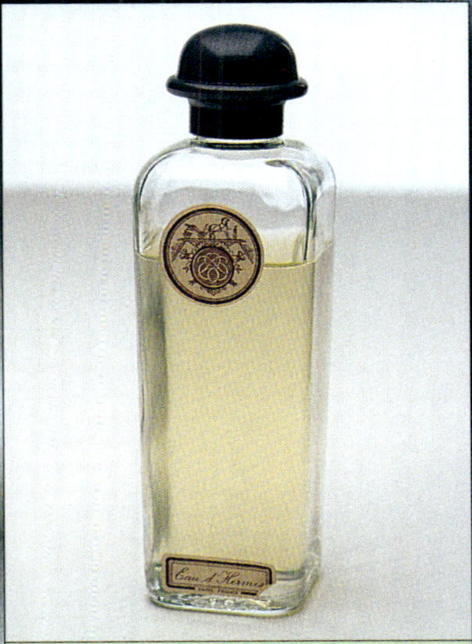

Die Idee des Unisex-Duftes ist keineswegs neu. Schon 1951 schuf Edmond Roudnitska das *Eau d'Hermès*, einen frisch-blumigen Duft für Damen und Herren. Wer einen Hauch von *Eau d'Hermès* verströmt, macht im Kreise von Duftkennern immer Punkte. Im Gegensatz zu modernen Unisex-Düften amerikanischer Provenienz ist *Eau d'Hermès* nicht für »hoi polloi.«

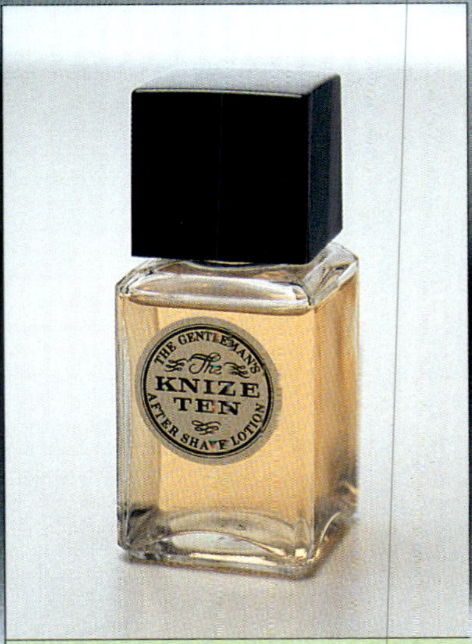

Die wenigsten wissen, daß Knize eigentlich ein berühmter Wiener Herrenausstatter ist, dessen Name zwischen den beiden Weltkriegen in aller Welt bekannt war. Bei Knize ließ zum Beispiel Marlene Dietrich ihre berühmten Hosen schneidern. Wer *Knize Ten* benutzt, atmet den Duft einer Institution der klassischen Herrenkleidung – man riecht nach echter Wiener Schneiderkunst.

Das ABC des Parfumeurs

Absolues
»Absolues« sind reine, natürliche Öle und Extrakte aus Blüten und anderen Pflanzenteilen. Aufgrund der geringen Ausbeute im Verhältnis zum Pflanzenmaterial sind »absolues« sehr wertvoll und teuer.

Akkord
Ein Akkord ist eine Mischung verschiedener Düfte, die einen »Zusammenklang« erzeugen. Ein Akkord kann aus zwei bis mehreren 100 Düften bestehen.

Basis-Note
Die Basis-Note oder »fond« ist die dritte Geruchsfarbe, die eine Duftkomposition annimmt. Nachdem die Kopf-Note oder die Spitze verklungen ist, riechen wir die Mittel-Note oder das »bouquet«, das dann in die Basis-Note übergeht. Typische Basis-Noten bei Herrendüften sind Moschus *(Grey Flannel)*, Eichenmoosöl *(Eau Sauvage)* oder Ambra und Vanille *(Giorgio for men)*.

Chypre
Chypre bezeichnet eine Gruppe von Düften, die eine frische Kopf-Note mit einer Basis-Note aus Eichenmoosöl, Labdanum und Patschuli, um die Hauptbestandteile zu nennen, verbinden. Typische Chypre-Düfte sind *Knize Ten*, *Giorgio for men*, *Polo* von Ralph Lauren oder *Vetiver* von Guerlain.

Citrus
Citrus ist eine frische Kopf-Note aus Bergamottöl, Zitrone, Limone, Mandarine, Orange oder Bitterorange, die wir bei vielen Herrendüften finden, wie zum Beispiel bei *Eau Sauvage*, *Lacoste* oder *Eau de Sport* von Paco Rabanne.

Eau de Cologne
Eau de Cologne ist eine Lösung aus drei bis fünf Prozent Parfumöl in einer Mischung aus Alkohol und Wasser. Ein Eau de Cologne soll vor allem erfrischen und besteht überwiegend aus Citrusölen.

Eau de Parfum
Eau de Parfum ist eine Lösung aus 15 bis 18 Prozent Parfumöl in Alkohol. Da es deutlich mehr Parfumöl enthält, ist es auch teurer als Eau de Cologne oder Eau de Toilette.

Eau de Toilette
Eau de Toilette ist eine Lösung aus vier bis acht Prozent Parfumöl in Alkohol.

Fougère
»Fougère« (Farn) bezeichnet eine Duftnote aus frischen Kräuterdüften, wie zum Beispiel Lavendel, auf einer Moos-Grundlage. Typische Herrendüfte mit dieser Note sind *Azzaro pour Homme*, *Paco Rabanne pour Homme* oder *Blend 30* der Firma Dunhill.

Gewürz-Note
Viele Herrendüfte enthalten Gewürz-Noten wie Majoran, Koriander oder Pfeffer. Auch Zimt ist beliebt, wie in der Mittel-Note bei *Santos* von Cartier.

Holz-Note
Typische Holz-Noten sind Zedernholz, Patschuli, Sandelholz oder Vetiver. Wir finden eine Holz-Note in zahlreichen Herrendüften, wie zum Beispiel bei *Davidoff*, *Knize Ten* oder *Halston Z-14*.

Kopf-Note oder Spitze
Die Kopf-Note ist die Bezeichnung für den ersten Eindruck, den wir von einem Duft bekommen.

Leder-Note
Die Leder-Note ist ein typischer Bestandteil klassischer Herrendüfte. Ein gutes Beispiel ist die Leder-Note von *Knize Ten*, die aus Moschus, Moos und Ambra besteht.

Leicht
Als leicht gelten frische, fruchtige, grüne und citrusartige Düfte. Leichte Düfte sind relativ flüchtig, meist findet man sie daher in der Kopf-Note.

Männlich
Als männlich gelten trockene Duftnoten wie Leder, Tabak, Kräuter, Gewürze, Moose und Hölzer. Männliche Düfte sind generell weniger floral als Damendüfte. In den letzten Jahren sind männliche Düfte und Damendüfte immer ähnlicher geworden, bis hin zu Unisex-Düften für Männer und Frauen.

Orientalische Note
Die orientalische Note erinnert an Düfte des Ostens. Sie sind süß, stark und schwer. Typische Herrendüfte dieser Note sind *Ho Hang* von Balenciaga, *KL Homme* von Lagerfeld und *Open* von Roger & Gallet.

Parfum
Das Wort ist eine Verballhornung des Lateinischen »per fumum«, »durch den Rauch«. In der Antike wurden duftende Harze als Opfergabe verbrannt. Heute ist ein Parfum eine Lösung aus 15 bis 30 Prozent Parfumöl und Alkohol. Parfum ist das teuerste Duftwasser, da es die höchste Konzentration von Parfumöl bietet.

Süß
Ein bekannter süßer Duftstoff ist die Vanille. Wir finden ihn in der Basis-Note vieler Herrendüfte, wie bei *Egoiste* von Chanel, *Men's Cologne* von Cardin oder *Patou pour Homme*.

Tabak-Note
Die Tabak-Note ist typisch für Herrendüfte. Neben Stoffen, die den Geruch des Tabaks nachahmen, werden auch die Noten von Stoffen verwendet, die zur Parfumierung von Tabakwaren eingesetzt werden, wie etwa Pflaume oder Honig.

Top-Note
Die Top-Note oder Spitze ist der erste Geruchseindruck einer Duftkomposition. Sie muß unser Interesse wecken, da wir sie beim Testen als erstes wahrnehmen. Sie besteht vor allem aus leichten, flüchtigen Duftstoffen, enthält aber oft auch schon Anklänge an die Mittel-Note und die Basis-Note (siehe auch dort).

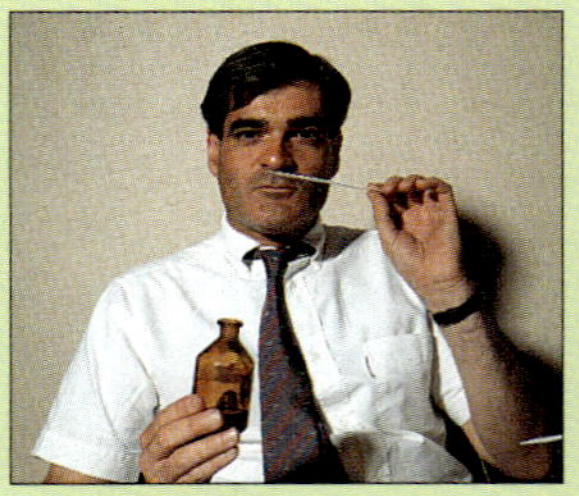

»Le nez«, die Nase, so nennen die Franzosen den Parfumeur. Wer diesen Beruf ausüben will, sollte tatsächlich über einen guten Geruchssinn verfügen. Noch wichtiger ist aber das Geruchsempfinden, also im wahrsten Sinne des Wortes die Fähigkeit, bei Gerüchen etwas zu assoziieren, zu fühlen, zu empfinden. Doch dies versetzt den Parfumeur lediglich in die Lage, eine bestimmte Wirkung seiner Duftkomposition vorauszuahnen oder vielleicht für wahrscheinlich zu erklären. Hundertprozentig sichergehen kann er dabei kaum, zu individuell ist doch das menschliche Riechorgan. Wenn das Geruchsempfinden im eben beschriebenen Sinne ein Talent sein mag, dann muß es freilich trainiert und kultiviert werden, wie jedes andere Talent auch. Selbst der erfahrene Parfumeur übt täglich mit verschiedensten Geruchsproben, die er erkennen und benennen muß. Nur so kann er sein umfangreiches Geruchsgedächtnis , das bis zu 2000 Duftnoten gespeichert haben kann, fit halten. Aus diesem lebendigen Geruchsgedächtnis schöpft er die Ideen für neue Kompositionen, die er sich in ihrer komplizierten Zusammensetzung vorzustellen vermag, ähnlich wie ein Musiker in seinem inneren Ohr nicht nur eine Melodie hören kann, sondern ganze Orchestrationen.

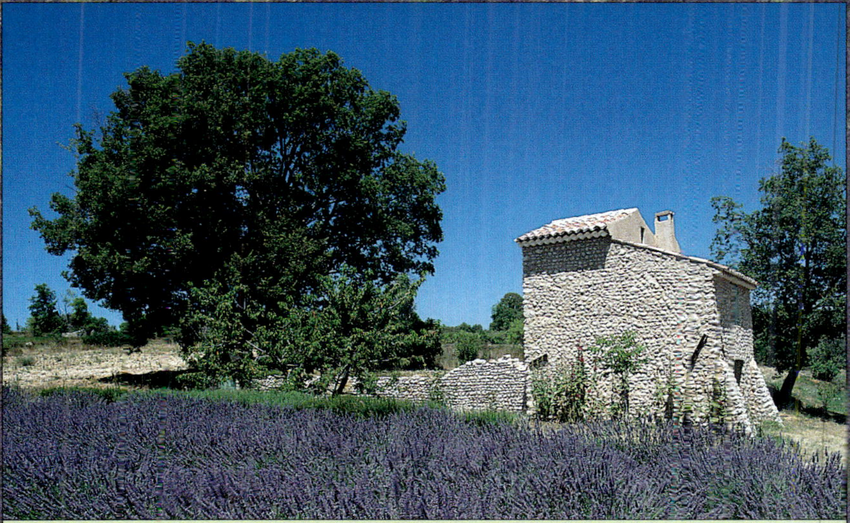

Südfrankreich gilt gemeinhin als das klassische Anbaugebiet der *Lavandula officinalis*. Die Pflanze wurde freilich nicht immer zum Zwecke der Duftherstellung kultiviert. Die alten Perser, Griechen und Römer kannten Lavendel als Arznei und verbrannten Lavendelzweige, um mit dem Rauch Krankheiten und böse Körpersäfte aus Krankenstuben zu vertreiben. Auch als Zutat zu diversen Heiltränken war Lavendel beliebt, und bis heute benutzen Hausfrauen kleine Beutel mit Lavendelblüten, um Motten aus Wäscheschränken zu scheuchen. Erst Ende des 19. Jahrhunderts wandelte sich die Auffassung vom Lavendel, und seine Funktion als Duftstoff trat in den Vordergrund. Dennoch glaubt auch heute noch manch einer an die vielfältigen Heilwirkungen dieser typischen Pflanze des Mittelmeerraums. Für die allermeisten ist Lavendel allerdings vor allem eine Duftnote, die wir aus Eau de Toilettes, Parfums oder Seifen kennen.

Die Provence ist die Heimat vieler Düfte. Hier finden sich die Blüten, aus denen die großen Essenzen gewonnen werden. Das traditionelle Verfahren ist die »enfleurage«, die auch unter dem weniger blumigen Namen »Absorptionsverfahren« geläufig ist. Die besonders flüchtigen und leicht zersetzlichen Riechstoffe werden dabei an Fett gebunden. Das Verfahren ist einfach, aber zeitaufwendig. Man bestreicht eine Glastafel mit einer etwa drei Millimeter dicken Schicht aus Talg oder Schweineschmalz, legt sie in einen Holzrahmen und bedeckt sie großzügig mit Blüten von Heliotrop, Hyazinthe, Jasmin, Narzisse, Reseda, Rose Syringe, Tuberose oder Veilchen. Sobald diese ihren Duft an das Fett abgegeben haben, werden die erschöpften Blüten durch neue ersetzt und die Prozedur wiederholt, bis das Fett völlig mit Aromen gesättigt ist. Diese wohlriechende Pomade wird zwei bis vier Wochen lang in reinem Weingeist angesetzt, der die Riechstoffe auflöst und so zum »extrait« wird.

Bei einem anderen Verfahren werden Leinen- oder Baumwolltücher mit Olivenöl getränkt, in einem Holzrahmen ausgebreitet und wiederum mit Blüten bedeckt. Nach vollkommener Absorption der Duftstoffe wird das parfümierte Öl aus den Tüchern gepreßt. Das solchermaßen gewonnene Öl bezeichnet man als »huile antique«.

Heutzutage überwiegt die einfachere und billigere Extraktion, bei der die Blüten in Schwefelkohlenstoff oder Petroläther eingelegt werden. Durch anschließende Destillation wird der Duft, in Alkohol gelöst, gewonnen.

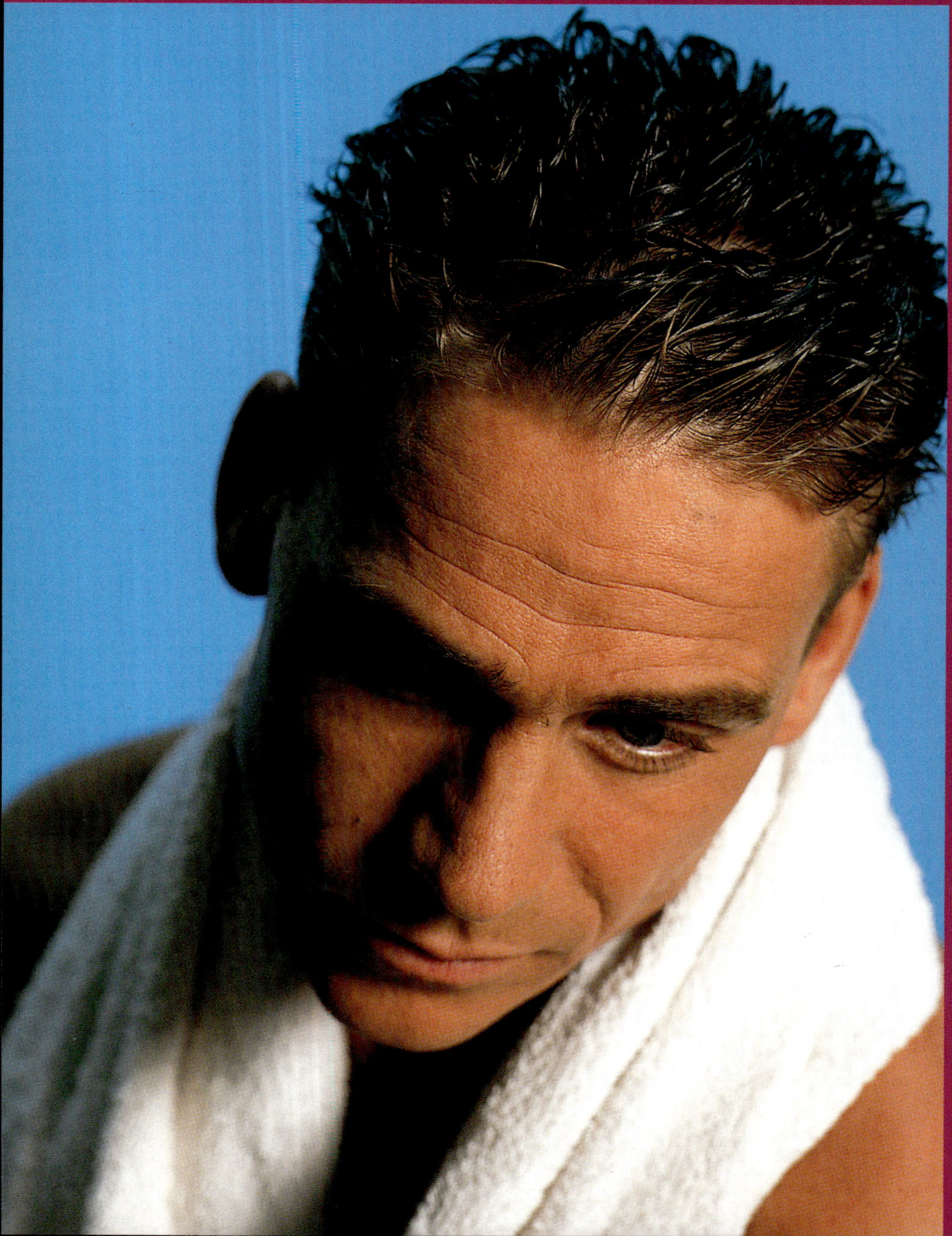

Das Haar

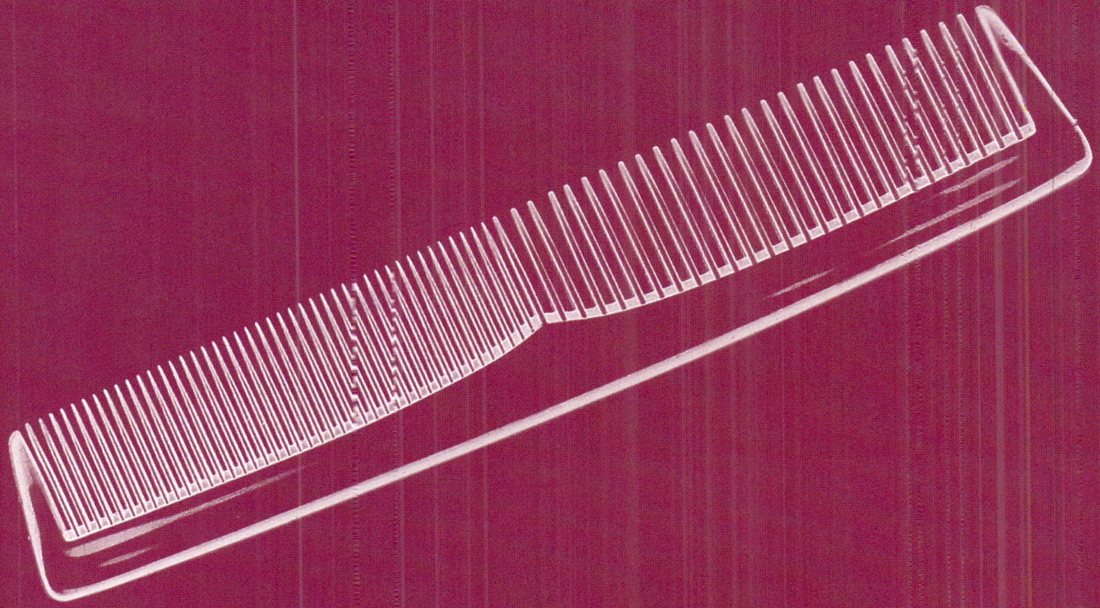

Die Freuden des Friseurbesuchs

Die Zeit des Erwachsenseins beginnt oft damit, daß der nicht mehr ganz kleine Junge beim Friseur endlich auf dem «richtigen» Stuhl Platz nehmen darf. Denn irgendwie wurde es als Kind immer als peinlich empfunden, wenn man auf einer die Sitzposition erhöhenden Konstruktion oder gar einem Holzpferd sitzen mußte.

Jeder Mann hat solche Erinnerungen, außer er gehört zu den bedauernswerten Ausnahmen, denen die Mutter zu Hause das Haar schnitt. Bedauernswert deshalb, weil der Besuch beim Friseur einen ganz besonderen Reiz hat. Jedenfalls wenn es sich um einen richtigen Herrenfriseur handelt. Diesen eigenartigen Geruch nach Rasierwasser und Haarshampoo vergißt niemand so leicht – genausowenig wie die vergilbten Werbeschilder von längst nicht mehr existierenden Haarpflegeprodukten, das Surren der Haarschneidemaschinen oder den Klang des unvermeidlichen Kofferradios.

Eines Tages nimmt einen der Vater zum ersten Mal mit. Während dem Papa die Haare geschnitten werden, hat der Junior Gelegenheit, sich die anderen Kunden anzusehen, die miteinander plaudern, dösen oder die Zeitung lesen. Und er verfolgt mit Spannung, wie der Friseur mit geübten Bewegungen und lässigem Scherengeklapper das Haar des Vaters in Form bringt. Irgendwann entfernt er schwungvoll den Frisierumhang, und nun ist er selbst an der Reihe.

Er erlebt zum ersten Mal den Zugriff des Friseurs. Beim vorbereitenden Durchkämmen ziept es gehörig, und erste Fluchtimpulse sind zu unterdrücken. Wenn der Friseur auch noch allzu viel abschneidet, kann es schon einmal zu Tränen kommen. Über die trösten Vater und Friseur mehr schlecht als recht mit der Behauptung hinweg, daß die Haare ja wieder nachwüchsen. Am Ende ist das Spiegelbild merkwürdig verfremdet, und man fährt sich erstmal durch das Haar, um ihm die vertraute Form wiederzugeben und es neu in Besitz zu nehmen.

Trotz aller beängstigenden Umstände und der Sorge, daß einem der Friseur doch einmal mit der Schere ins Ohr zwicken könnte, sehen die meisten dem nächsten Besuch mit Freude entgegen. Vielleicht weil einem als Kind das Verrinnen der Zeit noch nichts ausmacht. Denn jeder Friseurbesuch sagt uns in aller Deutlichkeit, daß schon wieder einige Wochen oder gar Monate unseres Lebens dahin sind.

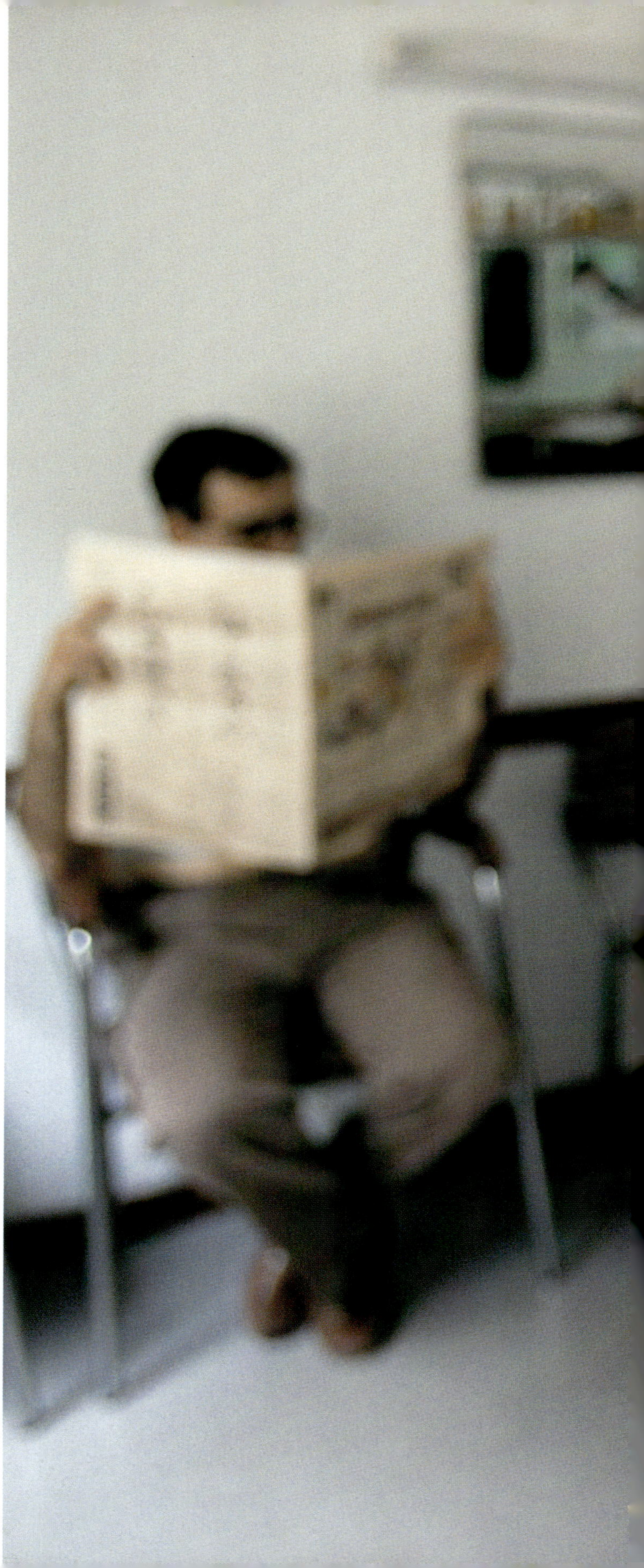

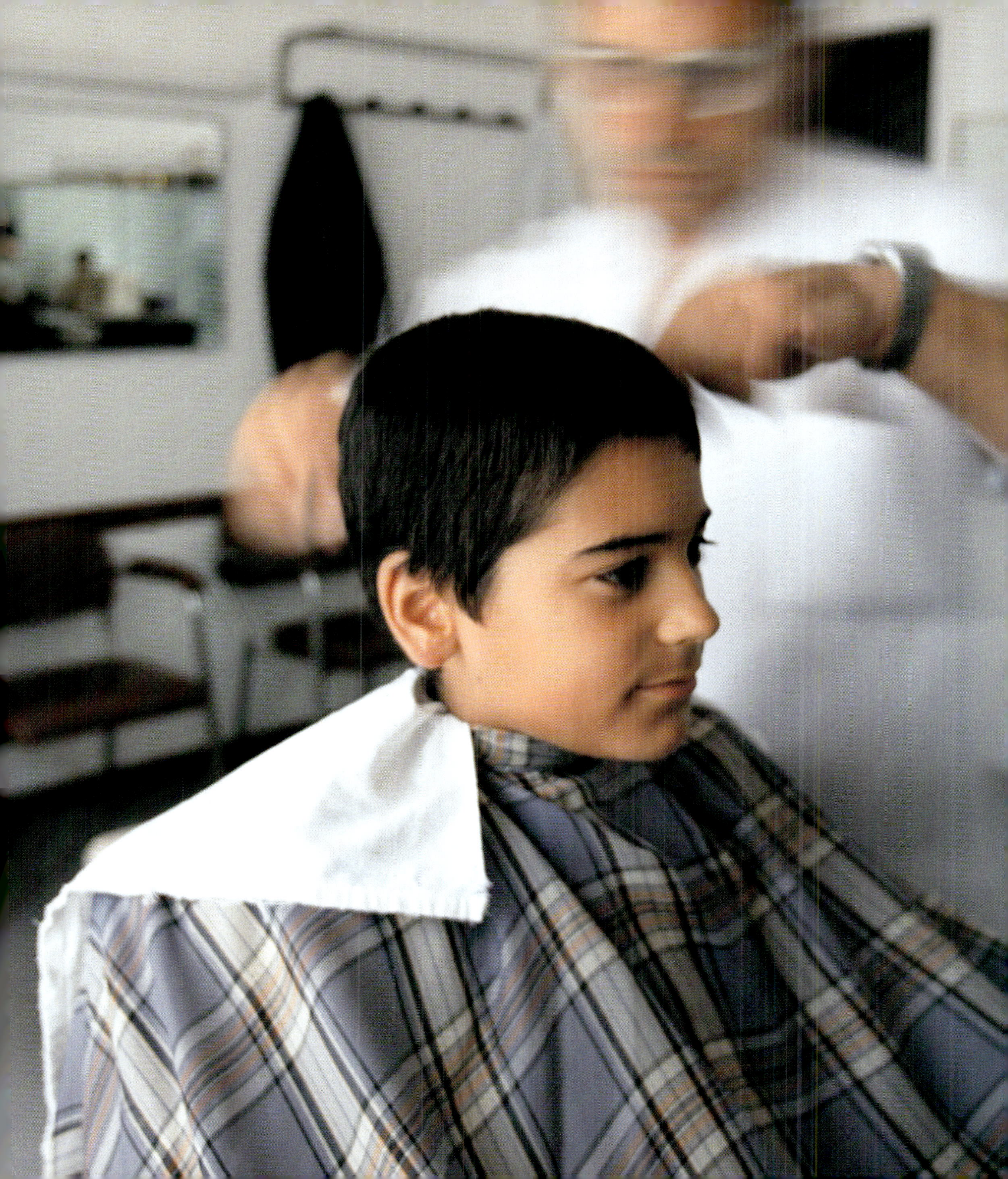

Was gut ist für das Haar

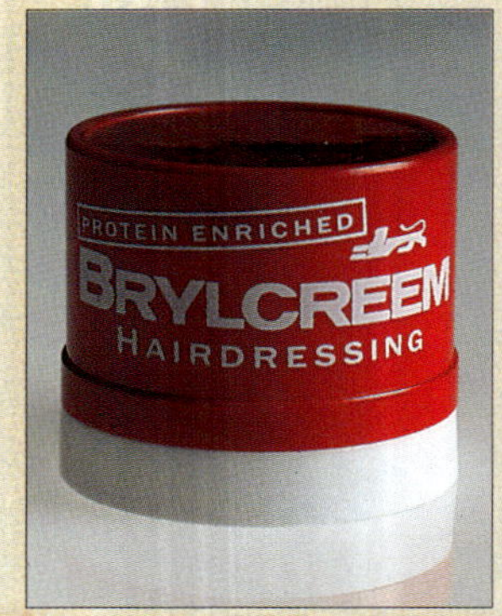

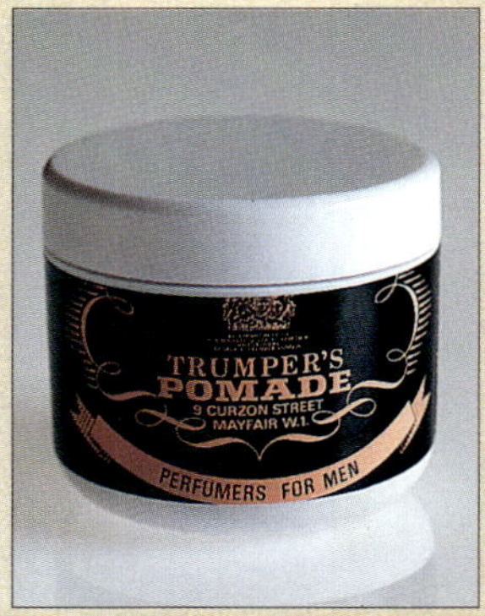

Haarcremes oder *Pomaden* bestehen im wesentlichen aus Fett, Öl und Wachs. Zwei klassische Produkte dieser Art sind »Brylcreem« (links) und »Trumper's Pomade« (rechts). Mit ihrer Hilfe kann man den fettglänzenden Rudolph-Valentino-Look erzielen, was am ehesten bei welligem und dickem Haar gut aussieht. Im Gegensatz zu Gel trocknet Haarcreme oder Pomade das Haar nicht aus, allerdings ist der Fettglanz nicht jedermanns Sache.

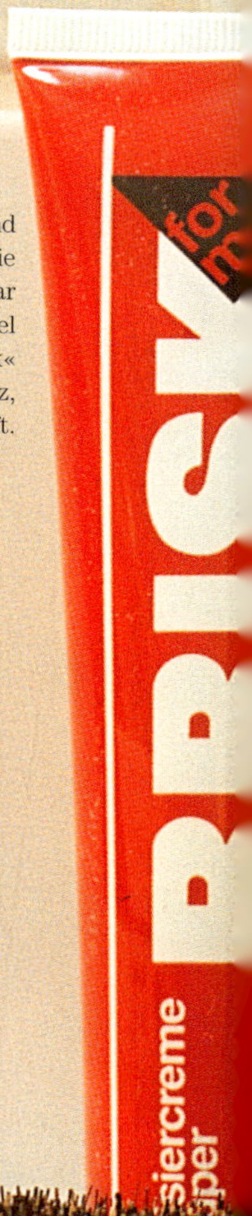

Die *Haarcreme* »Brisk« ist in Deutschland ähnlich bekannt und bewährt wie in England die »Brylcreem«. Das Design der Tube wurde zwar vor ein paar Jahren modernisiert, die Duftformel zum Glück nicht. So verrät sich das mit »Brisk« gebändigte Haar nicht nur durch den Glanz, sondern auch durch den langvertrauten Duft.

Wahre Klassiker unter den Haarpflegeprodukten sind die hochkonzentrierten *Shampoo-Pasten* von D.R. Harris aus London. Sie kommen in kleinen Kunststofftiegeln mit Schraubverschluß daher, nehmen auf Reisen wenig Platz weg und können praktisch nicht auslaufen.

Brillantine erinnert von der Konsistenz her an Vaseline. Sie empfiehlt sich bei dickerem Haar und eignet sich hervorragend, um widerspenstige Locken zu bändigen. Bei trockener Kopfhaut hat Brillantine zudem auch noch eine pflegende Wirkung.

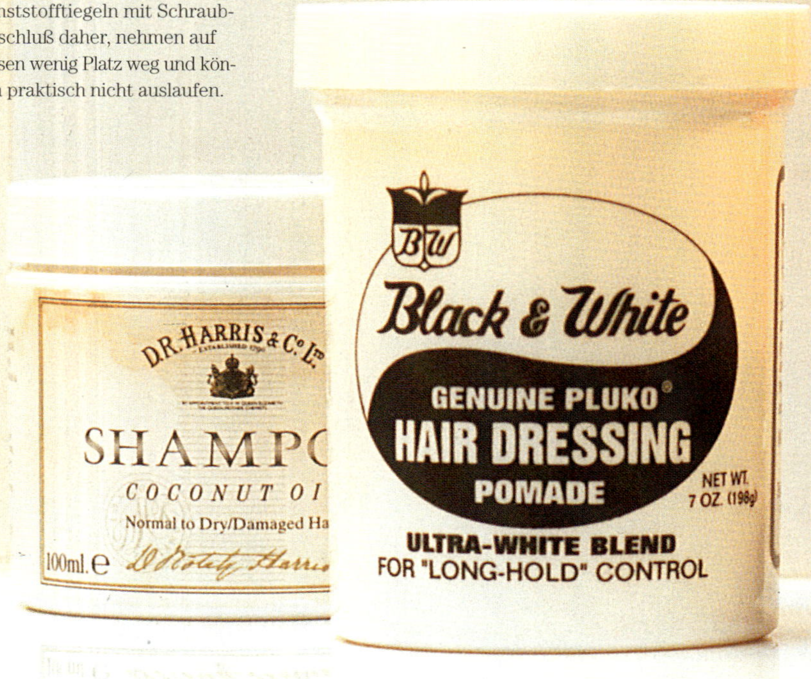

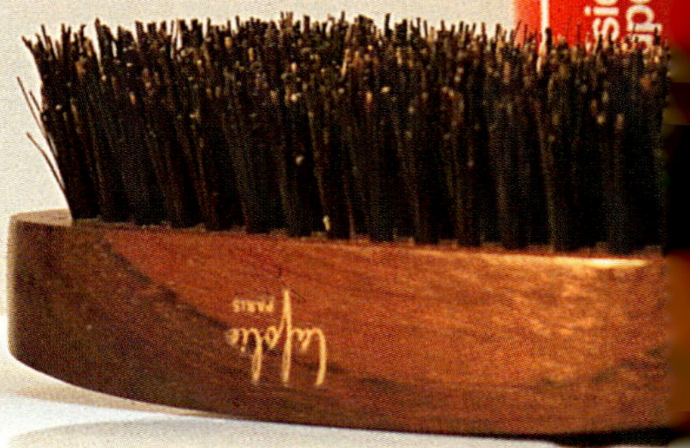

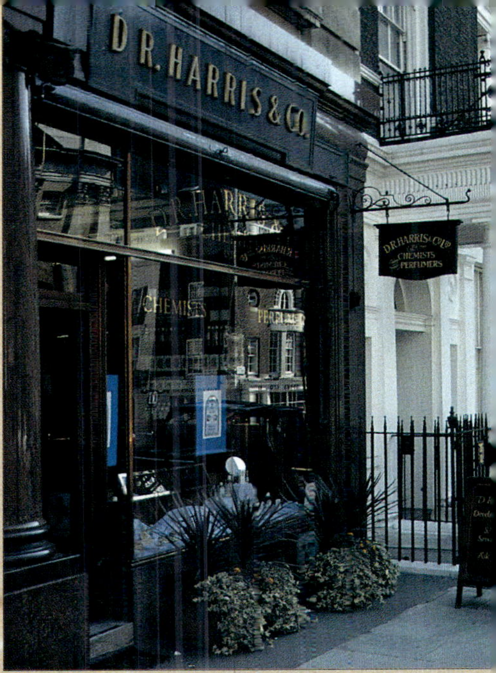

Das Ladengeschäft des traditionsreichen Parfümeurs und Seifenherstellers D.R. Harris befindet sich in der Londoner St. James's Street. So kann der Gentleman nach dem Krawattenkauf bei Turnbull & Asser oder auf dem Weg zum Hutmacher James Lock schnell noch ausgewähltes Shampoo und Haarwasser erstehen.

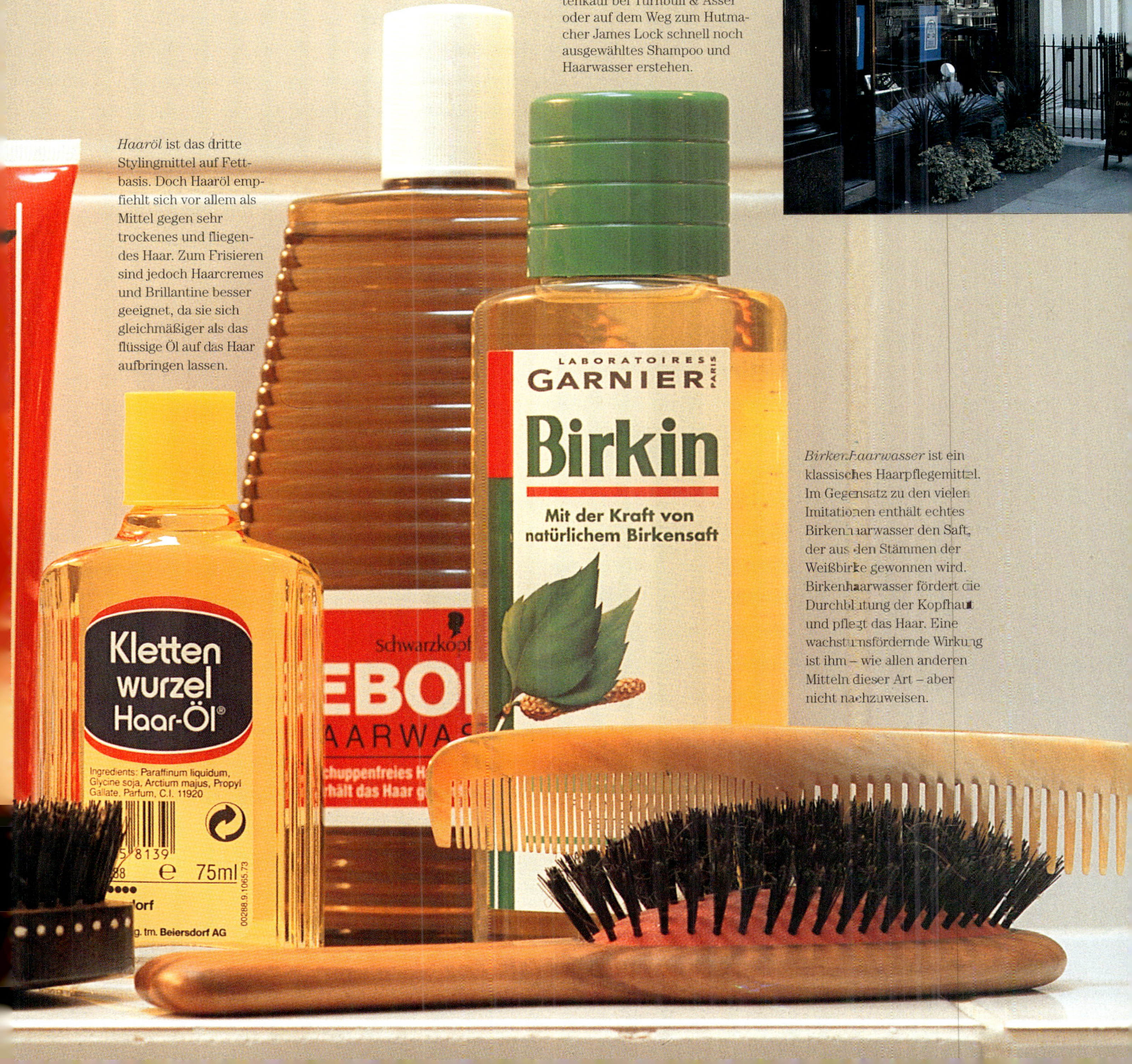

Haaröl ist das dritte Stylingmittel auf Fettbasis. Doch Haaröl empfiehlt sich vor allem als Mittel gegen sehr trockenes und fliegendes Haar. Zum Frisieren sind jedoch Haarcremes und Brillantine besser geeignet, da sie sich gleichmäßiger als das flüssige Öl auf das Haar aufbringen lassen.

Birkenhaarwasser ist ein klassisches Haarpflegemittel. Im Gegensatz zu den vielen Imitationen enthält echtes Birkenhaarwasser den Saft, der aus den Stämmen der Weißbirke gewonnen wird. Birkenhaarwasser fördert die Durchblutung der Kopfhaut und pflegt das Haar. Eine wachstumsfördernde Wirkung ist ihm – wie allen anderen Mitteln dieser Art – aber nicht nachzuweisen.

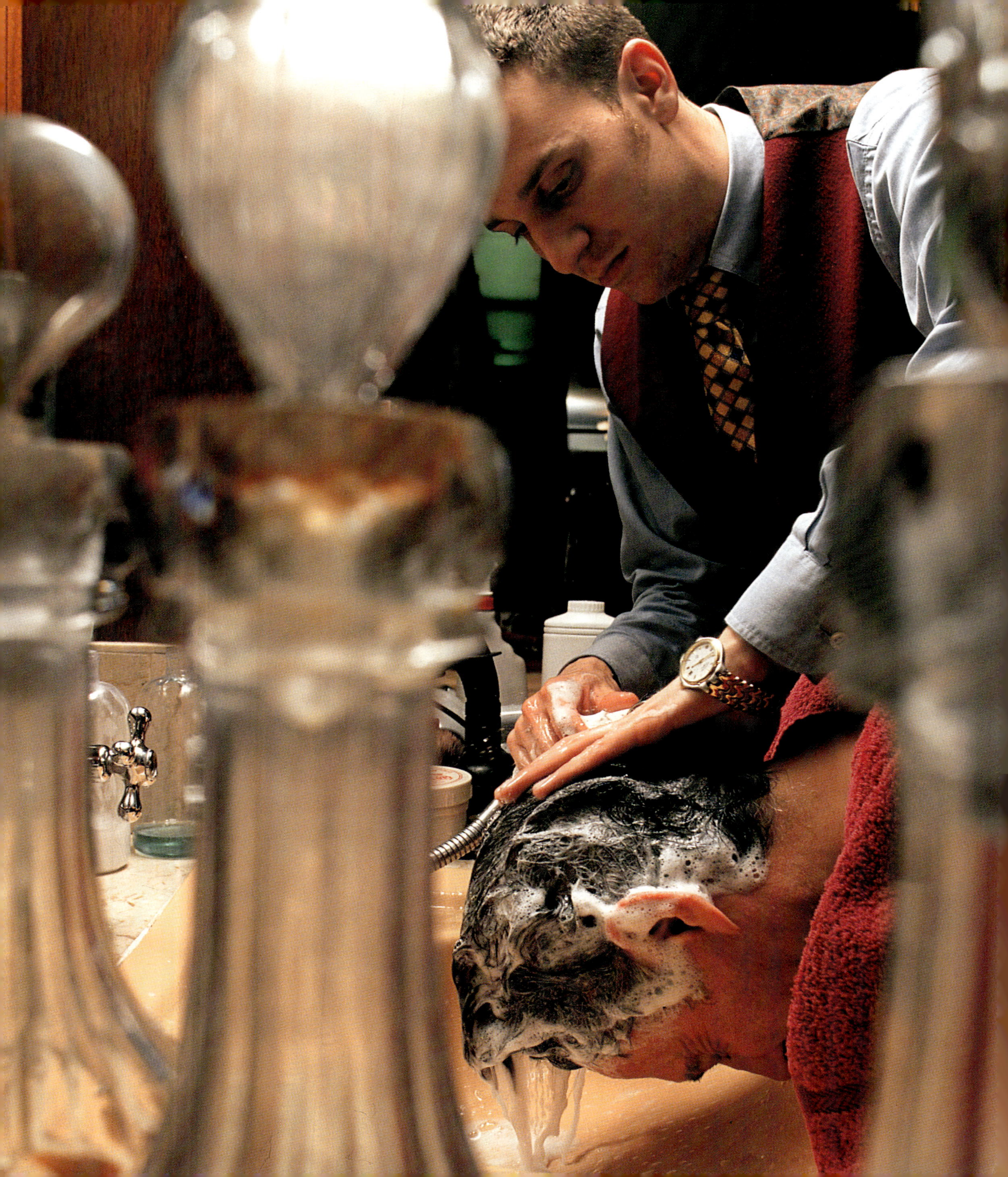

Richtig Haare waschen

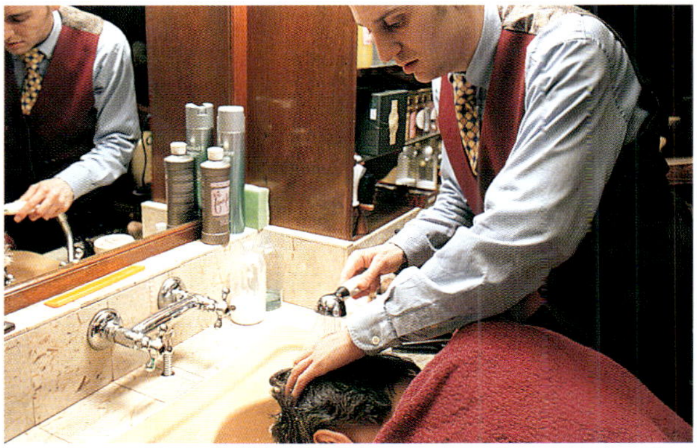

Als erstes wird das Haar gründlich durchfeuchtet. Dabei wird nichtfetthaltiger Schmutz, zum Beispiel Staub und Sand, sorgfältig ausgespült.

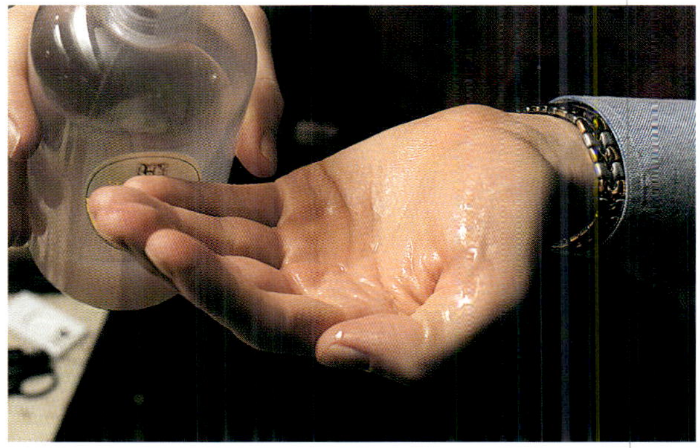

Man verwendet möglichst wenig Haarshampoo, denn sonst quillt das Haar zu stark auf. Um es gleichmäßig aufzutragen, wird es zunächst zwischen den Handflächen verteilt.

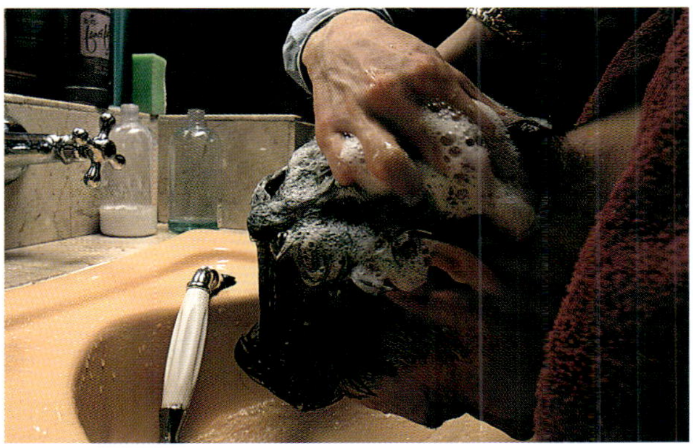

Jetzt wird das Shampoo vorsichtig mit den gespreizten Fingern – und nicht mit den flachen Händen – einmassiert. Das Haar sollte dabei nicht grob gerubbelt werden.

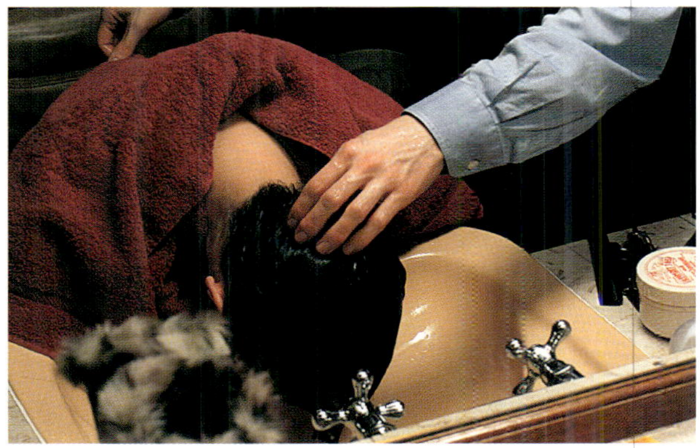

Das Shampoo muß sehr gründlich ausgespült werden, am besten mit lauwarmem bis kaltem Wasser. Dadurch entwirrt sich das Haar. Bei besonders verschmutztem oder fettigem Haar beginnt nun der zweite Waschdurchgang. Normalerweise reicht aber eine Wäsche

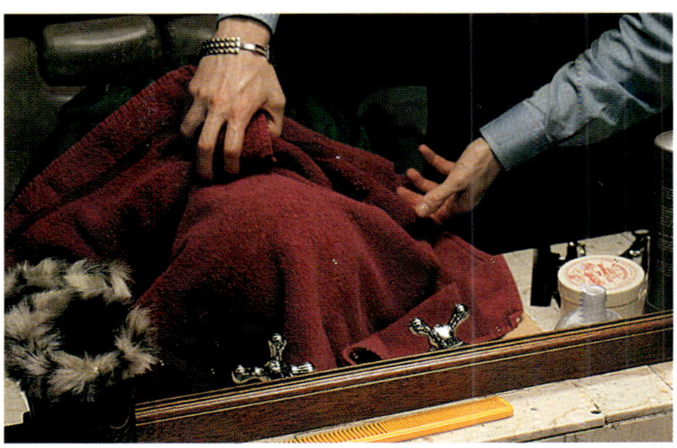

Vorsichtig wird das überschüssige Wasser aus dem Haar gedrückt. Niemals rubbeln! Das um den Kopf gewickelte Handtuch saugt weitere Flüssigkeit aus dem Haar. Wenn irgend möglich, lasse man das Haar danach an der Luft trocknen.

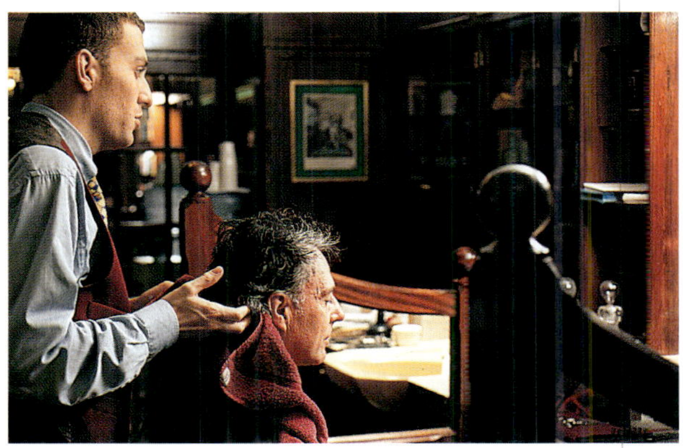

Bei Trumper's in London kann die Haarwäsche durch eine Kopfmassage gekrönt werden. Dies entspannt die Nackenmuskulatur, fördert die Durchblutung der Kopfhaut und wirkt gefährlich einschläfernd.

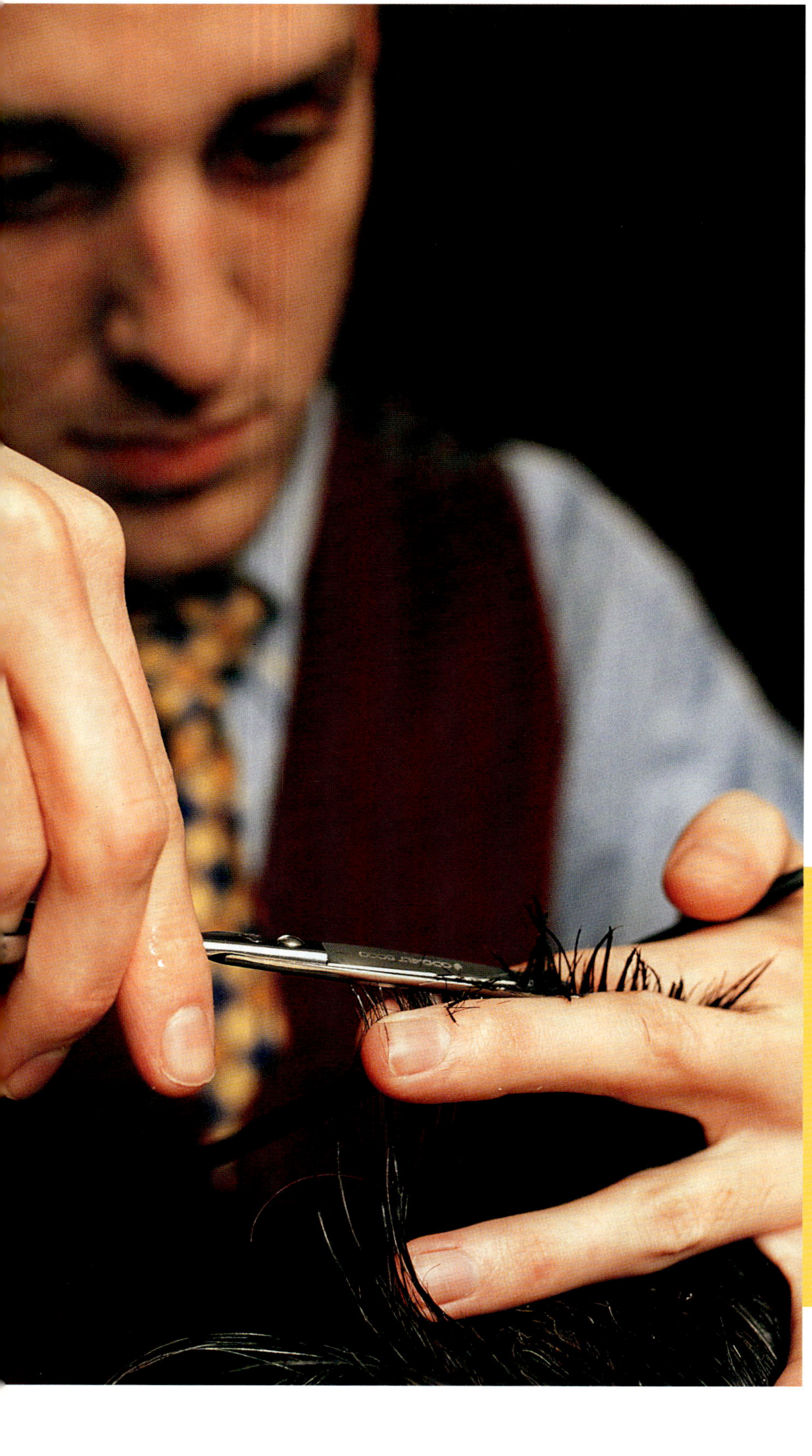

Charakterköpfe

»Short on back and sides« oder »vorne lang und hinten kurz«, wie man in Deutschland sagt, war bis in die sechziger Jahre die Basisfrisur des 20. Jahrhunderts. Die überwiegende Zahl der Männer läßt sich auch heute noch das Haar nach diesem Prinzip schneiden. Allerdings haben Männer auch immer wieder langes Haar getragen. Was in den Sechzigern noch als Zeichen des Protests und der Befreiung aus der bürgerlichen Enge der fünfziger Jahre galt, hatte sich bereits in den Siebzigern als stilistisch akzeptable Alternative etabliert. Länger getragenes Männerhaar wird heute in der gesamten westlichen Welt – und zwar auch außerhalb der kreativen Berufe – als durchaus normal empfunden. Das heißt nicht, daß »short on back and sides« ausgedient hat. Doch es ist nicht mehr die einzig wahre Herrenfrisur, auch wenn dieser Stil in konservativen Kreisen immer noch vorherrscht.

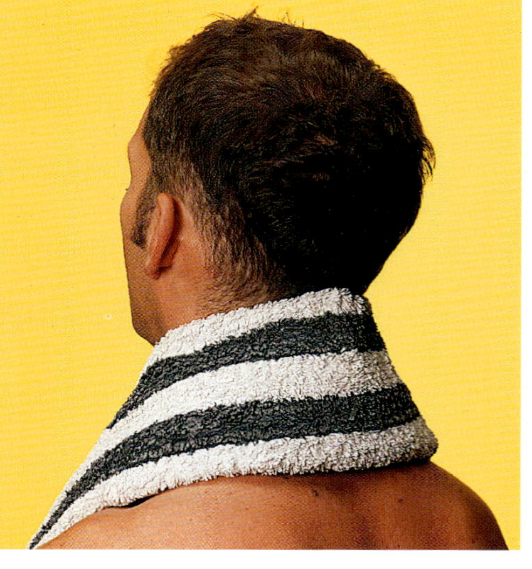

Kurz und bündig: Short-on-back-and-sides

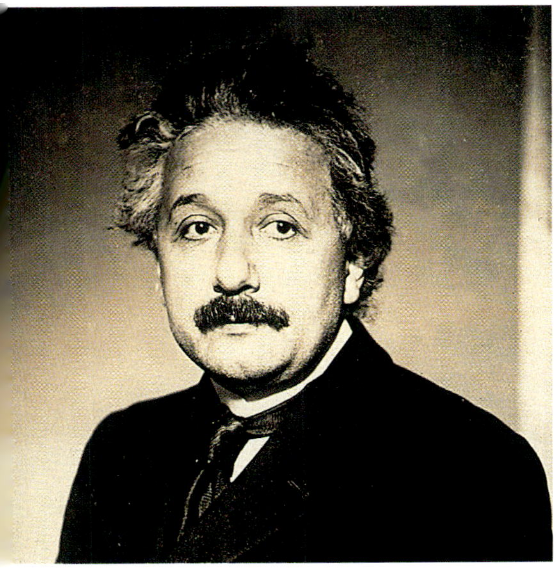

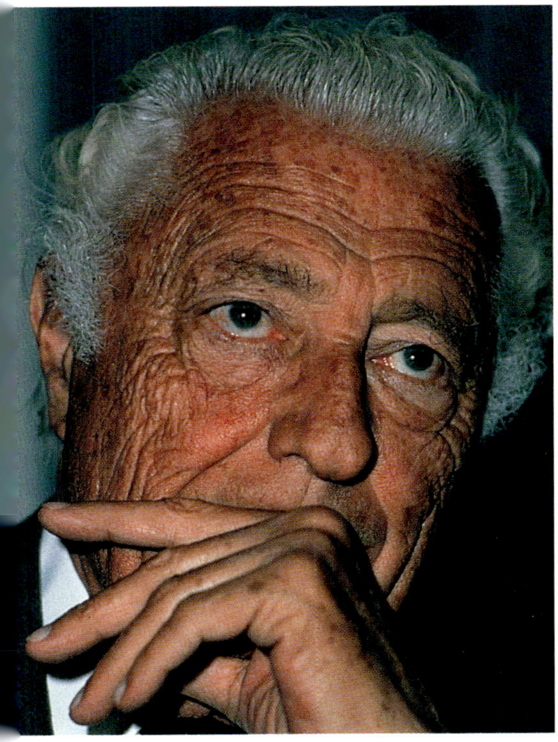

Der Italo-Look
Wer Locken hat und dunkles Haar, der kann diesen klassischen südländischen Look tragen. Mit zunehmendem Alter und langsamem Ergrauen des Haares verliert er nicht an Attraktivität, wie man bei Fiat-Chef Gianni Agnelli sieht.

Das Genie
Können Sie sich Albert Einstein mit einem »crew cut«, dem Bürstenhaarschnitt der amerikanischen GIs, vorstellen? Wohl kaum, denn das wirre, krause Haar des großen Physikers ist die geradezu klassische Frisur der Genies, der Dichter, Denker, Künstler und all jener, die sich dafür halten. Auch Dirigenten lieben eine solche Mähne, die zu Beginn des Konzerts noch eben gebändigt am Kopf anliegt, aber spätestens nach dem ersten Satz in alle Richtungen absteht.

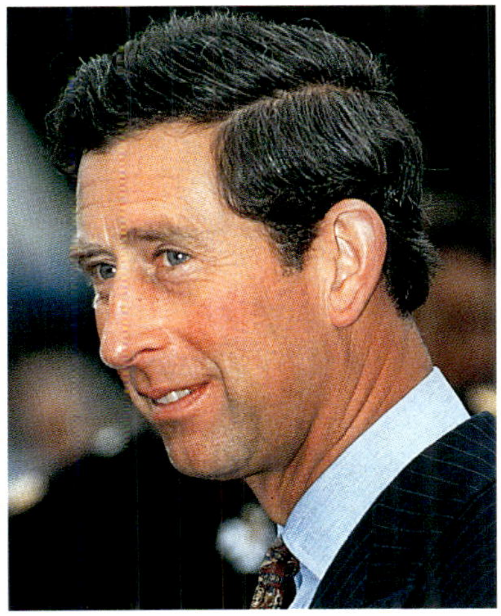

Der Aristokrat
Diese Frisur ist der Klassiker unter den Herrenhaarschnitten. Längeres Deckhaar, ungestuft, die Ohren frei und kurzes Nackenhaar. Damit ist man immer gut frisiert, auch wenn man mit so einer Haartracht nicht gerade für einen Art-Director, Architekten oder Filmregisseur gehalten werden wird. Eher für einen Anwalt, Bankangestellten oder Börsenmakler, was nicht das schlechteste ist, wenn man tatsächlich einem solchen Beruf nachgeht.

Der ewige Junge
Das Haar ist meist etwas wirr, fällt in die Augen und wird immer wieder mit einer kurzen Kopfbewegung zurückgeworfen. Das gehört bei dem klassischen Jungenkopf einfach dazu. Wer eine solche »Frisur« trägt, hat keine Lust, sich groß um sein Haar zu kümmern. So wie David Hockney, der immer noch aussieht, als käme er gerade von der Schule nach Hause. Bei hellem Haar ist diese Frisur besonders zeitlos, da sie in Blond ebenso gut wirkt wie in Weiß.

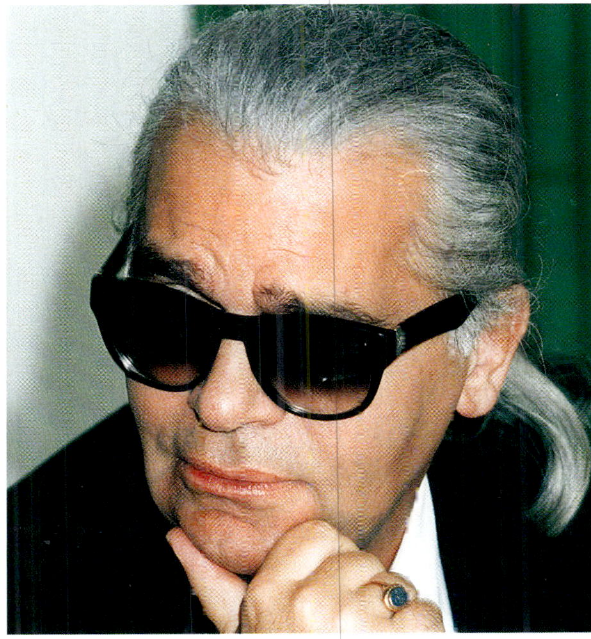

Der Dandy
Der Zopf hat eine interessante Entwicklung vollzogen. In den sechziger Jahren war er noch eine echte Ausnahme, und niemand wäre auf die Idee gekommen, sich mit einem Zopf für einen Job bei einer Bank zu bewerben. Zwar wäre letzteres auch heute noch ein Wagnis, doch immerhin ist es nicht mehr undenkbar. Der Herrenzopf, wie ihn etwa Karl Lagerfeld trägt, ist auch insofern ein Phänomen, als er in einander stilistisch entgegengesetzten oder gar feindlichen Milieus anzutreffen ist: Der sportliche Türsteher eines Nachtclubs trägt ihn ebenso wie der umweltbewußte Musikstudent oder der vergnügungssüchtige Millionärssprößling. Einen Präsidenten oder König mit Zopf vermag man sich allerdings immer noch nicht (oder noch nicht wieder) vorzustellen.

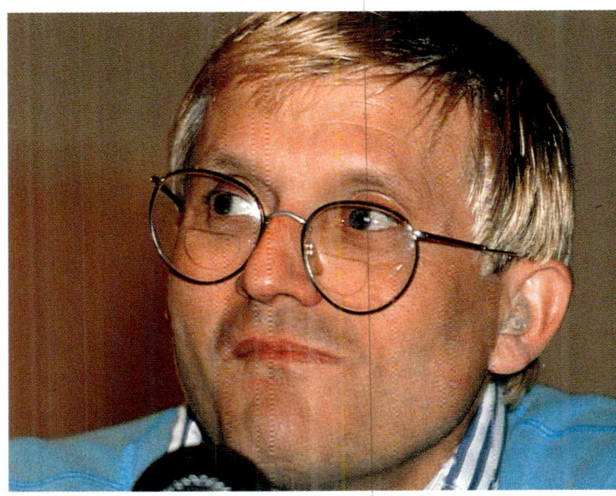

Pro und Contra Toupet

Glatze oder keine Glatze? Das ist für viele Männer die Frage. Ob's edler im Gemüt, zu seinem kahlen Kopf zu stehen, oder die Blöße mit einem Haarteil zu bedecken,

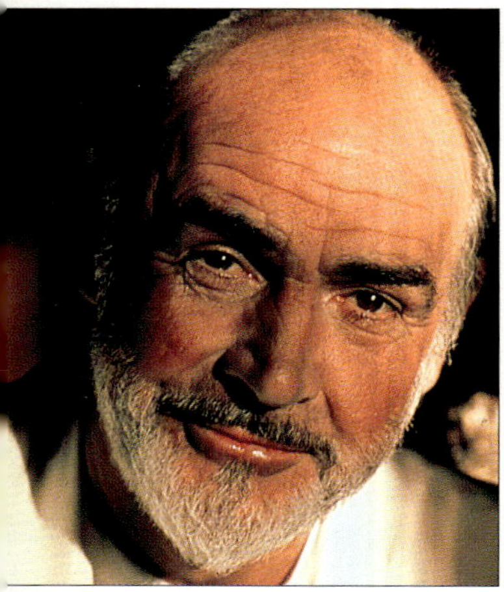

muß jeder selbst entscheiden. Dabei sollte man aber bedenken, daß die Abwesenheit von vollem Haupthaar einen weitaus geringeren Mangel darstellt als die Abwesenheit von richtiger Kleidung. Und in den Situationen, in denen wir keine Kleidung tragen, wird meist auch das Toupet schnell entlarvt. Also wozu das ganze?

Frauen, und sie zu beeindrucken ist doch der meisten Männer Ziel, Frauen lieben zwar schönes Haar, doch was nützt schönes Haar, wenn der Mann, dem es wächst, ein humorloser und uninteressanter Zeitgenosse ist? Der Besitz von Haar kann niemals einen Ersatz für Charme darstellen. Charme dagegen gleicht fast jeden anderen Mangel aus. Charme gepaart mit der richtigen Garderobe ist geradezu unwiderstehlich.

Wer nun einwendet, daß selbst Frauenschwarm Sean Connery ein Toupet trägt, der sei daran erinnert, daß er dies vor allem für seine Filmrollen getan hat. Ian Fleming hat sich James Bond eben zufälligerweise mit Haar vorgestellt, deshalb blieb dem Schauspieler nichts anderes übrig, als mit Toupet zum Dreh zu erscheinen. Wenn die Rolle es erlaubt, tritt Sean Connery kahlköpfig auf, zum Beispiel als der Mönch William von Baskerville in »Der Name der Rose«. Seiner Wirkung auf die weibliche Fangemeinde hat dies keinen Abbruch getan.

Der einzige vernünftige Grund, der für ein Haarteil spricht, ist seine Schutzwirkung gegen Kälte. Allerdings ist der Hut oder die Mütze oft die bessere Alternative. Nicht umsonst findet sich unter Kopfbedeckungen oft ein kahler Kopf.

Statt also über einen Ersatz für verlustig gegangenes Haupthaar nachzugrübeln, sollten wir lieber überlegen, wie wir uns in anderer Weise für unsere Umwelt attraktiver machen können. Anders gesagt: Haar oder kein Haar ist wirklich nicht entscheidend – bei einem interessanten und witzigen Menschen wird bestimmt niemand das Haar vermissen. Das gilt für Sean Connery ebenso wie für jeden Normalsterblichen.

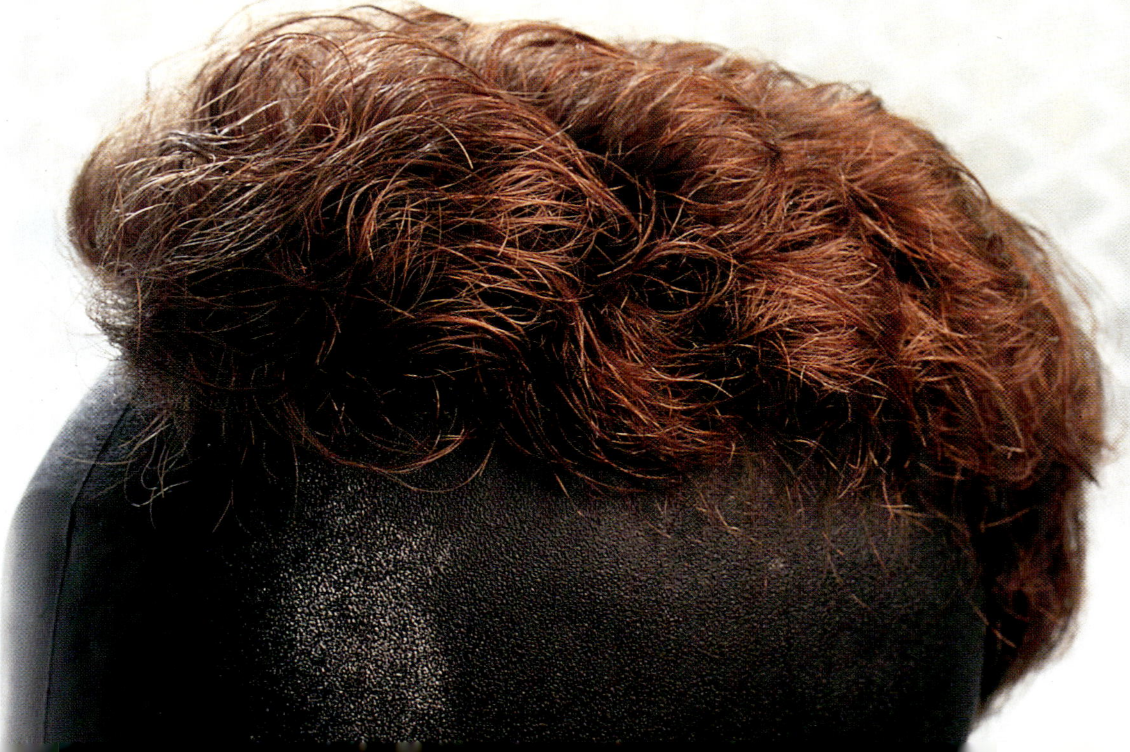

Das falsche Haar der Stars

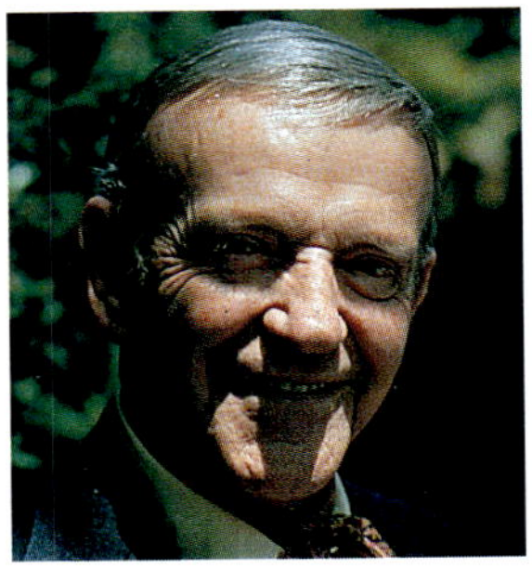

Fred Astaire sah man in seinen Filmen nur mit Toupet. Als Privatmann bedeckte der Tänzer seinen Kopf oft mit einem Hut oder einer Mütze.

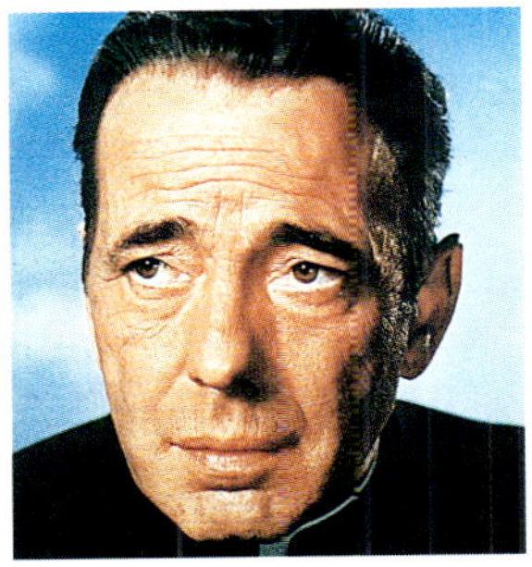

Humphrey Bogart wurde im Kino tatsächlich nie »oben ohne« gesehen. Privat zeigte er seinen kahlen Kopf dagegen völlig ungeniert.

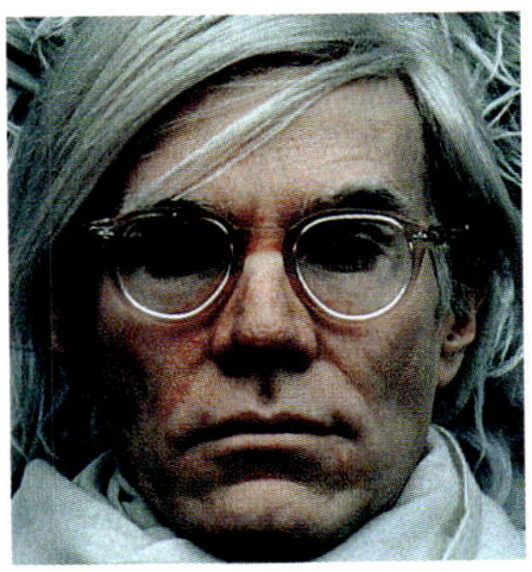

Andy Warhol unternahm nicht den Versuch, sein falsches Haar als echtes auszugeben. So störte es ihn nicht, daß sein dunkles Eigenhaar unter der silbrigweißen Perücke hervorschaute.

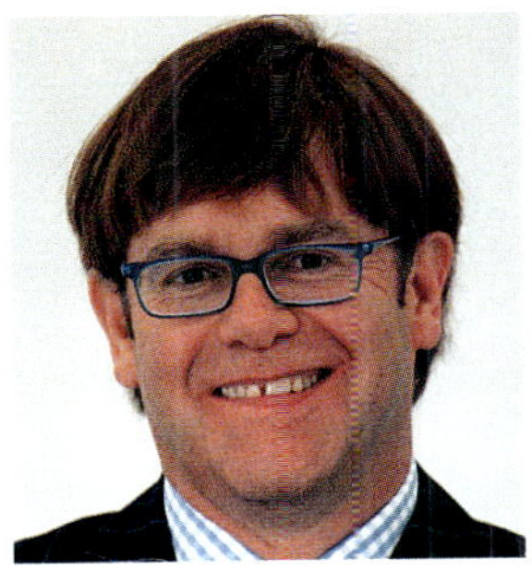

Elton John lenkte früher mit extravaganten Brillen von seinem schwindenden Haarwuchs ab. Warum es heute plötzlich wieder so voll ist, kann nur sein Friseur sagen.

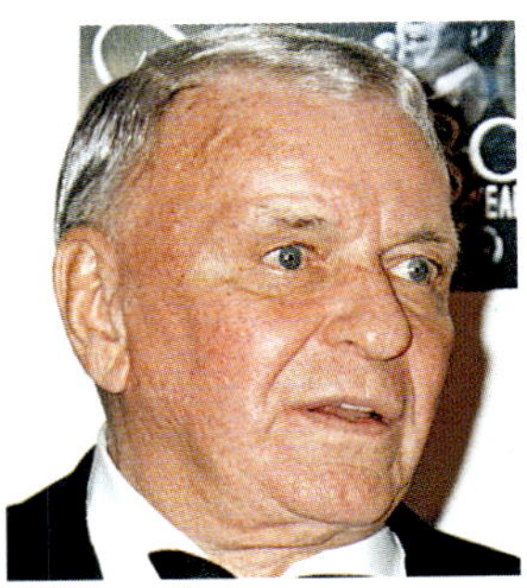

Frank Sinatra ging bei Beginn des Haarausfalls zu einem unauffälligen Kurzhaarschnitt über, von wo aus der nächste Schritt zum Toupet nicht mehr ins Gewicht fiel.

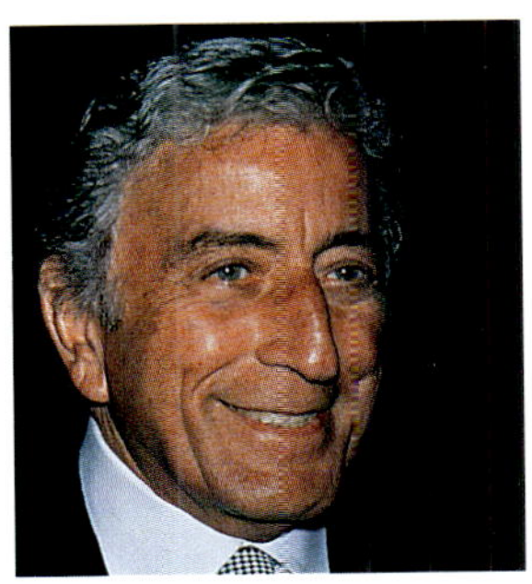

Wenn das Haar an den Schläfen sichtlich zurückweicht, auf dem Oberkopf aber noch auffallend voll ist, dann läßt das, wie hier bei Tony Bennet fast auf ein Toupet schließen.

Das Brusthaar

Wer auf sein Äußeres achtet, unternimmt oft eine Gratwanderung zwischen Zuviel und Zuwenig. Die einen sagen, daß man seine Körperbehaarung entfernen sollte, weil man sich ja auch Haar und Bart schneidet und die Nägel manikürt. Andere betrachten Frisur, Rasur und Maniküre als selbstverständliches Minimum der Körperpflege, die Entfernung der Körperbehaarung jedoch als Ausdruck eines übertriebenen Gestaltungswillens, der, wie plastische Chirurgie zu rein kosmetischen Zwecken, abzulehnen ist. In Europa tendiert man eher dazu, der Natur ihren Lauf zu lassen. Der traditionelle englische Aristokrat käme ebensowenig auf die Idee, seinem Sohn die Segelohren anlegen zu lassen, wie man in Südeuropa darüber nachdenken würde, etwas gegen das üppig sprießende Brust-, Rücken- oder Beinhaar zu unternehmen. Es wird wahrscheinlich noch eine Weile dauern, bis der italienische Sonnenanbeter sich ohne seinen Brustpelz vorstellen kann. Die Freunde der Körperenthaarung stammen meist aus amerikanischen Gefilden, in denen mit ausgeklügelten kosmetischen Methoden das Aussehen modifiziert und mit Hilfe von Sport und Diäten gegen die Sterblichkeit angekämpft wird. Doch allein der Gedanke, sich einer schmerzhaften Enthaarungsprozedur zu unterziehen, ist vielen Männern unsympathisch. Zudem stehen Aufwand und Gewinn in einem schlechten Verhältnis zueinander. Auch ist es alles andere als gesichert, daß die Damenwelt wirklich eine nackte Brust vorzieht. Vielleicht sollte man sich einfach so akzeptieren, wie man ist, statt etwas herbeizusehnen, was man nicht hat. Dies gilt für das Haupthaar – und es sollte auch für das Brusthaar und die restliche natürliche Körperbehaarung gelten.

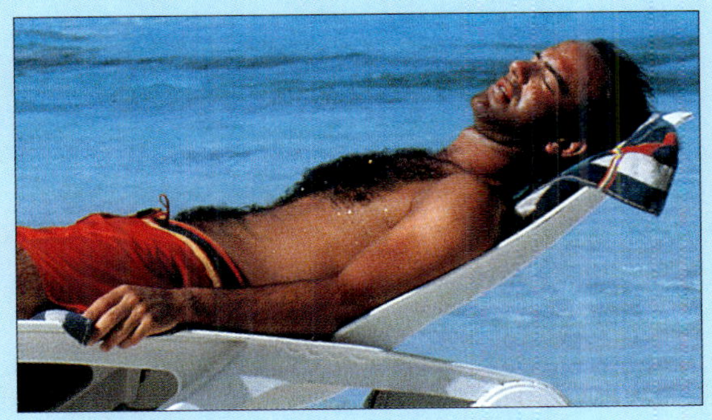

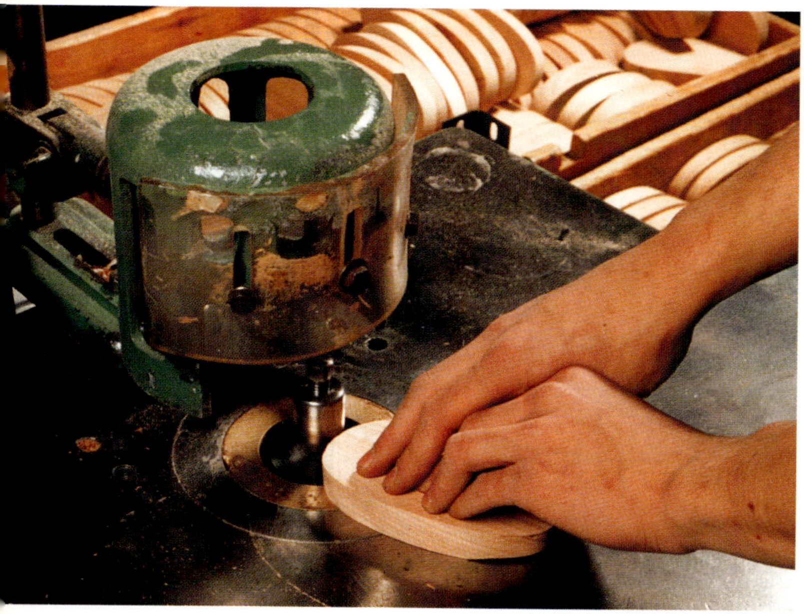

Bei G. B. Kent & Sons werden die berühmten Bürsten noch weitgehend von Hand gefertigt. Dies macht die Produkte des Hauses zwar recht teuer aber dafür auch extrem langlebig.

Die königliche Haarbürste

Seit 1777 können Damen und Herren auf die Bürsten der Firma G.B. Kent & Sons zurückgreifen, wenn sie ihr Haar entwirren und pflegen möchten. Als dieses Unternehmen vor über 220 Jahren gegründet wurde, ahnte sicher niemand, daß Kent heute weltweit den Ruf genießt, die besten Haarbürsten überhaupt herzustellen. Das Lieferprogramm umfaßt auch Kleiderbürsten, Zahnbürsten, Kämme und Rasierpinsel.

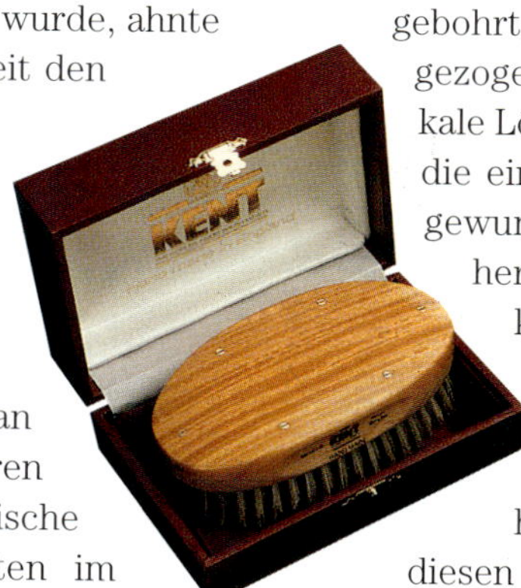

Natürlich gibt es auch andere sehr gute Bürstenmacher, doch keiner ist so berühmt wie Kent. Das liegt zum einen an der herausragenden Qualität, zum anderen aber auch an der Tatsache, daß der englische Offizier und seine Gattin Kent-Bürsten im Gepäck hatten, als sie sich aufmachten, an irgendeinem Ort des britischen Empire Dienst zu tun. Die weltweite Verbreitung der Kent-Bürste begann also lange bevor dafür ein Vertriebsnetz aufgebaut wurde. Zudem verfügt Kent über ein Royal Warrant, das Abzeichen der Hoflieferanten, was nicht nur im Vereinigten Königreich ein verkaufsförderndes Gütesiegel ist.

Eine gute Haarbürste hat drei Aufgaben. Zum einen glättet und entwirrt sie das Haar auf schonende Weise. Dies geschieht durch Wildschweinborsten. Im Gegensatz zu Kunststoff- oder Metallborsten schädigen sie das Haar nicht, da sie selbst Haar – also Hornsubstanz – sind. Je nach Haartyp gibt es unterschiedliche Borstenqualitäten von weich bis hart. Des weiteren reinigt eine Bürste das Haar gründlich von Staub, Schmutz und Schuppen. Die dritte Aufgabe der Haarbürste besteht darin, das Haar zu pflegen, also das natürliche Fett, das sich an der Haarwurzel sammelt, bis in die Haarspitzen zu verteilen. Dieses natürliche Fett ist ein hervorragendes Schutz- und Pflegemittel. Das Haar wird glänzend, und die Spitzen spalten sich nicht so schnell. Dieser Aspekt ist vor allem bei einer langen Mähne wichtig. Da man sich heute meist täglich den Kopf wäscht, ist der reinigende Aspekt nicht mehr so entscheidend. Dennoch ist jedes Haar dankbar, wenn es mit einer qualitativ hochwertigen Bürste gepflegt wird. Nicht umsonst empfiehlt der New Yorker Arzt und Friseur Dr. George Michael in seinem Buch »Complete Hair Care for Men« die Anschaffung einer wirklich guten Haarbürste.

Für den Herrn eignet sich das Modell *Military oval*, eine oval geformte Bürste ohne Stiel. Sie gibt es mit unterschiedlich starken Borsten, je nach Dicke des Haars. Die Herstellung der Bürsten ist sehr aufwendig und geschieht bei den klassischen Wildschweinborsten-Modellen in Handarbeit. Dabei gibt es zwei Herstellungsmethoden. Die eine Methode heißt Stirneinzug. Dabei werden in den Bürstenkörper horizontal und der Länge nach winzige Kanäle gebohrt, durch die anschließend dünne Drähte gezogen werden. Dann werden von oben vertikale Löcher in die Bürste gebohrt. Nun werden die einzelnen Borstenbüschel um die Drähte gewunden. Bürsten, die nach dieser Methode hergestellt werden, sind sehr haltbar und können zudem neu mit Borsten besteckt werden.

Die zweite Methode ist das Deckeln. Dabei wird von dem Bürstenkörper horizontal eine Scheibe abgeschnitten. In diesen Deckel werden Löcher für die Borstenbündel gebohrt, die Borsten hindurchgezogen und um Silber- oder Messingdrähte herumgeführt. Anschließend wird der Deckel mit den Borsten auf das Unterteil des Bürstenkörpers aufgesetzt und befestigt. Auch diese Bürsten können neu besteckt werden.

Die Maniküre

Die Fingerspitzen werden in eine milde Seifenlösung getaucht. Dies erleichtert die Reinigung der Nägel und macht die Nagelhaut geschmeidiger, damit sie sich leichter zurückschieben läßt.

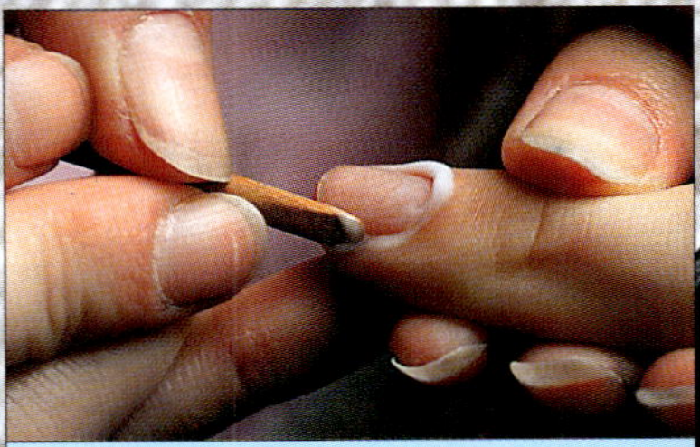

Im nächsten Schritt wird die Nagelhaut mit Hilfe eines speziellen Rosenholzstäbchens vorsichtig zurückgeschoben. Die Nagelhaut darf nie verletzt oder gar vollständig entfernt werden, denn sie dient zum Schutz des Nagelbetts. Also ist es ratsam, hier besonders behutsam vorzugehen.

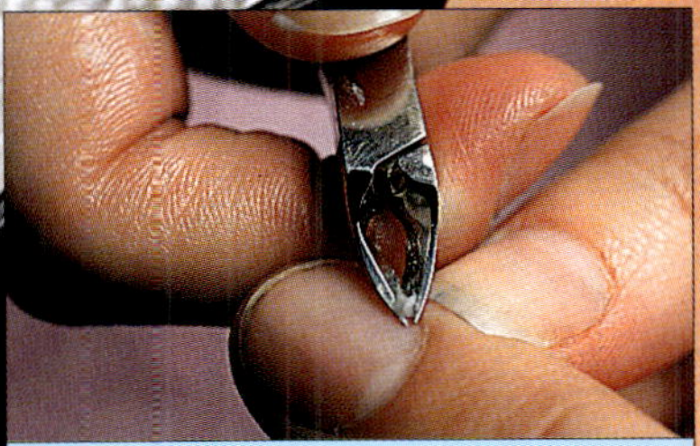

Überstehende Hautpartikel werden mit einer speziellen Schere entfernt. Auch dabei muß vorsichtig gearbeitet werden, um Verletzungen zu vermeiden.

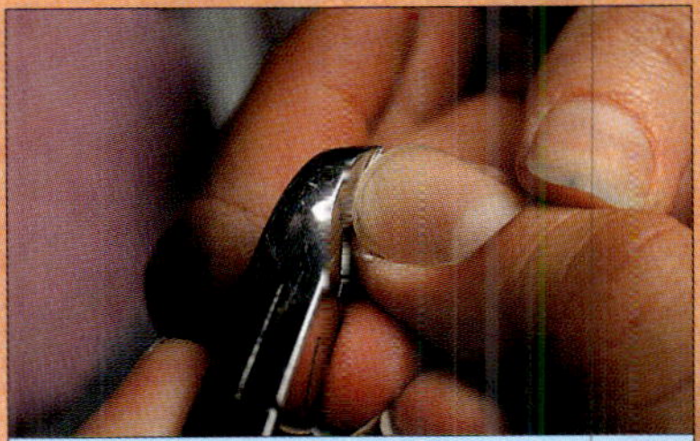

Sind die Nägel sehr lang geworden, werden sie zunächst mit einer Schere vorgekürzt.

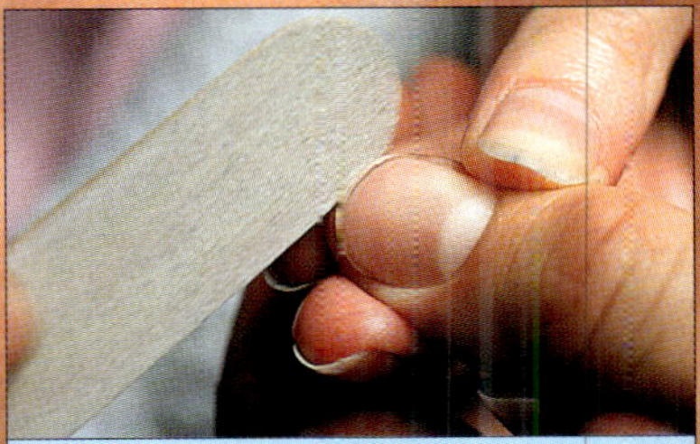

Die Nägel werden mit einer groben, dann mit einer feineren Feile exakt in Form gebracht, bei einem Herrn heißt das halbrund. Die Länge bestimmt der Kunde.

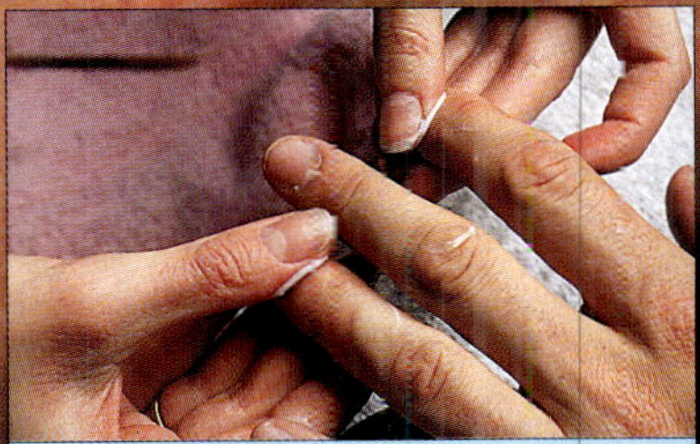

Den Abschluß der Maniküre bildet das Polieren der Nägel. Darauf kann allerdings auch verzichtet werden.

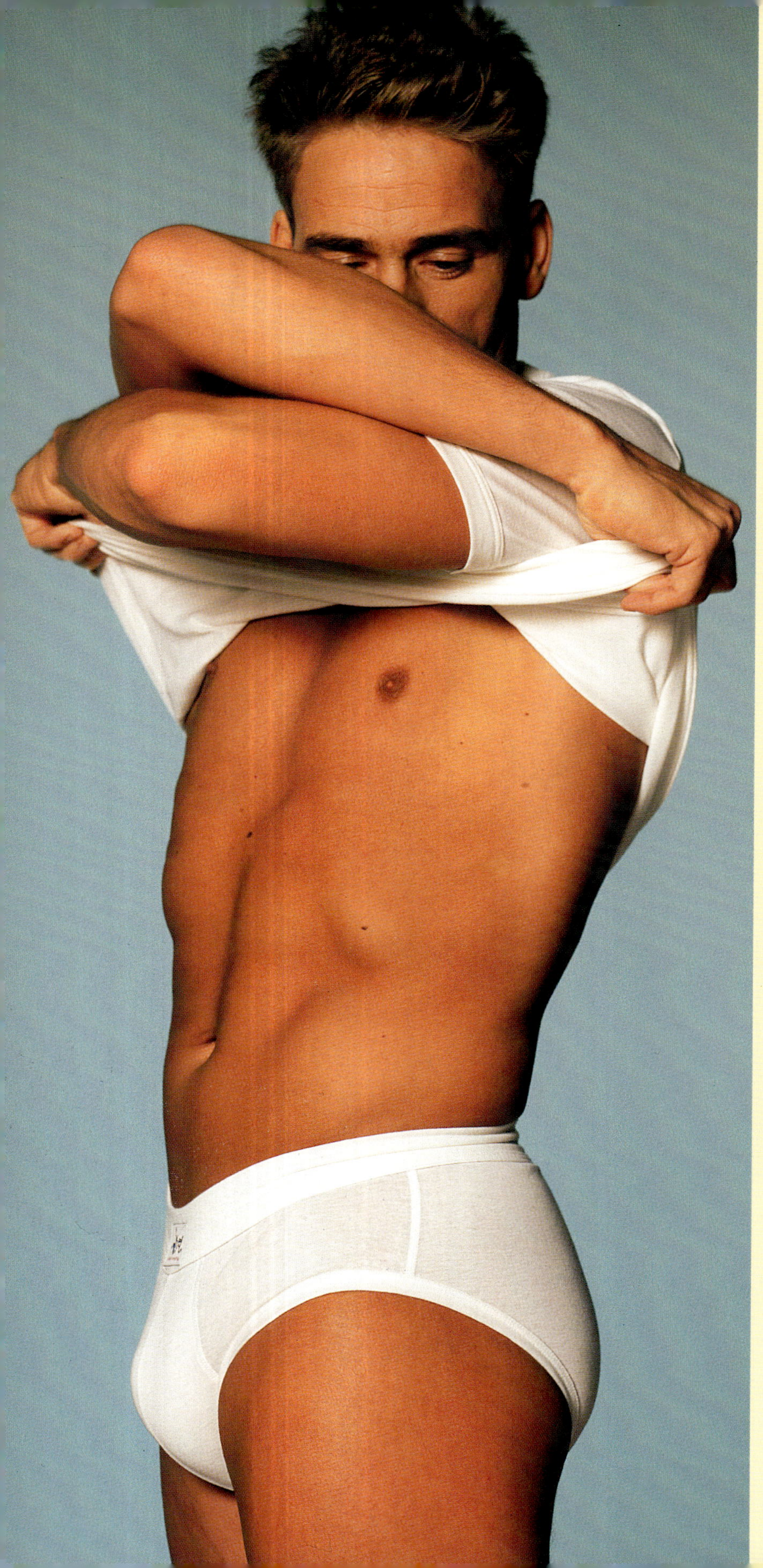

Die Unterwäsche

Die Frage aller Fragen

Wenn wir unsere Betrachtung der Herrenkleidung mit der Unterwäsche beginnen, dann hat dies mit der Reihenfolge, in der wir uns morgens ankleiden, zu tun – und nicht mit der Chronologie der Kostümgeschichte. Denn erst in den dreißiger Jahren bildeten sich die noch heute täglich getragenen Grundformen der Unterwäsche heraus. Freilich sind uns Vorläufer jetziger Unterbekleidungen schon aus dem Ägypten der Zeit der Pharaonen bekannt. Allerdings ist es schwer, die historischen Funde zweifelsfrei als Unterwäsche zu identifizieren. Man mag ein um die Hüften zu schlingendes Leinentuch als Vorläufer unserer Unterhose sehen, es kann aber auch ein Oberbekleidungsstück oder einfach nur ein Leinentuch sein. Mittelalterliche Unterhosen kommen den neuzeitlichen Produkten schon näher. Es sind mehr oder weniger enganliegende und von kurz bis lang reichende Konstruktionen mit einer sicherlich nicht unpraktischen rückwärtigen Öffnung. Den Luxus derartiger Unterbekleidung konnten sich nur die Wohlhabenden leisten, und tatsächlich setzte sich die Unterhose für Herren erst in den zwanziger Jahren des 19. Jahrhunderts durch. Erst die industrielle Fertigung machte sie für breite Massen erschwinglich. Damit verlor die Unterwäsche auch endgültig ihre Exklusivität. Stil zeigt sich heute nicht mehr im Vorhandensein von Unterwäsche oder in der Häufigkeit, mit der sie gewechselt wird, sondern in der Wahl des Produkts. Die fällt nicht schwer, da – trotz aller Vielfalt in diesem Bereich – nur wenige Formen als klassisch bezeichnet werden können. Mit »Unterwäsche« meinen wir hier vor allem die Unterhose. Das Unterhemd verliert zunehmend an Bedeutung, da der moderne Mensch sein Oberhemd einmal und bei Bedarf mehrmals täglich wechselt. Allenfalls in sehr kalten oder sehr warmen Regionen erfüllt das Unterhemd noch eine Funktion, da es einerseits wärmt und andererseits übermäßige Transpiration aufnehmen kann, bevor sie das Oberhemd erreicht. Wenn das Unterhemd – wie etwa als T-Shirt – nicht gerade als Oberbekleidung getragen wird, ist es im Grunde also überflüssig geworden. Nicht so die Unterhose, die dem Mann heute entweder als Slip mit und ohne Eingriff oder als Boxershorts zur Verfügung steht. Der Slip hat vor allem den Vorteil, daß er mehr Halt bietet und selbst unter sehr leichten Hosen nicht aufträgt. Letzteres kann bei einer Boxershorts durchaus passieren, wenn sie unter einem extrem leichten Stoff getragen wird. Die Entscheidung zwischen Slip oder Boxershorts wird dennoch meist nach Gefühl getroffen. Auch wenn Boxershorts in den achtziger Jahren sehr in Mode waren, ließ sich die Fangemeinde des Slips nicht auf Dauer beirren. Doch wer die Freiheit der Boxershorts schätzt, wird den Halt des Slips immer als Einengung empfinden. Einen echten Vorteil haben Boxershorts allerdings tatsächlich. Sie können nach Maß angefertigt werden. Dabei liegt der Genuß vor allem darin, daß die ganze Stoffauswahl eines gut sortierten Hemdenmachers zur Auswahl steht. Streifen, Karos, verschiedenste Farben und Webarten – was immer gewünscht ist, wird zu Boxershorts verarbeitet. Von Hand und garantiert passend. Ob dies einen echten Slipträger seiner bevorzugten Unterhose untreu werden lassen könnte, ist allerdings fraglich.

In seinem Buch »Die Philosophie des Andy Warhol von A bis B und zurück« beschreibt der amerikanische Künstler und große Shopper ausführlichst, wie er im New Yorker Warenhaus Macy's Unterhosen einkauft: »Ich fand sofort die Sorte, die ich normalerweise nehme, die klassische Kurzhose von Jockey. Im Dreierpack für fünf Dollar, also nicht zu inflationär. Ich las das Etikett auf dem durchsichtigen Plastikbeutel, um sicherzugehen, daß sie nichts von ihren ›Vorzügen‹ verloren hätten – ›Exklusiver Schnitt garantiert beste Paßform, wie der Mann sie braucht. Zusätzlicher Komfort durch Weichelastikbund und elastischen Beinabschluß. Kein Scheuern. Hitzebeständiges, langlebiges Gummi, 100% supergekämmte Baumwolle. Hohe Absorption‹. So weit, so gut, dachte ich. Ich las mir die Waschanleitung durch: ›Maschinenwäsche, Trockner.‹ Alles war in Ordnung, so wie immer. Ich kann es nämlich nicht leiden, wenn ein Produkt geändert wird, mit dem man immer zufrieden war und das den eigenen Wünschen genau entsprochen hat. [...] Kurz und gut, die klassischen Kurzhosen von Jockey waren immer noch klassisch.« Ein paar Seiten weiter erfahren wir, daß sich Andy Warhol nicht immer Jockey-Unterhosen leisten konnte: »Ich habe früher bei Woolworth meine Unterwäsche gekauft, daher habe ich zu Woolworth noch eine sentimentale Beziehung.«

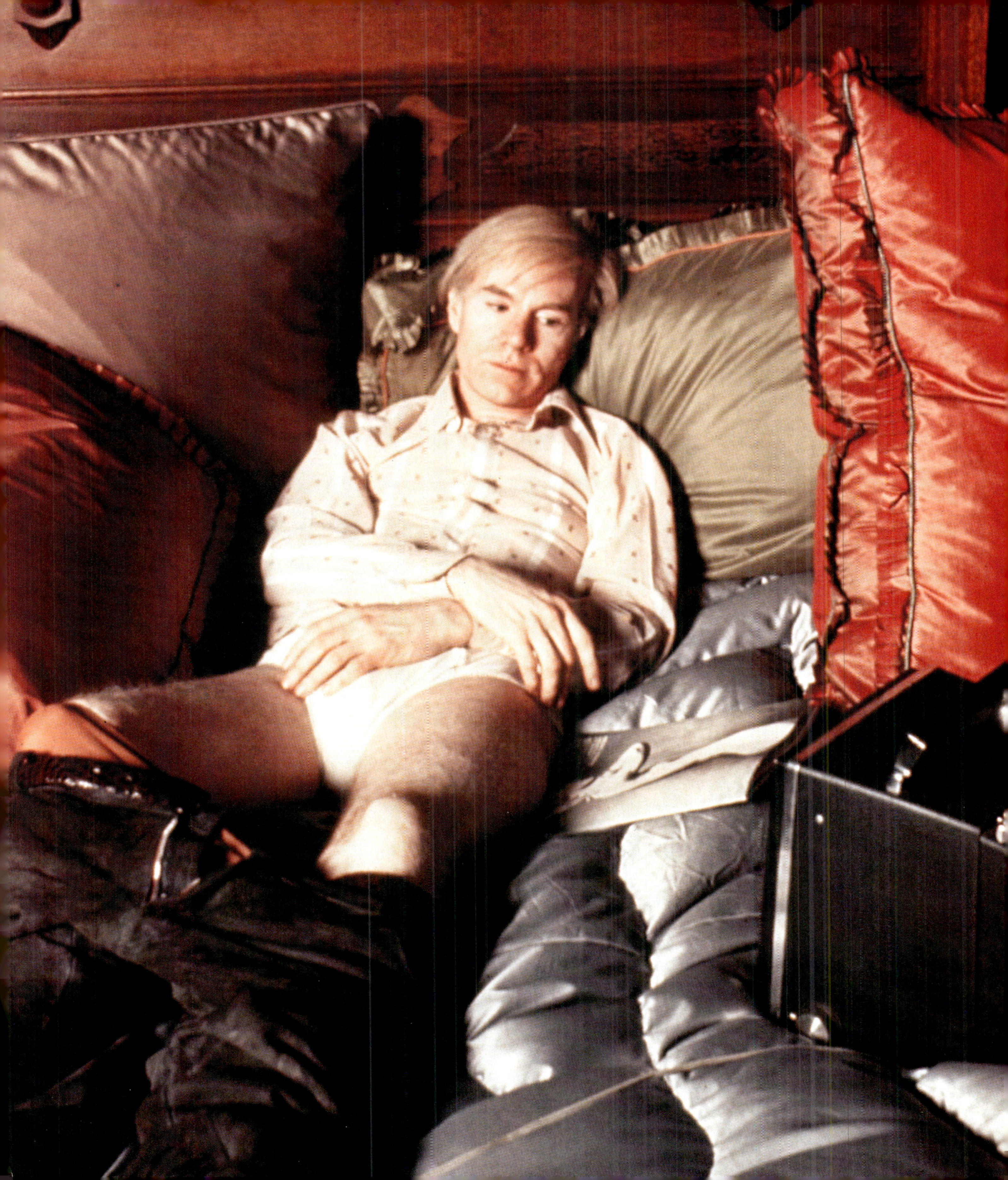

Variationen für darunter

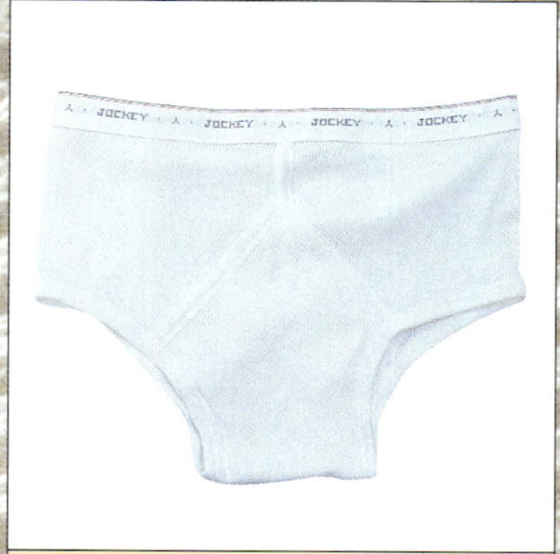

Der Original-Schnitt von Jockey mit Y-förmigen Eingriff: Es gibt ihn in verschiedenen Stoffqualitäten. Klassisch ist weißer Feinripp aus 100 % Baumwolle.

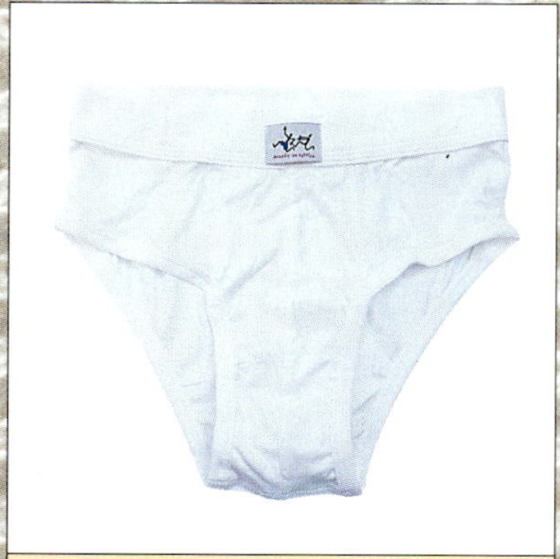

Obwohl der Y-Schnitt eine hervorragende Paßform bietet, halten viele Männer den Eingriff für überflüssig. Für sie gibt es von Jockey verschiedene geschlossene Formen, zum Beispiel den Poco-Slip.

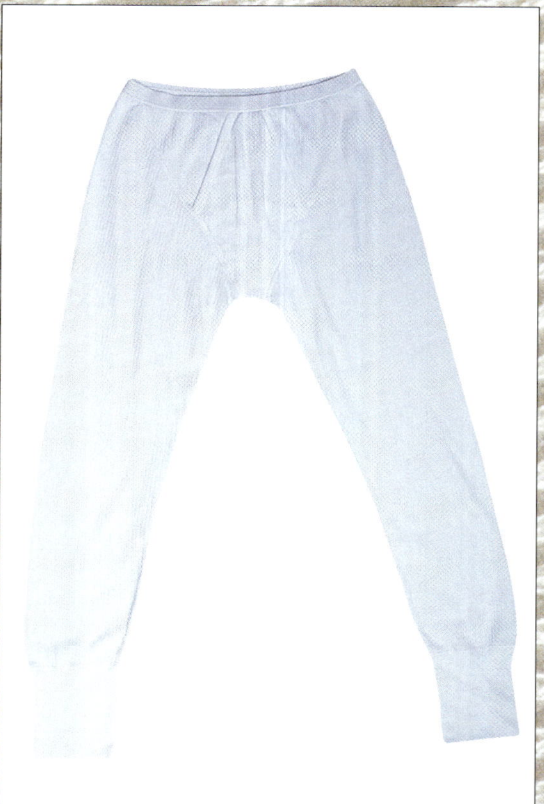

Wer sich auch in der kalten Jahreszeit viel im Freien aufhält, weiß die Vorteile der nicht sehr kleidsamen, aber warmen langen Unterhose zu schätzen.

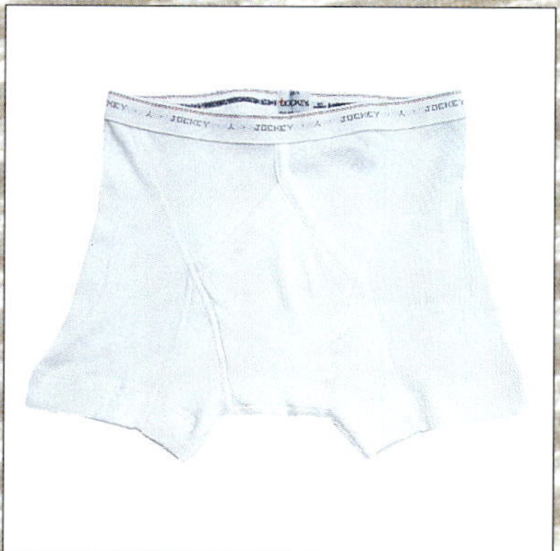

Die Unterhose in Medium-Länge ist ein Mittelding zwischen Boxershorts und Slip. Der Boxershorts hat dieser Form den besseren Halt voraus.

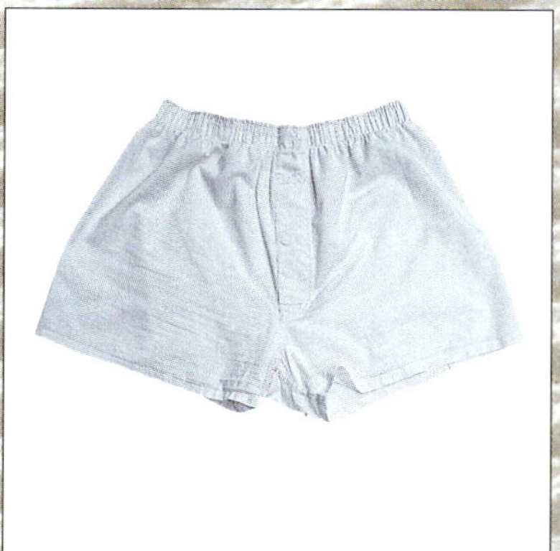

Die Boxershorts ist die klassische Alternative zum Slip. Nur wenige Männer mögen beide Unterhosentypen gleichermaßen; die Fans der jeweiligen Unterbekleidung sind meist strikte Gegner der anderen Form.

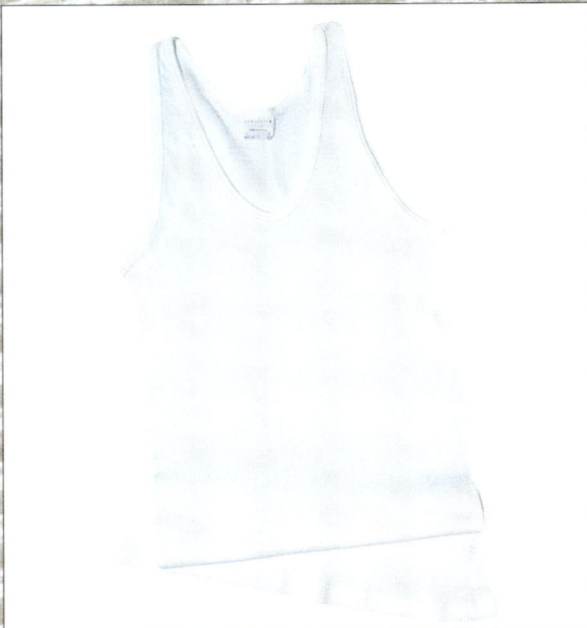

Netzunterwäsche hat den Vorteil, daß sie bei Kälte wärmt und bei Hitze kühlt, da sich Luftkammern in der Netzstruktur bilden. Auf jeden Fall ist sie ein Klassiker. Erfunden wurde sie angeblich 1933 von dem norwegischen Armeekommandanten Henrik Brun. Der Legende nach nähte er sich seine erste Garnitur dieser Wäsche aus alten Fischernetzen.

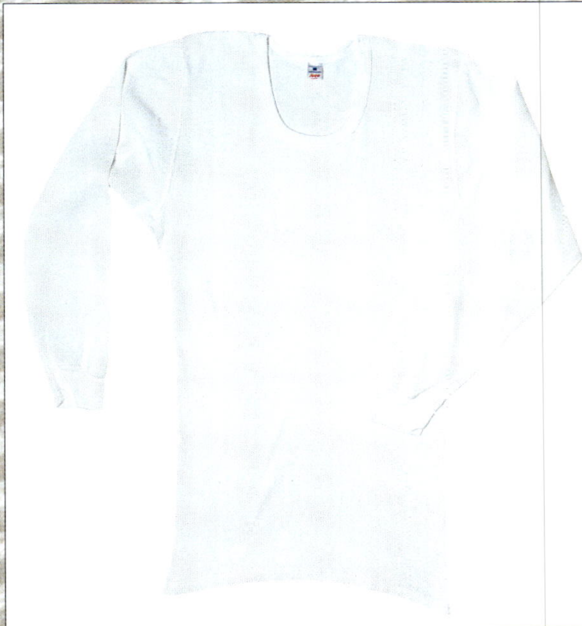

Das langärmelige Unterhemd dient demselben Zweck wie die lange Unterhose, nämlich der Kälteabwehr. Man sollte darauf achten, daß die Ärmel des Unterhemds nicht aus der Hemdenmanschette hervorsehen.

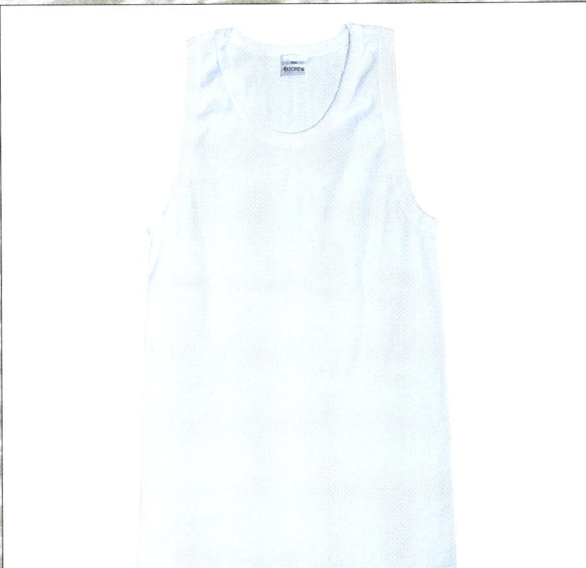

Das Trägerunterhemd war jahrelang der Inbegriff unansehnlicher Herrenunterwäsche. In letzter Zeit erlebt es aber ein Revival in der Streetwear. Ob es in seiner Funktion als Unterhemd die nächsten 50 Jahre überleben wird, ist fraglich.

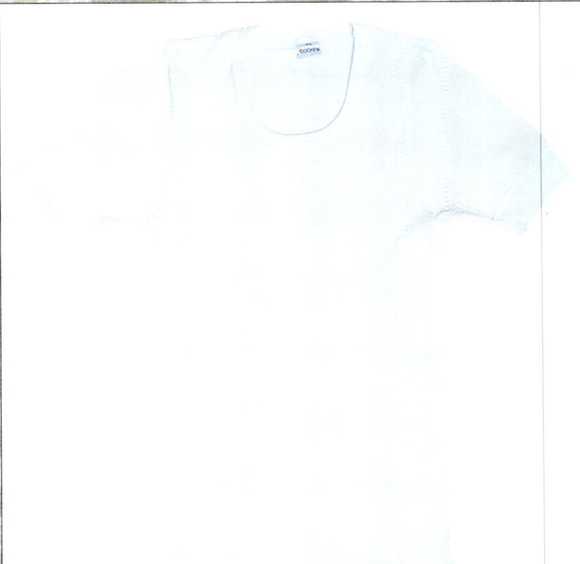

Das Unterhemd mit etwas größerem Rundausschnitt ist ein guter Kompromiß zwischen Trägerhemd und T-Shirt. Der großzügige Ausschnitt macht dieses Unterhemd auch bei einem offenem Hemdkragen unsichtbar.

Der Durchbruch durch den Eingriff

Im Jahre 1886 gründete ein deutschstämmiger Amerikaner in Kenosha (Wisconsin) die Firma Cooper. Achtundvierzig Jahre später, also 1934, brachte diese Firma unter dem Markennamen »Jockey« eine wahrhaft revolutionäre neue Unterhose auf den Markt. Ihre Form war von den kurzen Badehosen der französischen Riviera inspiriert, neu war aber vor allem der Schnitt, der an der Vorderseite die Form eines umgekehrten Ypsilons hatte. Dieser Schnitt war äußerst bequem, bot nie gekannten Halt und perfekte Paßform. Mit dieser patentierten Form begann der unaufhaltsame Siegeszug der Marke Jockey. Schon ab 1936 wurden Lizenzen vergeben, zunächst nach England, Australien und in die Schweiz. Heute gibt es weltweit über 120 Lizenznehmer, und unzählige andere Hersteller bemühen sich, den berühmten Schnitt zu kopieren. Das allein macht aber noch nicht den Erfolg von Jockey aus. Es ist vor allem die überragende Verarbeitungsqualität, die die originale Unterhose hervorhebt. Zum Beispiel ist im Beinabschluß ein Gummiband eingearbeitet, das nur die Außenseite des Oberschenkels umschließt. So wird die Blutzirkulation nicht ungünstig beeinflußt. Der Siegeszug der enganliegenden Jockey-Unterhose hatte übrigens auch Auswirkungen auf die restliche Bekleidung. Der straffe Sitz der neuen Herrenwäsche ermöglichte es, das Beinkleid im Schritt dichter anliegend zu schneiden. Passend zur im Jockey-Höschen gebändigten Anatomie schmiegten sich modische Hosen immer enger an. Als in den achtziger Jahren die Boxershorts wieder in Mode kamen, wurde auch die geräumigere Bundfaltenhose neu entdeckt. Die traditionsbewußten Schneider der Savile Row konnten sich übrigens nie mit dem Herrenslip anfreunden. Sie schneiden Anzughosen am liebsten immer noch so, daß auch für bauschige Boxershorts samt Inhalt viel Platz bleibt.

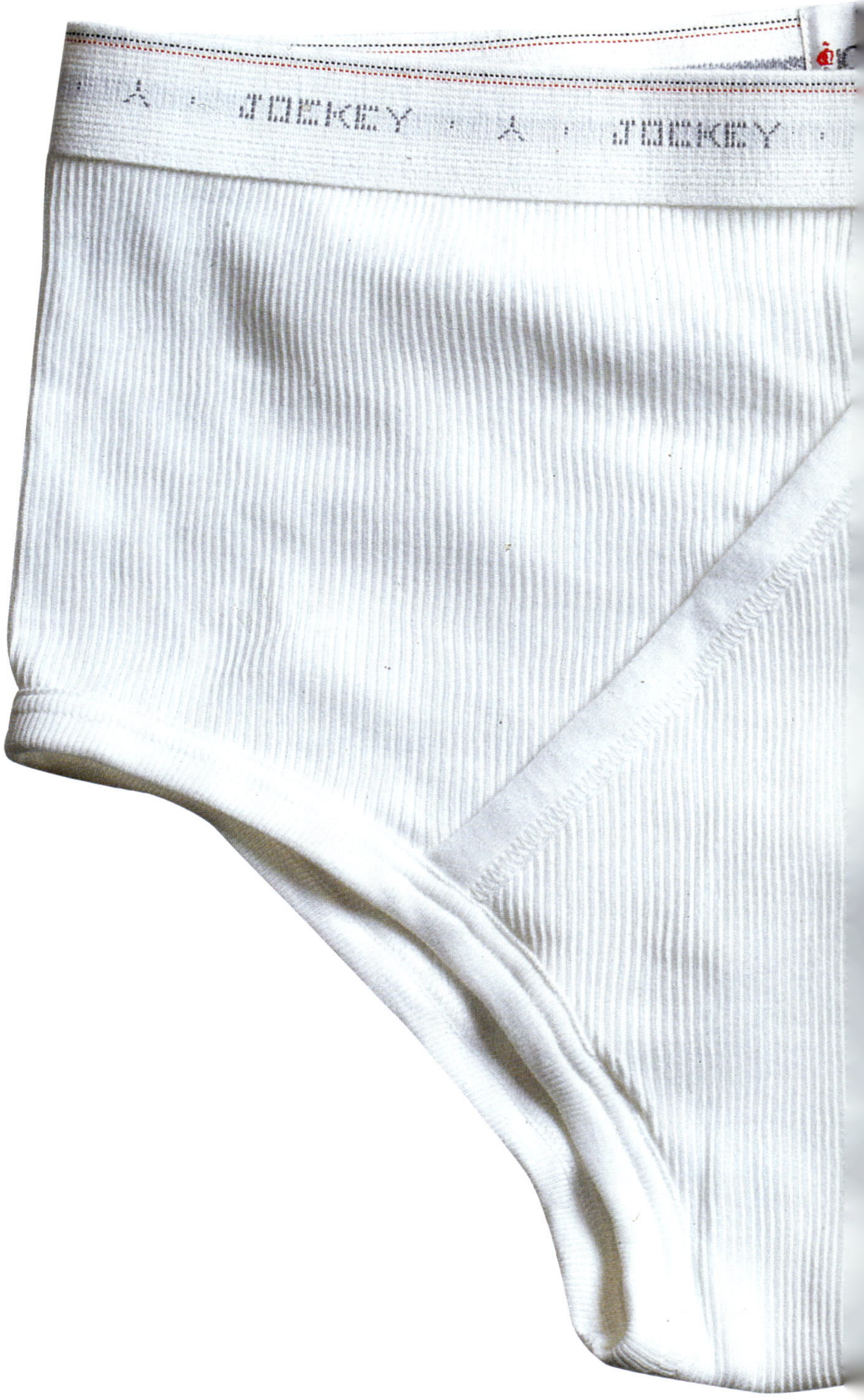

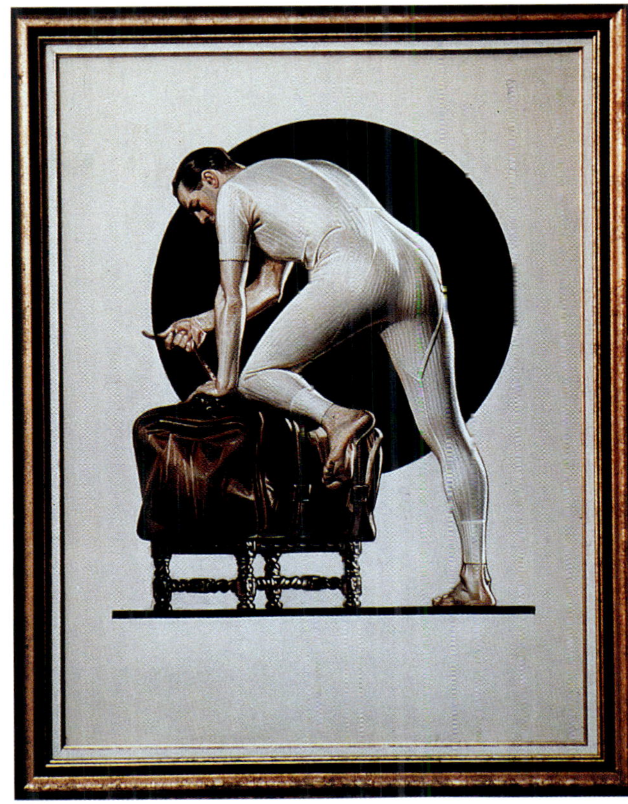

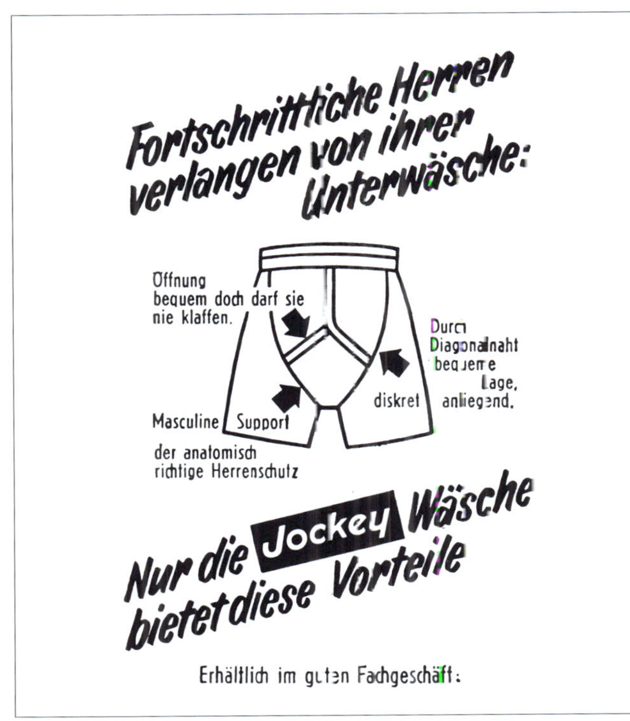

Fortschrittliche Herren verlangen von ihrer Unterwäsche:
Öffnung bequem doch darf sie nie klaffen.
Durch Diagonalnaht bequeme Lage, anliegend.
diskret
Masculine Support
der anatomisch richtige Herrenschutz
Nur die Jockey Wäsche bietet diese Vorteile
Erhältlich im guten Fachgeschäft.

Werbung für Unterwäsche im Wandel der Zeit. Während Jockey in den USA mit Meisterwerken der Illustrationskunst die Herzen der weiblichen Kaufentscheider für sich zu gewinnen suchte, argumentierten deutsche Anzeigen rein technisch. Diese Art emotionsloser Unterhosen-Werbung erklärt vielleicht, warum deutsche Männer immer noch so wenig Geld für ihre Wäsche ausgeben.

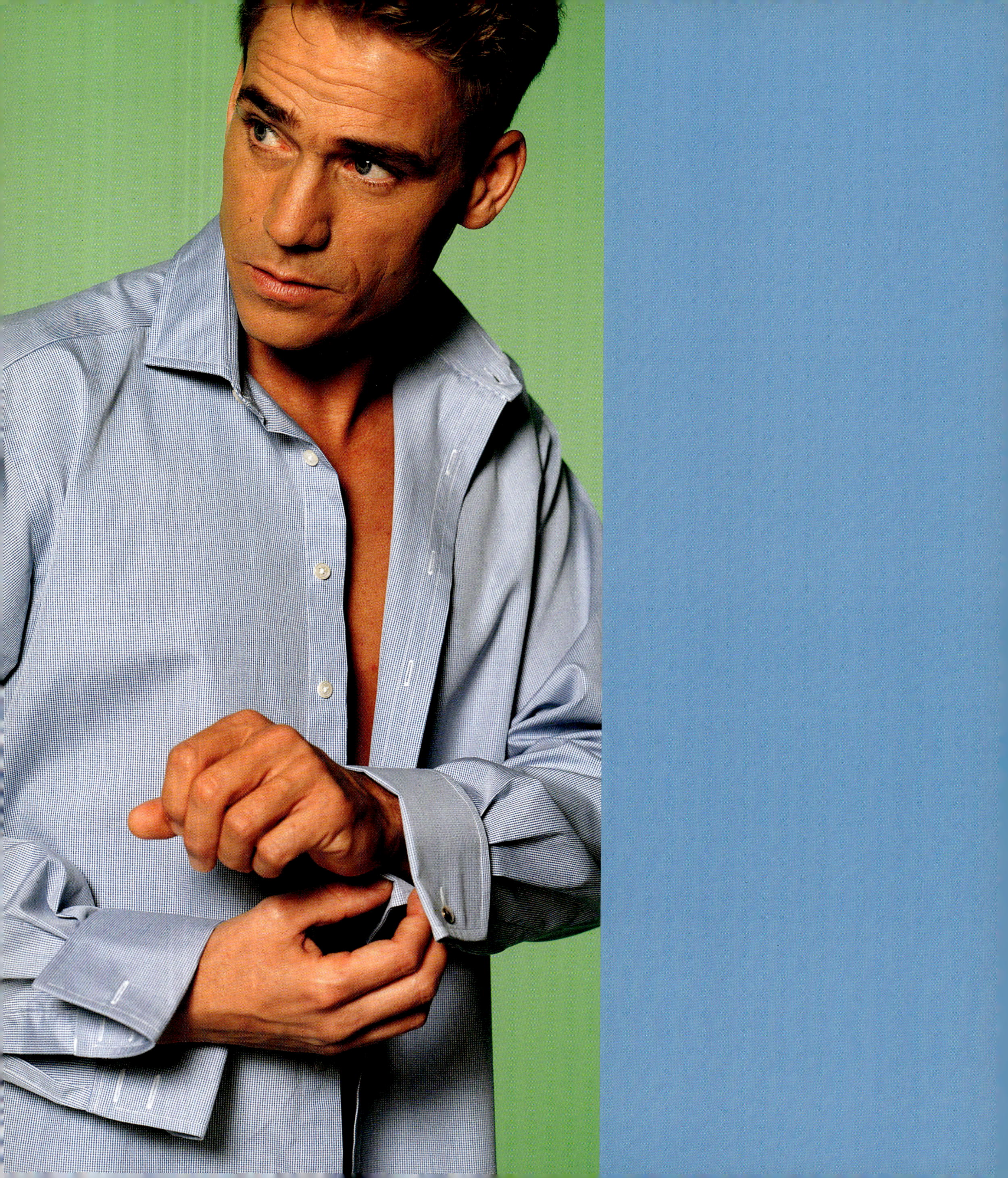

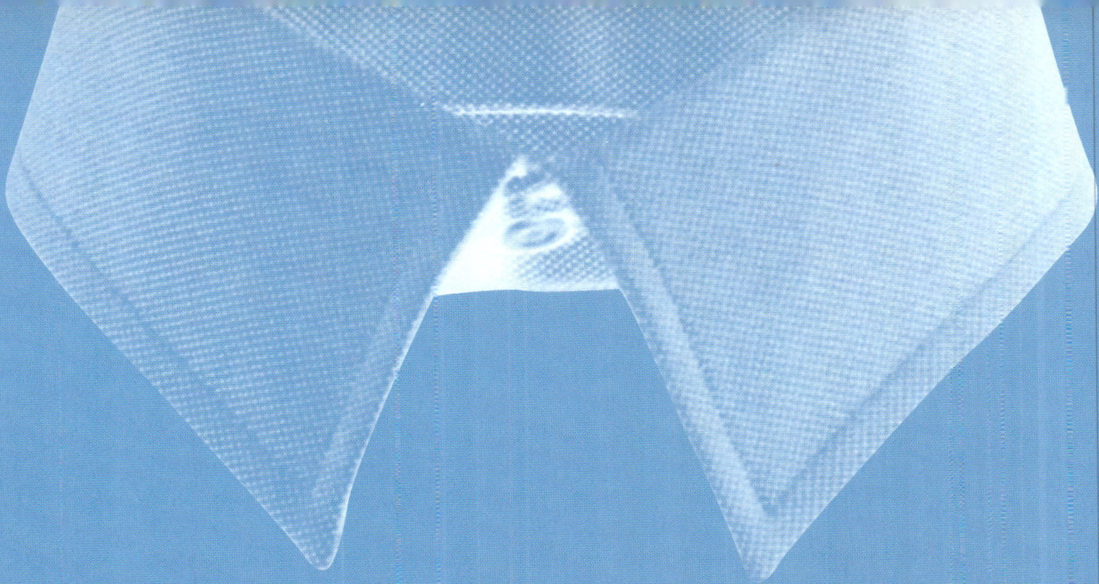

Das Hemd

Das Hemd des Herrn

Das moderne Herrenhemd hat eine lange Vorgeschichte, wenngleich sich seine heutige Form erst zum Ende des 19. Jahrhunderts herauszubilden begann. 1871 ließ die Firma Brown, Davis & Co. of Aldermanbury das erste Hemd mit durchgeknöpfter Brust registrieren. Bis dahin zog man es über den Kopf. Zu diesem Zeitpunkt hatte sich das Hemd aber schon lange als Teil der Oberbekleidung etabliert. Bis in das 18. Jahrhundert hinein wurde das Hemd unter der Oberbekleidung getragen und war nur am Kragen sichtbar, insofern war es zunächst Teil der Unterwäsche. Den wahren Ursprung seiner Existenz kann das Hemd bis heute nicht verleugnen, und es gilt nach wie vor – und ganz besonders in Gegenwart von Damen – als stillos, unaufgefordert seine Jacke abzulegen.

Diese Regel mag vielen überholt vorkommen, doch wenn man sich vergegenwärtigt, daß unser Oberhemd früher ein Unterhemd war, dann wird nachvollziehbar, woher diese Konvention stammt. Im kollektiven Bewußtsein ist sie nach wie vor fest verwurzelt, jedenfalls in der westlichen Welt. Ein Staatsakt, bei dem Könige, Präsidenten und Premierminister in Hemdsärmeln auftreten, wäre undenkbar. Bis zum Ende des 19. Jahrhunderts war das weiße Hemd ein Inbegriff der Vornehmheit. Denn nur wer genügend Geld hatte, seine Hemden häufig waschen zu lassen, und zudem genug Exemplare zum Wechseln besaß, konnte es sich leisten, weiße Hemden zu tragen. Da jede Art von Arbeit der Reinheit eines solchen Hemds abträglich war, konnte es nur ein Gentleman anziehen, also ein Adliger oder ein wohlhabender Bürger, der von den Früchten seines Reichtums lebte. Gestreifte Hemden kamen erst gegen Ende des 19. Jahrhunderts in Mode. Doch sie hatten es schwer, als Teil des damaligen city-tauglichen Geschäftsanzugs akzeptiert zu werden. Gemusterte Hemden legten immer den Verdacht nahe, daß sie etwaige Verunreinigungen kaschieren sollten. Als Kompromiß wurden die bunten Hemden mit einem weißen Kragen und weißen Manschetten versehen. Noch heute sind solche Kombinationen aus Musterstoff und weißem Kragen sehr beliebt, allerdings haben sie nie die Seriosität eines weißen Hemds.

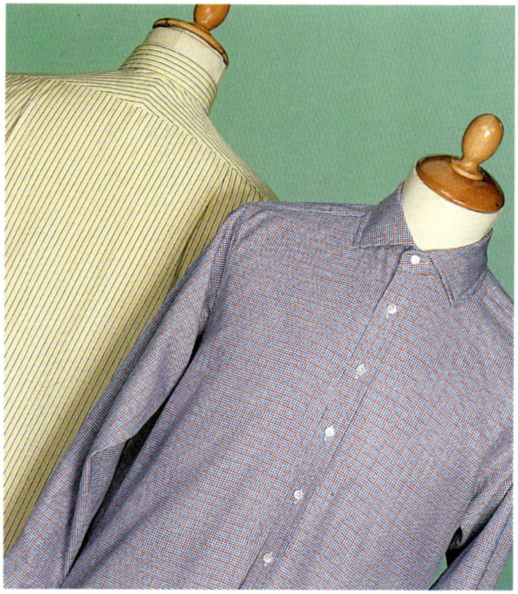

Die Kragenform ist ein wesentliches Stilmerkmal eines jeden Hemds. Bereits die Kragen der frühen Hemden waren unterschiedlich geschnitten. Prinzipiell gibt es die Unterscheidung in Stehkragen und Umlegekragen. Bis zum Ende des 19. Jahrhunderts herrschte der Stehkragen in verschiedenen Variationen vor. Die Größe der Halsbinde gab die Breite des Kragens vor. Der Stehkragen wurde nach und nach durch den Umlegekragen abgelöst, und seit den dreißiger Jahren des 20. Jahrhunderts wird der Stehkragen nur noch zum Smoking und zum Frack getragen. Sowohl Stehkragen als auch Umlegekragen gab es ebenfalls in der abnehmbaren Form. Dies hatte den Vorteil, daß man den Kragen täglich waschen konnte, während allerdings das restliche Hemd geschont wurde. Wer in der Lage war, seine Hemden täglich waschen zu lassen, hatte so etwas nicht nötig. Jedoch bot der abnehmbare Kragen den Vorteil, daß man die Kragenform variieren konnte, und sich somit der Besitz mehrerer verschiedener Hemden suggerieren ließ, ohne tatsächlich ständig neue Ware kaufen zu müssen. Doch die Nachteile überwogen, wie zum Beispiel das umständliche Anknöpfen des Kragens und die morgendliche Suche nach dem Kragenknopf. Einzelne Exzentriker halten aber an dieser Mode fest, so zum Beispiel der amerikanische Schriftsteller Tom Wolfe, dessen Kleidungsstil dem Geschmack der dreißiger Jahre verhaftet ist. Das Hemd in seiner heutigen Form hat sich seit dem Ende des Ersten Weltkriegs kaum noch verändert. Einzig die Brusttasche ist mit dem Verschwinden der Anzugweste in den sechziger Jahren hinzugekommen. Traditionelle Herrenhemden haben aber nach wie vor keine Brusttasche, zumal eigentlich niemand genau weiß, was in ihr untergebracht werden soll.

Das gute Hemd auf einen Blick

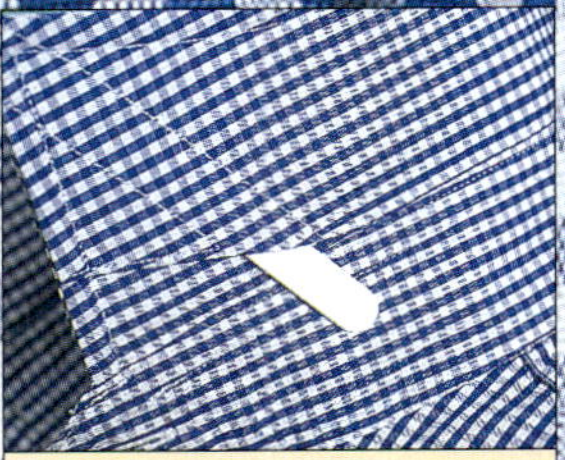

Ein gutes Hemd hat herausnehmbare Kragenstäbchen, sofern es die Kragenform erfordert. Dies ist vor allem beim Umlegekragen und beim »cutaway collar« der Fall. Beim weichen Kragen des Button-down-Hemds wären sie fehl am Platze. Meist sind die Kragenstäbchen aus Kunststoff, manche Herrenausstatter bieten aber auch Messingkragenstäbchen an. So oder so geben sie dem Kragen die richtige Wölbung und verhindern, daß die Kragenspitzen abstehen, vor allem wenn das Hemd mit Krawatte getragen wird.

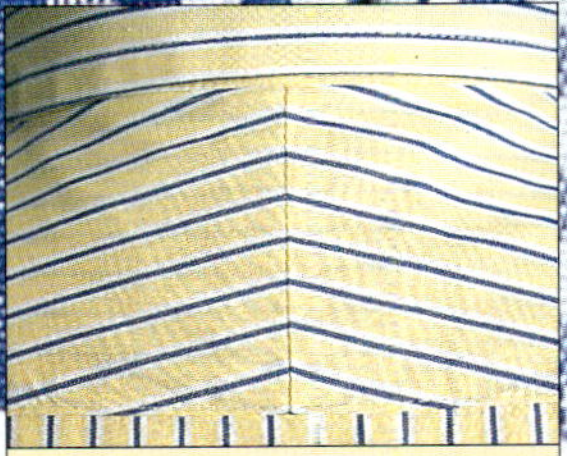

Die geteilte Rückenpasse stammt ursprünglich aus der traditionellen Hemdenschneiderei. Da der Mensch meist unterschiedlich hohe Schultern hat, kann das Hemd auf diese Weise genau an seine Statur angepaßt werden. Bei Konfektionshemden ist die geteilte Rückenpasse nur noch ein Detail, das eine aufwendige Verarbeitung suggeriert. Allerdings ein teures Detail, denn wenn Hemden in hoher Stückzahl hergestellt werden, bedeutet jede zusätzliche Naht einen nicht unbeträchtlichen Kostenfaktor.

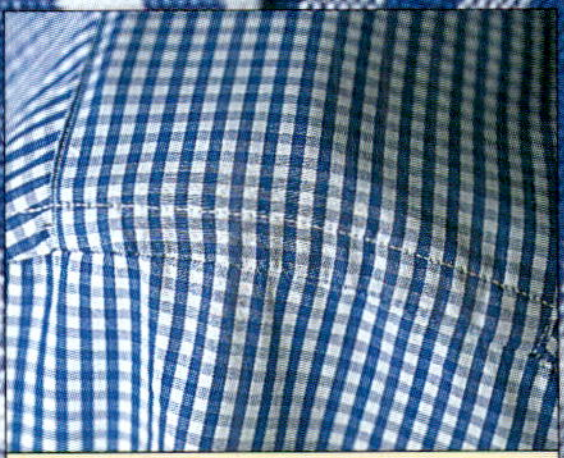

Leider nur bei sehr guten Konfektionshemden, immer aber bei Maßhemden, wird auf einen exakten Musterverlauf geachtet. Zum Beispiel am Übergang vom Schulterteil zum Ärmel. Hier sollten Streifen oder Karos exakt anschließen. An den stark beanspruchten Stellen des Hemds werden Kappnähte eingesetzt. Für eine Kappnaht werden die beiden Stoffteile aneinandergenäht, umgeschlagen und erneut verbunden. Dieses Verfahren ist aufwendig, sorgt aber für längere Haltbarkeit.

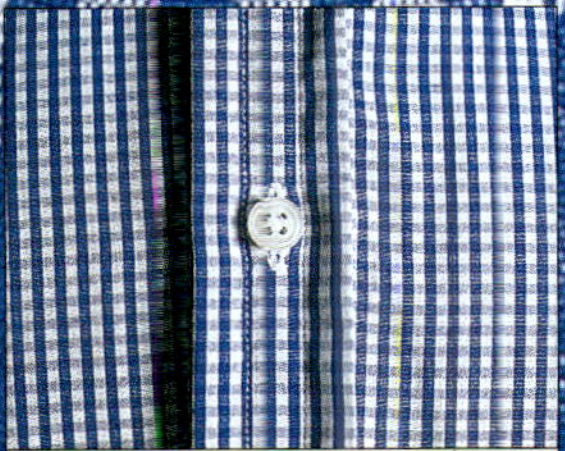

Je mehr Stiche eine Naht aufweist, desto haltbarer ist sie. Bei einem guten Hemd kommen etwa acht Stiche auf einen Zentimeter. Genäht wird immer mit einer einzigen Nadel, der *single needle*, auch bei parallel laufenden Doppelnähten. Dies hat den Vorteil, daß die Nähte präziser sind und der Stoff dazwischen sich nach dem Waschen nicht wellt. Bei weniger guten Hemden verwendet man für Doppelnähte eine Maschine mit zwei Nadeln, die eine Parallelnaht in der halben Zeit schafft.

Bei guten Hemden wird nicht am Stoff gespart, damit sie nicht hinten oder seitlich aus der Hose herausrutschen. Dabei ist das Rückenteil meist etwas länger als das Vorderteil geschnitten, um den korrekten Sitz selbst beim Bücken zu wahren. Die Länge stimmt, wenn sich Vorder- und Rückenteil im Schritt zusammenfassen lassen.

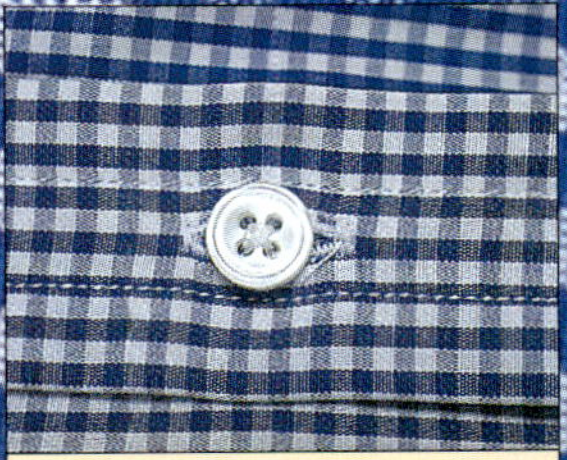

Die traditionellen Knöpfe aus Perlmutt sind obligatorisch für ein gutes Hemd. Perlmuttknöpfe sind so hart, daß die Nadel einer Nähmaschine daran zerbrechen würde. Die Knopfleiste wurde früher aus einem zusätzlichen Stück Stoff angefertigt und aufgesetzt. Heute wird der Stoff an der Knopfleiste entsprechend gefaltet. Eine doppelte Knopfleiste ist stabiler, kann aber auch ein wenig rustikal wirken. Feinere Hemden haben daher oft eine einfache Knopfleiste.

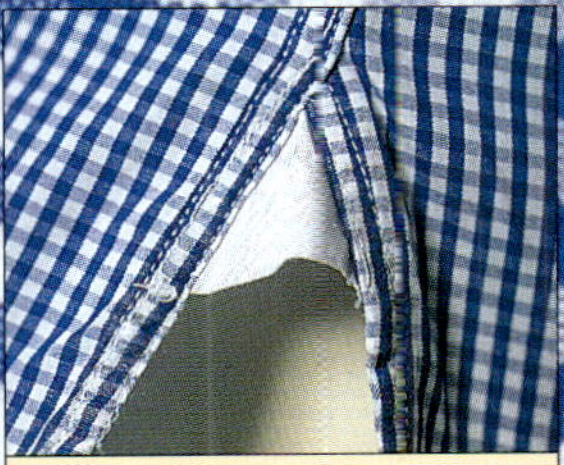

Im Winkel zwischen Vorderfront und Rückenteil wird meist ein dreieckiges Stück Stoff zur Verstärkung eingesetzt. Dieses Detail finden Sie bei allen guten Hemden. Allerdings gibt es nur einen Hersteller, der dieses kleine Detail als Marketinginstrument nutzt. Bei Thomas Pink hat das dreieckige Stück Stoff immer die Farbe Rosa, um den Besitzer des Hemds an den Namen der Marke zu erinnern. Bei Turnbull & Asser oder T.M. Lewin würde dieser Trick allerdings nicht funktionieren.

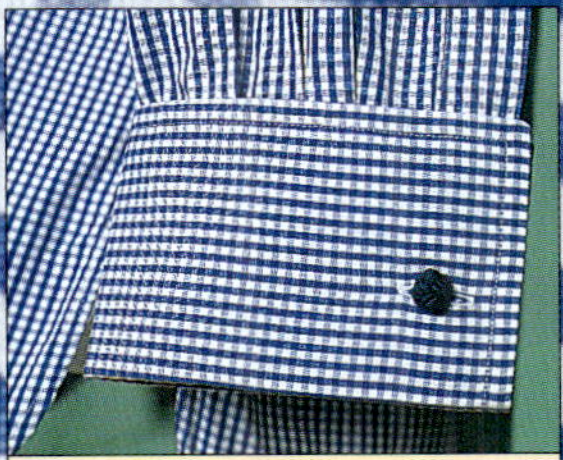

Bei guten Hemden ist der Übergang vom Ärmel zur Manschette mehrfach gefältelt. Zusätzlich gibt es oft einen kleinen Knopf oberhalb der Manschette. Er verhindert das unschöne Aufklaffen des Hemds über dem Arm und erleichtert das Aufrollen der Ärmel, wenn er aufgeknöpft wird. Bei sehr guten Hemden sitzt das Knopfloch waagerecht und nicht senkrecht. Und bei den allerbesten Hemden ist es – wie alle anderen Knopflöcher auch – natürlich handgenäht.

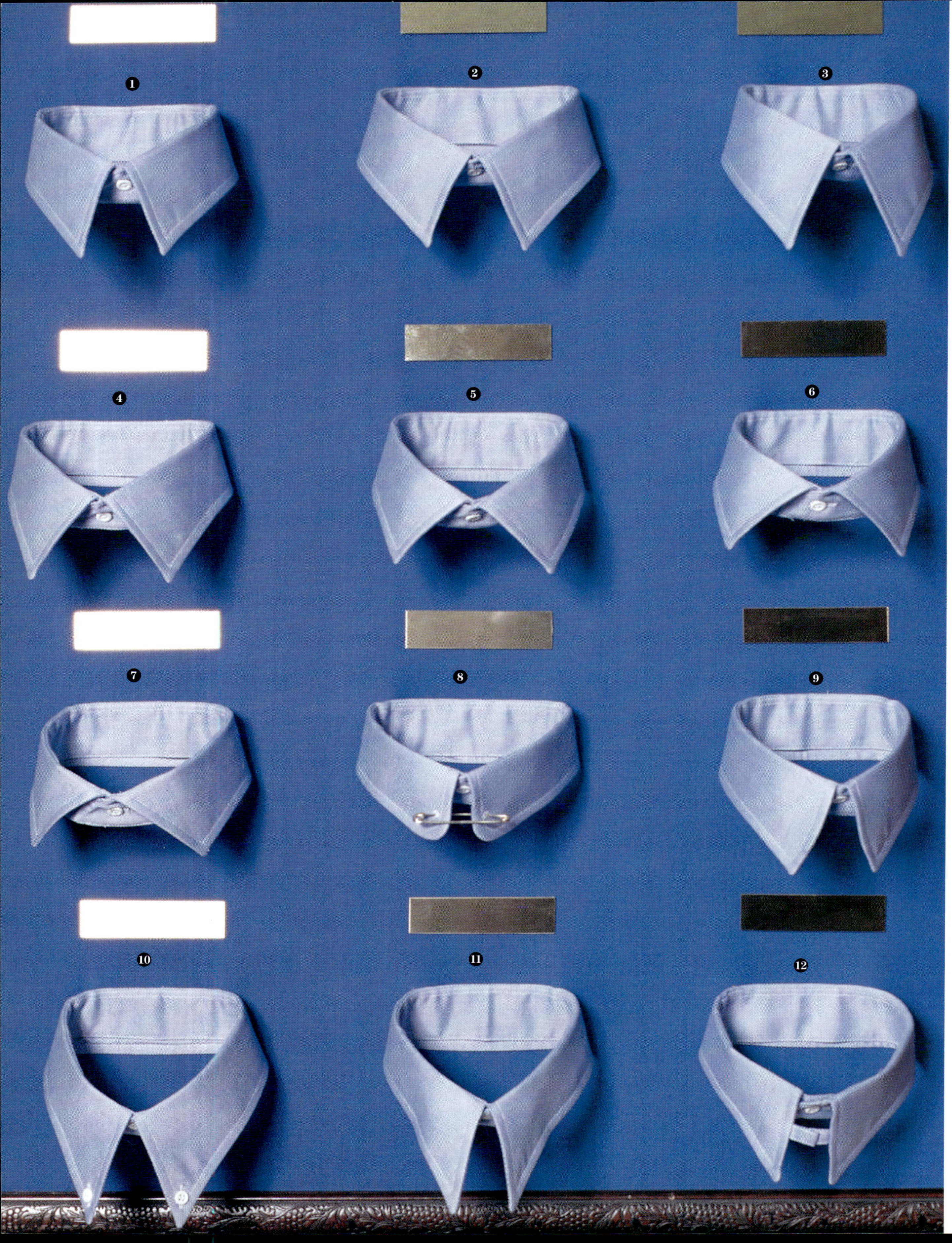
1
2
3
4
5
6
7
8
9
10
11
12

Kragenformen

❶ Der breite Umlegekragen oder »turndown collar« ist der förmlichste und zugleich unauffälligste Kragen. Der Abstand zwischen den Kragenspitzen kann unterschiedlich ausfallen.

So gelten die Beispiele ❷ ❸ ❹ ebenso als »turndown collar« wie das Beispiel ⓫. Ein breiter Kragen bedeckt mehr vom Hals, der Träger wirkt somit »angezogener«. Zudem bietet ein breiter Kragen mehr Raum für breitere und dickere Krawatten. Bei Maßhemden wird die Breite individuell angepaßt. Gegebenenfalls kann ein langer Hals durch einen etwas breiteren Kragen optisch verkürzt werden, genauso wie sich ein kurzer Hals durch einen schmalen Kragen strecken läßt. Zu letzterem Trick bekannte sich übrigens Ronald Reagan in seinen Memoiren.

❺ Diese elegante Kragenform hat viele Namen. Wir sehen sie auch in den Beispielen ❻ ❼ Auf Englisch heißt sie »cutaway collar« oder »spread collar«, auf Deutsch Kentkragen, Haifischkragen oder Spreizkragen. International ist die Bezeichnung »cutaway collar« gebräuchlich, sie bezieht sich auf die typischen »weggeschnittenen« Kragenspitzen. In der Tat ist diese Kragenform weit nach hinten gezogen und gibt so den Blick auf den Krawattenknoten frei. Der »cutaway collar« wirkt immer etwas eleganter als der sehr klassische Umlegekragen. Man sieht ihn viel bei stilbewußten Südeuropäern, und zwar sowohl mit als auch ohne Krawatte. Der »cutaway collar« wird gern mit dickgefütterten und etwas breiteren Krawatten getragen, die zwischen den weit auseinanderklaffenden Kragenspitzen gut zur Geltung kommen.

❽ Der »pin collar« ist ebenfalls eine sehr amerikanische Kragenform. Die Kragenenden werden dabei von verschiedenartig geformten Nadeln zusammengezogen. Somit ist der »pin collar« eine Spielart des »tab collar«. Obwohl diese Kragenform sehr elegant aussehen kann, finden europäische Männer sie meist zu affektiert. Zudem lenkt ein reflektierendes Stück Metall den Blick des Gegenübers in unangenehmer Weise vom Gesicht ab. Der »pin collar« kann nur mit relativ dicht zusammenstehenden Kragenspitzen getragen werden, die Nachteile des »turndown collar« treffen also hier auch zu.

❾ Der »attachable collar« hat seine große Zeit schon lange hinter sich. Nur Dandies, Nostalgiker und sehr sparsame Herren tragen ihn noch. Immerhin ist es billiger, einen ausgefransten Kragen auszutauschen, als das ganze Hemd. Bei vielen englischen Hemdenmachern gehören Hemden mit »attachable collar« noch immer zum Standardsortiment. In der Handhabung sind sie zwar etwas umständlich, dennoch übt diese archaische Hemdenform auf viele Männer eine gewisse Faszination aus. Wie so oft, wenn man scheinbar anachronistischen Dingen begegnet, erwacht der fast unwiderstehliche Drang, sie wenigstens einmal auszuprobieren. Dies gilt für das Rasiermesser, das Nachthemd oder den Hosenträger ebenso wie für den guten alten »attachable collar«.

❿ Der echte »soft roll collar« von Brooks Brothers genießt eine Sonderstellung unter den Kragenformen. Er sieht mit Krawatte ebenso gut aus wie ohne. Mit Krawatte wirkt man mit diesem Kragen sehr angezogen, da er ziemlich breit ist. Dennoch erscheint der Button-down-Kragen weniger förmlich als alle anderen Kragenformen. Das liegt an seiner weichen Beschaffenheit und der Sportlichkeit der angeknöpften Kragenspitzen. Allerdings bekommen nur amerikanische Hersteller diese Kragenform richtig hin. Bei europäischen Versionen fällt der Kragen meist zu schmal aus, die Kragenspitzen stehen im falschen Winkel zueinander, und der Kragen rollt sich nie so wie bei einem echten Brooks-Brothers-Hemd.

⓬ Mit dem »tab collar« verlassen Sie die sicheren traditionellen Gefilde. Angeblich wurde er zuerst vom Prince of Wales, dem späteren Edward VIII., bei einer USA-Reise getragen. Die Amerikaner griffen diesen Stil begeistert auf. Bis heute ist diese Kragenform in den USA beliebter als in Europa, obwohl doch der kleine Steg den Krawattenknoten sehr elegant hervorhebt. Allerdings kann diese Kragenform nicht ohne Krawatte getragen werden, was ein Nachteil sein kann, wenn der Geschäftsreisende nach Feierabend mit offenem Hemd einen Aperitif trinken möchte. Möglicherweise ist vielen Männer die Handhabung des »tab collar« auch einfach zu umständlich.

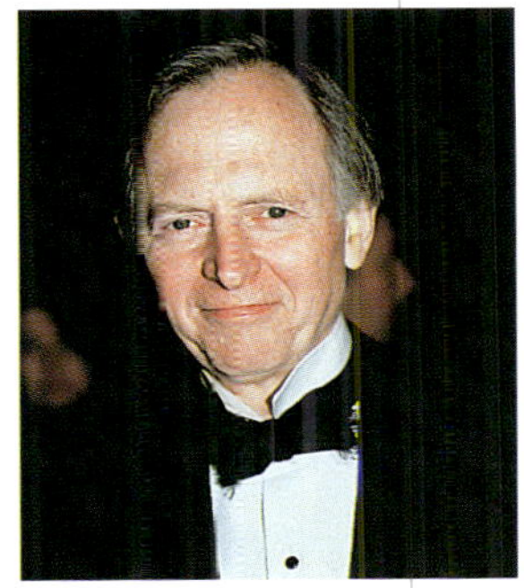

Der amerikanische Autor Tom Wolfe gilt in Amerika als ausgesprochener Dandy. Von ihm ist bekannt, daß er altmodisch steife »attachable collars« bevorzugt. Mit kaum einem anderen Detail der Herrenkleidung könnte er seine Distanz zur aufgeknöpften und auf Bequemlichkeit bedachten amerikanischen Gesellschaft treffender zum Ausdruck bringen.

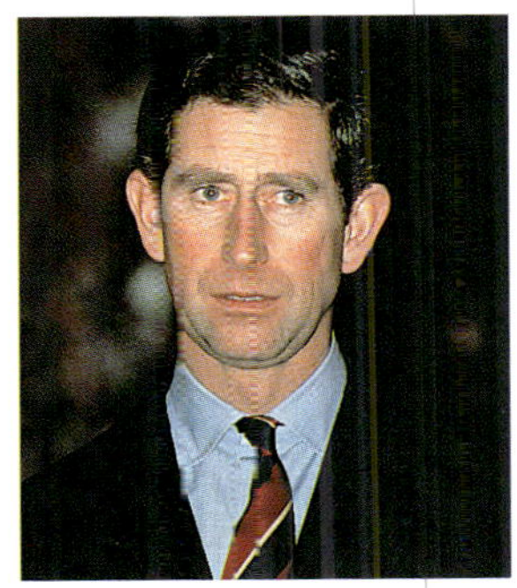

Prince Charles trägt seit früher Jugend Hemden mit einem mehr oder minder stark gespreizten »cutaway collar«. Entweder hat er instinktiv die richtige Kragenform gewählt, oder sein Hemdenmacher – angeblich Turnbull & Asser – hat ihn gut beraten. Tatsächlich wirkt diese Kragenform immer sehr viel freundlicher und zugleich raffinierter als der »turndown collar« mit seinen stärker nach unten weisenden Kragenspitzen. Was für Mundwinkel gilt, findet auch hier Anwendung: je höher, desto sympathischer.

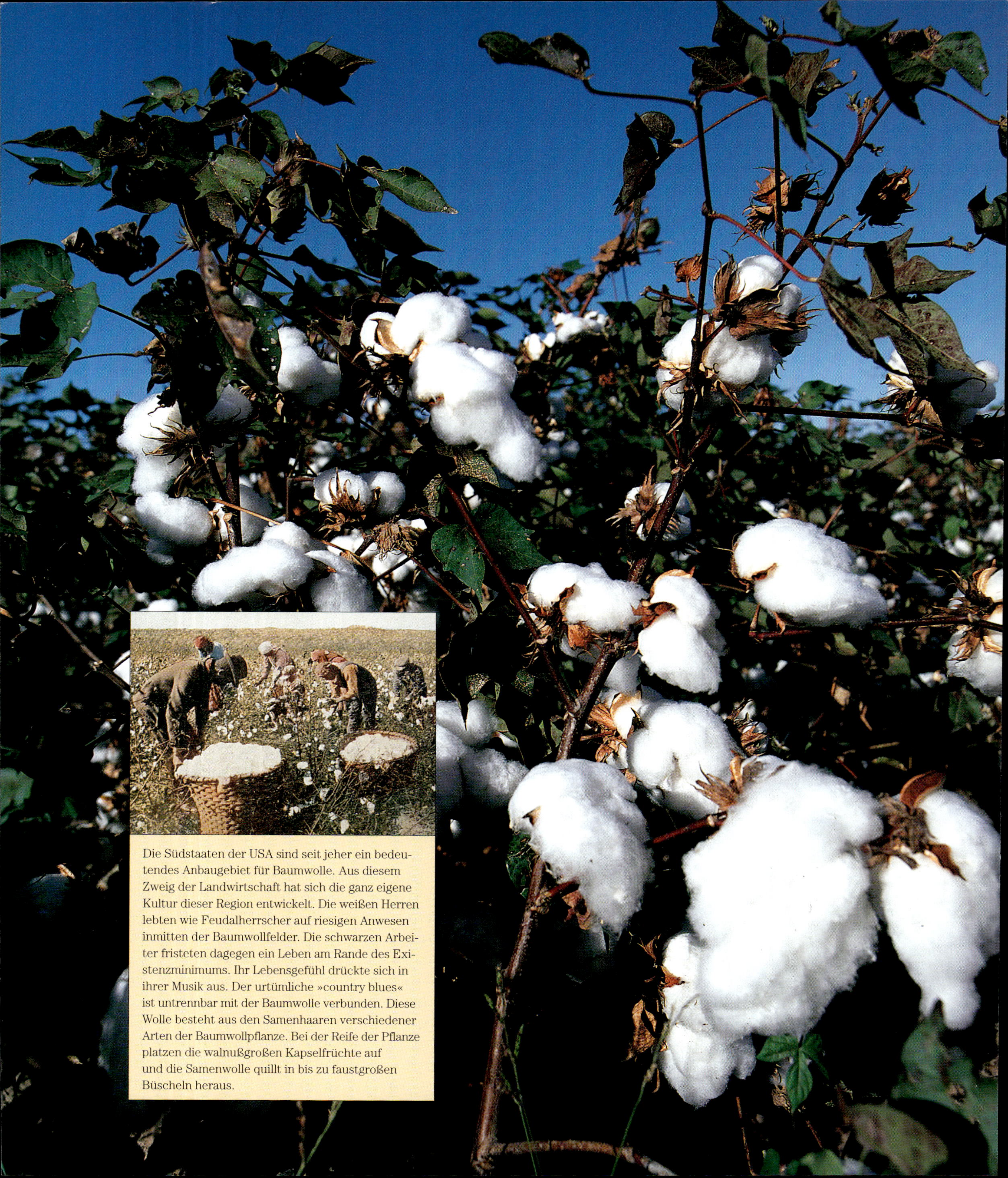

Die Südstaaten der USA sind seit jeher ein bedeutendes Anbaugebiet für Baumwolle. Aus diesem Zweig der Landwirtschaft hat sich die ganz eigene Kultur dieser Region entwickelt. Die weißen Herren lebten wie Feudalherrscher auf riesigen Anwesen inmitten der Baumwollfelder. Die schwarzen Arbeiter fristeten dagegen ein Leben am Rande des Existenzminimums. Ihr Lebensgefühl drückte sich in ihrer Musik aus. Der urtümliche »country blues« ist untrennbar mit der Baumwolle verbunden. Diese Wolle besteht aus den Samenhaaren verschiedener Arten der Baumwollpflanze. Bei der Reife der Pflanze platzen die walnußgroßen Kapselfrüchte auf und die Samenwolle quillt in bis zu faustgroßen Büscheln heraus.

Die Baumwolle

Baumwolle wurde in Indien schon vor über 5000 Jahren angebaut. Von dort aus gelangte die Baumwolle im 11. Jahrhundert nach China. Gleichzeitig bauten bereits die Inkas in Mittelamerika Baumwolle an. In der Alten Welt holten später die Araber die Baumwolle von Persien nach Nordafrika und brachten sie nach Sizilien und Südspanien.

Über einen Zeitraum von 300 Jahren war Venedig der führende Umschlagplatz für Baumwolle aus der Levante. Im 17. Jahrhundert wurden die Niederlande mit ihrer Baumwolle aus Ostindien zum Haupthandelsplatz für den begehrten Rohstoff. Im 18. Jahrhundert begann sowohl in Großbritannien als auch in der Schweiz die Baumwollverarbeitung im großen Stil. Die Erfindung der Spinnmaschine und des mechanischen Webstuhls ermöglichte die Verarbeitung noch größerer Mengen, die jetzt vor allem in den Südstaaten der USA angebaut wurden.

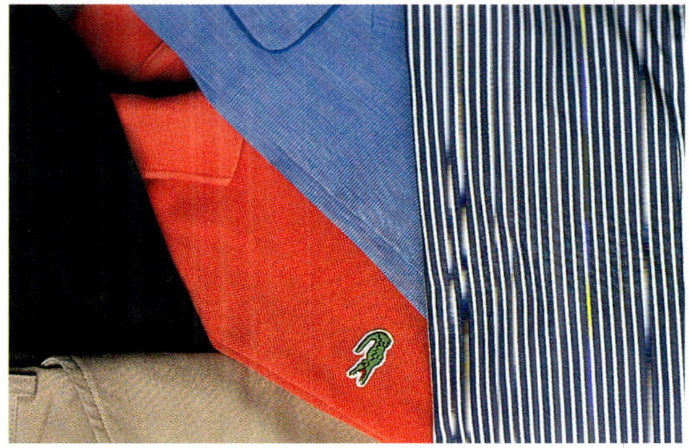

Die Baumwolle ist noch vor der Schurwolle der bedeutendste Textilrohstoff. Und tatsächlich würde unsere Garderobe ohne Baumwolle große Lücken aufweisen. Hemden, Jeans, Chinos, Trenchcoats, Unterwäsche, Schlafanzüge, Socken, Sommeranzüge, leichte Pullover, Sweatshirts – all das besteht aus Baumwolle.

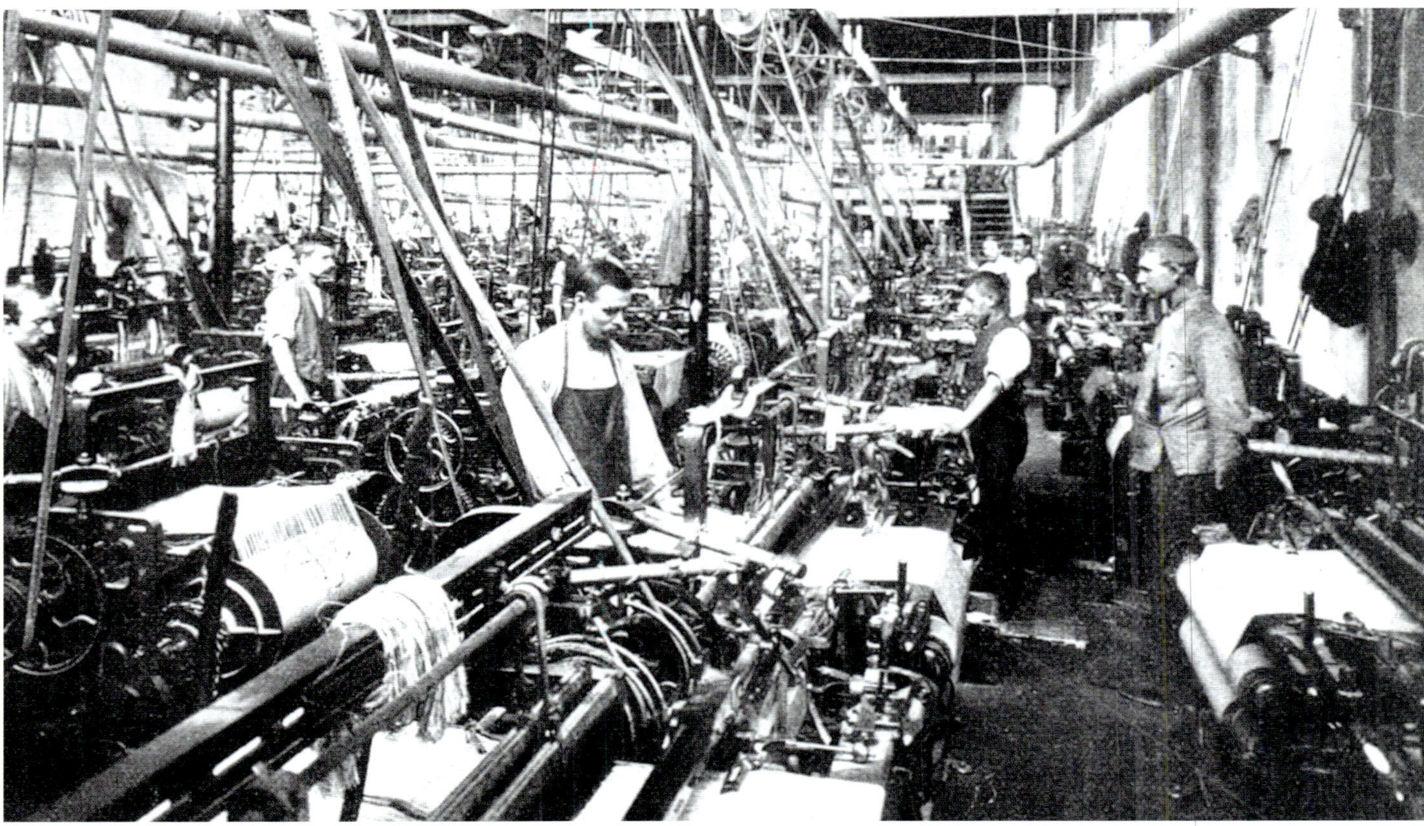

Je länger die gewonnene Faser, desto höher die Qualität. Da man die Fasern nach Länge sortiert aufstapelt, unterscheidet man langstapelige und kurzstapelige Baumwolle. Die langen Fasern messen zwischen 3,0 und 3,6 Millimeter. Neben der Länge sind auch Feinheit, Festigkeit, Weichheit, Farbe und Glanz wichtig. Als besonders hochwertig gelten farblose, seidig glänzende Qualitäten. Die besten Sorten sind Sea Island Cotton aus den USA und die ägyptische Mako, was sich allerdings auch im Preis bemerkbar macht.

Der Stoff, aus dem die Hemden sind

❶ Baumwollbatist ist ein leichtes Leinwandgewebe aus feinen, hochwertigen Garnen. Der Batist aus der ägyptischen Mako-Baumwolle wird auch als »Schweizer Batist« bezeichnet.

❷ Als Popeline wird das Gewebe bezeichnet, das unter Verwendung von feineren Kettfäden und dickeren Schußfäden hergestellt wird. Die Schußfäden machen bei diesem Stoff also den Charakter aus.

❸ Oxford bezeichnet eine gröbere Webart, die weiche aber dennoch strapazierfähige Hemdenstoffe hervorbringt. Dabei werden gefärbte und ungefärbte Fäden miteinander verwoben. Oxford-Gewebe sind vielfältig kombinierbar, wirken aber immer etwas weniger fein und förmlich als Batist oder Popeline.

❹ Royal Oxford ist die etwas feinere Ausgabe des ansonsten eher gemütlichen Oxford-Gewebes. Dafür werden, wie beim herkömmlichen Oxford, gefärbte und ungefärbte Fäden verwebt, hier allerdings wesentlich feinere. Dadurch fühlt sich ein Hemd aus Royal Oxford seidiger und weicher an als eines aus »normalem« Oxford.

❺ Sea Island ist immer die teuerste Qualität. Sie wird aus einer höheren Anzahl von Fäden als Popeline gewebt, was diesem Stoff einen seidigen Griff verleiht. Während bei einem Popeline-Gewebe etwa 100 Fäden auf einen Inch kommen (der Inch entspricht 2,54 Zentimeter), sind es bei Sea Island 140 Fäden. Streifen oder Karos lassen sich somit klarer konturieren, die Farben sind tiefer und kräftiger. Deshalb eignet sich Sea Island besonders gut für auffällige Muster.

❻ Ribbed Twill hat eine charakteristische Diagonal-Struktur, wie wir sie auch vom Stoff unserer Chinos her kennen. Die typische leicht schimmernde Optik des Ribbed Twill gibt einfarbigen Hemden einen interessanten Akzent.

❼ Pinpoint ist eine Mischung aus Baumwoll-Popeline und Oxford. Langstapelige Baumwolle wird hier verwebt, wie beim Oxford ist nur der Kettfaden gefärbt.

❽ Herringbone Twill ist ein enger Verwandter des Ribbed Twill. Bei beiden Stoffarten werden die Fäden zu einer Diagonalstruktur verwebt. Um den typischen Fischgrat-Effekt zu erzielen, wird die Laufrichtung im Abstand von etwa einem halben Zentimeter gewechselt, wodurch ein Zick-Zack-Muster entsteht.

❾ Obwohl heute an jeder Ecke Seidenhemden erhältlich sind, bleiben wirklich hochwertige Hemden aus diesem Material sehr teuer. Viele Geschäftsreisende lassen sich in Hongkong ihre englischen Maßhemden von chinesischen Schneidern in Seide kopieren.

❿ Baumwollflanell wird für weiche Wochenendhemden verwendet. Es gibt sie einfarbig, in verschiedenen Karos und mit schottischen Tartans. In Europa ist Baumwollflanell vor allem mit dem berühmten Tattersall-check bekannt und beliebt.

⓫ Ein weiterer Wochenend-klassiker ist Viyella, ein Mischgewebe, das die Wärme der Wolle mit den Trageeigenschaften der Baumwolle verbindet. Aus Viyella werden vor allem Tattersall-check-Hemden gemacht.

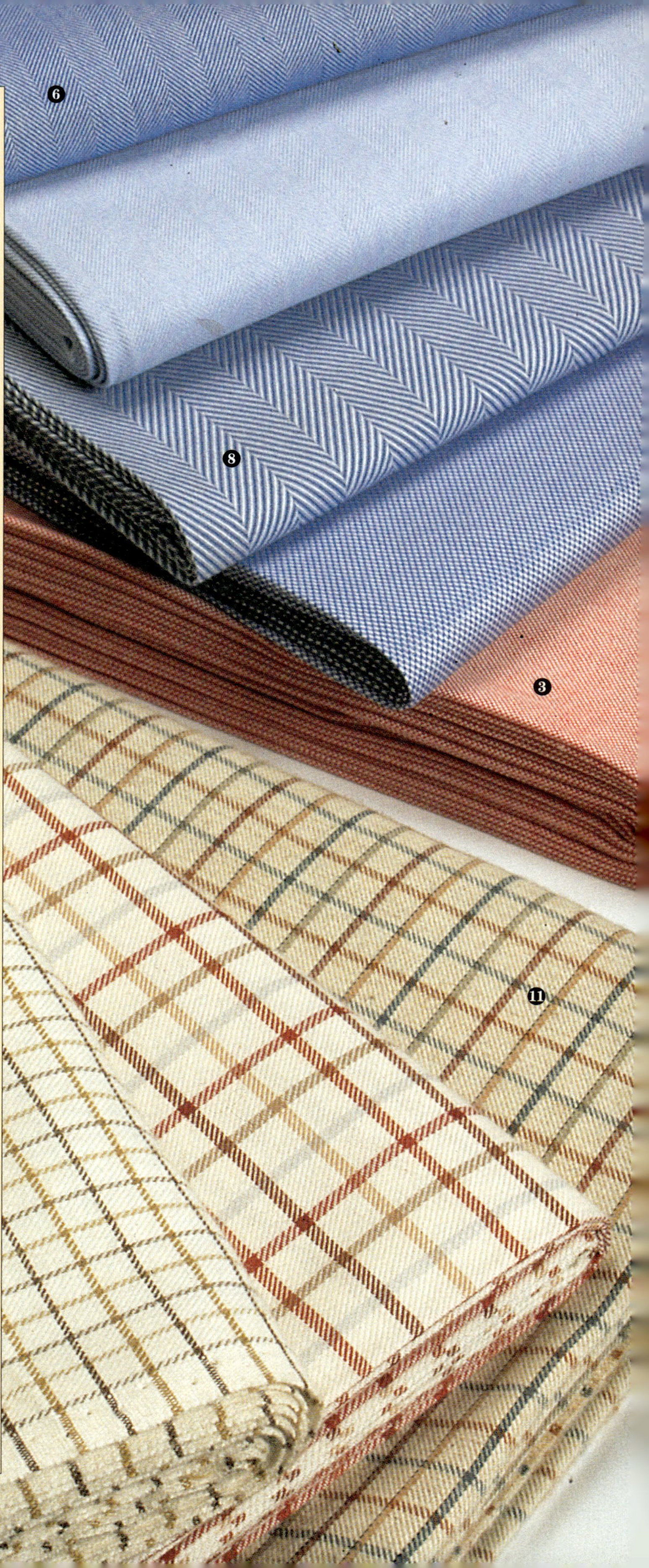

Richtig falten

Wenn Sie das Hemd fertig gebügelt haben, sollten Sie es auf einem Bügel 30 Minuten auskühlen lassen. Dann knöpfen Sie es vorsichtig zu und legen es mit der Vorderseite nach unten auf das Bügelbrett.

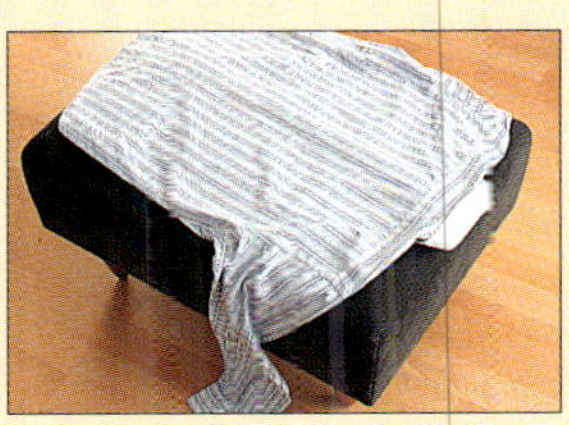

Klappen Sie die eine Hälfte wie auf dem Bild gezeigt herüber. Je nachdem, auf welche Größe Sie das Hemd falten wollen, knicken Sie es etwa auf der Hälfte der Schulter ein.

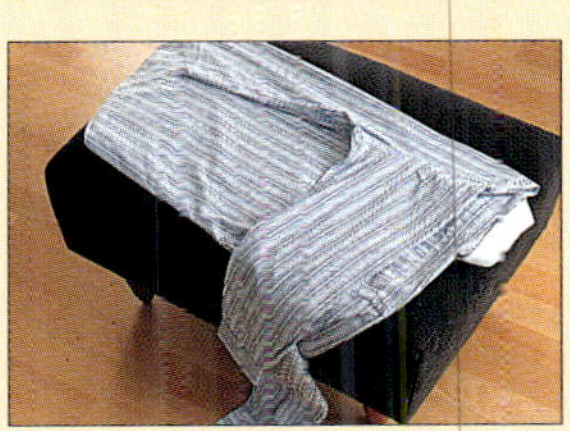

Klappen Sie anschließend den Ärmel nach unten. Wenn das Hemd Klappmanschetten hat, drehen Sie die Manschette flach auf die Seite.

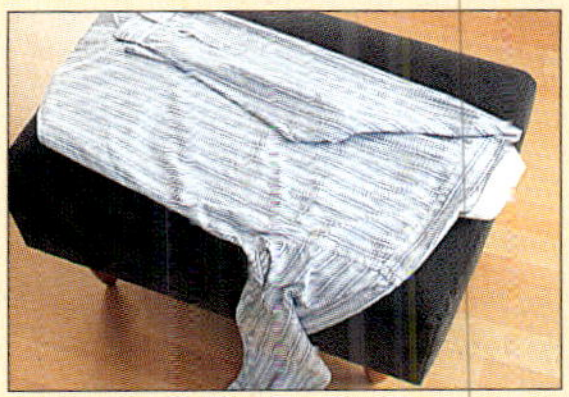

Klappen Sie nun die andere Hälfte herüber. Achten Sie darauf, daß der Knick im rechten Winkel von der Schulter abwärts verläuft.

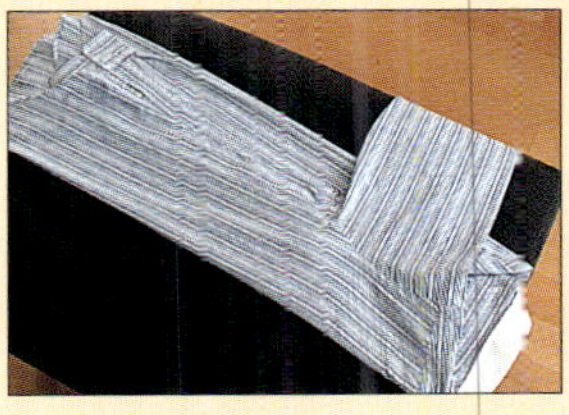

Klappen Sie auch den zweiten Ärmel ein. Das Hemd muß nun ein langes Rechteck ergeben, wobei sich die Form nicht nach unten hin verjüngen sollte.

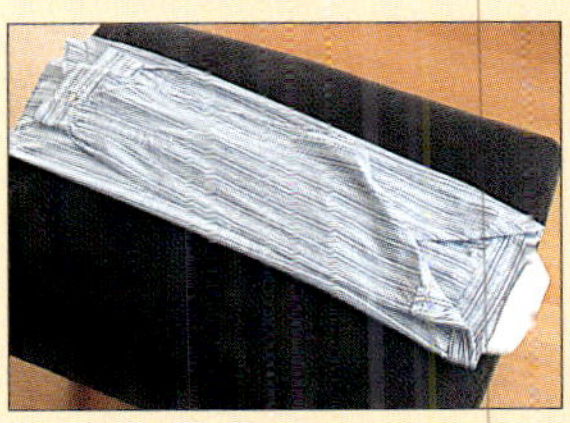

Klappen Sie den unteren Teil des Hemdenrumpfes über die Manschetten. Falten Sie das Hemd nun so, daß der über die Manschetten gefaltete Rumpf am Kragen liegt.

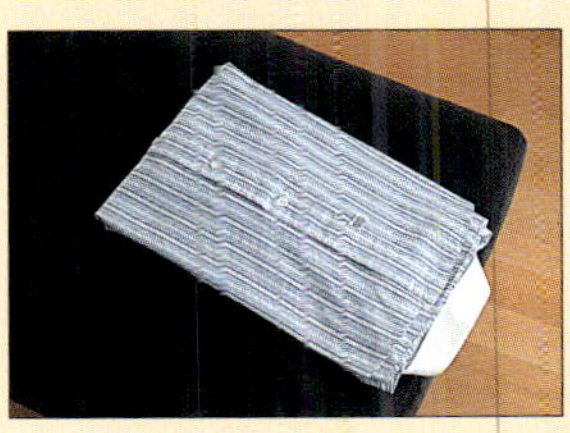

Drehen Sie das Hemd um und lagern Sie es im Schrank oder in der Kommode. Wenn Sie Platz haben, sollten Sie Ihre Hemden besser nicht falten, sondern hängend aufbewahren.

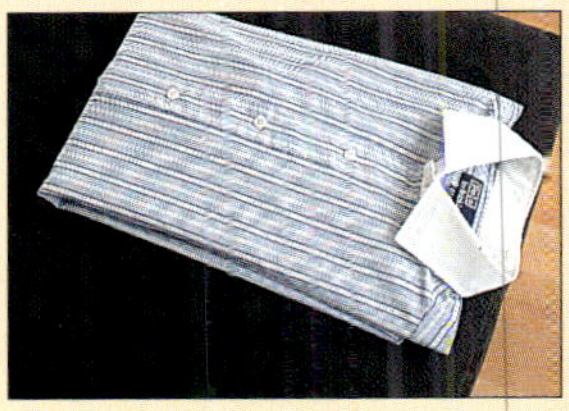

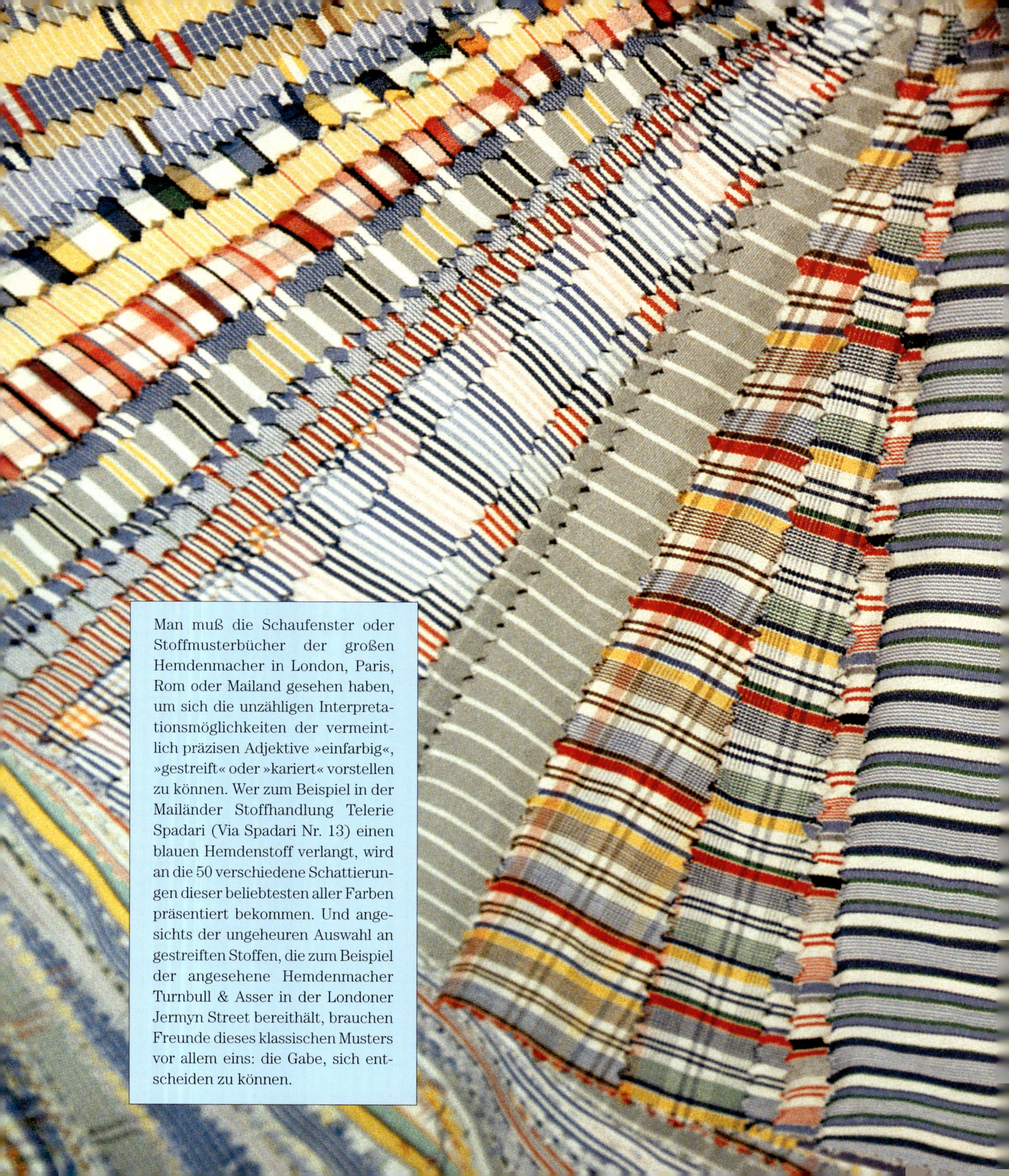

Man muß die Schaufenster oder Stoffmusterbücher der großen Hemdenmacher in London, Paris, Rom oder Mailand gesehen haben, um sich die unzähligen Interpretationsmöglichkeiten der vermeintlich präzisen Adjektive »einfarbig«, »gestreift« oder »kariert« vorstellen zu können. Wer zum Beispiel in der Mailänder Stoffhandlung Telerie Spadari (Via Spadari Nr. 13) einen blauen Hemdenstoff verlangt, wird an die 50 verschiedene Schattierungen dieser beliebtesten aller Farben präsentiert bekommen. Und angesichts der ungeheuren Auswahl an gestreiften Stoffen, die zum Beispiel der angesehene Hemdenmacher Turnbull & Asser in der Londoner Jermyn Street bereithält, brauchen Freunde dieses klassischen Musters vor allem eins: die Gabe, sich entscheiden zu können.

Jermyn Street

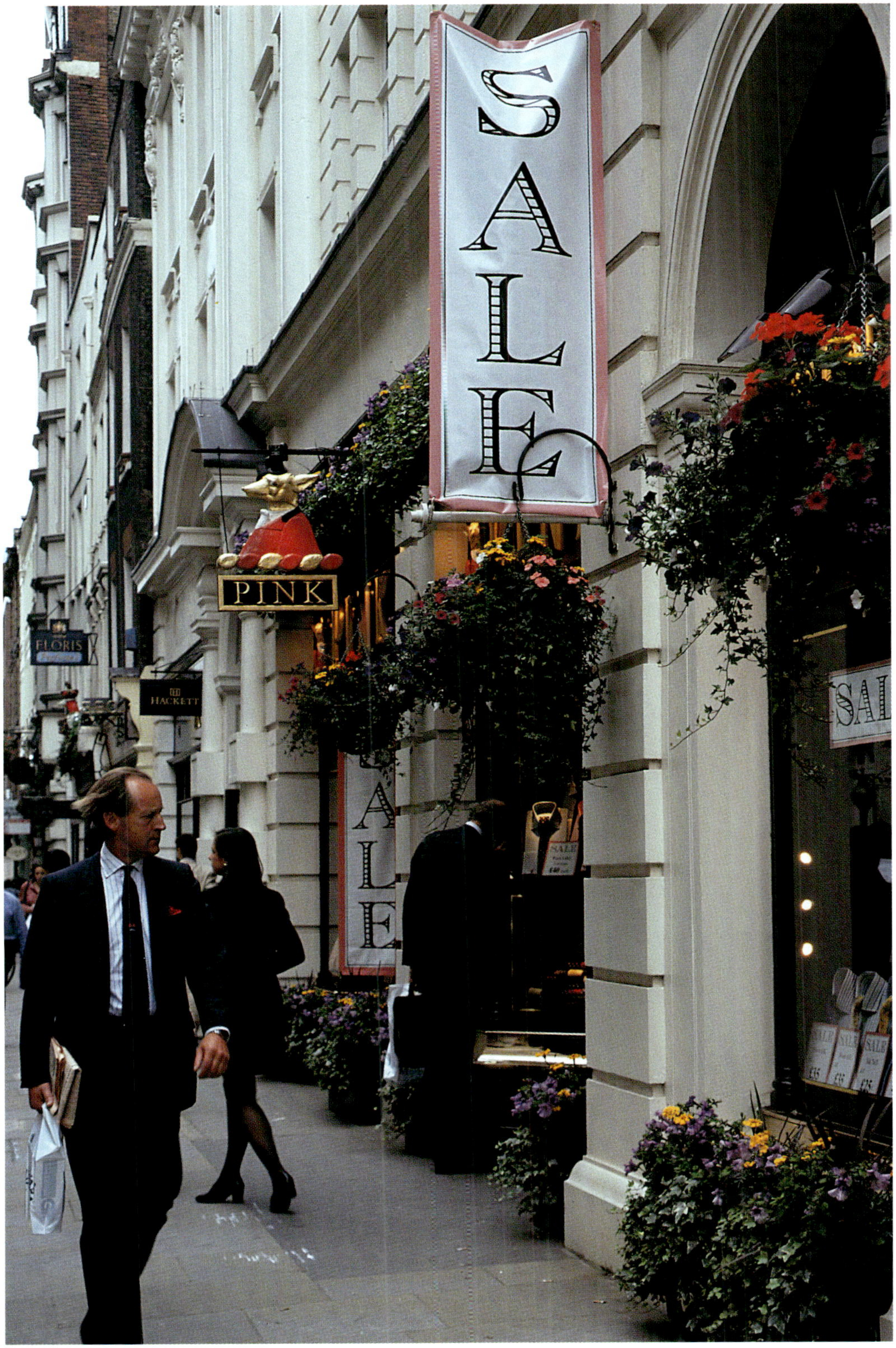

Die Jermyn Street ist das Mekka aller Freunde klassischer englischer Hemden. Hier findet man alles was das Herz begehrt, nicht nur Hemden und Krawatten, sondern auch exklusive Toilettenartikel, Pyjamas und Unterwäsche. Als sich die Schneider hier anzusiedeln begannen, hatte die Straße zwar nicht gerade den besten Ruf, doch dafür lagen die Ladenmieten im bezahlbaren Bereich. Heute dagegen ist die Jermyn Street eine weltberühmte Adresse mit geradezu astronomischen Mietpreisen.

Die besten englischen Hemdenmacher

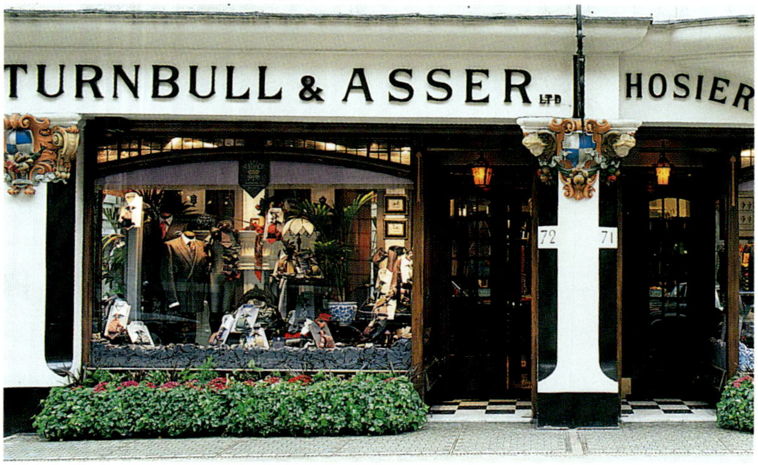

Die Nr. 71 ist die berühmteste Adresse in der Jermyn Street. Hier gibt es seit 1904 eine unglaubliche Auswahl an Stoffen für Maßhemden, Konfektionshemden und Krawatten. Bei Maßhemden beträgt die Mindestbestellmenge sechs Stück, die Lieferzeit beträgt zwölf Wochen. Das Warten lohnt sich aber sowohl wegen der Qualität als auch wegen des Prestiges, das die Hemden aus dem Hause Turnbull & Asser genießen.

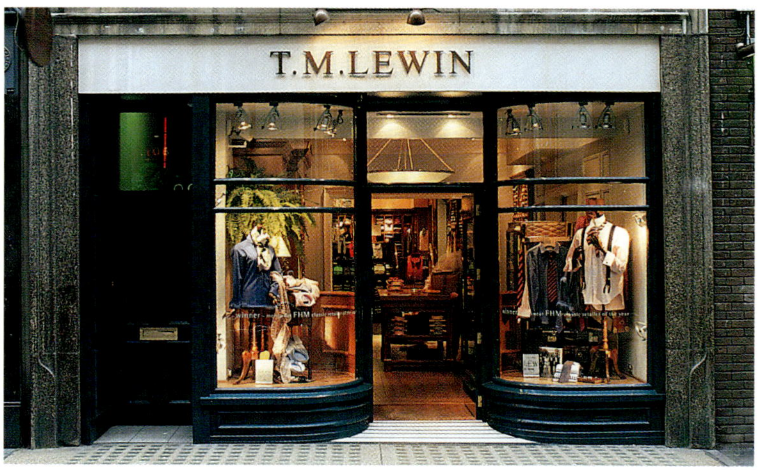

In der Nr. 106 finden wir T. M. Lewin, ein Unternehmen, das schon 1898 von Thomas Mayes Lewin gegründet worden ist. Das Lewin-Hemd ist relativ eng am Körper geschnitten, der Kragen ist ein etwas gespreizter und relativ schmaler »turndown collar«. Die Dessins dieser qualitativ unbestritten hochwertigen Hemden dürfen nach Jermyn-Street-Maßstäben als eher modern bezeichnet werden. Berühmt ist Lewin auch für seine riesige Auswahl an Club-, Schul- und Regimentskrawatten. Lewin unterhält außerdem einen gut funktionierenden Versandservice.

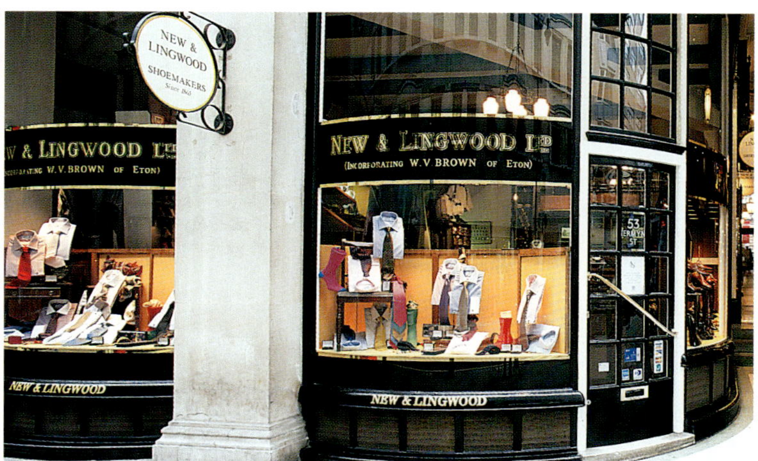

New & Lingwood in der Jermyn Street Nr. 53 ist einer der berühmten Namen unter den Londoner Hemdenmachern. Die Hemden sind typisch Jermyn Street, sie werden jedem gefallen, der zu seinem dunklen Geschäftsanzug gern auffällig gestreifte Hemden trägt. Bei New & Lingwood gibt es übrigens auch ausgezeichnetes Schuhwerk.

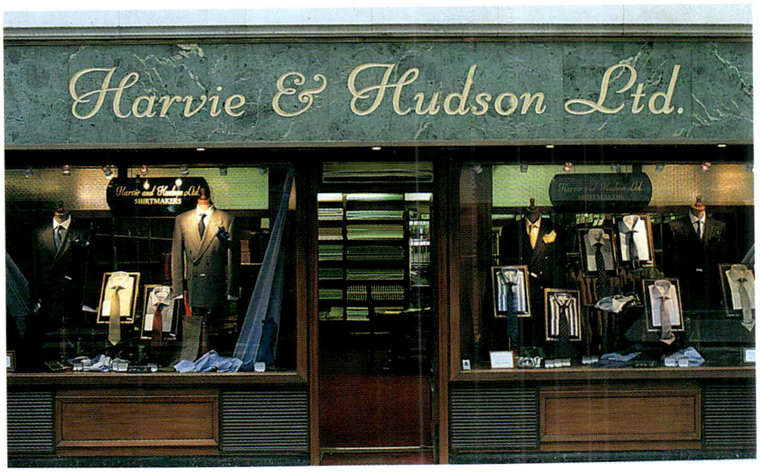

In der Nr. 77 sitzt Harvie & Hudson, der neben den typischen Jermyn-Street-Hemden auch Anzüge, Jacken und Hosen anbietet. Eine Spezialität des Hauses sind gestreifte Seidenhemden mit passenden Krawatten. Die Atmosphäre in dem Ladengeschäft ist etwas steif, was aber vielleicht gerade seinen Reiz ausmacht. Dem verwöhnten kontinentalen Shopper wird das Ambiente allerdings sehr »understated« erscheinen, den legendären Ruf hat Harvie & Hudson tatsächlich nur seinen Hemden zu verdanken.

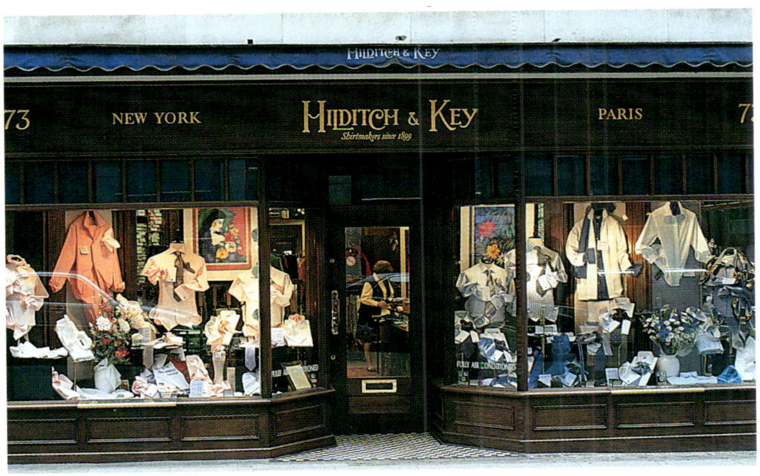

In der Nr. 37 und der Nr. 73 finden wir Hilditch & Key, eine weitere Legende der Jermyn Street. Man muß allerdings nicht nach London reisen, um Hemden von Hilditch & Key zu erstehen, denn auch außerhalb Englands sind sie zu bekommen, zum Beispiel in Paris in der Rue de Rivoli Nr. 252. Der Schlußverkauf bei Hilditch & Key ist berühmt, er wird sogar per Versand betrieben und heißt dann »Sale by Mail«.

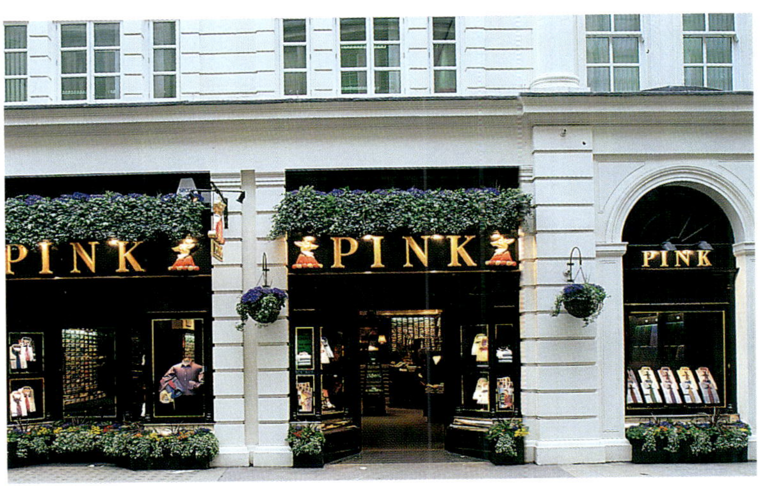

Thomas Pink bietet in seinem geräumigen Ladengeschäft sorgfältig verarbeitete Hemden in einer großen Auswahl von Dessins und Baumwollqualitäten. Thomas Pink hat immer schon versucht jüngere Käufer anzusprechen, und in dem Ladengeschäft in der Jermyn Street gelingt dies ohne Zweifel. Die Verkäufer sind hilfsbereit und reichen auf Anfrage Probierhemden in den verschiedenen Größen, so daß man also nicht die Katze im Sack kaufen muß. Das Pink-Shirt hat einen relativ steifen »semi cutaway collar«, also einen gemäßigt gespreizten Kragen, der am besten mit Krawatte getragen wird. Thomas Pink unterhält auch einen ausgezeichneten Versandservice, der in alle Welt liefert.

Wie ein Maßhemd entsteht

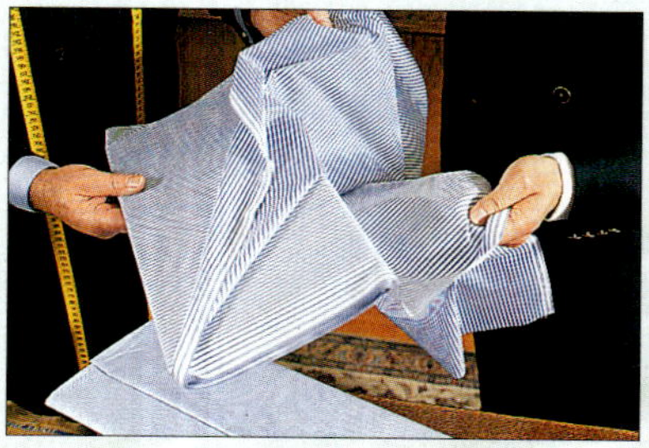

Der Düsseldorfer Maßschneider und Hemdenmacher Heinz-Josef Radermacher hält eine beachtliche Auswahl an Stoffen bereit. Allein das Wort »gestreift« kann unmöglich die dargebotene Vielfalt wiedergeben. Darüber hinaus gibt es einfarbige Stoffe in allen Schattierungen, verschiedene Karos sowie ausgefallenere Muster wie Fischgrat.

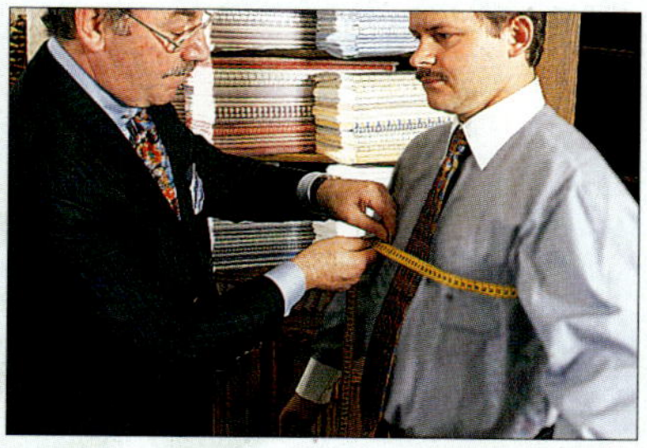

Das Maßnehmen ist der faszinierendste Moment und eine fast heilige Handlung bei jeder Art von Maßschneiderei. Zunächst wird das Maßband unter den Achselhöhlen um die Brust herumgeführt. Ob das Hemd an dieser Stelle später eng anliegt oder nicht, wird erst später beim Aufzeichnen des Schnitts festgelegt.

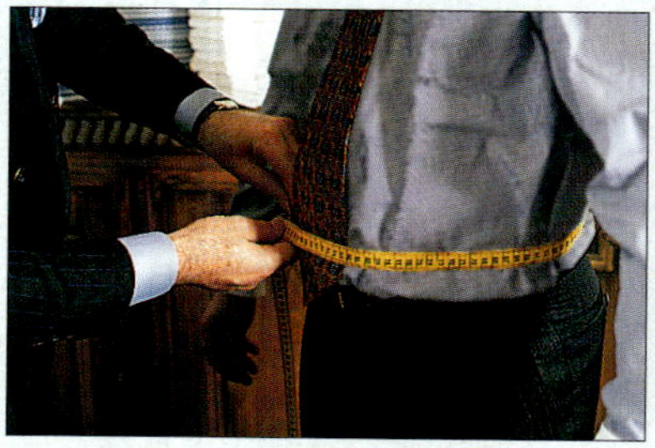

Als nächstes wird der Taillenumfang genommen. Würden die Maße für einen Anzug ermittelt, müßte über Weste und Hosenbund gemessen werden.

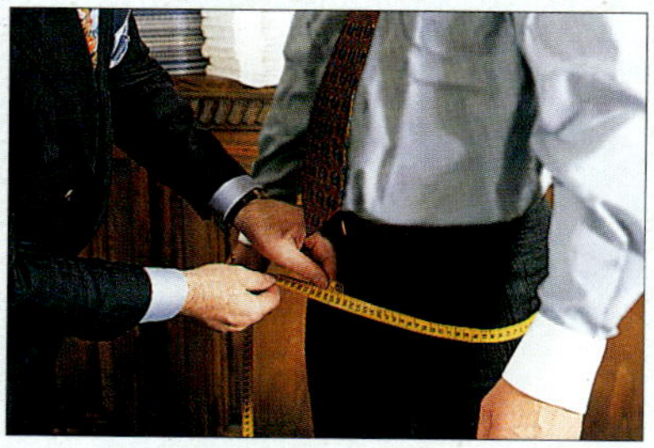

Nun wird die Hüfte vermessen. Dabei sollte der Kunde auf leere Hosentaschen achten und mit geschlossenen Beinen dastehen, sonst würde das Maß falsch ausfallen.

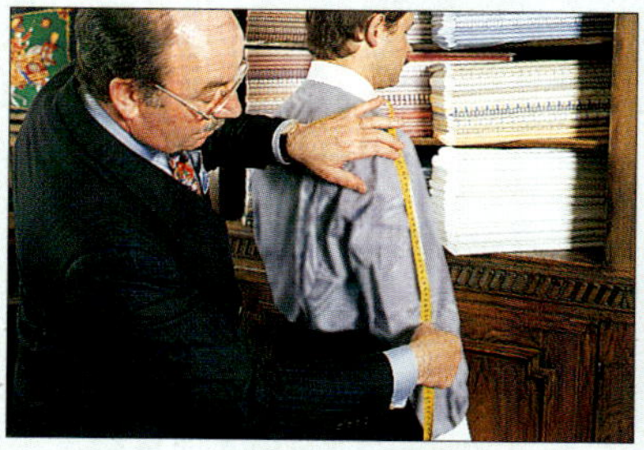

Die Arme werden jeder für sich vermessen. Die meisten Menschen haben unterschiedlich lange Arme.

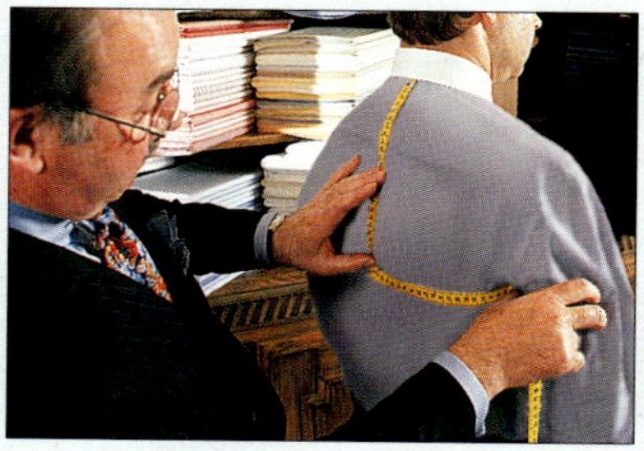

Die Rückenbreite ist ein zusätzliches Maß, das zur Kontrolle des ermittelten Brustumfangs dient.

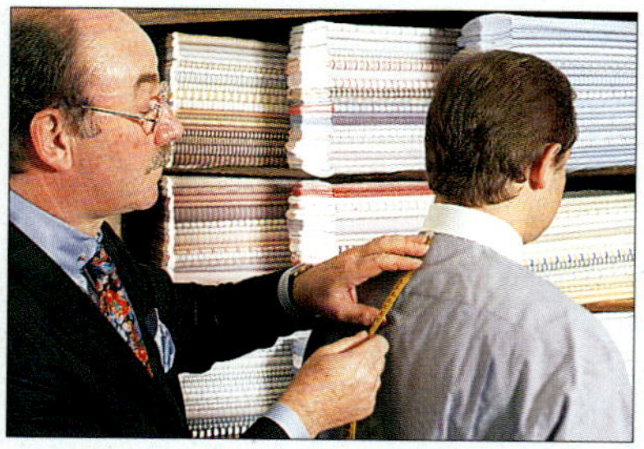

Mit der Vermessung des Rückens wird die Gesamtlänge des Hemds festgelegt. Dabei wird der Kragen nicht mitgemessen.

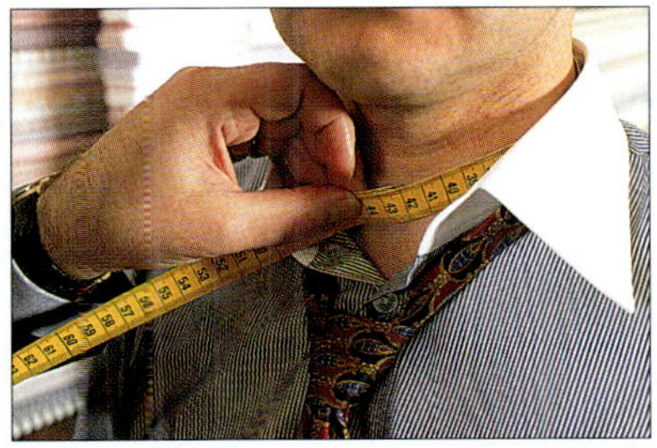

Der Halsumfang muß exakt gemessen werden. Damit der Kragen durch das Waschen später nicht zu eng wird, muß entsprechend an Weite zugegeben werden. Der Kunde sollte dabei sagen, wie eng oder wie weit er den Kragen wünscht.

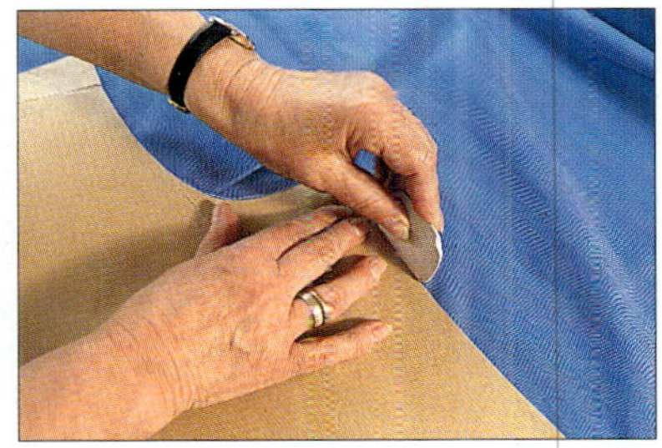

Nach dem Maßnehmen wird das Schnittmuster auf Papier aufgezeichnet, ausgeschnitten und auf den Stoff übertragen. Der Zuschneider muß bei gemusterten Stoffen den Musterverlauf berücksichtigen, so daß bei dem fertigen Hemd alle Linien perfekt zusammenlaufen.

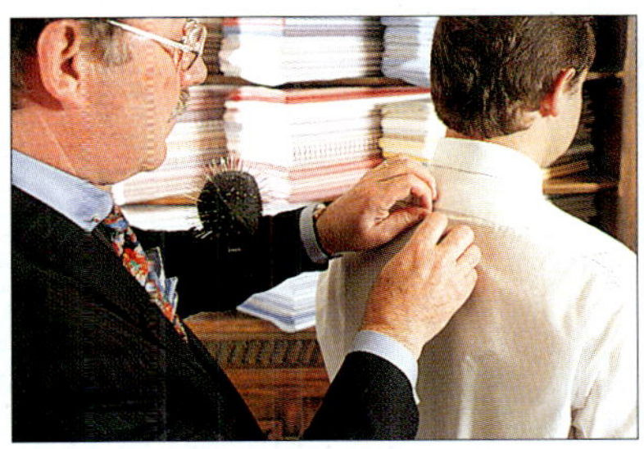

Bei der Anprobe wird die Paßform des Schnitts optimiert. Unterschiedlich hohe Schultern werden so durch die Ausbalancierung der Rückenpasse ausgeglichen

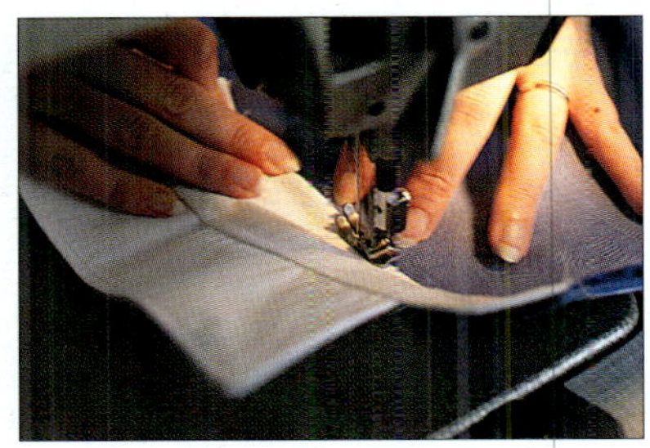

Wo irgend möglich, setzen heute auch die traditionellsten Hemdenmacher Nähmaschinen ein. Allerdings wird auch noch viel mit der Hand genäht.

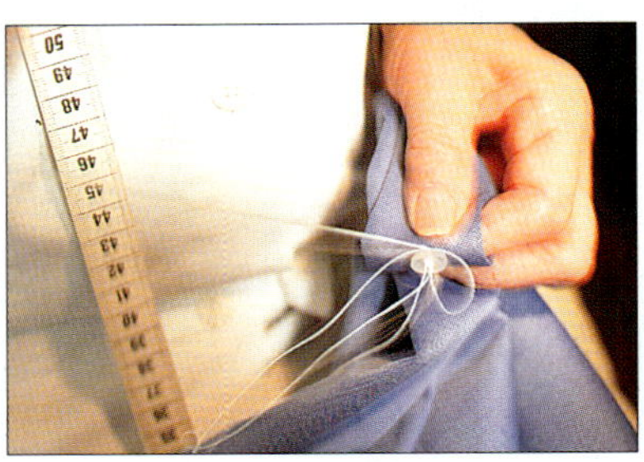

Die Knöpfe werden grundsätzlich von Hand angenäht. Die Knopflöcher werden allerdings nur auf Wunsch des Kunden von Hand umsäumt.

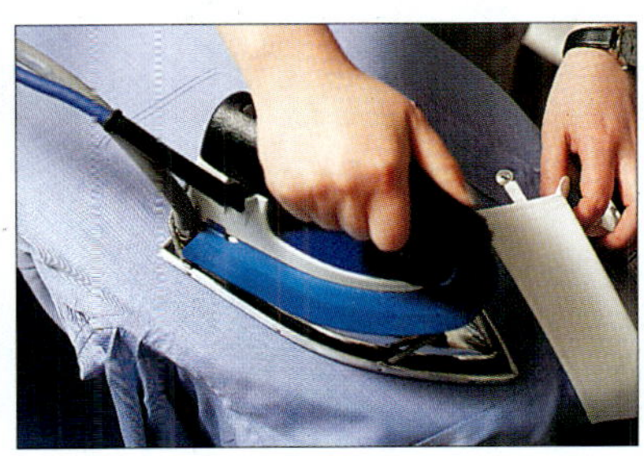

Das fertig genähte Hemd wird nun noch einmal fachgerecht gebügelt, bevor es für die Übergabe an den Kunden in Folie verpackt wird.

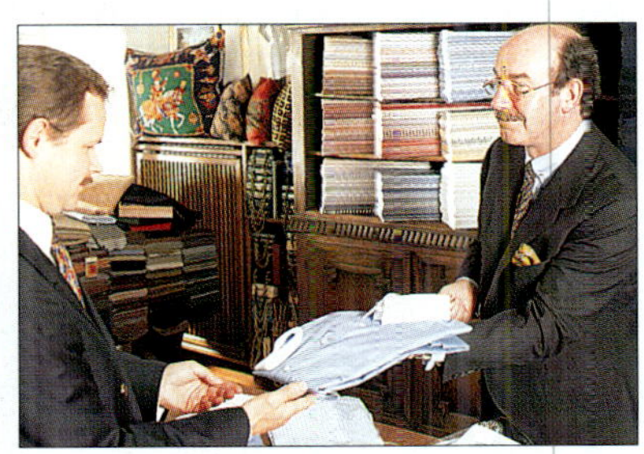

Die fertigen Hemden kann man ein paar Tage oder Wochen nach der Anprobe abholen, auf Wunsch werden sie auch an den Kunden versandt.

Karos für das Wochenende

In den achtziger Jahren gab es eine Fernsehserie, die auf den Erinnerungen des englischen Landtierarztes James Herriot beruhte. Sie war nicht nur wegen der Geschichten sehenswert, sondern auch wegen der Kostüme. Jede Rolle war bis ins Detail richtig und stimmig gekleidet. Klassenzugehörigkeit und Beruf ließen sich bei jeder Rolle der Serie auf den ersten Blick erkennen. Was aber den Tierarzt mit dem Lord und dem Bauern verband, war das Hemd, das zum englischen Landleben gehört wie die Barbour-Jacke und die »Hunter wellies«. Seine Farbe ist meist eine Art Wollweiß, es kann auch ins Beige gehen. Doch entscheidend ist das darüberliegende Gitterkaro aus dunkelbraunen, grünen, weinroten, blauen oder schwarzen Streifen, genannt »Tattersallcheck«. Der Name dieses Musters geht angeblich auf den Pferdemarkt des Richard Tattersall zurück, bei dem die Pferdedecken mit eben jenem Karo verziert waren.

Heute ist der Tattersallcheck mehr als ein Symbol des englischen Landlebens, längst gilt er als unverzichtbarer Bestandteil des klassischen Weekend-Outfits, und zwar speziell im Herbst und im Winter. Dann wird er mit einem Lambswool- oder Cashmerepullover, mit einer Tweedjacke oder auch mit einem Blazer kombiniert. Die Amerikaner haben dieses typisch englische Karo als beliebtes Muster für das Button-down-Hemd adoptiert, und der konservative New Yorker trägt es mit Chinos oder Cordhosen, wenn er am Wochenende in sein Haus nach New Jersey fährt. In Europa wie in den USA hat das gemütliche Gitter aber noch eine weitere bedeutende Klientel. Wir finden es oft auf den Hemden von Gelehrten in Oxford, Cambridge oder an den Hochschulen der Ivy League. Das wissen auch die Kostümbildner aus Hollywood. Wann immer ein Professor auftritt, trägt er mit ziemlicher Sicherheit eine Tweedjacke und ein Tattersallcheck-Hemd. Tattersallchecks tauchen auch immer wieder in den Kollektionen der großen Hemdenmarken auf, aber die besten kommen nach wie vor von den traditionellen englischen Herstellern. Doch auch das amerikanische Tattersallcheck-Hemd mit Button-down-Kragen ist ein echter Klassiker und sollte daher unbedingt auf Ihrer Einkaufsliste für den nächsten Trip nach New York stehen. Sie finden es aber auch in den europäischen Stores und Depots von Ralph Lauren, der es beinahe in jedem Jahr wieder in seiner Kollektion hat.

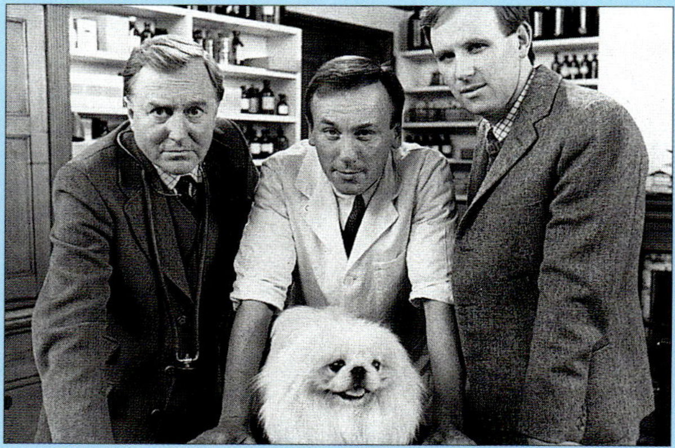

Das Brooks-Brothers-Hemd

Das Brooks-Brothers-Hemd trat seinen endgültigen Siegeszug in den achtziger Jahren an. Was ein wahrer Yuppie war, der brachte sich aus New York das echte Button-down-Hemd mit, in Hellblau, Weiß, Rosa, Gelb oder Mint, gestreift, kariert oder mit Schottenkaro. Wer selbst nicht nach New York kam, ließ es sich mitbringen, zusammen mit dunkelblauen echten Levi's *»501«* und Pferdelederschuhen von Alden oder Pennyloafern von Bass. Was für die jugendlichen Leser der neuesten Herrenmodemagazine damals eine brandheiße Entdeckung war, kannten Insider schon lange. Und die Amerikaner sowieso, denn seit dem Jahre 1900 wird das Button-down-Hemd bei Brooks Brothers in der Madison Avenue verkauft, so jedenfalls die Firmenhistorie. Angeblich hatte John Brooks, Präsident des amerikanischen Nobelherrenausstatters, bei einem Polospiel in England beobachtet, daß die Spitzen der Hemdenkragen mit kleinen Knöpfen an der Hemdbrust befestigt waren, damit sie den Spielern nicht ins Gesicht flattern konnten. Solchermaßen inspiriert, ließ er das Button-down-Hemd schneidern, und fortan wurde es unverzichtbarer Bestandteil des Sortiments von Brooks Brothers. Ob diese Geschichte stimmt oder nicht, ist unwichtig, sie klingt auf jeden Fall nett. Vielleicht wurde diese Version vom Ursprung des amerikanischen Button-down-Hemds auch absichtlich von den Engländern in die Welt gesetzt, um damit die geniale Erfindung der Amerikaner als Kopie zu denunzieren. Einiges würde dafür sprechen, denn weder das heute gängige Polohemd noch die von wirklichen Polospielern getragenen Hemden weisen auch nur die entfernteste Ähnlichkeit mit dem Button-down-Hemd auf. Doch wie dem auch sei, das Button-down-Hemd gehört zu den wenigen amerikanischen Beiträgen zur klassischen Herrenmode. Sein eigenwilliger Charme läßt es sogar neben den feinsten englischen oder italienischen Produkten bestehen, allerdings nur, wenn es tatsächlich von Brooks Brothers ist. Denn eigenartigerweise hat es noch niemand geschafft, den Schnitt des originalen »soft roll collar« von Brooks Brothers in zufriedenstellender Weise zu kopieren. Ein Grund mehr, beim nächsten Aufenthalt in New York die Madison Avenue Nr. 346, Ecke 44. Straße, aufzusuchen. Dort sollte dann allerdings explizit nach dem »soft roll collar« verlangt werden, da an der Geburtsstätte des Button-down-Hemds seit neuestem auch schon eine europäische Version des Klassikers angeboten wird.

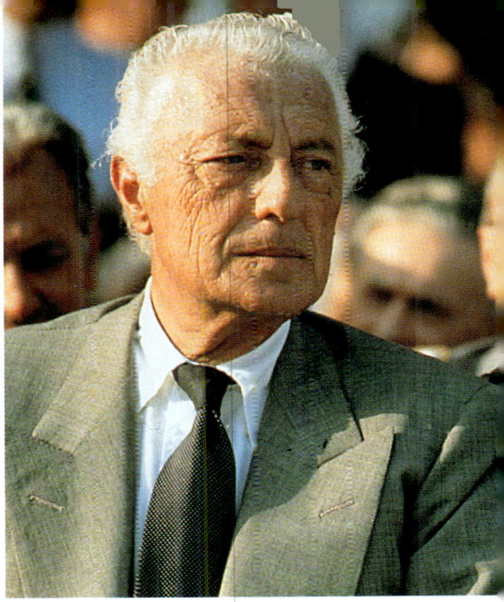

Gianni Agnelli ist einer der bekanntesten Träger des Brooks-Brothers-Hemds mit »soft roll collar«. Daß er es trägt, kommt einem Ritterschlag für die amerikanische Mode gleich, denn ein Mann wie der schwerreiche »avvocato« könnte auch auf die besten italienischen oder englischen Hemdenmacher zurückgreifen. Trägt er dennoch ein Hemd von der Stange, dann spricht das für die Qualität des Produkts.

Entgegen europäischen Vorurteilen herrschen in den USA, insbesondere an der Ostküste, strenge Dresscodes, die vor allem für das Geschäftsleben gelten. Wer sich morgens in Manhattan bei einem der vielen Schuhputzer seine »wingtips« auf Hochglanz bringen läßt, ist nur von Herren in Anzügen umgeben. Im Sommer darf der schon mal beige, oliv oder hellblau sein, solange es eben ein Anzug ist. Als einzige Auflockerung wurde irgendwann der »casual dress Friday« eingeführt, denn der Freitag gilt als ein Tag, an dem man zwar nicht gerade in Jeans und Polohemd, aber immerhin mit Sportjacke, Chino und einem etwas legereren Hemd erscheinen darf, dem »Friday shirt«. Tatsächlich ist im Versandkatalog von Brooks Brothers dem »Friday-shirt« regelmäßig eine eigene Seite gewidmet, und da finden wir dann all die beliebten Qualitäten wie die feinfädigen Chambrays, die etwas derberen Oxfords und natürlich die vielen verschiedenen typischen Muster wie »mini plaids«, »candy stripes« und »mini tattersalls«, die uns farblich auf das Wochenende einstimmen.

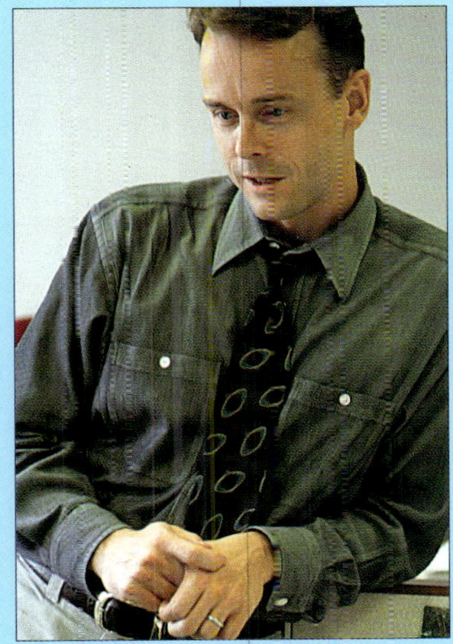

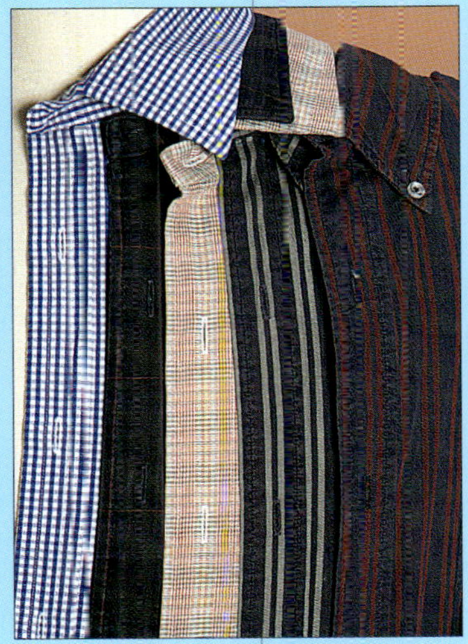

Wie das Hemd richtig sitzt

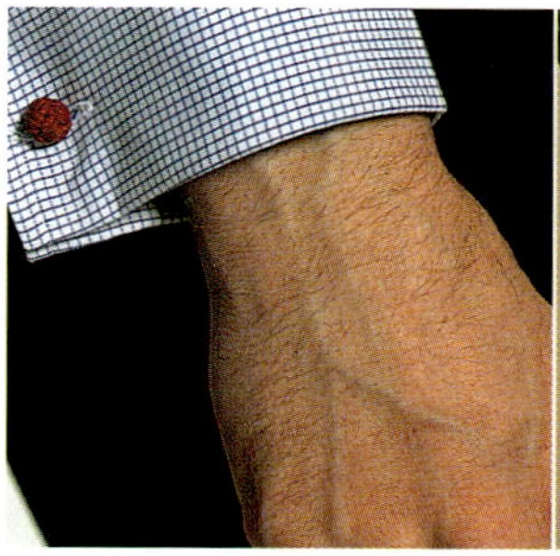

Falsch
Viele Männer kaufen ihre Hemden mit zu kurzen Ärmeln. Andere achten zwar auf die Ärmellänge, vergessen aber, daß die Hemden erst nach vier- bis fünfmaligem Waschen auf ihre endgültige Größe geschrumpft sind. Deshalb darf ein Hemd beim Kauf weder die endgültige Ärmellänge, noch die endgültige Halsweite haben. Bei guten Hemdenmachern ist eine entsprechende Stoffzugabe selbstverständlich, damit das Hemd nach mehrfachem Waschen perfekt sitzt.

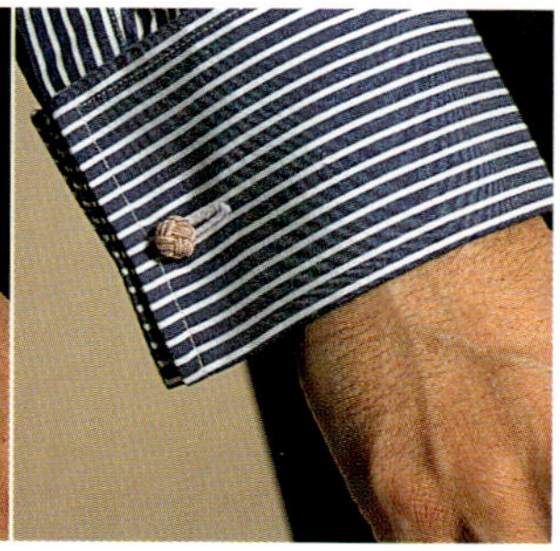

Richtig
Bei richtiger Ärmellänge bedeckt die Manschette das Handgelenk und stößt gerade an die Daumenwurzel. Der Ärmel muß so lang sein, daß die korrekte Länge auch bei angewinkeltem Arm erhalten bleibt – und nicht nur bei senkrecht hängender Hand. Sonst zieht sich der Ärmel in den Jackenärmel hinein, wenn man sitzt und die Arme erhebt. Die Manschette sollte so eng sein, daß sie nicht zu weit auf die Hand rutscht. Diese Gefahr droht aber nur bei zu langen Ärmeln.

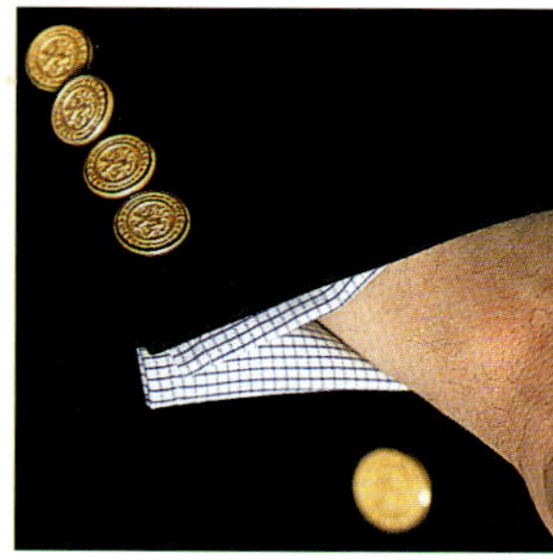

Falsch
Die meisten Männer kaufen Hemden mit zu kurzen und Jacken mit zu langen Ärmeln. Dadurch verschwindet die Hemdenmanschette unter dem Jackenärmel, es entsteht der Eindruck, daß ein kurzärmeliges Hemd getragen wird. Zudem wirkt eine sonst gut sitzende Jacke automatisch zu groß, wenn die Ärmel zu lang sind.

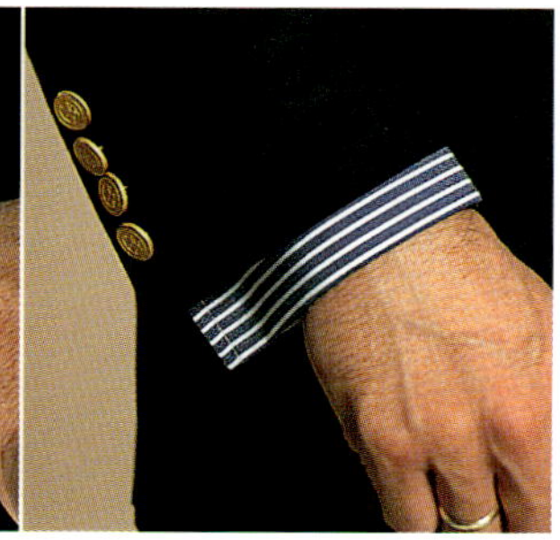

Richtig
Wenn Hemd und Jacke die richtige Ärmellänge haben, schaut die Hemdenmanschette mindestens einen Zentimeter weit heraus, manche Männer bevorzugen sogar mehr. Im Extremfall sind die Jackenärmel im Verhältnis zur Jackenlänge scheinbar zu kurz, da man die Jacke aber nie ohne Hemd trägt, fällt das nicht auf und sieht sogar gut aus. Die herausschauende Hemdenmanschette verlängert optisch die Arme, wenn die Ärmellänge des Hemds korrekt ist. Wer sehr kurze Arme hat, kann sich dies zunutze machen.

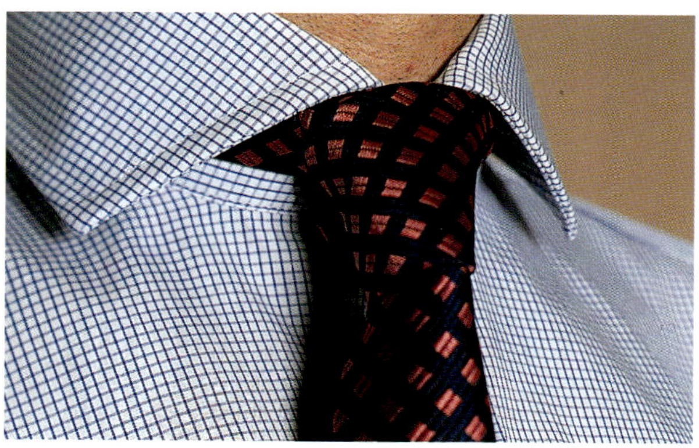

Falsch
Der Hemdkragen muß so dimensioniert sein, daß der Krawattenknoten die Spitzen des Kragens nicht von der Hemdbrust abhebt. Auch wenn man den Kopf dreht, müssen die Kragenspitzen auf der Hemdbrust liegen bleiben. Natürlich können die Kragenspitzen ebenso durch einen zu großen Krawattenknoten angehoben werden. Als Maßstab sollte der Knoten gewählt werden, den man bevorzugt trägt. Es lohnt sich also, zum Hemdenkauf eine Lieblingskrawatte mitzunehmen und das neue Hemd gleich im Geschäft mit ihr zu testen.

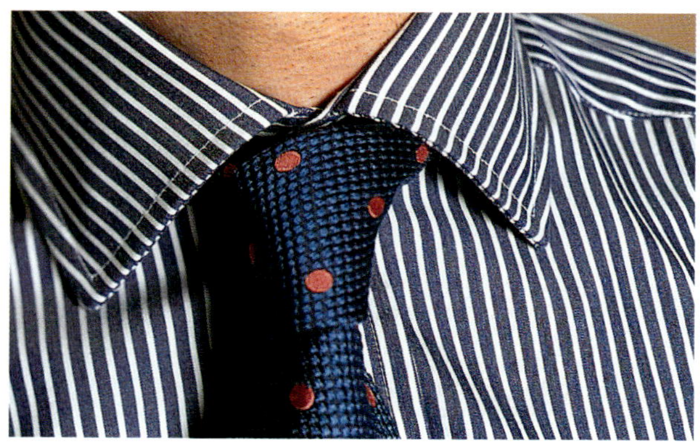

Richtig
Die Spitzen eines gutgeschnittenen Kragens berühren die Hemdbrust und heben sich bei keiner Bewegung des Kopfes davon ab. Sie werden vom Krawattenknoten geradezu in diese Position gezwungen. Dazu muß der Kragen allerdings eine gewisse Größe haben. Kragen wirklich guter Hemden sind immer so groß geschnitten, daß sie richtig sitzen, egal ob die Mode gerade große oder kleine Kragen vorschreibt. Wer auf kleine und schmale Kragen besteht, sollte auf schwere Jacquard-Krawatten verzichten.

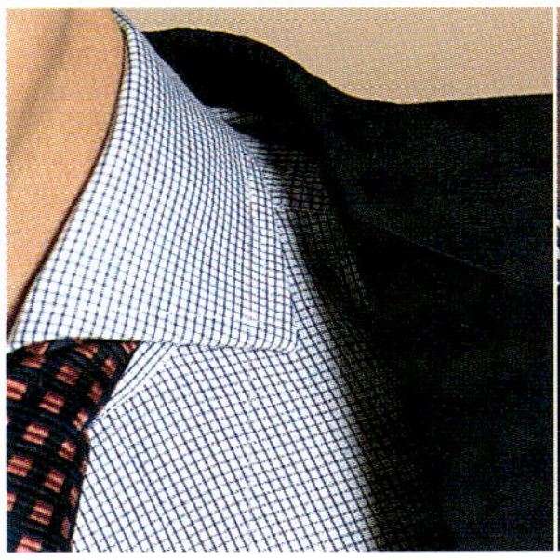

Falsch
Wenn der äußere Rand des Hemdkragens nicht vom Revers bedeckt wird, dann ist meist der Kragen nicht optimal geschnitten. Die Harmonie zwischen Hemdkragen, Krawatte und Jacke ist gestört, wenn zwischen Hemdkragen und Revers der Stoff der Hemdbrust hervorschaut. Bei doppelreihigen Jacken tritt dies Problem natürlich nur sehr selten auf und bei einem guten Maßanzug gar nicht.

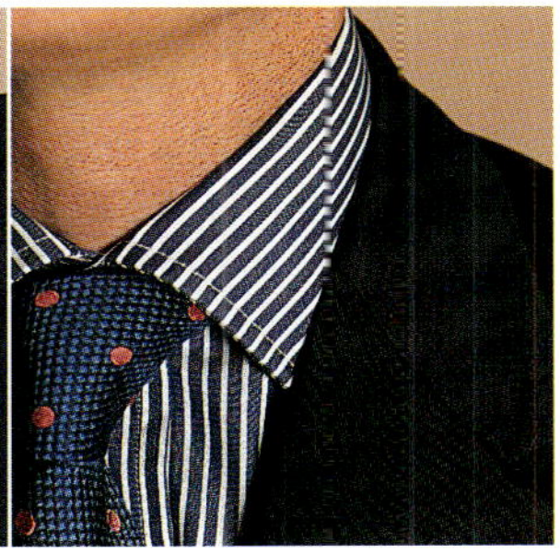

Richtig
Der äußere Rand des Kragens und seine Spitzen sollten gerade eben von den Revers der Jacke bedeckt sein. Nur so herrscht eine perfekte Harmonie zwischen den Linien des Hemdkragens, der Krawatte und der sie eingrenzenden Revers. Ein stark in die Vertikale gehender Hemdkragen kann kaum vom Revers bedeckt werden, es sei denn, die Jacke ist sehr eng und hoch geschlossen. Der »cutaway collar« wird stets als elegant empfunden, weil sein äußerer Rand selbst bei weniger gut geschnittenen Jacken immer vom Revers bedeckt ist.

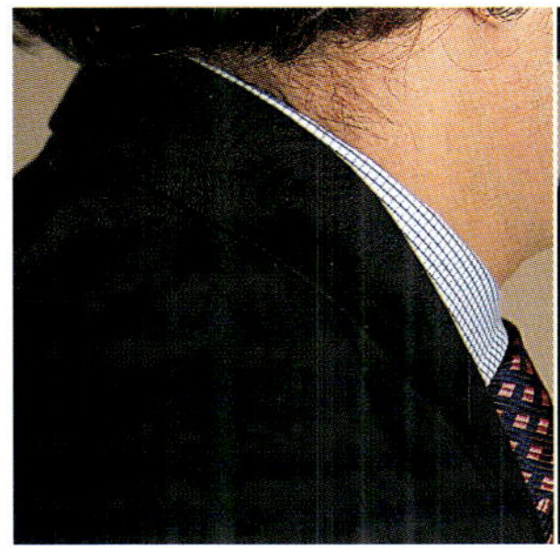

Falsch
Wenn bei einem richtig geschnittenen Jackenkragen das Hemd im Nacken verdeckt bleibt, dann ist der Hemdkragen zu schmal. Leider ist bei vielen Herstellern die Breite des Hemdkragens stark von der Mode abhängig. Traditionsreiche Hersteller aus England oder Italien wissen aber, daß gerade die so wichtige Breite des Kragens nicht den Wechselfällen der Mode unterworfen werden darf. Zumal bei einem zu schmalen Kragen oft die Krawatte im Nacken herausschaut, was unbedingt zu vermeiden ist.

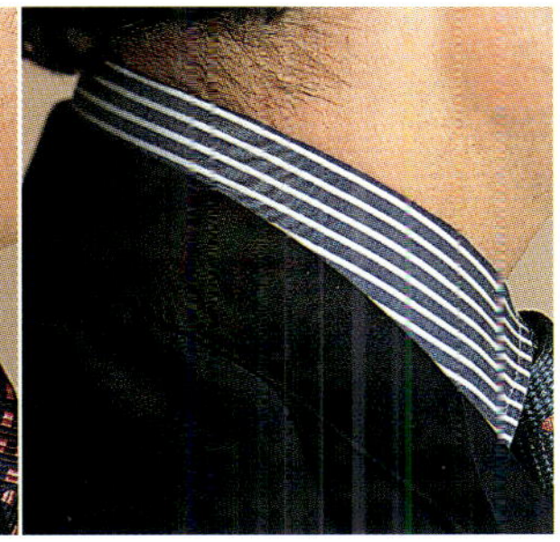

Richtig
Wenn der Hemdkragen die richtige Breite hat, dann wird er im Nacken nicht von der Jacke bedeckt – zumindest bei einer gut geschnittenen Jacke. Dabei muß erwähnt werden, daß der Jackenkragen passend zu einem korrekt sitzenden Hemdkragen geschnitten wird. Man beurteilt also den Sitz des Jackenkragens anhand seines Verhältnisses zum Hemdkragen. Deshalb sollte der Hemdkragen in jedem Fall perfekt sitzen, bevor eine Jacke gekauft wird oder man beim Schneider dafür maßnehmen läßt.

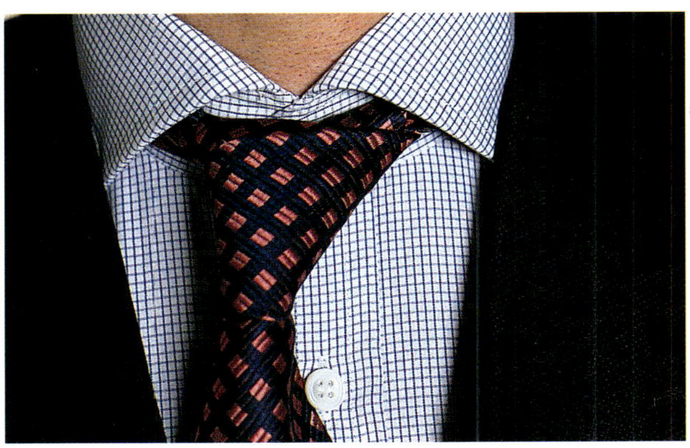

Falsch
Der Hemdkragen muß so geschnitten sein, daß der Knoten exakt im oberen Dreieck sitzt und nicht herunterrutscht. Hier sehen wir den Fall, daß der Knoten der Krawatte die beiden Schenkel des Kragens nicht bis in die oberste Ecke ausfüllt. Wenn dies nicht an einer unkorrekt gebundenen Krawatte liegt, dann sollte man ein solches Hemd nicht kaufen. Es ist unmöglich, bei einem solchen Kragen eine perfekte Harmonie aus Krawatte und Hemd zu erzeugen.

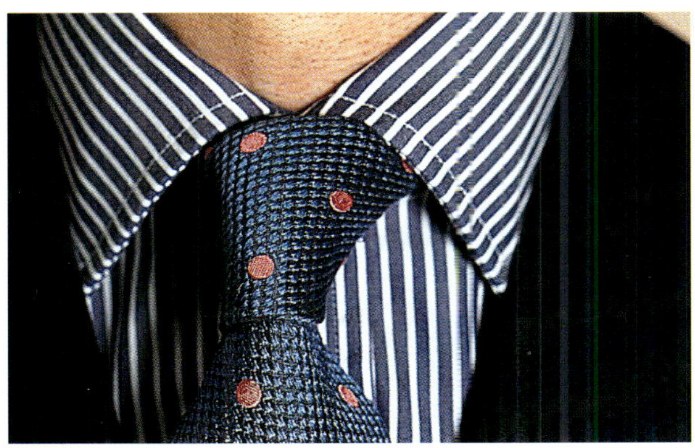

Richtig
Der Krawattenknoten muß exakt im Dreieck zwischen den beiden Kragenschenkeln sitzen und dort auch verbleiben, ganz gleich, ob dabei der oberste Hemdenknopf geschlossen ist oder nicht. Die Angewohnheit vieler Männer, diesen Knopf nicht nur offenzulassen, sondern die Krawatte nicht richtig zuzuziehen, ist eine unschöne Halbheit. Wer keine Krawatten mag, sollte keine umbinden und den Hemdkragen gleich offen tragen.

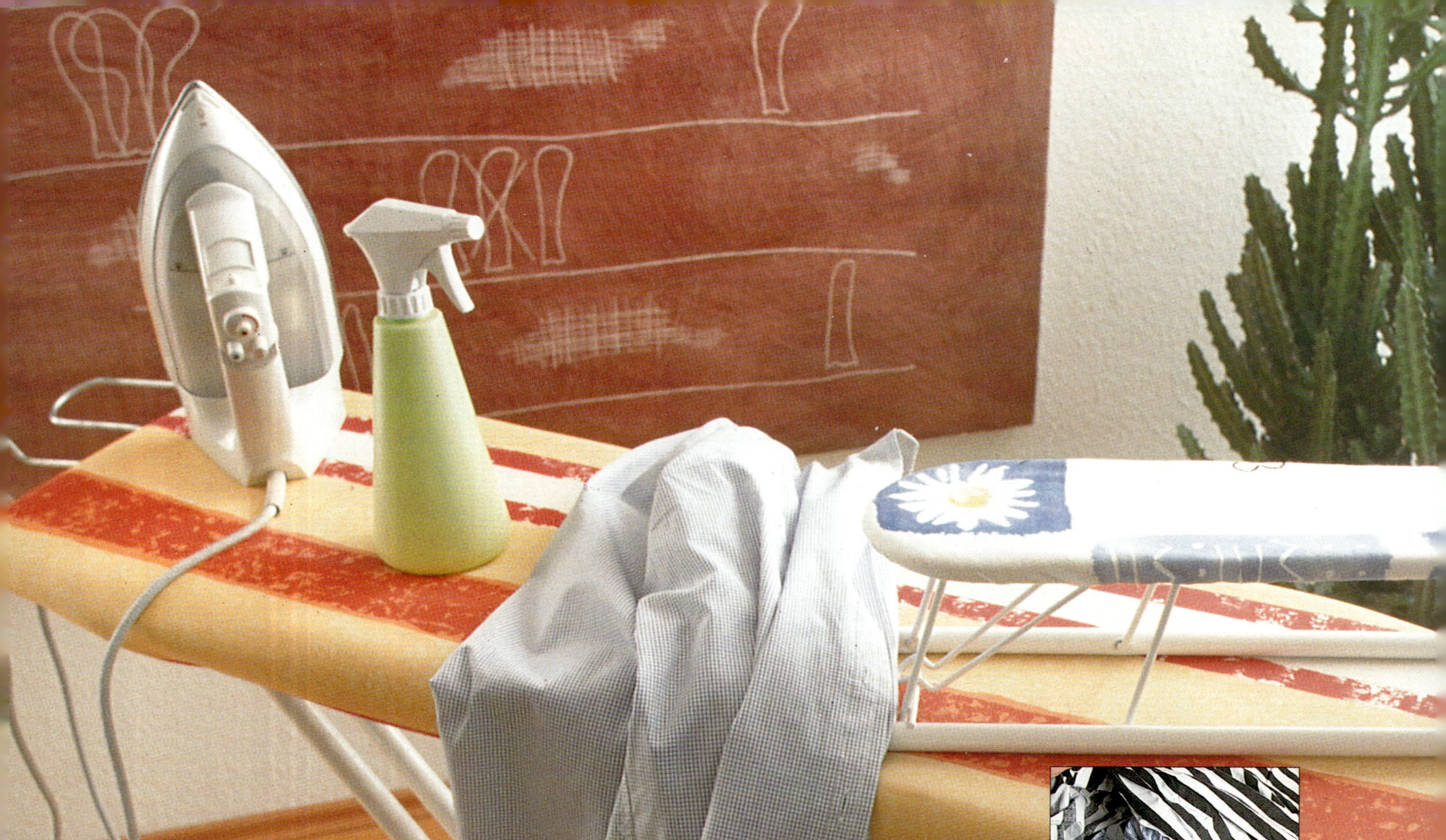

Das *Bügelbrett* ist keineswegs unabdingbar für die Hemdenpflege. Tatsächlich leistet ein großer Tisch mit entsprechender Auflage aus einer Decke und einem Laken oder einem Tischtuch ebenso gute Dienste. Ein Bügelbrett sollte nicht zu schmal sein, sonst muß das Hemd beim Bügeln von Rücken und Brust mehrfach verschoben werden, was bei einem großen Bügelpensum viel Zeit kostet.

Das *Ärmelbügelbrett* dient, wie der Name schon sagt, vor allem zum Rundbügeln der Ärmel. Es lassen sich darauf aber auch Kragen und Manschetten bügeln. Meist wird der Ärmel jedoch platt gebügelt, was auch durchaus akzeptabel ist.

Ein *Bügeleisen* muß vor allem eine gute Edelstahl-Sohle haben, damit der Stoff beim Bügeln nicht beschädigt wird. Meist werden heute Dampfbügeleisen eingesetzt, doch die besten Ergebnisse lassen sich immer noch erzielen, wenn man die Hemden bügelt, solange sie nach der Wäsche noch feucht sind. Wenn die Hemden auf der Leine schon zu trocken zum Bügeln geworden sind, kann man sie mit einer *Sprühflasche* anfeuchten, wie wir sie auch zum Besprühen der Zimmerpflanzen benutzen. Am besten werden die Hemden danach für eine halbe Stunde in eine Plastiktüte gesteckt, damit sich die Feuchtigkeit gut verteilt.

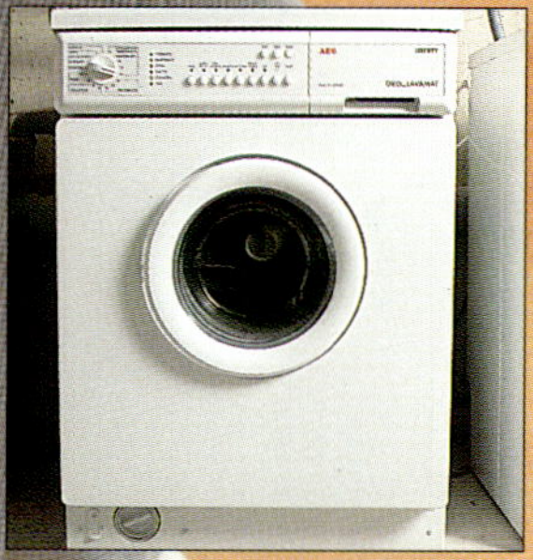

Eine *Waschmaschine* gehört heute zu jedem Haushalt. Sie hat wie kaum ein anderes Haushaltsgerät unsere Kleidungsgewohnheiten beeinflußt. Wenn in den fünfziger Jahren in Europa die Hemden noch gestärkt wurden, damit sie mehrere Tage lang getragen werden konnten, ist der tägliche Hemdenwechsel heute selbstverständlich, und die Wäschestärke damit überflüssig.

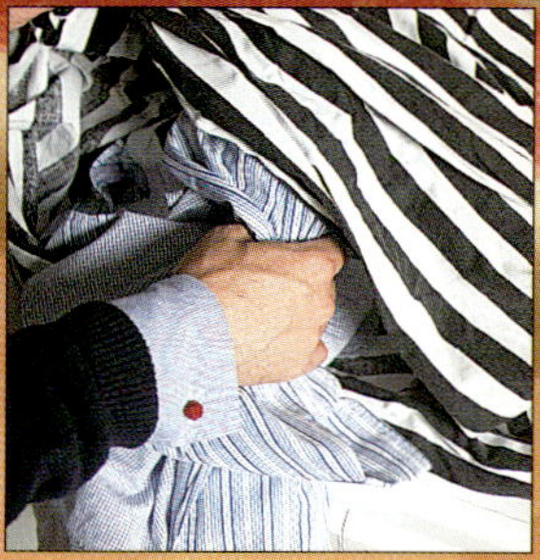

Oft wird dazu geraten, die Hemden vor der Wäsche in einen *Kopfkissenbezug* zu stecken. Das soll den Stoff vor übermäßiger Beanspruchung durch die Edelstahltrommel schützen. Andere empfehlen, die Innenseite nach außen zu wenden. Beides ist aber nicht unbedingt erforderlich. Ein gutes Hemd kann – auch ohne Sonderbehandlung – fünf bis sechs Jahre lang Woche für Woche mehrmals gewaschen werden, bevor es erste Abnutzungserscheinungen zeigt, die dann ohnehin eher durch die Beanspruchung beim Tragen entstanden sein dürften. Das Waschen beeinträchtigt auf Dauer allenfalls die Farben. Bei Verwendung eines guten Farbwaschmittels ist aber auch dies kein Problem mehr.

Waschen und Bügeln – das Einmaleins der Hemdenpflege

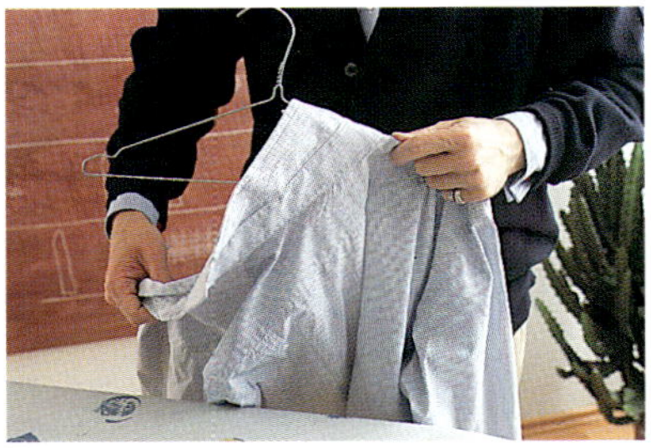

Am besten nehmen Sie das Hemd von der Leine, wenn es noch leicht feucht ist. Dann läßt es sich am mühelosesten bügeln.

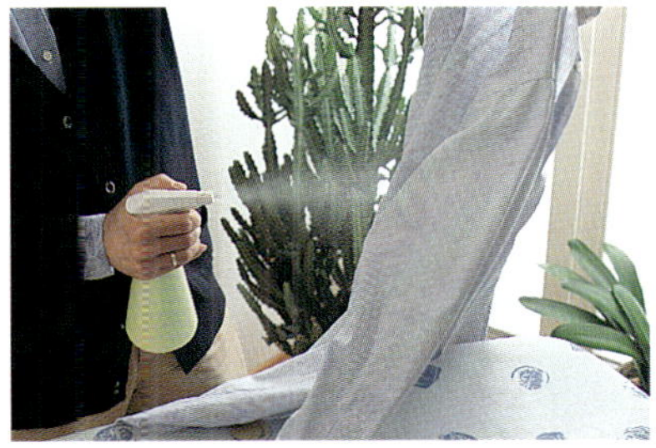

Sollte das Hemd schon zu trocken sein, müssen Sie es wieder gründlich anfeuchten. Dazu wird eine Sprühflasche benutzt.

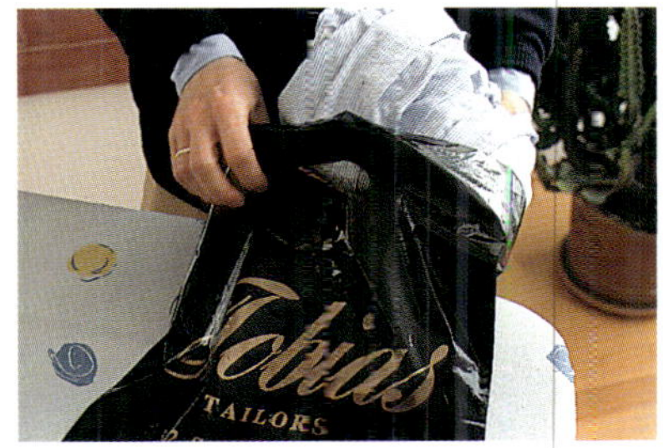

Das eingesprühte Hemd bewahren Sie etwa eine halbe Stunde in einer Plastiktüte auf. So feuchtet es gleichmäßig durch.

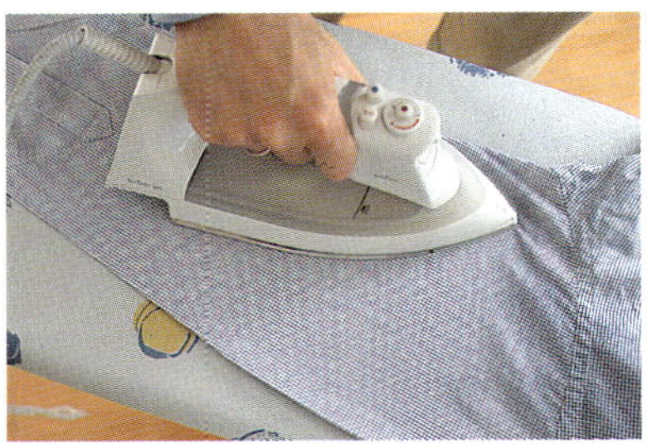

Beginnen Sie mit einem der Ärmel. Streichen Sie ihn glatt und setzen Sie in der Mitte des Ärmels an. Dann bügeln Sie von innen nach außen, sonst pressen sich leicht Falten in den Stoff hinein. Bügeln Sie die Kanten erst am Schluß. Wenn Sie ein Ärmelbügelbrett benutzen, dann ziehen Sie den Ärmel darüber und bügeln Sie ihn gleichmäßig glatt. Rund gebügelte Hemden sollten im Anschluß hängend aufbewahrt werden.

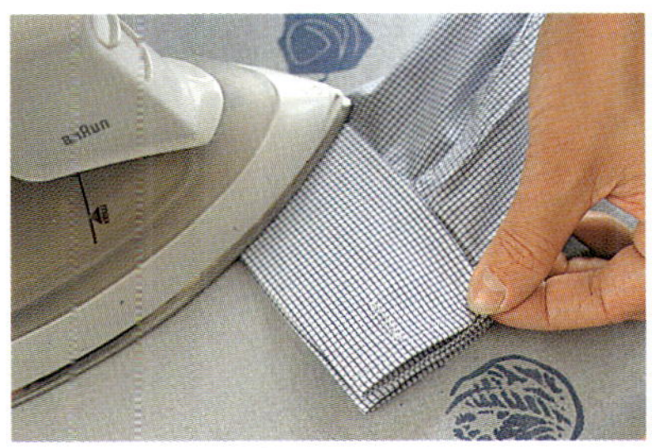

Eine einfache Knopfmanschette bügeln Sie so, daß die Knöpfe oben liegen. Bei einer doppelten Manschette müssen Sie anders vorgehen. Sie klappen die Manschette lang auseinander und bügeln sie gleichmäßig glatt. Dann falten Sie sie in die gewünschte Form und bügeln die Kante hinein. Danach falten Sie die Manschette einmal in der Mitte und bügeln den Knick so hinein, daß die Knopflöcher flach aufeinanderliegen.

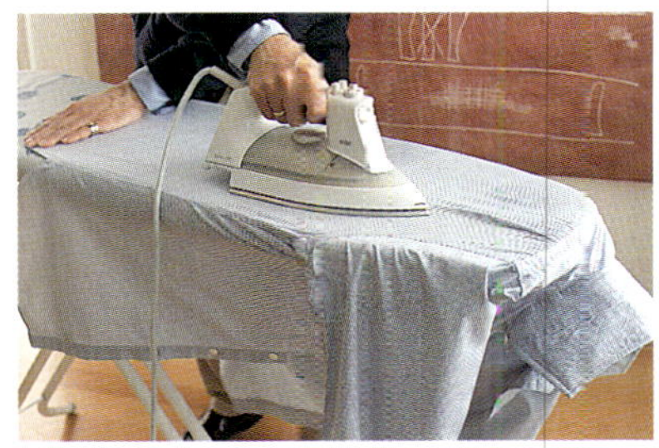

Legen Sie den Rückenteil des Hemds mit der Innenseite auf das Bügelbrett. Ziehen Sie das Hemd straff und bügeln Sie es glatt. Achten Sie dabei auf die Rückenfalte. Sie muß gleichmäßig eingebügelt werden. Legen Sie die Rückenfalte an den Rand des Bügelbretts, so daß sie an der einen Seite parallel verläuft. Halten Sie das Hemd straff, während Sie die Falte einbügeln. Wiederholen Sie das ganze von der anderen Seite.

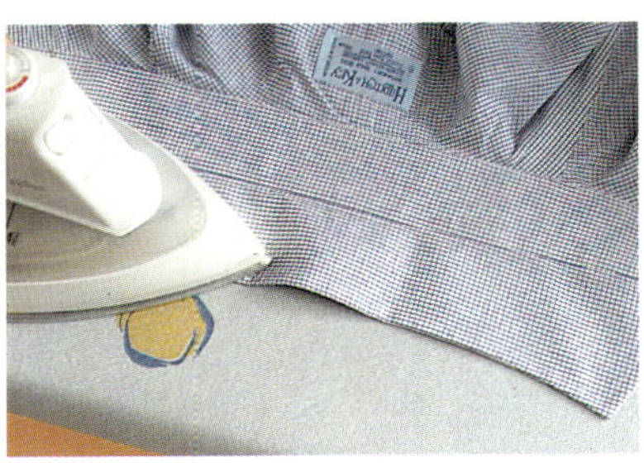

Bügeln Sie den Kragen von den Spitzen nach innen, damit keine Stoffalten nach außen überstehen. Dies gilt vor allem bei weichen Button-down-Kragen. Drehen Sie den Kragen um und bügeln Sie die Innenseite. Nun stecken Sie die Kragenstäbchen in den Kragen und schlagen ihn um. Das Umbügeln des Kragens ist nicht erforderlich.

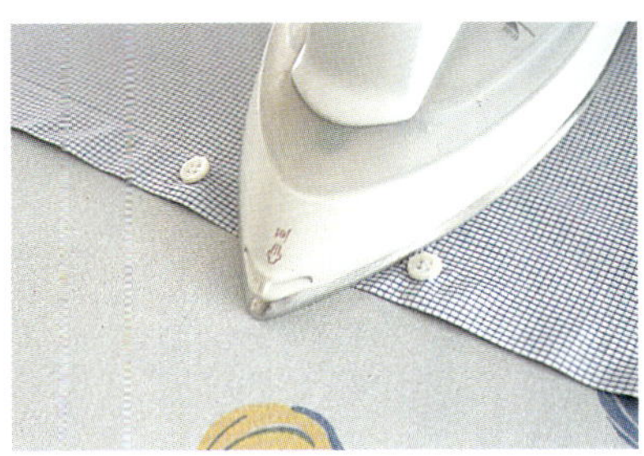

Bügeln Sie nun die Hemdbrust. Legen Sie zunächst die eine Hälfte mit der Außenseite nach oben auf das Bügelbrett und bügeln Sie sie glatt. Sollte es die rechte Seite mit den Knöpfen sein, dann bügeln Sie vorsichtig um die Knöpfe herum. Anschließend nehmen Sie sich die andere Seite vor.

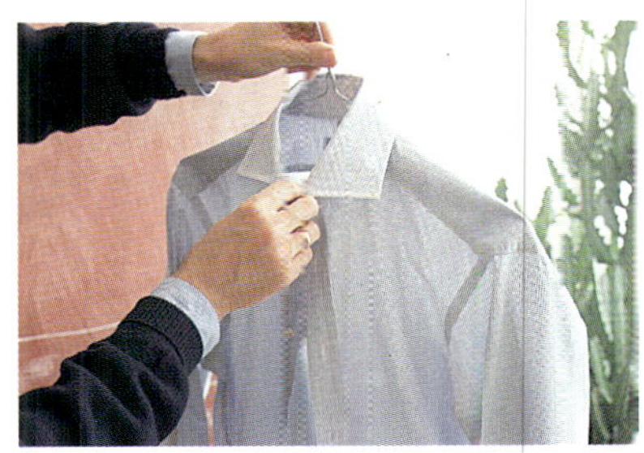

Hemden lassen sich am besten hängend aufbewahren. Oder aber Sie bügeln immer nur ein Hemd, das Sie dann nach dem Auskühlen sofort anziehen. Wenn Sie Ihre gebügelten Hemden liegend lagern wollen, können Sie auf die Faltanleitung auf Seite 57 zurückgreifen.

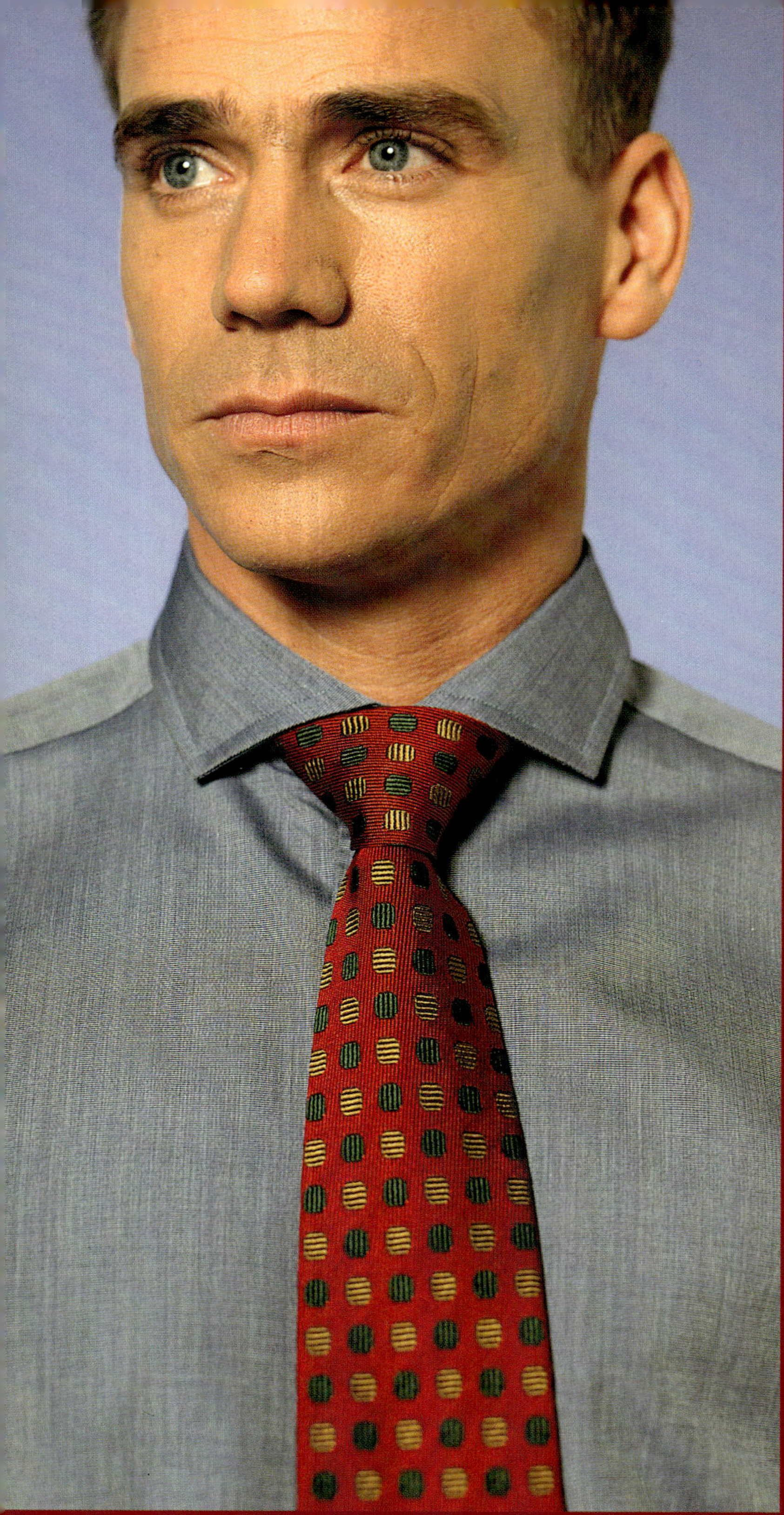

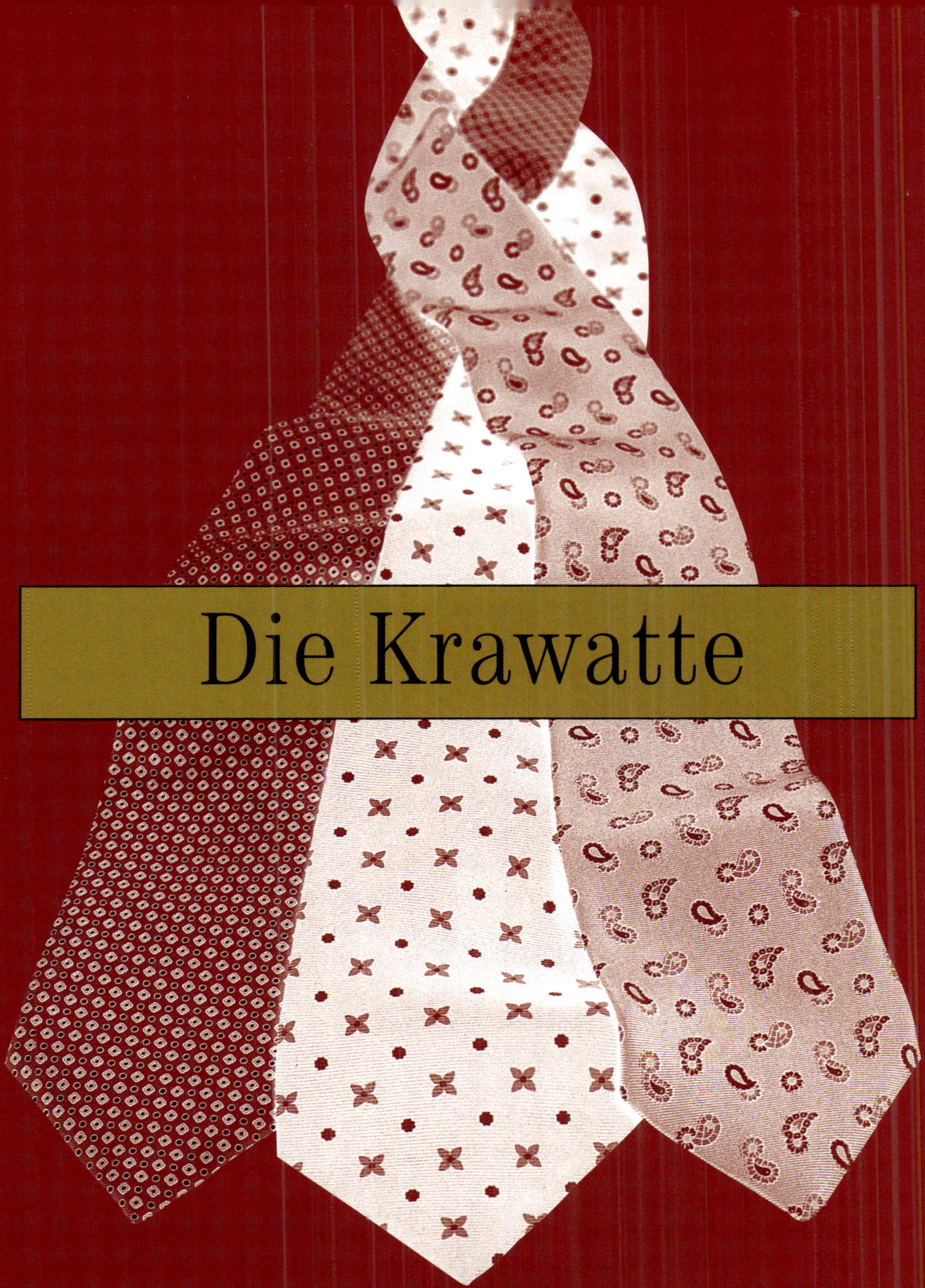

Die Krawatte

Vom Halstuch zum Halsschmuck

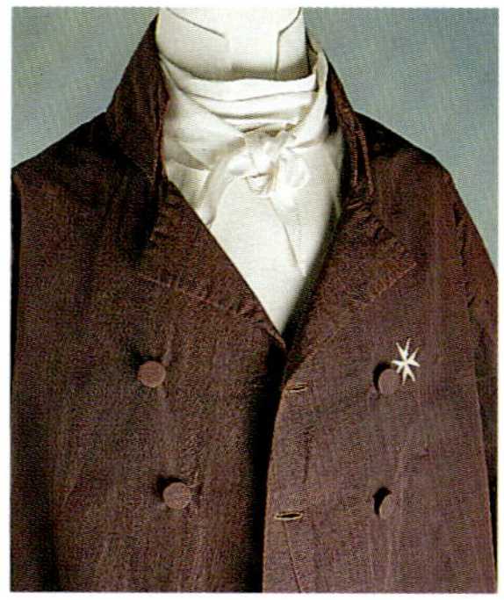

Zahlreiche Publikationen über die Krawatte und ihren Ursprung nennen die Trajanssäule in Rom als Beispiel für die Darstellung der ersten Vorläufer dieses Halsschmucks. Doch was die römischen Legionäre zu Beginn des zweiten nachchristlichen Jahrhunderts um dem Hals trugen, erinnert nur fern an die heutige Krawatte: es handelt sich dabei ebenfalls um ein Stück Stoff, das man sich um den Hals wickelte. Echte Vorläufer der Krawatte sind eher die Halstücher, die seit der Mitte des 17. Jahrhunderts Teil der Herrenkleidung geworden sind. Damals war eine Spitzenkrawatte Zeichen außerordentlichen Reichtums. Selbst die teuerste handgemachte Krawatte unserer Tage ist billig im Vergleich zu der Spitzenkrawatte, die einst der englische König Charles II. im Jahre 1660 trug. Sie kostete 20 Pfund und 12 Schillinge – und das zu einer Zeit, als ein paar Pfund ein gutes Jahresgehalt waren.

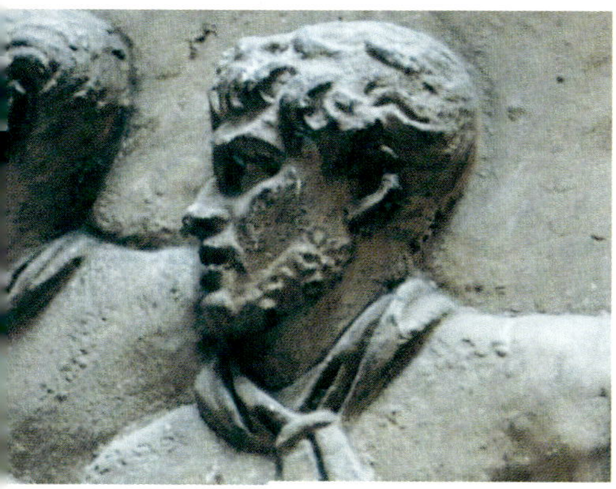

Die römische Trajanssäule zeigt Träger des »focale«: Taschentuch und Kälteschutz in einem.

Im Amerika des 18. Jahrhunderts finden wir den ersten Prototyp der heutigen Krawatte. Die sogenannte »Bandanna« war ein großes gemustertes Tuch, das man sich mehrfach um den Hals wand und mit einer Schleife schloß. Der amerikanische Boxer James Belcher machte sie populär. Der Engländer George Bryan Brummell rief im frühen 19. Jahrhundert eine ganz neue Mode ins Leben. Jener legendäre Dandy und große Stilist lehnte jede Übertreibung in der Mode ab. Die Kleidung eines Gentleman durfte auf keinen Fall verspielt oder auffällig sein. So kreierte er einen Look bestehend aus blauem Frack, beiger Weste und Hose, schwarzen Stiefeln und einem blendend weißen Halstuch. Hier soll uns nur letzteres interessieren. Brummell, der den Beinamen »Beau« trug, hatte immer eine große Menge gestärkter weißer Leinentücher zur Hand. Wenn ihm der Knoten mißlang, nahm er ein frisches Tuch und wiederholte die Prozedur, und zwar so lange, bis er zufrieden war. Das konnte dauern – und dementsprechend war sein Verbrauch an Leinen enorm hoch, genau wie seine Wäschereirechnungen. Mit dieser Praxis hat die moderne Krawatte nichts mehr zu tun.

Die unmittelbaren Vorläufer unserer heutigen Krawatte waren die ersten Schul- und Clubkrawatten. Im Jahre 1880 banden sich die Mitglieder des Oxford University's Exeter College die Hutbänder ihrer Strohhüte mit einem einfachen Krawattenknoten um den Hals und kreierten so die erste Clubkrawatte. Am 25. Juni desselben Jahres bestellten sie bei ihrem Schneider Krawatten in den entsprechenden Farben und lösten damit eine ganz neue Mode aus, die von anderen englischen Clubs und Schulen begeistert aufgenommen wurde. Der Vorläufer der gemusterten Krawatte war der »Macclesfield tie«, so benannt nach der Stadt im Nordwesten Englands, in der die Rohseide aus Indien und China verarbeitet wurde. Hier entstanden um 1900 gemusterte Krawatten in einer nie gekannten Vielfalt, produziert für die Mitglieder einer wachsenden Mittelschicht, die durch die Krawatte zeigen wollten, daß sie es geschafft hatten.

Die moderne Krawatte existiert in der heutigen Form seit 1924, obwohl wir modern aussehende Krawatten bereits auf Fotos aus der Zeit vor dem Ersten Weltkrieg entdecken können. Doch die Krawatten vor 1924 wurden meist mit der Laufrichtung des Stoffs ausgeschnitten und dann mit einem anderen Stoff gefüttert. Dadurch nutzten sie sich schnell ab und der Knoten hinterließ häßliche Falten. Der New Yorker Jesse Langsdorf fand die Lösung: Er schnitt die Krawatte nicht einfach irgendwie aus dem Stoff, sondern in einem Winkel von 45 Grad zur Laufrichtung. Zudem schnitt er die Seide nicht in einem Stück aus, sondern in drei Teilen, die dann zusammengenäht wurden. Diese Neuerung ließ er sich patentieren und verkaufte die Methode später in die ganze Welt. Bis auf den heutigen Tag werden die meisten guten Krawatten auf diese Weise hergestellt.

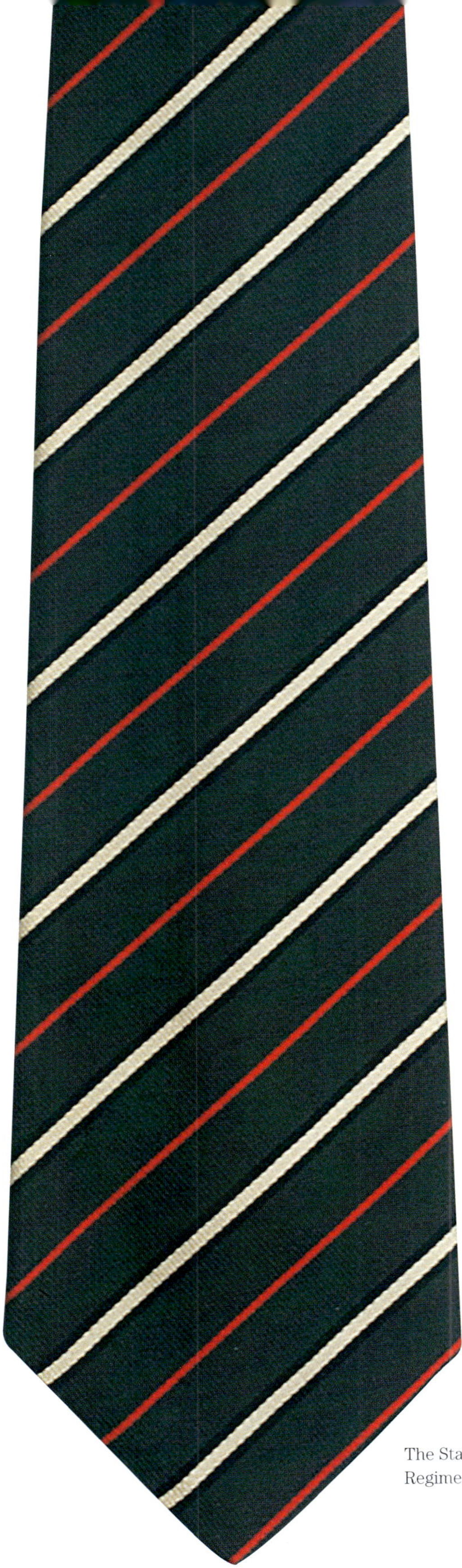

The Staffordshire Regiment

Stars der Stripes

Wer eine Krawatte mit den Farben eines Regiments, eines Colleges, einer Schule oder eines Clubs trägt, will damit sagen, daß er dazugehört, zu der entsprechenden Institution – und vor allem zur guten Gesellschaft. So ist es jedenfalls in England, der Wiege dieser Krawatte. Männer, die nicht dort beheimatet sind, kaufen solche Krawatten nach stilistischen oder ästhetischen Kriterien, und dagegen ist auch nichts zu sagen. Peinlich wird es nur, wenn ein Deutscher einen englischen Geschäftspartner trifft und aus Versehen die Farbe eines renommierten Ruderclubs trägt, in dem er natürlich nicht Mitglied ist – im Gegensatz zu seinem englischen Gegenüber. Die Wahrscheinlichkeit, auf diese Weise ins Fettnäpfchen zu treten, ist in England relativ groß, da es eine unübersehbare Zahl von »sprechenden« Farbkombinationen gibt. Deshalb sollten die wichtigsten bekannt sein.

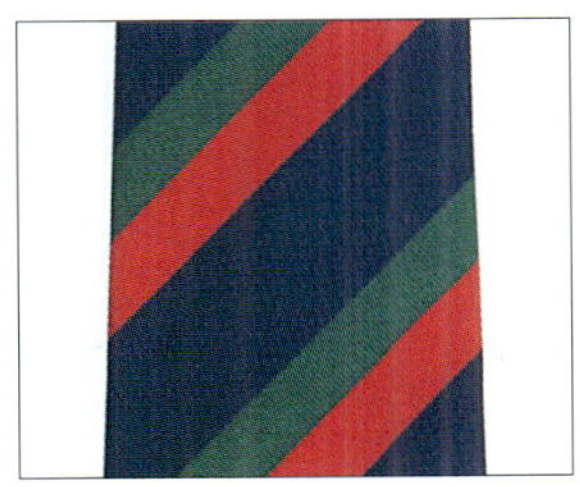

Black Watch

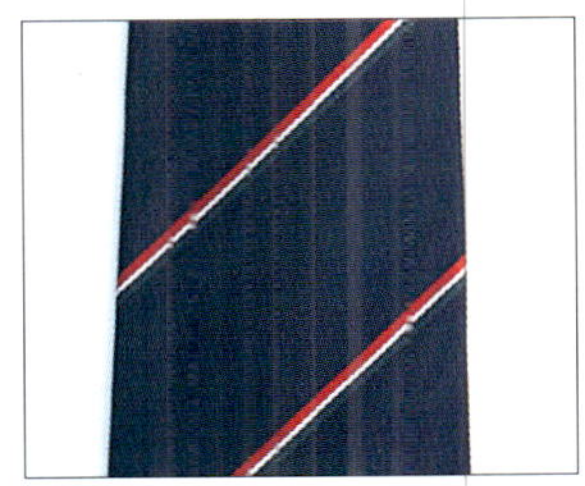

Merchant Navy

Royal Hampshire Regiment

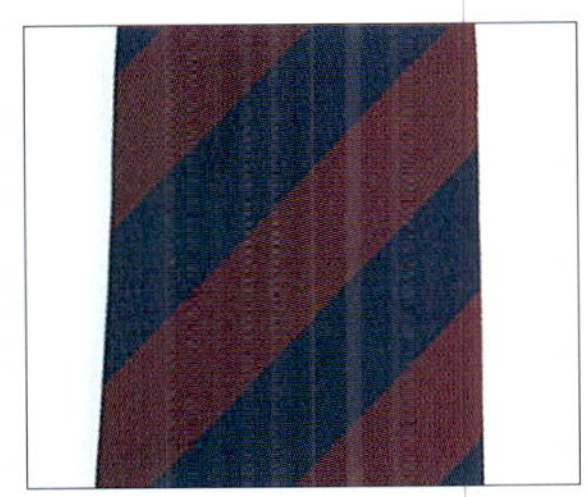

Life Guards

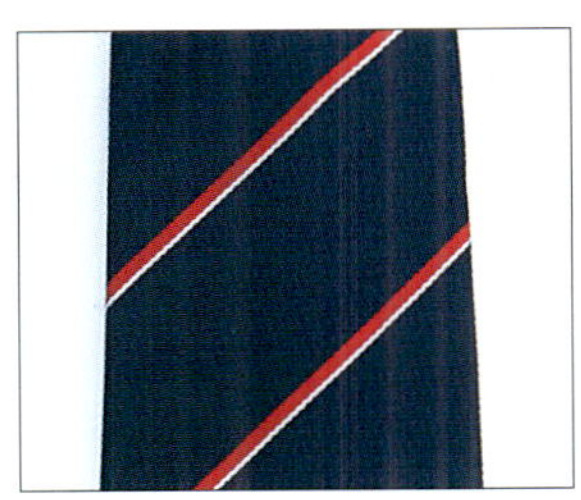

Royal Navy

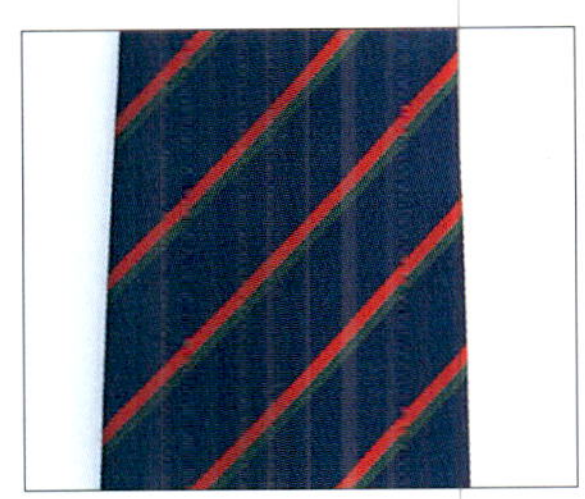

Royal Pioneer Corps

Die gute Krawatte

Das wichtigste Merkmal einer guten Krawatte läßt sich leider nicht abbilden: sie muß sich gut anfühlen. Deshalb sollte man eine Krawatte vor dem Kauf in die Hand nehmen und betasten. Oft wird dazu geraten, die Seide probeweise zusammenzudrücken, um zu sehen, ob sie knittert. Doch dieser Test sollte – wenn überhaupt – vorsichtig ausgeführt werden. Andere Testmethoden, wie etwa das Ziehen an bestimmten Fäden, sind ebenfalls nicht unbedingt anzuraten und führen auch nicht immer zu eindeutigen Ergebnissen. Der erste taktile Eindruck bleibt also der beste Ratgeber. Wenn Sie mögen, was Sie fühlen, sind Sie schon auf dem richtigen Weg.

Eine gute Krawatte ist in der Regel aus drei Teilen zugeschnitten. Wer sie genau betrachtet, erkennt die Nahtstellen zwischen den Einzelteilen. Diese Nähte stammen auch bei guten Krawatten von einer Nähmaschine. Die Naht, von der die Krawatte an ihrer Innenseite zusammengehalten wird, sollte allerdings von Hand genäht sein, wenn die Krawatte als »handfinished« oder »handmade« ausgelobt ist. Hersteller, deren Krawatten dieses Prädikat zu Recht tragen, sind in England zum Beispiel Drake's, Charles Hill oder Holliday & Brown. Sie liefern Krawatten an Gieves & Hawkes, Turnbull & Asser, Hilditch & Key und viele andere renommierte Adressen.

Bemerkenswert unter den handgemachten Krawatten britischer Provenienz sind auch die von Tobias Tailors in der Savile Row. Sie werden nicht in einer Fabrik oder Manufaktur, sondern von einer einzelnen Krawattennäherin angefertigt. Das garantiert dem Kunden, daß seine Krawatte nicht auch noch unter drei anderen Labels kursiert. In Frankreich liefert Charvet die berühmtesten handgemachten Krawatten. Das Geschäft am Place Vendôme bietet die weltweit größte Auswahl an Krawatten aus gewebter Seide. Hier ist jede einzelne ein Meisterwerk der Textilkunst.

Die Schlaufe, die das schmale Ende aufnimmt, kann an die Rückseite der Krawatte genäht sein. Bei manchen Herstellern verschwinden die beiden Enden der Schlaufe in der Mittelnaht. Dieses Detail sagt jedoch lediglich etwas über den bei der Fertigung betriebenen Aufwand, nichts aber über die Qualität der Seide, der Einlage oder des Futterstoffs aus. Bei den unumstritten hervorragenden Charvet-Krawatten finden wir zum Beispiel nur ein einfach angenähtes Label.

Typisch für italienische Krawatten ist das sogenannte »self-tipping«. Dabei sind die Spitzen der beiden Enden mit demselben Material gefüttert, aus dem auch die Krawatte gemacht ist. Doch auch das sogenannte »self-tipping« ist an sich kein Beweis für die Qualität der Seide, sondern vielmehr ein Stilmerkmal. Deshalb gilt, wie eingangs gesagt, daß sich die Krawatte vor allem gut anfühlen muß, bevor die technischen Details überhaupt ins Auge gefaßt werden sollten.

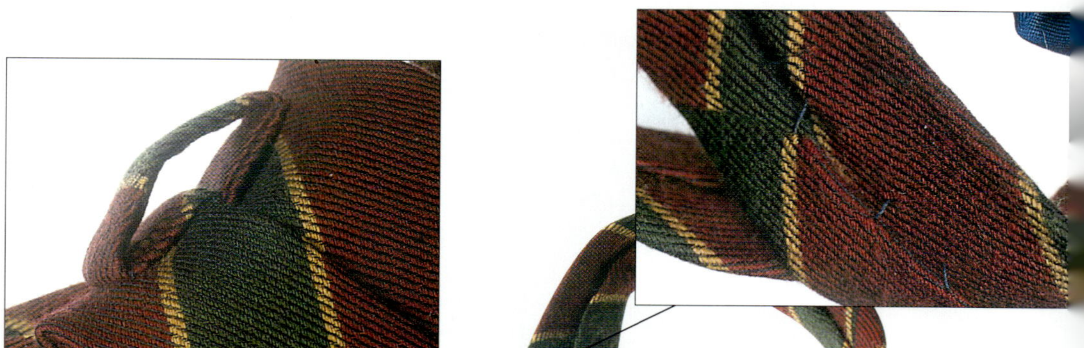

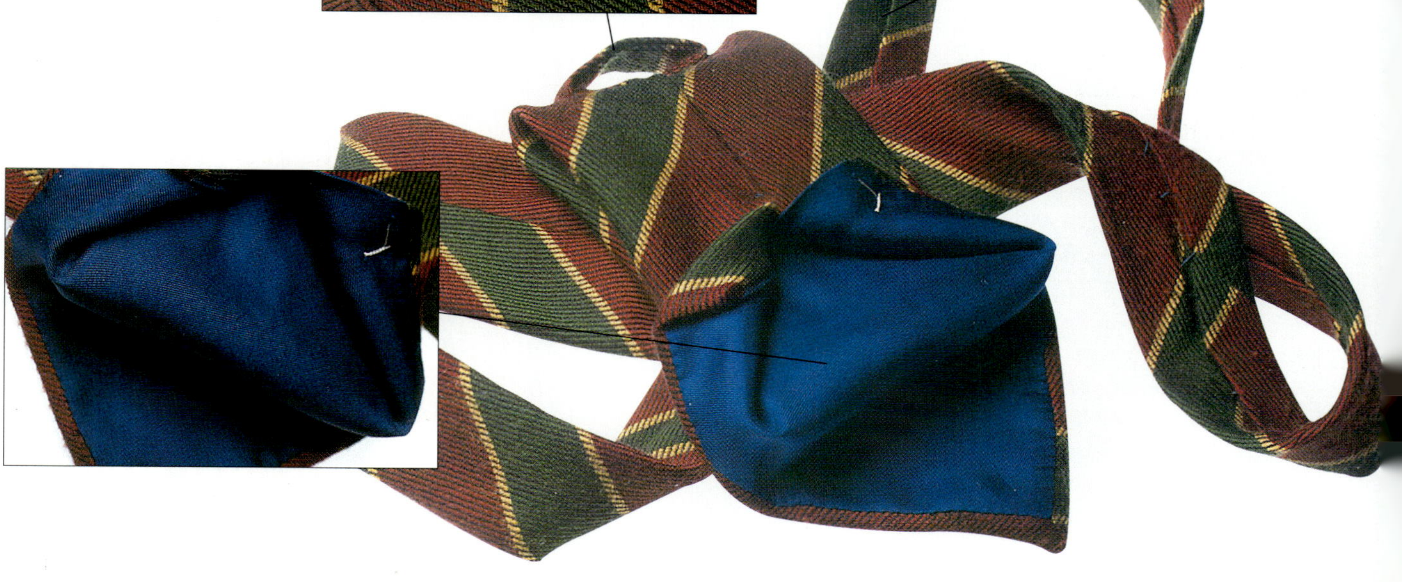

Wolle und Strick

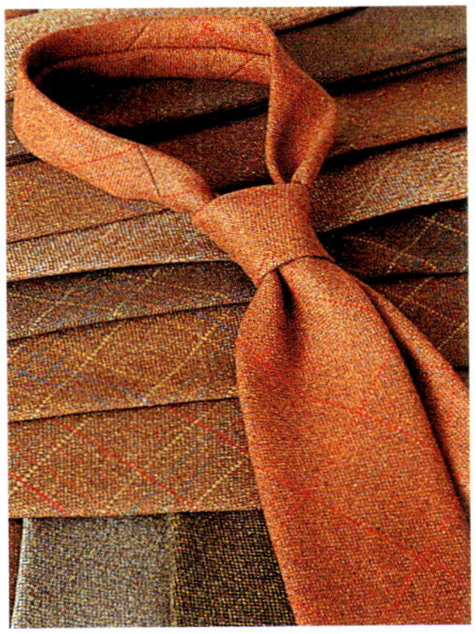

Strick und Wolle haben in der Bekleidung des englischen City-Gentleman nichts zu suchen. Er würde eine Wollkrawatte allenfalls auf dem Lande tragen, und die Strickkrawatte überläßt er lieber gleich den Künstlern, Gelehrten, Literaten und Journalisten. Auch außerhalb Englands gelten ähnliche Regeln. Eine gewebte Seidenkrawatte wird überall auf der Welt als die förmlichere Krawatte angesehen. Dennoch kann sowohl Strick als auch Wolle zum Geschäftsanzug oder sogar am Abend getragen werden – wenn man es richtig macht.

Die förmliche Version der Strickkrawatte kommt in Schwarz oder Dunkelblau daher. Sie hat die Breite einer normalen Webkrawatte, paßt zu hellen Hemden und ist zu einem dunkelgrauen Anzug absolut korrekt. Auch zu gemusterten Hemden passen einfarbige Strickkrawatten sehr gut. Wer sich allerdings in Stilfragen nicht so ganz sicher ist, sollte lieber auf die Strickkrawatte verzichten, denn gerade ihre Einfachheit verlangt eine sichere Hand bei ihrer Kombination mit dem Hemd.

Wollkrawatten gibt es beinahe in derselben Vielfalt von Mustern und Farben wie Seidenkrawatten. In England steht Wolle für Wochenende und Landleben, deshalb gibt es die Krawatten der großen Colleges, Regimenter und Clubs oft auch in einer Wollversion, die dann zum Tweedanzug getragen werden kann. Wie im Kapitel über das Hemd bereits erwähnt wurde, ist das ländliche Tattersallcheck-Hemd in der akademischen Welt sehr beliebt. Dies trifft auch auf die Wollkrawatte zu. Sie hängt häufig an den Hälsen der Gelehrten, die sich gern wie für den Wochenendaufenthalt auf dem Lande kleiden, vielleicht um zu demonstrieren, daß sie mit der City und der profanen Welt des Geldverdienens nichts zu tun haben. Wie die Strickkrawatte ist die Wollkrawatte meist einfarbig gehalten, was ihre Kombination mit einem karierten Hemd erleichtert. Es gibt sie aber auch gestreift, in allen klassischen Mustern wie Paisley und Foulard und sehr oft auch mit ländlichen Motiven, zum Beispiel Enten, Fasanen oder Pferden. Sehr elegante Wollkrawatten finden wir in Italien, besonders exquisit sind die der Mailänder Manufaktur Nicky. In Italien werden Wollkrawatten nämlich genauso selbstverständlich getragen wie Seidenkrawatten.

Wollkrawatten bestehen meist aus Schurwolle oder Cashmere, es gibt aber auch Mischungen aus Wolle und Cashmere, Wolle und Seide oder Seide und Cashmere. Doch ganz gleich aus welchem Material die Wollkrawatte ist, sie wärmt stärker als ihre Schwester aus Seide. Deshalb trägt man sie vor allem im Herbst und im Winter als zugleich gemütliche und elegante Alternative zur Seidenkrawatte.

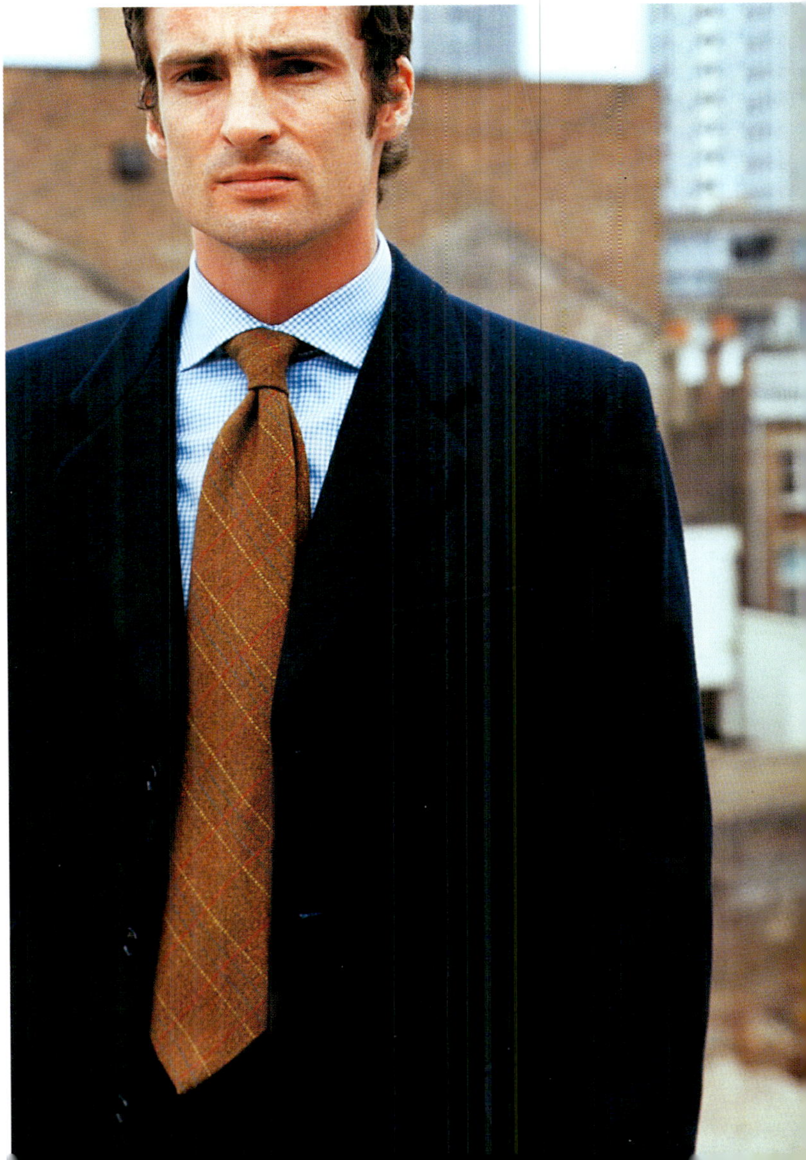

Mit die schönsten Cashmere-Krawatten der Welt entwirft der englische Designer Michael Drake. Logisch, welche Marke sein Assistent Robert Godley hier trägt.

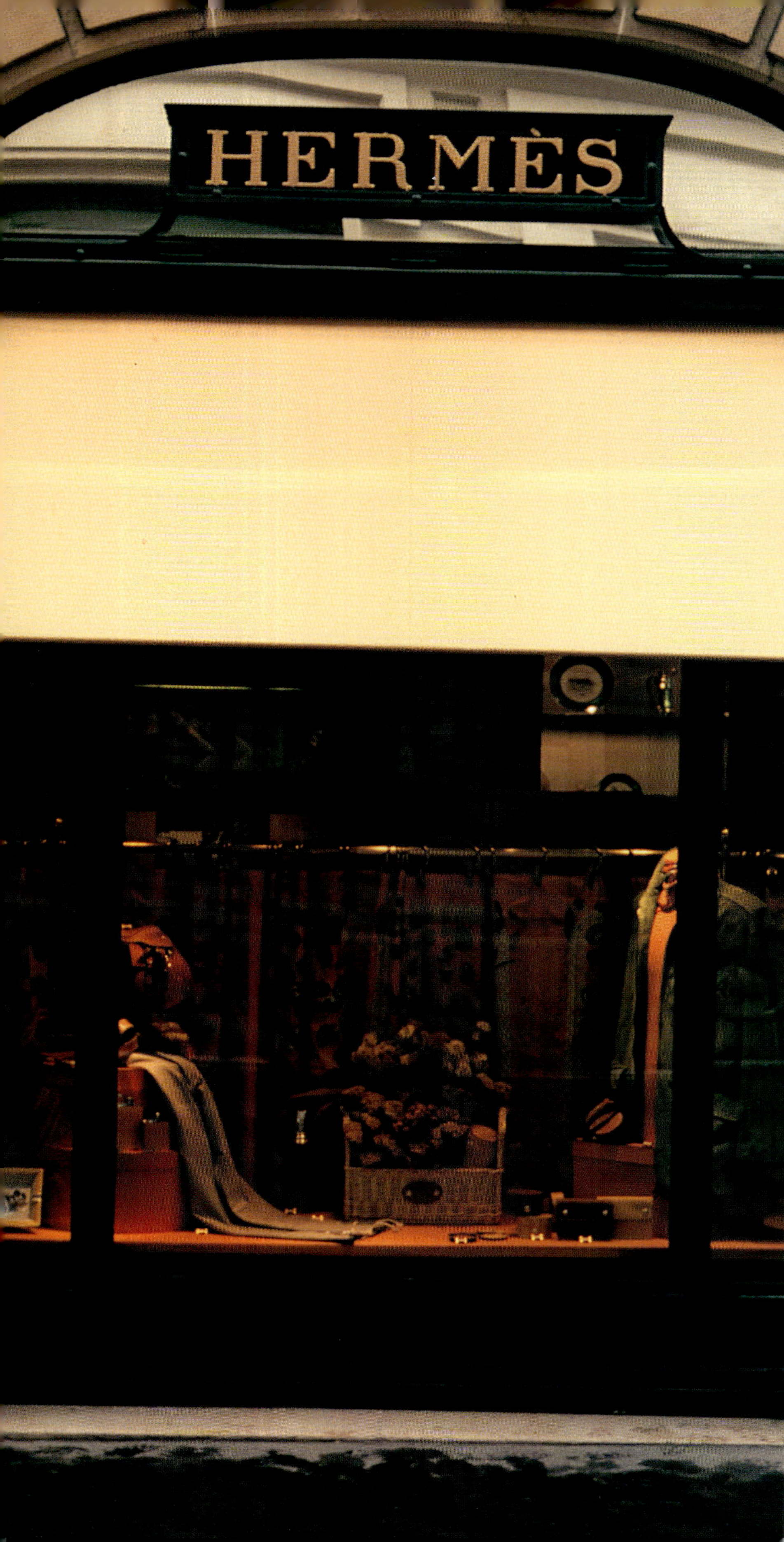

Das Beste vom Besten

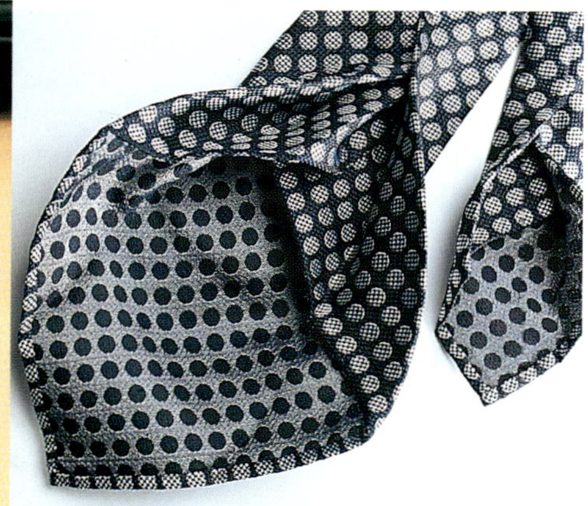

Die besten Krawatten werden aus reiner Seide oder Wolle gefertigt, doch der Hinweis »all silk« oder »100% cashmere« auf dem Etikett sagt nicht ganz die Wahrheit über die Natur der Krawatte. Genaugenommen müßte die Aufschrift »shell fabric all silk« oder »shell made of 100% cashmere« lauten, denn selbst die besten handgemachten Krawatten enthalten eine Einlage, die nicht aus Seide oder Cashmere besteht. Diese Einlage wird üblicherweise nicht erwähnt, und das macht auch nichts. Es gibt aber Krawatten, die vollständig aus Seide bestehen, also keine Einlage aus einem anderen Material enthalten. Man bezeichnet diese seltenen und zu Recht etwas teureren Meisterwerke des Krawattenmachens als »seven-fold-tie«. Der Name erklärt die äußerst materialaufwendige Herstellungsmethode, bei der ein quadratisches Stück Seide durch siebenfaches Falten auf Krawattenformat gebracht wird. Keine zusätzliche Einlage gibt dem »seven-fold-tie« Volumen, sondern allein die zusammengelegte Seide, aus der sie folglich zu 100 Prozent besteht. Der »seven-fold-tie« ist das Nonplusultra des »tiemaking« und zugleich auch das Nonplusultra des Understatements.

Faubourg St. Honoré Nr. 24 ist das Mekka aller Freunde der exklusiven Lederwaren, Seidentücher, Krawatten und Accessoires von Hermès. Alljährlich pilgern Tausende von Käufern aus aller Welt in das Pariser Geschäft.

Der große Erfolg aus der Grande Nation

Die Hermès-Krawatte gehört zu einer kleinen Zahl exklusiver Produkte, die auf der ganzen Welt als Zeichen guten Geschmacks gelten. Es gibt sicherlich Krawatten, die ein noch verfeinerteres Stilempfinden beweisen, und es gibt auch durchaus teurere und seltenere Krawatten. Aber keine andere Krawatte ist derart über Kritik, Mode und Geschmack erhaben wie die Hermès-Krawatte. Egal wohin die Geschäftsreise geht, wenn ein paar Hermès-Krawatten dabei sind und sie geschickt mit Hemd und Anzug kombiniert werden, dann läuft man nie Gefahr, falsch angezogen zu sein.

Es ist schwer zu sagen, was das Besondere an der Hermès-Krawatte ist. Vielleicht der unverwechselbare Stil, vielleicht aber auch die Kraft des Markennamens Hermès, der seit Jahrzehnten ein Synonym für Luxus ist. Als die Hermès-Krawatte 1953 auf den Markt kam, konnte noch keiner ahnen, daß sie 34 Jahre später schon über sechs Millionen Male verkauft sein sollte. Dabei blickte Hermès damals bereits auf eine 116 jährige Firmengeschichte zurück. 1837 legte Thierry Hermès den Grundstein für den heutigen Erfolg. 1879 bezog die Firma unter Leitung seines Sohns Emile-Charles die heute berühmte Adresse im Faubourg St. Honoré. 1929 entstand der erste Verkaufspunkt in New York. Damit begann auch die weltweite Verbreitung der Marke Hermès, die inzwischen neben Lederwaren, Seidentüchern und Krawatten auch Bekleidung, edle Duftwässer und Accessoires aller Art anbietet.

Wem es gefällt, der kann von Kopf bis Fuß Hermès tragen und auch seine Wohnung weitgehend mit Produkten dieser Marke dekorieren. An dem Mythos Hermès kann jeder teilhaben, der sich eine Krawatte mit dem prestigeträchtigen Logo leistet. Es soll Männer geben, die dies mindestens 40 mal im Jahr tun. Es gibt nämlich zwei Editionen zu je 20 Dessins pro Jahr. Dazu kommen zehn Neuauflagen älterer Muster. Die meisten Dessins gibt es zudem in vier bis fünf Farbstellungen. Wer diese Krawatten ernsthaft sammelt, sucht fehlende Stücke oft in Flughafenboutiquen. Hier ist mit etwas Glück das eine oder andere Dessin zu finden, das in der Hermès-Boutique schon lange ausverkauft ist. Bei aller Vielfalt der Muster haben die Kunden allerdings doch einen klaren Favoriten, nämlich das Motiv »Chaine d'Ancre«, von dem 6000 Exemplare pro Kollektion verkauft werden. Vielleicht hängt eines davon auch in Ihrem Kleiderschrank?

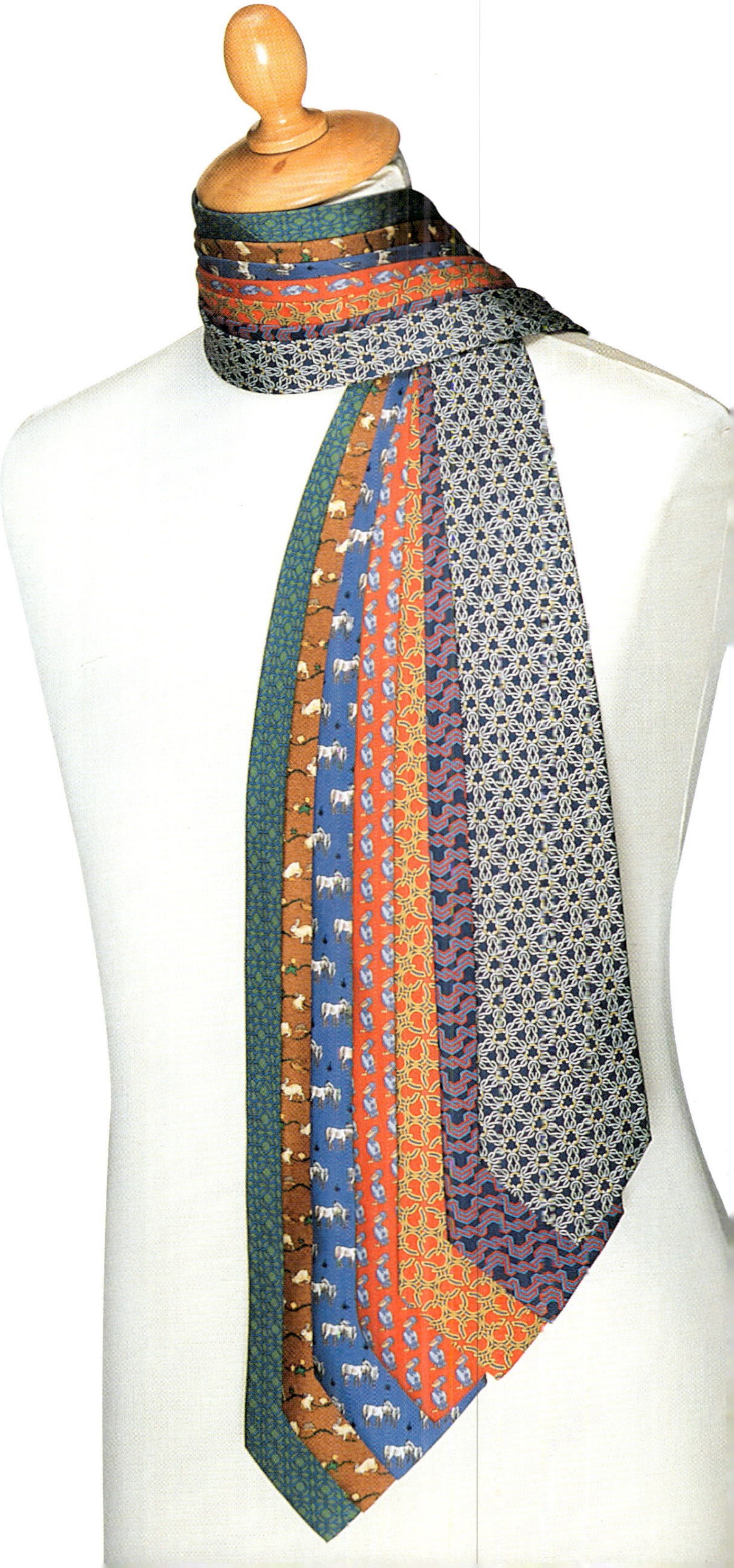

Wo die Seide herkommt

Seide gilt seit ihrer Entdeckung als der edelste und schönste Webstoff. Tatsächlich war Seide jahrhundertelang den Reichen und Mächtigen vorbehalten, die das schimmernde Gewebe als Zeichen ihres Wohlstands trugen. Wir verdanken sie den Seidenspinnern, einer Schmetterlingsart, deren Raupen sich bei der Verpuppung in Seidenfäden einwickeln. Bekanntester Vertreter dieser Art ist der Maulbeerspinner, so benannt, weil er sich vom Maulbeerbaum ernährt.

Voraussetzung für die Seidenherstellung war immer die Zucht der Seidenraupen. Seit dem dritten vorchristlichen Jahrtausend ist die Seidenraupenzucht nachweisbar, und die Chinesen waren die ersten, die diese Kunst beherrschten. Lange Zeit hüteten sie ihr Knowhow eifersüchtig, da die Seide ein wichtiger Exportartikel war, der über die Seidenstraßen an die Höfe Europas gelangte. Doch es ließ sich nicht verhindern, daß auch in Korea und Japan – später auch in Indien und Persien – die Zucht gelang und China Konkurrenz bekam. Durch byzantinische Mönche wurde die Seidenraupenzucht auch in Europa bekannt. Frankreich und Italien gehören heute neben Indien, China, Japan und Korea zu den Erzeugerländern der Seide. Die Seidengewinnung ist zeit- und arbeitsintensiv. Zunächst muß sich die Seidenraupe in einen Kokon einspinnen. Ist dies geschehen, werden die Puppen mit heißem Wasserdampf oder heißer Luft getötet. Nach dem Abtöten der Puppen ist die Arbeit des Seidenzüchters beendet. Die weitere Bearbeitung des Kokons, das Abhaspeln, erfolgt in einer speziellen Fabrik. Dort werden die Kokons zunächst in Wasser eingeweicht, um die Leimschicht zu lösen, mit der der Kokonfaden verklebt ist. Mit Hilfe von speziellen Bürsten kann dann der Kokonfaden abgehaspelt werden. Von den 3000 Metern Faden aus einem Kokon sind nur etwa 300 bis 800 Meter für die Verarbeitung zu hochwertiger Rohseide geeignet. Die Seide läßt sich noch weiter veredeln, indem sie in Seifenlösung gekocht wird, um sämtliche Reste des Seidenleims zu entfernen (das Entbasten). Anschließend werden die Seidenfäden gesponnen und verwebt.

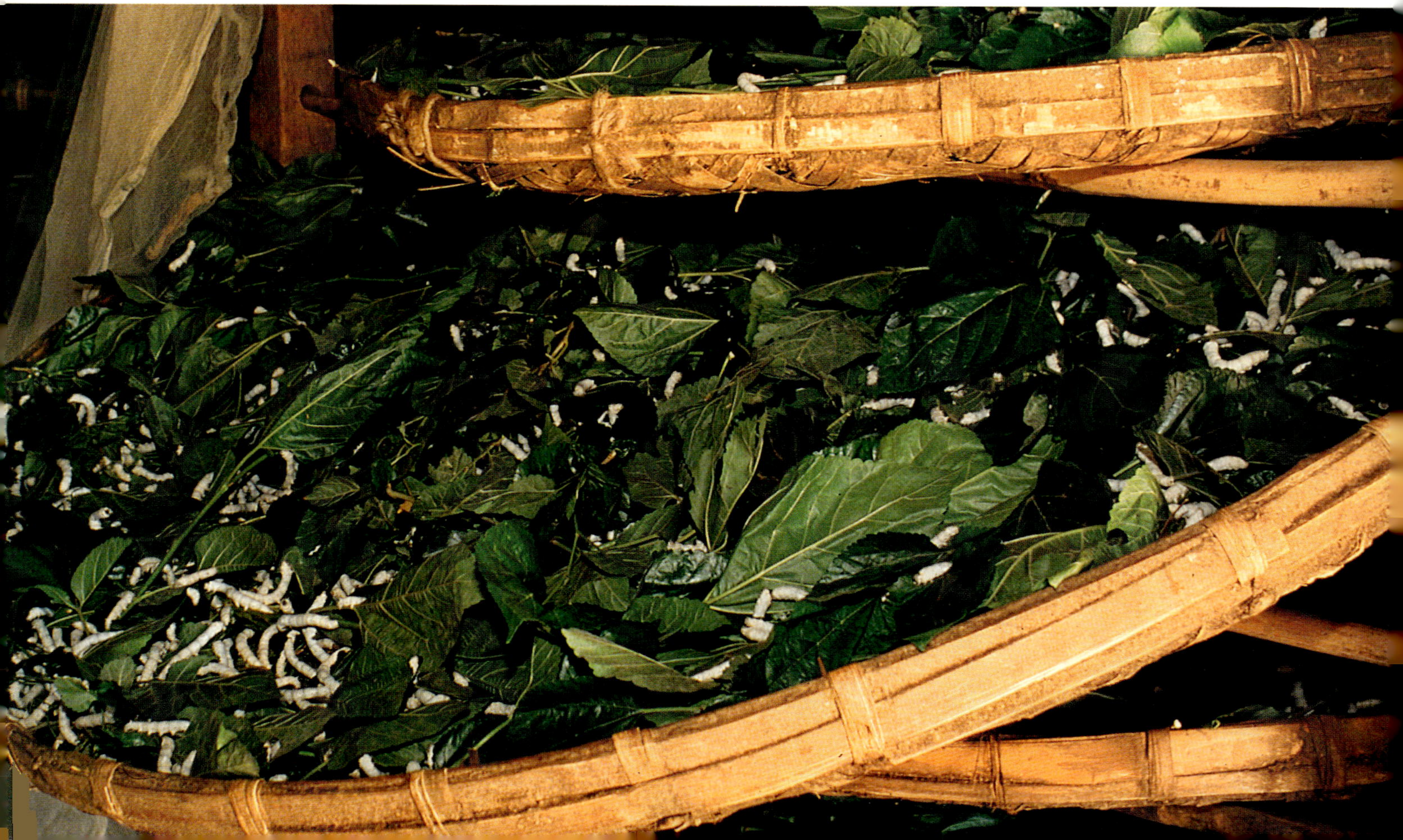

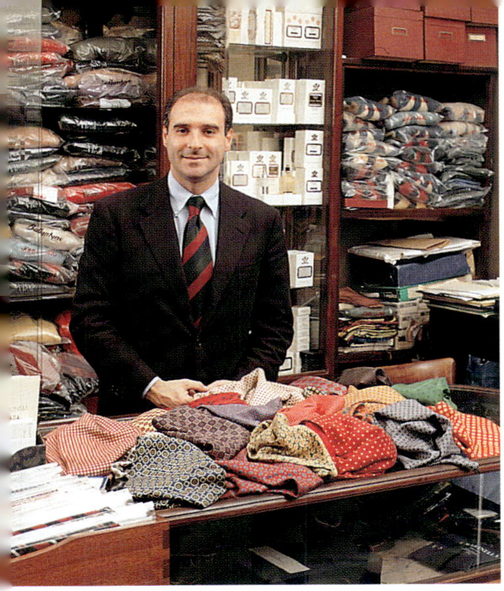

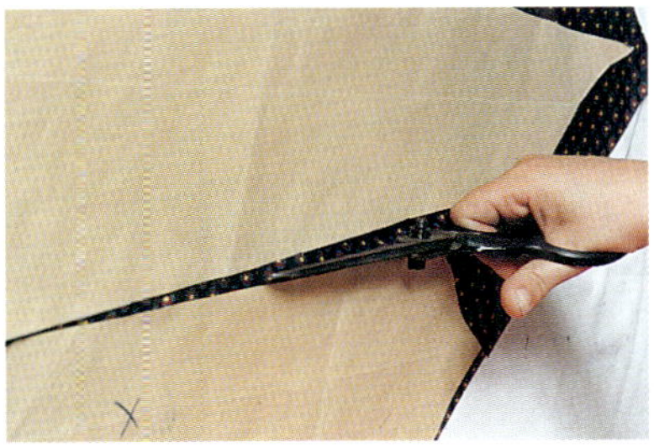

Bei Marinella wird natürlich von Hand und mit der guten alten Schere zugeschnitten. Wie beim Herrenschneider dient als Vorlage eine Schablone aus Papier, die genau den Wünschen des Kunden nach Länge, Breite und Volumen der Krawatte entspricht.

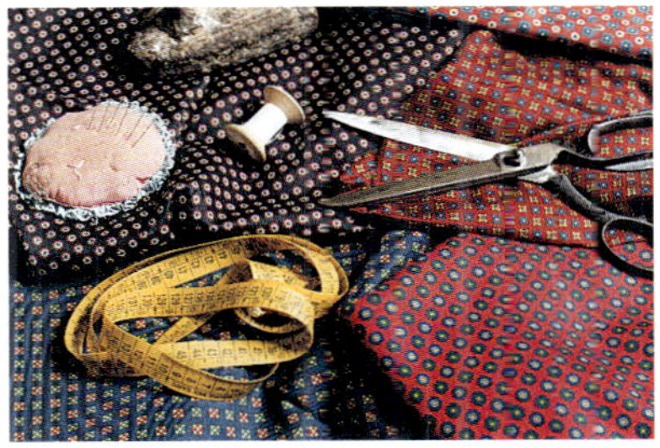

Typisch für die Marinella-Krawatte ist das »self-tipping«, also das Futter aus demselben Stoff, aus dem auch die Krawatte zugeschnitten wurde. Das Futter wird so bemessen, daß bei der fertigen Krawatte nichts von der Füllung zu sehen ist.

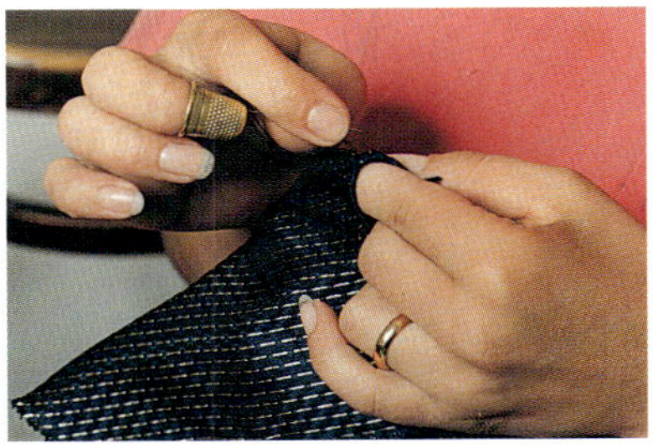

Die Einzelteile einer Marinella-Krawatte werden vollständig von Hand zusammengenäht. Dies verleiht der Krawatte eine überlegene Haltbarkeit und Elastizität.

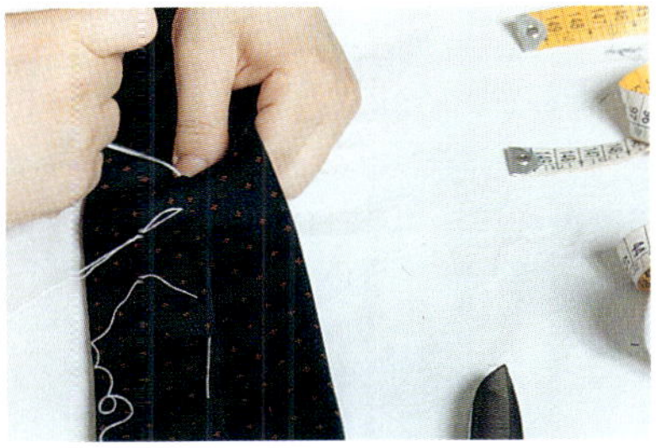

Wie ein Maßanzug wird auch die Marinella-Krawatte zunächst mit einem weißen Baumwollfaden zusammengeheftet, nachdem sie in die endgültige Form gefaltet wurde.

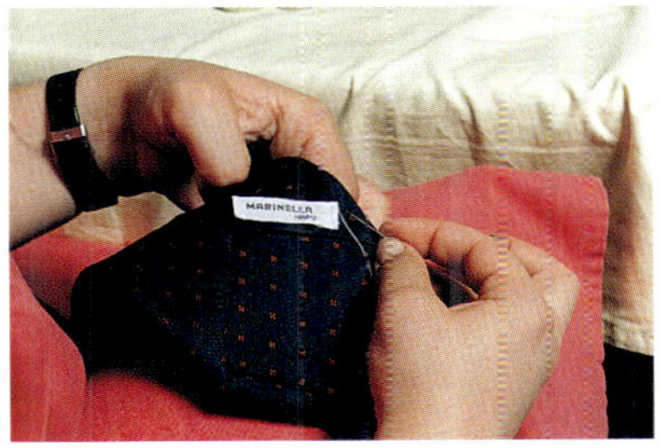

Nachdem die Krawatte von Hand gebügelt wurde, wird das Marinella-Label hinzugefügt, das die Krawatte dezent als eine der besten der Welt ausweist.

Die Busineß-Krawatte

Die klassischen Busineß-Muster sind alles andere als originell. Doch das sollen sie auch gar nicht sein. Nur an kleinsten Details darf unser Gegenüber ausmachen können, ob es sich um eine Durchschnittskrawatte oder um eine der Spitzenklasse handelt. Understatement funktioniert wirklich nur dann, wenn sich höchste Qualität hinter größter Unauffälligkeit verbirgt, wie zum Beispiel bei den Krawatten des Neapolitaners Marinella. Wer irgendwo gelesen hat, daß bei ihm mit die feinsten Krawatten der Welt zu bekommen sind, die zudem nach Maß angefertigt werden können, wird vielleicht enttäuscht sein, wie schlicht die Dessins des Hauses sind. Aber gerade in der Schlichtheit liegt ihre Größe. »Less is more«, das gilt auch bei der Krawatte.

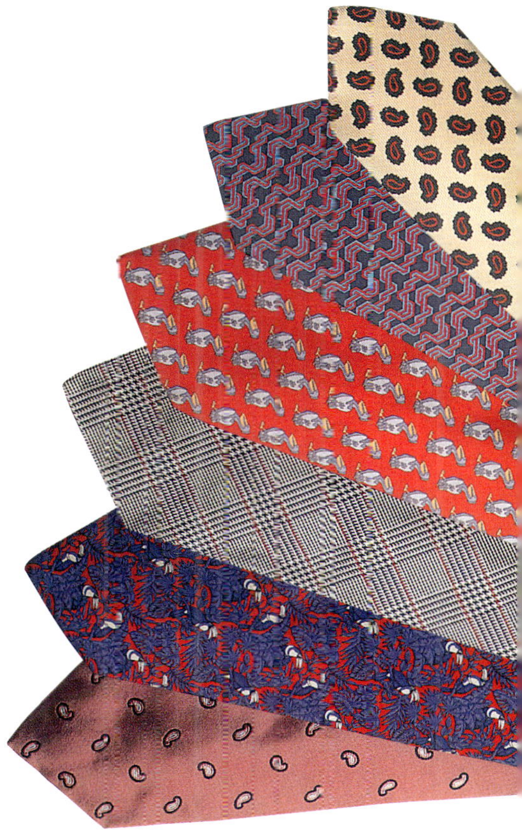

Der Four-in-Hand

Prince of Wales, König Edward VIII., Duke of Windsor – unter diesen drei Titeln taucht einer der bedeutendsten Stilisten der modernen Herrenmode in den Geschichtsbüchern Englands ebenso wie in den Stilbreviers der Welt auf. Jeder einzelne Titel steht für eine Lebensphase dieses Mannes, der 1894 geboren wurde und 1972 starb – wobei die als König die kürzeste war. Wir nennen ihn hier der Einfachheit halber nur den Duke of Windsor, obwohl er auch als Prince of Wales wichtige modische Neuerungen eingeführt oder popularisiert hat. In diesem Kapitel sei er vor allem im Zusammenhang mit dem nach ihm benannten Windsor-Knoten erwähnt. Allerdings legen die einschlägigen Fotos beinahe den Schluß nahe, daß der Duke of Windsor diesen Knoten selbst gar nicht getragen hat. Seine voluminösen Krawattenknoten lassen sich wohl eher auf ein dickes Futter als auf den doppelten Knoten zurückführen. Auch Suzy Menkes erwähnt diesen Umstand in ihrem Buch »Windsor Style« und fügt hinzu, daß der Duke of Windsor seine Krawatten bei Hawes & Curtis anfertigen ließ – und zwar fast immer mit einem besonders dicken Futter. Das würde zusätzlich dagegen sprechen, daß er selbst einen Windsor-Knoten trug, denn mit dickem Futter nimmt der Knoten geradezu untragbare Ausmaße an. Probieren Sie es selbst mit unterschiedlich dick gefütterten Krawatten aus verschiedenen Materialien. Der Four-in-hand-Knoten ergibt bei einer dickeren Krawatte exakt das Abbild des Knotens, den der Duke of Windsor auf vielen Fotos trägt.

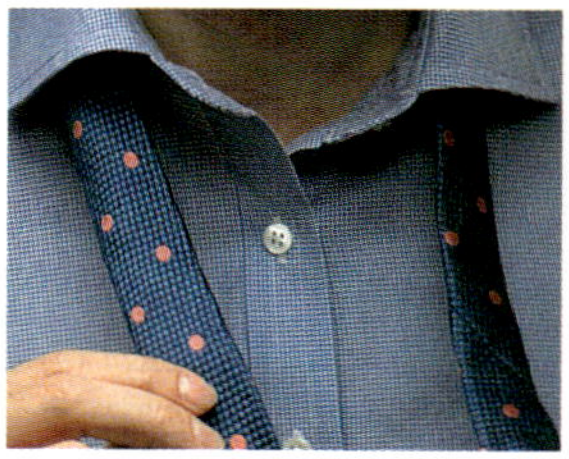

Legen Sie die Krawatte so um den Hals, daß das breitere Ende rechts liegt. Das breite Ende muß länger herunterhängen, als das schmalere Ende.

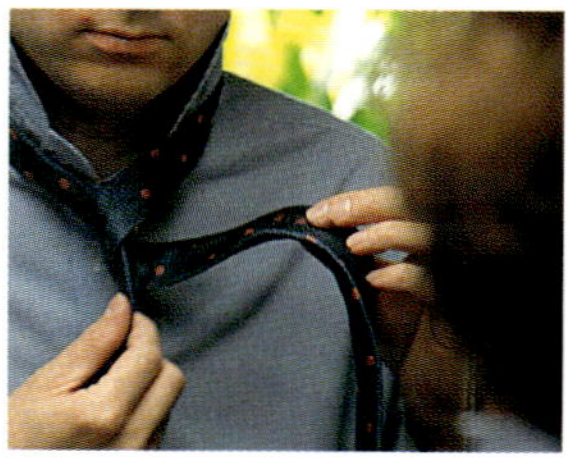

Fassen Sie das breite Ende mit der rechten Hand und legen Sie es nach links über das schmale Ende, das Sie mit der linken Hand halten. Führen Sie nun das breite Ende um das schmale herum.

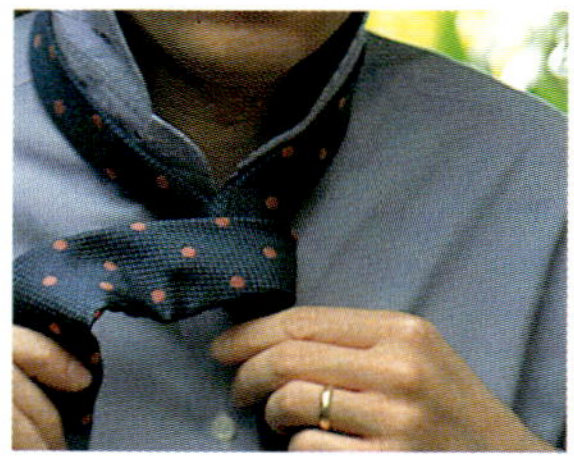

Führen Sie das breite Ende weiter um das schmale Ende, so daß es links zu liegen kommt. Die Form des Krawattenknotens ist nun schon zu erahnen.

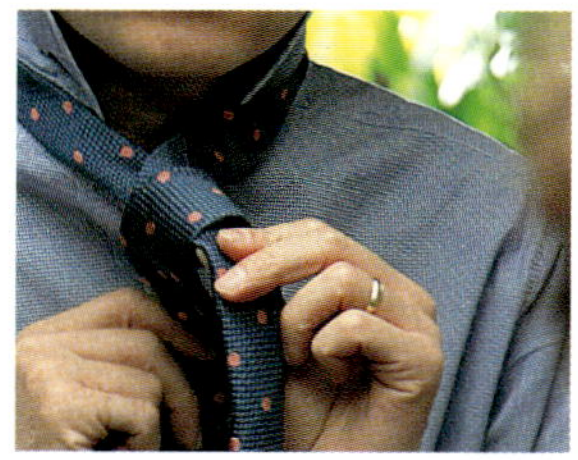

Führen Sie jetzt das breite Ende unter den halben Knoten, den Sie dazu etwas anheben.

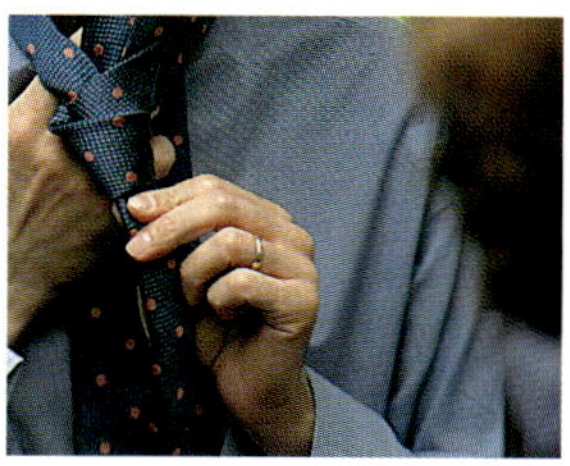

Führen Sie mit der linken Hand das breite Ende von unten über den halben Knoten, und ziehen Sie das ganze breitere Ende nach vorne durch.

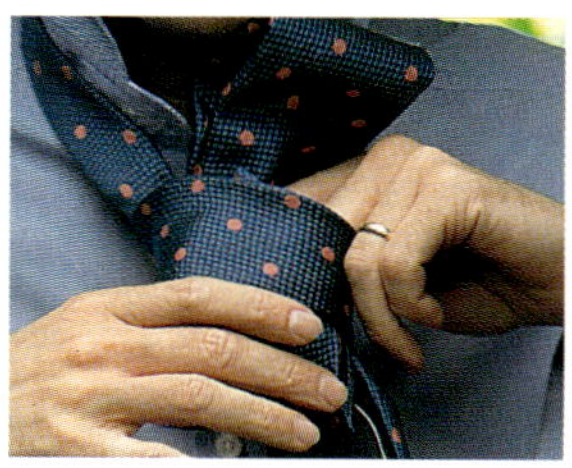

Führen Sie das breite Ende der Krawatte mit der rechten Hand zwischen die äußerste und die darunterliegende Lage des Knotens und ziehen Sie es durch.

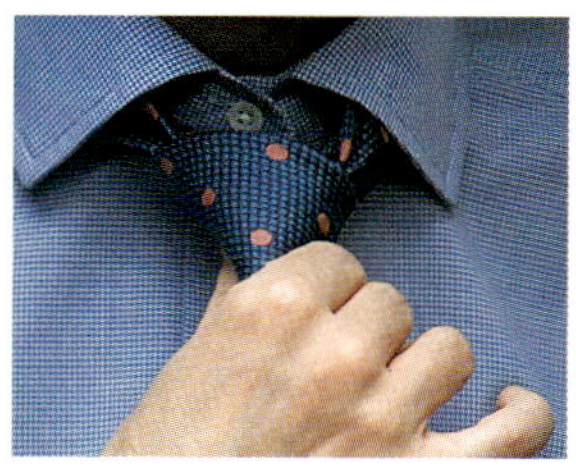

Halten Sie das schmale Ende der Krawatte fest und ziehen Sie den Knoten langsam zu. Nicht vergessen: den Hemdkragen schließen.

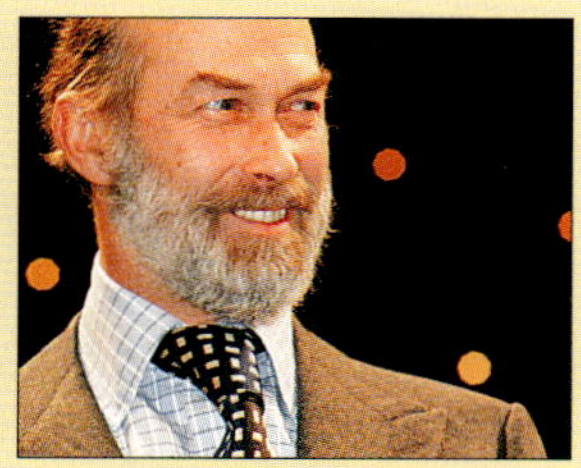

Prince Michael of Kent pflegt zwei stilistische Marotten, die ihm fast den Ruf eines Exzentrikers einbringen. Zum einen trägt er als einziges namhaftes Mitglied der königlichen Familie einen Vollbart, zum anderen hat er eine Vorliebe für sogenannte »kipper ties«, also breite Krawatten im Stil der siebziger Jahre. Doch nicht nur die Breite seiner Krawatten ist bemerkenswert, sondern auch die Dessins und Materialien.

Der Windsor-Knoten

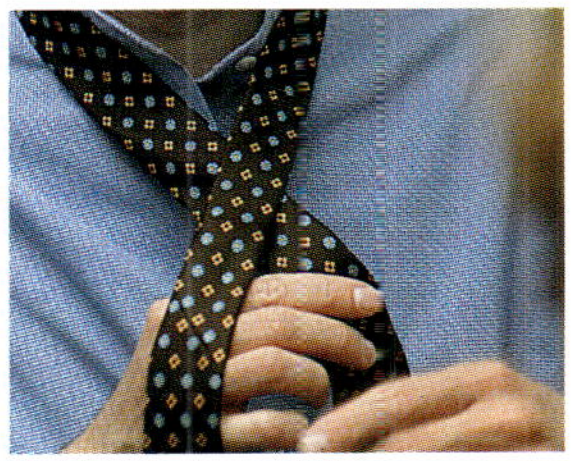

Beim Windsor-Knoten müssen Sie das breitere Ende sehr viel weiter rechts herunterhängen lassen. Führen Sie nun das breitere Ende mit der rechten Hand nach links über das schmalere Ende, das Sie mit der linken Hand greifen.

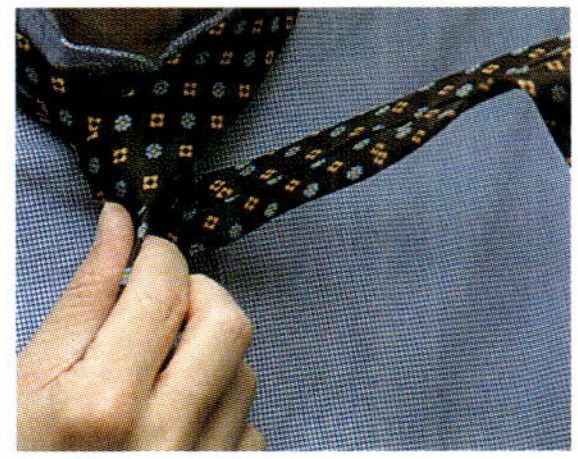

Führen Sie das breitere Ende von links nach rechts unter dem schmalen Ende herum. Ziehen Sie es dann über den Knoten zum Körper hin nach unten durch die Schlaufe.

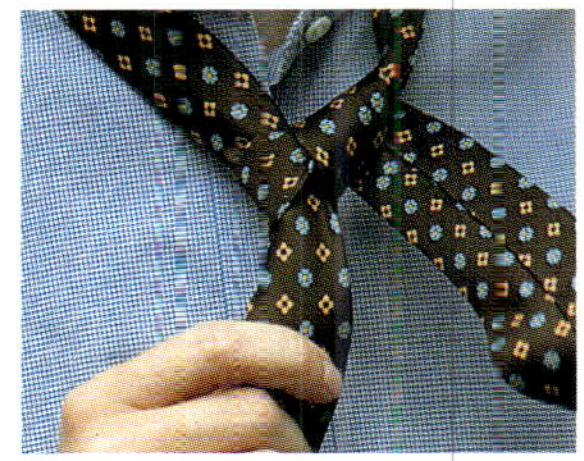

Das breitere Ende muß danach – mit der Unterseite nach oben – nach rechts unten hängen.

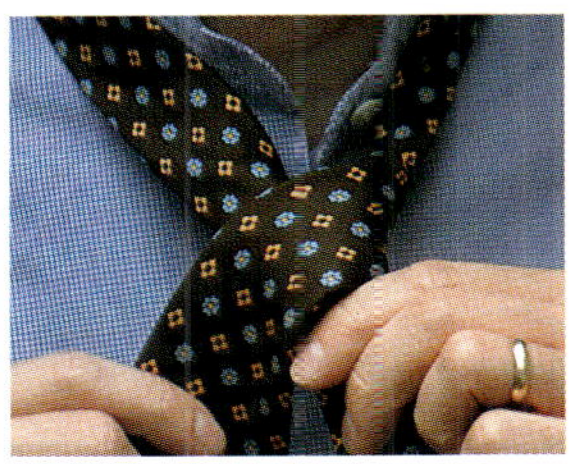

Ergreifen Sie jetzt das breitere Ende und schlagen Sie es nach links um den halben Knoten herum.

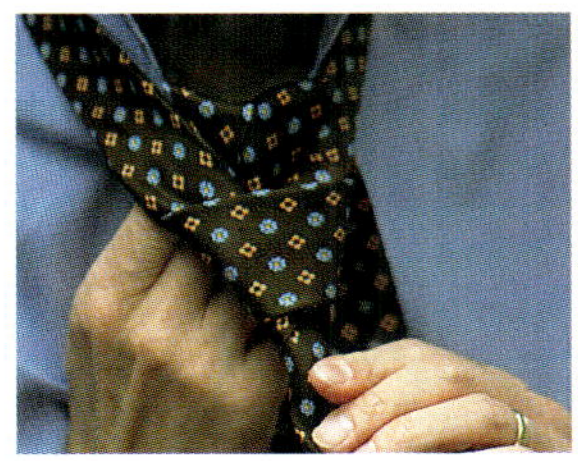

Führen Sie nun mit der linken Hand das dicke Ende der Krawatte an der Rückseite des Knotens von unten durch die den Hals umgebende Schlaufe.

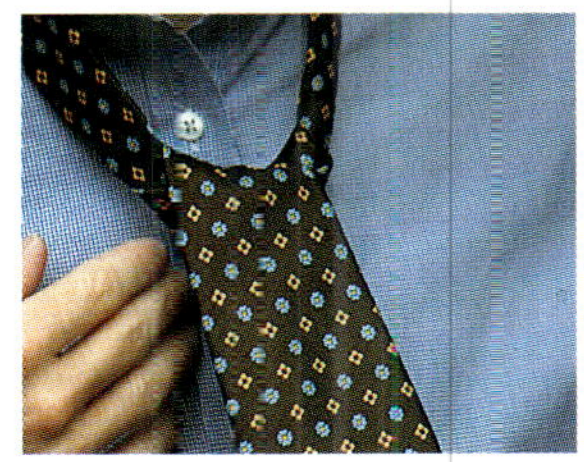

Nun ziehen Sie das breitere Ende nach vorne über den halbfertigen Knoten und lassen es herunterhängen.

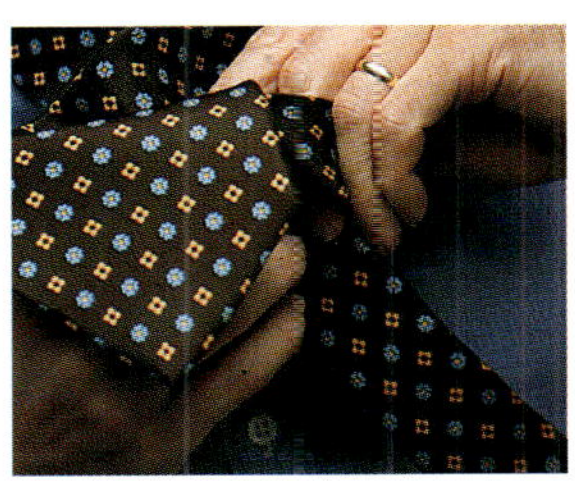

Stecken Sie nun die Spitze des breiten Endes unter der äußeren Lage des Knotens hindurch.

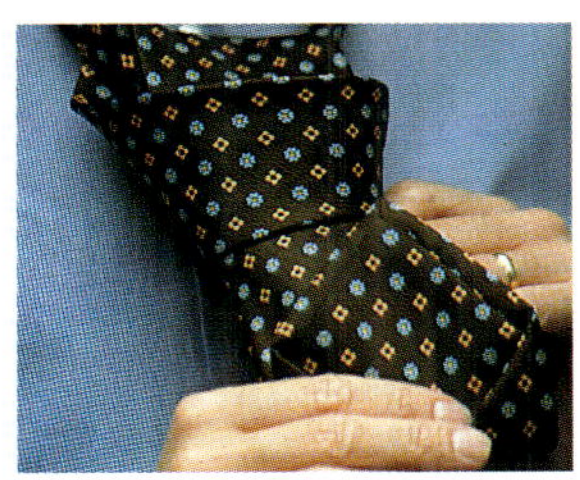

Ziehen Sie das breite Ende ganz durch und richten Sie vorsichtig den Knoten aus, indem Sie ihn behutsam festhalten und an dem schmaleren Ende ziehen.

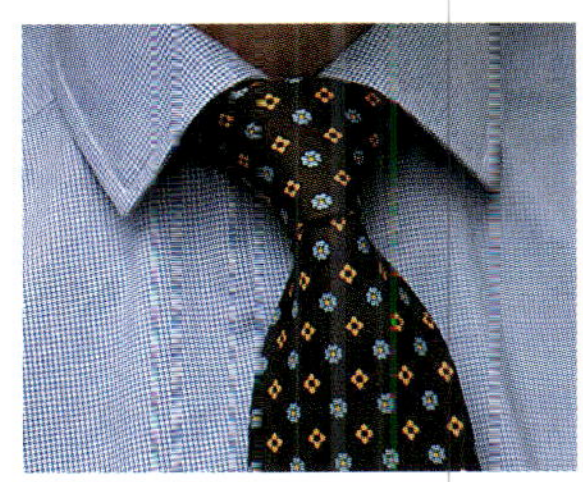

Das breitere Ende der Krawatte sollte jetzt länger als das schmale sein. Wenn nicht, binden Sie einen neuen Knoten oder stecken das schmale Ende in den Hosenbund.

Tips zum Krawattenknoten

1. Der einfache Four-in-hand-Knoten ist der stilistisch befriedigendere und zudem vielseitigere Knoten. Stilistisch befriedigend, weil seine längliche Knotenform die Halspartie streckt und er mit seiner leichten Schräglage für eine interessante Asymmetrie zwischen den Kragenspitzen sorgt. Vielseitig, weil er bei jeder Krawattendicke gute Ergebnisse bringt.

2. Der Windsor-Knoten ist zwar symmetrisch, aber dafür (oder gerade deshalb) langweilig. Oft ist er breiter als hoch – und verkürzt dadurch die Halspartie optisch in sehr unvorteilhafter Weise. Er führt eigentlich nur bei durchgehend sehr schmalen Krawatten zu befriedigenden Ergebnissen, doch gerade dann stellt seine dreieckige Form einen merkwürdigen Kontrast zu dem ansonsten eher schlanken Gesamtbild der Krawatte dar.

3. Der Krawattenknoten muß zum Hemdkragen passen. Der Four-in-hand-Knoten sieht in jeder Kragenform gut aus. Der Windsor-Knoten paßt nur beim »cutaway collar« (siehe Seite 52/53), doch selbst da wirkt der Four-in-hand-Knoten meist eleganter, wenn die Krawatte die richtige Dicke und Breite besitzt.

4. Dem Knoten sollte keine Gewalt angetan werden. Ein zu fest zugezogener und an den Seiten gequetschter Knoten sieht sicherlich nicht besonders elegant aus.

5. Probieren Sie verschiedene Fabrikate von verschiedenen Herstellern aus, bis Sie eine Qualität gefunden haben, die Ihnen zusagt. In die Krawatten von Hermès läßt sich ein sehr schlanker, gerader Four-in-hand-Knoten binden. Wer einen dicken Knoten wünscht, sollte zu Krawatten des englischen Herstellers Drake's greifen. Darüber hinaus lohnt es sich, maßgeschneiderte Krawatten in Betracht zu ziehen.

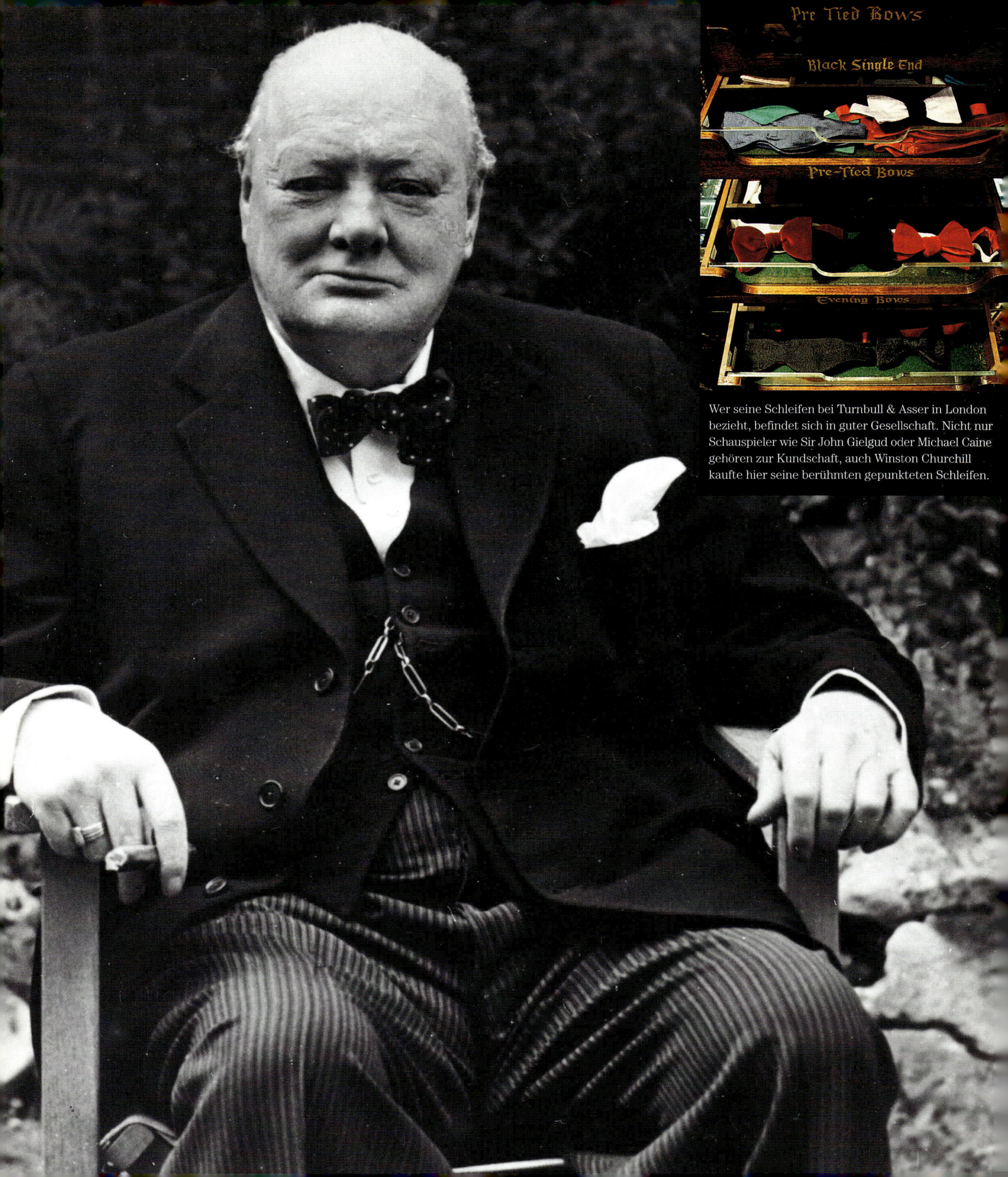

Wer seine Schleifen bei Turnbull & Asser in London bezieht, befindet sich in guter Gesellschaft. Nicht nur Schauspieler wie Sir John Gielgud oder Michael Caine gehören zur Kundschaft, auch Winston Churchill kaufte hier seine berühmten gepunkteten Schleifen.

Die Schleife

Die Schleife ist ein enger Verwandter der Krawatte, doch im Gegensatz zur Krawatte läßt sich in der Schleife noch deutlich ihr Vorläufer, das Halstuch, erkennen. Bis ins 19. Jahrhundert bestand der Halsschmuck der Männer aus quadratischen Tüchern, die sie einmal über die Diagonale falteten und dann in vielfältiger Weise verknoteten oder zu Schleifen banden. Je kleiner und schmaler diese Halstücher wurden, desto mehr ähnelten sie unserer heutigen Schleife. Seit ungefähr 1870 hat sich ihre Form kaum noch verändert. Allerdings hat die Schleife im Laufe der Zeit ihren Status als gleichberechtigte Alternative zu anderen Krawattenformen (wie dem Langbinder oder dem Plastron) verloren und sich zu einem Nischenprodukt entwickelt. Die Tatsache, daß sie heute fast verschwunden ist, hat sicher vor allem einen Grund: die meisten Männer wissen nicht, wie sie die Schleife binden sollen – und wer auch nur das geringste Stilgefühl besitzt, weiß, daß eine fertiggebundene Schleife indiskutabel ist. Also trägt man sie gerade noch zum Smoking oder zum Frack und läßt sie sich von seiner Frau oder einem Freund binden. Tatsächlich gehört die Schleife zu jenen Dingen oder Gewohnheiten, die jeder Mann im Laufe seines Lebens für sich probiert und dann doch wieder aufgibt, wie das Pfeiferauchen oder den Vollbart. Manch einer verliebt sich zwar sofort in die Schleife und trägt sie dann fast ausschließlich, doch das ist bei immer weniger Männern der Fall. Sei es, weil die Schleife doch stets etwas Komödiantisches an sich hat, sei es, daß die Hemdbrust ohne Krawatte als zu nackt empfunden wird, sei es, daß Schleifen unmännlich wirken. In jedem Fall aber sind Schleifen heute schon so selten geworden, daß eine doch vorhandene Schleife unweigerlich die Aufmerksamkeit der Mitmenschen erregt. Tatsächlich wird Ihr erster Tag mit Schleife ausgiebig kommentiert werden. Ein Umstand, den schamhafte und eher zurückhaltende Naturen erahnen und der sie schon im Vorfeld abschreckt. Dennoch hat die Schleife einiges für sich. Zum einen kann sie nicht bekleckert werden, zum anderen ist sie die einzige Alternative für alle Männer, die keine Krawatte tragen möchten, aber dennoch korrekt gekleidet sein wollen.

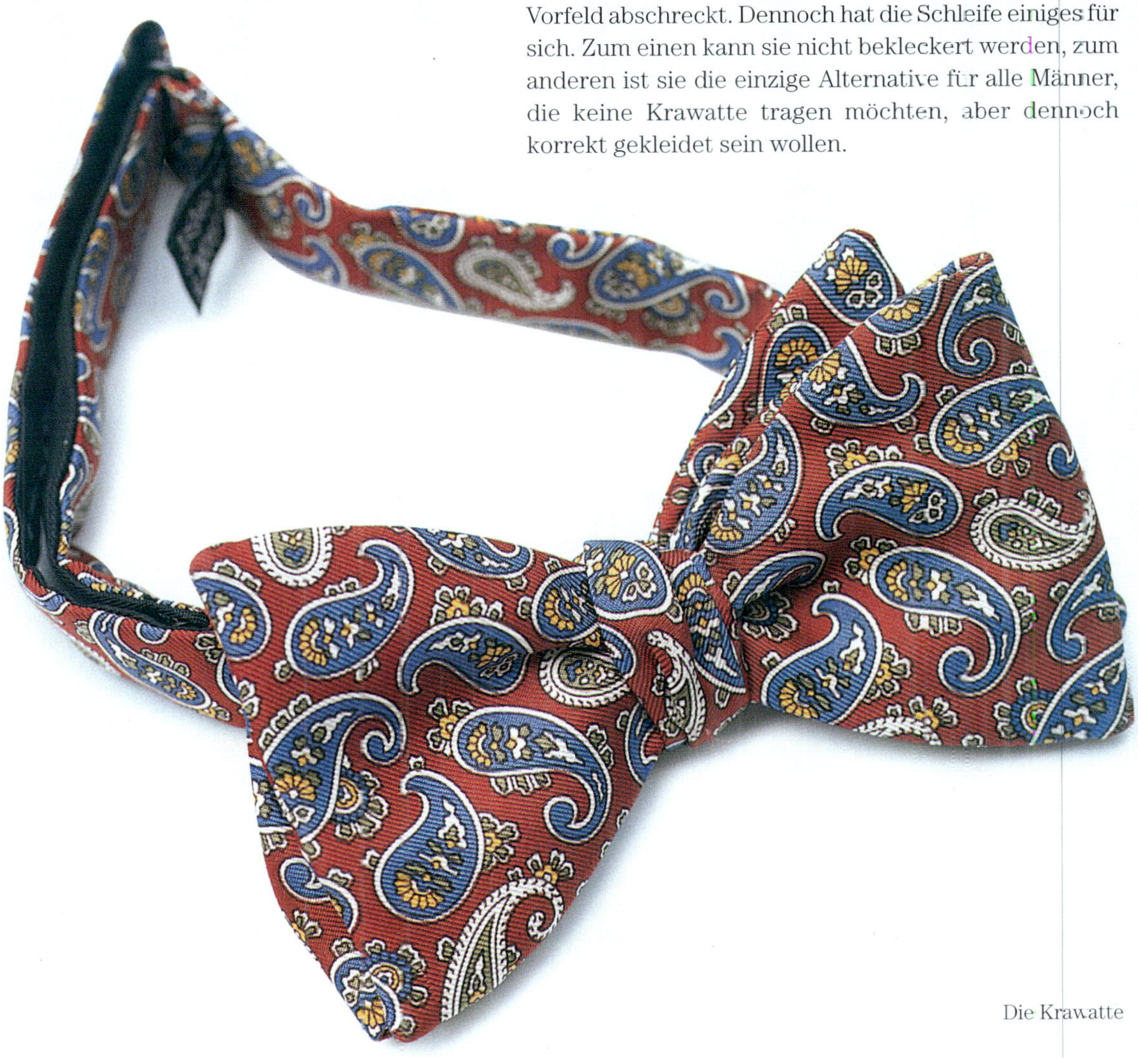

Das Binden einer Schleife

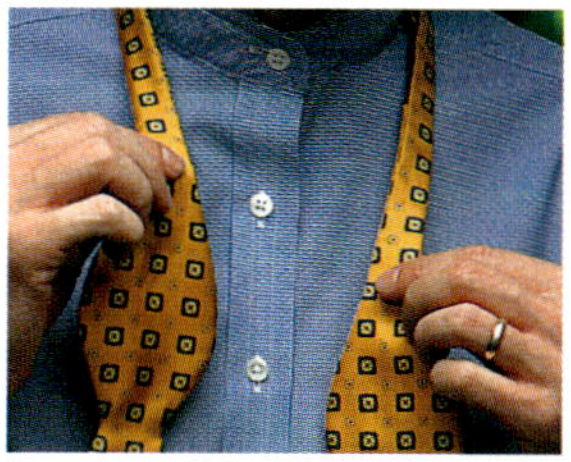

Legen Sie sich die Schleife um den Hals, nachdem Sie sie auf Ihre Halsweite eingestellt haben. Im Gegensatz zu Langbindern muß die Schleife der Halsweite angepaßt werden.

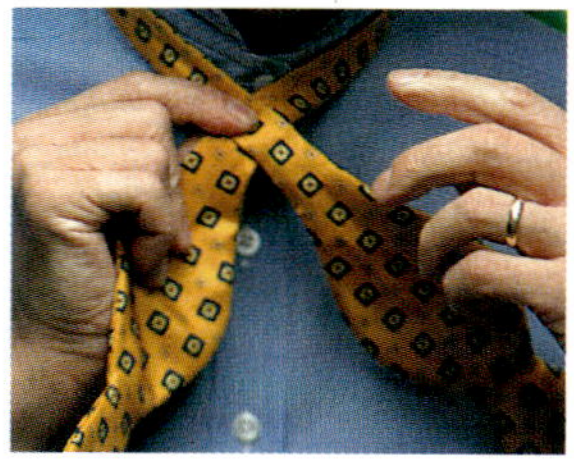

Legen Sie das linke Ende über das rechte Ende und zwar so, daß sich beide Enden an der schmalen Stelle hinter der ovalen Rundung kreuzen.

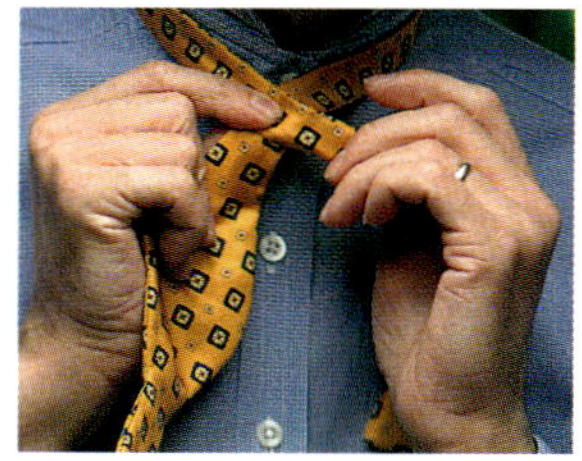

Führen Sie das linke Ende durch die den Hals umschließende Schlinge und ziehen Sie beide Enden zu einem lockeren einfachen Knoten zusammen.

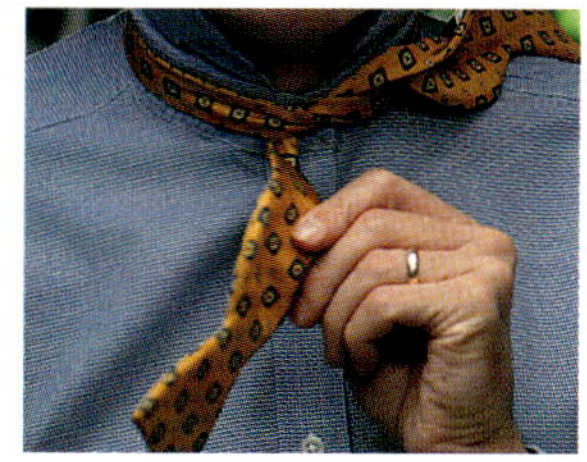

Nehmen Sie das nun links liegende Ende mit beiden Händen und knicken Sie es in der Mitte des Ovals nach rechts ein.

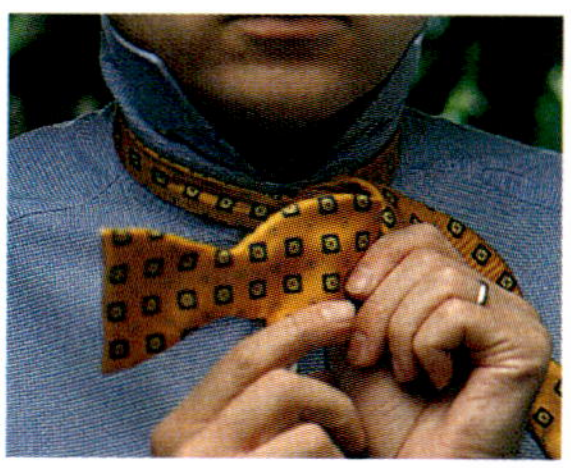

Halten Sie das eingeknickte Ende mit Daumen und Zeigefinger der linken Hand fest.

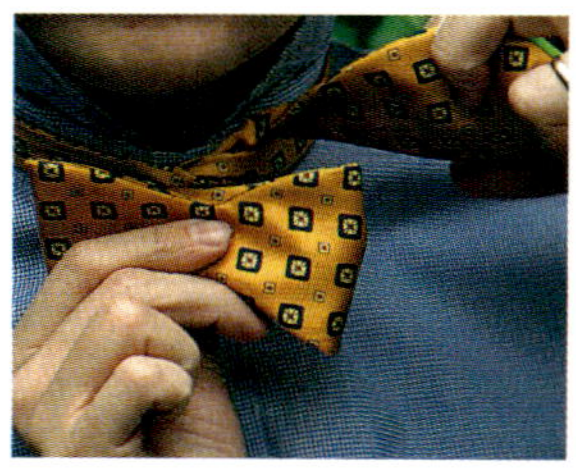

Nehmen Sie das rechte Ende und legen Sie es genau in die Mitte des linken Endes, welches Sie mit der linken Hand halten, so daß das rechte Ende über dem Knoten nach unten hängt. Halten Sie beide Enden mit Daumen und Zeigefinger der linken Hand fest.

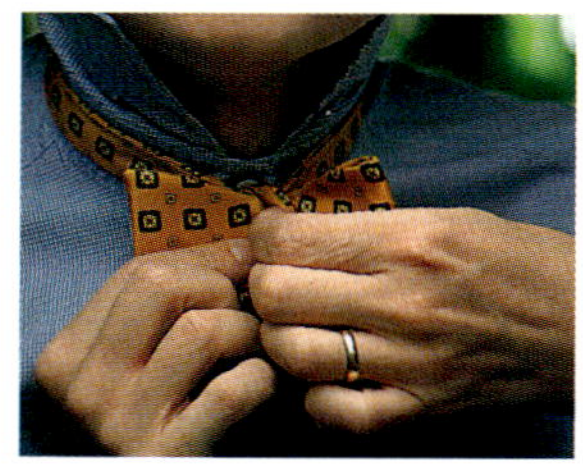

Nun führen Sie das rechte Ende der Schleife von vorne unter dem geknickten linken Flügel herum. Es bildet sich eine Schlaufe.

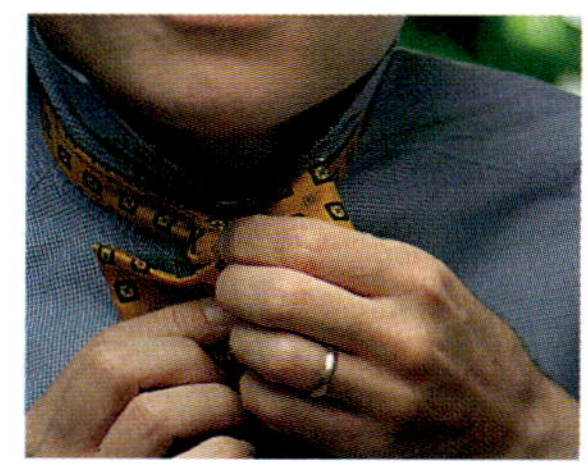

Führen Sie das rechte Ende weiter um das geknickte linke Ende herum und stecken Sie es nach links durch die Schlaufe, die sich gebildet hat – am besten, indem Sie vorher den rechten Teil der Schleife einknicken. Drücken Sie dabei den rechten Teil mit dem Daumen und knicken ihn gleichzeitig ein.

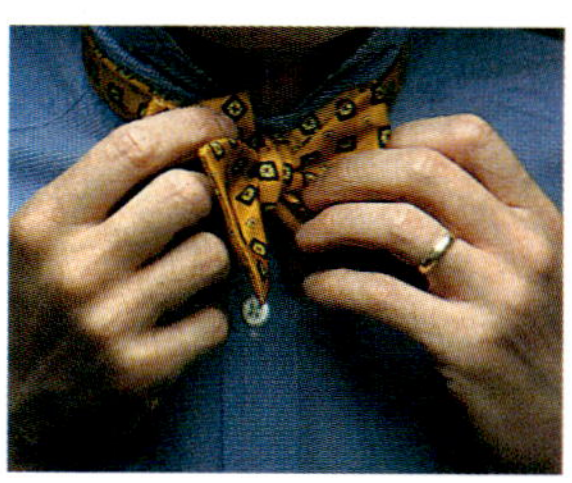

Schieben Sie das eingeknickte rechte Ende soweit durch, daß das rechte Ende gerade mal steckenbleibt. Jetzt können Sie mit beiden Händen loslassen. Nun zeichnet sich auch schon die endgültige Form der Schleife ab.

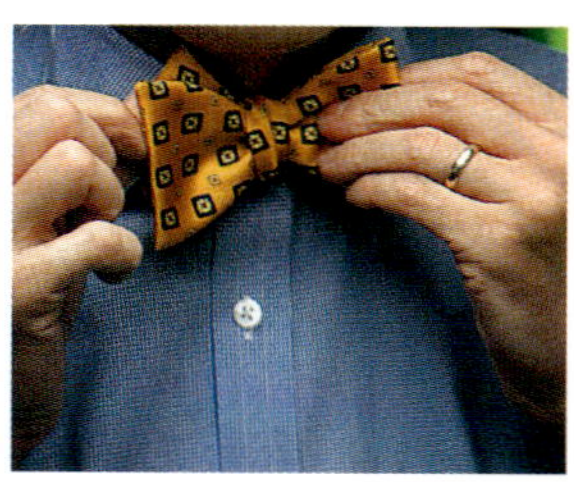

Halten Sie mit der rechten Hand den rechten Flügel der Schleife fest, während Sie mit der linken Hand das halbdurchgesteckte Ende der Schleife im Knick fassen und vorsichtig herausziehen. Jetzt sehen Sie auch, warum die Schleife im ungebundenen Zustand ihre geschwungene Form hat.

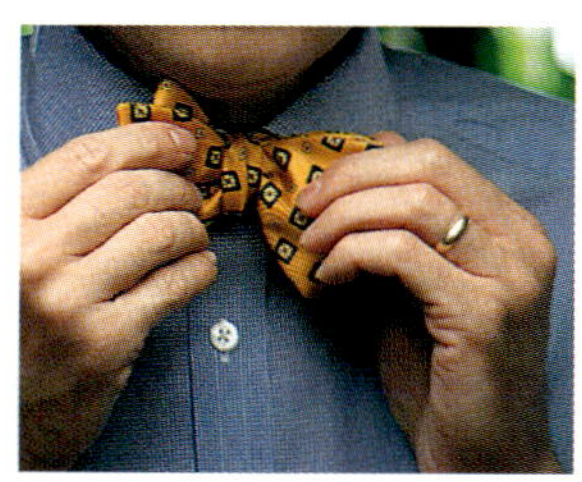

Zum Ausrichten der Schleife fassen Sie die Enden an den gegenüberliegenden gleichen Endstücken an, also offenes Ende und offenes Ende und geknicktes Ende und geknicktes Ende. Ziehen Sie vorsichtig an den Enden bis sich die Schleife fester zuzieht.

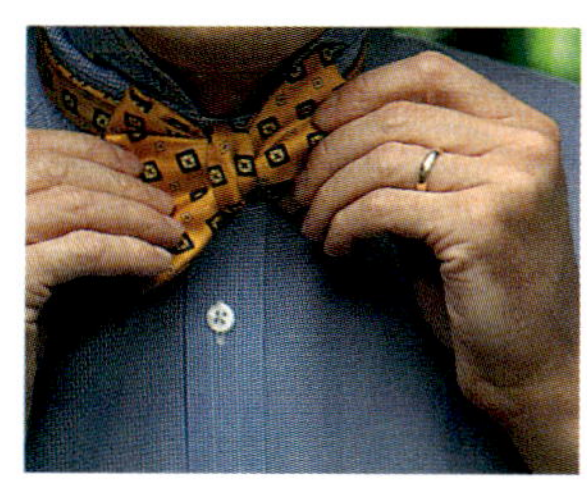

Die fertige Schleife sieht jedesmal ein bißchen anders aus, doch gerade wenn sie etwas schief ausfällt, sieht man wenigstens, daß sie selbstgebunden ist. Achten Sie aber immer darauf, daß im ersten Schritt das rechte Ende über das linke Ende gelegt wird, sonst funktioniert es nicht.

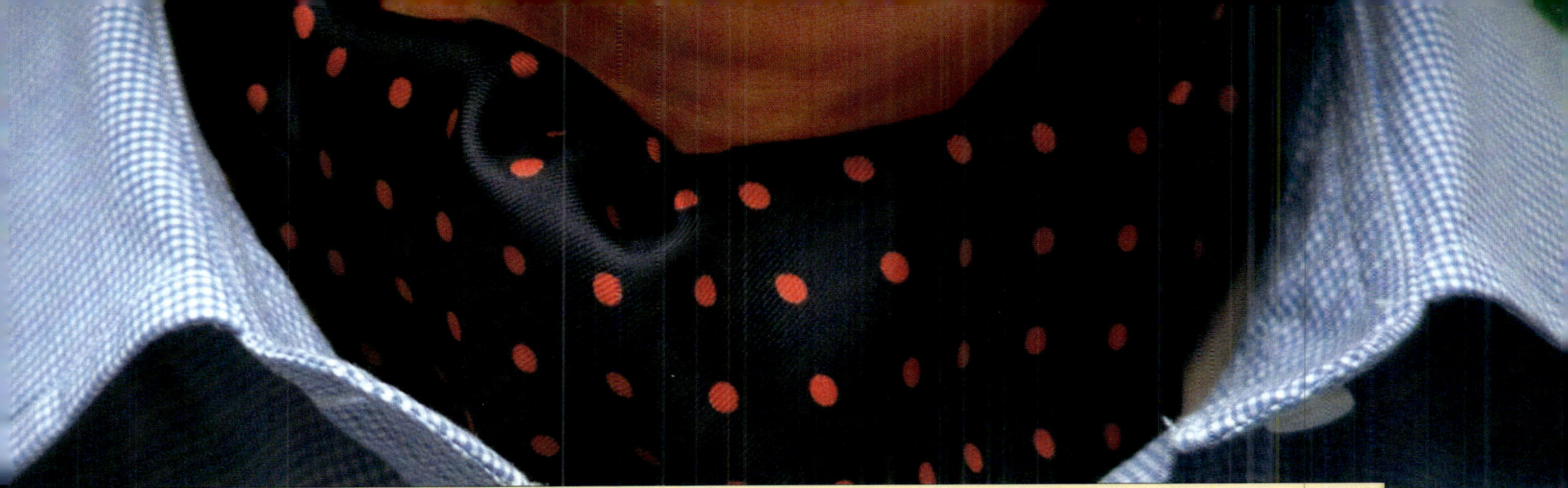

Der Krawattenschal

Sobald das Drehbuch eines Films den Auftritt eines Playboys verlangt, trägt dieser regelmäßig in mindestens der Hälfte der Szenen einen Krawattenschal, meist kombiniert mit einem Navy-Blazer oder einer Schalkragenstrickjacke. Auch Schriftsteller des Unterhaltungsgenres könnte man sich so vorstellen, ebenso Filmproduzenten und Millionäre, in Ausnahmefällen auch Offiziere ihrer Majestät, aber nur am Wochenende. Mit diesen typischen Assoziationen widerfährt dem Krawattenschal jedoch keine Gerechtigkeit, denn tatsächlich ist er eine schöne Möglichkeit, einem legeren Wochenend-Look gerade diese Spur von Förmlichkeit und Eleganz zu verleihen, die man gelegentlich zwischen Freitagabend und Sonntagabend benötigt. Ein schlichtes Outfit aus Tattersallcheck-Hemd, Jeans, einem flaschengrünen Pullover mit V-Ausschnitt und weinroten Bass Weejuns wird mit einem Paisley-Krawattenschal zu einem sportlich-eleganten Outfit. Ebenso kann die Kombination von grauer Fischgrat-Tweedjacke, dunkelgrauer Flanellhose, weißem Hemd und schwarzen Brogues aufgelockert werden, indem man die magenta-grün gestreifte Clubkrawatte gegen einen Krawattenschal austauscht. So wertet ein Krawattenschal den sportlichen Look auf oder verleiht dem eher förmlichen Outfit eine legere Note. Allerdings gibt es Männer, die gerade diese Nuancierung für überflüssig halten. Sie ziehen die klare Entscheidung zwischen sportlich oder förmlich der Zwischenstufe vor, die der Krawattenschal erzeugt. Wenn man auch am Wochenende Wert auf ein förmliches Outfit legt, dann möge man dazu stehen und Krawatte, Hemd und Jacke tragen, statt sich mit Halbheiten wie Krawattenschals abzugeben. Doch es gibt auch Männer, die den nackten Hals einfach als unzulässige Blöße und Lässigkeit empfinden. Ihnen sei der Krawattenschal sehr empfohlen, denn mit seiner Hilfe kann auch am Wochenende und außer Dienst demonstriert werden, daß man gern eine gewisse Form bewahrt.

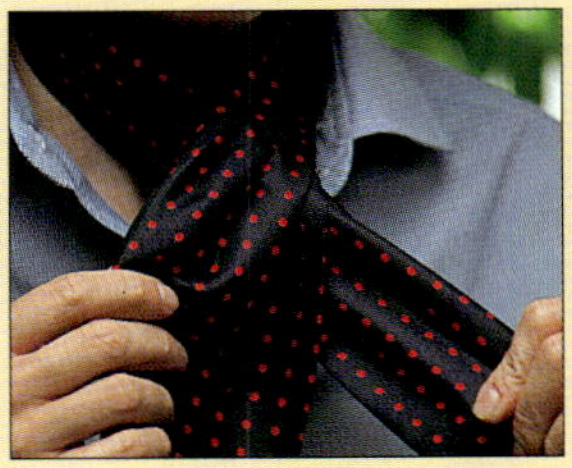

Legen Sie sich den Krawattenschal zunächst locker um den Hals.

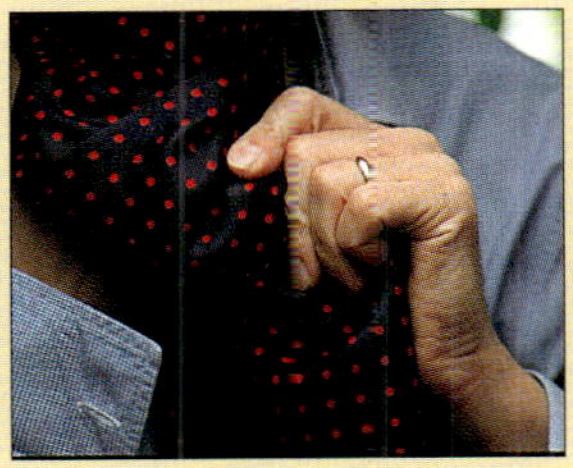

Erfassen Sie das rechte Ende und legen Sie es über das linke Ende.

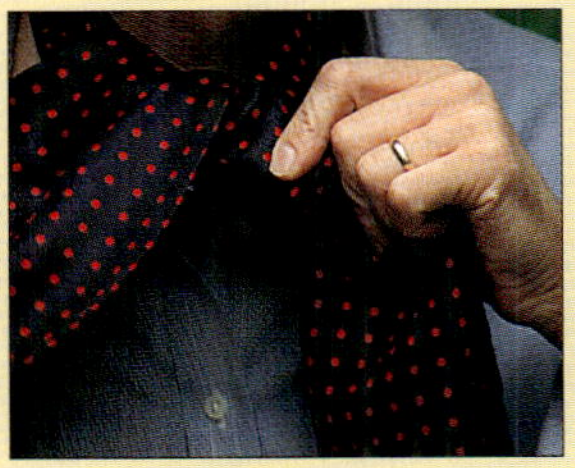

Führen Sie das rechte Ende von oben um das linke Ende herum, stecken Sie es von unten durch die sich bildende Schlaufe und ziehen Sie es nach oben heraus.

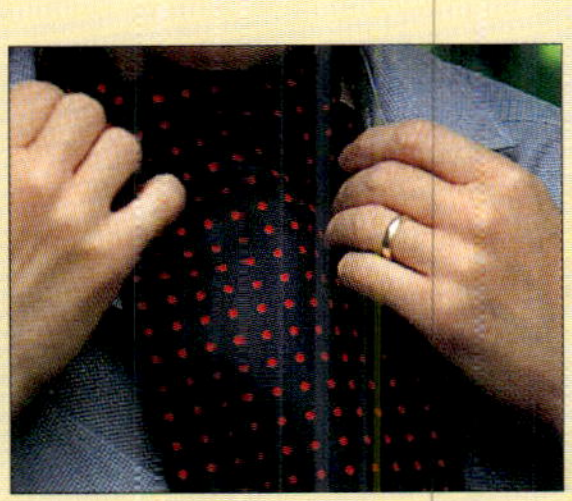

Legen Sie das ehemals rechte Ende des Schals genau über das darunterliegende ehemals linke Ende und richten Sie die beiden Enden genau aus.

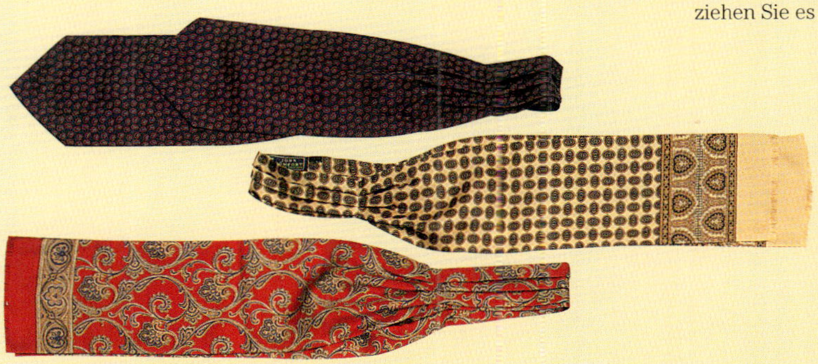

Der Krawattenschal besteht immer aus reiner Seide. Es gibt ihn in einer riesigen Auswahl von verschiedenen Mustern und in allen Qualitätsstufen, je nachdem von welchem Krawattenmacher man ihn bezieht. Im Gegensatz zu Langbindern oder Schleifen wird er aber niemals uni oder gestreift getragen. Klassische Dessins sind Paisleys, Foulards oder ähnliche Muster.

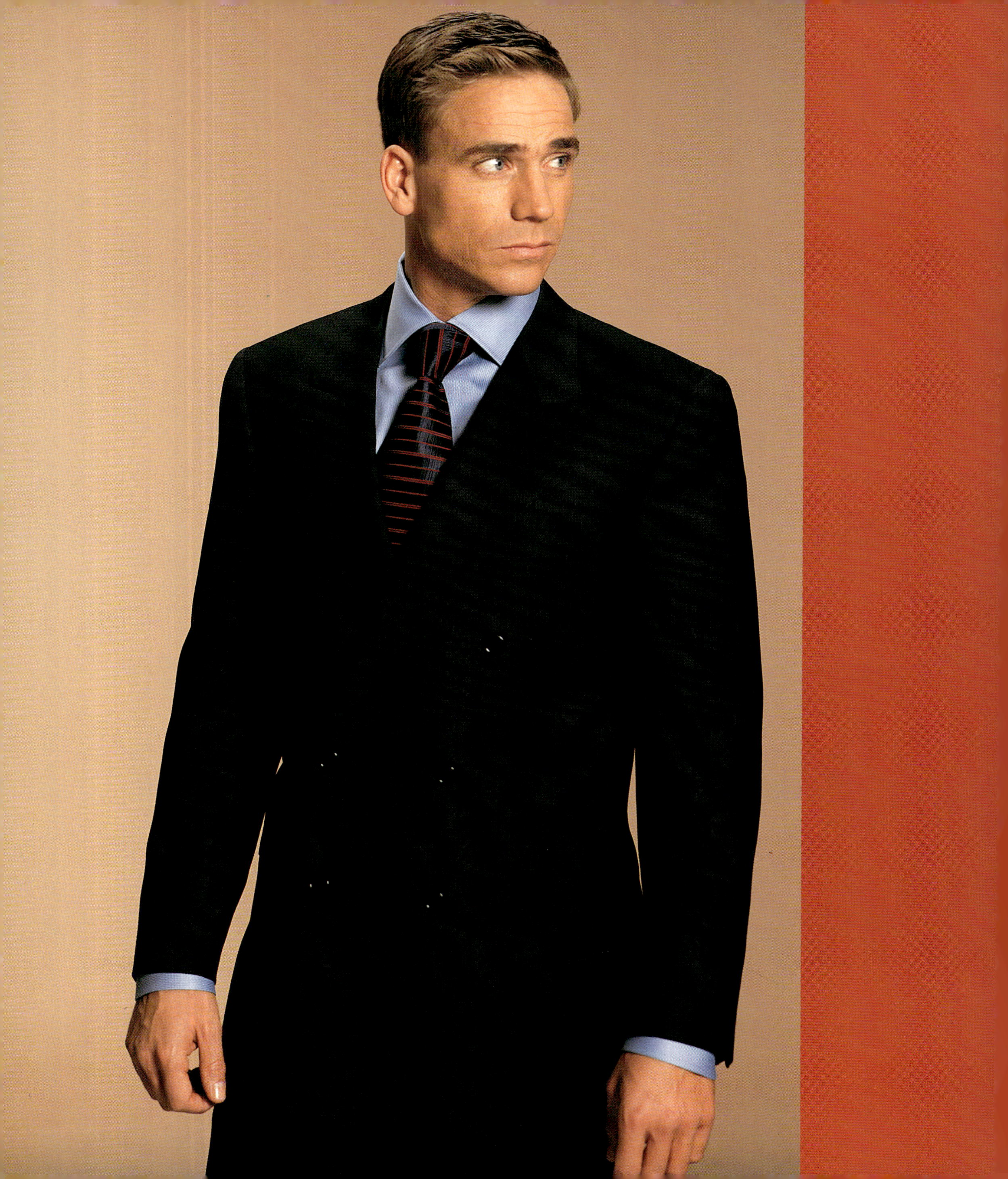

Der Anzug

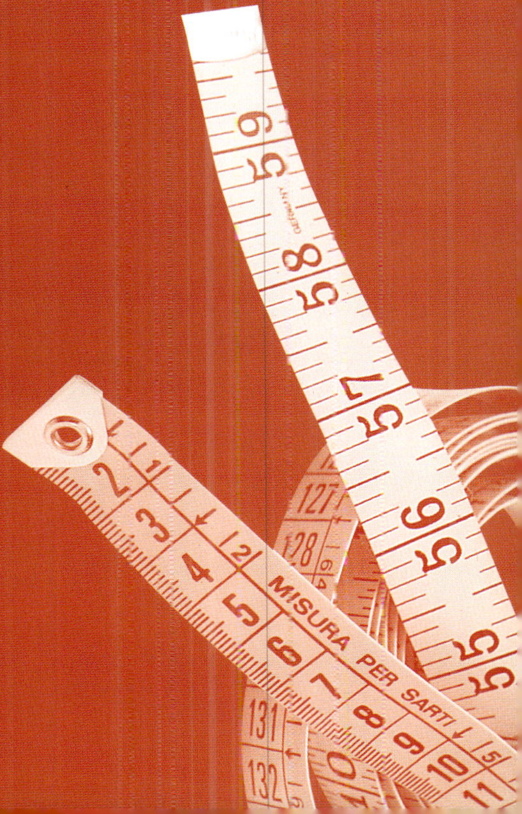

Stil im Anzug

Der Anzug ist immer noch die eleganteste Kleidung, die ein Mann tragen kann, vorausgesetzt, Schnitt, Farbe und Stoff sind richtig, also passend zu Anlaß, Tageszeit, Jahreszeit und Klimazone ausgewählt. Diese Reihenfolge ist kein Zufall, denn der Schnitt ist in der Tat der wichtigste Faktor. Ein gutgeschnittener Anzug aus einem nicht ganz hochwertigen Stoff sollte im Zweifel einem schlechter geschnittenen Anzug aus einem besseren Stoff vorgezogen werden – obwohl eigentlich gerade beim Anzug überhaupt keine Kompromisse gemachen werden sollten. Als »guten Schnitt« bezeichnen wir hier jenes Grundmuster, das unabhängig von Moden und Trends seit den dreißiger Jahren immer wieder verwendet wird, und heute bei allen guten Schneidern und Konfektionären als internationaler Standard gilt. Der Schnitt eines guten Anzugs sollte »natürlich« sein, das heißt er soll die Figur des Anzugträgers optimal zur Geltung bringen und nur bei wirklichen Problemfiguren korrigierend eingreifen. Dies betrifft in besonderem Maße die Schultern des Anzugs. Ein eher feingliedriger und schmaler Herr trägt am besten auch einen schmalen Anzug mit geringer oder gar keiner Schulterpolsterung, schmalen Revers und einer dicht am Bein geschnittenen Hose. Ein breitschultriger, athletischer Herr braucht ebenfalls keine Schulterpolster, auch hier kann der Anzug den natürlichen Körpermaßen angepaßt sein. Und bei einer korpulenten Figur empfiehlt es sich um so mehr, auf jegliche Vergrößerung und Verbreiterung durch den Schnitt des Anzugs zu verzichten.

Als angemessene Farben für den Anzug gelten traditionell Dunkelblau, dunkles bis ganz helles Grau und Schwarz. Der Anzug sollte auf jeden Fall in einem dieser Töne gehalten sein, wenn er bei der Ausübung geschäftlicher Tätigkeiten im Bereich Finanzen, Recht, Handel oder Politik getragen wird. Nur am Wochenende oder zu sportlichen Anlässen darf ein Anzug braun oder grün sein. Doch dazu später mehr.

Heute werden sehr viel leichtere Stoffe als früher verarbeitet, als die Büros noch mit Kohle oder gar nicht beheizt wurden. Dennoch gibt es in der Schwere und Dicke der Stoffe noch immer große Unterschiede, und

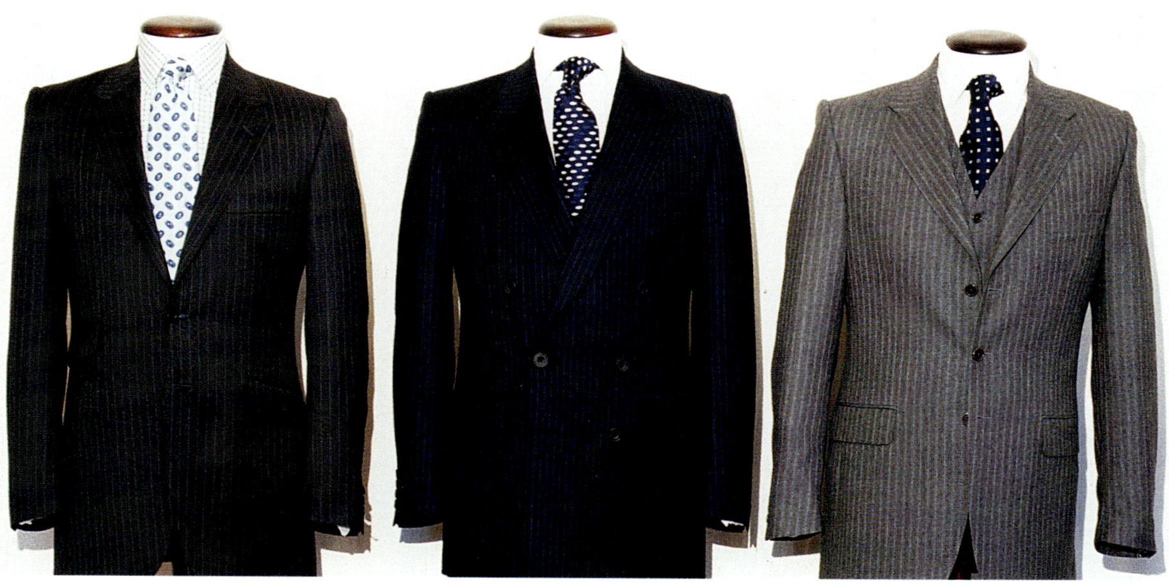

Der Zweiteiler ist heute der häufigste Anzug. Zwei Knöpfe, zwei Seitenschlitze, Hosen mit oder ohne Umschläge. Das Grundrezept kann variiert werden. Möglich sind auch drei Knöpfe und ein Rückenschlitz oder drei Knöpfe und zwei Seitenschlitze.

Der Zweireiher hat immer zwei Seitenschlitze, nie einen Rückenschlitz. In Kontinentaleuropa wird er auch gern ganz ohne Schlitze getragen, doch das ist nicht comme il faut. Eine Jacke ohne Schlitz sitzt nur im Stehen und wenn man nicht die Hände in die Hosentaschen steckt. Da das in Deutschland sowieso als unfein gilt, sind hier Schlitze auch weniger verbreitet.

Ein gutgeschnittener Anzug mit Weste war von der Stange lange schwer zu bekommen. Zum Glück für Freunde dieses Klassikers haben sich in jüngster Zeit auch traditionelle Ausstatter wie Gieves & Hawkes wieder seiner angenommen.

es sollte zunächst genau bedacht werden, wo der Anzug getragen wird. Ob im kalten Norden oder im milden Mittelmeerklima, im stickigen Büro, das ohne Unterbrechung der Wärmekette vom molligen Zuhause aus mit dem standgeheizten Wagen erreicht wird, oder auf einem langen Arbeitsweg, den der Pendler durch zugige U-Bahnhöfe und kalte Straßen zurücklegen muß. So oder so, der beste Anzugstoff ist und bleibt die reine Schurwolle. Und zwar selbst im Sommer, denn kein anderes natürliches Material fällt derart elegant – und ist dabei so unempfindlich gegen Knittern. Wenn ein Anzug aus Schurwolle nach langem Sitzen doch einmal Knitterfalten aufweisen sollte, genügt eine kurze Erholungsphase, um sie verschwinden zu lassen. Ein perfekt geschnittener Anzug darf übrigens ruhig ein bißchen zerknittert aussehen, er ist dann immer noch eleganter als ein faltenloses aber schlecht oder auch nur mittelmäßig geschnittenes Exemplar.

Nachdem wir nun so oft das Wort Anzug gebraucht haben, sollten wir vielleicht noch einmal kurz die Definition des Anzugs erwähnen: der Anzug ist ein Gewand, bei dem Hose und Jacke aus demselben Stoff geschneidert sind. Das mag wie ein Allgemeinplatz klingen, doch es ist tatsächlich einer Bemerkung wert, denn bis zum Ende des 19. Jahrhunderts trug der Herr seinen Frack, seinen Gehrock oder später seinen Cut zu einer Weste aus einem anderen Stoff und einer Hose aus wiederum einem anderen Stoff. Die einheitliche Kombination aus Jacke, Weste und Hose – also einen Anzug – trug man zunächst nur bei weniger förmlichen Anlässen. Es hat bis zum Ende der dreißiger Jahre gedauert, bis sich der Anzug als das gängige Kleidungsstück für alle Büroberufe durchgesetzt hatte. Doch obwohl er heute ein durchaus förmliches Kleidungsstück ist, wählt der stil- und vor allem traditionsbewußte Herr zu Hochzeiten, Begräbnissen und Staatsakten immer noch die Kombination aus Cut, Weste und gestreifter Hose.

In der ersten Zeit bestand der Anzug also aus drei Teilen, aus Jacke, Hose und Weste. Heute sind es in der Regel nur noch zwei Teile, nämlich Jacke und Hose; die Weste stirbt aus. Allerdings tut sie das schon seit dem Zweiten Weltkrieg, was den Schluß nahelegt, daß sie ganz so tot noch nicht ist. Dennoch gehört sie nicht mehr zum traditionellen Maßanzug, da die Büros heute meist zu warm sind, um eine zusätzliche Lage Stoff unter der Jacke zu erlauben. Wer also nicht gerade extrem kälteempfindlich ist, muß fast zwangsläufig auf die Weste verzichten, es sei denn, es wird in seinem Umfeld nicht als unkorrekt empfunden, sich seiner Jacke zu entledigen und in Weste und Hemdsärmeln herumzulaufen.

Der offene Knopf

Zuerst denkt man, da fehlt ein Knopf. Doch wer genau hinsieht, erkennt, daß der Knopf nicht fehlt, sondern aufgeknöpft ist. Rein zufällig natürlich. Vielleicht hat sich der Träger dieses Anzugs eben noch Hemd- und Jackenärmel zum Händewaschen umgeschlagen. Und dann hat er vergessen, den letzten Knopf wieder zu schließen. Ist das wirklich der Grund? Nein, natürlich nicht. Schließlich würde auch niemand vergessen, den Mantel zuzuknöpfen oder das Hemd. Wer seinen Ärmel aufknöpft, will sagen: »Seht her, ich kann bei meinem Anzug die Ärmel aufknöpfen. Das kann man nur bei wirklich guten Anzügen. Mein Anzug ist gut – und teuer« Oder so ähnlich. Dabei sind funktionierende Ärmelknopflöcher beileibe nicht das wichtigste Detail am guten Anzug, und auch nicht einmal das teuerste – aber eben das auffälligste. Deshalb der offene Knopf.

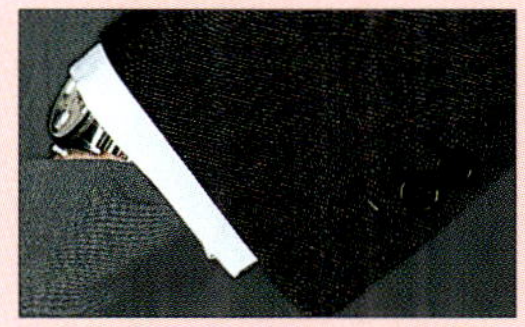

Unsere einleitenden Worte über den Anzug wären nicht komplett ohne ein bißchen Landeskunde. England ist das Mutterland des Anzugs, wie überhaupt der modernen Herrenmode. Hier wurden zu Beginn des 20. Jahrhunderts die Grundmuster entwickelt, die bis heute Gültigkeit haben und weltweit kopiert und variiert werden. Bis zum Zweiten Weltkrieg war London das unumstrittene Zentrum der Herrenmodewelt. Doch dank der italienischen Schneider existiert dieses stilistische Monopol nicht mehr, auch wenn England noch heute beste Schneiderkunst bietet. Allerdings teilt die englische Schneiderkunst mitnichten jene italienische Auffassung von Eleganz, der zufolge Stoff, Farbe und Schnitt nach ästhetischen Kriterien ausgewählt und eingesetzt werden, anstatt lediglich die strengen und von der Oberschicht diktierten Kleidungsregeln zu erfüllen. Und in der Verarbeitung leichter und leichtester Stoffe sind die Italiener als Bewohner eines zumindest im Süden sehr warmen Landes den Engländern ohnehin überlegen. Wir können heute also je nach Geschmack und Bedürfnis das Beste aus den verschiedenen Welten wählen, den Nadelstreifenanzug aus London, den Sommeranzug aus Rom oder aber auch den englischen Anzug aus italienischer Seide oder den italienischen Anzug aus schottischem Tweed. England wie Italien bieten in jedem Fall die Schnitte und die Qualität, die den guten Anzug ausmachen.

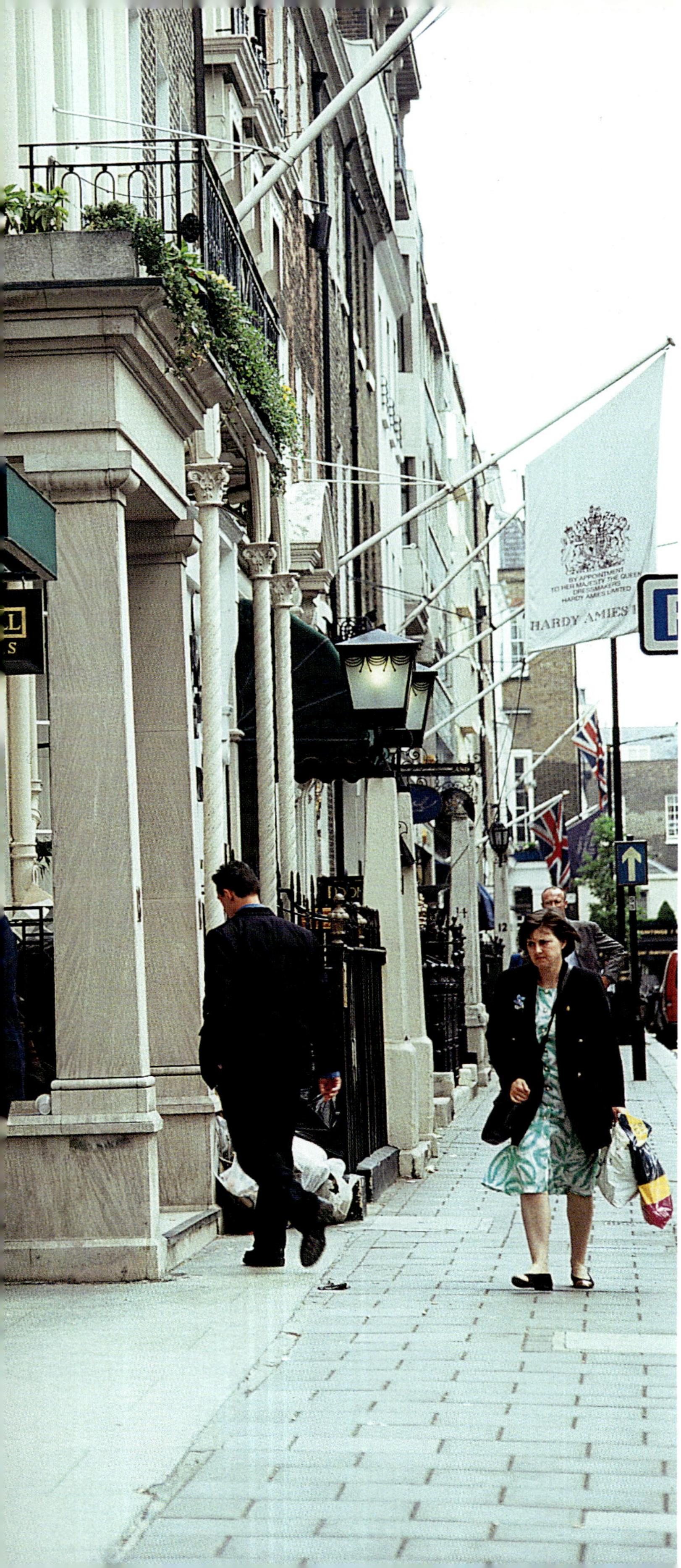

Das Mekka des Maßanzugs

In einer Welt, die den Designer höher schätzt als den Handwerker, ist die Savile Row eine der letzten Bastionen, in denen die Gestaltung eines Werkes in der Hand dessen liegt, der es auch handwerklich herstellt, also der des Schneiders. Dabei darf allerdings nicht verkannt werden, daß auch in der Savile Row Arbeitsteilung herrscht. Der »cutter« ist so etwas wie der Architekt des Anzugs, denn er entwirft den Schnitt und schneidet den Stoff zu. Der »tailor« ist der Schneider, der den Anzug dann tatsächlich zusammenbaut. Er ist, um im Bild zu bleiben, der Bauhandwerker. Üblicherweise spezialisieren sich die Schneider auf Jacken, Westen oder Hosen. »Coat maker«, »vest maker« und »trouser maker« sind die englischen Bezeichnungen. Der »cutter« paßt den Anzug dann bei den Anproben an, er macht das »fitting«. Mit seinen Korrekturen geht der Anzug wieder an die Spezialisten zurück. Theoretisch könnte der »cutter« den Anzug auch vollständig anfertigen, denn bis ein Schneider so weit ist, daß er in die verantwortungsvolle Position des »cutter« aufsteigt, muß er erst gründlich sein Handwerk gelernt haben. Dieses Wissen um das »wie« des Schneiderns unterscheidet den »cutter« von dem Designer, der das Handwerk nur insofern kennen muß, als er Entwürfe machen kann, die auch umsetzbar sind – und zwar vor allem für die industrielle Fertigung.

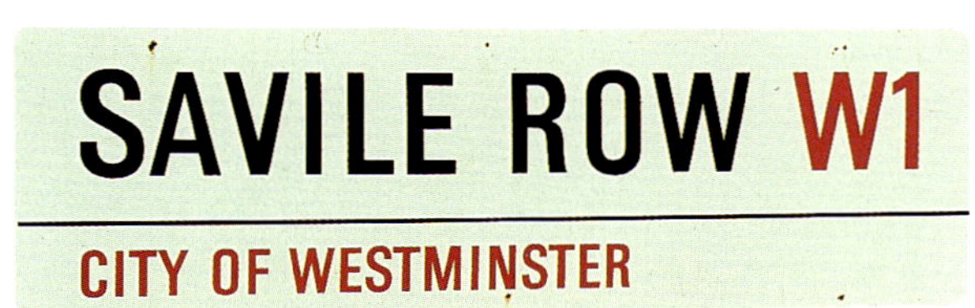

Die Savile Row ist das Mekka aller Freunde englischer Maßschneiderei. Dabei ist gar nicht einmal klar, wie englisch der Stil der einzelnen Schneider ist. Seit Ende des 19. Jahrhunderts kamen viele ausgezeichnete jüdische Schneider aus Polen, Rußland, Ungarn und Deutschland nach London. Sie vermischten die Eleganz ihrer kontinentaleuropäischen Heimatländer mit dem englischen Stil und trugen so entscheidend zum Ruhm der Savile Row bei.

Maßschneiderei ist heute nicht mehr die einzige Möglichkeit, zu einem gutsitzenden Anzug zu kommen und beileibe oft nicht die beste. Denn leider ist die Schneiderkunst in den meisten Ländern Mittel- und Nordeuropas auf ein beklagenswert niedriges Niveau herabgesunken. Und ein Maßanzug kann immer nur so gut sein, wie der Schneider, der ihn zuschneidet und zusammenbaut. Wenn aber die Kundschaft nicht über das Urteilsvermögen verfügt, eine gute Arbeit von einer nur mittelmäßigen Arbeit zu unterscheiden, dann fehlt dem Schneider ein entscheidendes Korrektiv. Wie sollen aber die Kunden wissen, was gut ist, wenn sie im Leben nichts anderes als Konfektion gesehen haben, die für einen imaginären Durchschnittskörper gemacht wird? Lediglich in England und in Italien gibt es heute noch eine sich erneuernde Kundenschicht, die weiß, worauf es ankommt.

Im Vergleich zu den goldenen Jahren der Vergangenheit sind natürlich auch die englischen und italienischen Schneider bedeutungslos geworden, zumindest was die produzierten Stückzahlen angeht. Doch immerhin gibt es in London, Rom, Mailand oder Neapel noch eine so große Nachfrage, daß sich zahlreiche gute Adressen halten können. Hier kennen die Kunden noch den Unterschied zwischen Maßanfertigung und Maßkonfektion, zwischen »bespoke tailoring« oder auch »custom tailoring« und »made to measure«. Die gängige Definition für »bespoke tailoring«, also Maßanfertigung, lautet: »a garment cut by an individual, for an individual, by an individual«, also ein Kleidungsstück zugeschnitten nach einem Individuum, für ein Individuum,von einem Individuum. Für jeden Kunden wird nach dessen Maßen und Wünschen ein eigener Schnitt entwickelt, der genau auf seinen Körper und seine Persönlichkeit abgestimmt ist. Maßkonfektion, also »made to measure«, heißt, daß ein Standardschnitt so weit wie möglich an die Maße und die Persönlichkeit des Kunden angepaßt wird. Selbst wenn die Maßkonfektion nach allen Regeln der Schneiderkunst vollständig von Hand angefertigt wird, fehlt ihr naturgemäß die Individualität eines »bespoke suit«. Diese Individualität findet man auf keinem Flecken dieser Erde in so konzentrierter Form wie in der Savile Row und den angrenzenden Straßen. In diesem als »golden mile« titulierten Gebiet gab es bis in die sechziger Jahre des 20. Jahrhunderts noch Hunderte von Schneidern. Ende der achtziger Jahre waren es nur noch rund 50 Unternehmen, die meisten davon kleine Ein-Mann-Betriebe, deren Inhaber als »cutter« fungieren und die eigentliche Schneiderarbeit meist vollständig außer Haus geben. Trotz dieses Rückgangs an Quantität bieten heute viele der verbliebenen Schneider noch immer höchste Qualität. Dies gilt sowohl für die kleinen Läden als auch für die großen, bekannten Firmen. Der berühmte Name auf dem Türschild verspricht also nicht zwangsläufig den besten Anzug. Genausowenig wie er garantiert, daß der Kunde auch wirklich bekommt, was er sich erhofft hat. Vielleicht findet man »seinen Schneider« ja in einem kleineren, unscheinbaren Betrieb, denn es geht schließlich darum, daß der persönliche Wunsch und Geschmack des Kunden vom »cutter« geradezu intuitiv verstanden und perfekt umgesetzt wird.

Ebenfalls zu bedenken sind die erheblichen Preisunterschiede in der Savile Row. Sie erklären sich durch die sogenannten »overheads«, also die Kosten, die zusätzlich zum Stoffpreis und dem Arbeitslohn anfallen. Bei einem Unternehmen wie Huntsman, das jedes Kleidungsstück im eigenen Hause anfertigt, sind diese »overheads« naturgemäß höher als bei einem einzelnen »cutter«, der den zugeschnittenen Stoff an externe »coat maker«, »vest maker« und »trouser maker« weitergibt. Beide Arbeitsweisen haben eine lange Tradition, und weder die eine noch die andere garantiert das erwünschte Ergebnis. Der Neuling sollte sich entweder auf persönliche Empfehlungen verlassen oder gezielt den Schneider wählen, dessen »house style« ihm bekannt ist und gefällt – oder aber selbst auf die Suche gehen. Gewarnt sei dabei jedoch vor sämtlichen Unternehmen, die einen Anzug in 24 Stunden oder noch kürzerer Zeit erstellen. Die Gesamtdauer für die Herstellung eines echten »bespoke suit« beträgt etwa 40 Stunden, der 24-Stunden-Anzug ist also ein Ding der Unmöglichkeit. Ein Minimum von einigen Tagen bis zum ersten »fitting« ist die Regel, wenn die Zeit des Schneiders es zuläßt. Normalerweise vergehen dann bis zur endgültigen Fertigstellung weitere sechs bis acht Wochen. Bei den ganz großen und bekannten Firmen kann es aber durchaus auch einige Monate dauern, bis der aufregende Moment gekommen ist und das bestellte Stück zum ersten Mal in Augenschein genommen und angezogen werden kann.

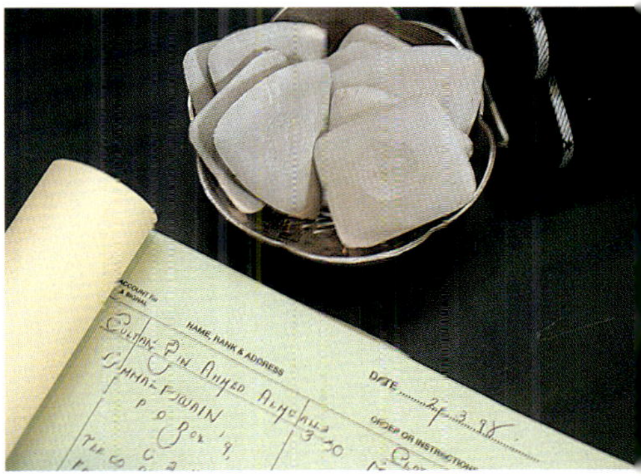

Schneiderkreide griffbereit – die Anprobe kann beginnen.

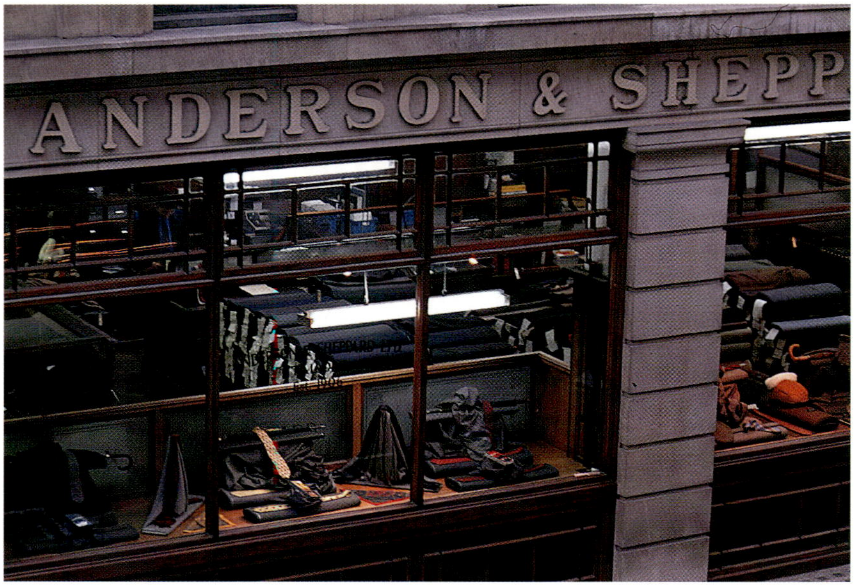

Anderson & Sheppard ist seit vielen Jahren einer der erfolgreichsten Savile-Row-Schneider und als solcher eine echte Institution. Dazu tragen ganz wesentlich die zahlreichen amerikanischen Kunden bei, die eine ganz besondere Vorliebe für den »soft look« des Hauses haben. Die bei Schneidern übliche Diskretion versteht Anderson & Sheppard als striktes Schweigegelübde gegenüber der Presse. Dennoch war immer bekannt, daß Prince Charles hier Kunde ist. An seinen Zweireihern kann der Stil des Hauses gut studiert werden. Anderson & Sheppard war übrigens jahrelang der einzige Schneider der Savile Row, bei dem die Knöpfe an den Ärmeln nicht aufknöpfbar waren.

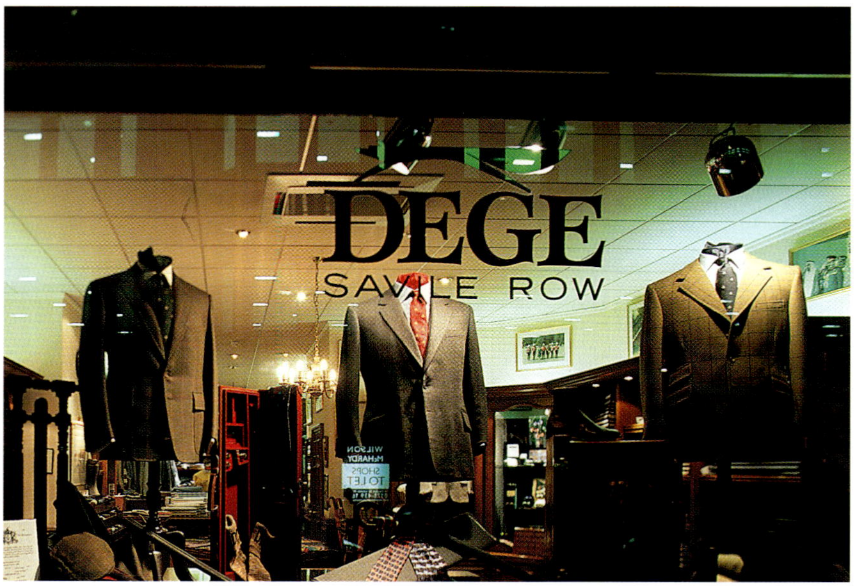

Unter dem traditionsreichen Namen J. Dege & Sons in der Hausnummer 10 haben gleich mehrere Schneider ein Refugium gefunden, darunter einige überaus traditionsreiche Firmen. Zum Beispiel Wilkinson & Sons, gegründet 1662, Rogers & Co. von 1774 oder John Jones von 1827. Deren Kunden bekommen natürlich den Stil des jeweiligen Hauses geliefert. J. Dege & Sons selbst pflegt eine sportlich-militärische Linie, die zahlreiche Herren aus diesem Umfeld anzieht. So werden regelmäßig militärische Stützpunkte besucht, um Bestellungen aufzunehmen. Wer keine besonderen Wünsche äußert, würde bei Dege einen typisch englischen Schnitt mit betonter Taille, fallender Schulter und langen Rockschößen bekommen.

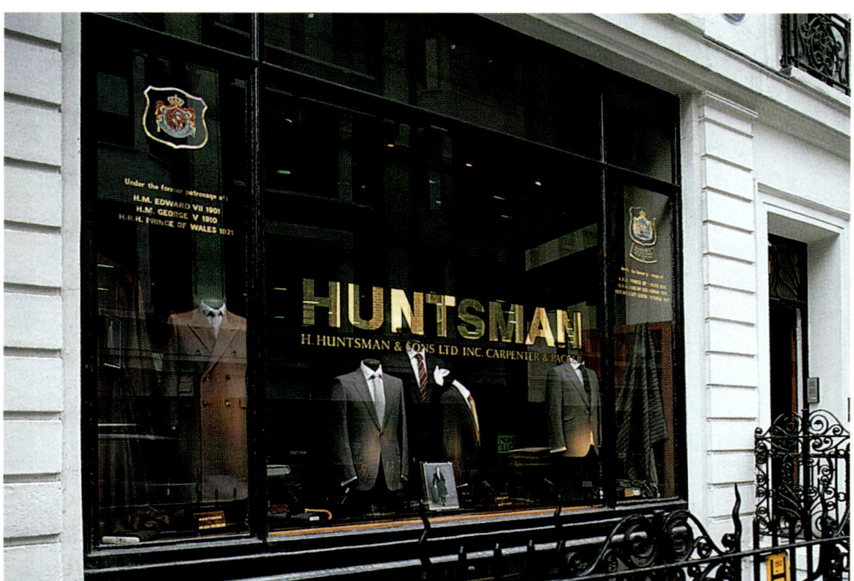

H. Huntsman & Sons wurde in der Bond Street gegründet und hat seit 1919 eine Adresse in der Savile Row. Jagd- und Reitkleidung war früher die Domäne dieses Schneiders, und dies hat den Stil des Hauses geprägt. Die Jacken liegen eng an, haben eine hohe Schulter und eine betonte Taille. Huntsman gilt als der teuerste unter den Savile-Row-Schneidern, jedoch übersteigt auch hier das Preisniveau nicht das eines guten Schneiders auf dem europäischen Kontinent. Huntsman rühmt sich der handwerklichen Qualität seiner Schneiderarbeit, die in Wirklichkeit aber nicht über dem allgemein hohen Niveau der hier vorgestellten Firmen liegt.

»L'Etat c'est moi«, fand der Sonnenkönig – die Savile Row, das ist Poole, so könnte man sagen. Anfang des 19. Jahrhunderts beschäftigte die 1806 gegründete Firma mehr als 300 Schneider und war damit weltweit das größte Unternehmen seiner Art. Pooles Kundenliste liest sich wie ein Querschnitt durch die Geschichte des 19. und 20. Jahrhunderts. Und auch heute finden sich unter der internationalen Kundschaft viele Angehörige des Adels. Trotz der gloriosen Geschichte des Hauses geht es bei Poole heute überaus ungezwungen zu. Dies bezieht sich nicht nur auf den Umgang der Mitarbeiter untereinander, sondern auch auf die Art der Kundenberatung. Hier bekommt niemand einen Stil aufgezwungen, was sicherlich zum dauerhaften Erfolg beigetragen hat. Ebensosehr lieben die Kunden den leicht angestaubten Charme des Verkaufsraums, den der Chef Angus Cundey seit Jahren gegen die Einführung einer Klimaanlage verteidigt.

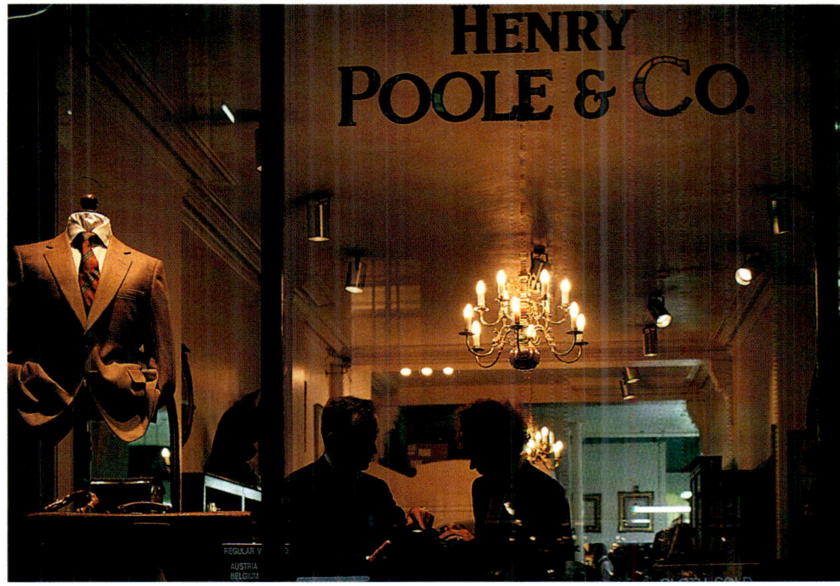

Bei Tobias in der Nummer 32 legen »cutter« John Coggin und »tailor« John Davis bei jedem Auftrag noch selbst Hand an. Bei Huntsman oder Poole muß sich der Kunde darauf verlassen, daß der Zuschneider nach der Anprobe mit seinen Kreidemarkierungen alle Änderungen ausreichend klar an den Schneider in der Werkstatt kommuniziert. Bei Tobias Tailors ist John Davis dagegen vom Maßnehmen bis zur letzten Anprobe bei jeder Stufe eines Auftrags dabei und nimmt mit eigenen Sinnen alle psychischen und physischen Eigenheiten des Kunden auf. Und wenn möglich, arbeitet auch »cutter« John Coggin bei der Fertigung mit – so ist das Produkt handwerklich und stilistisch aus einem Guß. Da beide alles können, ist eine erste Anprobe schon nach kürzester Zeit möglich, also lange bevor in einem der großen Häuser der zugeschnittene Stoff beim Schneider angelangt ist. Savile-Row-Novizen sind ebenso wie der Connaisseur bei Tobias Tailors bestens aufgehoben, da hier stilistische Offenheit mit dem traditionellen Qualitätsbegriff der Savile Row gepaart wird – und dies alles zu einem vergleichsweise günstigen Preis.

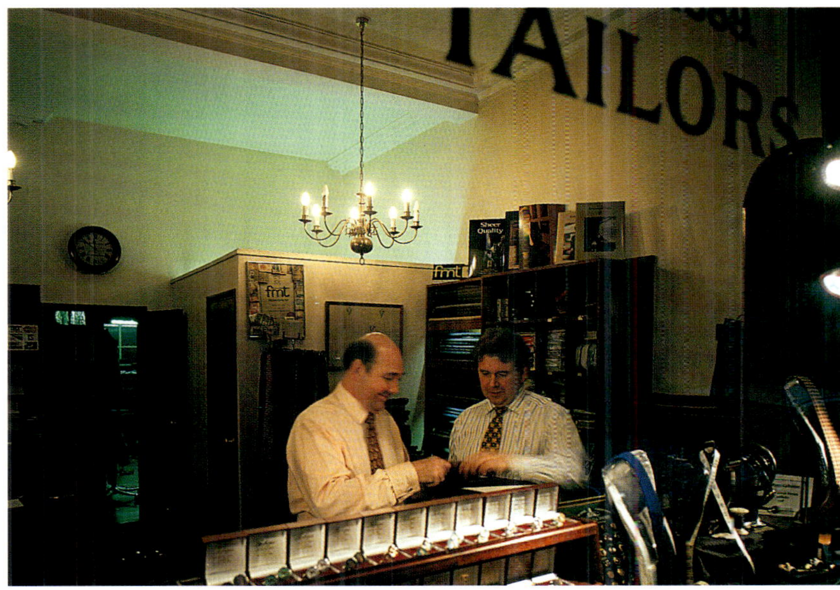

Kilgour, French & Stanbury in der Hausnummer 8 der berühmten Straße gehört zu den großen alten Namen der Savile Row. Beim Betreten der kürzlich neu gestalteten und klimatisierten Geschäftsräume könnte dies allerdings in Vergessenheit geraten. Sie bieten eher den Hintergrund für die sehr moderne Konfektion des Hauses, die trendbewußte Kunden anlocken soll. Doch man darf sich nicht täuschen, die »cutters« und »tailors« von Kilgour, French & Stanbury machen immer noch einige der besten Anzüge der Savile Row. Und die werden inzwischen ganz zeitgemäß auch im Internet angeboten. Dort findet sich die Homepage des Schneiders mit Informationen und aktuellen Angeboten. So bekommen zum Beispiel »young executives« unter 25 Jahren einen speziellen Rabatt. Unter einem Dach mit Kilgour operiert Bernard Weatherill, der führende Spezialist für Jagd- und Reitbekleidung. Der »cutter« George Roden paßt dort als letzter seiner Zunft noch Reithosen nach Maß an.

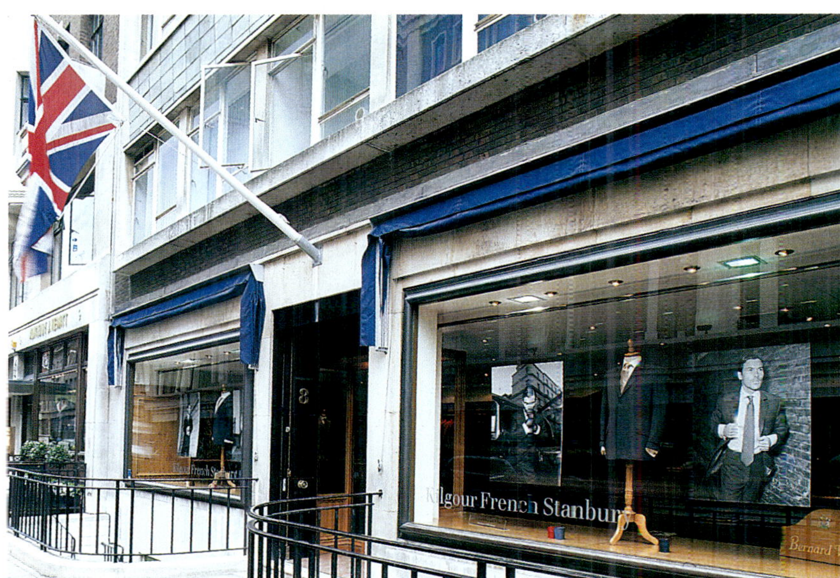

Der englische Anzug

An der Unterseite des linken Revers, unterhalb des Knopflochs, sitzt eine horizontale *Schlaufe*, in die der Stiel einer im Knopfloch getragenen Blume gesteckt werden kann. Dieses Detail wird typischerweise mit Maßanzügen in Verbindung gebracht, obwohl es kein Problem wäre, eine solche Schlaufe auch bei Konfektionsanzügen anzubringen. Vermutlich tragen also nur die Kunden der Savile Row Blumen im Knopfloch.

Bei einem traditionellen englischen Anzug, wie Robert Gieve ihn trägt, ist die *Schulter* wenig bis gar nicht gepolstert. Sie ist meist eher fallend gebaut. Allerdings haben die verschiedenen Schneider im Detail unterschiedliche Auffassungen über die Form der Schulter.

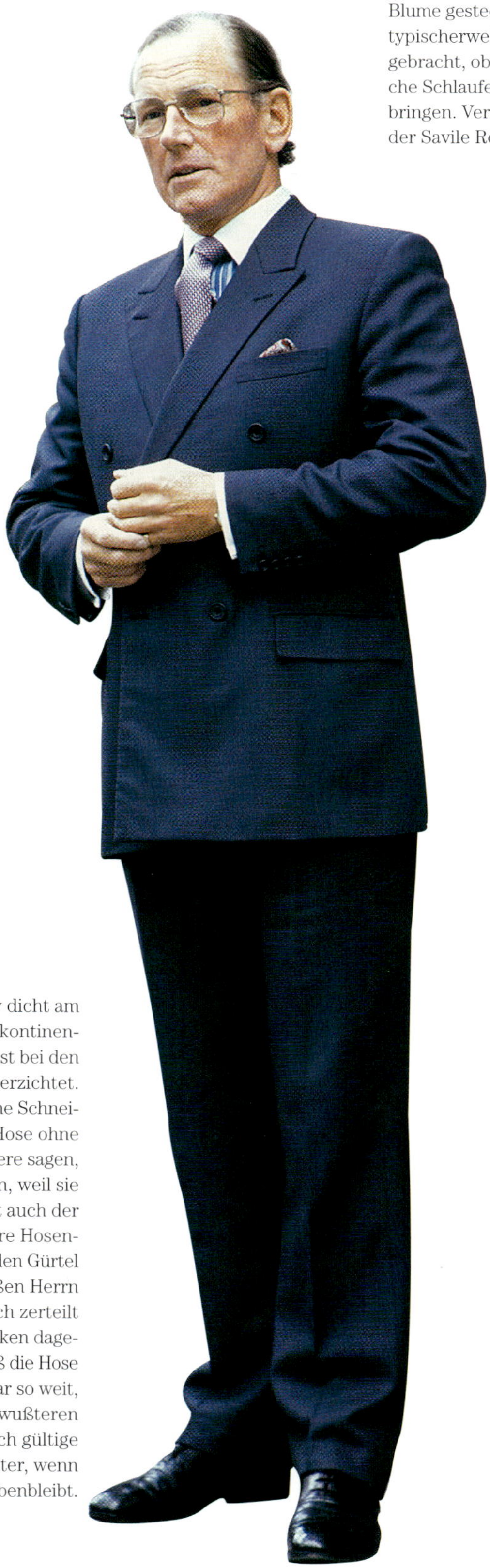

Wer sich ein wenig mit Kleidung auskennt weiß, daß bei einem guten Anzug die *Knöpfe des Ärmels* aufknöpfbar sind. So sieht man es bei den Jacken der teuren Konfektionäre aus Italien. In der Savile Row sind die Knöpfe der Ärmel natürlich auch zum Aufknöpfen gemacht, allerdings von den drei oder vier Ärmelknöpfen nur die zwei unteren. So können die Ärmel zum Händewaschen zwar hochgeklappt werden, der Schneider kann aber im Notfall den Ärmel noch kürzen. Nur auf Wunsch werden die Knopflöcher aller Ärmelknöpfe aufgeschnitten und umsäumt.

Die Taille sitzt hoch, die Rockschöße fallen weich und lang über die Hüften. Dieser *sanduhrförmige Schnitt*, den wir auch von vielen Uniformjacken her kennen, wirkt bei schlanken Männern am vorteilhaftesten. Er ist vor allem für die Schneider typisch, die früher überwiegend Uniformen und Reitkleidung gefertigt haben.

Der klassische englische Anzug hat zwei lange *Seitenschlitze*. Sie ermöglichen es, im Stehen die Hände bequem in die Taschen zu stecken, was in England – im Gegensatz zu Deutschland – nicht als ungehörig empfunden wird. Nur einen Rückenschlitz anstelle von zwei Seitenschlitzen hat traditionell die Dreiknopfjacke, häufig gesehen bei Tweedanzügen. Jacken ohne Schlitze sind sehr selten und fallen deshalb besonders auf. Zum Beispiel beim Gemahl der Queen, Prince Philip, der häufig Anzüge ohne Schlitze trägt. Sein Schneider war früher Teddy Watson von Hawes & Curtis, der den Duke of Edinburgh dann an seinen langjährigen »cutter« John Kent weitergab.

Die *Hosen* sind hoch auf die Hüfte und relativ dicht am Bein geschnitten. Sie weisen, im Gegensatz zu kontinentalen Hosen, seltener einen Umschlag auf – selbst bei den Hosen für den Zweireiher wird gern auf sie verzichtet. Traditionell hängen sie an Hosenträgern. Manche Schneider behaupten, daß es unmöglich ist, eine Hose ohne Hosenträger korrekt in Position zu halten. Andere sagen, daß die »braces« so häufig favorisiert werden, weil sie die Anpassung der Hose erleichtern. Beliebt ist auch der durch Schnallen oder Gummizüge verstellbare Hosenbund, der den Gürtel ersetzt. Jede Lösung, die den Gürtel überflüssig macht, ist für den nicht allzu großen Herrn zu empfehlen, da der Gürtel die Figur optisch zerteilt und dadurch unnötig verkürzt. Hosenträger wirken dagegen streckend und haben zudem den Vorteil, daß die Hose in jeder Lage richtig sitzt. Manch einer geht sogar so weit, zu behaupten, daß Hosenträger einen selbstbewußteren Auftritt fördern. Tatsächlich fällt die immer noch gültige Haltungsformel »Bauch rein, Brust raus« leichter, wenn man sicher sein kann, daß die Hose trotzdem obenbleibt.

Die Stoffe

Die weißen Nadelstreifen auf blauem Grund sind noch immer der unangefochtene Klassiker. In London nach wie vor die Uniform der Broker, Banker, Anwälte und Politiker, tauchen sie aber auch immer wieder in den Kollektionen der Designer auf.

Nadelstreifen diesmal auf grauem Grund, also Grey Pinstripe, die beliebteste Alternative zum Blue Pinstripe. Dieser Stoff trägt den Engländern gelegentlich den Ruf ein, sich wie »graue Mäuse« zu kleiden.

Dunkelgrauer, fast schwarzer Stoff mit Nadelstreifen ist die extrem konservative Variante für die City.

Nailhead ist ein weiterer Klassiker in Grau- und Blaugrautönen. Er ist unauffälliger als die Streifenmuster.

Kammgarnstoffe ohne Musterung gibt es in allen Gewichtsabstufungen und Farben, je nach Verwendungszweck des Anzugs. Für einen Ganzjahresanzug wird man eine mittelschwere Ware wählen, vorzugsweise in Dunkelblau oder in Grautönen (für die City).

Kreidestreifen auf grauem Grund sind ein Klassiker für doppelreihige Anzüge. Der damalige Prince of Wales und spätere Edward VIII. popularisierte diesen Look in den dreißiger Jahren.

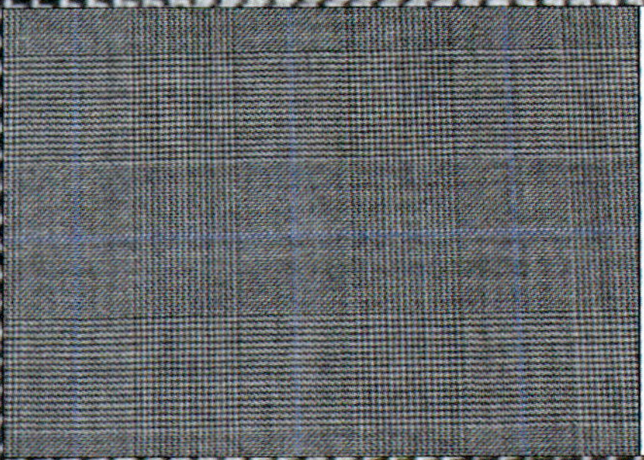

Der »Prince of Wales check« oder »Glen check« ist genaugenommen ein farbiges Überkaro auf einem Glen-Urquhart-Karo. Muster dieser Art wurden für englische Großgrundbesitzer entworfen, die sich in Schottland niedergelassen hatten und nicht über ein Clan-Muster verfügten. Da sie ihre Angestellten dennoch in ein identifizierbares Muster kleiden wollten, trugen diese dann Phantasiekaros, sogenannte »district checks«. Das Glen-Urquhart-Karo gehörte zu den Ländereien der Countess of Seafield. In England ist dieser Stoff – im Gegensatz zu Amerika und dem Kontinent – nicht für Business-Anzüge gedacht, sondern für Sportanzüge die am Wochenende getragen werden. (Übrigens heißt dieses Muster nur im deutschen Sprachgebrauch »Glencheck«, deshalb wurde hier die internationale Bezeichnung »Prince-of-Wales-Check« vorgezogen.)

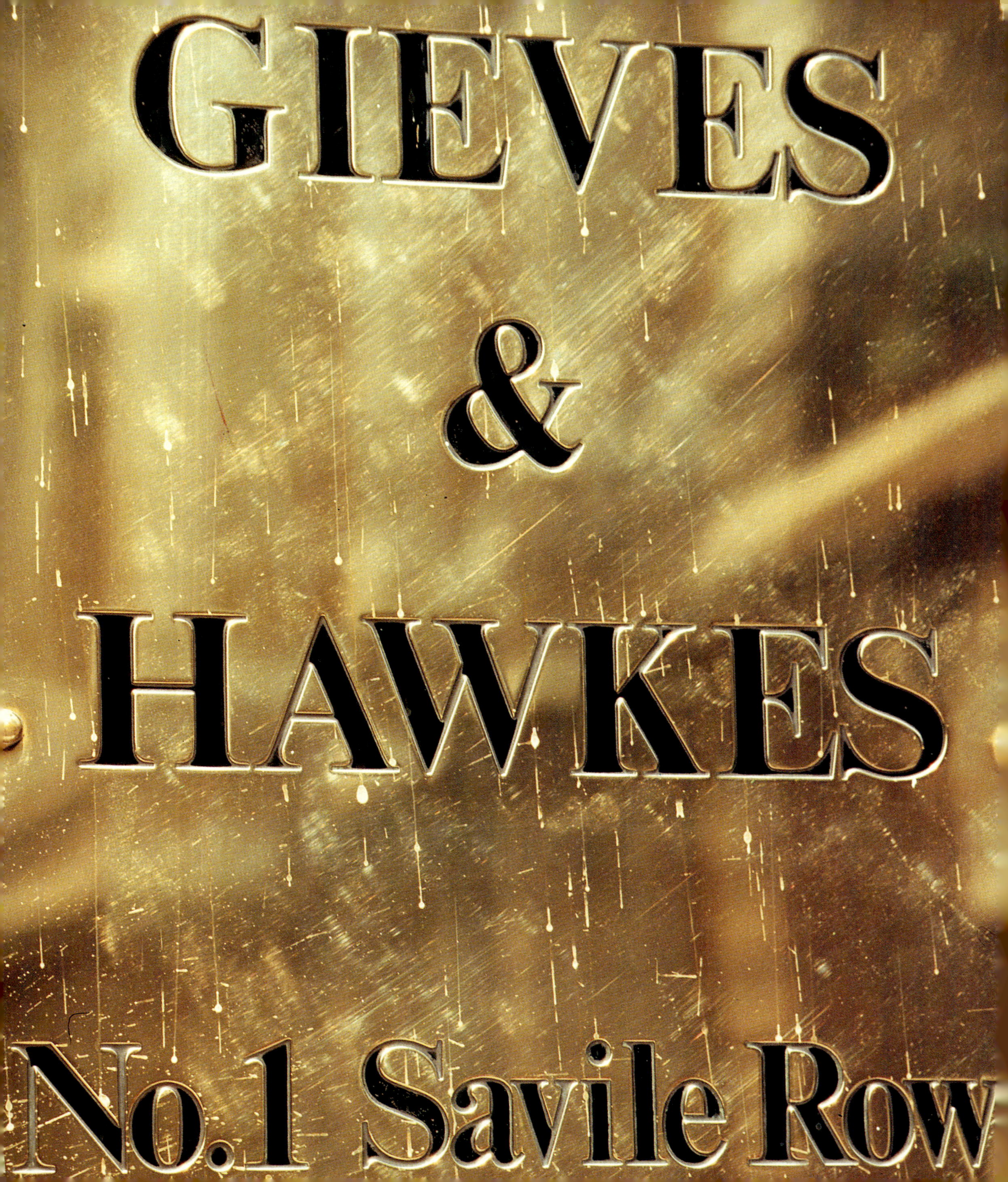
GIEVES
&
HAWKES
No.1 Savile Row

Ein Anzug von Gieves & Hawkes

Die Ladenfront von Gieves & Hawkes ist für die Savile Row ungewöhnlich repräsentativ. Oft findet man nämlich die besten Schneider in recht kleinen Ladengeschäften, zum Teil sogar in Kellerräumen. Nicht so bei Gieves & Hawkes in der Savile Row Nr. 1. Hier wird in Räumlichkeiten residiert, die einstmals der Royal Geographical Society als Hauptquartier dienten. Ein Neukunde wird bei Gieves & Hawkes zunächst in die obere Etage geführt, in den Adam Room. Dort soll in entspannter Atmosphäre die Grundlage für ein vielleicht jahrzehntelanges Vertrauensverhältnis zwischen Kunde und »cutter« gelegt werden. Während der Kunde über sich und seine Gewohnheiten plaudert und Wünsche hinsichtlich des Schnitts und Stoffs äußert, macht sich der »cutter« aus dem, was er sieht und hört, ein Bild des Kunden und entwickelt daraus die Konturen des gewünschten Anzugs.

Erfahrene »cutter« wissen meist schon nach wenigen Minuten, was der Kunde will, auch wenn der sich dessen noch nicht bewußt ist.

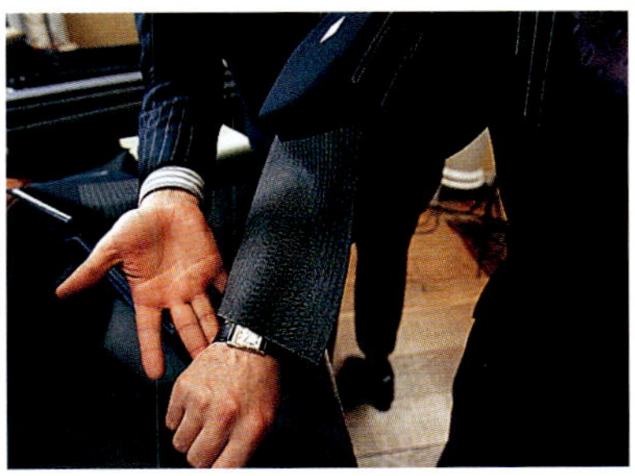

Nachdem man sich über den Schnitt des Anzugs und all seine Details einig geworden ist, sucht der Kunde zusammen mit dem »cutter« einen Stoff aus. Dabei lenkt der »cutter« den Neuling dezent in die Richtung, die er für richtig hält. Der Kunde tut gut daran, den zumeist fundierten Tips zu lauschen.

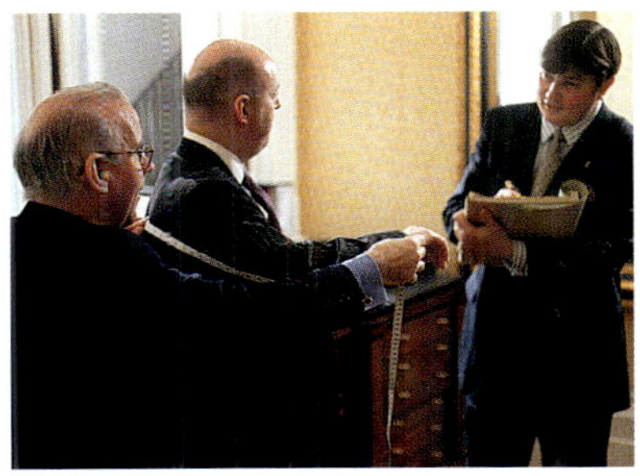

Beim Nehmen der Maße notiert Peter Smith auch körperliche Besonderheiten. Dies geschieht in einem diskreten Code. DRS heißt »dropped right shoulder«, also hängende rechte Schulter. FS steht für »forward stomach«, also Spitzbauch und BL 1,2 oder 3 meint »bowed legs to the first, second or third degree«, also Säbelbeine ersten, zweiten oder dritten Grades.

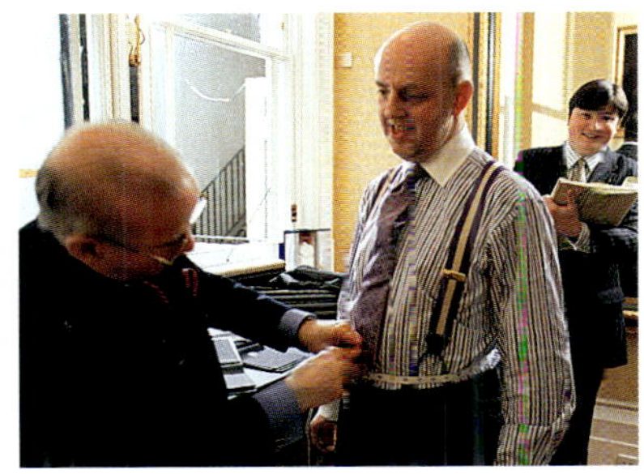

Der durch die Konfektion gequälte Kunde erlebt bei einem Maßschneider zum ersten Mal, daß er sich nicht für die Unvollkommenheit seines Körpers entschuldigen muß oder dafür mit schlecht sitzender Kleidung bestraft wird. Ist der Bauch auch rund oder das Gesäß flach, die Hose wird perfekt sitzen.

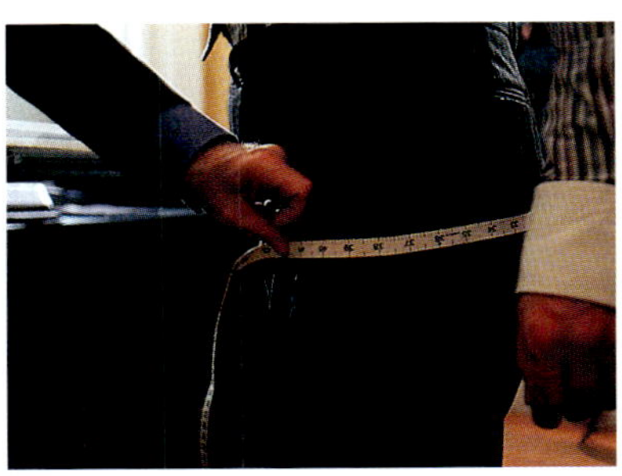

Für die Hose muß allein mindestens fünfmal gemessen werden. Dies geschieht in vornehmer Zurückhaltung und mit jener Neutralität gegenüber der eigentlich peinlichen Situation, die auch Ärzte bei der Behandlung intimer Regionen an den Tag legen.

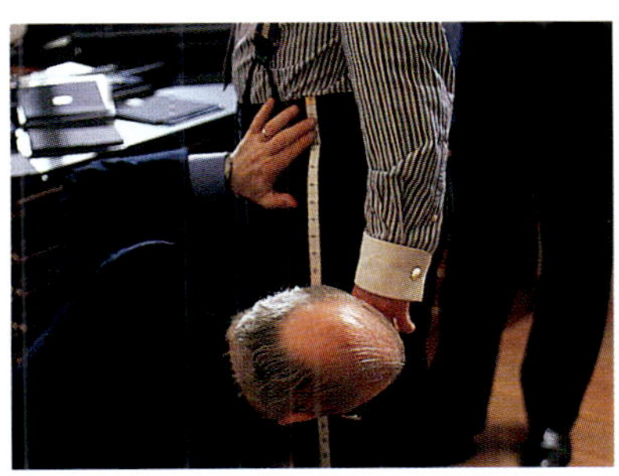

Es ist kein Zufall, daß man erst den Schnitt des Anzugs bespricht und dann die Maße nimmt. Schließlich muß der »cutter« wissen, wie hoch auf der Hüfte die Hosen sitzen sollen. Wenn der Kunde die traditionelle, von Hosenträgern gehaltene Hose wünscht, dann muß die äußere Beinlänge entsprechend länger ausfallen als bei einer Hose, die auf der Hüfte sitzt.

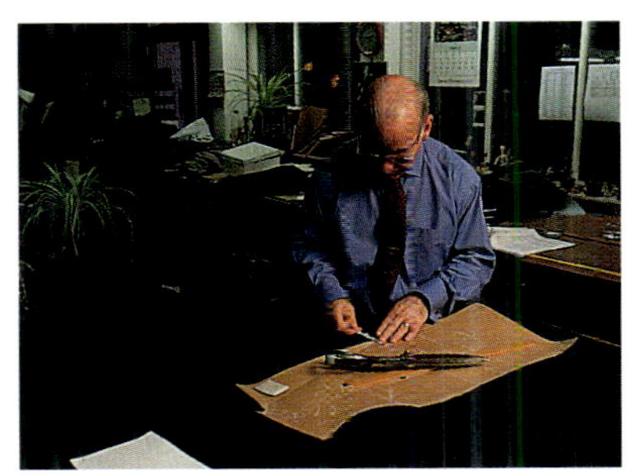

Anhand der genommenen Maße zeichnet der »cutter« Peter O'Neil auf braunes Packpapier den Schnitt von Jacke, Hose und Weste auf. Dies geschieht mit Hilfe eines ausgeklügelten Umrechnungssystems und seines über die Jahre entwickelten Gefühls. Dieser Schnitt ist der Bauplan des Anzugs.

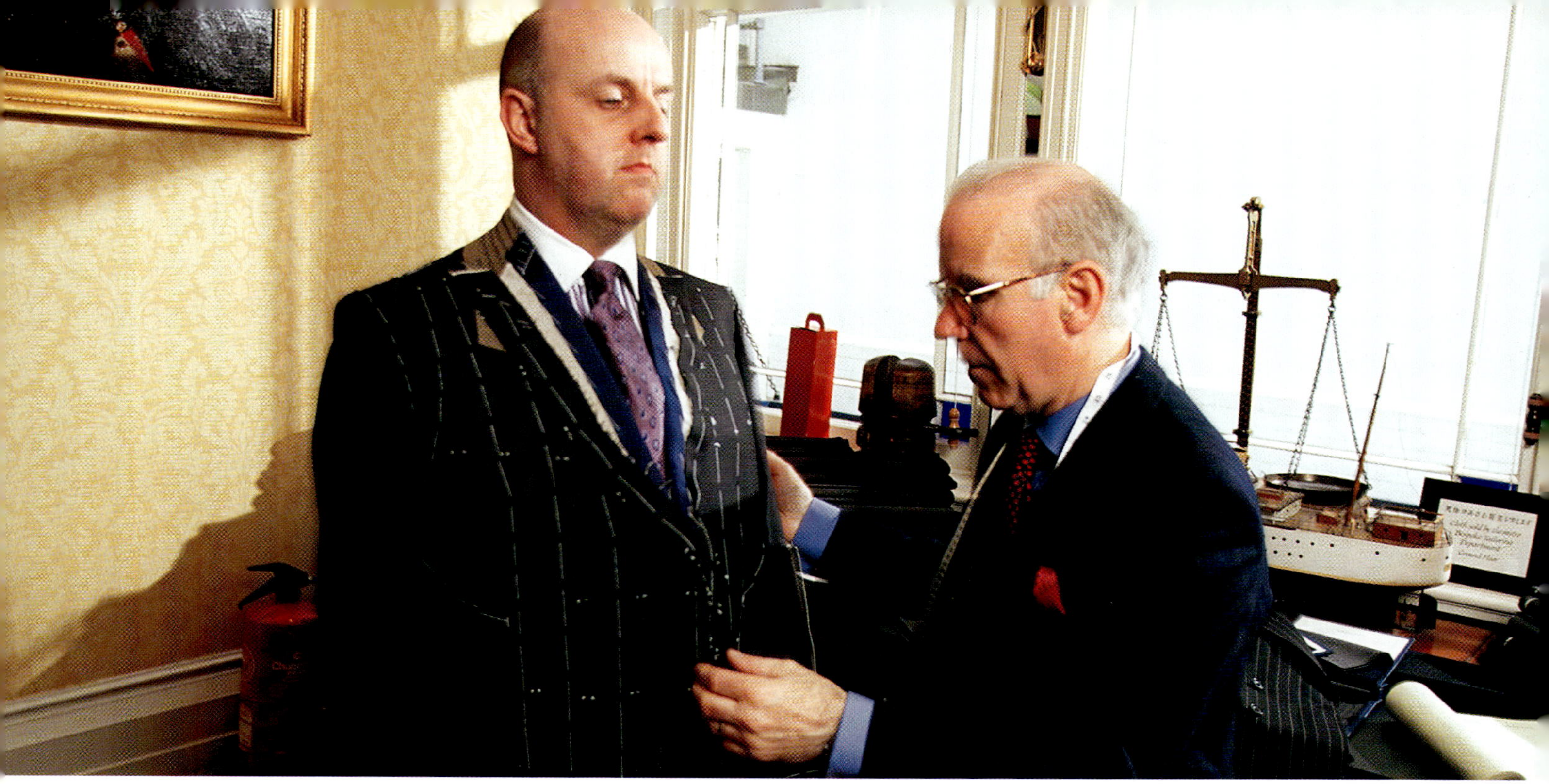

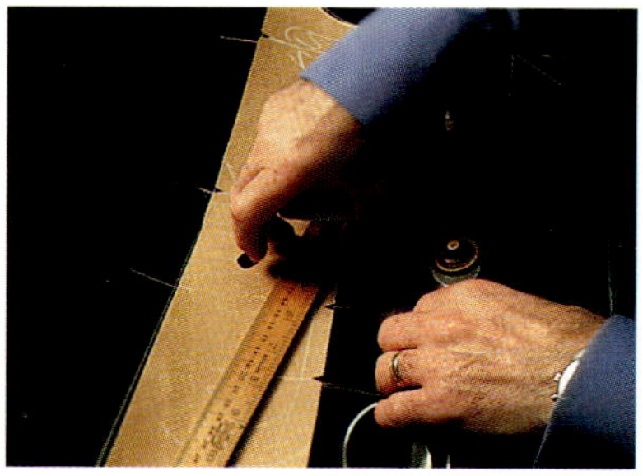

Die Einzelteile des Anzugs werden ausgeschnitten und wie eine Schablone auf den Stoff gelegt.

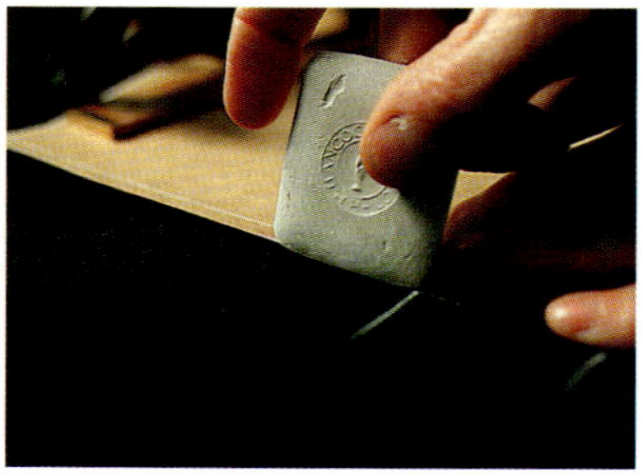

Dann zeichnet der »cutter« entlang den Kanten der Schablone den Schnitt mit Schneiderkreide auf den Stoff.

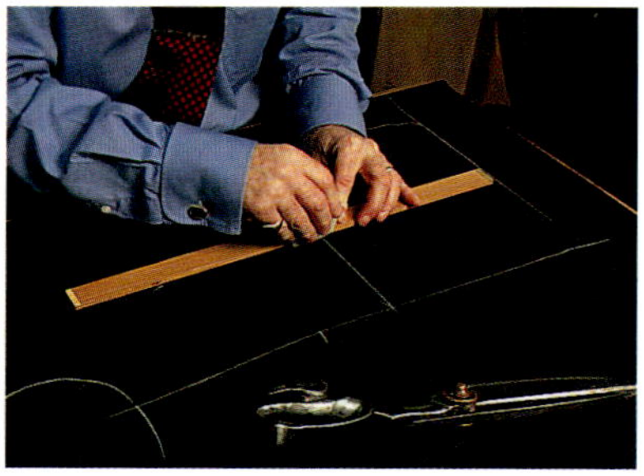

Dabei muß er so vorgehen, daß das Muster des Stoffs später beim zusammengenähten Anzug exakt über die Nähte weiterläuft, soweit das möglich ist.

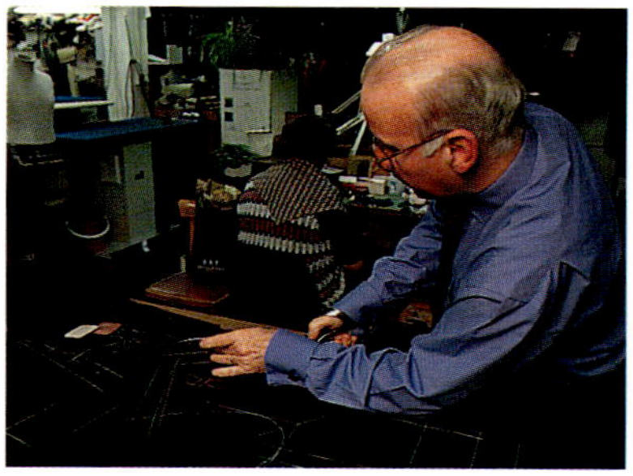

Zugeschnitten wird mit der Schere und natürlich von Hand. Dies ist, ebenso wie das Maßnehmen, ein wichtiger Moment im Entstehungsprozeß des Maßanzugs. Der jetzt festgelegte Schnitt muß nach der Anprobe noch verbessert werden.

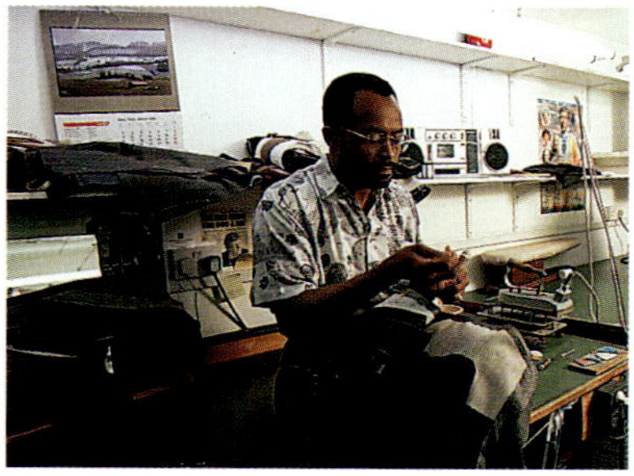

Das Zusammennähen der einzelnen Teile zu Jacke, Hose und Weste ist die Aufgabe von »coat maker«, »trouser maker« und »vest maker«. Sie nähen die Einzelteile des Anzugs für die erste Anprobe provisorisch mit weißen Baumwollfäden zusammen.

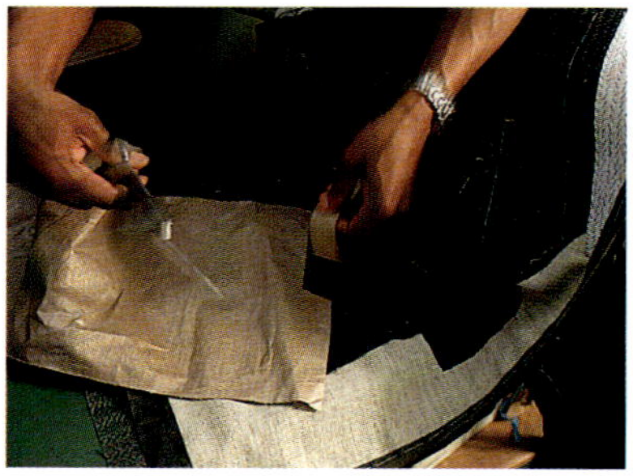

Die erste Anprobe könnte theoretisch nach ein paar Tagen stattfinden. Berühmte Schneider wie Gieves & Hawkes haben in der Regel aber lange Wartelisten, so daß meist einige Wochen vergehen, bis das »first fitting« terminiert werden kann.

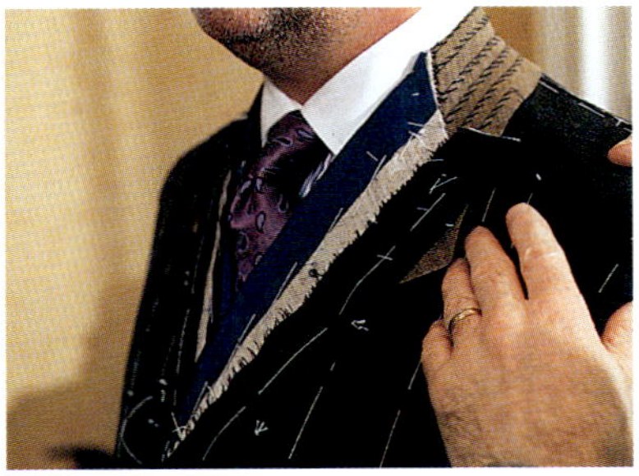

Bei der ersten Anprobe sieht der Kunde den ausgewählten Stoff zum ersten Mal in Form eines Anzugs. Dies ist ein aufregender Moment, weil der Anzug bis zu diesem Zeitpunkt lediglich in der Phantasie des Kunden und des »cutter« existiert hatte. In diesem Stadium kann der Anzug noch in allen Bereichen verändert werden.

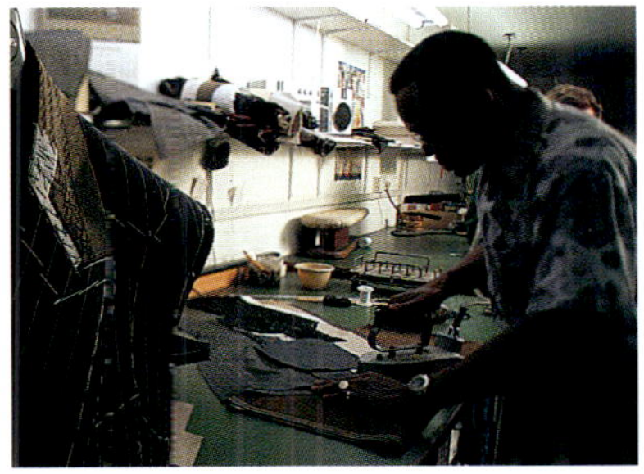

Der Anzug wird nun wieder auseinandergerissen und geht zurück an die verschiedenen Schneider – wie hier an den »coat maker« Albert Nelson. Diese erstellen die zweite Version des Anzugs und bauen dabei die Änderungen ein, auf die man sich beim ersten »fitting« geeinigt hat.

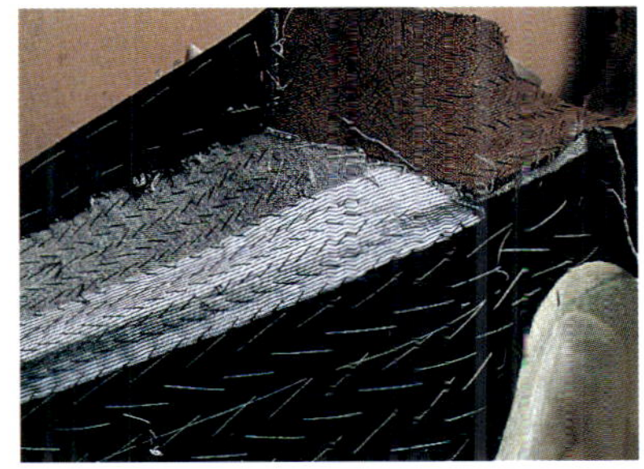

Um dem Anzug seine Form zu geben, werden Einlagen aus Steifleinen, Baumwolle, Filz oder Roßhaar von Hand mit unzähligen Stichen mit dem Oberstoff vernäht. Bei industriell gefertigten Jacken wird dieser Vorgang durch das Verkleben der Einlagen stark verkürzt, das Ergebnis läßt sich aber nicht dem der Handarbeit vergleichen.

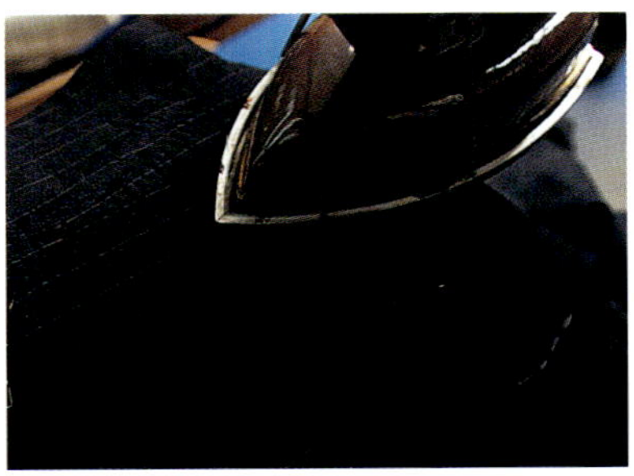

Während des Nähens bearbeitet der Schneider den Stoff immer wieder mit dem Bügeleisen. Dazu feuchtet er ihn an und preßt ihn dann mit dem heißen Eisen in Form. Das Bügeln und die Einlagen geben dem Anzug seine dreidimensionale Form. Dabei hilft das elastische Roßhaar, Rundungen dauerhaft in den Stoff einzubauen, zum Beispiel an der Brust oder den Revers.

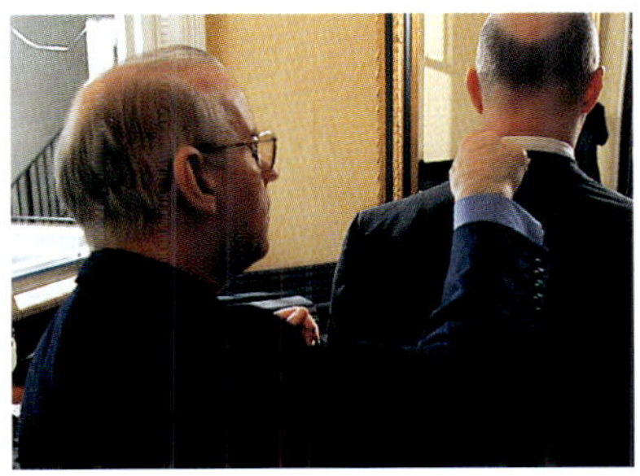

In viktorianischer Zeit brauchten die Schneider angeblich bis zu einem Dutzend Anproben, bis der Anzug richtig saß. Dafür haben heute weder Kunden noch Schneider die Zeit. Heute müssen in der Regel drei Anproben reichen, bis der Anzug fertiggestellt werden kann. Dies gilt aber nur beim ersten Mal, später tut es meistens eine.

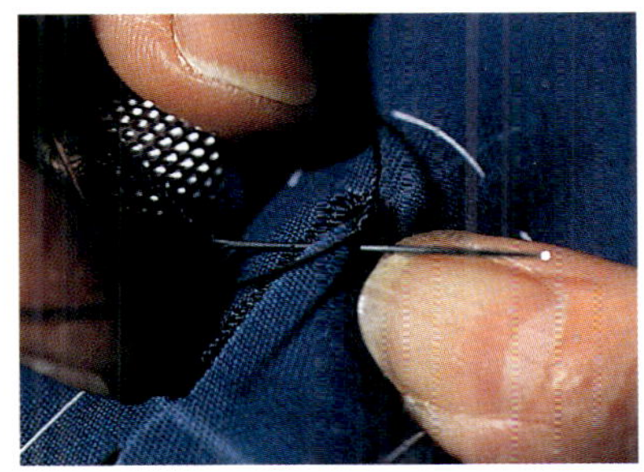

Nach dem Maßnehmen und dem Zuschneiden markiert das Nähen der Knopflöcher einen weiteren entscheidenden Schritt. Erst wenn der Anzug zur Zufriedenheit des Kunden geraten ist, werden die Knopflöcher hinzugefügt. Dies erfordert noch einmal einen hohen Arbeitsaufwand. Es dauert mehrere Stunden, bis sämtliche Knopflöcher mit seidenem Faden umsäumt sind.

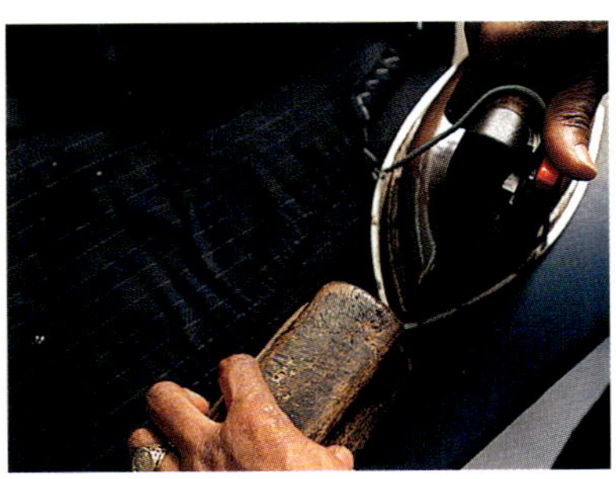

Der letzte, der Hand an den Anzug anlegt, ist der »presser«. Er verleiht dem Anzug mit dem Bügeleisen seine endgültige Form. Und niemand anders als ein »presser« sollte später den Anzug aufbügeln, wenn er stark zerdrückt wurde oder eine chemische Reinigung nötig geworden ist.

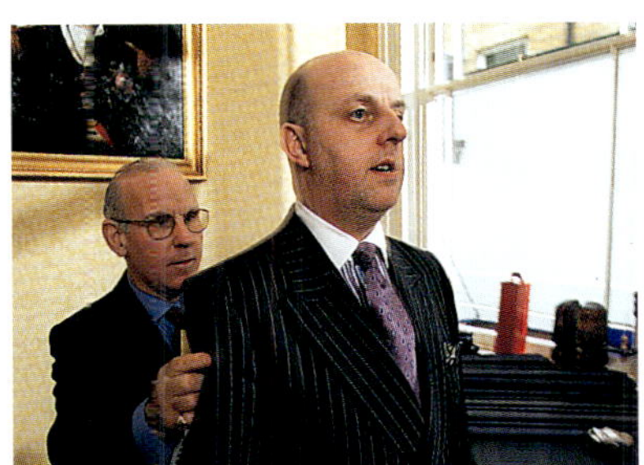

Sobald der Anzug korrekt gebügelt ist, kann der Kunde zur langersehnten letzten Anprobe kommen. Wenn er den Anzug jetzt für gut befindet und sozusagen »abnimmt«, ist die Arbeit endlich getan. Nach Wochen oder gar Monaten kann der Kunde nun gleich in seinem neuen Anzug nach Hause gehen.

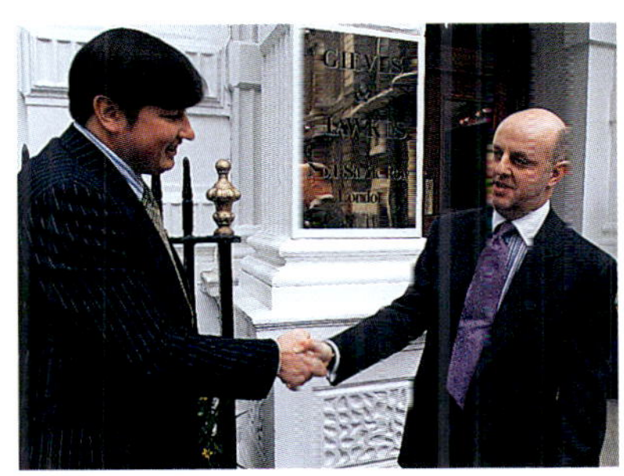

Wenn der Anzug auf der Straße als neu erkannt wird, dann hat der Schneider schlechte Arbeit geleistet, so heißt es angeblich bei Anderson & Sheppard, einer weiteren legendären Institution der Savile Row. Dies soll meinen: der Anzug muß wie angeboren aussehen.

Chester Barrie

Manch nichtenglischer Besucher der Savile Row blickt traurig in die Schaufenster der »bespoke tailors«. Sein Wochenendaufenthalt in London erlaubt es ihm nicht, sich einem der sympathischen Schneider anzuvertrauen. Dauert es doch ein paar Tage, wenn nicht ein paar Wochen, bis der Anzug nach dem Zuschneiden für das »first fitting« zusammengenäht ist. Danach braucht es wiederum ein paar Tage, bis alle Korrekturen in den Anzug eingearbeitet sind, und erst nach dem zweiten, dem »forward fitting«, kann der Anzug fertiggestellt werden – wenn nicht doch noch weitere Anpassungen nötig sind. Dieser langsame Entstehungsprozeß ist Teil des Vergnügens am »bespoke suit«, aber auch ein Fluch, wenn keine Zeit ist. Glücklicherweise gibt es zwei Hausnummern neben Anderson & Sheppard ein Geschäft, das hier Abhilfe leistet, nämlich mit Konfektion, die in Schnitt und Machart gute Savile-Row-Qualität bietet, sich jedoch sofort mitnehmen läßt. Chester Barrie heißt dieser rettende Hafen in der Savile Row Nr. 32. Seit 1937, also seit über 60 Jahren, bekommt der eilige aber anspruchsvolle Kunde bei Chester Barrie Anzüge, Jacken, Hosen und Mäntel. Gefertigt werden sie in Crewe, einer kleinen Stadt im Norden Englands. Die zunächst bezogenen Ateliers wurden schnell zu klein. 1949 wurden vom Luftfahrtministerium Räumlichkeiten angemietet, in denen Rolls Royce vorher Autos gebaut hatte. 1961 expandierte Chester Barrie erneut und zog in eine eigens errichtete Fabrik, die auch heute noch mehr an eine riesige Schneiderwerkstatt erinnert, in der die Kleidungsstücke noch zu 80 Prozent von Hand genäht werden. Mit Konfektionskleidung im üblichen Sinne hat Chester Barrie nur eins gemein, nämlich den Zuschnitt nach einem Größensystem und nicht nach individuellen Maßen. Wer mehr Zeit hat, sich aber schon vorher ein Bild vom Endergebnis machen will, kann sich den Chester-Barrie-Schnitt an seine individuellen Maße anpassen lassen. Damit ist man zwar immer noch einen großen Schritt vom »bespoke tailoring« entfernt, bekommt aber dennoch ein Maximum dessen, was Konfektion leisten kann. Dabei hat das Konzept von Chester Barrie mehr mit der Tradition der Savile Row zu tun, als man denken könnte. Auch die »bespoke tailors« lassen die von ihnen zugeschnittenen Einzelteile von Spezialisten zusammennähen, die oft für mehrere verschiedene Schneider arbeiten. Bei Chester Barrie wird ebenfalls von Hand zugeschnitten, nur eben nicht nach der für den einzelnen Kunden entwickelten Form, sondern nach den Mittelwerten der Konfektion. So kann Chester Barrie für einen Mann mit durchschnittlicher Figur ein Kleidungsstück liefern, das nach kleinen Änderungen sehr gut sitzt. Und in der Verarbeitungsqualität bietet Chester Barrie ein für den vergleichsweise niedrigen Preis sehr hohes Niveau.

Wer nun denkt, daß der Gründer des Unternehmens ein Herr Barrie war, der täuscht sich. Chester Barrie ist ein Phantasiename, Crewe, der Produktionsort, liegt in der Nähe der Stadt Chester. Doch der Name war gut gewählt, denn nach über 60 Jahren wirkt er genauso »echt« wie Barbour, Church oder Brigg – zumindest für den Kunden vom Kontinent oder aus Amerika. Letzteres war die Heimat des tatsächlichen Firmengründers, des New Yorkers Myron Ackermann. Er kam lange vor allen anderen auf die wahrhaft geniale Idee, Konfektion im größeren Stil nach den traditionellen Methoden des Schneiderhandwerks anfertigen zu lassen. Bis heute gibt es auf der ganzen Welt weniger als zehn vergleichbare Unternehmen, die im Prinzip alle nach dem schon seit 1937 bei Chester Barrie bewährten System arbeiten. Beim Durchblättern der Firmenbroschüren dieser Mitbewerber findet man fast wörtlich die gleichen Sätze wieder, mit denen auch die Chester-Barrie-Methode beschrieben wird: sorgfältige Stoffauswahl, ausschließliche Verwendung natürlicher Materialien, Zuschnitt von Hand mit der Schere, überwiegend manuelles Zusammennähen, hochwertige, bewegliche Einlagen, sorgfältiges Formbügeln und penible Endkontrolle. In England ist Chester Barrie nur eine Notlösung, wer Geld hat und Zeit, geht immer noch zu einem »bespoke tailor«. In Italien gibt es auch noch einige hervorragende Maßschneider, doch hochwertige Konfektion wie von Kiton, Brioni oder d'Avenza deckt bereits einen großen Teil des Bedarfs ab. In Deutschland existiert mit Regent nur ein einziger Anbieter von annähernd vergleichbarem Niveau, da hier ein Großteil der anspruchsvollen Käuferschicht von England und Italien mitversorgt wird.

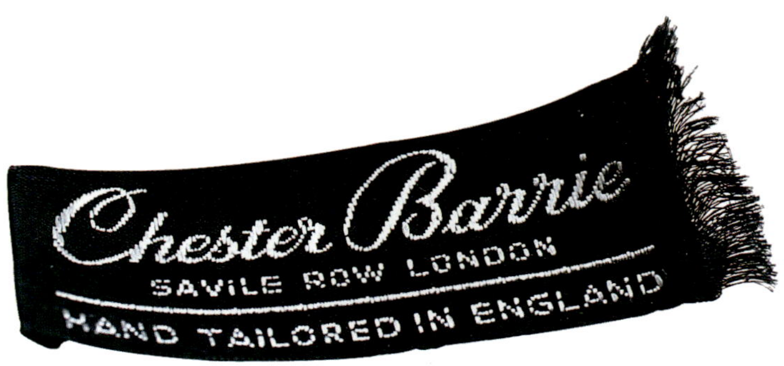

1981, nach 44 Jahren konstant hoher Qualität, wurde Chester Barrie endlich so etwas wie eine greifbare Anerkennung seitens seiner Nachbarn in der Savile Row zuteil, genaugenommen seitens seines Gegenübers in der Nr. 11. Dort residiert H. Huntsman, bekannt als der teuerste Schneider der Savile Row und als eine Bastion höchster Qualitätsstandards, die durch ausschließlich hausinterne Produktion gesichert werden. Diese ehrwürdige Institution debütierte 1981 mit einem Anzug von der Stange – und niemand anders als Chester Barrie hat diesen Anzug gemacht.

Bis heute läßt Huntsman seine gesamte Konfektion in Crewe anfertigen. Ein Beweis für die Qualität, die Chester Barrie zu liefern vermag.

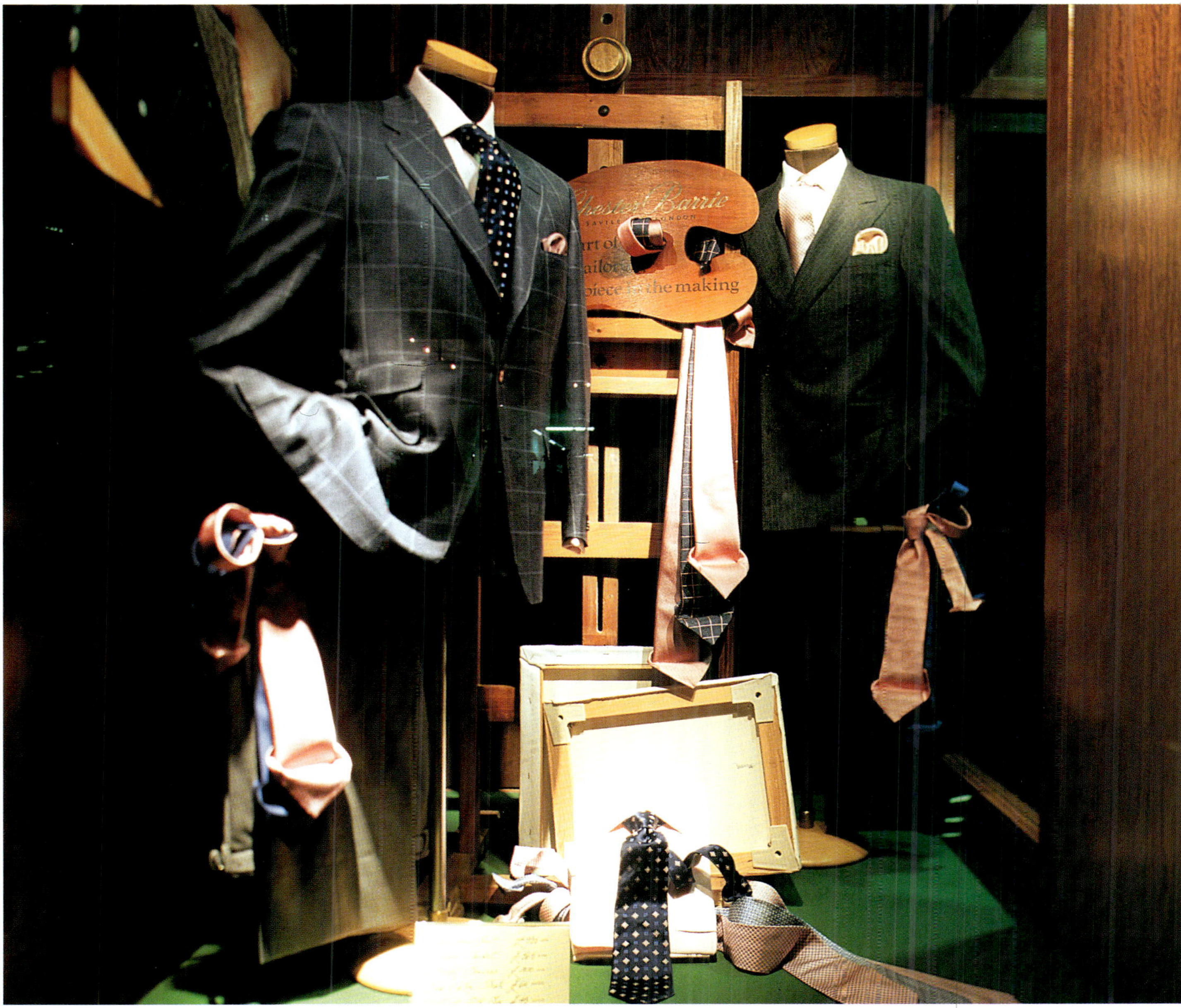

In der Savile Row Nr. 32 befindet sich das wohlklimatisierte Ladengeschäft von Chester Barrie. Hier kann man die ausgezeichnet geschnittenen und traditionell verarbeiteten Anzüge, Jacken, Hosen und Mäntel zu durchaus moderaten Preisen erstehen. Im Untergeschoß wird der Verkauf im größeren Umfang betrieben, denn dort hat der Verkaufsleiter des Unternehmens sein Büro.

Drei Kunden – dreimal Savile Row

In Herrenmodemagazinen und Illustrierten werden immer wieder Berühmtheiten aus Politik, Kunst oder den Medien genannt, die zu dem einen oder dem anderen Savile-Row-Schneider gehen. Eine solche Meldung ist ungefähr so interessant wie die Nachricht, daß ein Milliardär einen Rolls Royce fährt. Oder einen Mercedes. Oder einen Ferrari. Die Dienste der Savile Row in Anspruch zu nehmen ist für alle, die es sich leisten können, ebenso selbstverständlich wie der Erwerb eines teuren Autos, das Bewohnen eines weitläufigen Hauses oder der Besitz einer goldenen Uhr. Jeder wohlhabende oder gar reiche Mann, der etwas Sinn für gute Kleidung hat, wird irgendwann einmal einen Anzug in der Savile Row kaufen. Das heißt nicht – und auch dieser Irrtum sollte vermieden werden – daß er deswegen nicht genauso bei Caraceni in Rom, bei Charvet in Paris oder bei Knize in Wien schneidern läßt. Dennoch wird er immer wieder gerne in die Savile Row zurückkehren, weil er dort etwas bekommt, was es nirgendwo sonst gibt: einen echten Savile-Row-Anzug. Die Liste der Kunden gleicht deswegen fast einem internationalen Who's who. Und wie in einem Verzeichnis berühmter Leute finden wir hier Rockstars und Politiker, Könige und Schauspieler, Milliardäre und Maler, Musiker und Diktatoren, Dandies und graue Mäuse, Schriftsteller und Minister, neuen Reichtum und altes Geld.

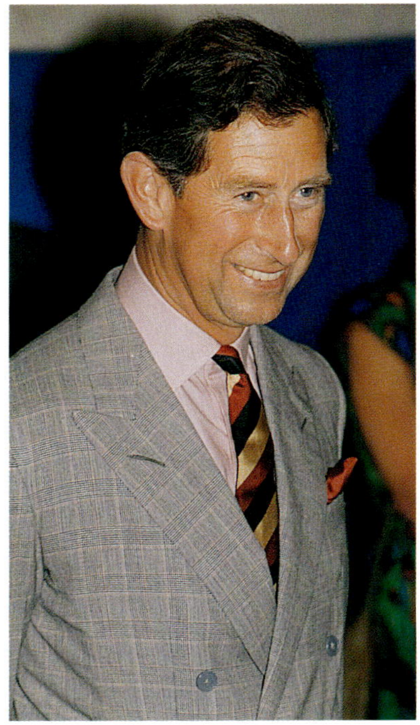

Prince Charles läßt seine Anzüge heute bei Anderson & Sheppard schneidern, so die übereinstimmende Meinung der Fachleute. Eine offizielle Bestätigung dieser Behauptung wird es freilich weder vom St. James's Palace noch von Anderson & Sheppard geben. Als Schuljunge und Student wurde er gemäß guter alter Upperclass-Tradition von Colin Edmonds bei Billings & Edmonds ausgestattet. Dann ging er zu Teddy Watson von Hawes & Curtis, dem Schneider von Prince Philip. Wie viele Thronfolger vor ihm, verließ er später den Schneider seines Vaters und ließ fortan bei Anderson & Sheppard arbeiten. Seine Uniformen werden heute bei Welsh & Jeffries gefertigt, nachdem dies zuvor Johns & Pegg anvertraut war. Es wird immer mal wieder behauptet, daß Prince Charles auch bei Kiton Kunde ist. Dies erscheint aber unwahrscheinlich, da der britische Thronfolger allein aus politischen Gründen kaum etwas anderes als einen englischen Anzug tragen wird. Sollte Prince Charles dennoch eine Vorliebe für neapolitanische Schneiderkunst haben, dann wird dies sicher nie vom Palast eingestanden werden. Der Gentleman genießt und schweigt.

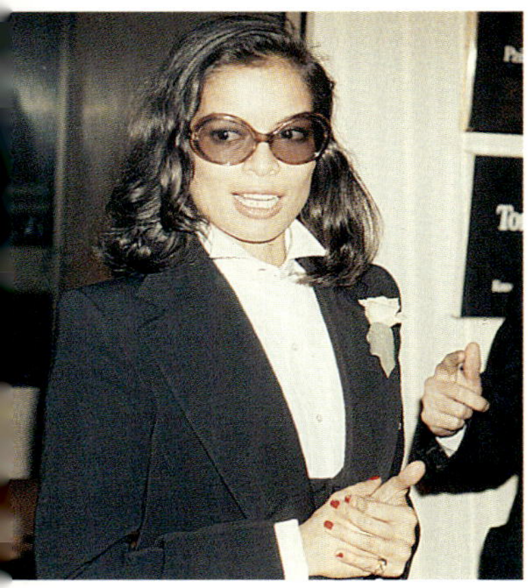

Es mag überraschen, daß Bianca Jagger, wie ihr Ex-Mann, zum Kundenkreis der Savile Row gehört. Wie viele seiner Kollegen, zum Beispiel Elton John, Eric Clapton oder Paul McCartney, weiß Mick Jagger seit den sechziger Jahren exquisite Schneiderkunst zu schätzen. Allerdings die mit dem gewissen modischen Extra. Tommy Nutter ist der Mann, der die Stars der »Swinging Sixties« mit den breiten Revers, den großen Fußweiten und den engen Taillen dieses Jahrzehnts ausstattete. Bianca Jagger gefielen die Anzüge ihres Mannes so gut, daß sie sich bei Tommy Nutter ein Pendant anfertigen ließ. Sie löste damit ein Revival des Herrenanzugs für Damen aus, wie vor ihr schon einmal Marlene Dietrich, die sich ihre Anzüge bei Knize in Wien schneidern ließ. In der Savile Row arbeiten zu lassen, war für Mick Jagger ähnlich selbstverständlich wie der Erwerb eines Landsitzes oder eines teuren Autos. Denn wer es sich leisten kann, trägt irgendwann einmal einen »bespoke suit«. Dies gilt offensichtlich auch dann, wenn man sich sein Geld als Rockmusiker verdient.

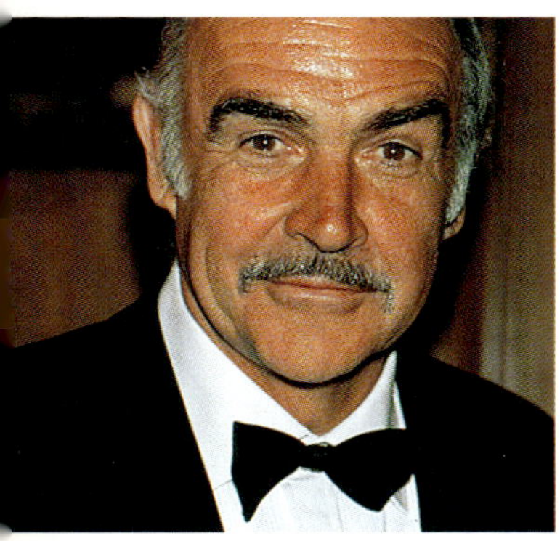

Sean Connery wird als Kunde mehrerer Schneider genannt, sowohl als Privatmann als auch für seine berühmteste Rolle, den Agenten Ihrer Majestät, James Bond. Terence Young, der Regisseur der James-Bond-Filme »Dr. No«, »From Russia With Love« und »Thunderball« ließ Sean Connerys Garderobe von seinem eigenen Schneider anfertigen, nämlich Anthony Sinclair in der Conduit Street. Sinclair schuf jenen unauffälligen, militärisch knappen Stil des frühen James Bond. Ein Stil, der auch heute noch Bestand hat. Die Hemden stammten von Turnbull & Asser, dem wohl berühmtesten »shirtmaker« der Jermyn Street. Der Privatmann Sean Connery geht seit Jahren zu Dimi Major, dem ehemaligen Partner von Douglas Hayward, der ebenso wie Dimi auf Kunden aus dem Showgeschäft spezialisiert ist. Douglas Hayward hat später übrigens ebenfalls einen James Bond ausgestattet: den, der von Roger Moore gespielt wurde.

Der König des Stils

Schon in seiner Zeit als Prince of Wales fiel die Experimentierfreude des später im Exil lebenden Duke of Windsor auf. So verlieh er in den dreißiger Jahren dem zweireihigen Dinnerjacket mit Schalkragen die königliche Weihe. Er war es auch, der angeblich als erster auf die Idee kam, den Smoking in einem tiefdunklen Blau statt in Schwarz zu ordern, weil diese Farbe bei künstlicher Beleuchtung »schwärzer als schwarz« erscheint. Dazu kreierte er mit seinem Hemdenschneider das heutige Smokinghemd mit weichem Klappkragen, Doppelmanschette und gefältelter Hemdbrust, das er anstelle des steifen Frackhemds trug. Dies paßte zu seiner generellen Abneigung gegen jede Förmlichkeit sowie zu seiner Vorliebe, bei erster Gelegenheit die Jacke auszuziehen und die Ärmel hochzukrempeln. Auch im Bereich der Sportswear schuf er neue Moden. So zum Beispiel 1922, als er als Kapitän des Ancient and Royal Golf Clubs in St. Andrews einen bunten Fair-Isle-Pullover trug. Später schrieb er: »I suppose the most showy of all my garments was the multicoloured Fair Isle Sweater with its jigsaw of patterns.« Auf seiner Weltreise, die er in der Zeit vor seiner Krönung unternahm, trug er häufig graue, doppelreihige Kreidestreifen-Anzüge, die dadurch sehr populär wurden. Ihm haben wir es auch zu verdanken, daß man heute braune Rauhlederschuhe zu einem blauen Anzug tragen kann – ein immer wieder interessanter Look, den er eingeführt haben soll. Daß der Glencheck im anglophonen Raum Prince-of-Wales-Check heißt, ist jedoch nicht darauf zurückzuführen, daß Edward VIII. als Thronfolger dieses Muster häufig trug. Das sportliche Dessin wurde vielmehr nach seinem Großvater König Edward VII. benannt, der in seiner Zeit als Prince of Wales das charakteristische Karo-Muster häufig für Sportanzüge wählte. Typisch für den Duke of Windsor war seine Meisterschaft in der Kunst des Mustermixes, sowohl bei der Wahl sportlicher Outfits als auch bei Anzug, Hemd und Krawatte. Zum Beispiel trug er geringelte Strümpfe zu zweifarbigen Schuhen, Seersucker-Hose und kariertem Hemd oder auch Argyle-Strümpfe zu Madraskaro-Hosen.

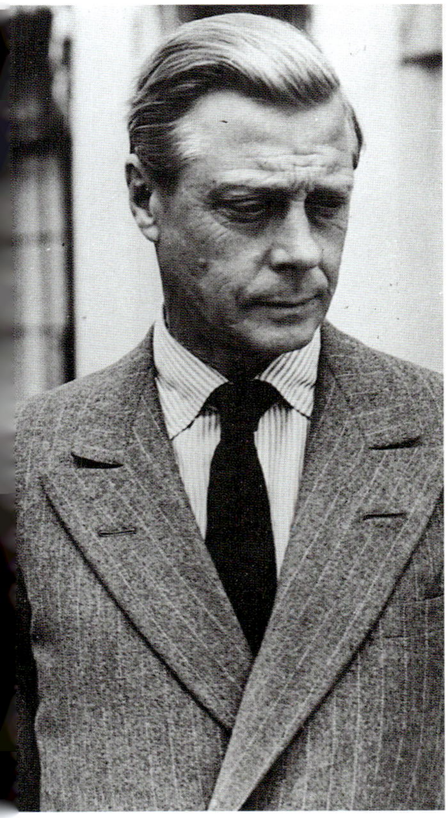

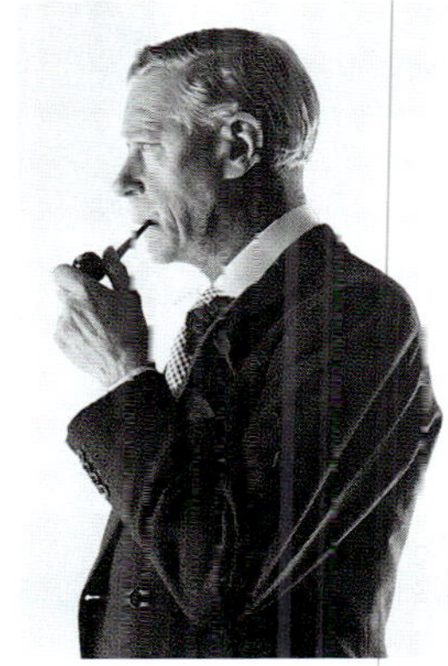

Tatsächlich war sein Stil im Vergleich zu anderen Mitgliedern des englischen Königshauses stellenweise als exzentrisch zu bezeichnen. Aus heutiger Sicht ist seine Kleidungsphilosophie eher avantgardistisch zu nennen, und viele seiner Ideen waren wegweisend für die heutige Herrenmode.

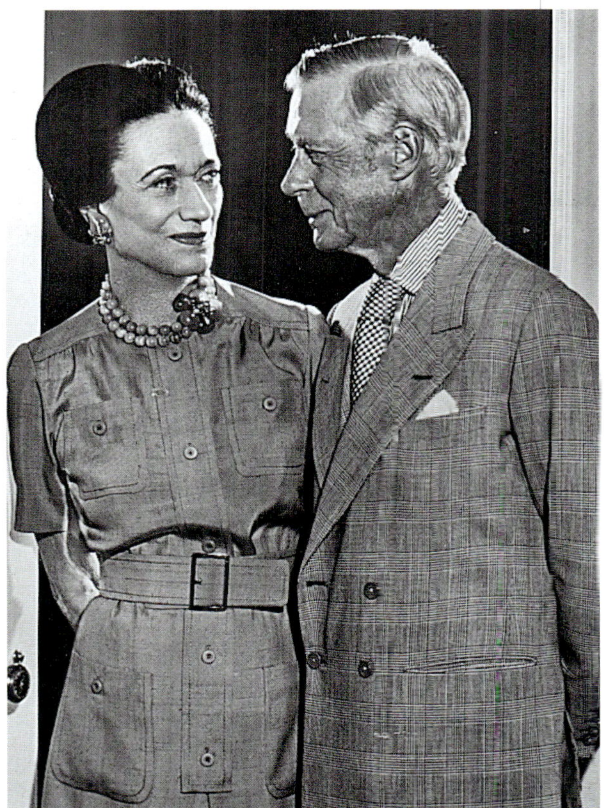

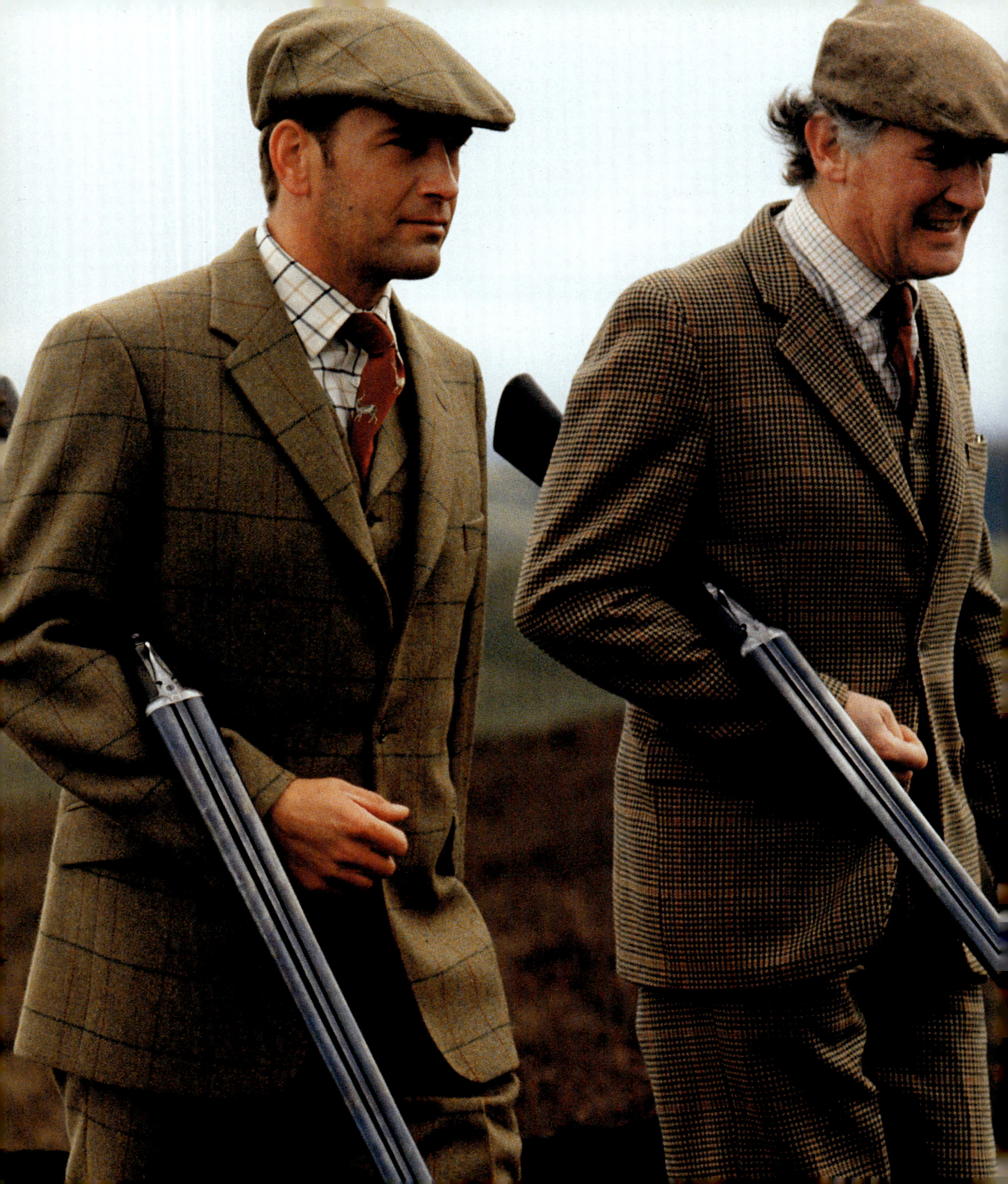

Tweedanzug – aber richtig

In Deutschland waren bis vor wenigen Jahren englische Truppen stationiert, die dem Interessierten eine gute Gelegenheit boten, außerhalb von Großbritannien englische Lebensgewohnheiten kennenzulernen. Im Hinblick auf ihre Kleidung sind insbesondere die englischen Offiziere hervorragende Studienobjekte, da sie oft zu den sogenannten »Sloane Rangers« gehören, einem gewissen Menschenschlag, der sich nach ganz bestimmten und dem Dresscode der adligen englischen Oberschicht nachempfundenen Regeln kleidet. Diese Regeln schreiben für jeden Anlaß ein bestimmtes Outfit vor.

Ein Pferderennen in Hannover war eine der seltenen Gelegenheiten, den Tweedanzug außerhalb Großbritanniens, sozusagen in freier Wildbahn, anzutreffen, und schon auf den ersten Blick war klar, daß er wenig mit jenen auf dem Kontinent angebotenen Interpretationen dieser englischen Spezialität zu tun hat. Das gilt sowohl für den Schnitt als auch für das Gewicht und den Griff des Stoffes, wie man bei einer Recherche vor Ort – etwa bei dem traditionsreichen Herrenausstatter Cordings of Piccadilly – feststellen kann

Der echte Tweedanzug ist schwer, rauh und steif, also hervorragend geeignet, um kalten Wind, Regen, Nebel oder gar Frost zu trotzen. Kontinentale Tweedanzüge im englischen Stil sind weicher und anschmiegsamer, haben rustikale Lederflecken an den Ellenbogen, Lederknöpfe und manchmal sogar durchgehend gefütterte Hosen, um das Bein vor unerwünschter Berührung mit der kratzenden Wolle zu schützen. Auch der Schnitt hat wenig mit dem Original aus Großbritannien zu tun, denn der echte Tweedanzug hat drei Knöpfe, einen Rückenschlitz, schräge Taschen und enggeschnittene, ungefütterte Hosen ohne Bundfalten. Der Stoff ist meist ein grünlich-brauner grobfaseriger Tweed mit Überkaro, der sich, ehrlich gesagt, wie eine Teppichfliese anfühlt, dafür aber ebenso robust ist und kaum Wind oder Feuchtigkeit durchläßt.

Da diese Anzüge überwiegend im Freien oder in kalten Landhäusern getragen werden, sind sie für beheizte Räume weniger geeignet. Allerdings gibt es auch in England domestizierte Varianten des echten Tweedanzugs. Sie dienen als Kleidungsstück für das Wochenende in der Stadt oder für Leute, die bei ihrer Arbeit keinen blauen Nadelstreifenanzug tragen müssen, sei es, daß sie Gelehrte sind, als sogenannte Kreative arbeiten oder den freien Berufen nachgehen.

Wer aber in England einen Tweedanzug verlangt, wird in aller Regel das derbe Original bekommen, das auf kalten Rennplätzen, zugigen Kuhweiden und bei der Jagd zu Hause ist. Wer für solche Gelegenheiten einen Anzug sucht, wird nichts Geeigneteres finden können als den echten englischen Tweedanzug.

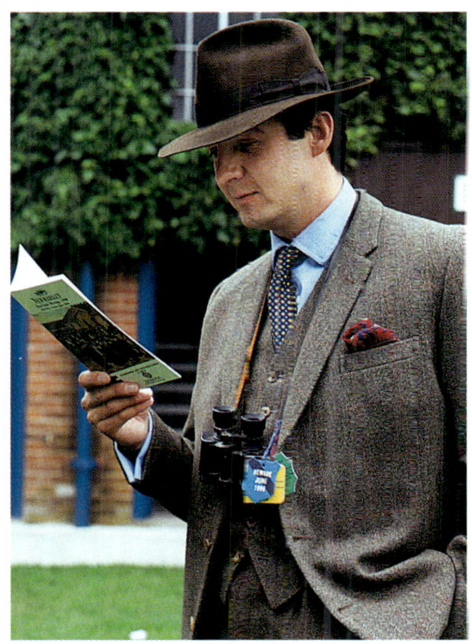

Pferderennen und Jagd sind Gelegenheiten, bei denen der Gentlemann Tweedanzug trägt. In der Stadt hat er in England aber nichts zu suchen.

Der italienische Anzug

Man kann sich wohl keinen größeren Gegensatz vorstellen, als den zwischen einem Engländer und einem Italiener, wenn die Verallgemeinerung hier erlaubt ist. Insbesondere was die Kleidung angeht, treffen hier unvereinbare Gegensätze aufeinander. Auf der einen Seite britisches Understatement bis hin zur Selbstverleugnung, auf der anderen Seite jene Lust an der Selbstdarstellung, die sich bisweilen zu purer Eitelkeit steigern kann. Beides schlägt sich nieder in den grundsätzlich verschiedenen Anzugkulturen dieser einzig wirklich stilbildenden Nationen in Sachen klassischer Herrenkleidung. Der Engländer, die Verallgemeinerung sei hier erneut verziehen, möchte mit seinem Anzug ausdrücken, daß er Teil einer bestimmten Gesellschaftsschicht ist, Teil eines großen »we«: Wir, die wir Anzüge aus der Savile Row tragen, wir, die wir um Richtig und Falsch in Fragen von Kleidung, Lebensstil, Politik und Religion wissen. Da sich der Engländer als Teil eines Ganzen versteht, darf sein Anzug auch keinerlei individuelle Prägung haben, vielmehr muß er genau den überlieferten Regeln folgen, damit er genauso aussieht, wie der Anzug des Vaters und des Großvaters. Und tatsächlich werden diese Anzüge noch von den Söhnen aufgetragen, falls sie passen. Wenn nicht, werden sie passend gemacht. Der italienische Mann dagegen will sich selbst darstellen, denn er ist von seiner Individualität und Wichtigkeit überzeugt. Dieses Gefühl haben ihm schon seine Mutter und seine Familie mit auf den Weg gegeben. Sein Anzug soll seine Einmaligkeit hervorheben, allerdings nicht durch marktschreierische Extravaganz, sondern durch eine gewisse Eleganz, für die der Engländer sich im allgemeinen nicht interessiert, da er lediglich richtig angezogen sein will. Klassische Eleganz entspricht den Idealen der in Italien immer wieder gern bemühten Renaissance. Eleganz strebt der Italiener in seiner Kleidung und in seinem Lebensstil an, und so ist der italienische Anzug vor allem dies: elegant, also fein, gewählt und erlesen. Seine Feinheit zeigt sich in den leichten, weichen Stoffen, seine Gewähltheit in den Farben und Dessins, seine Erlesenheit im Schnitt und in der erstklassigen Verarbeitung. Der italienische Anzug ist zudem ein Requisit der italienischen Tradition der »passeggiata«, jenes Flanierens, bei dem der Mann den Konkurrenten seiner Art seinen wirklichen oder auch nur vorgegebenen Wohlstand präsentiert, natürlich mit Hilfe von eleganter Kleidung. Dies sei bedacht, wenn wir im folgenden die italienische Schneiderkunst betrachten, die sicherlich die eleganteste Herrenmode der Welt hervorbringt.

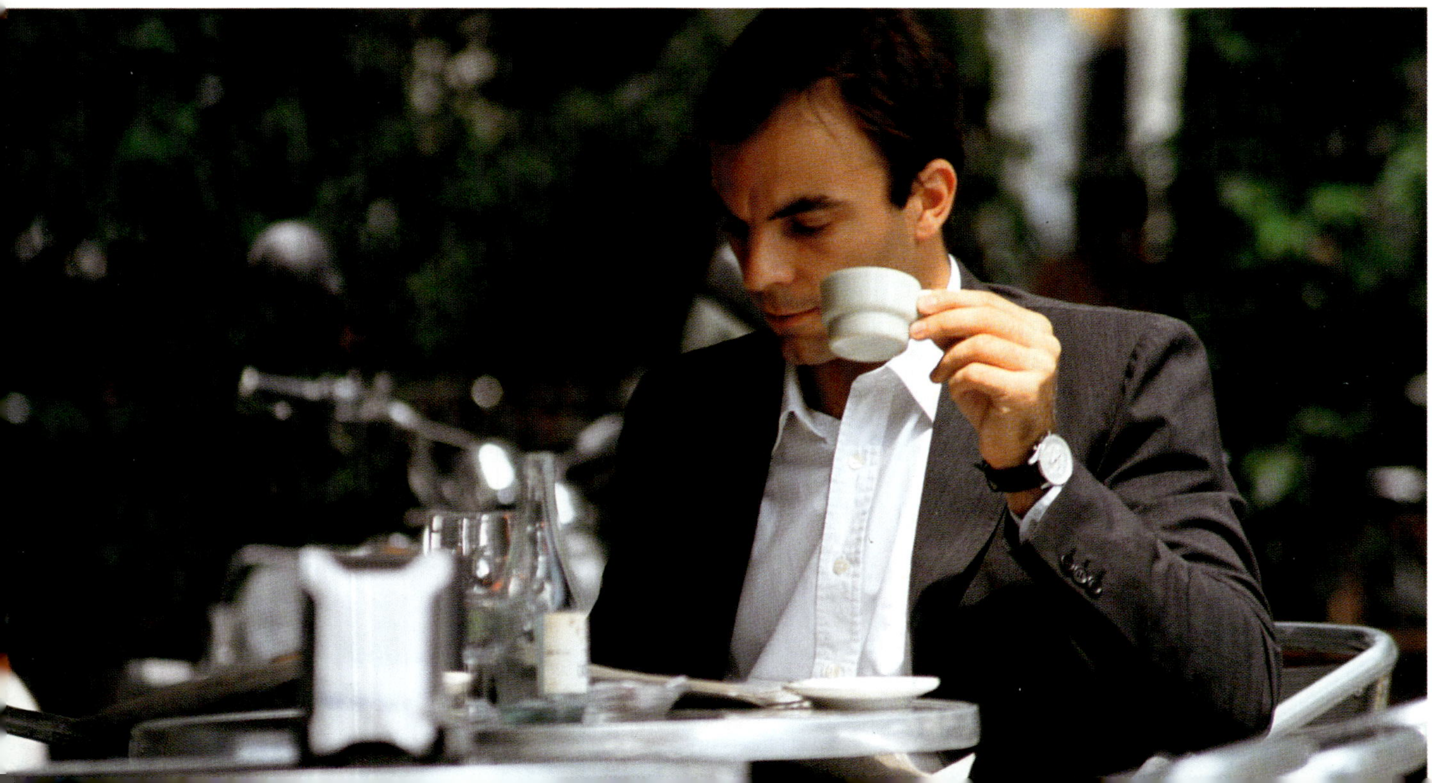

Who is Who in Italien

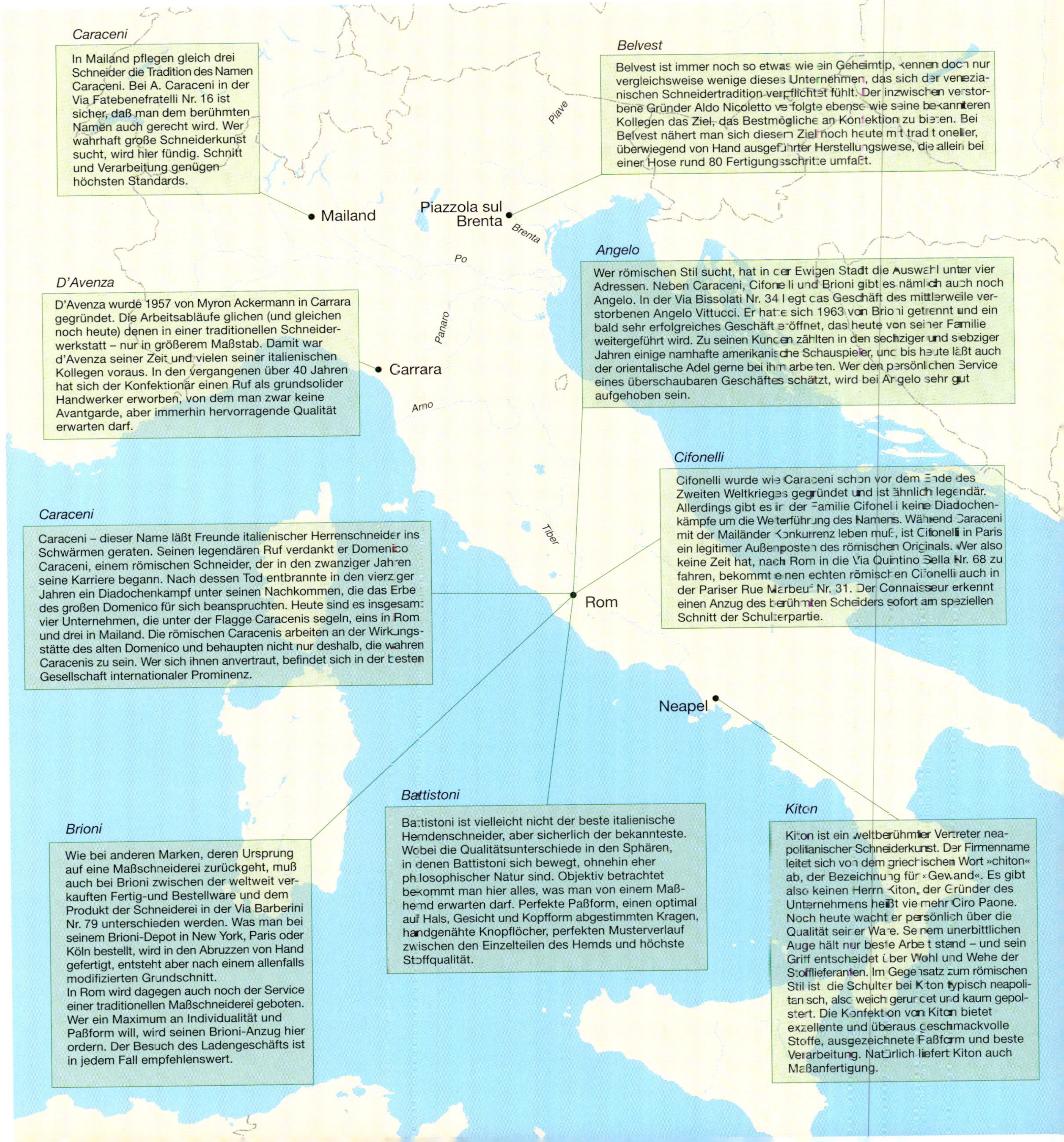

Caraceni

In Mailand pflegen gleich drei Schneider die Tradition des Namen Caraceni. Bei A. Caraceni in der Via Fatebenefratelli Nr. 16 ist sicher, daß man dem berühmten Namen auch gerecht wird. Wer wahrhaft große Schneiderkunst sucht, wird hier fündig. Schnitt und Verarbeitung genügen höchsten Standards.

Belvest

Belvest ist immer noch so etwas wie ein Geheimtip, kennen doch nur vergleichsweise wenige dieses Unternehmen, das sich der venezianischen Schneidertradition verpflichtet fühlt. Der inzwischen verstorbene Gründer Aldo Nicoletto verfolgte ebenso wie seine bekannteren Kollegen das Ziel, das Bestmögliche an Konfektion zu bieten. Bei Belvest nähert man sich diesem Ziel noch heute mit traditioneller, überwiegend von Hand ausgeführter Herstellungsweise, die allein bei einer Hose rund 80 Fertigungsschritte umfaßt.

D'Avenza

D'Avenza wurde 1957 von Myron Ackermann in Carrara gegründet. Die Arbeitsabläufe glichen (und gleichen noch heute) denen in einer traditionellen Schneiderwerkstatt – nur in größerem Maßstab. Damit war d'Avenza seiner Zeit und vielen seiner italienischen Kollegen voraus. In den vergangenen über 40 Jahren hat sich der Konfektionär einen Ruf als grundsolider Handwerker erworben, von dem man zwar keine Avantgarde, aber immerhin hervorragende Qualität erwarten darf.

Angelo

Wer römischen Stil sucht, hat in der Ewigen Stadt die Auswahl unter vier Adressen. Neben Caraceni, Cifonelli und Brioni gibt es nämlich auch noch Angelo. In der Via Bissolati Nr. 34 liegt das Geschäft des mittlerweile verstorbenen Angelo Vittucci. Er hatte sich 1963 von Brioni getrennt und ein bald sehr erfolgreiches Geschäft eröffnet, das heute von seiner Familie weitergeführt wird. Zu seinen Kunden zählten in den sechziger und siebziger Jahren einige namhafte amerikanische Schauspieler, und bis heute läßt auch der orientalische Adel gerne bei ihm arbeiten. Wer den persönlichen Service eines überschaubaren Geschäftes schätzt, wird bei Angelo sehr gut aufgehoben sein.

Cifonelli

Cifonelli wurde wie Caraceni schon vor dem Ende des Zweiten Weltkrieges gegründet und ist ähnlich legendär. Allerdings gibt es in der Familie Cifonelli keine Diadochenkämpfe um die Weiterführung des Namens. Während Caraceni mit der Mailänder Konkurrenz leben muß, ist Cifonelli in Paris ein legitimer Außenposten des römischen Originals. Wer also keine Zeit hat, nach Rom in die Via Quintino Sella Nr. 68 zu fahren, bekommt einen echten römischen Cifonelli auch in der Pariser Rue Marbeuf Nr. 31. Der Connaisseur erkennt einen Anzug des berühmten Scheiders sofort am speziellen Schnitt der Schulterpartie.

Caraceni

Caraceni – dieser Name läßt Freunde italienischer Herrenschneider ins Schwärmen geraten. Seinen legendären Ruf verdankt er Domenico Caraceni, einem römischen Schneider, der in den zwanziger Jahren seine Karriere begann. Nach dessen Tod entbrannte in den vierziger Jahren ein Diadochenkampf unter seinen Nachkommen, die das Erbe des großen Domenico für sich beanspruchten. Heute sind es insgesamt vier Unternehmen, die unter der Flagge Caracenis segeln, eins in Rom und drei in Mailand. Die römischen Caracenis arbeiten an der Wirkungsstätte des alten Domenico und behaupten nicht nur deshalb, die wahren Caracenis zu sein. Wer sich ihnen anvertraut, befindet sich in der besten Gesellschaft internationaler Prominenz.

Brioni

Wie bei anderen Marken, deren Ursprung auf eine Maßschneiderei zurückgeht, muß auch bei Brioni zwischen der weltweit verkauften Fertig-und Bestellware und dem Produkt der Schneiderei in der Via Barberini Nr. 79 unterschieden werden. Was man bei seinem Brioni-Depot in New York, Paris oder Köln bestellt, wird in den Abruzzen von Hand gefertigt, entsteht aber nach einem allenfalls modifizierten Grundschnitt.
In Rom wird dagegen auch noch der Service einer traditionellen Maßschneiderei geboten. Wer ein Maximum an Individualität und Paßform will, wird seinen Brioni-Anzug hier ordern. Der Besuch des Ladengeschäfts ist in jedem Fall empfehlenswert.

Battistoni

Battistoni ist vielleicht nicht der beste italienische Hemdenschneider, aber sicherlich der bekannteste. Wobei die Qualitätsunterschiede in den Sphären, in denen Battistoni sich bewegt, ohnehin eher philosophischer Natur sind. Objektiv betrachtet bekommt man hier alles, was man von einem Maßhemd erwarten darf. Perfekte Paßform, einen optimal auf Hals, Gesicht und Kopfform abgestimmten Kragen, handgenähte Knopflöcher, perfekten Musterverlauf zwischen den Einzelteilen des Hemds und höchste Stoffqualität.

Kiton

Kiton ist ein weltberühmter Vertreter neapolitanischer Schneiderkunst. Der Firmenname leitet sich von dem griechischen Wort »chiton« ab, der Bezeichnung für »Gewand«. Es gibt also keinen Herrn Kiton, der Gründer des Unternehmens heißt vielmehr Ciro Paone. Noch heute wacht er persönlich über die Qualität seiner Ware. Seinem unerbittlichen Auge hält nur beste Arbeit stand – und sein Griff entscheidet über Wohl und Wehe der Stofflieferanten. Im Gegensatz zum römischen Stil ist die Schulter bei Kiton typisch neapolitanisch, also weich gerundet und kaum gepolstert. Die Konfektion von Kiton bietet exzellente und überaus geschmackvolle Stoffe, ausgezeichnete Paßform und beste Verarbeitung. Natürlich liefert Kiton auch Maßanfertigung.

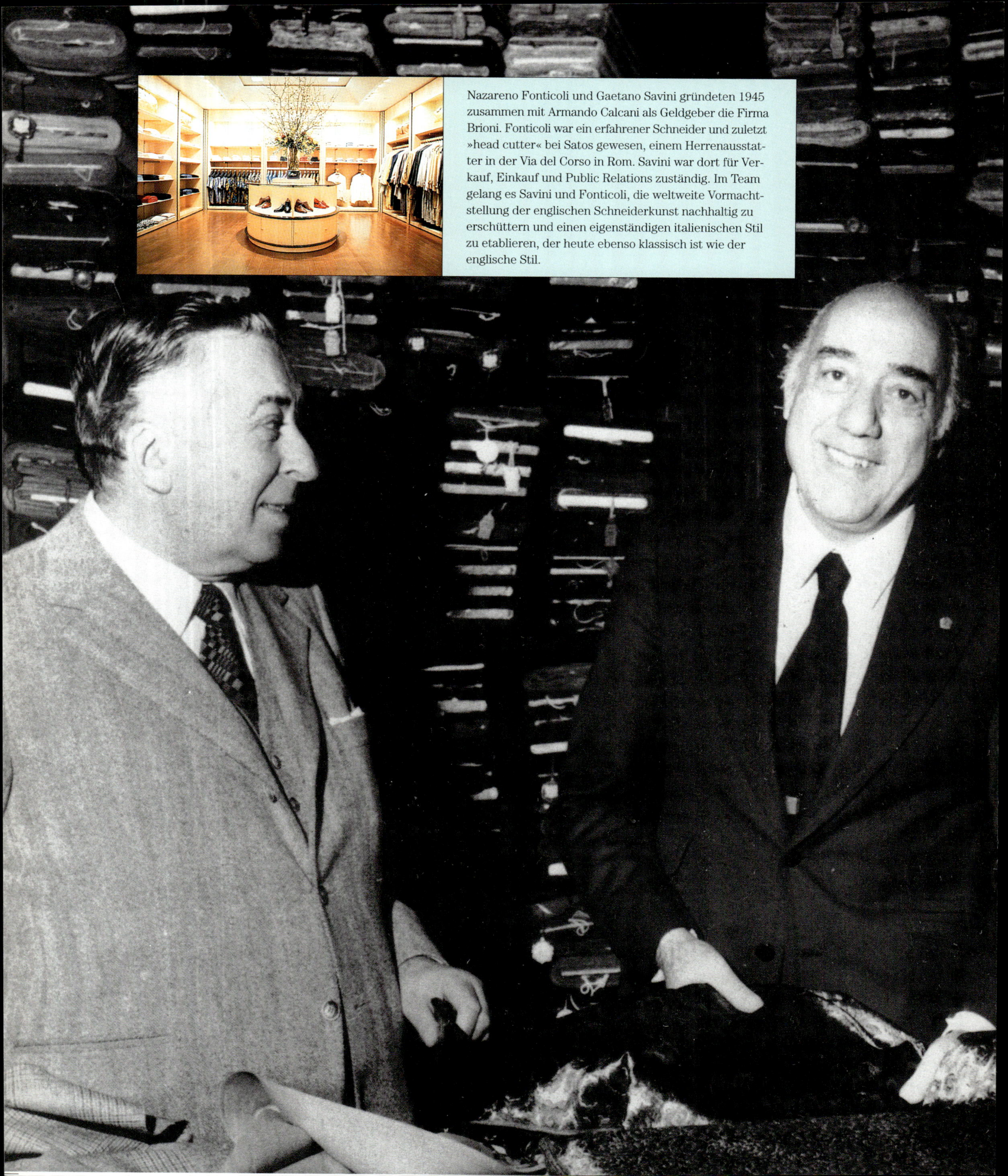

Nazareno Fonticoli und Gaetano Savini gründeten 1945 zusammen mit Armando Calcani als Geldgeber die Firma Brioni. Fonticoli war ein erfahrener Schneider und zuletzt »head cutter« bei Satos gewesen, einem Herrenausstatter in der Via del Corso in Rom. Savini war dort für Verkauf, Einkauf und Public Relations zuständig. Im Team gelang es Savini und Fonticoli, die weltweite Vormachtstellung der englischen Schneiderkunst nachhaltig zu erschüttern und einen eigenständigen italienischen Stil zu etablieren, der heute ebenso klassisch ist wie der englische Stil.

Brioni – veni, vidi, vici

Brioni ist der Name einer Insel im adriatischen Meer, dicht vor der Küste des ehemaligen Jugoslawien gelegen. Vor dem Zweiten Weltkrieg war sie beliebtes Ausflugsziel reicher Europäer, später nur noch der Urlaubsort des jugoslawischen Marschalls Tito. Nazareno Fonticoli und Gaetano Savini wählten den Namen der Insel aus zwei Gründen. Zum einen hatte das schlichte Wort »Brioni« auch nach dem Krieg noch einen Hauch von Exklusivität und Luxus, und zum anderen klang es alles andere als englisch, denn es war erklärtes Ziel der jungen Firma, einen ganz neuen Stil zu schaffen, der sich klar von den englischen Vorgaben abheben sollte. Tatsächlich ist es den beiden Gründern schnell gelungen, sich in Italien einen Namen als hervorragende Schneider und Herrenausstatter zu machen – und sie hatten die Ehre und das Glück, 1951 an der zweiten italienischen Modenschau in Florenz teilnehmen zu dürfen, einer Präsentation italienischer Haute Couture. Bei der dritten Schau im Jahre 1952 präsentierte Brioni bereits 40 eigens für den Laufsteg entworfene Modelle. Die Einkäufer von B. Altman & Co. in New York holten daraufhin Brioni nach Amerika, womit der Weg zur Weltmarke geebnet war.

Mitte der fünfziger Jahren war Brioni bereits in 22 Läden auf dem amerikanischen Kontinent zu haben. Doch Brioni boomte weiter, und manch begeisterter Amerikaner pilgerte sogar über den Atlantik in das römische Hauptgeschäft, um sich dort in authentischer Atmosphäre seinen Brioni-Anzug anmessen zu lassen.

Die wachsende Nachfrage führte 1960 zu der Gründung einer Fertigungsstätte in Penne (Abruzzen), dem Geburtsort Nazareno Fonticolis. Hier wurde der traditionelle Herstellungsprozeß unter verschiedenen Spezialisten aufgeteilt, die sich von nun an jeweils einer einzigen Tätigkeit widmeten, also etwa dem Zuschneiden, dem Pikieren oder dem Knopflochnähen. So kann schneidermäßige Qualität in kürzester Zeit geliefert werden. In etwa 18 Stunden entsteht ein Anzug. (Ein Maßschneider benötigt im Vergleich etwa 40 Stunden.)

Brioni fertigt nach dieser Methode auch Maßkonfektion. Dazu muß der Kunde lediglich einen Herrenausstatter aufsuchen, bei dem er Stoffe und Schnitte auswählt. Dann werden die Maße des Kunden genommen und nach Penne gefaxt. Frühestens drei Wochen später ist der Anzug ohne weitere Anproben fertig. Wer einen echten Maßanzug von Brioni möchte, sollte das Ladengeschäft in Rom aufsuchen. Hier, im repräsentativen Stammhaus in der Via Barberini 79 werden alljährlich rund 500 Anzüge von Hand genäht.

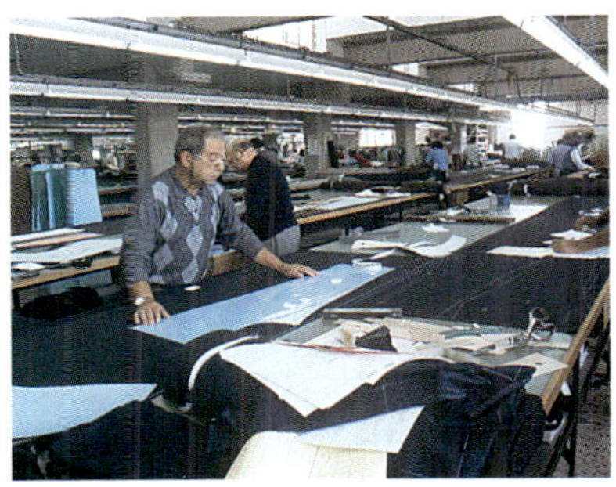

In Penne, einer kleinen Stadt in den Abruzzen, befindet sich die Fabrik von Brioni. Da hier allerdings überwiegend von Hand gearbeitet wird, ist der Begriff »Manufaktur« eher angebracht.

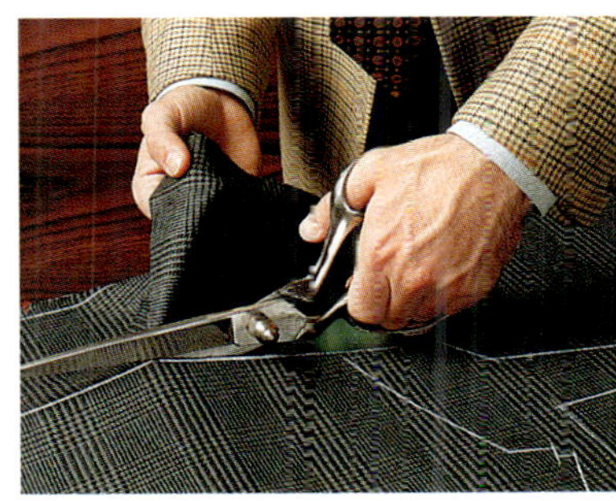

Der Zuschnitt von Hand ist eine wichtige Voraussetzung für ein hochwertiges Kleidungsstück. Er garantiert nicht nur den korrekten Musterverlauf, sondern auch die optimale Ausnutzung der Stoffbahn.

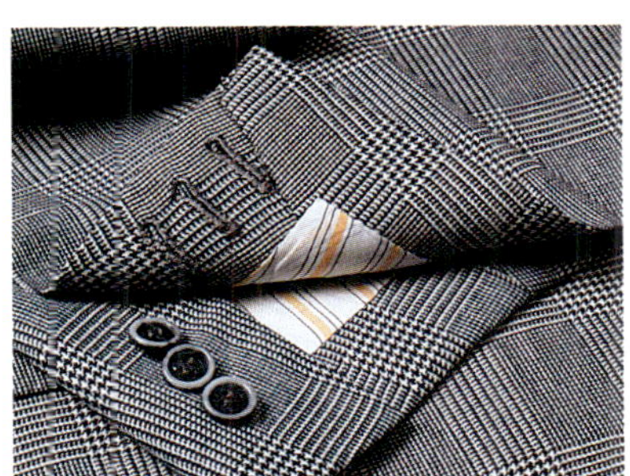

Bei einer Jacke von Brioni dienen die Ärmelknöpfe nicht nur der Zierde. Wie es sich gehört, kann man sie aufknöpfen, was ein echter Gentleman jedoch nie vollständig tut.

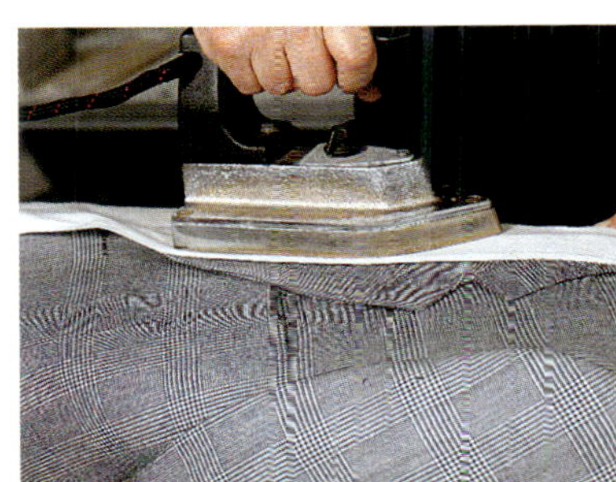

Während des gesamten Herstellungsprozesses muß immer wieder gebügelt werden. Das letzte Bügeln gibt auch in Italien dem Anzug seine endgültige Form.

Mode-Klassik

Brionis weltweiter Erfolg begann mit den scheinbar revolutionären Kreationen, die in den fünfziger Jahren die Farbe zurück in die Herrenmode gebracht haben. Auch auf den Fotos aus den sechziger und siebziger Jahren wartet Brioni mit Modellen auf, die genauso weit von tragbarer Mode und klassischem Stil entfernt waren wie viele Entwürfe heutiger Designer. Es verwundert tatsächlich, daß Brioni in der Auffassung der meisten heute dennoch ein sehr klassisches bis konservatives Image hat. Anscheinend fußt der gute Ruf von Brioni doch mehr auf der Qualität seiner Schneiderkunst, die tatsächlich von altväterlicher Güte ist, denn auf den avantgardistischen Kreationen, die auf den Modeschauen gezeigt wurden. Wenn man sich in der Brioni-Ecke eines Herrenausstatters umsieht, kann man sich tatsächlich kaum vorstellen, daß Brioni einst gegürtete Safarianzüge aus schwarzem Pythonleder entworfen hat, oder Smokingjacken aus einem Stoff namens »Brocatello«, der genauso aussieht, wie der Name klingt. Trotz dieser modischen Ausschweifungen ist Brioni zum Inbegriff von Klassik und Tradition geworden, weil selbst die gewagtesten Entwürfe der fünfziger, sechziger und siebziger Jahre mit der gleichen handwerklichen Präzision wie die klassischen Maßanzüge der traditionsbewußten Kundschaft angefertigt wurden. Es liegt aber auch ein wenig daran, daß der Kunde mit Brioni lediglich diejenigen Kleidungsstücke verbindet, die in die Läden gelangt sind. Und das waren vermutlich immer nur die klassischen und tragbaren Modelle, wie sie die Brioni-Kunden in aller Welt lieben.

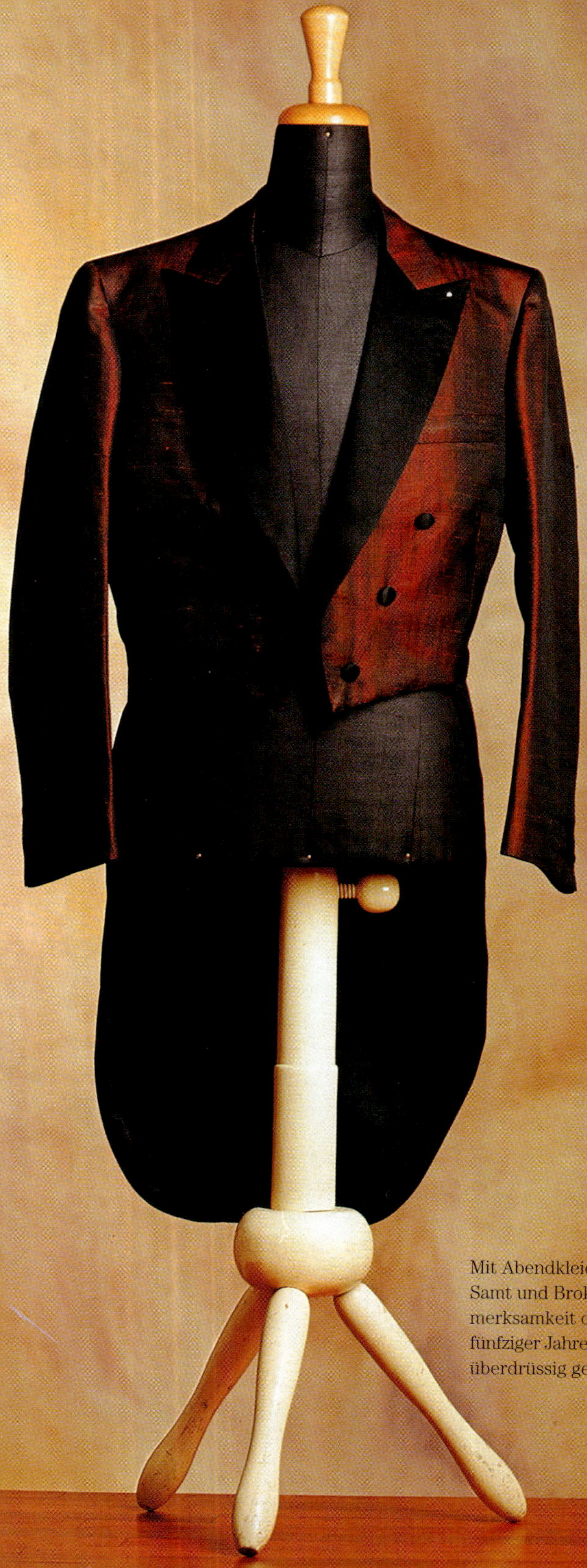

Mit Abendkleidung aus farbiger Seide, Samt und Brokat gewann Brioni die Aufmerksamkeit der Amerikaner, die in den fünfziger Jahren des schwarzen Smokings überdrüssig geworden waren.

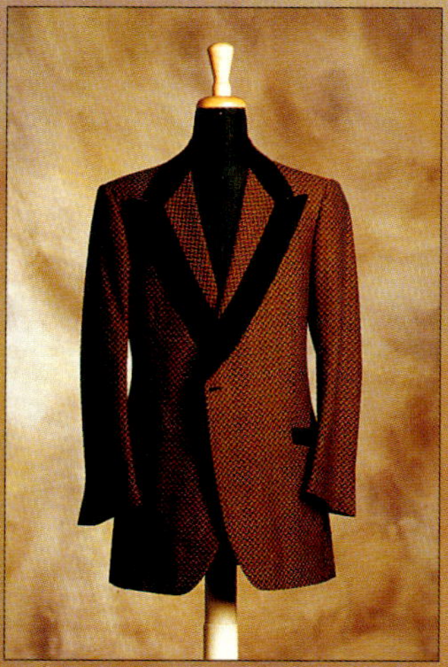

Die Brioni-Modelle aus den sechziger und siebziger Jahren waren in den Neunzigern wieder eine Inspirationsquelle für Designer.

Die Hall of Fame

Die Liste der Brioni-Kunden ist lang, und sie enthält sowohl Käufer der Konfektion als auch der Maßanzüge. Gary Cooper, Clark Gable, John Wayne, Henry Fonda, Richard Burton, Peter Sellers, Robert Wagner und einige mehr zieren die Hall of Fame bei Brioni.

Heute hat Armani die Rolle als Lieblingsausstatter der amerikanischen Stars aus Film und Pop übernommen, sein Einerlei aus Schwarz und Grau bestimmt die Filmpremieren und Grammy-Verleihungen. Brioni kann dies eigentlich nur Recht sein, denn eine allzugroße Nachfrage infolge zu breiter Popularität könnte ohne die Aufgabe der hohen Qualitätstandards nicht bewältigt werden. Und die Qualität ist schließlich das, was Brioni nach dem Ende seiner avantgardistischen Phase bis heute seinen unbestrittenen Rang gesichert hat.

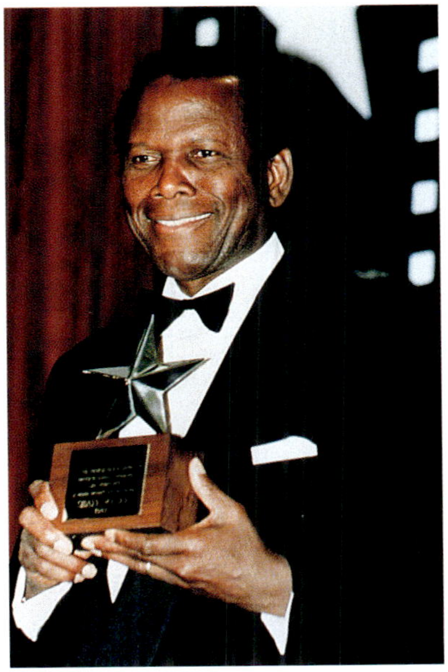

Sidney Poitier

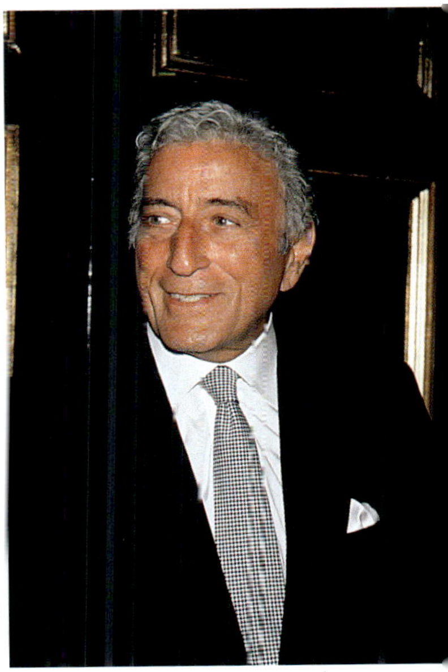

Tony Bennet

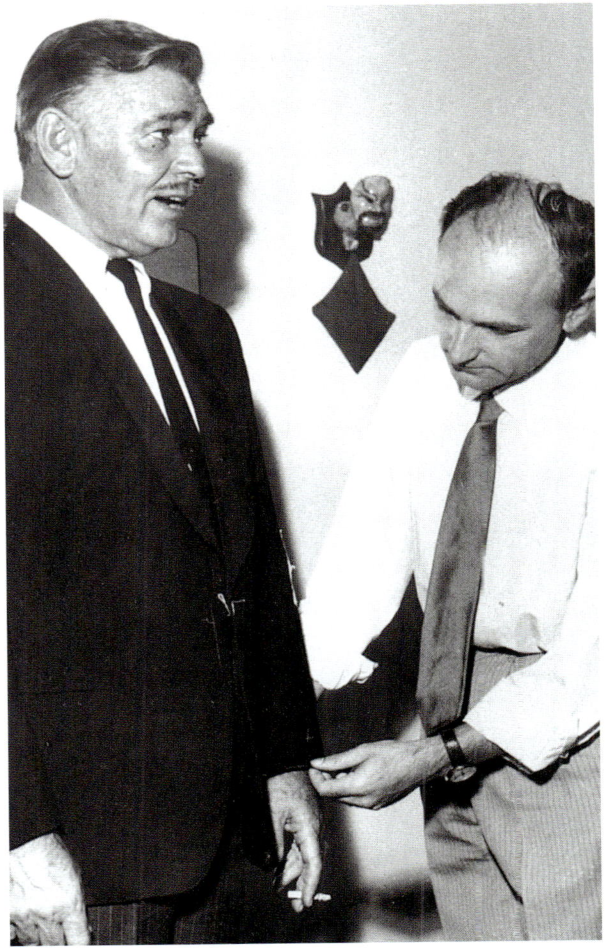

Clark Gable

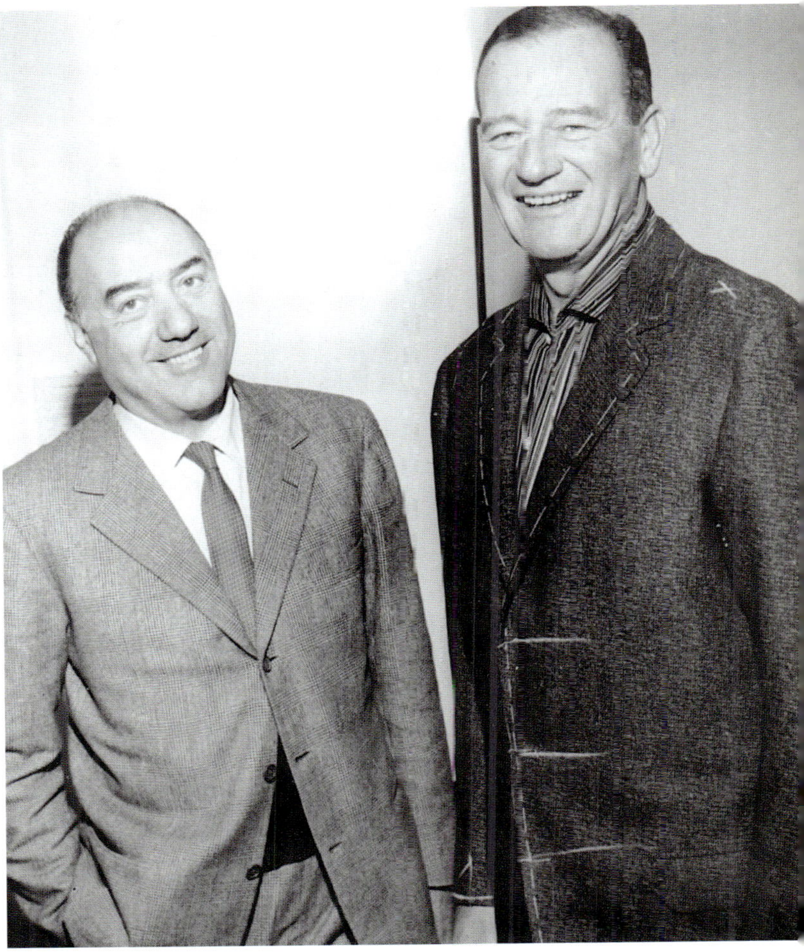

John Wayne (rechts)

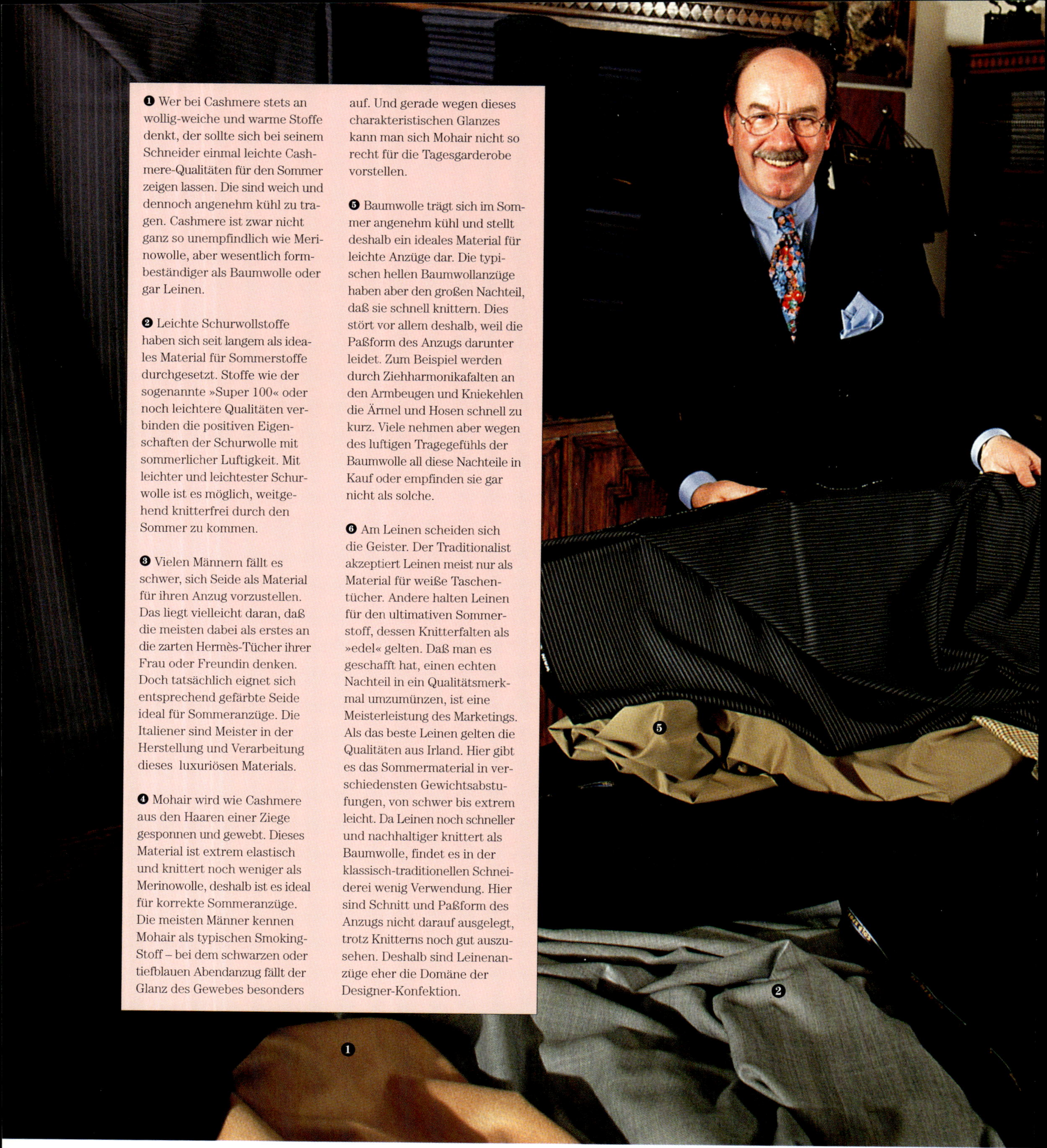

❶ Wer bei Cashmere stets an wollig-weiche und warme Stoffe denkt, der sollte sich bei seinem Schneider einmal leichte Cashmere-Qualitäten für den Sommer zeigen lassen. Die sind weich und dennoch angenehm kühl zu tragen. Cashmere ist zwar nicht ganz so unempfindlich wie Merinowolle, aber wesentlich formbeständiger als Baumwolle oder gar Leinen.

❷ Leichte Schurwollstoffe haben sich seit langem als ideales Material für Sommerstoffe durchgesetzt. Stoffe wie der sogenannte »Super 100« oder noch leichtere Qualitäten verbinden die positiven Eigenschaften der Schurwolle mit sommerlicher Luftigkeit. Mit leichter und leichtester Schurwolle ist es möglich, weitgehend knitterfrei durch den Sommer zu kommen.

❸ Vielen Männern fällt es schwer, sich Seide als Material für ihren Anzug vorzustellen. Das liegt vielleicht daran, daß die meisten dabei als erstes an die zarten Hermès-Tücher ihrer Frau oder Freundin denken. Doch tatsächlich eignet sich entsprechend gefärbte Seide ideal für Sommeranzüge. Die Italiener sind Meister in der Herstellung und Verarbeitung dieses luxuriösen Materials.

❹ Mohair wird wie Cashmere aus den Haaren einer Ziege gesponnen und gewebt. Dieses Material ist extrem elastisch und knittert noch weniger als Merinowolle, deshalb ist es ideal für korrekte Sommeranzüge. Die meisten Männer kennen Mohair als typischen Smoking-Stoff – bei dem schwarzen oder tiefblauen Abendanzug fällt der Glanz des Gewebes besonders auf. Und gerade wegen dieses charakteristischen Glanzes kann man sich Mohair nicht so recht für die Tagesgarderobe vorstellen.

❺ Baumwolle trägt sich im Sommer angenehm kühl und stellt deshalb ein ideales Material für leichte Anzüge dar. Die typischen hellen Baumwollanzüge haben aber den großen Nachteil, daß sie schnell knittern. Dies stört vor allem deshalb, weil die Paßform des Anzugs darunter leidet. Zum Beispiel werden durch Ziehharmonikafalten an den Armbeugen und Kniekehlen die Ärmel und Hosen schnell zu kurz. Viele nehmen aber wegen des luftigen Tragegefühls der Baumwolle all diese Nachteile in Kauf oder empfinden sie gar nicht als solche.

❻ Am Leinen scheiden sich die Geister. Der Traditionalist akzeptiert Leinen meist nur als Material für weiße Taschentücher. Andere halten Leinen für den ultimativen Sommerstoff, dessen Knitterfalten als »edel« gelten. Daß man es geschafft hat, einen echten Nachteil in ein Qualitätsmerkmal umzumünzen, ist eine Meisterleistung des Marketings. Als das beste Leinen gelten die Qualitäten aus Irland. Hier gibt es das Sommermaterial in verschiedensten Gewichtsabstufungen, von schwer bis extrem leicht. Da Leinen noch schneller und nachhaltiger knittert als Baumwolle, findet es in der klassisch-traditionellen Schneiderei wenig Verwendung. Hier sind Schnitt und Paßform des Anzugs nicht darauf ausgelegt, trotz Knitterns noch gut auszusehen. Deshalb sind Leinenanzüge eher die Domäne der Designer-Konfektion.

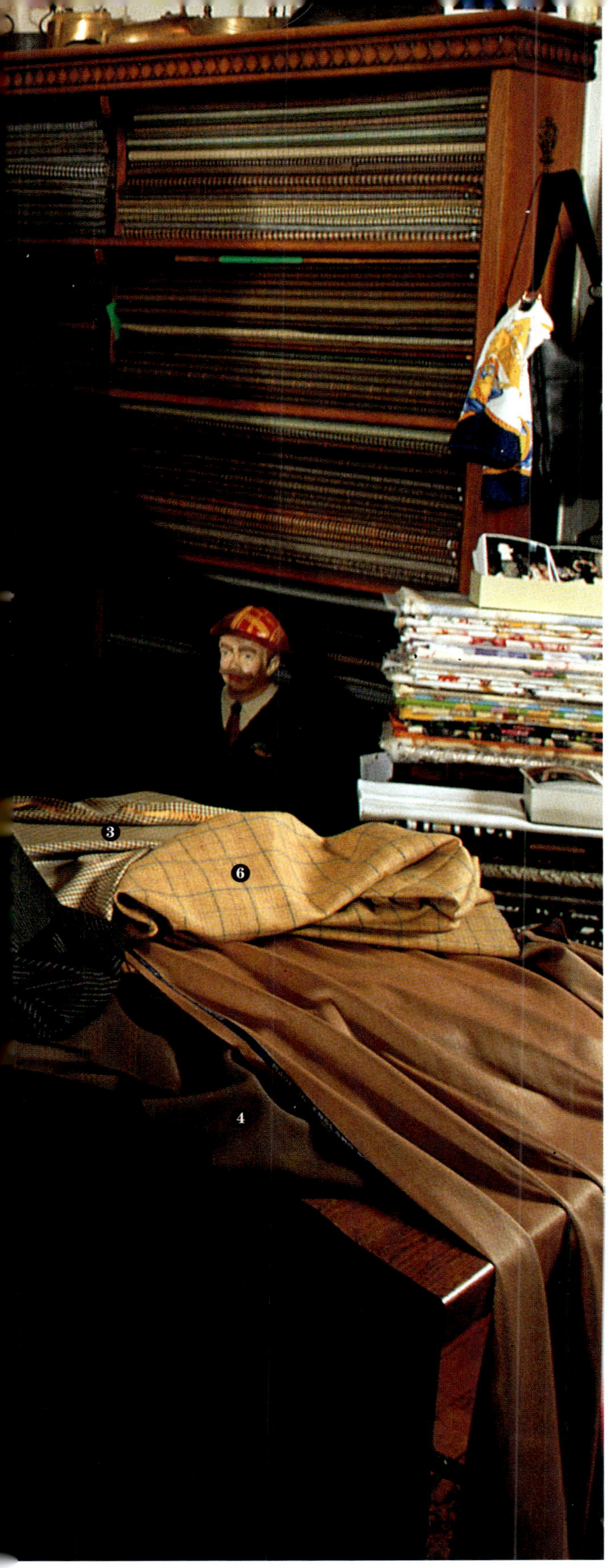

Der Sommeranzug

Wer zum ersten Mal einen extrem leichten, halbgefütterten italienischen Sommeranzug anprobiert, wundert sich, daß aus einem solchen Hauch von Stoff überhaupt ein Anzug gemacht werden kann. Wenn dann der Anzug richtig paßt – sei es, weil die richtige Größe vorrätig ist, sei es, daß man Maßkonfektion bestellt hat oder den Anzug gar nach den eigenen Maßen hat anfertigen lassen – dann erkennt man mit Staunen, daß dieses Leichtgewicht genauso perfekt sitzt wie der Anzug für den Herbst. Beim Gehen spürt man, wie einem der kühlende Wind um die Beine weht, das Licht fällt förmlich durch die Jacke, und die Ärmel sind so dünn, daß die Doppelmanschette des Hemds im Vergleich wie ein schwerer steifer Fremdkörper wirkt. Wenn Sie an den Hosenbeinen herabblicken, können Sie rechts und links von Ihren Füßen den Boden hindurchschimmern sehen. Wir reden wohlgemerkt von einem Anzug aus Wolle, allerdings so leichter Wolle, daß sie fast wie ein Hemdenstoff wirkt, wobei sie im Gegensatz zur Baumwolle eines Hemds nicht knittert.

Natürlich gibt es Sommeranzüge auch aus anderen Materialien, wie Cashmere, Seide, Mohair und Baumwolle. Doch Tropical-Tuch aus reiner Schwurwolle ist für einen Anzug, den man im Sommer jeden zweiten Tag ins Büro anziehen möchte, das beste Material. Ebenso strapazierfähig ist Mohair, das aus dem Haar der Angoraziege gewonnen wird. Wir kennen den Stoff vor allem vom Smoking her, doch das körnige, elastische Material wird auch zu Sommeranzügen verarbeitet. Allerdings sagt der charakteristische Glanz des Mohairs nicht jedem zu. Seide ist ebenfalls ein typisches Sommermaterial. Wir haben es den Italienern zu verdanken, daß Seide wieder Teil der Herrengarderobe ist ebenso wie Baumwolle und Leinen. Beide Stoffe sind bei großer Wärme angenehm zu tragen, doch knittern diese Materialien sehr stark, und der Anzug verliert schnell seine Form. Zudem fallen Leinen und Baumwolle durch ihr geringeres Gewicht nicht so elegant und hängen sich nicht so gut aus wie Schurwolle, denn der Mangel an Schwerkraft kann diese Stoffe nicht so schnell wieder in Form bringen.

Deshalb sind diese Fasern pflanzlichen Ursprungs nur dann zu empfehlen, wenn das Knittern den Träger nicht stört und der Anzug ausreichende Ruhepausen bekommt, um die Falten verschwinden zu lassen.

Brooks Brothers – New York Classics

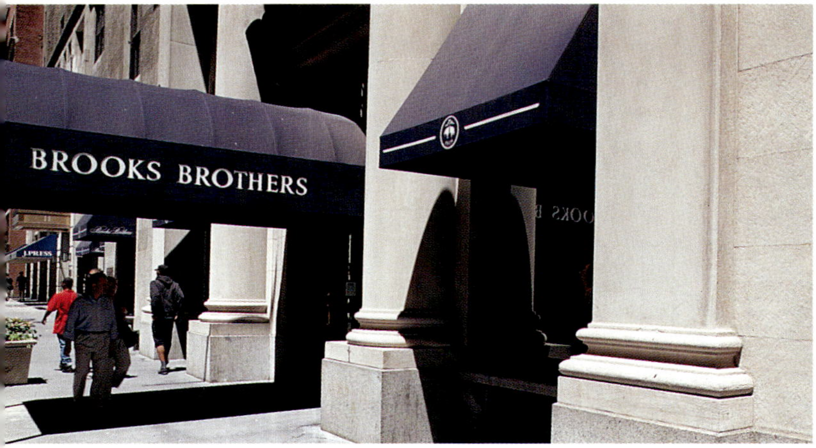

Brooks Brothers ist nicht nur Amerikas berühmtester Herrenausstatter, sondern auch eine amerikanische Institution. Als Andy Warhol 1955 seinen ersten Scheck für eine Anzeigenserie des Schuhgeschäfts I. Miller erhielt, kaufte er sich 100 identische weiße Hemden von Brooks Brothers.

Brooks Brothers wurde im Jahre 1818 gegründet und blickt damit auf eine ähnlich lange Tradition wie so manches europäische Bekleidungshaus zurück. Seine Geschichte ist eng mit der Amerikas verknüpft. Präsident Abraham Lincoln zum Beispiel trug 1864 bei seiner zweiten Amtseinführung einen Mantel von Brooks Brothers. Schon 19 Jahre vor diesem denkwürdigen Ereignis, nämlich 1845, verkaufte man bei Brooks Brothers den ersten Konfektionsanzug – damals eine absolute Neuheit in den USA. Er war der Vorläufer des heutigen Brooks-Brothers-Anzugs im charakteristischen Sack-suit-Schnitt mit natürlicher Schulter, drei Knöpfen, einem Rückenschlitz und dem obersten umgebügelten Knopfloch. Typische Stoffe sind blaue und graue Nadelstreifenmuster, graue Fischgratmuster, Prince-of-Wales-Check, einfarbig Blau, Grau und Oliv. Die Größen gehen von 36 bis 50 und zwar in Einerschritten, bei den Jacken in bis zu fünf Längen von »regular«, »short«, »medium long«, »long« und »extra long«; die Hosen gibt es immerhin in »regular«, »short« und »long«. Änderungen werden im hauseigenen Atelier erledigt. Zudem können Jacken und Hosen in verschiedenen Größen gewählt werden, was in Kontinentaleuropa in der Regel nicht möglich ist, und es gibt die Hosen in zwei Versionen, nämlich mit und ohne Bundfalten. Die Preise liegen dabei unter denen für hochwertige europäische Konfektion. Wer keinen Bedarf an Anzügen von der Stange hat, wird meist bei Hemden, Krawatten, Unterwäsche, Strümpfen und vor allem bei der Sportswear fündig. Hier haben wir all die Originale, die es bei Ralph Lauren als Designer-Version gibt: karierte Hemden, Pullover, Rugby-Shirts, Cordhosen und Chinos. Auch der Besuch der Schuhabteilung lohnt sich, denn hier gibt es unter anderem die berühmten Pferdelederschuhe von Alden unter dem Brooks-Brothers-Label, die an den größeren Ösen für die Schuhbänder zu erkennen sind. Das schönste jedoch an Brooks Brothers war lange Zeit, daß man immer wieder die gleichen Sachen nachkaufen konnte, falls sie einem so gut gefallen haben, daß man nichts anderes mehr probieren wollte. Inzwischen sind allerdings Modernisierungstendenzen erkennbar, die von alten Brooks-Brothers-Kunden mit Skepsis betrachtet werden. Stil und Qualität werden verwässert, und dem Zeitgeist werden unnötige Zugeständnisse gemacht. Man kann hoffen, daß dies nicht zum Verlust der gewachsenen Markenidentität führt, deren Charme und Stärke darin liegt, beharrlich an der Tradition festzuhalten.

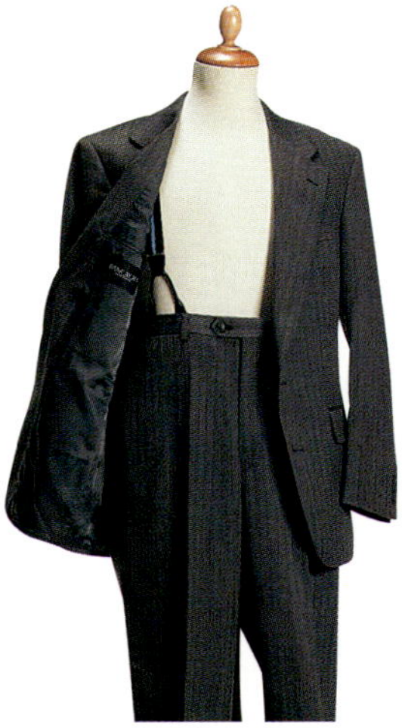

Es gibt den Brooks-Brothers-Anzug wahlweise mit zwei oder mit drei Knöpfen. Bei der Dreiknopfversion ist das oberste Knopfloch zusammen mit dem Ansatz des Revers umgebügelt, so daß es nicht zugeknöpft werden kann. Weisen Sie Ihre Reinigung auf diesen Umstand hin, sonst wird das Knopfloch gnadenlos geradegebügelt.

Der Brooks-Brothers-Anzug hat eine natürliche, rundliche Schulter, die maßgeblich für die lässige Silhouette des Sack-suit-Schnitts verantwortlich ist.

Typisch ist der Rückenschlitz. Er gibt Bewegungsfreiheit, und man kann die Hände in die Hosentaschen stecken, ohne daß die Jacke aufstaucht. Nachteilig ist nur, daß dann die Jacke hinten aufklafft, so daß sie den manchmal unvorteilhaften Blick auf das Gesäß freigibt.

Die Hosen sitzen hoch über der Hüfte, und es gibt sie mit oder ohne Bundfalten. Obwohl die Bundfalte in Europa Ende der neunziger Jahren zeitweilig aus der Mode war, können sich viele Männer hier kaum noch eine Hose ohne diese Zutat vorstellen. Amerika hat dagegen eine starke Fraktion von Bundfalten-Skeptikern. Typisch ist deshalb die Hose ohne Bundfalten, die der Bequemlichkeit halber – und nicht als Modegag – von Hosenträgern gehalten wird.

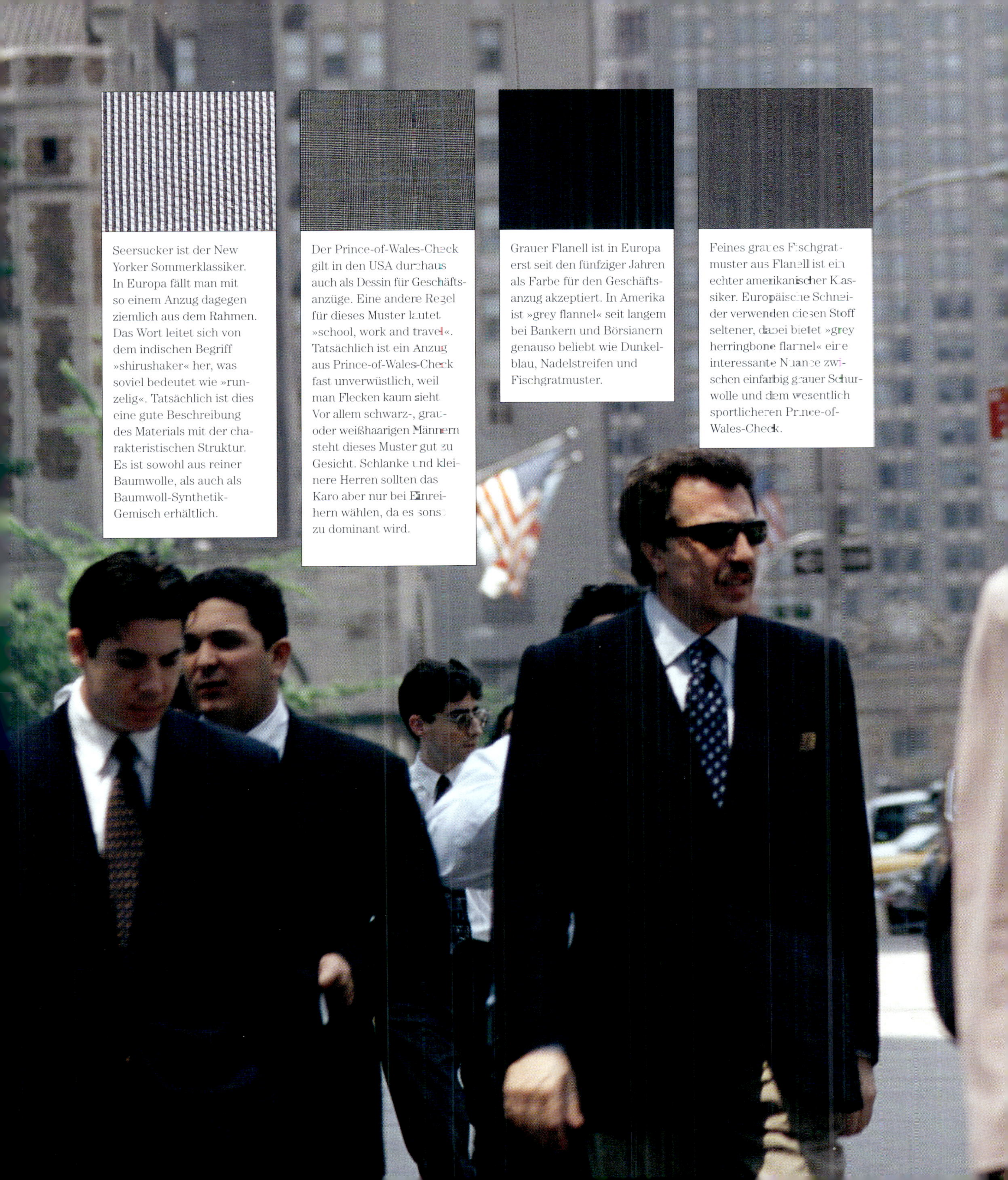

Seersucker ist der New Yorker Sommerklassiker. In Europa fällt man mit so einem Anzug dagegen ziemlich aus dem Rahmen. Das Wort leitet sich von dem indischen Begriff »shirushaker« her, was soviel bedeutet wie »runzelig«. Tatsächlich ist dies eine gute Beschreibung des Materials mit der charakteristischen Struktur. Es ist sowohl aus reiner Baumwolle, als auch als Baumwoll-Synthetik-Gemisch erhältlich.

Der Prince-of-Wales-Check gilt in den USA durchaus auch als Dessin für Geschäftsanzüge. Eine andere Regel für dieses Muster lautet »school, work and travel«. Tatsächlich ist ein Anzug aus Prince-of-Wales-Check fast unverwüstlich, weil man Flecken kaum sieht. Vor allem schwarz-, grau- oder weißhaarigen Männern steht dieses Muster gut zu Gesicht. Schlanke und kleinere Herren sollten das Karo aber nur bei Einreihern wählen, da es sonst zu dominant wird.

Grauer Flanell ist in Europa erst seit den fünfziger Jahren als Farbe für den Geschäftsanzug akzeptiert. In Amerika ist »grey flannel« seit langem bei Bankern und Börsianern genauso beliebt wie Dunkelblau, Nadelstreifen und Fischgratmuster.

Feines graues Fischgratmuster aus Flanell ist ein echter amerikanischer Klassiker. Europäische Schneider verwenden diesen Stoff seltener, dabei bietet »grey herringbone flannel« eine interessante Nuance zwischen einfarbig grauer Schurwolle und dem wesentlich sportlicheren Prince-of-Wales-Check.

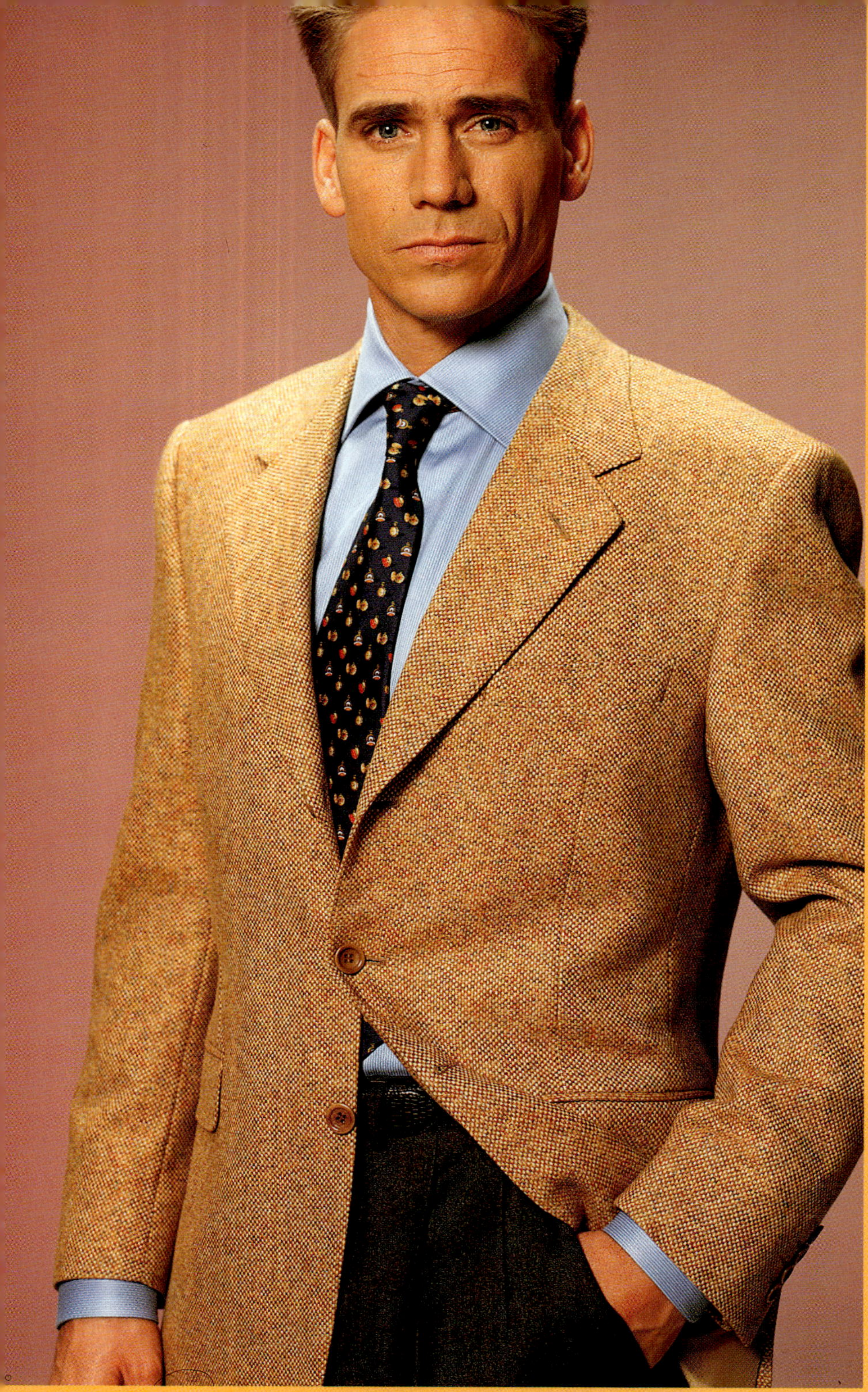

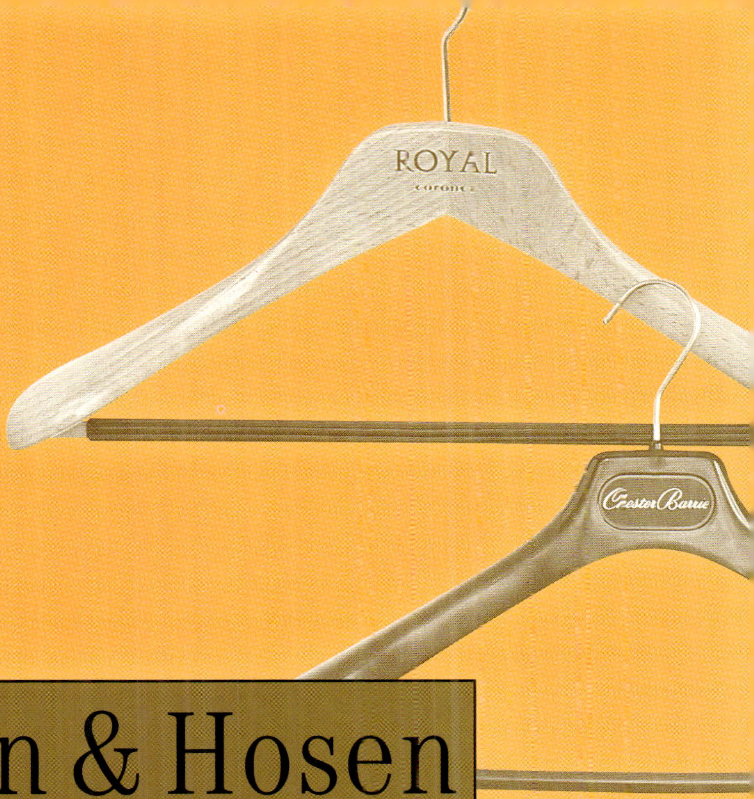

Sportjacken & Hosen

Die Sportjacke

Die Geschichte der Mode geht seit dem Ende des 19. Jahrhunderts seltsame Wege. Bevor der Anzug seinen Siegeszug antrat, trugen die Herren Kombinationen aus Gehrock und andersfarbiger Hose. Die ersten Anzüge tauchten dann bei sportlichen Aktivitäten auf. Danach emanzipierte sich der Anzug langsam von seinem freizeitlichen Beigeschmack und wurde gesellschafts- beziehungsweise alltagsfähig.

Gegen Ende des 19. Jahrhunderts kam wieder eine Kombination aus Jacke und separater Hose auf – und zwar ausgerechnet für den Sport, genauer gesagt, für die Jagd. Der Legende nach wurde dieser neue sportliche Look zuerst auf den Ländereien des Duke of Norfolk getragen, denn dort soll eine ganz besondere Jacke erfunden worden sein: die Norfolkjacke. Sie ist aus Tweed, hat drei oder vier Knöpfe, einen Gürtel, Bewegungsfalten und geräumige Blasebalgtaschen für Patronen und Proviant. Wir alle kennen diese Jacke aus Filmen, die im viktorianischen England spielen. Sie wurde speziell für den Schießsport erdacht, ist also eine Designerjacke, die einen bestimmten Zweck erfüllen soll, getreu dem Prinzip »form follows function«.

Diese Sportjacke war nicht einfach eine Anzugjacke, die zur Hose eines andersfarbigen Anzugs getragen wurde. Sie war vielmehr ein Einzelstück, denn man brauchte dazu eine Hose, die nicht Teil eines Anzugs war. Jacke und Hose stellten also einen Luxus dar, etwas Zusätzliches, für manche wohl Überflüssiges, auf jeden Fall etwas, das extra gekauft werden mußte. Insofern war die separate Sportjacke zunächst jenen vorbehalten, die es sich leisten konnten, eigens für das Wochenende eine zusätzliche Jacke und eine zusätzliche Hose anzuschaffen. Es dauerte noch eine ganze Weile, bis sich das Design der Sportjacke wieder dem Schnitt der traditionellen Anzugjacke annäherte.

Erst in den zwanziger Jahren tauchten Tweedjacken auf, bei denen Gürtel und Bewegungsfalten weggefallen waren, und die auch nicht mehr nur zur Jagd getragen wurden, sondern in der Freizeit oder auch als Alternative zum Anzug. Ihr Schnitt ging ebenfalls auf die zum Reiten getragene Jacke zurück. Dazu wurden graue Flanellhosen populär. Flanell eroberte rasch die Herzen der Kundschaft, und weil dieser weiche, bequeme und elegant fallende Stoff immer stärker gefragt war, wurden bald ganze Anzüge daraus geschneidert. Doch am besten paßt Flanell nach wie vor zur Sportjacke. Und da die Mode merkwürdige Wege geht, hat sich die Sportjacke heute zu einem Kleidungsstück entwickelt, das irgendwo zwischen Anzug und Freizeitkleidung rangiert – und auf diesem Posten manchmal seltsam verloren wirkt. Lediglich in Berufen, in denen der dunkle Anzug nicht mehr Pflicht ist, hat sie eine echte Funktion, nämlich die des annähernd formellen Kleidungsstücks, das dem Träger bis zu einem gewissen Grad erlaubt, Farbe zu tragen. Welche Berufe das sind, ist von Land zu Land und von Region zu Region verschieden. Ein Streifzug durch den Blätterwald der europäischen Illustrierten verrät, daß in Südeuropa Politiker und Wirtschaftsführer nach wie vor Anzug tragen, während den Angehörigen aller anderen Berufsgruppen die Sportjacke erlaubt ist.

In England herrscht immer noch in fast allen Wirtschaftszweigen Anzugpflicht. In Mittel- und Nordeuropa ist die Sportjacke weithin akzeptiert, der Anzug wird nur noch in den ganz konservativen Branchen wie Banken und Versicherungen getragen – und auch dort nur noch in der Führungsebene. Die Amerikaner sehen, genauso wie die Engländer, in der Sportjacke ein informelles Kleidungsstück, dementsprechend schlicht sind die dort getragenen Modelle. Wer zu denen gehört, die eine Kombination aus Sportjacke und Flanellhose tragen können oder wollen, sollte sich nicht gerade in den USA danach umsehen, sondern in England oder auf dem europäischen Kontinent, und zwar am besten in Italien, wo es die größte Auswahl an exquisit geschneiderten Jacken gibt, die es an Eleganz mit jedem Anzug aufnehmen können.

Der Vorläufer der modernen Sportjacke ist – neben der Reitjacke – die Norfolkjacke. Zwar hat dieses überaus sinnvoll und zweckdienlich geschneiderte Kleidungsstück nur wenig mit dem zu tun, was heute als Sportjacke getragen wird, doch für die Jagd oder auch andere Aktivitäten an freier Luft eignet sich diese geräumige Jacke nach wie vor. Die Norfolkjacke kann wie hier im Szenenbild eines Sherlock-Holmes-Films mit passender Hose auch Teil eines sportlichen Anzugs sein.

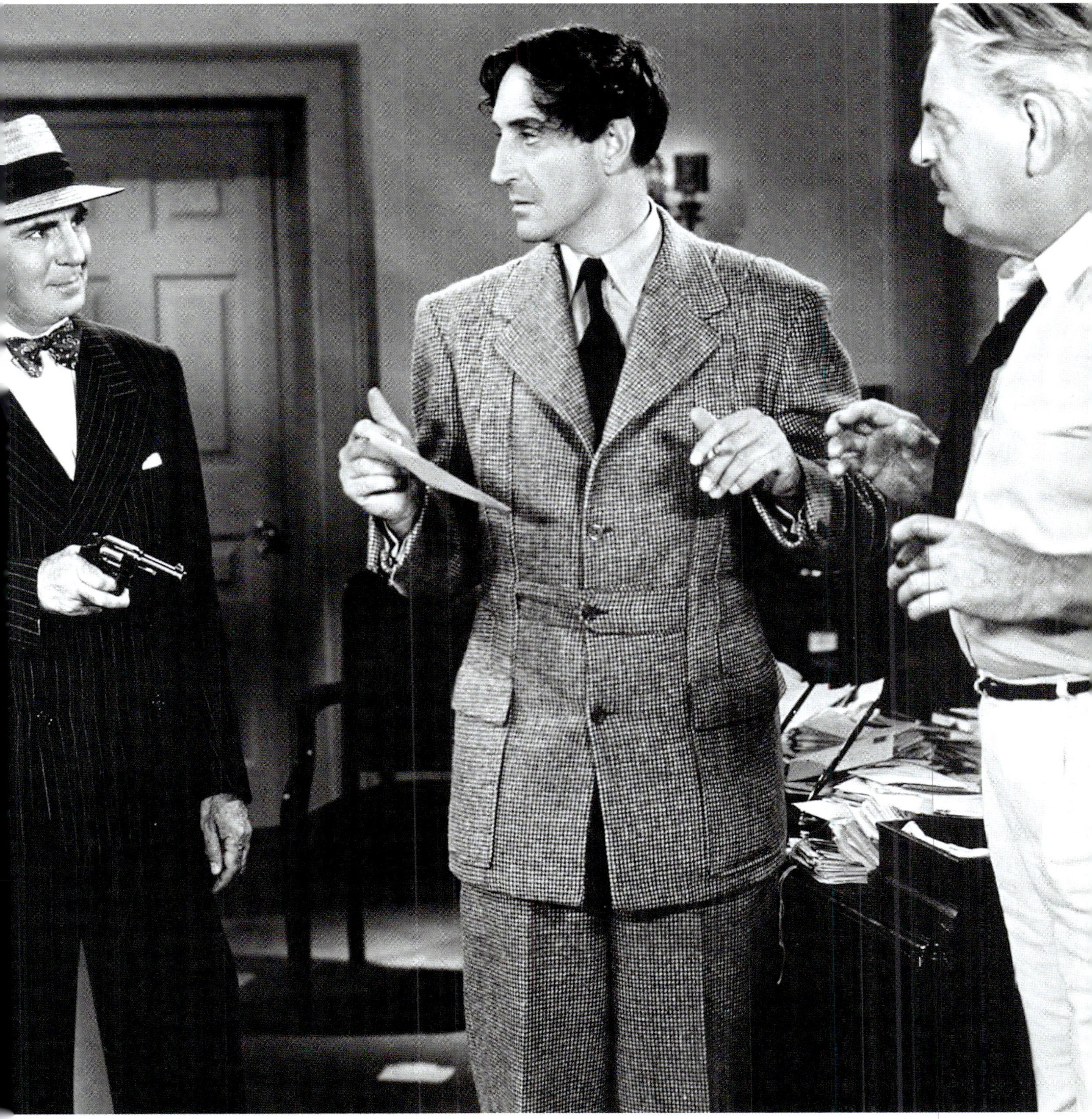

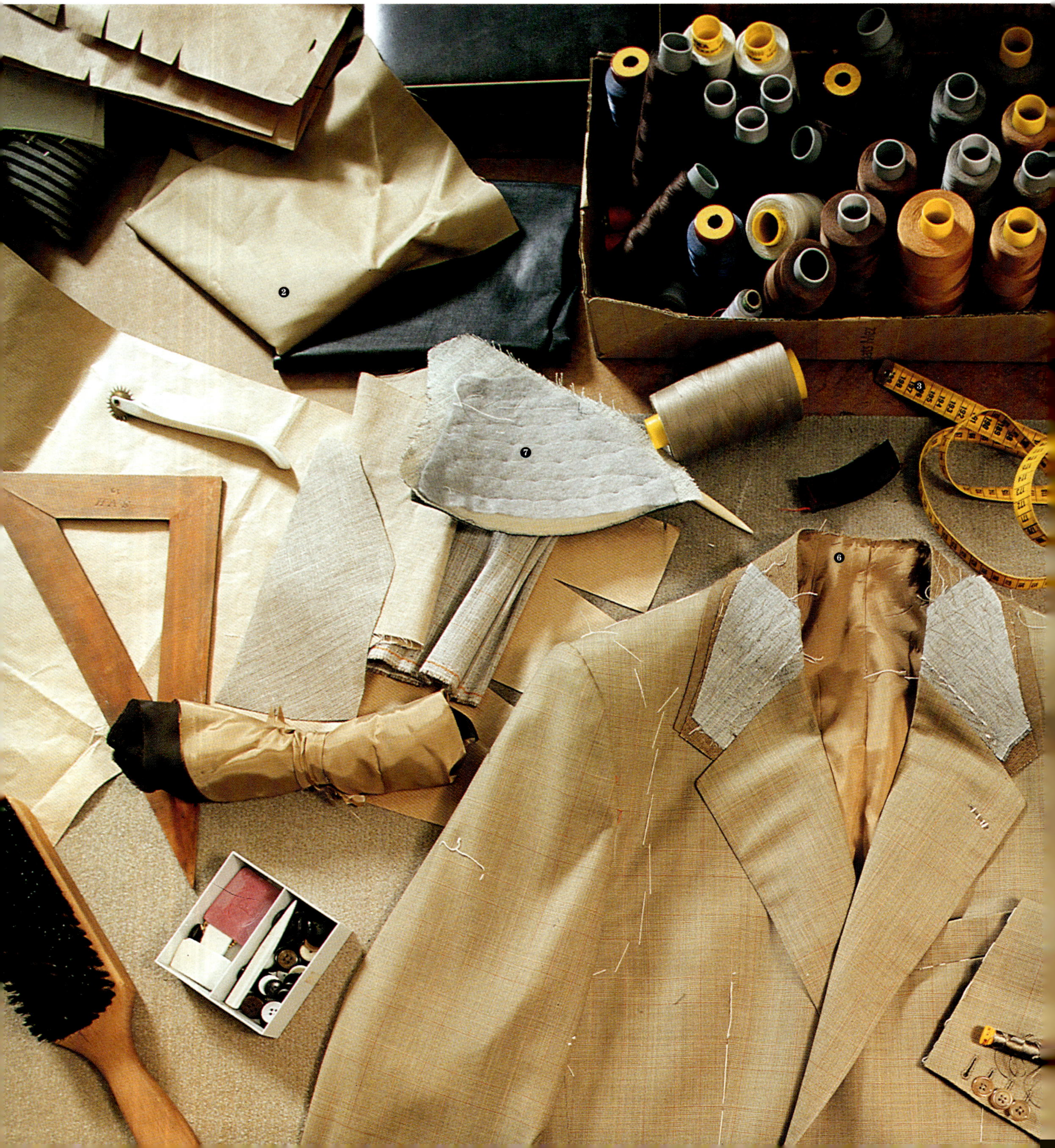
2
3
7
6

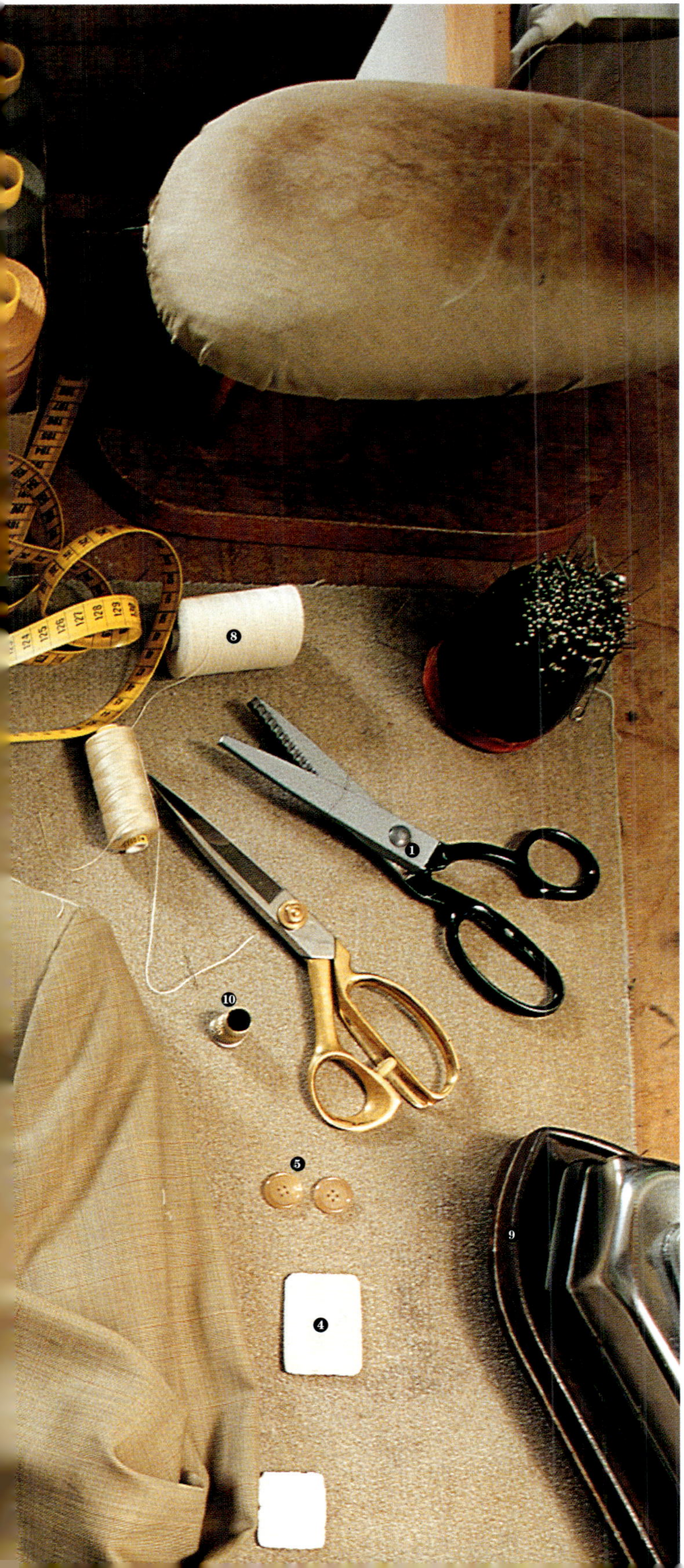

Nadel und Faden

❶ Der Stoff für eine maßgeschneiderte Sportjacke wird von Hand mit einer *Schere* zugeschnitten. In der Savile Row nennt man dieses Werkzeug »shear«, nicht, wie zu vermuten »scissors«.

❷ Auf dem braunen *Packpapier* zeichnet der »cutter« nach dem Maßnehmen den Schnitt der Jacke auf. Diese Papierschablone wird für Nachbestellungen sorgfältig aufbewahrt. Bei alteingesessenen Schneidern hängen oft Tausende solcher »patterns«.

❸ Der unbekannte Erfinder des *Maßbands* hat die Schneiderkunst um einen bedeutenden Schritt nach vorne gebracht. Mit dem flexiblen Band war es erstmals möglich, die runden Körperformen exakt abzumessen. Die berühmte Elle des Schneiders eignet sich hingegen nur für das Abmessen der Stoffbahnen.

❹ Die *Schneiderkreide* ist ein wichtiges Werkzeug des »cutter«, denn damit lassen sich die Anweisungen für den »coat maker« direkt auf dem Stoff notieren. Beim »first fitting« zeichnet der »cutter« etwaige Anpassungen und Änderungen an, bei einer späteren Anprobe markiert er die Position der Knopflöcher und die exakte Ärmellänge.

❺ Zu einer maßgeschneiderten Sportjacke gehören *Knöpfe aus Büffelhorn* oder aus anderen natürlichen Materialien. Es sind auch Lederknöpfe erhältlich, oder solche, die mit dem Stoff der Jacke bezogen sind. Ein guter Schneider wird im Zweifel zu der besten Lösung raten.

❻ Das *Futter* wird von Hand in die Jacke genäht. Man erkennt dies daran, daß die Abstände zwischen den feinen Stichen nie so gleichmäßig sind wie bei einer Maschinennaht. Allerdings setzen viele Konfektionäre auch schon Maschinen ein, die eine Handnaht täuschend ähnlich imitieren. Bei dem Düsseldorfer Maßschneider Heinz-Josef Radermacher wird nicht zu derartigen Tricks gegriffen, wovon sich jeder durch einem Blick in sein Atelier überzeugen kann.

❼ Die Form der maßgeschneiderten Jacke wird wesentlich von ihrem Innenleben bestimmt. *Steifleinen*, Roßhaar, Baumwolle oder Filz sind der Unterbau der Jacke, die erst durch diese Einlagen an den entscheidenden Stellen Kontur gewinnt.

❽ Mit weißem *Baumwollfaden* näht der »coat maker« die Jacke grob für die erste Anprobe zusammen. Danach werden die Einzelteile wieder auseinandergerissen, um anschließend neu und sorgfältiger zusammengefügt zu werden. Der weiße Baumwollfaden läßt sich nicht nur leichter zerreißen als ein seidener Faden, er ist auf dem Stoff auch besser sichtbar.

❾ In den Arbeitsräumen einer Schneiderei riecht es so gut wie immer nach Dampf und angesengtem Steifleinen. Das liegt daran, daß der Schneider fast ununterbrochen mit dem *Bügeleisen* arbeitet. Er formt den Stoff, indem er ihn wieder und wieder anfeuchtet und bügelt.

❿ Es gibt keinen Schneider auf dieser Welt, der nicht einen *Fingerhut* benutzt. Ohne Fingerhut könnte er die Nadel nicht unablässig durch den Stoff stechen.

Tweed und mehr

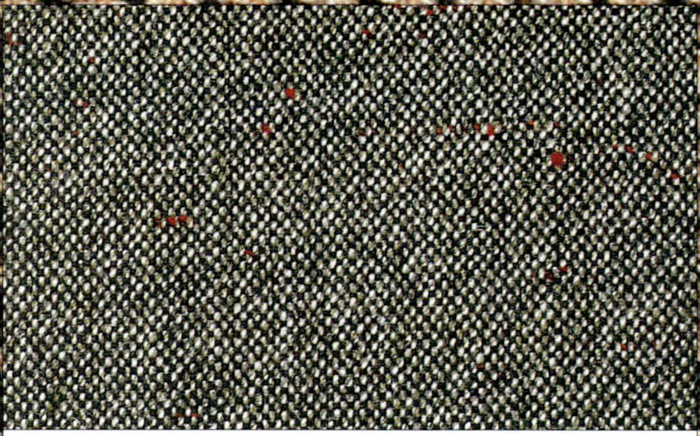

Donegal Tweed eignet sich gut für mittelschwere Sportjacken. Es passen dazu sowohl Woll- als auch Seidenkrawatten, ebenso wie Krawatten aus Irish-Popeline, einem Gemisch aus Wolle und Seide. Aufgrund des hohen Weißanteils läßt sich Donegal Tweed außerdem gut mit einem weißgrundigen Tattersallcheck-Hemd kombinieren.

Shepherd's Check ist ein weiteres beliebtes, allerdings auch vergleichsweise rustikales Muster für eher derben Tweed. Es gibt ihn auch in verschiedenen Farbstellungen und Mustergrößen. Die kleingemusterte Version in Schwarz-Weiß ist im deutschsprachigen Raum unter dem Namen »Pepita« bekannt.

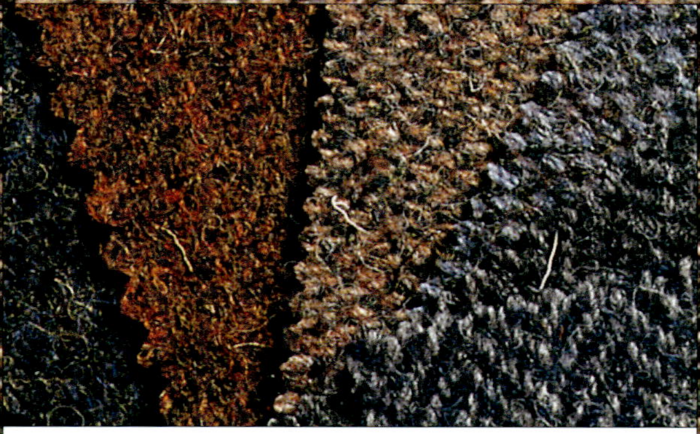

Harris Tweed ist für die meisten Kontinentaleuropäer der Inbegriff des Tweeds schlechthin. Er hat eine rauhe Oberfläche und ist besonders strapazierfähig. Ausschließlich die Wolle, die auf den Äußeren Hebriden zu Tweed verwebt wird, darf das begehrte Label tragen. Es gibt ihn in zahlreichen kräftigen Farben, und er eignet sich besonders für derbe Sportjacken, die tatsächlich auf dem Lande eingesetzt werden sollen. Passend zu dem rauhen Stoff werden gerne Cordhosen getragen.

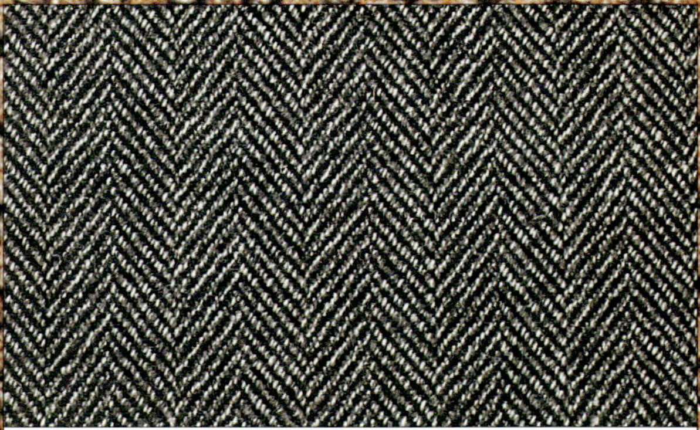

Herringbone oder »Fischgrat« ist ein wahrer Klassiker für die Sportjacke. Dieses Muster ist besonders bei amerikanischen Herstellern beliebt und gehört zum Standardsortiment von Brooks Brothers. Es gibt ihn in verschiedenen Farben, typisch sind Braun, Dunkel- bis Hellgrau und Grün, er ist aber auch in Mittel- bis Dunkelblau zu haben. Graue Fischgratmuster passen gut zu einem weißen Button-down-Hemd aus Oxford-Baumwolle. Dazu läßt sich sowohl eine schwarze Strickkrawatte als auch ein gestreifter Langbinder aus Seide tragen.

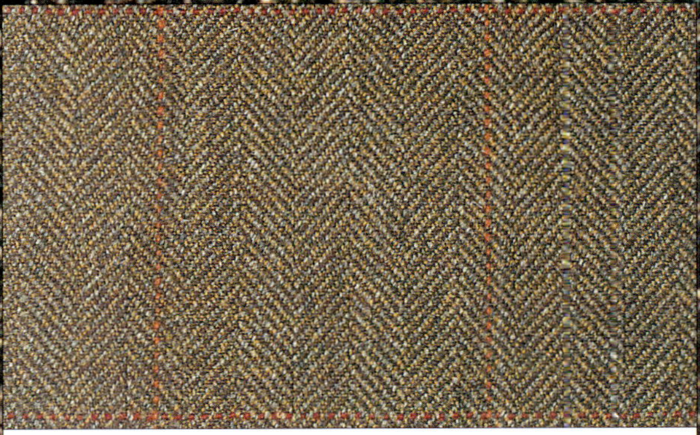

Es gibt auch eine Abwandlung des reinen Herringbone, den sogenannten Varied Herringbone, bei dem zusätzliche Farben mit eingewebt werden.

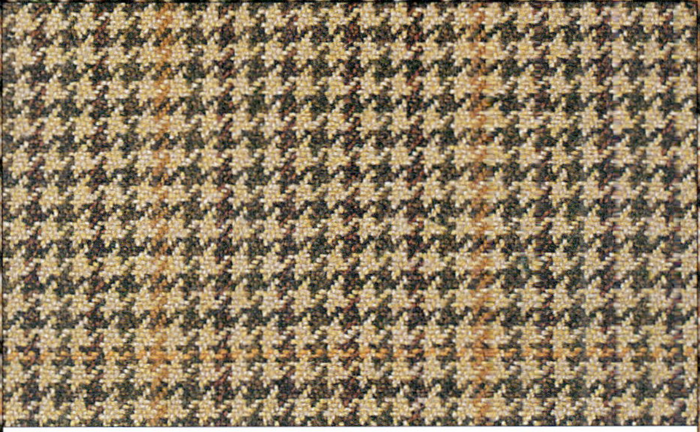

Houndstooth, das auf Deutsch nicht »Hundezahn«, sondern »Hahnentritt« heißt, ist ein sehr unruhiges Muster, das mit Vorsicht kombiniert werden will. Es ist in vielen Farbstellungen erhältlich und eignet sich gut für Sportjacken, die im Büro getragen werden sollen.

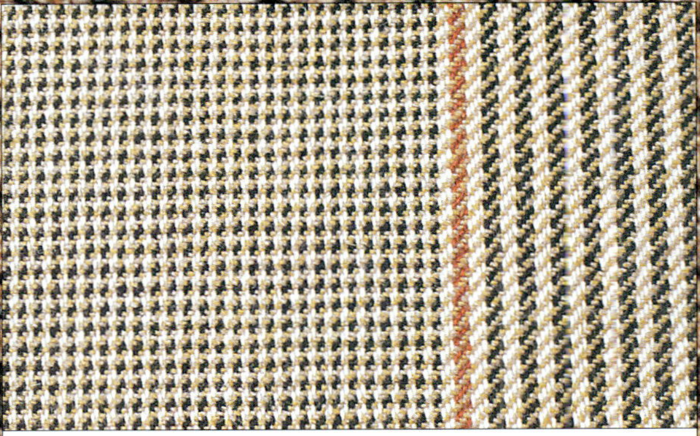

Cheviot ist ein sehr widerstandsfähiges – allerdings auch sehr rauhes – Kammgarngewebe, das aus der Wolle der Cheviot-Schafe hergestellt wird. Ein typischer Stoff für englische Sportanzüge. Schneider beschreiben den schweren Stoff oft scherzhaft als »kugelsicher«.

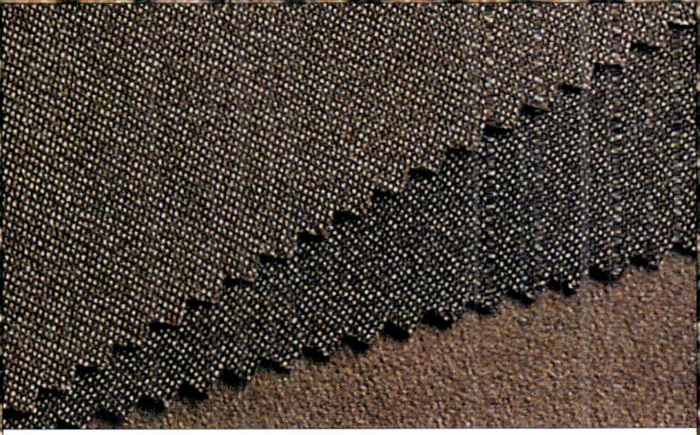

Der feinmelierte Covert-Stoff ist ein weiteres Material für typisch englische Countrywear, aus dem vor allem Mäntel, aber auch Reitjacken, sogenannte »hacking jackets«, gefertigt werden. Covert-Stoffe gibt es mit Grün- und mit Braunschimmer. Der Klassiker wurde jüngst von Designern neu entdeckt.

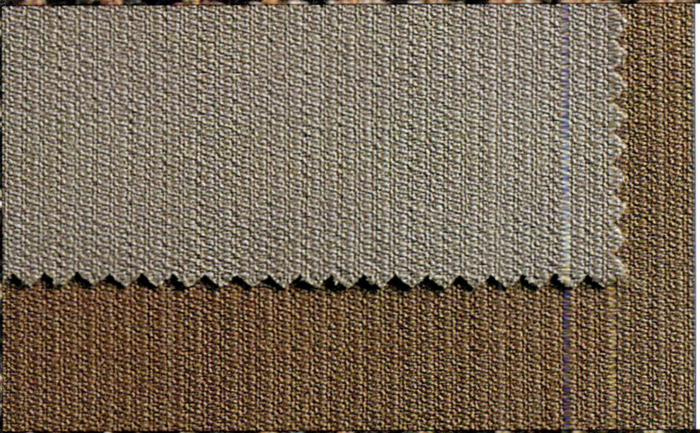

Bedford Cord ist ein sehr schwerer und warmer Wollstoff, der in England zu Jacken und Anzügen für die Jagd verarbeitet wird. Aufgrund seines Gewichts eignet er sich wirklich nur für sehr kalte Umgebungen, in einem wohlbeheizten Büro ist Bedford Cord im wahrsten Sinne des Wortes untragbar. Jacken aus diesem Stoff überdauern problemlos ihre Besitzer. Die Optik des Gewebes ist allerdings nur etwas für eingefleischte Freunde englischer Countrywear. Die schwören allerdings auf das unverwüstliche Material.

Zweimal Tweedjacke

Die traditionelle englische Tweedjacke wird mit drei Knöpfen aus Büffelhorn geschlossen. Lederknöpfe findet man eher bei kontinentaleuropäischen Herstellern, die ihre Tweedjacken besonders englisch aussehen lassen wollen. Die angeschrägten Taschen sind eine Reminiszenz an die Reitjacke, wie auch der Rückenschlitz. Der Stoff ist rauher, widerstandsfähiger Tweed.

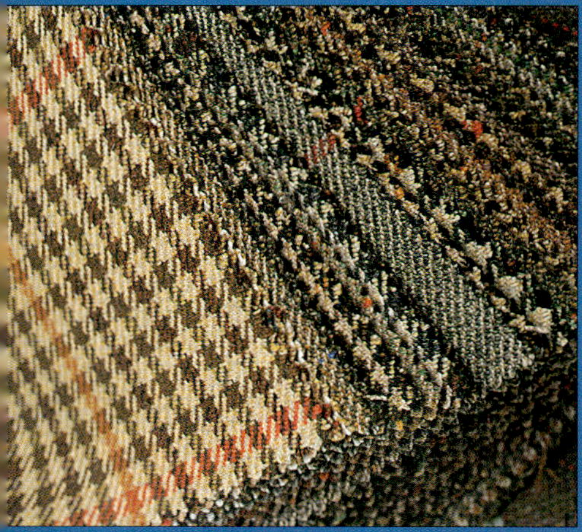

Das Tweed-Angebot selbst gutsortierter Ausstatter wirkt lächerlich klein, wenn es mit der Auswahl an Tweeds verglichen wird, die ein Schneider bereithält. Schon ein einzelnes Stoffmusterbündel von W. Bill oder John G. Hardy enthält einen ganzen Kosmos an Möglichkeiten für jeden Geschmack, jeden Anlaß und jeden Stil.

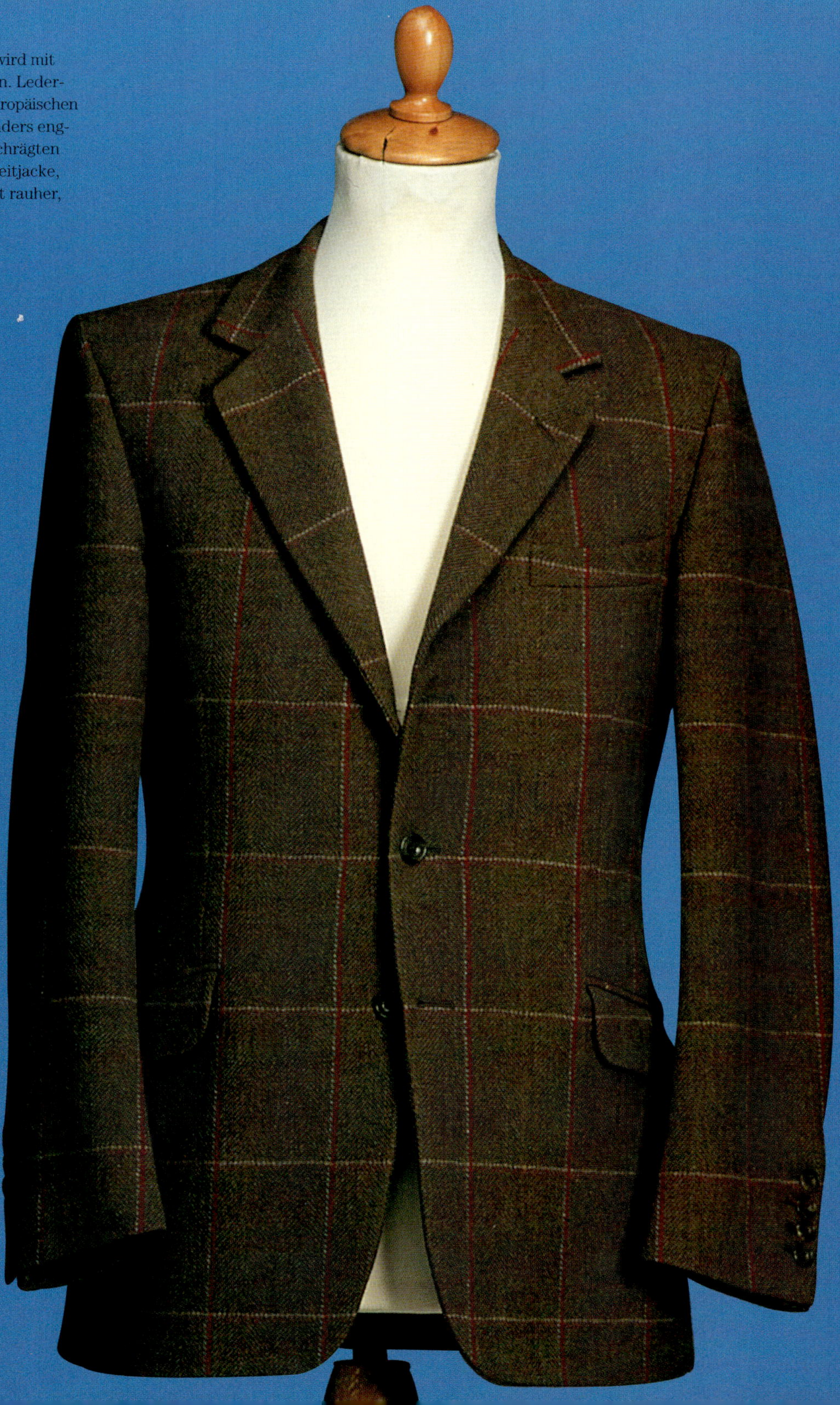

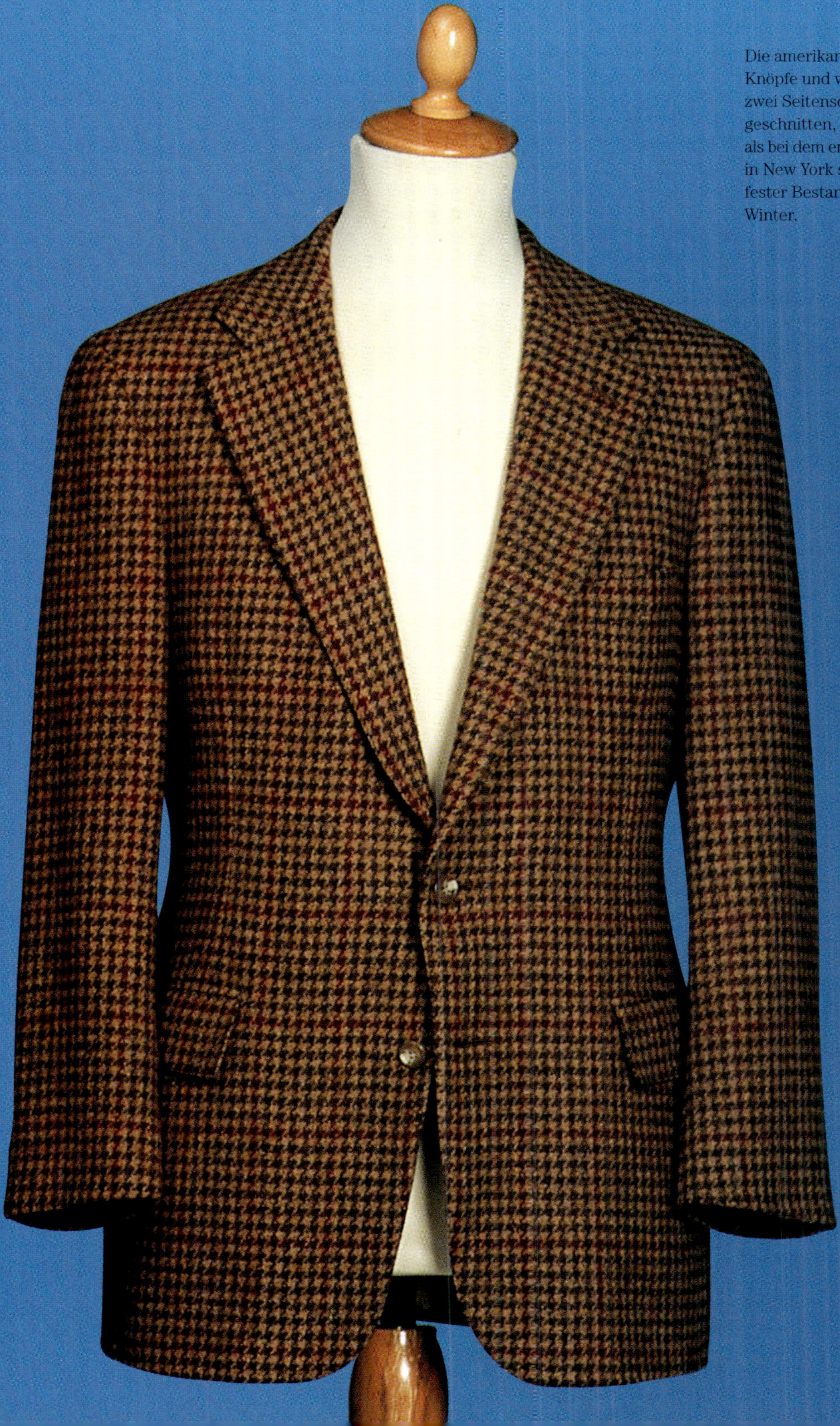

Die amerikanische Tweedjacke hat meist zwei Knöpfe und wahlweise einen Rückenschlitz oder zwei Seitenschlitze. Die Taschen sind gerade geschnitten, und der Stoff faßt sich weicher an als bei dem englischen Cousin. Bei Brooks Brothers in New York sind solche Tweedjacken seit 1900 fester Bestandteil des Angebots für Herbst und Winter.

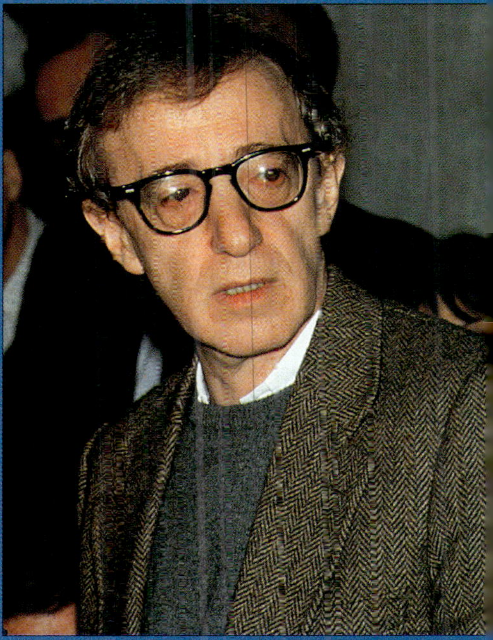

Woody Allen trägt das Outfit des New Yorker Intellektuellen, sowohl in seinen Filmen als auch privat. Dazu gehört im Herbst und im Winter die Tweedjacke. Auf vielen Fotos hat er die typische braune Fischgrat-Tweedjacke an, mit zwei Seitenschlitzen und zwei Knöpfen.

Die Sportjacke heute

Die moderne Sportjacke hat nur wenig mit der traditionellen englischen Tweedjacke gemein. Zum einen gibt es die Sportjacke heute in einer viel größeren Bandbreite von Farben und Mustern, zum anderen ist sie im Laufe der Zeit immer leichter geworden, was nicht zuletzt auf den Einfluß der italienischen Schneider zurückzuführen ist. Insbesondere die Jacken für den Sommer werden aus leichtem Cashmere, hauchdünnen Kammgarnqualitäten oder Seide-Leinen-Gemischen gefertigt, also schlicht aus allem, was italienische, englische, schottische und irische Webereien zu bieten haben. In der Verarbeitung dieser leichten und weichen Stoffe sind die Italiener unübertroffen, auch was ihr Gefühl für Muster und Farben angeht.

Italienische Schneider bieten eine international gültige Version der englischen Sportjacke, die viel feiner und eleganter als das Original ausfällt. Aber dies ist eben nicht mehr das Original, wie es nur englische Schneider herstellen können. Wer sich mit dem unverfälschten englischen Stil am wohlsten fühlt, der sollte sich tatsächlich eher in der Savile Row als in Rom oder Mailand nach »seiner« Jacke umschauen. Zwar sind auch in der Savile Row auf Wunsch die weichsten und edelsten Stoffe zu haben, doch sicherlich nicht in den Farben, die uns die Italiener bieten. Was man in Londons berühmter Schneiderstraße aber auf jeden Fall erstehen kann, ist eine durch und durch britische Jacke – sofern dies gewünscht wird. Manch einer fühlt sich aber mit der italienischen Interpretation des englischen Themas Sportjacke wohler, sei es, weil er eine international akzeptierte Ästhetik vorzieht, sei es, daß er urbanere und elegantere Schnitte mag, oder sei es auch nur aus einer generellen Vorliebe für italienische Schneiderkunst. Darüber hinaus ist einer Sportjacke von Brioni, Kiton oder Barbera anzusehen, daß es die Italiener waren, die schließlich der Herrenkleidung die Farbe wiedergegeben haben.

So oder so, die Qualitätsmerkmale der überwiegend oder vollkommen handgefertigten Sportjacke gelten gleichermaßen für die englischen wie für die italienischen Modelle.

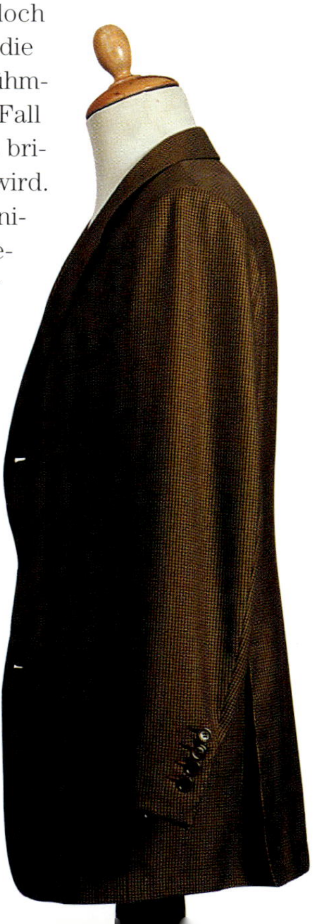

Der Blick aufs Detail

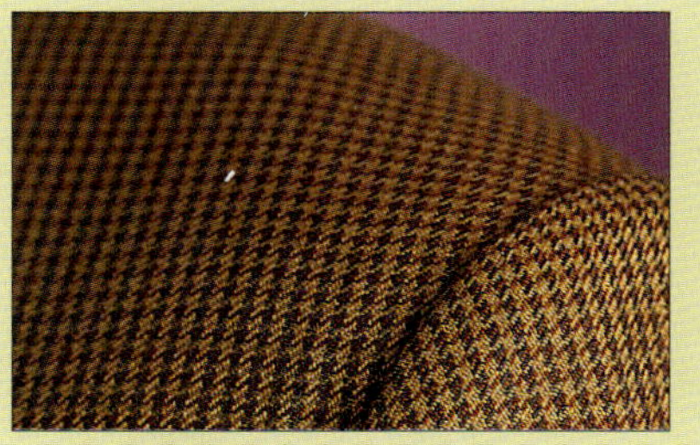

Die Kunst beim Bau der Schulter besteht grundsätzlich darin, einen zweidimensionalen Ärmel in ein rundes Armloch einzupassen. Das ist ähnlich schwierig wie die lange ungelöste Aufgabe, eine zweidimensionale Abwicklung der Weltkugel zu erstellen. Die Stoffmenge, die nötig ist, das Rund der Ärmelöffnung zu umfassen, muß so zusammengenommen und geformt werden, daß an dem Übergang zwischen Ärmel und Schulter keine Wellen auftreten. Bei einer guten Schneiderschulter geht der Ärmel an jeder Stelle glatt in das Armloch über.

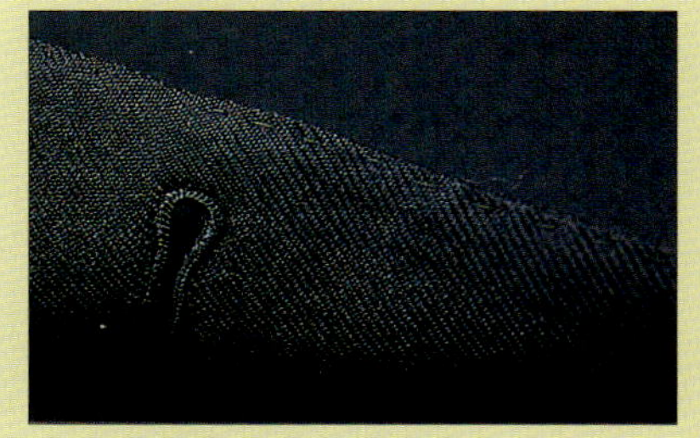

Die Kanten der Revers werden von Hand mit einer Nadel durchstochen, bevor die Saumnaht hinzugefügt wird. Nur wenn dies von Hand erfolgt, entstehen minimal unregelmäßige Abstände zwischen den Löchern. Da sich der Stoff der Jacke je nach Luftfeuchtigkeit in geringem Maße ausdehnt oder zusammenzieht, kann er sich zwischen den einzelnen Stichen an den Reverskanten ein wenig wellen. Dies ist aber kein Qulitätsmangel. Die Revers weniger hochwertiger Jacken schließen glatt ab, der Stoff wurde nach innen geschlagen und unsichtbar vernäht.

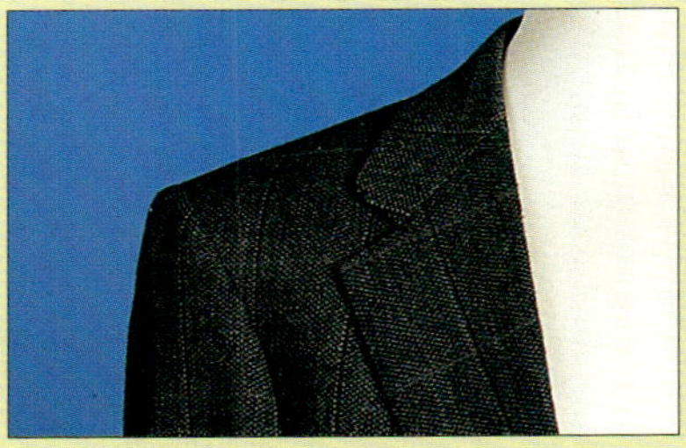

Bei einer hochwertigen Jacke muß das Muster über so viele Nähte wie möglich sauber weiterlaufen, besonders aber an der Brusttasche. Auch zwischen Schultern und Brust sollte es möglichst wenig Brüche geben. Allerdings sind dem Musterverlauf technische Grenzen gesetzt. Da es nicht über alle Nähte weiterlaufen kann, versucht man zumindest, an der Frontpartie ein einheitliches Bild zu erzeugen.

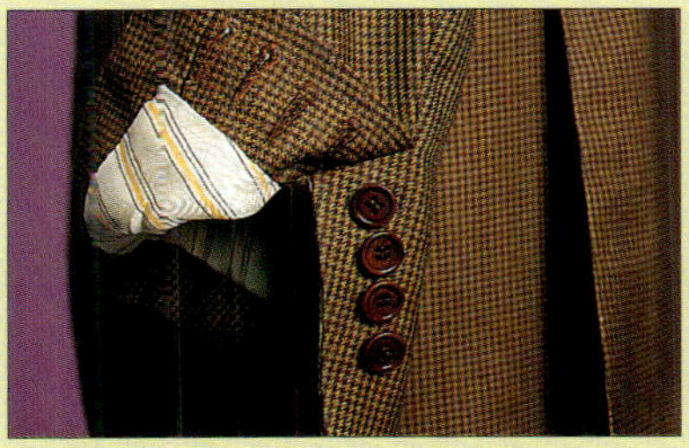

Bei italienischen Konfektionsjacken wie von Kiton können die Ärmelknöpfe aufgeknöpft werden. Maßschneider begnügen sich in der Regel damit, nur die beiden unteren Knopflöcher aufzuschneiden. So kann die Ärmellänge ohne Probleme später noch verändert werden.

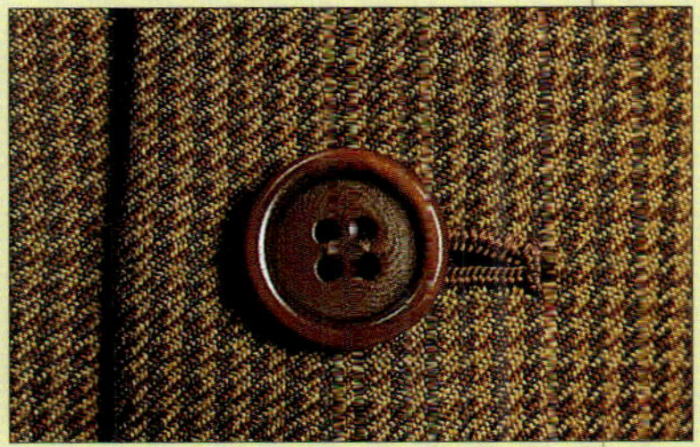

Die Knöpfe bestehen aus natürlichem Material, meist Büffelhorn. Die Auswahl der Knöpfe ist in England Aufgabe des »trimmer«. Er wählt alle Zutaten wie Knöpfe, Einlagen, Garne und Futterstoffe aus. Wenn der Kunde beim »cutter« keine besonderen Wünsche äußert, bestimmt der »trimmer« diese wichtigen Details. Junge Schneider schulen als »trimmer« ihr Stilgefühl. Bei guter Bekleidung werden die Knöpfe von Hand angenäht.

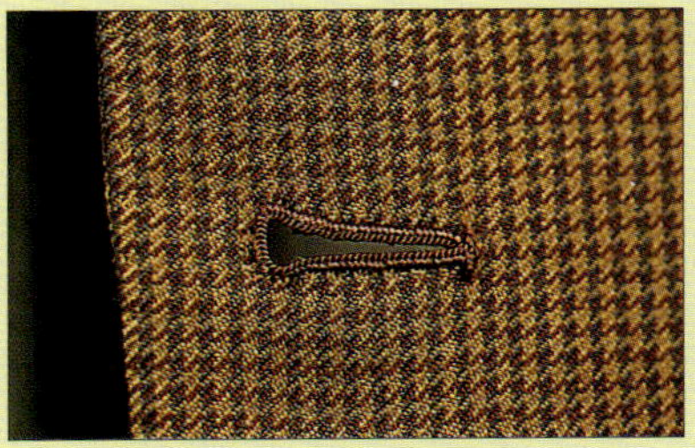

Das Knopfloch wird bei einem Maßschneider immer von Hand umsäumt, wie auch bei den besten Konfektionären. Dabei gibt es sehr unterschiedliche Auffassungen darüber, wie das Knopfloch auszusehen hat. Kiton liefert zum Beispiel eine sehr undogmatische Form. Normalerweise sollte das Knopfloch glatt schließen und nur an seinem Ende dem Stiel des Knopfes Platz bieten.

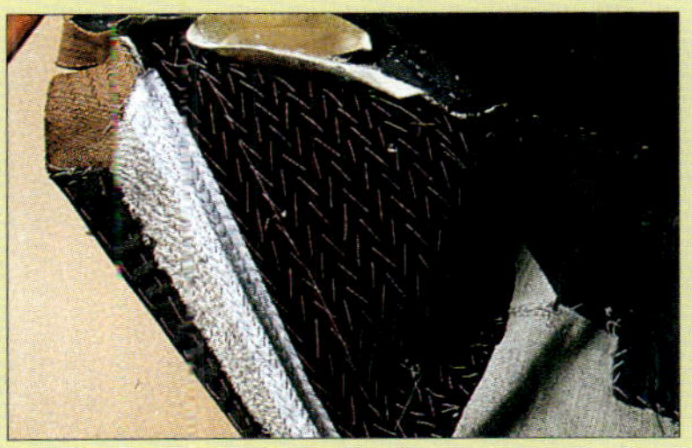

Die Einlagen werden in unterschiedlicher Stärke aus Steifleinen zugeschnitten und von Hand mit winzigen Stichen am Oberstoff befestigt. Das überaus elastische Roßhaar hilft dabei, die Jacke dauerhaft dreidimensional auszuformen, zum Beispiel an der Brust oder bei der Rundung der Revers. Bei industriell gefertigten Jacken werden die Einlagen – aus Rationalisierungsgründen – verklebt.

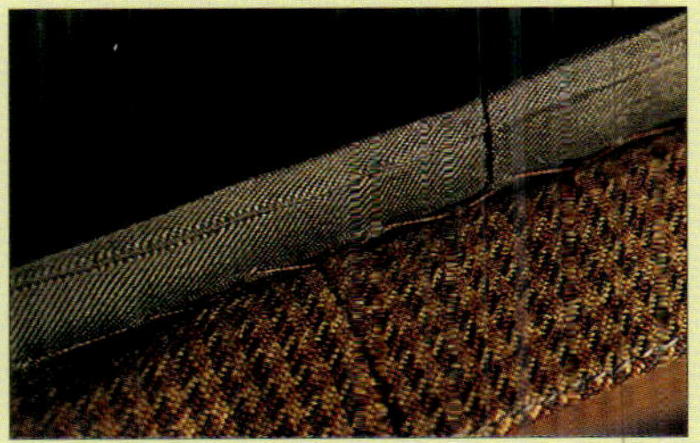

Das Futter wird von Hand in die Jacke genäht. Die abgebildete Art dies zu tun, ist typisch für kontinentaleuropäische Schneider. Sie arbeiten am unteren Saum mit weiten Stichen, die dem Futterstoff einen gewissen Spielraum lassen. Wenn sich das Futter zum Beispiel durch Bewegungen des Trägers spannt, dehnt sich die Naht ein wenig. Auch die Ausdehnung des Futterstoffs durch Körperwärme wird so ausgeglichen. Englische Schneider nähen das »lining« am unteren Saum dagegen meist mit den gleichen Stichen wie am Vorderteil ein, allerdings gibt es auch hier unterschiedliche Vorgehensweisen. So kann es durchaus sein, daß bei Anzügen von großen Schneidern wie Henry Poole das Futter jedes Anzugs im Detail anders genäht ist - je nachdem, welcher »coat maker« daran gearbeitet hat.

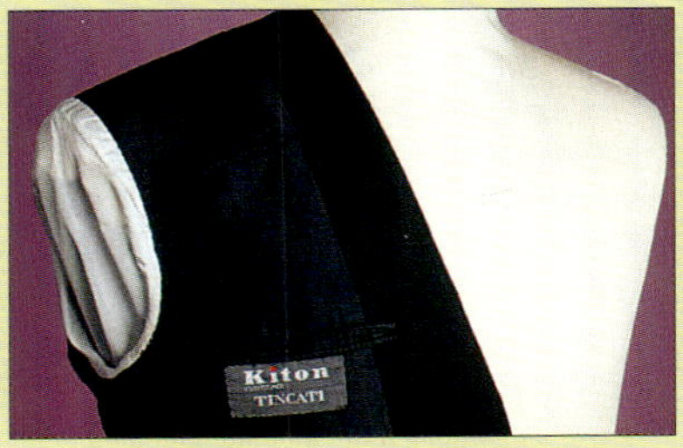

Für das Futter verwendet man Bemberg-Seide, einen weichen Baumwollstoff, oder sogar echte Seide. Sommerjacken sind oft nur halbgefüttert, also an Schultern, Brust und Rücken. Eine ungefütterte Schulter würde die Jacke nur schlecht über das Hemd gleiten lassen.

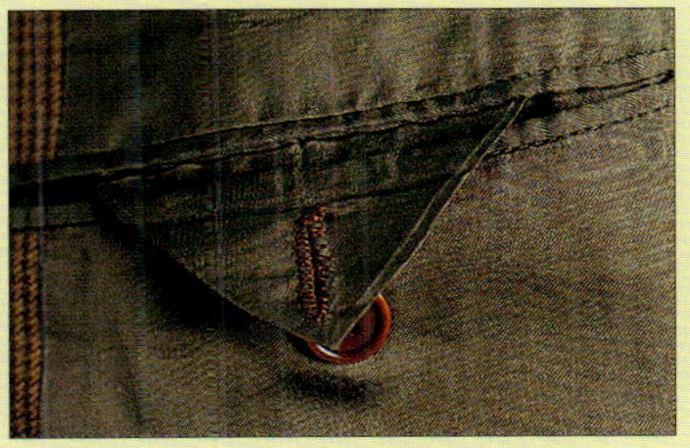

Die Innentaschen der Brust werden häufig mit dem Stoff der Jacke eingefaßt, ein traditionelles Detail speziell für den Besitzer der Jacke, da es der Außenstehende fast nie zu Gesicht bekommt.

Von Cavalry Twill bis Moleskin – die Hose zur Sportjacke

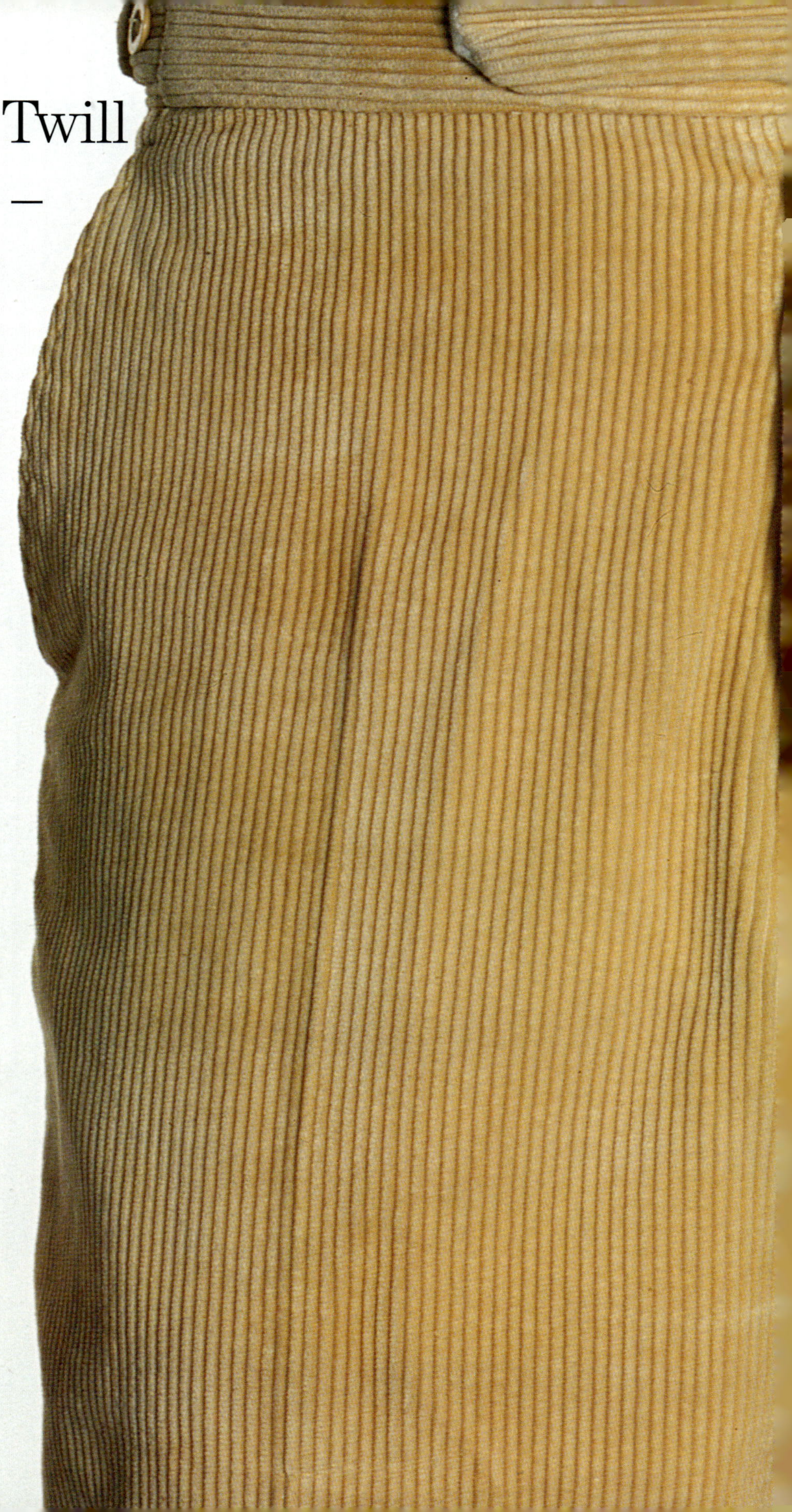

Die Sportjacke ist ein vielseitiges Kleidungsstück. Je nachdem, mit welcher Hose sie kombiniert wird, entsteht ein ganz neues Outfit. Dabei wirkt die Sportjacke mit Flanell und Cavalry Twill am förmlichsten. Sportjacke und Flanellhose gelten allerdings nur auf dem Kontinent als förmliches Outfit – Cord und Moleskin sind hingegen so etwas wie die Jeans des Gentleman. Wer geschäftlich in London zu tun hat, sollte lieber den Anzug mitnehmen. So wird in John le Carrés Roman »Der Schneider von Panama« ein Mitarbeiter des englischen Geheimdienstes entlassen, weil er es gewagt hat, seinem Chef im »Grill Room« des Connaught in Tweedjacke und Flanellhosen eine Nachricht zu überbringen. Ein Fauxpas, der unter allen Umständen vermieden werden sollte.

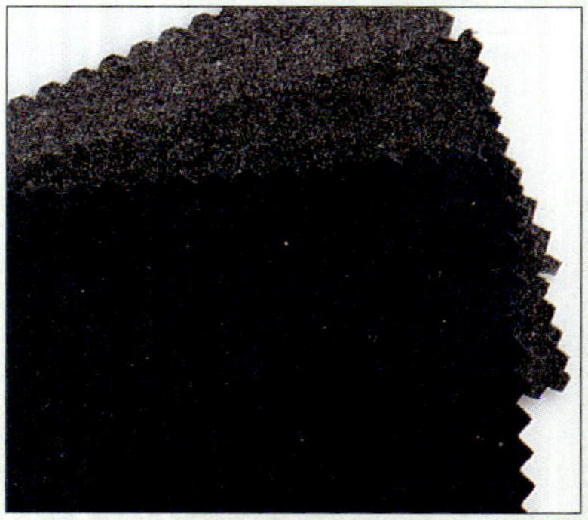

Grau ist nicht gleich grau, und so kann der Freund der Flanellhose aus einer ganzen Reihe von Farbabstufungen auswählen – je nachdem, was am besten zur Jacke paßt.

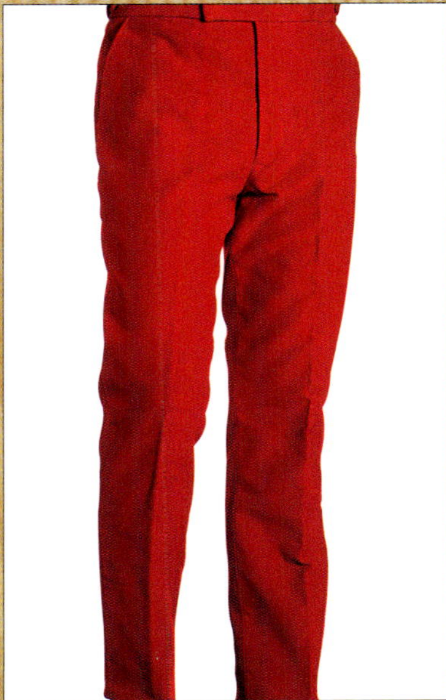

Moleskin heißt übersetzt »Maulwurfsfell«, und dieser Stoff fühlt sich tatsächlich so an, wie man sich ein Maulwurfsfell vorstellt: nämlich weich und anschmiegsam. Sie kennen den Stoff vielleicht aus den Handwärmtaschen Ihrer Barbour-Jacke. Das strapazierfähige Material ist übrigens maschinenwaschbar.

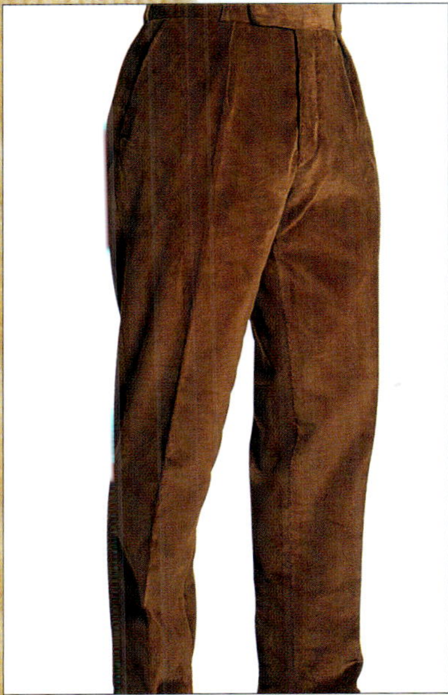

Cord ist neben Flanell und Cavalry Twill der dritte große Klassiker zur Sportjacke. Die klassische englische Form ist schmal geschnitten, mit Tunnelbund und Knöpfen für die Hosenträger. Typische Farben sind Rostrot, gedecktes Rosa, Moosgrün oder ein Maisgelb. Letztere Farbe zieht Verschmutzungen allerdings geradezu magisch an.

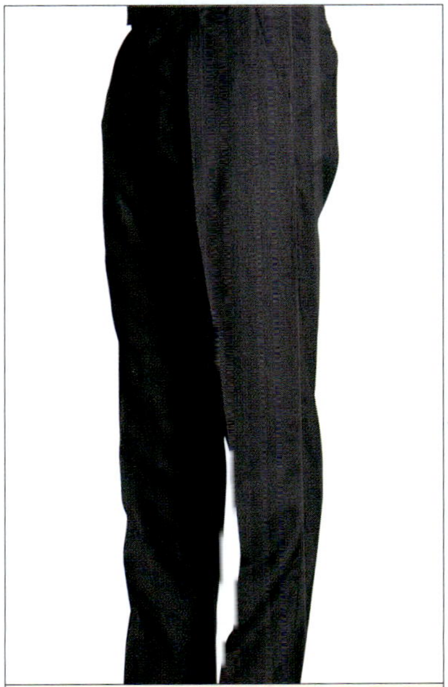

Zu Sommerjacken trägt man am besten leichte Hosen aus Schurwolle. Schurwoll-Qualitäten unterscheiden sich zwar in Griff und Optik wesentlich vom Flanell, dennoch bieten sie auch farblich einen guten Ersatz für den im Sommer viel zu warmen Klassiker. Der galt übrigens ursprünglich durchaus als sommerliches Beinkleid.

Die graue Flanellhose ist die klassische Hose zur Sportjacke. Allerdings paßt ihre weiche Oberfläche nur zu Jacken, deren Stoff eine ähnliche, also nicht zu grobe und rauhe Struktur hat. Als klassisch gilt heute die dunkelgraue Version, sie gehört bei Ausstattern wie Cordings zum Standard-Sortiment. Und mit zwei Bundfalten je Hosenbein und den obligatorischen Gürtelschlaufen sind sie von jedem kontinentalen Konfektionär zu haben.

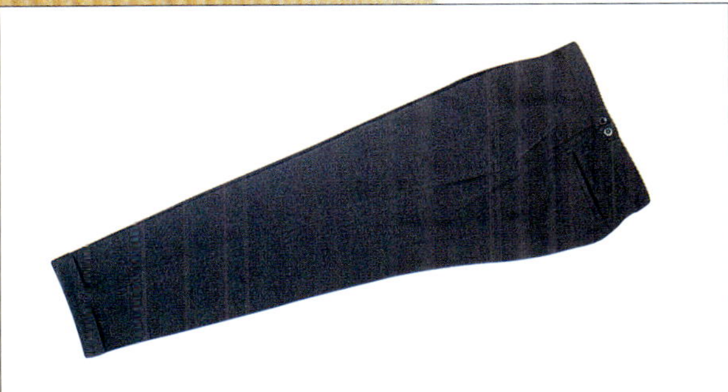

Cavalry Twill ist ein klassischer Begleiter der englischen Sportjacke, doch immer weniger Männer konnten sich in der letzten Zeit für diesen robusten Stoff begeistern. Es mag an der Farbe liegen – Cavalry Twill kommt meist in Eierschale, Beige oder Hellbraun daher – oder an der Optik, denn eine Hose aus Cavalry Twill erinnert in fataler Weise an jene, nicht ganz zu Unrecht als geschmacklos gescholtenen, synthetischen Autofahrerhosen.

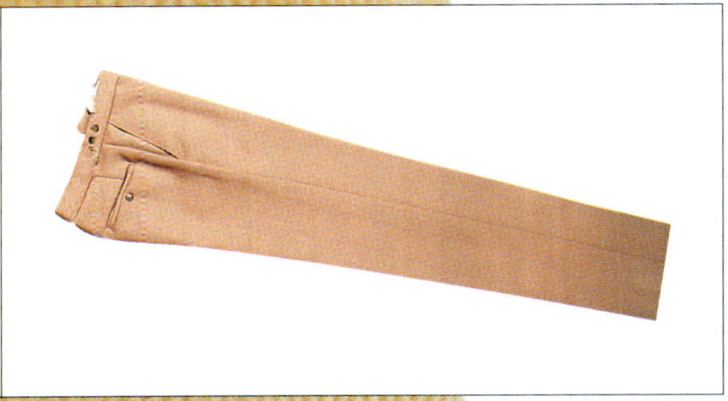

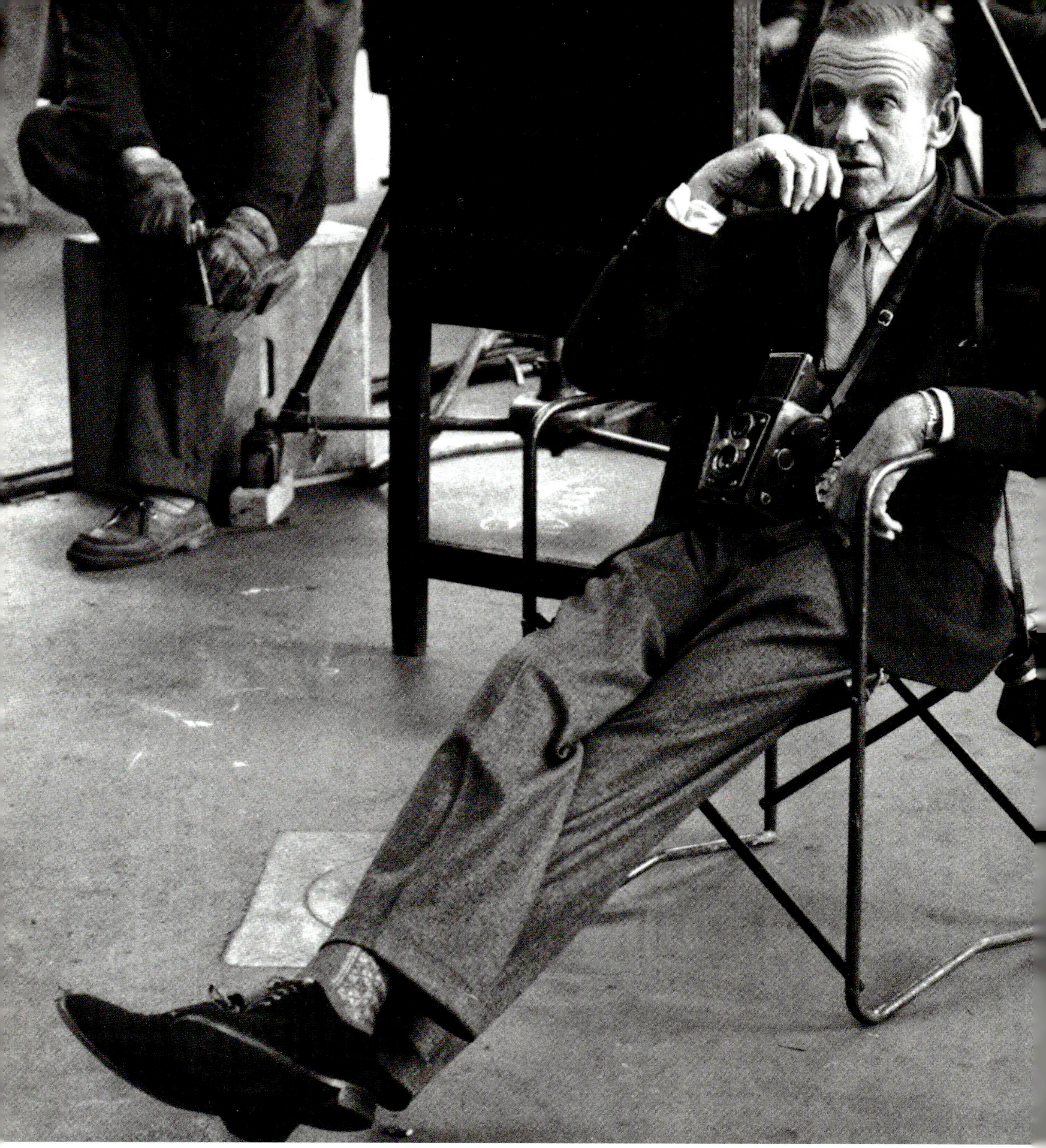

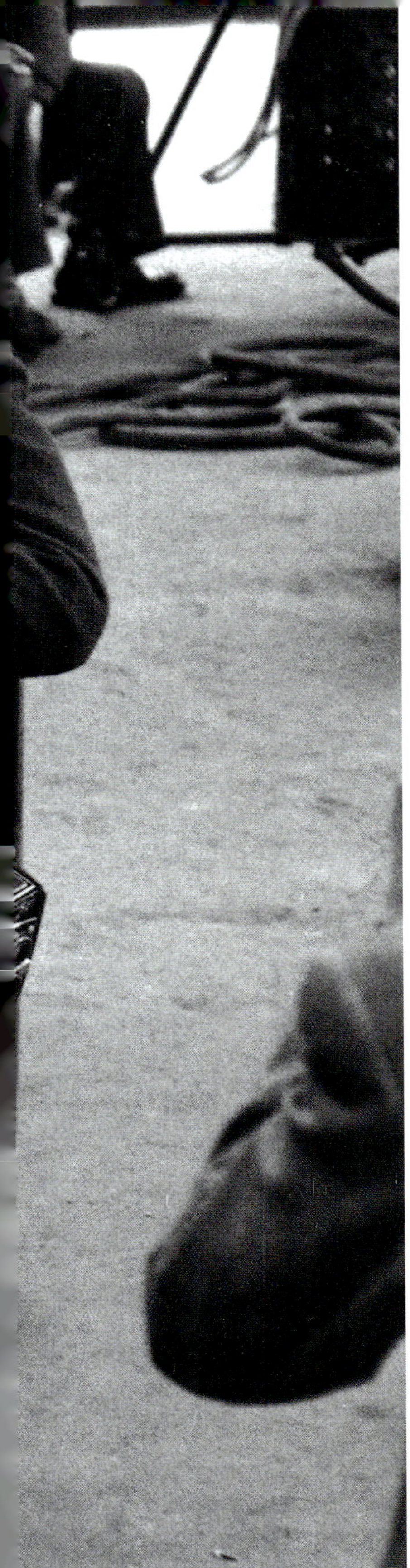

Die graue Eminenz

Wenn aus irgendeinem geheimnisvollen Grund von heute auf morgen alle grauen Flanellhosen und sämtliche der Flanellhose ähnlichen Hosentypen vom Erdboden verschwinden würden, dann würde in kürzester Zeit ein interessantes Phänomen auftreten: niemand würde mehr Sportjacken kaufen. Denn die Flanellhose (mitsamt aller Pendants aus Wolle oder aus Materialgemischen) ist immer noch die beste Begleiterin der Sportjacke. Sie ist zugleich förmlich und lässig, elegant und sportlich und ihre Farbe, dieses leicht melierte Hell- bis Dunkelgrau, liefert erst den perfekten Hintergrund für den Stoff der Sportjacke. Ihre Kombinationsmöglichkeiten sind schier unbegrenzt. Hemd und Pullover mit Flanellhose: ein fast schon förmliches aber immer noch bequemes Outfit. Langärmeliges Polohemd, Sportjacke und Flanellhose: ideal für den Restaurantbesuch am Wochenende. Sportjacke und Flanellhose: sowieso immer eine perfekte Verbindung, und das seit rund 80 Jahren. Mag die graue Flanellhose auch hin und wieder mal aus der Mode sein, klassischer Stil ist ohne sie nicht denkbar.

Das Wort »Flanell« (engl. »flannel«) kommt ursprünglich aus dem Walisischen. Dort bezeichnet der Begriff »gwalen« den Gegenstand aus Wolle. Der weiche, anschmiegsame Charakter des Flanells entsteht durch den speziellen Herstellungsprozeß. Feine Merinowolle wird gewalkt bis sie verfilzt (was bei Merinowolle vergleichsweise schnell geht) – und tatsächlich erinnert Flanell an die Oberfläche weicher Filzhüte. Zunächst wurde Flanell für Sommerhosen verwendet, doch bereits Ende der dreißiger Jahre hatte sich die Flanellhose als Hose für das ganze Jahr durchgesetzt. Wenn man in Bildbänden aus dieser Zeit blättert, ist fast auf jedem Foto ein Mann mit solcher Beinkleidung zu finden. Damals waren Flanellhosen, kombiniert mit Sportjacken, die Kleidung der jungen Generation, Flanellhosen waren geradezu »hip«. Das mag heute nur noch schwer vorstellbar sein, wird die Flanellhose inzwischen doch eher dem klassischen bis konservativen Stil zugerechnet. Dennoch wird die Flanellhose überleben, denn sie in Frage zu stellen bedeutet, gleichzeitig das ganze Konzept von Hemd, Krawatte, Jacke und Hose in Zweifel zu ziehen. Daß die unverhoffte Wiederkehr des Anzugs Ende der Neunziger ironischerweise auf den Modeschauen von eher avantgardistischen Designern gefördert wurde, zeigt exemplarisch, daß sich die klassischen Ideen der Herrenmode immer wieder durchsetzen. Doch, ob die graue Flanellhose nun gerade in Mode ist oder nicht, Anhänger des zeitlosen internationalen Stils tragen ohnehin, wie seit über 80 Jahren, den grauen Klassiker. Es gibt nichts Besseres.

Die graue Flanellhose war ein Markenzeichen von Fred Astaire. Audrey Hepburn hat deshalb für eine signierte Fotografie, die sie von ihm besaß, eigens einen mit grauem Flanell bezogenen Rahmen anfertigen lassen.

Khaki-Couture

Es dauert seine Zeit, bis ein Kleidungsstück in den kleinen Kreis der Klassiker aufgenommen wird. Bei der Chino waren es gut 100 Jahre, wenn wir von den fünfziger Jahren des 20. Jahrhunderts bis in das Jahr 1848 zurückrechnen. Der Legende nach soll Sir Harry Lumsden, seines Zeichens Kommandeur eines in Indien stationierten englischen Regiments, nämlich in eben jenem Jahr auf die geniale Idee gekommen sein, die weißen Uniformen seiner Soldaten mit einer Mischung aus Kaffee, Currypulver und Maulbeersaft zu färben, damit die unvermeidliche Verschmutzung durch den allgegenwärtigen Staub ein wenig getarnt würde. Tatsächlich eignete sich die neue gelblich-braune Farbe hervorragend für den indischen Regimentsalltag. Die Einheimischen tauften die Farbe »khaki«, was auf Hindi »staubfarben« oder »erdfarben« heißt. Auch wenn die Geschichte nicht wahr sein sollte, so ist sie doch immer noch eine schöne Anekdote, die überall dort erzählt wird, wo es um die Geschichte der beliebten sommerlichen Baumwollhose geht. Den Namen »Chino« hat die charakteristisch gefärbte Stoffhose allerdings erst im 20. Jahrhundert erhalten. Wie es dazu kam, erzählt eine andere Legende. Angeblich wurden in Manchester produzierte Baumwollhosen nach China verkauft. Die geschäftstüchtigen Chinesen wiederum exportierten die Ware auf die Philippinen. Die pazifische Inselgruppe war von 1934 bis 1946 amerikanisches Dominion. Den dort stationierten Soldaten gefielen die Hosen. Sie nahmen sie mit nach Hause in die USA – und nannten sie aufgrund ihrer Herkunft »Chinos«. Diese Geschichte ist zwar nicht historisch verbürgt, doch wir lesen sie so (oder mit leichten Variationen) in mehreren Quellen, was sie einigermaßen glaubhaft macht. Unzweifelhaft ist aber, daß die Chino nach dem Krieg auf den europäischen Kontinent gekommen ist und sich erst in den achtziger Jahren richtig durchgesetzt hat.

In den USA gilt die Chino als förmlich, verglichen mit der Jeans – aber als ziemlich informell, verglichen mit der Flanellhose oder gar dem Anzug. Die bequeme Hose wird zwar gern mit Hemd, Krawatte und Jacke kombiniert, jedoch wird sie nie bei ernsthaften Anlässen getragen, wo immer noch der Anzug Pflicht ist. Mit einem Hemd von Brooks Brothers, einer gestreiften Krawatte derselben Marke, einreihigem Blazer und Sattel- oder Bootsschuhen ist die Chino das Lieblingsoutfit der Studenten amerikanischer Elite-Universitäten. Ein Look, den Ralph Lauren kopiert und weltweit als seine Kreation verkauft. Seit einigen Jahren setzt sich auch in London der Anzug aus Navy-Blaser und Chino immer mehr als Sommer-Look durch. Jedenfalls in den Bereichen, in denen Anzüge nicht mehr Pflicht sind. So gehört die Baumwollhose bei englischen Ausstattern wie Cordings mittlerweise im ganzen Jahr zum Sortiment.

International gesehen ist sie eine allgemein akzeptierte Freizeithose, die man immer dann wählen sollte, wenn einem die Jeans zu leger und eine Flanellhose zu förmlich erscheint.

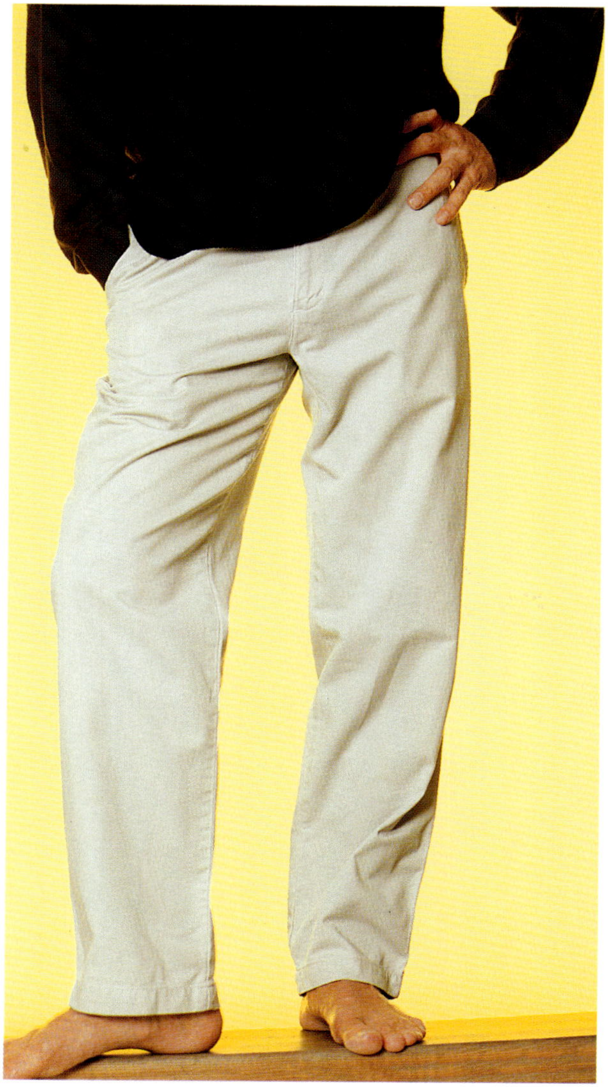

Die Chino ist die ideale Sommerhose. Sie läßt sich leicht mit allem kombinieren, und da sie waschbar ist, erweist sich der empfindlich helle Stoff nicht als Problem.

Hosen ganz kurz

Ganz gleich wie schön Ihre Beine sind, ganz gleich ob alle anderen auch Shorts tragen, ganz gleich wie heiß es ist: Kurze Hosen sind und bleiben stilistisch höchst zweifelhaft und haben außerhalb von Strandbädern und Privatgrundstücken eigentlich nichts zu suchen. Einzige Ausnahme sind Sportarten, bei denen üblicherweise und aus praktischen Gründen Shorts getragen werden, wie Fußball, Rugby, Radfahren, Tennis, Marathonlaufen und so weiter. Shorts im Büro oder in der Stadt zu tragen, ist fast unverzeihlich und ein Beweis von schlechtem Geschmack. Dennoch unterläuft dieser Fehler selbst stilsicheren Männern immer wieder – und in den letzten Jahren immer öfter. Vielleicht sollte daran erinnert werden, daß es früher ein großer Moment im Leben eines Jungen war, wenn er mit dreizehn oder vierzehn Jahren seine ersten langen Hosen bekam und fortan nach außen hin demonstrieren durfte, daß er nun zu den Erwachsenen gehörte. Es sei also wiederholt: Shorts sind am Strand, auf einer Safari, auf der Terrasse oder im Garten eine angenehme Sache und bestimmt auch auf dem Sportplatz sehr angebracht. An allen anderen Orten sind sie unpassend. Wenn sich aber eine Gelegenheit für kurze Hosen ergibt, dann wählt der Kenner die klassische Khaki-Shorts. In Südafrika, Neuseeland oder Australien werden dazu Kniestrümpfe und knöchelhohe Schnürstiefel getragen – zum Schutz gegen Zecken und im Gras lauernde Giftschlangen. Auf Hawaii fand Ernest Hemingway Leinenschuhe passender, als er sich dort 1941 mit seiner Frau Martha ablichten ließ.

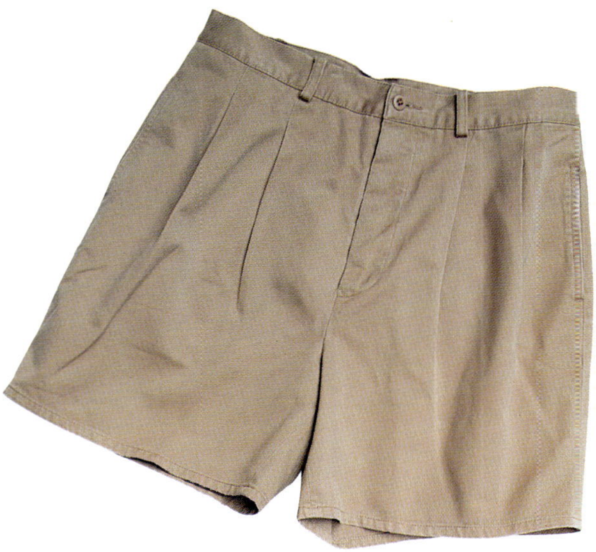

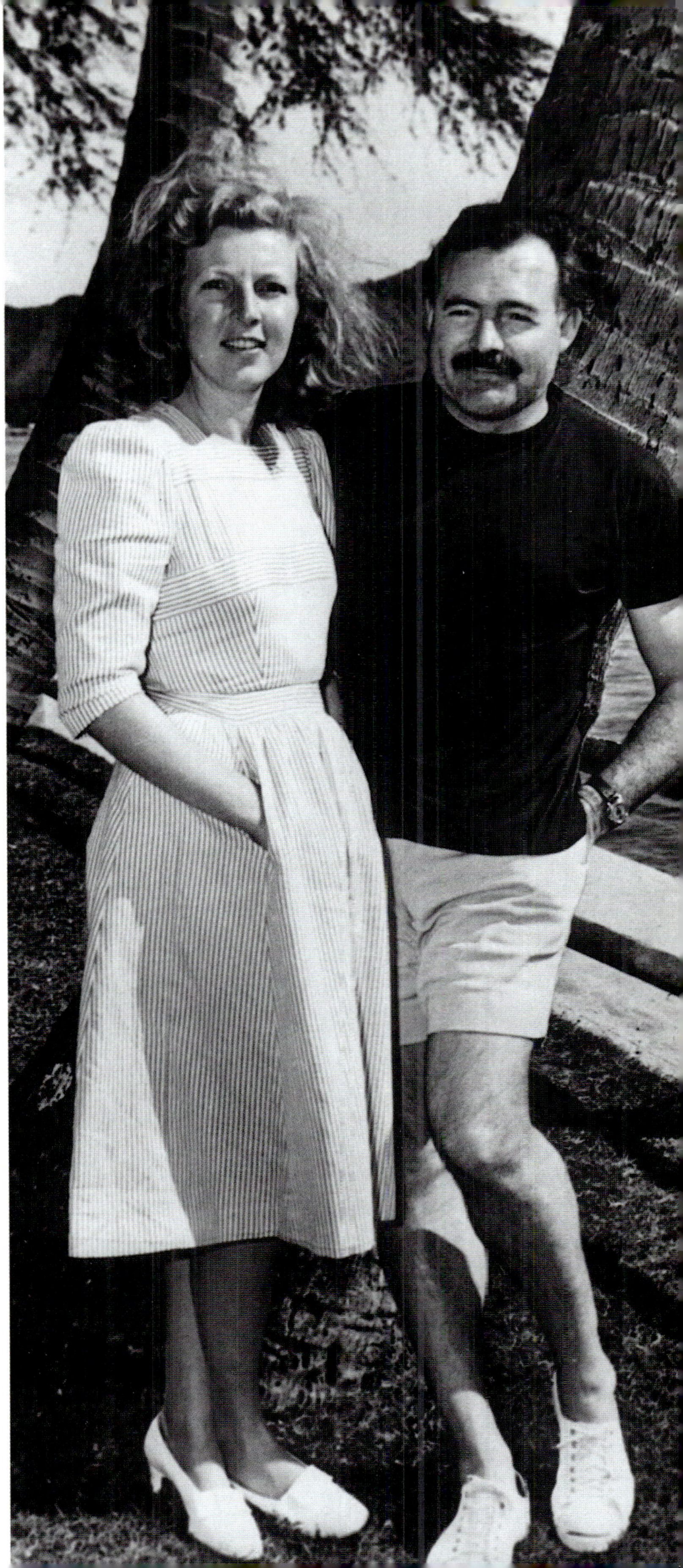

Jeans, aber richtig

Die Jeans haben seit ihren Anfängen im Amerika des 19. Jahrhunderts zwei große – und in der Geschichte der Bekleidung wohl einmalige – Imagewandel erlebt. Ursprünglich von Firmengründer Levi Strauss als derbe und strapazierfähige Arbeitshose erdacht, wurde sie in den fünfziger Jahren zum Kultobjekt einer rebellierenden Jugend. Noch mehr als in den USA, wo die Jeans seit 1900 als billige Allerweltshose bekannt war, schockten die blauen »Nietenhosen« die Elterngeneration im Nachkriegseuropa. Die Idee einer waschbaren, robusten und preiswerten Hose, die man im Drugstore oder im Supermarkt kaufen konnte, war den Europäern völlig fremd. Für die Jugend des vom Krieg zerrütteten Kontinents wurde die Jeans, wie andere Alltagsprodukte aus den USA, zum Inbegriff von Freiheit, Abenteuer und Aufbruch.

Der zweite Imagewandel – von der Rebellionshose zum gesellschaftlich anerkannten Designerstück – begann im Europa der späten sechziger Jahre. Von Anfang an waren Jeans in Europa teurer als in ihrem Ursprungsland. Noch heute amüsieren sich Amerikaner, daß man in Frankreich, England oder Deutschland das drei- bis vierfache des amerikanischen Preises zu zahlen bereit ist. Der hohe Preis entstand freilich nicht durch hohe Material- oder Herstellungskosten, sondern durch Einfuhrzölle. Damit bot eine in Europa gefertigte Jeans die Chance auf gute Gewinnspannen. Dies rief die Designer auf den Plan, die sich mit veredelten Jeans ein großes Stück von dem gigantischen Umsatz mit den blauen Hosen abschneiden konnten. Die Idee der Designer-Jeans schwappte dann in den Siebzigern von Europa in die USA zurück. Fred Segal war mit seinem Geschäft in Los Angeles dabei der Vorreiter und noch heute werden dort mehr »Edeljeans« als irgendwo sonst verkauft.

Später setzte in Europa ein Trend ein, der die *501* in das Zentrum des Kultes um die Jeans rückte. Die Trendsetter der frühen Achtziger ließen sich aus Amerika die Levi's *501 Shrink-to-fit* mitbringen, und zwar lange bevor sie in den neunziger Jahren wieder »in« waren. Sie wurde zur Sportjacke von Kiton und zusammen mit teuren englischen Schuhen getragen. So etablierte sich die Jeans in Europa langsam aber sicher als unverzichtbarer Bestandteil des Freizeitlooks wohlhabender Jugendlicher und junger Erwachsener. Dabei wurde es immer wichtiger, die »richtige« Jeans zu haben, und richtig ist einzig und allein die erwähnte *501 Shrink-to-fit* von Levi's. Ihr gerader Schnitt stand in den achtziger Jahren allerdings in einem merkwürdigen Gegensatz zu den damals bevorzugten weit geschnittenen Bundfaltenhosen. Doch lange bevor Hosen ohne Bundfalten wieder en vogue waren, bewies die *501*, daß enge, gerade Hosen durchaus bequem sein können.

Die neunziger Jahre haben der Jeans dann die endgültige Anerkennung eingebracht. Wer kennt noch Leute, die keine Jeans besitzen? Jeans sehen wir heute an den Beinen aller Altersklassen und zu fast allen Gelegenheiten. Lediglich die Bürowelt ist der Jeans weitgehend verschlossen geblieben. Die Kombination aus Jeans, Sportjacke und Krawatte hat nie den Sprung in die »konservativen« Branchen geschafft. Jeans sind und bleiben für die Freizeit reserviert. Ausgenommen die Berufe, in denen der Dresscode keinen Anzug vorschreibt und in denen auch die Sportjacke noch als förmlich empfunden wird, also Mode, Medien und Werbung. Hier ist die *501* die universell akzeptierte, robuste Arbeitshose. Und damit hat sie in gewissem Sinne einen erneuten Wandel vollzogen – nämlich den zurück zu ihren Ursprüngen.

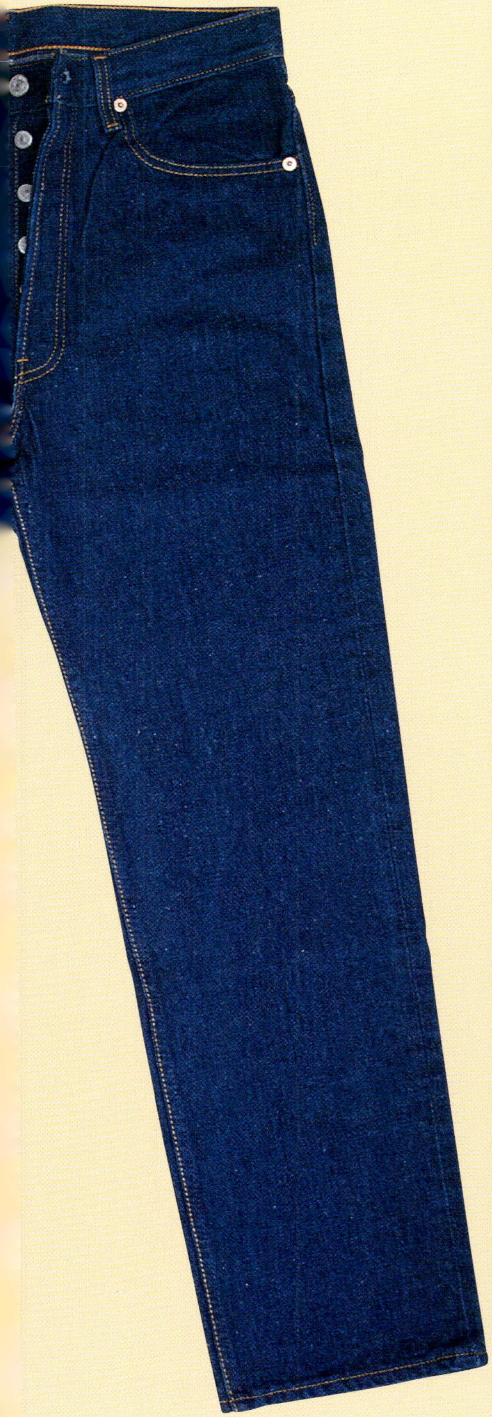

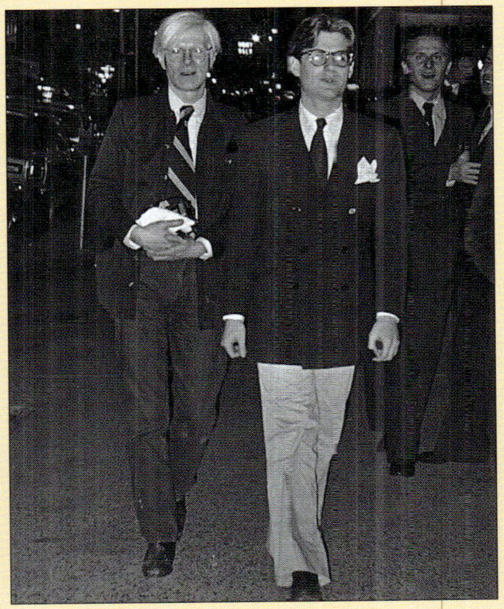

Wenn die *501* heute unbestritten als die Jeans schlechthin gilt, dann hat daran sicherlich auch einer ihrer berühmtesten Fans – Andy Warhol (hier zusammen mit seinem Assistenten Vincent Fremont) – einen gewissen Anteil. Er kombinierte sie mit kariertem Hemd, Krawatte und blauem Blazer, und kreierte damit einen ganz neuen Look. So will es jedenfalls die Legende. Doch Bob Colacello, ehemals Herausgeber des Magazins »Interview« und Autor für »Parade« und »Vanity Fair«, behauptet in seinem Buch »Holy Terror – Andy Warhol Close Up«, daß nicht der Pop-Art-Künstler selbst, sondern sein Mitarbeiter und Freund Fred Hughes als erster die Jeans mit »Anzugjacken« kombinierte. Damit war ein Look geboren, den Andy Warhol sich dann später abgeguckt hat. Man darf dieser Behauptung ruhig Glauben schenken, denn in Kleiderfragen war Hughes sicher der Kompetentere der beiden: »everything he wore was English: handmade suits from Tommy Nutter, handmade shirts from Turnbull & Asser; handmade shoes from Lobb's. His cologne was English – Penhaligon's Blenheim Bouquet. Even his Levi's *501* looked as if they'd been altered on Savile Row – the seams were never crooked and there was no extra fabric on the thighs – but maybe that was because he had them washed and pressed every day. Fred was the first to wear jeans with suit jackets, but when Andy adopted the style as his uniform it became known as the Warhol Look.«

Der Schnitt

Die meisten Männer denken, daß der Schnitt einer Hose von den Wechselfällen der Mode abhängt. Mal trägt man Bundfalten, mal keine. Mal sind die Hosen weit geschnitten, mal mit Schlag, und mal haben sie Karottenform. In der Tat wechseln die Details der Hosenschnitte von Saison zu Saison, und zusätzlich ändert sich der Grundschnitt der Hose etwa alle zehn Jahre. Jeder von uns erinnert sich an die Schlaghosen der Siebziger, die großen Bundfalten der Achtziger und die enggeschnittenen Hosen der späten Neunziger. Doch wenn wir einen Blick auf die Hosen jener Männer werfen, die sich nicht von den Launen der Konfektionsindustrie beeinflussen lassen, dann stellen wir fest, daß sie alle einen ganz bestimmten – und ganz individuellen – Hosentyp tragen, der auf ihre persönlichen Proportionen zugeschnitten ist und nicht etwa einem Modediktat folgt.

Entscheidend für den Schnitt einer guten Hose sind der Bauchumfang, der Gesäßumfang, die Beinlänge, die gewünschte Leibhöhe sowie die Fußweite. Letztere muß so bemessen sein, daß die Hose das vordere Drittel des Schuhs unbedeckt läßt. Anders gesagt beträgt die Fußweite etwa zwei Drittel der Schuhlänge. Egal ob Schuhgröße 36 oder 48 getragen wird. Von dieser Faustregel sollte allerdings abgewichen werden, falls man sehr große Füße hat. Dann könnte es sein, daß die Hose extrem weit ausgestellt werden müßte, um die geforderten zwei Drittel zu erreichen. Doch es empfiehlt sich, einen Bogen um den sogenannten »Schlag« zu machen. Besser ist es allemal, die Hose einfach gerade fallen zu lassen. Demonstrieren Sie ruhig offensiv, daß Sie »auf großem Fuß leben« – und genießen Sie es, daß Sie mehr von Ihren Lieblingsschuhen zeigen können als alle Ihre Mitstreiter mit den »normal« großen Füßen.

Auch der Bauchumfang muß bedacht werden. Wer einen flachen Bauch hat, kann den Schnitt des Hosenbunds frei wählen. Schlanke Männer, die keine Bundfalten mögen, sind mit einer eng am Bauch sitzenden, flach geschnittenen Hose gut angezogen. Sie können aber auch Bundfalten wählen, wobei eine Bundfalte je Hosenbein am ehesten zu empfehlen ist. Die Bundfalte sorgt dafür, daß die Hose auch im Sitzen bequem ist,

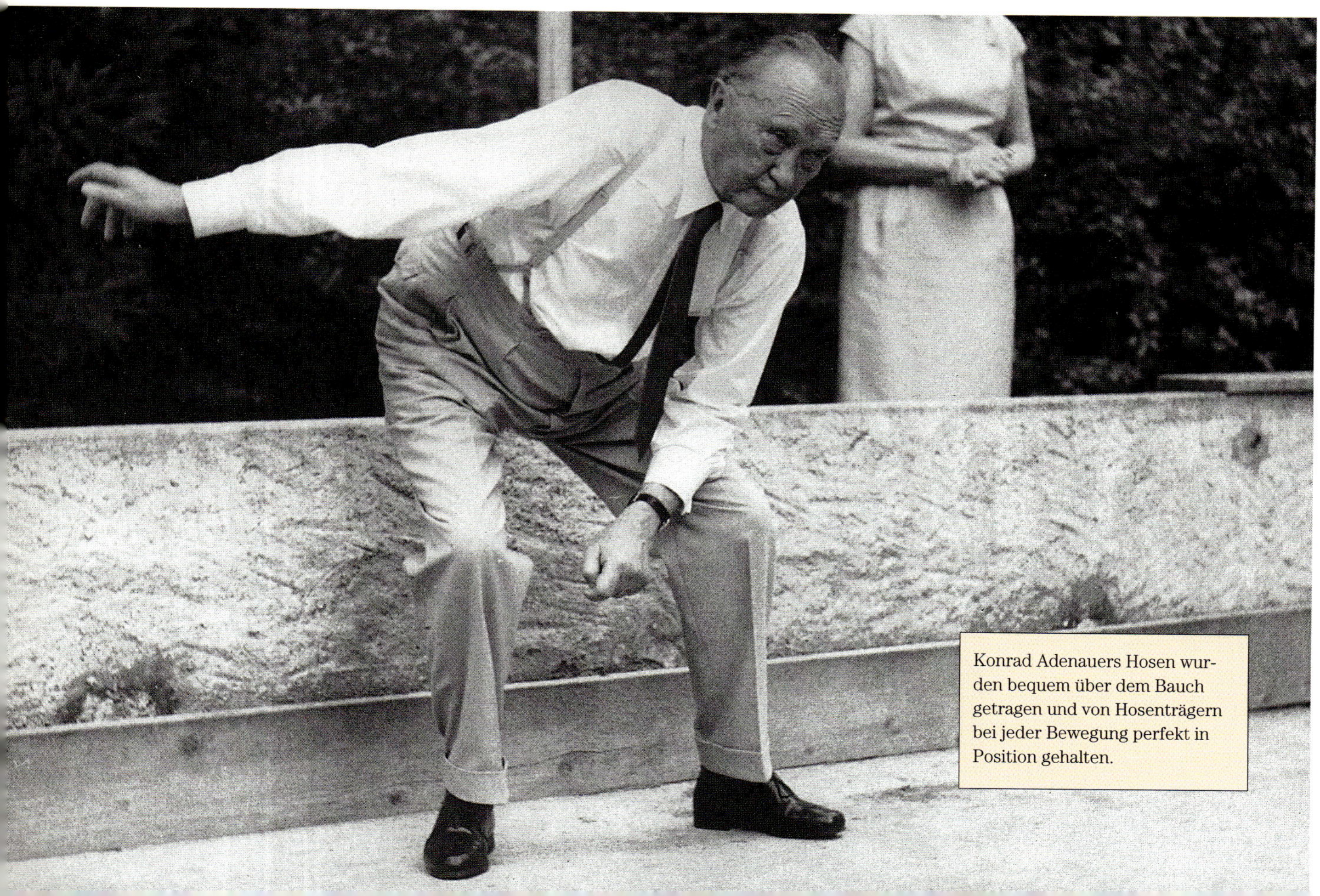

Konrad Adenauers Hosen wurden bequem über dem Bauch getragen und von Hosenträgern bei jeder Bewegung perfekt in Position gehalten.

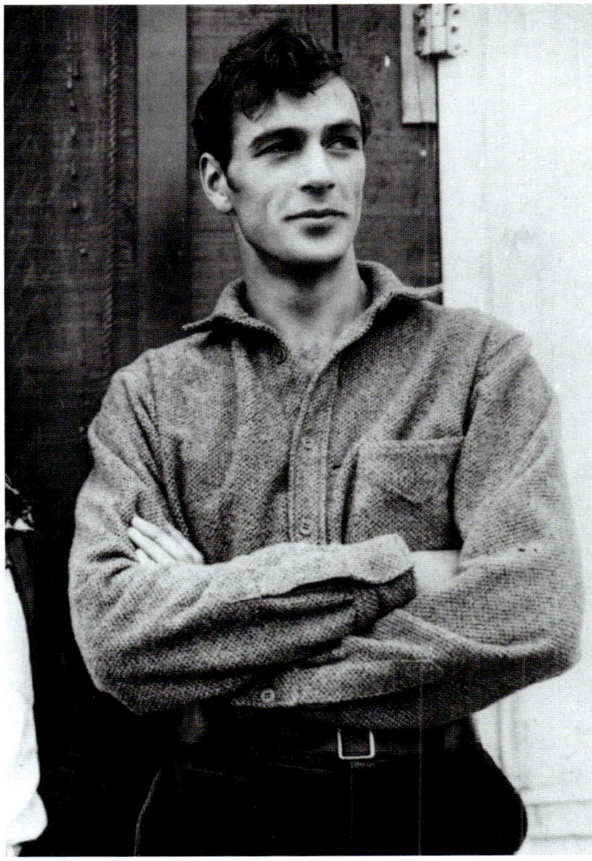

Hochgeschnittene Hosen ohne Bundfalten sehen am besten bei Männern mit flachem Bauch aus, wie hier beim jugendlichen Gary Cooper.

und sie verbirgt, was in den Hosentaschen getragen wird. Traditionalisten bevorzugen die nach innen gewendete Bundfalte. Ihr Gegenstück ist die sogenannte »reversed pleat«

Wer einen eher großen Bauchumfang hat, ist mit Hosen, die sich nach unten hin verjüngen, am besten bedient, da eine gerade geschnittene Hose in eine unverhältnismäßig große Fußweite auslaufen würde. Außerdem sollte eine Entscheidung hinsichtlich der Leibhöhe der Hose getroffen werden, also, ob der Hosenbund unter, über oder auf dem Bauch getragen werden soll. Am bequemsten sind Hosen, die über dem Bauch geschlossen werden. Solche Hosen sind sehr hoch geschnitten, benötigen aber keine Hosenträger, da sie über der Rundung des Bauches sitzen und daher nicht hinabrutschen können. Wem dieser Schnitt zu clownesk erscheint, der sollte sich mit Hosenträgern anfreunden – oder muß mit rutschenden Hosen leben.

Wie die Hose zum Umschlag kam

Die Quellen sind sich nicht einig über den Erfinder des Hosenaufschlags. Die meisten nennen König Edward VII., den Großvater des »stilbildenden« Königs Edward VIII. Er soll – irgendwann in der zweiten Hälfte des 19. Jahrhunderts – als erster auf die Idee gekommen sein, seine Hosen umzukrempeln, um sie vor Schmutz und Nässe zu schützen. Tatsächlich kann man auf Fotografien aus den Anfangsjahren des 20. Jahrhunderts Männer mit hochgekrempelten Hosen erkennen. Auch in späteren Jahren galt es zeitweise als modern, seine Jeans eher hochzukrempeln als abschneiden zu lassen. Doch wer wirklich als allererster bei seinem Schneider einen Hosenaufschlag in Auftrag gegeben hat, läßt sich nicht belegen, und im Grunde ist es auch gar nicht so wichtig.

Hosenaufschläge können an fast jedem Hosentyp getragen werden und passen zu Anzug, Sportjacke und Blazer. Einzige Ausnahmen sind Frack, Smoking und Cutaway. Hier wird die Hose immer ohne Umschlag getragen, wie übrigens auch bei militärischen Uniformen. Bei zweireihigen Anzügen gelten Umschläge oftmals sogar als obligatorisch. Doch das ist nicht richtig. Wer keine Umschläge mag, kann auch beim Zweireiher getrost auf sie verzichten. Vor allem wenn die Hosen ohne Bundfalten vorgezogen werden, denn die wirken ohne Umschlag sowieso besser. Eher kleineren Männern ist von Umschlägen abzuraten, da sie die Beine optisch verkürzen. Wer dennoch Umschläge wünscht, sollte sehr schmale Hosenbeine wählen und die Hosen recht kurz tragen, um die verkürzende Wirkung der Umschläge wieder aufzuheben. Umgeschlagene Hosen werden von manchen Männern so kurz getragen, daß der Saum nicht auf den Schuhen aufsetzt. Bei einer eng am Bein geschnittenen Hose ist das durchaus korrekt. Denn bei Hosen – wie bei Jackenärmeln – gilt grundsätzlich: lieber ein bißchen zu kurz als ein bißchen zu lang, vor allem, wenn man kein Riese ist.

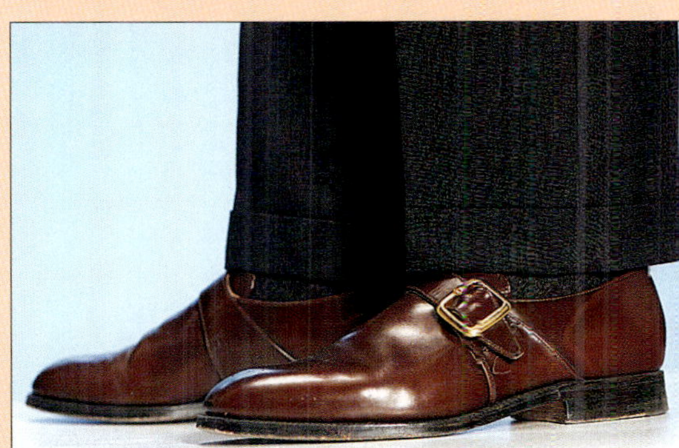

Hosen kurz zu tragen wirkt jungenhaft und streckt bei kleineren Männern das Bein. Kontinentale Schneider und Konfektionäre würden diese Länge allerdings für falsch halten. Sie bemessen Hosen so, daß der Saum den Absatz berührt.

Der Bauchraum

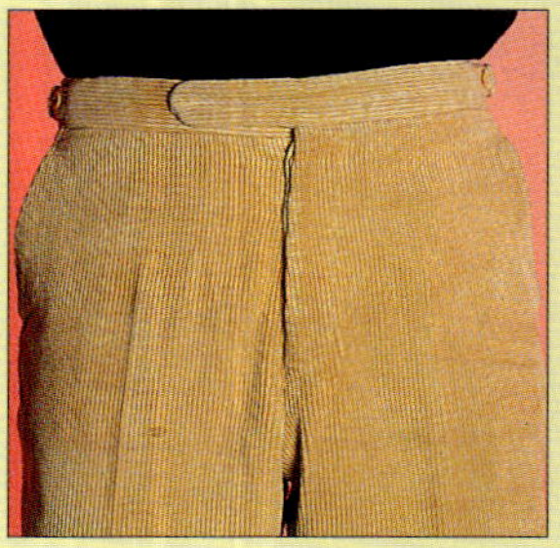

Dieser klassische englische Schnitt paßt am besten zu Jacken, die etwas taillierter sind und längere Rockschöße haben. Dann wirken die schmalen Hosenbeine sehr elegant. Hosen diesen Typs sind eigentlich eine englische Spezialität, doch seit Mitte der Neunziger sieht man sie auch immer wieder auf den Laufstegen der internationalen Couture. Das Original bekommt man allerdings nach wie vor nur in England. Im Inneren des Bunds sind Knöpfe für traditionelle Hosenträger angebracht.

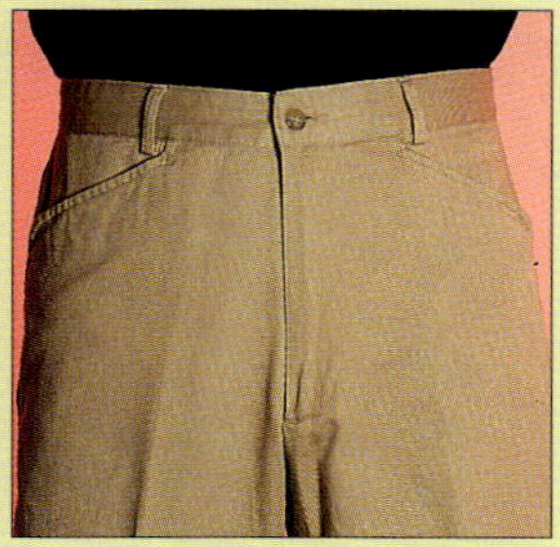

Quergeschnittene Taschen findet man traditionell bei Reithosen. Der waagerechte Taschenansatz hat den großen Vorteil, daß man Geld und Schlüssel kaum verlieren kann. Da solche Taschen aber nur an bundfaltenfreien Hosen plaziert werden können, sind sie in den achtziger Jahren von der Bildfläche verschwunden. In Kontinentaleuropa halten sie nur noch ganz wenige Herrenausstatter für ihre Kunden bereit, so daß man auch hier auf einen Besuch in England – oder in der Maßschneiderei – angewiesen ist.

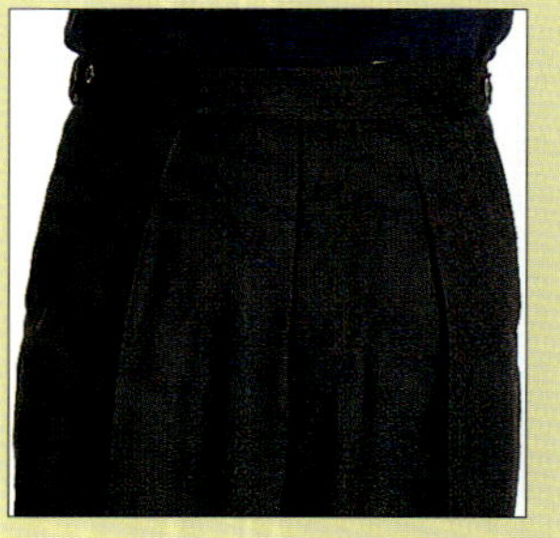

Wer nicht ganz ohne Bundfalten auskommt, aber dennoch eine schmal geschnittene Hose sucht, die zu englischen Sportjacken paßt, sollte zu Hosen mit nur einer Bundfalte je Hosenbein greifen. Hier läßt sich auf den Londoner Ausstatter Hackett verweisen, der Hosen dieses Schnitts aus Flanell, Cavalry Twill, Cord und als Chino führt. Da diese Hosen mit Tunnelbund geschnitten sind, können sie mit Hosenträgern getragen werden.

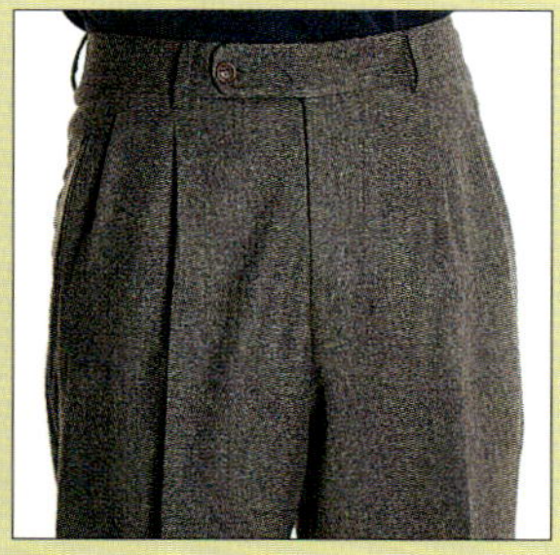

Kontinentaleuropäer ziehen einen großzügigeren Schnitt mit mindestens zwei Bundfalten je Hosenbein vor. Diese Hosen fallen im Stehen besser als Hosen ohne Bundfalten, allerdings bauschen sie sich im Sitzen stark auf. Dennoch sind sie zu den eher weiten Jacken italienischer Schneider zu empfehlen, da schmale Hosen unter diesen leicht verloren wirken.

Die Hose im Detail

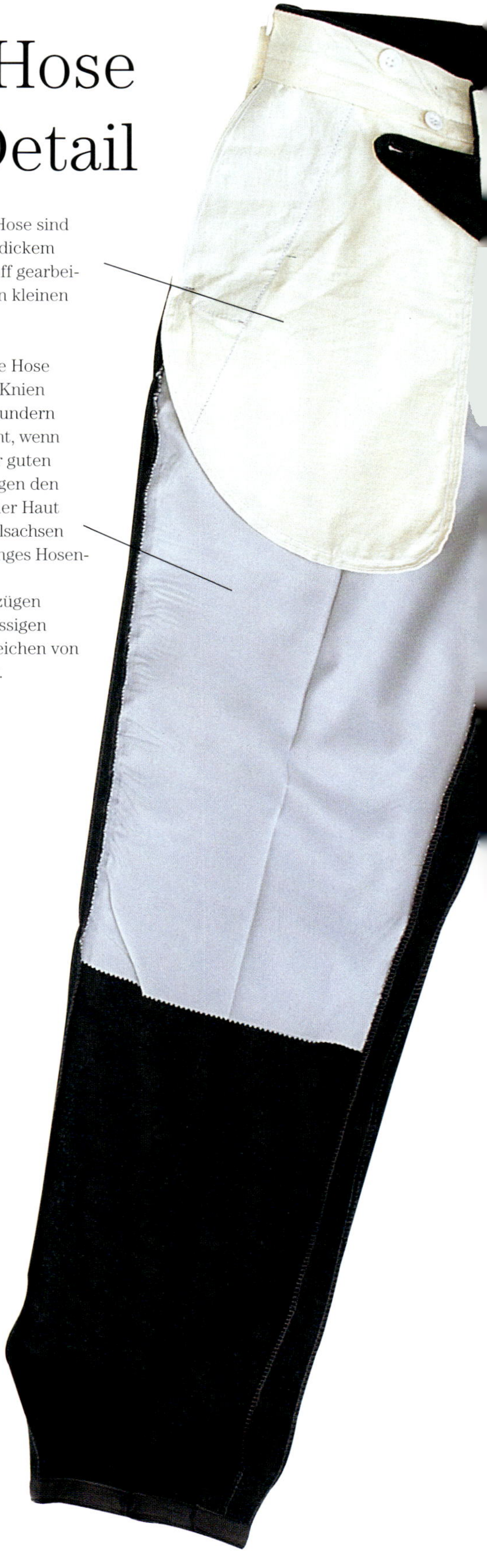

Bei einer guten Hose sind die Taschen aus dickem und stabilem Stoff gearbeitet und mit vielen kleinen Stichen vernäht.

Eine hochwertige Hose sollte bis zu den Knien gefüttert sein. Wundern Sie sich aber nicht, wenn Sie selbst bei sehr guten englischen Anzügen den Stoff direkt auf der Haut spüren. Die Angelsachsen empfinden ein langes Hosenfutter selbst bei harten Tweedanzügen als einen überflüssigen Luxus und ein Zeichen von Verweichlichung.

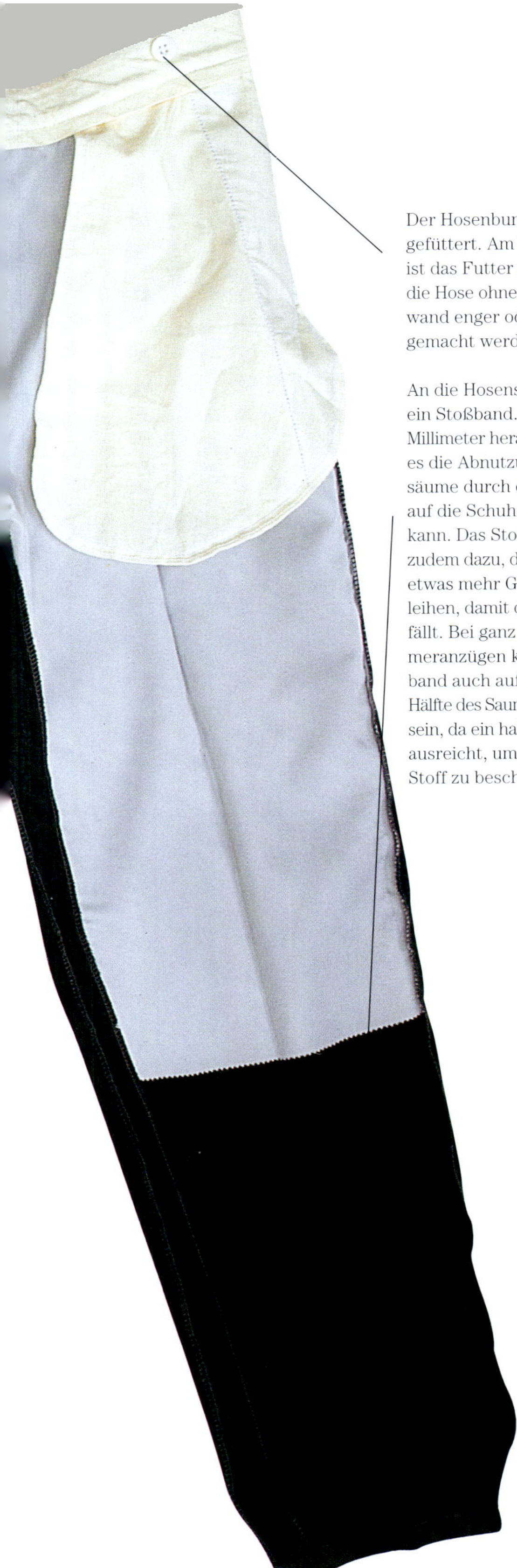

Der Hosenbund ist sorgfältig gefüttert. Am hinteren Bund ist das Futter geteilt, damit die Hose ohne größeren Aufwand enger oder weiter gemacht werden kann.

An die Hosensäume gehört ein Stoßband. Es muß einen Millimeter herausragen, damit es die Abnutzung der Hosensäume durch das Aufsetzen auf die Schuhe verhindern kann. Das Stoßband dient zudem dazu, dem Hosensaum etwas mehr Gewicht zu verleihen, damit der Stoff besser fällt. Bei ganz leichten Sommeranzügen kann das Stoßband auch auf die hintere Hälfte des Saumes beschränkt sein, da ein halbes Stoßband ausreicht, um den leichten Stoff zu beschweren.

Andere Länder, andere Hosen

Wer nacheinander Anzüge von Kiton, Chester Barrie und Ralph Lauren probiert, dem werden die frappierenden Unterschiede in der Gestaltung der Hosen auffallen. Die Hosen des englischen Konfektionärs Chester Barrie sind eng und etwas höher auf den Leib geschnitten, haben keine Bundfalten und finden bei weiblichen Geschmacksrichtern meist wenig Beifall. Die Hosen eines Anzugs von Kiton haben Bundfalten und schweben bequem etwas über dem Hüftknochen. Der leichte, schmiegsame Stoff fällt elegant auf den Schuh, und das Hinterteil kommt vorteilhaft zur Geltung. Bei einem Anzug von Ralph Lauren kann es sein, daß man die zwar nach englischem Stil hoch auf den Leib geschnittene, aber unenglisch weit ausgelegten Hosen zunächst überhaupt nicht mag, weil sie irgendwie »zu groß« erscheinen. Die Amerikaner sind um das Gesäß herum offensichtlich etwas stärker proportioniert.

Doch ganz gleich, auf welchen Anzug (und damit für welchen Hosentyp) die Entscheidung fällt: aus einer solchen vergleichenden Anprobe kann man auf jeden Fall sehr viel über die Mentalität englischer, italienischer und amerikanischer Hosenschneider lernen, genauso wie über die verschiedenen Anzugphilosophien der drei Länder. Der Engländer (die Verallgemeinerung sei hier erlaubt) will mit seinem Anzug vor allem »richtig« gekleidet sein. Im Büro ist der Anzug richtig, weil traditionell angemessen, die Kategorie »sexy« ist für ihn weder vorgesehen noch erwünscht. Und da die Jacke sowieso besser nicht abgelegt wird, ist es auch egal, wie die Hose um den Bund herum aussehen mag. Der Italiener dagegen will im Anzug eine gute Figur machen und dies auch noch dann, und vor allem dann, wenn er die Jacke ablegt – also wenn es interessant zu werden verspricht. Der Amerikaner sieht den Anzug dagegen als eine Notwendigkeit, mit der er zum Ausdruck bringt, daß er weiß, wie sich der erfolgreiche Mensch kleiden muß. Die ausgegebene Parole »dress for success« bezieht sich dabei vor allem auf »success« im Beruf. Und wenn sich dieser eingestellt hat, kommt der Erfolg bei Frauen von ganz allein. Dazu braucht man keine gut geschnittenen Hosen.

Hosenträgerkunde

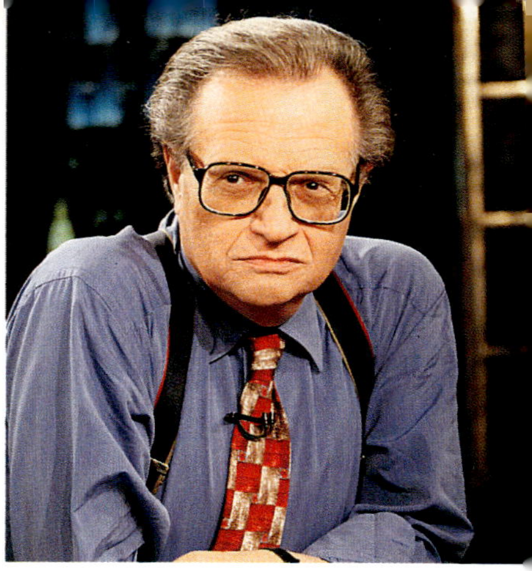

Hosenträger sind vor allem in England und den USA sehr beliebt. Dies hat verschiedene Gründe. Bei den Amerikanern mag es der Sinn für das Praktische und Bequeme sein, und vielleicht auch der Sinn fürs Nostalgische. Bei den Engländern ist es wohl eher der Sinn für Tradition. Bei beiden aber ganz sicher die gewisse Scheu vor übertriebener Eleganz. Ganz anders dagegen die italienische Auffassung. Tatsächlich ist der Hosenträger zu einem Brioni-Anzug schlecht vorstellbar. Und gar in Hemdsärmeln und Hosenträgern vor ein weltweites Publikum zu treten, wie es der CNN-Talkshow-Moderator Larry King Tag für Tag tut, wäre für einen stilbewußten Italiener völlig undenkbar. Auf dem europäischen Kontinent werden Hosenträger vor allem von ambitionierten Verkäufern in Herrenausstatterläden und von anglophilen Dandys getragen. Wohlgemerkt reden wir hier von den echt englischen Hosenträgern, die am Hosenbund festgeknöpft werden. Diese Hosenträger haben nichts mit jenen unsäglichen schmalen Exemplaren in Braun-Weiß oder Grau-Blau zu tun, die in den Kurzwarenabteilungen der Kaufhäuser feilgeboten werden.

Gut sitzende Hosenträger haben den Vorteil, daß sie die Hose unverrückbar in Position halten. Da sie die

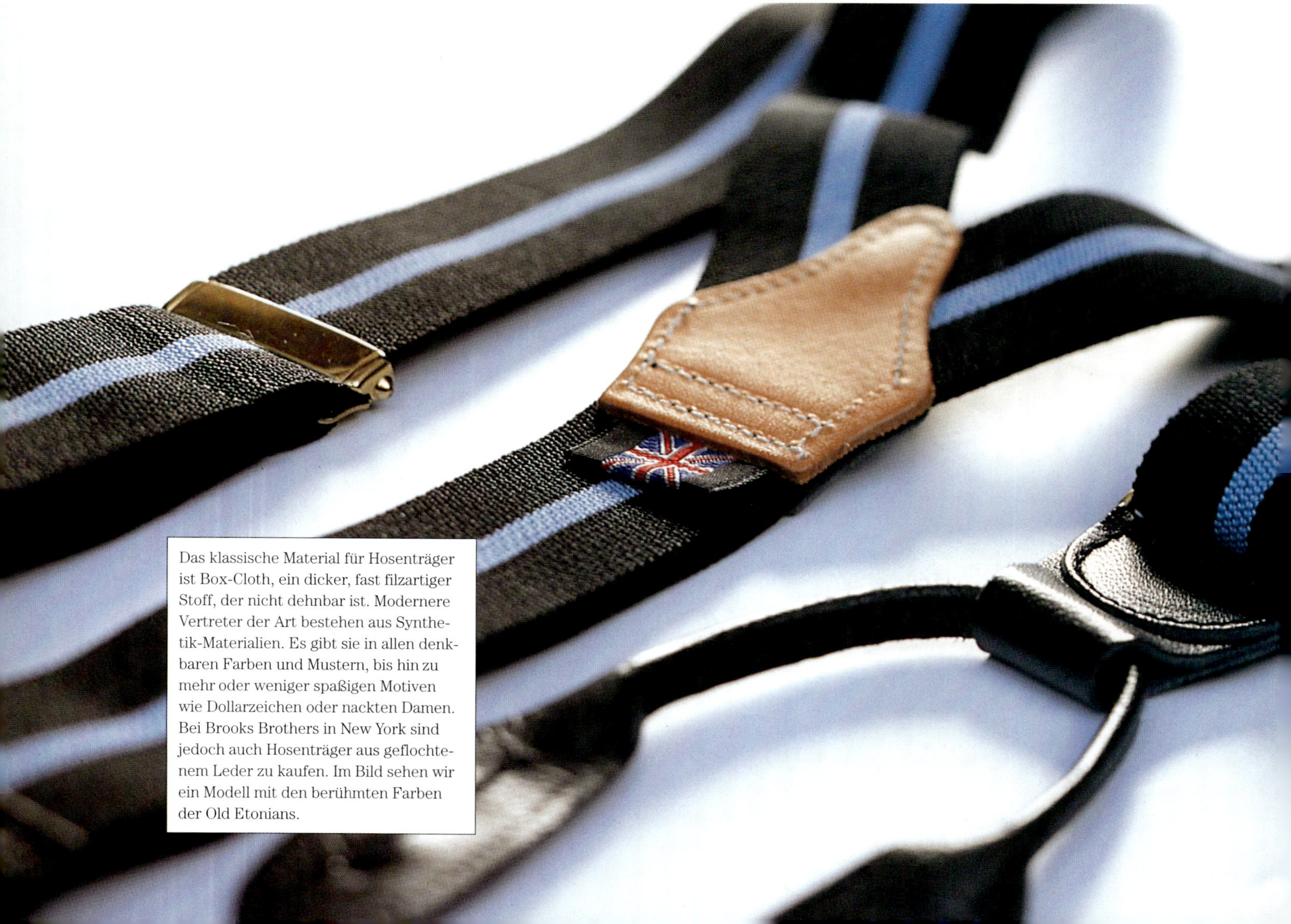

Das klassische Material für Hosenträger ist Box-Cloth, ein dicker, fast filzartiger Stoff, der nicht dehnbar ist. Modernere Vertreter der Art bestehen aus Synthetik-Materialien. Es gibt sie in allen denkbaren Farben und Mustern, bis hin zu mehr oder weniger spaßigen Motiven wie Dollarzeichen oder nackten Damen. Bei Brooks Brothers in New York sind jedoch auch Hosenträger aus geflochtenem Leder zu kaufen. Im Bild sehen wir ein Modell mit den berühmten Farben der Old Etonians.

Vertikale betonen und damit strecken, eignen sie sich, zusammen mit hochgeschnittenen Hosen, die Figur optisch zu verlängern. Außerdem erlauben sie es der Luft, frei zwischen Hosenbund und Hemd zu zirkulieren, was im Sommer ein Vorteil ist. Manch einer schreibt ihnen sogar psychologische Vorteile zu. Wer die Gewißheit hat, daß sein Beinkleid von Hosenträger bei jeder Bewegung des Körpers perfekt in Position gehalten wird, tritt selbstbewußter auf. Dem kann insofern zugestimmt werden, als rutschende Hosen dem Wohlbefinden tatsächlich sehr abträglich sind. Dafür sind Hosenträger recht warm auf der Schulter und können eventuell unter einer leichten Jacke auftragen. Ursprünglich waren die Hosenträger unter der Weste verborgen. Als die Weste dann langsam aus der Mode kam, verzichteten immer mehr Männer auch auf die Hosenträger, die nun für jeden sichtbar wurden, sobald man die Jacke im Büro ablegte. Im Sitzen können Hosenträger auch schnell lästig werden, wenn sie nämlich über die Schulter herabrutschen oder unschön vom Körper abstehen.

Hosenträger müssen unbedingt zum Schnitt der Hose passen. Bei Hosen aus Italien ist das nicht der Fall, ebensowenig bei Hosen aus Deutschland. Sie sind so geschnitten, daß sie bei Rutschgefahr einen Gürtel erfordern. Englische Hosen sind bei guter Konfektion in der Regel auch nicht mehr für Hosenträger ausgelegt, doch wer seine Hosen nach Maß anfertigen läßt, bekommt sie dann natürlich entsprechend geschnitten und ausgestattet. Viele alteingesessene englische Ausstatter liefern ihre Hosen auch noch mit Knöpfen für Hosenträger und mit Tunnelbund. Traditionelle amerikanische Hosen wie etwa die von Brooks Brothers eignen sich ideal für Hosenträger, da sie hoch auf den Leib geschnitten sind. Die Hosenträger selbst kauft man am besten in England. Dort werden sie von Herrenausstattern, und bei Schneidern und Hemdenmachern in einer großen Auswahl von Farben und Mustern angeboten. Doch alle Informationen über Hosenträger vermögen nicht, einen Selbstversuch zu ersetzen.

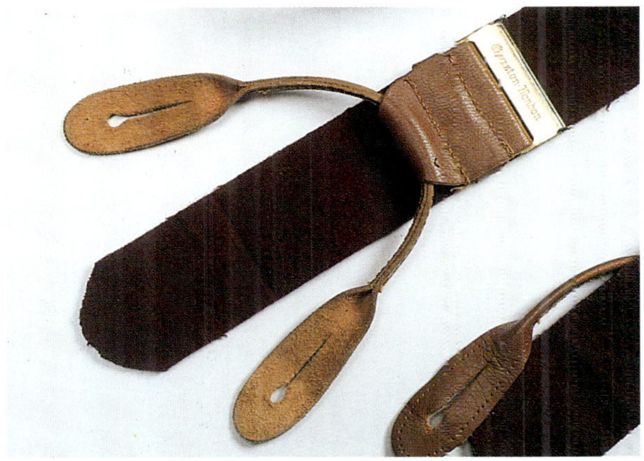

Bei traditionellen Hosenträgern wie denen von Albert Thurston sind die Schnallen aus echtem handpolierten Messing.

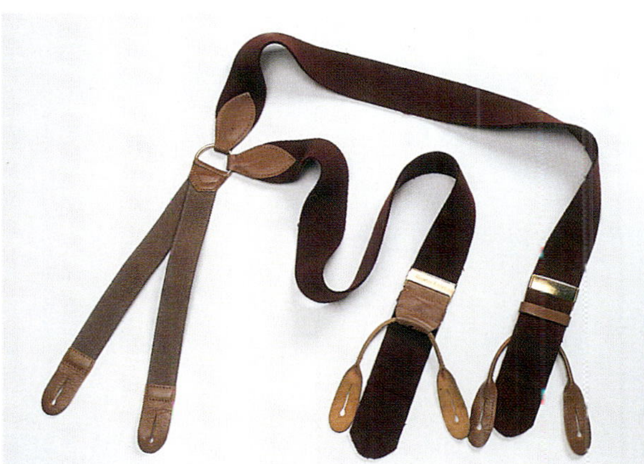

Die Box-Cloth Braces von Albert Thurston sind die ultimativen englischen Hosenträger mit Schlaufen aus echtem Ziegenleder. Albert Thurston ist der älteste Hersteller von Hosenträgern, die Firma wurde 1820 gegründet. Neben der englischen Aristokratie zählen auch berühmte Amerikaner wie Frank Sinatra oder Michael Douglas zu den Kunden. Der Prince of Wales soll Hosenträger übrigens nicht ausstehen können. Dies verbindet ihn mit seinem Onkel, dem Duke of Windsor, der Hosenträger ebenfalls ablehnte.

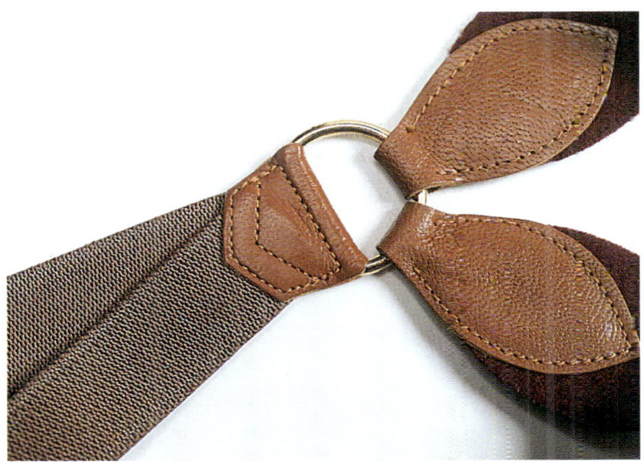

Traditionelle Hosenträger haben je eine trapezförmige Schlaufe an den Vorderseiten und zwei lange Schlaufen am Rückenteil. Die Schlaufen sind mal aus weißem »catgut«, mal aus braunem, schwarzem oder weißem Ziegenleder. Letztere werden meist zum Geschäftsanzug getragen. Sie passen sowohl zu schwarzen als auch zu braunen Schuhen, im Gegensatz zu braunen oder schwarzen Lederenden, die dann immer nur zu den jeweils gleichfarbenen Schuhen getragen werden können.

Der richtige Gürtel

Zu Chinos, Cord- oder Moleskinhosen sind Stoffgürtel die passenden Begleiter. Es gibt sie einfarbig oder gestreift. Zu förmlicher Kleidung passen Stoffgürtel aber nicht. Man sollte auch darauf achten, daß sie farblich auf Hemd und Hose abgestimmt sind und nicht mit auffälligen Strümpfen kollidieren. Wie für den Ledergürtel gilt auch für den Stoffgürtel, daß er farblich zu den Schuhen passen muß.

Flechtgürtel sind eine schöne Alternative zum glatten Ledergürtel und zwar sowohl für die Freizeitkleidung als auch zum Anzug oder zur Kombination aus Sportjacke und Hose. Allerdings sollte darauf geachtet werden, daß dieser Gürtel mit seiner eher rustikalen Optik nicht etwa einen feinen Anzugstoff dominiert. Gut passen Flechtgürtel zu amerikanischen Anzügen.

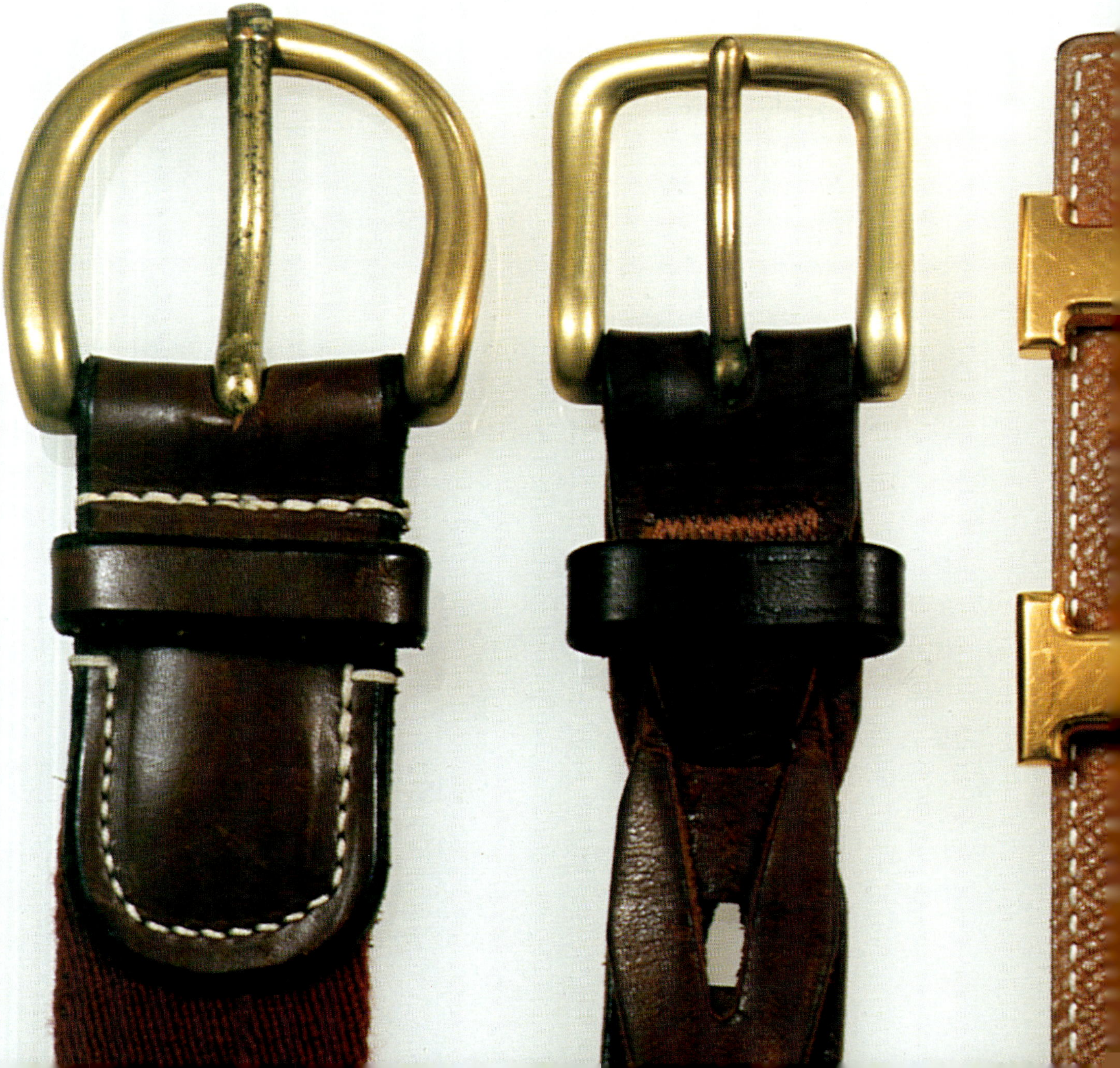

Wer es etwas auffälliger mag, trägt den klassischen Wendegürtel von Hermès mit H-förmiger Schließe, die aus vergoldetem Messing gearbeitet ist. Man bekommt den Gürtel in einer großen Zahl von Farbkombinationen und Lederarten, allerdings braucht man eigentlich nur Braun und Schwarz. Er wirkt am besten, wenn er zu uralten Jeans getragen wird.

Der schlichte schwarze Gürtel mit Messingschnalle. Sie brauchen ihn, sobald Sie auch nur ein einziges Paar schwarzer Schuhe in Ihrem Schrank haben. Breite Gürtel mit silberner oder mattsilberner Schließe passen zu modischen Anzügen, ein Gentleman trägt sie allerdings nicht.

Das Gegenstück in braun, ebenfalls mit Messingschnalle. Er bekommt erst mit den Jahren die richtige Patina. Die einfache Grundregel, daß der Gürtel zu den Schuhen passen muß, ist leider immer noch nicht allgemein bekannt. Man trägt den braunen Gürtel demzufolge zu allen Schuhen, die der Farbe Braun zuzurechnen sind, darunter fällt auch Weinrot.

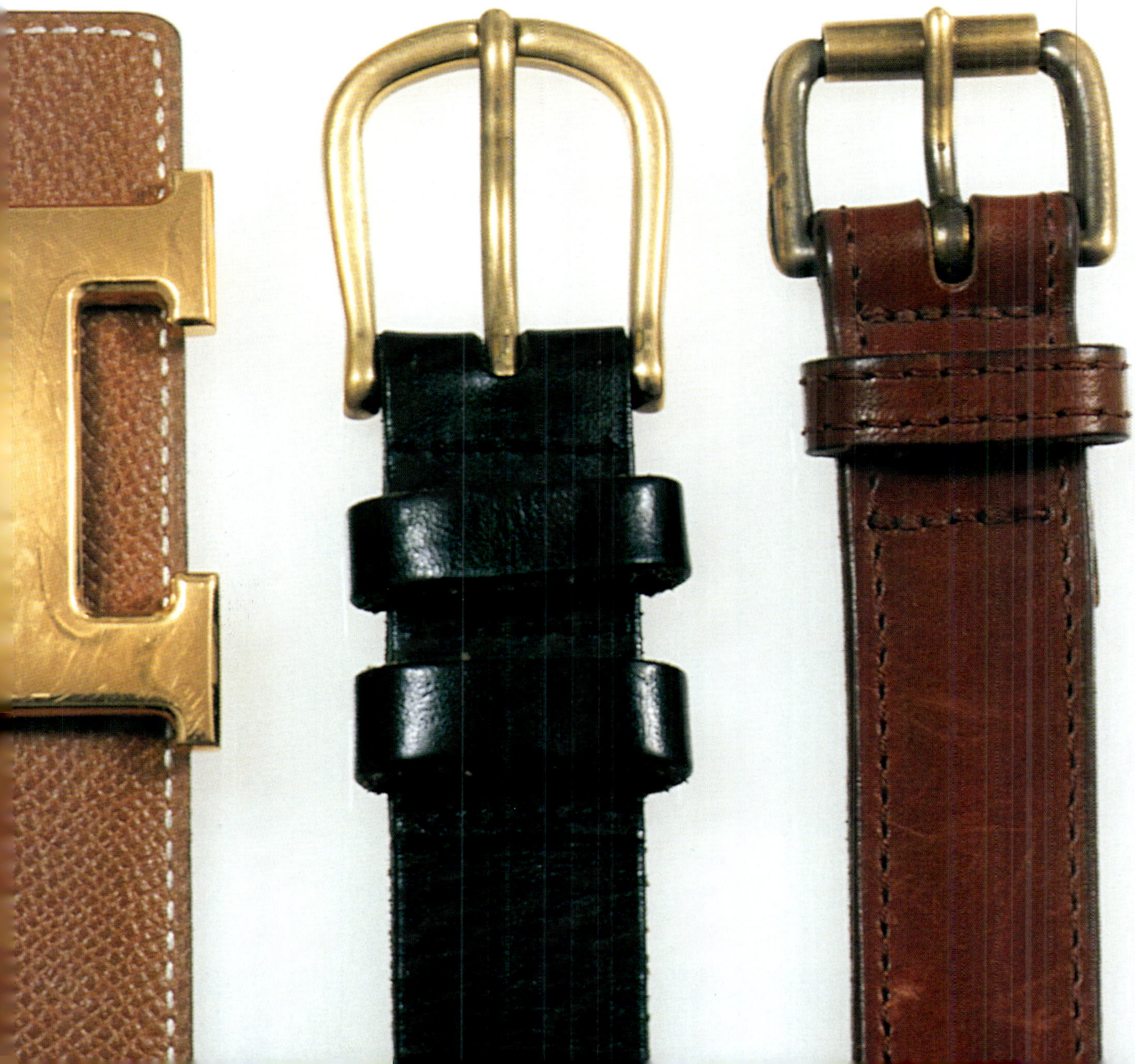

Blazer – die lebende Legende

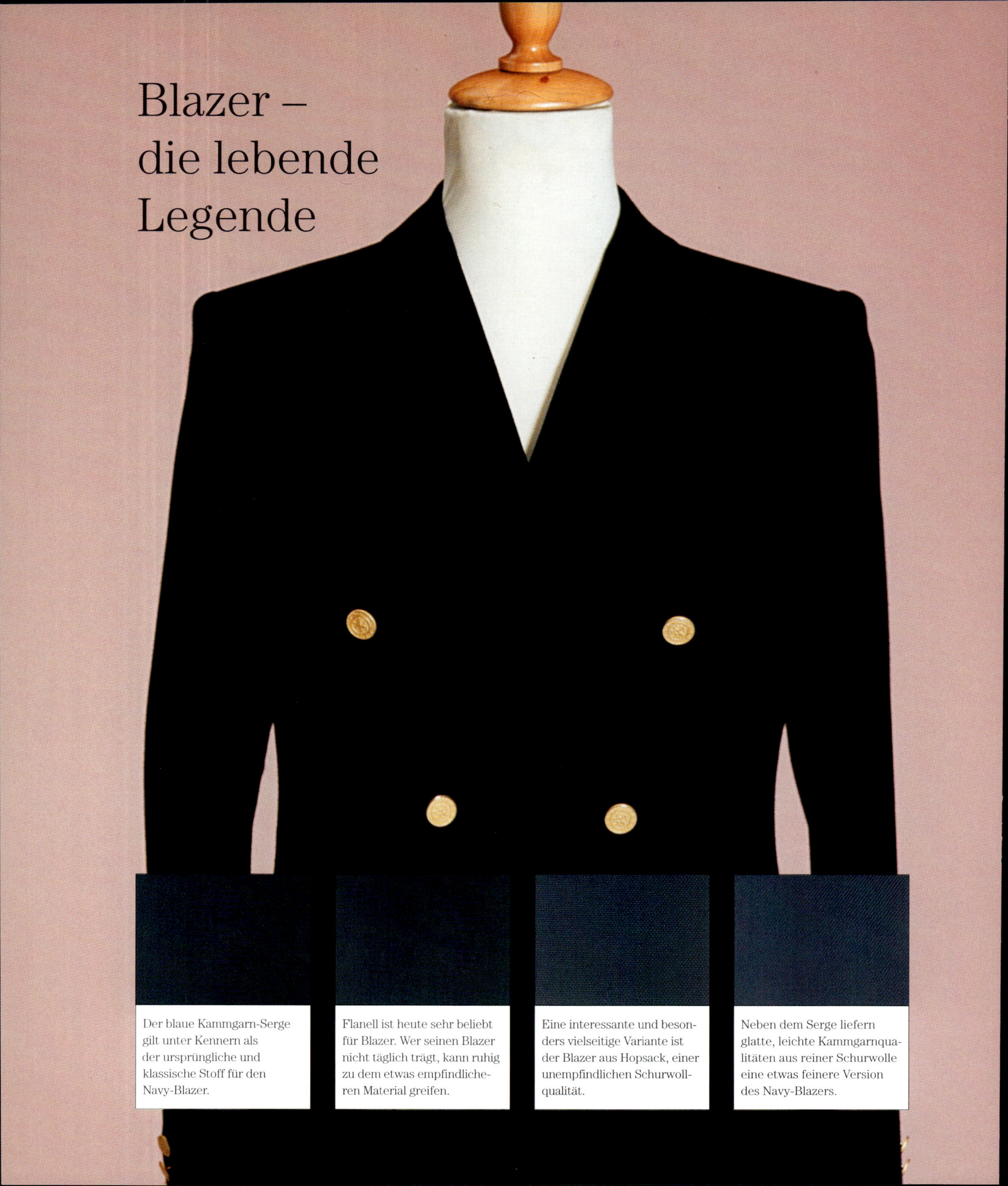

Der blaue Kammgarn-Serge gilt unter Kennern als der ursprüngliche und klassische Stoff für den Navy-Blazer.

Flanell ist heute sehr beliebt für Blazer. Wer seinen Blazer nicht täglich trägt, kann ruhig zu dem etwas empfindlicheren Material greifen.

Eine interessante und besonders vielseitige Variante ist der Blazer aus Hopsack, einer unempfindlichen Schurwollqualität.

Neben dem Serge liefern glatte, leichte Kammgarnqualitäten aus reiner Schurwolle eine etwas feinere Version des Navy-Blazers.

Blazer ist nicht gleich Blazer, denn der zweireihige Navy-Blazer hat einen anderen Ursprung als der einreihige Blazer, der heute in Anlehnung an den Navy-Blazer meist dunkelblau ist, ursprünglich aber auf die Clubjacke zurückgeht, die jede beliebige Farbe haben kann. Der Navy-Blazer ist aus den kurzen, zweireihigen Jacken entstanden, die im 19. Jahrhundert bei der Marine getragen wurden. Seinen Namen soll er daher haben, daß der Kapitän der Fregatte HMS BLAZER bestimmte Jacken für seine Mannschaft anfertigen ließ, die 1837 beim Besuch der Königin Viktoria erstmals getragen wurden. Aufgrund des königlichen Wohlgefallens, das die neue Kreation errang, wurde dieser Jackentyp schon bald auf anderen Schiffen übernommen. Wie die blaue Jacke mit den goldenen Knöpfen den Weg in die Kleiderschränke der Zivilisten gefunden hat, kann heute nicht mehr so genau zurückverfolgt werden. Vermutlich ließen sich marinebegeisterte Nicht-Seeleute Jacken dieses Stils anfertigen, um sie bei sportlichen und maritimen Anlässen zu tragen. Vielleicht orderten aber auch Marineoffiziere beim Schneider solche Blazer als zivile Version ihrer Uniform, was dann von anderen Kunden kopiert wurde. Für diese These würde sprechen, daß Gieves & Hawkes als traditioneller Ausstatter der Marine gleichzeitig als die oberste Instanz in Sachen Navy-Blazer gilt. Die Herkunft des Navy-Blazers aus der militärischen Seefahrt gibt ihm bis heute eine Zwitterstellung zwischen Sportjacke und Anzug. Durch sein festliches Blau und die funkelnden Goldknöpfe wirkt er ohne Zweifel förmlicher als eine karierte Tweedjacke, doch im Vergleich zu einem dunkelgrauen Anzug hat er doch fast etwas Operettenhaftes, das irgendwie an eine Phantasieuniform erinnert.

Was nun den einreihigen Blazer angeht, so hat er keinen militärischen Hintergrund. Er geht auf die Clubjacken zurück, die im 19. Jahrhundert in englischen Rudervereinen getragen wurden. Insofern ist das Dunkelblau für ihn nicht zwingend, allerdings haben sich einreihige Blazer in anderen Farben nie richtig durchgesetzt – abgesehen von der amerikanischen Vorliebe für Blazer in Flaschengrün, Magenta und Gelb. Der einreihige Blazer hat eigentlich drei aufgesetzte Taschen, allerdings wird er heute oft mit Pattentaschen verkauft. Das liegt auch daran, daß ihn die Konfektionäre dann einfach bei der Produktion von Sportjacken und Anzügen mitlaufen lassen können. Da die wenigsten Männer Mitglied einer Vereinigung sind, deren Emblem in Form von Blazerknöpfen vorliegt, tragen die meisten an ihren einreihigen Blazern blaue oder emaillierte Knöpfe. Ohne goldene Knöpfe verschwimmt der Unterschied zur Sportjacke allerdings immer mehr, und tatsächlich ist der einreihige blaue Blazer, wenn er mit blauen Knöpfen getragen wird, einfach eine blaue Jacke, die etwas förmlicher wirkt als eine Sportjacke. Mit grauer Flanellhose oder Chinos und braunen Schuhen ist diese Spielart des einreihigen Blazers in Frankreich, Italien und Spanien überaus beliebt und fast so etwas wie eine Uniform der Südeuropäer, die sowohl zur Arbeit als auch in der Freizeit getragen wird. Der klassische Navy-Blazer fristet dagegen weiterhin sein Leben zwischen den Stühlen. Für die Freizeit zu förmlich, für das Büro zu playboyhaft, für junge Leute zu brav – so wartet er darauf, daß er wieder einmal in Mode kommt, so wie Mitte der achtziger Jahre, als man ihn mit knallroter Polka-Dot-Krawatte und weißem Hemd ins Büro anzog. Doch da gehört er wirklich nicht hin, und wer seinem Blazer und sich einen Gefallen tun will, trägt ihn zu den Anlässen, bei denen er hemmungslos glänzen darf: auf informellen Gartenfesten, bei Sportveranstaltungen, im Urlaub und am Wochenende.

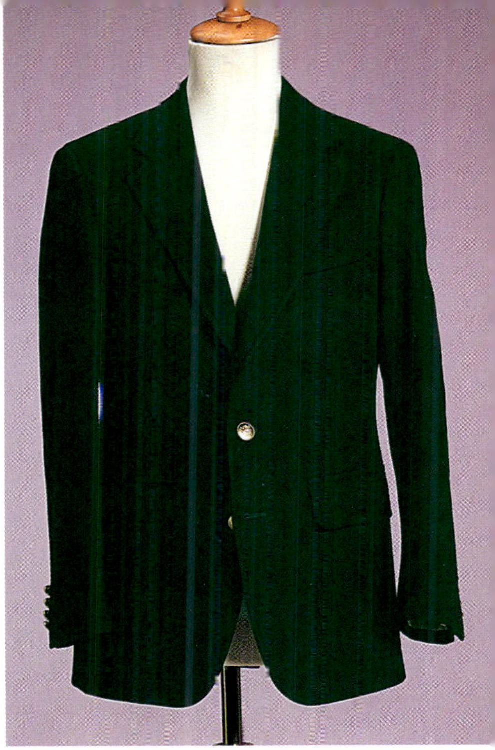

Der flaschengrüne, einreihige Blazer von Brooks Brothers ist ein beliebtes New-York-Souvenir. Man wird mit einer solchen Jacke in Europa zwar gelegentlich neugierig beäugt, aber Kenner identifizieren das gute Stück sofort als den Klassiker aus der Madison Avenue Nr. 346. Das dunkle Grün ist eine sehr gute Ergänzung einer klassischen, internationalen Garderobe. Sie können den Blazer einerseits mit weißem oder hellblauem Hemd, Streifenkrawatte und grauer Flanellhose tragen, er paßt aber auch zu beigen Wollhosen, die Sie am besten gleich passend bei Brooks Brothers miteinkaufen. Außerdem sieht er sehr gut aus zu Chinos und karierten amerikanischen Hemden. Probieren Sie ihn an, wenn Sie das nächste Mal in New York sind.

Der klassische Navy-Blazer ist zweireihig geschnitten und hat sechs goldglänzende Knöpfe. Seine Farbe ist immer dunkelblau, und er hat stets zwei Seitenschlitze. Zudem finden wir an ihm eine Brusttasche und zwei Pattentaschen. Wirklich authentisch wird er nur von englischen Ausstattern und Schneidern angeboten.

Der Blazer und die Hose

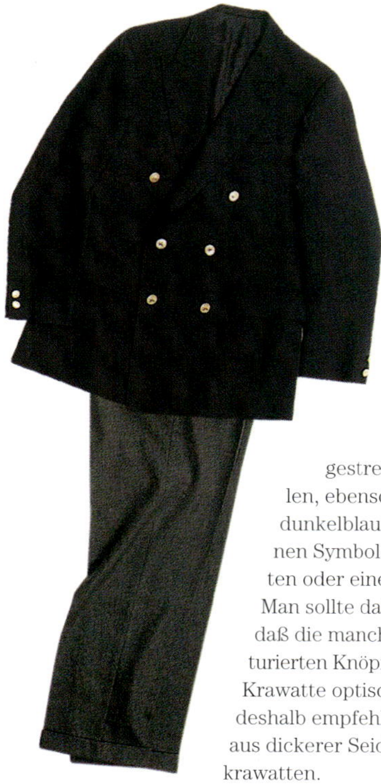

Hellgraue Flanellhosen gelten weltweit als die ideale Hose zum blauen Navy-Blazer. Dazu sollte eine Krawatte getragen werden. Vielfach wird die gestreifte Krawatte empfohlen, ebenso passend sind aber dunkelblaue Krawatten mit kleinen Symbolen, einfarbige Krawatten oder eine Hermès-Krawatte. Man sollte dabei aber bedenken, daß die manchmal sehr stark strukturierten Knöpfe eine feingemusterte Krawatte optisch erschlagen können, deshalb empfehlen sich Krawatten aus dickerer Seide oder sogar Strickkrawatten.

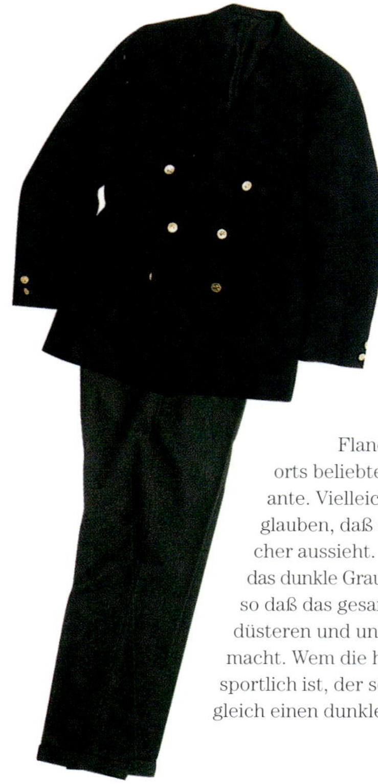

Die anthrazitfarbene Flanellhose ist heute vielerorts beliebter als die hellgraue Variante. Vielleicht, weil manche Männer glauben, daß eine dunkle Hose förmlicher aussieht. Tatsächlich nimmt aber das dunkle Grau dem Blau seine Wirkung, so daß das gesamte Outfit einen eher düsteren und unfreundlichen Eindruck macht. Wem die helle Flanellhose also zu sportlich ist, der sollte vielleicht lieber gleich einen dunklen Anzug anziehen.

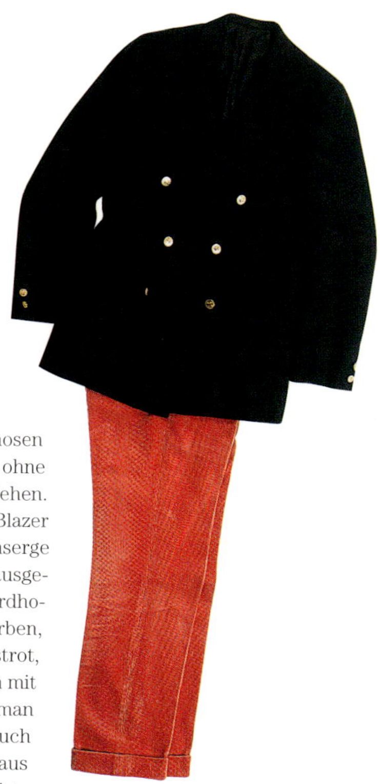

Navy-Blazer und Cordhosen würden die meisten nicht ohne weiteres zusammen anziehen. Doch wenn der Navy-Blazer aus dickerem Kammgarnserge gearbeitet ist, paßt er ausgezeichnet zu samtigen Cordhosen in verschiedenen Farben, wie Weinrot, Altrosa, Rostrot, Gelb oder Beige. Lediglich mit blauen Cordhosen sollte man sich vorsehen, obwohl auch diese Kombination durchaus tragbar ist.

Ein Verkäufer beim traditionsreichen Londoner Ausstatter Cordings of Piccadilly sagte einmal, daß Navy-Blazer und Cavalry-Twill-Hosen die englische Uniform seien. Tatsächlich ist diese Kombination eigentlich die klassische, obgleich wenig bekannte. Bedenkend, daß der Navy-Blazer, ebenso wie die Cavalry-Twill-Hose, militärischen Ursprungs ist, leuchtet ein, warum beide so gut zusammenpassen. Dabei sind die traditionellen Cavalry-Twill-Hosen dunkler und brauner als die heute gängigen sehr hellen Modelle. Bei vielen Mittel- und Nordeuropäern gilt die Kombination von Dunkelblau mit Brauntönen als ein Fauxpas, was in der Tat nicht zutrifft. Im Gegenteil, Dunkelblau und Braun passen wesentlich besser zusammen als Dunkelblau und Schwarz.

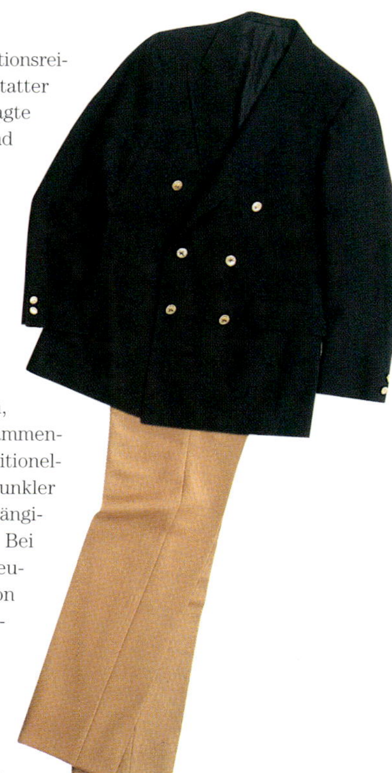

Navy-Blazer mit Jeans sind gerade bei jungen Leuten sehr beliebt. Das ist genau das richtige fürs abendliche Ausgehen, zum Stadtbummel oder für den Museumsbesuch. Für das Büro ist diese Kombination – vor allem mit Krawatte – seit langem out und wird als allzu gewollter Kompromiß zwischen förmlicher und legerer Kleidung betrachtet. Die Jeans sollte am besten eine *501* von Levi's sein, auf jeden Fall aber ein gerade geschnittenes Modell. Die von manchen Herrenausstattern angebotenen Jeans mit Bundfalten sind dagegen eine stilistische Entgleisung, die hier lediglich zur Warnung erwähnt seien.

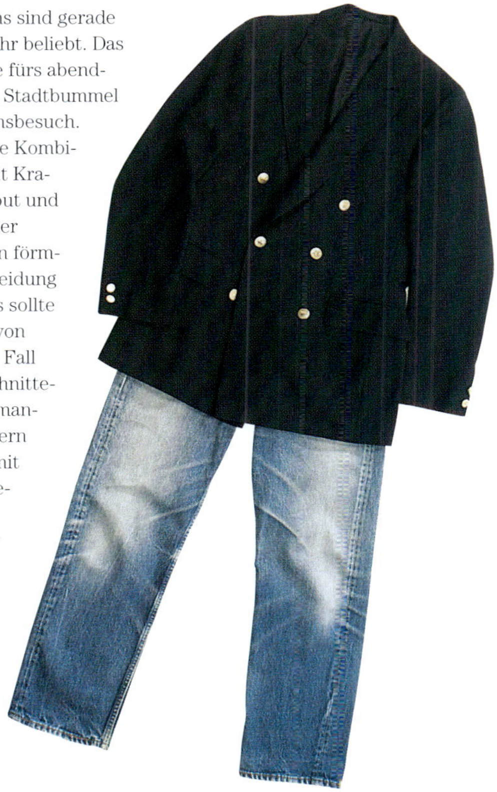

Navy-Blazer und Chinos sind eine wunderbare Kombination. Je nach Schnitt der Chino, ob mit oder ohne Bundfalten, weit oder schmal, mit oder ohne Umschläge und je nach Farbschattierung, ergibt sich eine Vielzahl von Kombinationsmöglichkeiten, die mal mehr und mal weniger förmlich wirken. Die Chino ist nicht nur sehr bequem zum Navy-Blazer zu tragen, sondern auch in jeder Hinsicht passend. Zum einen, weil Chino und Navy-Blazer den leicht militärischen Anklang teilen, zum anderen, weil das Beige der Chino das Blau des Blazers richtiggehend zum Leuchten bringt. Beide – Navy-Blazer und Chino – bilden zudem einen idealen, neutralen Hintergrund für Hemd und Krawatte.

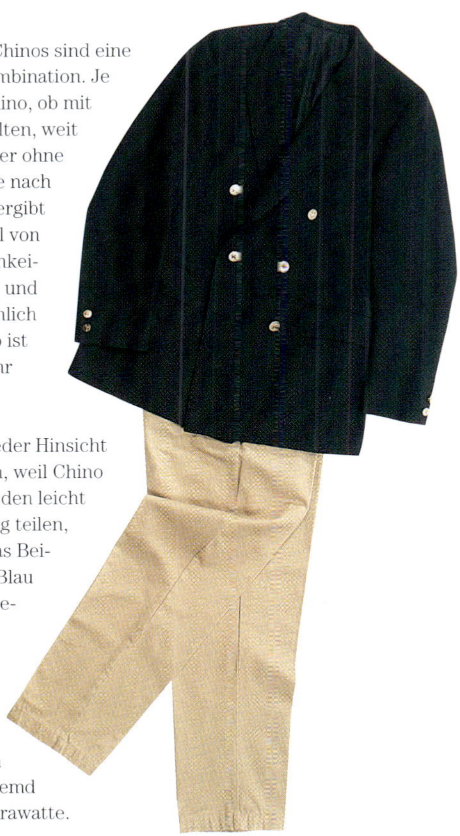

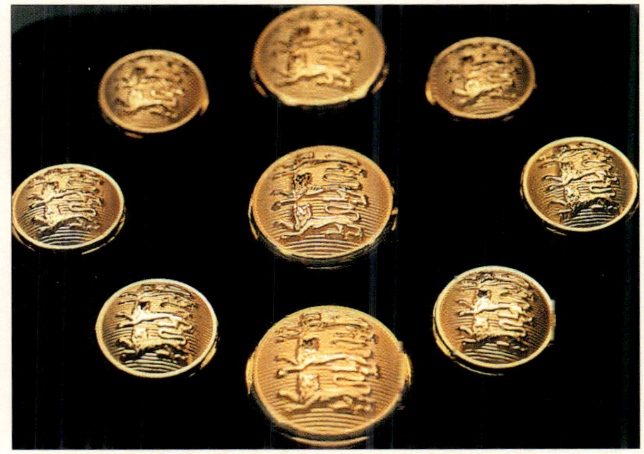

Zum klassischen Navy-Blazer gehören Messing- oder Goldknöpfe. Beim Kauf des Blazer sind aber in der Regel nur Interimsknöpfe angenäht, die das Markenzeichen der Schneiderei oder des Konfektionärs tragen. Die meisten Herrenausstatter bieten eine große Auswahl an reichverzierten Knöpfen, im maritimen oder militärischen Stil gehalten oder auch mehrfarbig emailliert. Es blüht zudem ein schwunghafter Handel mit antiken Goldknöpfen, die aus britischen Armeebeständen stammen und auf Auktionen und bei spezialisierten Händlern zu hohen Preisen angeboten werden. Zum Beispiel wechselte 1987 bei einer Auktion in Genf ein Päckchen mit zehn Knöpfen eines Provost Marshalls, drei Knöpfen der Coldstream Guards und einigen Rangabzeichen für 8000 Pfund den Besitzer. Allerdings ist es nicht jedermanns Sache, sich mit Knöpfen zu schmücken, die einem nicht wirklich zustehen. Und es tun ja auch die Goldknöpfe, die von Herstellern wie der London Badge and Button Company, einem traditionsreichen Haus in der Jermyn Street, angeboten werden. Wer überhaupt keine Goldknöpfe mag, aber trotzdem einen Navy-Blazer tragen möchte – was eigentlich ein Widerspruch in sich ist – der sollte flache, blaue Emailleknöpfe wählen, um den Blazer deutlich als solchen kenntlich zu machen und die Verwechslung mit einer blauen Anzugjacke auszuschließen.

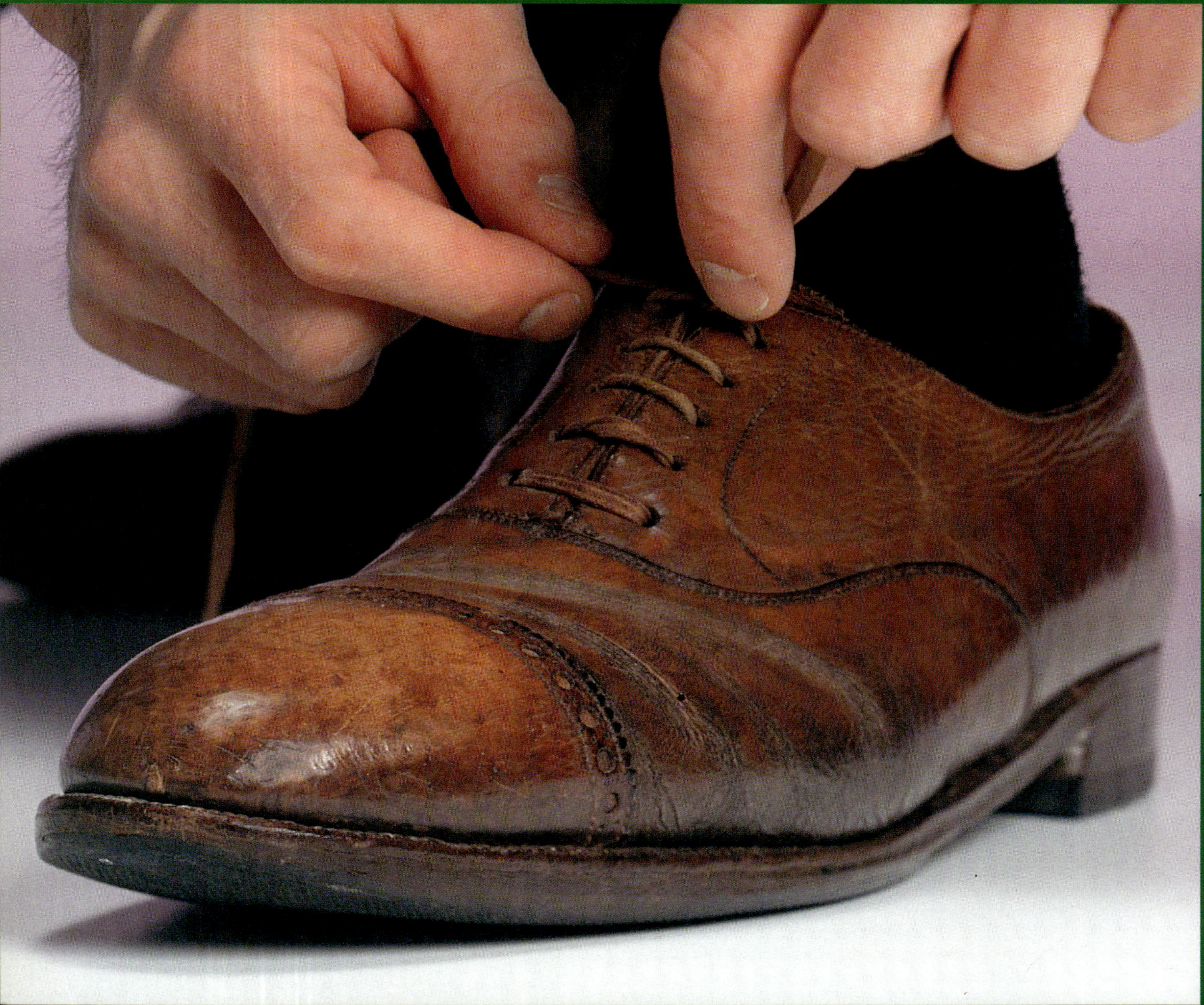

Der Schuh

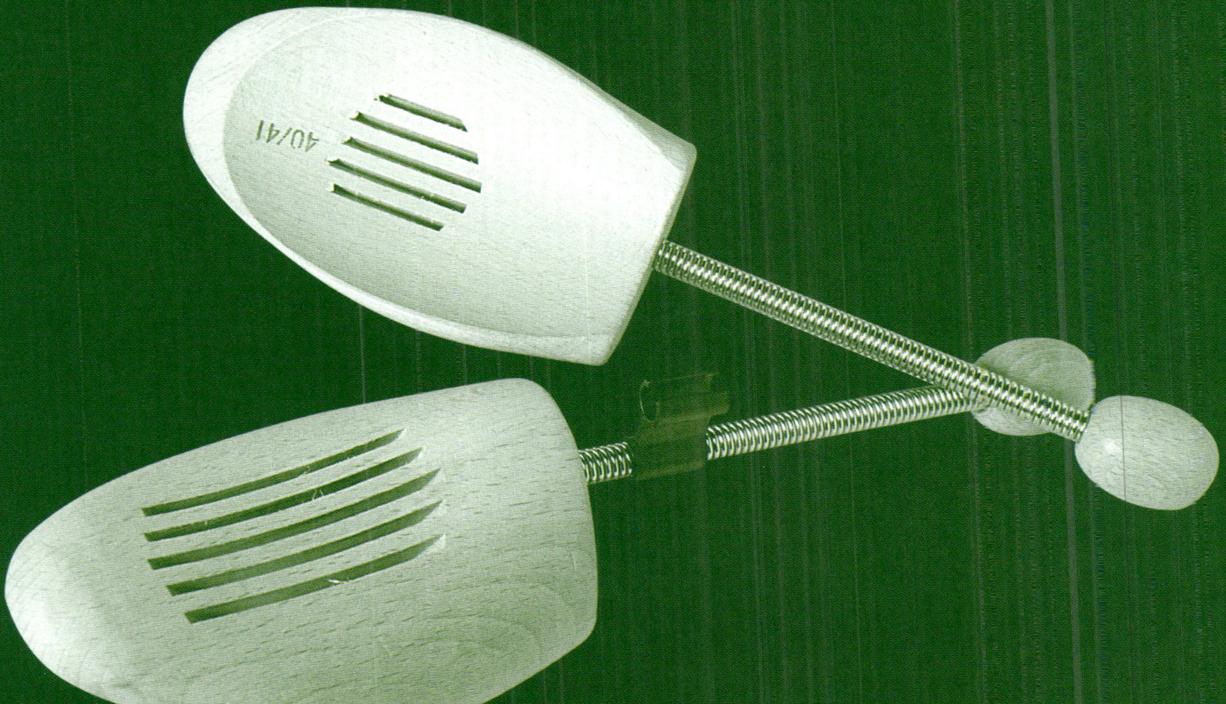

Der gute Schuh

Es wird immer wieder gesagt, daß die Schuhe das wichtigste Kleidungsstück des Mannes sind. Das stimmt. Ein ansonsten perfektes Erscheinungsbild wird auf einen Schlag und irreparabel zerstört, wenn man schlechte Schuhe an den Füßen hat. Es wäre besser, barfuß oder auf Socken durchs Leben zu gehen und dies mit religiösen Gründen oder einem Gepäckdiebstahl zu entschuldigen, als durch billige Treter das Gesicht zu verlieren. Gutes Outfit und gute Schuhe sollten allerdings zusammengehören, denn auch die besten Schuhe können eine eher schwache Garderobe nicht vollkommen wettmachen.

Dies alles mag manchen ein wenig übertrieben erscheinen, doch es soll lediglich in etwas überspitzter Form darauf hinweisen, wie wichtig Schuhe sind. Wer nicht in der glücklichen Lage ist, für seine Kleidung in jedem Detail das Beste wählen zu können, sollte sein Budget so einteilen, daß ein großzügig bemessener Posten für den Ankauf von guten Schuhen bereitsteht. Wenn zum Beispiel während der Ausbildung oder als Student 1000 Mark im Jahr für Kleidung zur Verfügung stehen, dann sollte die Hälfte der Summe für ein Paar Schuhe eingeplant werden. Besser noch wird sie gleich ganz in Schuhe investiert, denn man braucht mindestens zwei Paar, da die Schuhe nach jedem Tragen mindestens einen Tag lang ausruhen sollten.

Doch zurück zum persönlichen Budget. Wem es wichtig ist, gut oder gar elegant gekleidet zu sein, der muß einkalkulieren, daß er einen beträchtlichen Teil seines Einkommens und seiner Freizeit diesem Ziel wird widmen müssen. Guter Stil fällt einem nicht in den Schoß, und die wenigsten wachsen in einem Umfeld auf, in dem Stilgefühl so selbstverständlich wie alles andere anerzogen wird. Genauso wie die meisten von uns nicht von Jugendbeinen an mit dem Besten und Teuersten ausgestattet wurden, so daß sie beim Eintritt in das Erwachsenenalter einen Kleiderschrank voll mit Maßanzügen, Maßhemden, besten Krawatten und vor allem Schuhen besäßen. Wer also eine Reihe von Anschaffungen vor sich hat und dabei ein bißchen wirtschaften muß, sollte planvoll vorgehen und den Schuhkauf an oberste Stelle setzen. Es wird bei sehr vielen Gelegenheiten wohlwollend über Jeans, zweitklassige Hemden und Pullover hinweggesehen, wenn an den Füßen vernünftige Schuhe auszumachen sind. Anzüge, Sportjacken, Krawatten und Mäntel können später gekauft werden. Wichtig ist lediglich, daß man bis dahin bereits eine Handvoll gut eingetragener, patinierter Schuhe besitzt. Aber Geldmangel ist meist gar nicht der Grund für den beklagenswerten Zustand der Chaussures bei einem Großteil unserer Mitmenschen. Mangelndes Stilgefühl ist die Hauptursache – verbunden mit einer Prioritätensetzung, die allen möglichen Dingen, nur nicht den naheliegendsten, einen hohen Stellenwert beimißt. Doch was wäre naheliegender als gute Schuhe, die wir ein halbes Leben lang an den Füßen haben und die uns viele Jahre hindurch erfreuen? Jetzt drängt sich natürlich die Frage auf, was gute Schuhe sind, woran man sie erkennt und wo sie gekauft werden können.

Schuhe sind immer dann gut, wenn sie aus bestem Leder sorgfältig und mit einem großen Anteil von Handarbeit gefertigt wurden. Diese Kriterien gelten für alle Schuhe, für Mokassins ebenso wie für rahmengenähte Modelle. Letztere bieten das Maximum an gesundem Tragekomfort, an Formbeständigkeit und Lebensdauer. Wie gute Schuhe hergestellt werden, soll später betrachtet werden. Vorerst gilt es aber die Frage zu klären, wodurch und anhand von welchen Merkmalen sich ein wirklich guter Schuh auszeichnet. Es ist nämlich gar nicht so einfach, einen »Blender« von einem qualitativ hochwertigen Schuh auf den ersten Blick zu unterschieden, es sei denn, der Käufer hat durch jahrelange Übung ein Auge dafür bekommen. Doch selbst dann ist es schwierig zu erkennen, wie das Leder nach einem, nach zwei oder gar nach zehn Jahren aussehen wird, wie es um das Innenleben des Schuhs bestellt ist und nach welchem Verfahren er hergestellt wurde. Deshalb muß man für den Anfang mit zwei Kriterien auskommen: dem Preis und der Marke.

Beginnen wir mit dem Preis. Ein guter rahmengenähter Kalbslederschuh aus fabrikmäßiger aber dennoch handwerklicher Fertigung kostet etwa 600 Mark. Es gibt Schuhmarken, die diese Schallgrenze etwas unterschreiten, allerdings müssen dann bereits leichte Abstriche in der Lederqualität in Kauf genommen werden. Schuhe, die wesentlich mehr kosten, bieten dagegen kaum noch eine Qualitätssteigerung – allenfalls durch besondere Ledersorten. Deshalb gilt: ein rahmengenähter Schuh, der nicht mindestens 400 Mark kostet, kann allenfalls annehmbare, aber niemals

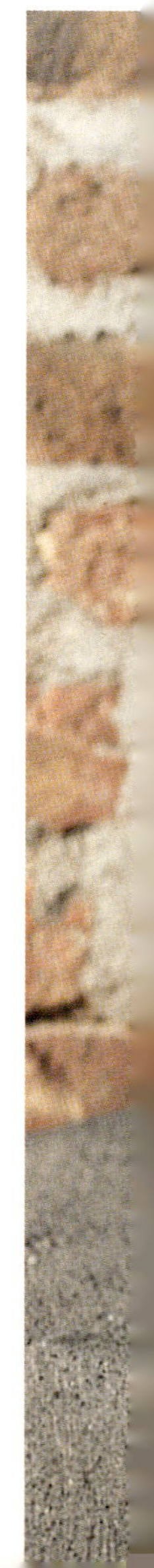

Erst wenn die Hosen des Maßanzugs auf gute Schuhe fallen, kann von einem perfekten Outfit gesprochen werden.

hohe Qualität bieten. Bei ledergefütterten Mokassins mit Lederlaufsohle liegt die Preisgrenze bei etwa 350 Mark, da hier die Herstellungsmethode nicht so aufwendig ist und etwas weniger Material verbraucht wird. Dennoch können sehr gute Mokassins leicht auch mit 600 Mark angeboten werden, wobei auch hier die Qualitätssteigerung nicht unbedingt in einem proportionalen Verhältnis zum Preis steht. Wer dieses Geld nicht ausgeben kann oder will, dem seien Schlußverkäufe empfohlen, bei denen es Preisnachlässe bis zu 50 Prozent gibt. Doch auch hier sollte man nur zu Markenschuhen greifen. Und damit sind wir auch schon bei dem zweiten wichtigen Kriterium, der Marke.

Entgegen dem weitverbreiteten Vorurteil ist eine gute Marke tatsächlich ein Garant für gute Qualität. Man kann einem Kunden nur einmal ein schlechtes Produkt verkaufen, die guten Schuhmarken sind aber alle seit mindestens 20 Jahren am Markt, einige schon seit über einem Jahrhundert.

Bevor der potentielle Käufer sich nach Schuhen umschaut, sollte er sich ein paar Namen einprägen. Für rahmengenähte Schuhe sind folgende Hersteller relevant: Church's, Allen-Edmonds, Alden, Tricker's, Foster & Son, Edward Green, John Lobb Paris, Ludwig Reiter, Crockett & Jones, Cheaney, Lotusse. Es gibt noch eine ganze Reihe weiterer Firmen, die zum Teil ebenfalls sehr gute Schuhe machen, doch hier seien in erster Linie die Marken erwähnt, die in den meisten Großstädten dieser Welt ohne Probleme erhältlich sind. Die Reihenfolge der Nennung ist nicht willkürlich, sondern stellt eine Wertung dar. Mit Crockett & Jones beginnt die gehobene Mittelklasse.

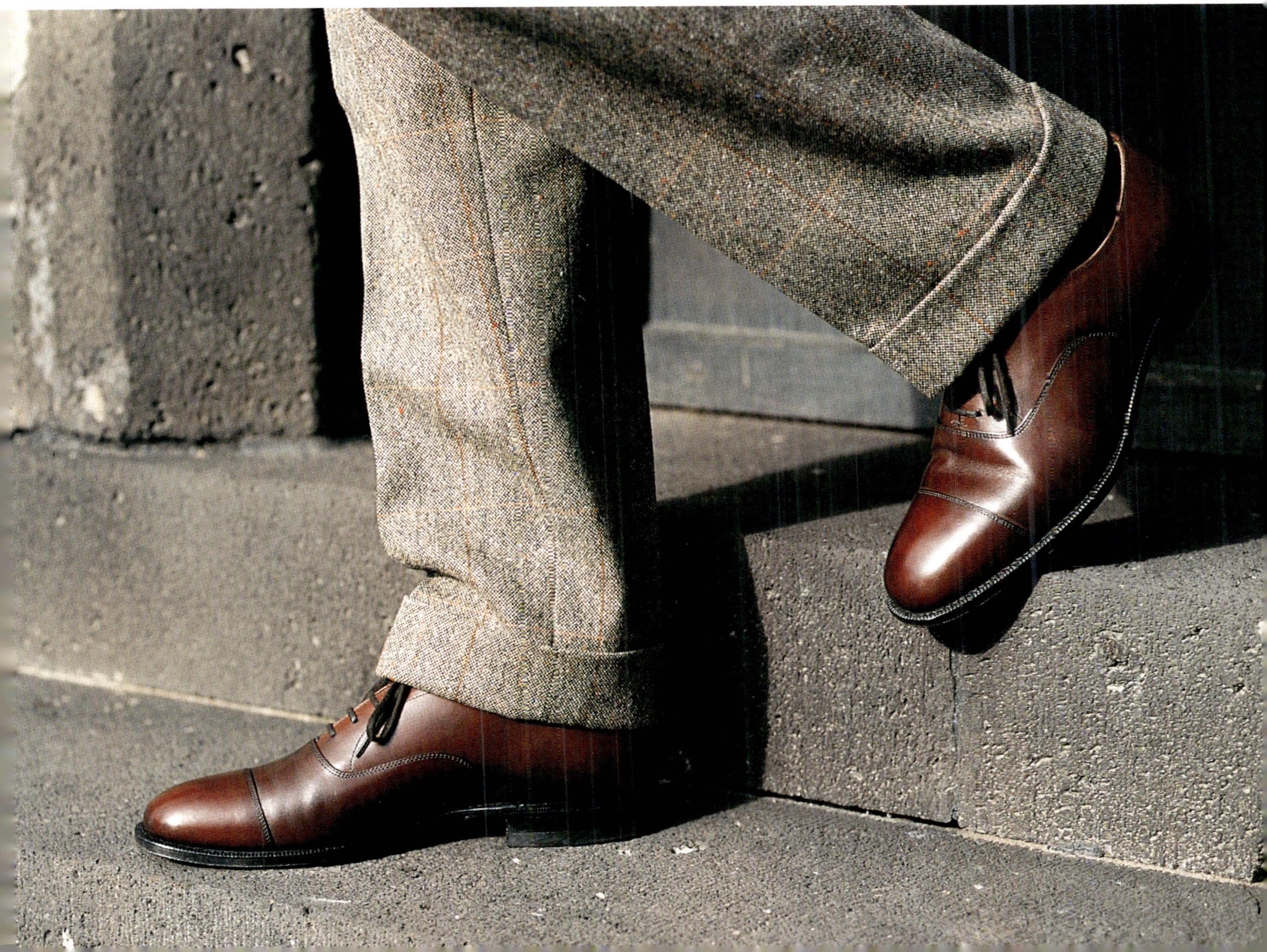

Bei Mokassins muß zwischen den amerikanischen und den italienischen Fabrikaten unterschieden werden. Amerikanische Mokassins sind eher praktische Alltagsschuhe ohne jeden Anspruch auf Eleganz. Halten Sie Ausschau nach den Marken Allen-Edmonds, Bass, Sebago, Timberland und Florsheim. In Amerika gibt es natürlich noch mehr Marken, die aber meist nicht exportiert werden. Italienische Namen, die Aufmerksamkeit verdienen, sind Gucci, Moreschi, Gravati, Fratelli Rosetti und J. P. Tod's.

Wer in einem guten Schuhgeschäft auf eine Marke stößt, von der noch nie jemand etwas gehört hat und die auch befreundeten Schuhenthusiasten unbekannt vorkommt, darf mit Recht mißtrauisch sein. Es gibt im Schuhregal zwar eine ganze Reihe von kleinen regionalen Marken, die sehr gut sein können, wie etwa J. B. Weston in Frankreich, Wildsmith in England oder Harai in Deutschland, doch es besteht ebenso die Gefahr, an ein No-Name-Produkt zu geraten. Wenn es sich nicht gerade um ein ausgesprochenes Sonderangebot handelt, sollte lieber in eine renommierte Marke investiert werden – außer man ist sich ganz sicher, einen echten Geheimtip aufgetan zu haben. Dann allerdings kann man getrost drei Paar auf Vorrat kaufen, denn niemand hat jemals genug Schuhe – und ungetragene Schuhe sind bei richtiger Lagerung nahezu unbegrenzt haltbar. Die Aufschlüsselung der Markenliste nach Herkunftsländern ergibt folgende Reihenfolge: USA (Allen-Edmonds, Alden, Bass, Sebago, Timberland, Florsheim), England (Church's, Tricker's, Foster & Son, Edward Green, Crockett & Jones, Cheaney), Italien (Gucci, Moreschi, Gravati, Fratelli Rosetti, J. P. Tod's),

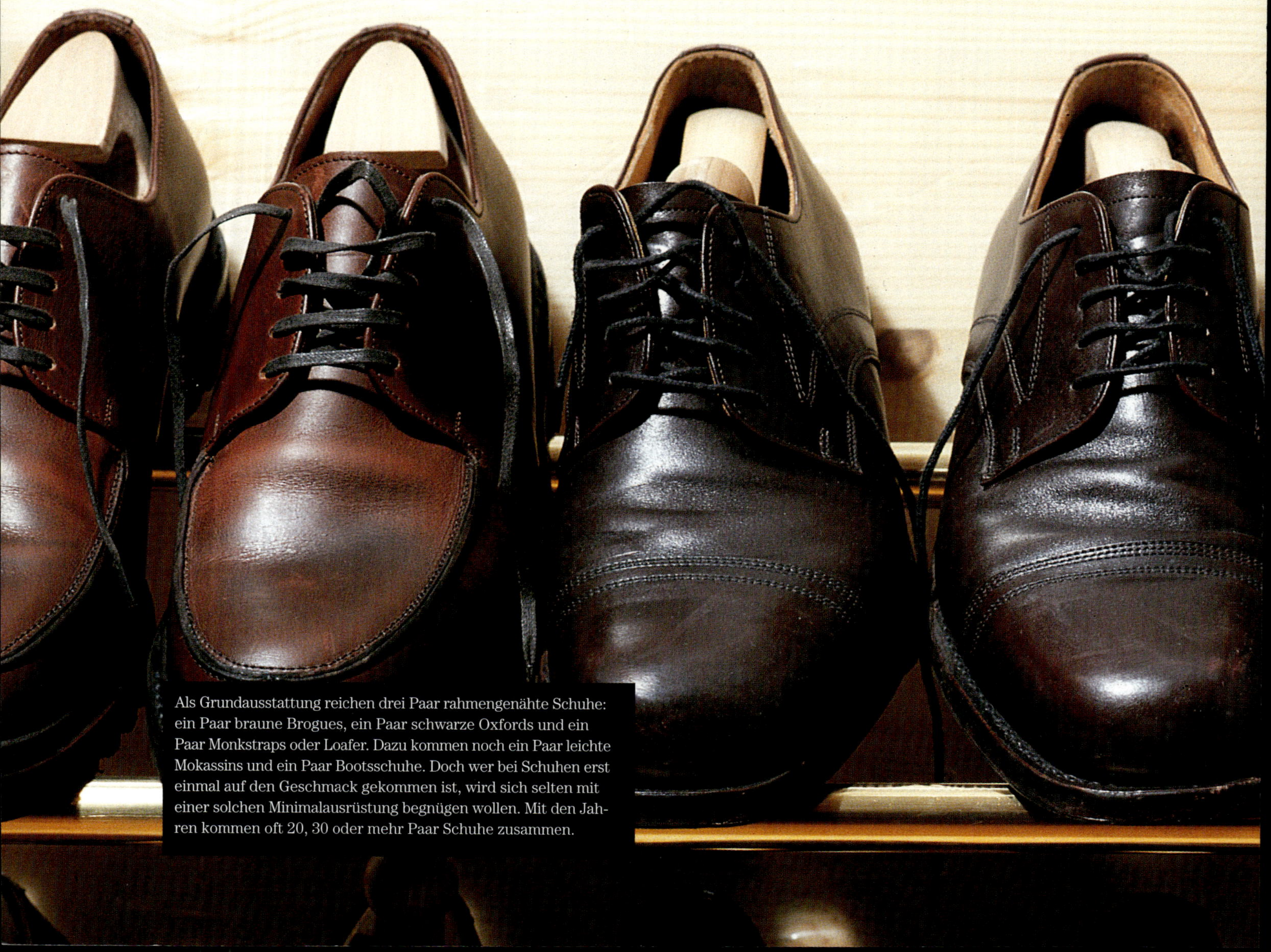

Als Grundausstattung reichen drei Paar rahmengenähte Schuhe: ein Paar braune Brogues, ein Paar schwarze Oxfords und ein Paar Monkstraps oder Loafer. Dazu kommen noch ein Paar leichte Mokassins und ein Paar Bootsschuhe. Doch wer bei Schuhen erst einmal auf den Geschmack gekommen ist, wird sich selten mit einer solchen Minimalausrüstung begnügen wollen. Mit den Jahren kommen oft 20, 30 oder mehr Paar Schuhe zusammen.

Frankreich (John Lobb Paris), Spanien (Lotusse), Österreich (Ludwig Reiter). Anhand dieser kleinen Bilanz ist erkennbar, in welchen Ländern auf gutes Schuhwerk geachtet wird. Deutschland ist bezeichnenderweise nicht dabei, und tatsächlich haben hier die großen Schuhmarken in den siebziger Jahren die Produktion rahmengenähter Schuhe eingestellt. Ein Blick auf das gängige Schuhwerk der deutschen Männer legt eher den Verdacht nahe, daß gute Schuhe hierzulande als überflüssige Investition gelten. Horrende Ausgaben für Autos und Eigenheime scheinen Priorität zu haben. Amerika, England und Italien sind dagegen große Schuhnationen. Hier werden nicht nur wunderbare Schuhe gefertigt, sondern auch mit Begeisterung getragen. Gute Schuhe werden in Frankreich, Belgien und Spanien sehr geschätzt. Auch Ungarn ist wieder stark im Kommen, zum Beispiel mit den handgefertigten Konfektionsschuhen von László Vass. Manch einem wird angesichts der nicht unerheblichen Preise und der langen Listen relevanter Namen nun schon fast die Lust auf den Schuhkauf vergangen sein. Doch dem sei als Gegenmittel erst recht der Besuch eines guten Schuhgeschäfts empfohlen. Nehmen Sie ein Paar Church's oder Alden zur Hand und schauen Sie sich diese Schuhe ganz genau an. Sie werden sehen, wie aufwendig und sorgfältig jedes Detail verarbeitet ist. Oft trägt hier der Inhaber des Ladens oder der Verkäufer selbst Church's, Alden oder eine Schuhmarke vergleichbarer Qualität, und wenn Sie Glück haben, wird es ein altes aber gut gepflegtes und patiniertes Modell sein, an dem Sie erkennen können, daß es sich in jeder Hinsicht lohnt, Geld für gute Schuhe auszugeben.

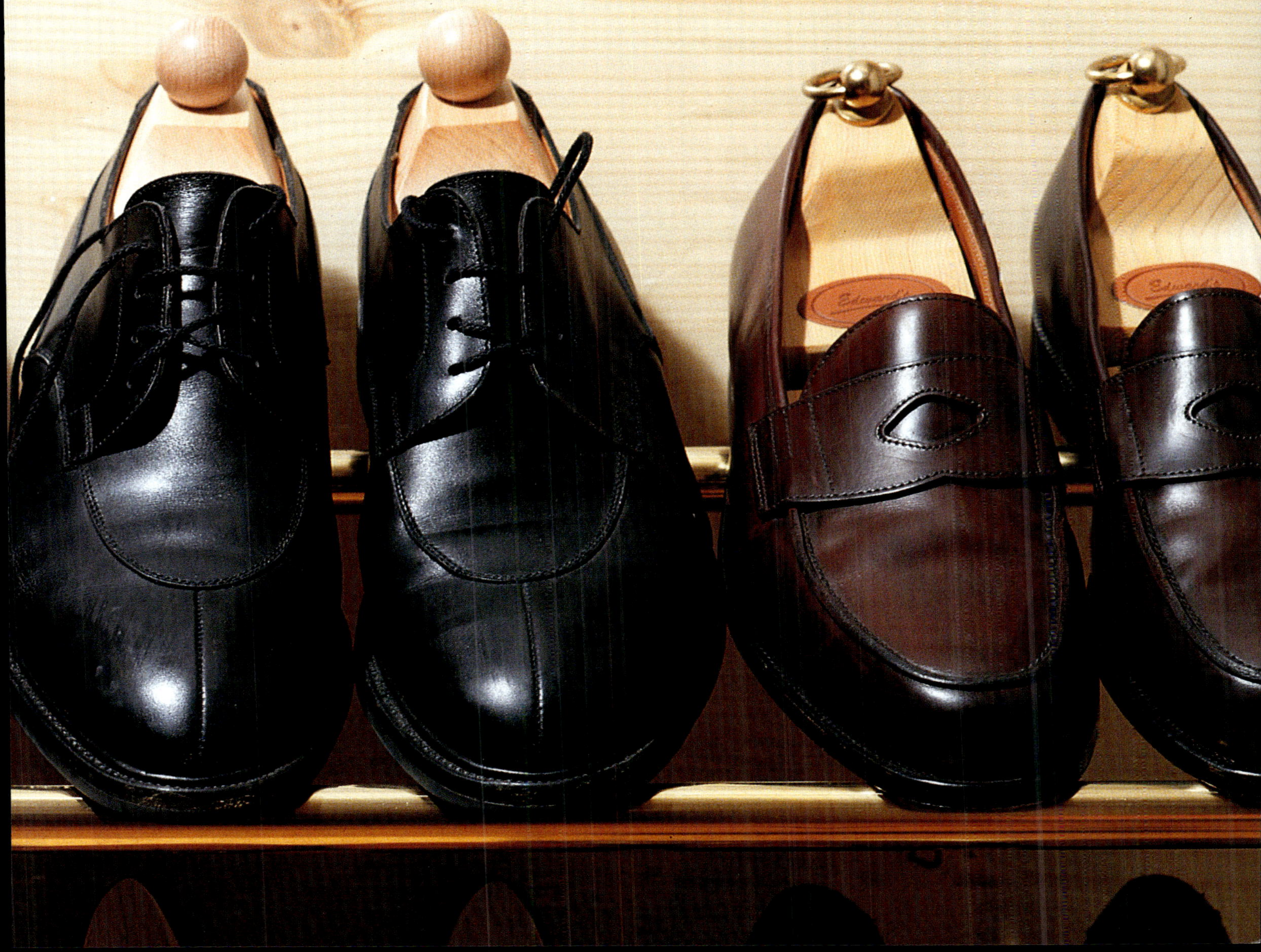

John Lobb

John Lobb wird stets als erster Name genannt, wenn es um das Thema Maßschuhe geht. Ihn für den einzigen und besten Vertreter dieses selten gewordenen Handwerks zu halten, wäre falsch. Sowohl in London als auch in einigen wenigen anderen Städten dieser Welt finden sich Kollegen dieses »Schuhmachers der Könige und Königs der Schuhmacher«, die ebenfalls ausgezeichnete Arbeit leisten. Dabei werden die alten Namen heute meist von Familienmitgliedern, Abkömmlingen oder ehemaligen Mitarbeitern am Leben erhalten. Der alte John Lobb wird einem in der Londoner St. James's Street nicht begegnen – schließlich trifft man in Rom auch keinen Signor Gatto mehr an. Doch das ist ebensowenig ein Manko, wie es bei den großen Herrenschneidern dieser Welt von Nachteil ist, daß inzwischen in der zweiten, dritten oder gar vierten Generation gearbeitet wird. Auch hier wird die Kunst der Gründer seit Generationen gepflegt und weitergetragen. Unbeachtet von der breiten Öffentlichkeit, die sich mit der Konfektion zufrieden geben muß und dies nur zu gerne tut, gibt es immer auch den Käufer, der auf speziell für ihn gefertigten Kleidungsstücken und Schuhen besteht. Dabei kann man natürlich streiten, inwieweit der Maßschuh eine Notwendigkeit ist. Doch dieser Streit ist ebenso überflüssig wie der über den Sinn von Maßkleidung jeder Art. Für den Käufer, in dessen Überlegungen Geld keine, Qualität aber die Hauptrolle spielt, ist Maßanfertigung fast immer eine Selbstverständlichkeit. Schon gar beim Schuhwerk – ist es doch Grundlage unseres Auftretens, im wörtlichen wie im übertragenen Sinne. Gerade die Füße sind im Laufe ihres Lebens einer großen Belastung ausgesetzt. Sie mit einem Höchstmaß an Bequemlichkeit und orthopädischer Angemessenheit zu umkleiden, ist das Ziel der Maßschuhmacher. Anhänger guter Konfektionsschuhe wenden ein, daß ein Maßschuh noch schwerer anzupassen sei als ein Maßanzug. Der Fuß verändere sich nicht nur über die Jahre, sondern auch im Laufe des Tages so stark, daß perfekte Paßform kaum zu erreichen sei. Deshalb reiche ein Schuh vom Durchschnittsleisten meist aus, wenn dieser auch in verschiedenen Breiten vorliegt. Dieses Argument könnte der Anhänger des Maßschuhs bestimmt wirkungsvoll entkräften. Was aber unbedingt für den Maßschuh spricht, ist vor allem die überlegene Qualität und Lebensdauer, die sich aus

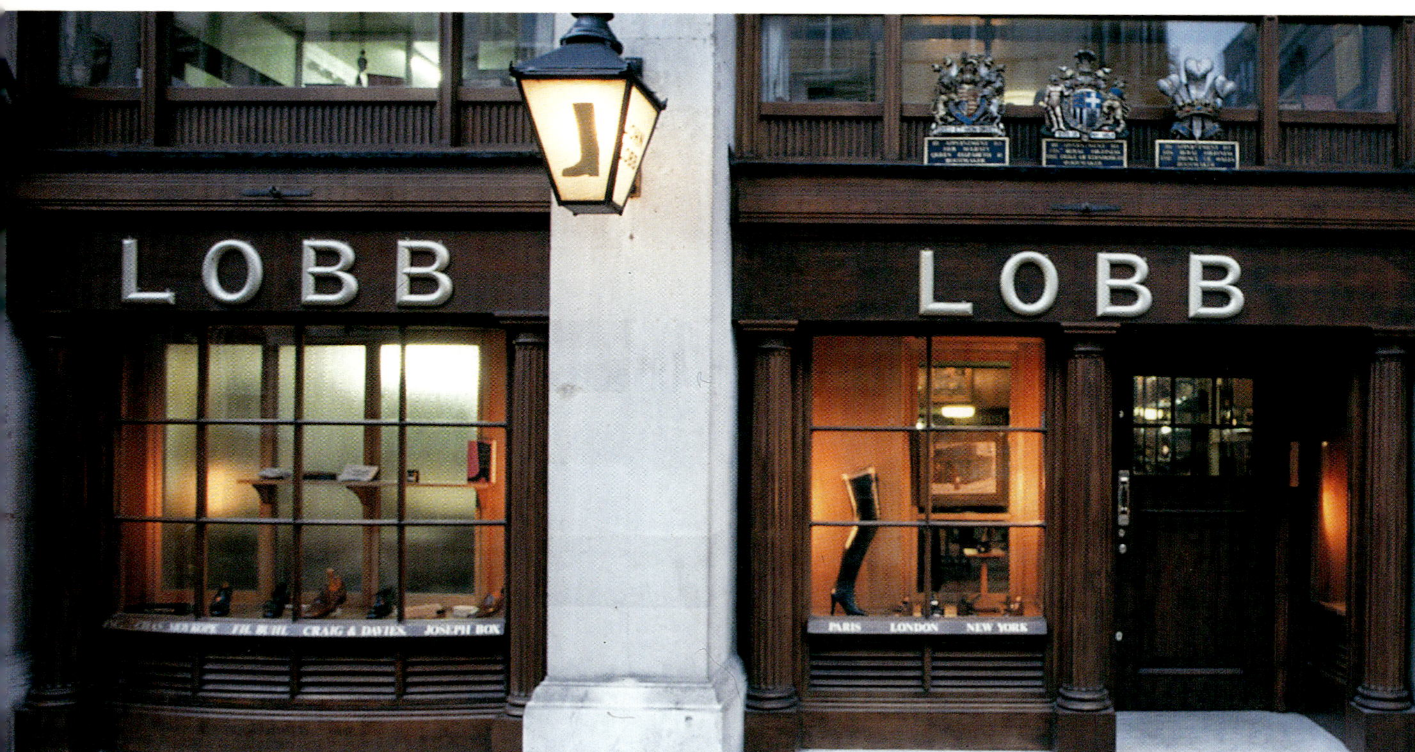

In der Nr. 9 der St. James's Street in London residiert der berühmteste Maßschuhmacher der Welt. Die unspektakuläre Fassade läßt nicht erahnen, daß es kaum eine bekannte Persönlichkeit gibt, die nicht zu dem erlauchten Kundenkreis des traditionsreichen Hauses gehört.

der sehr aufwendigen und so nur bei den besten Maßschuhmachern praktizierten Herstellungsmethode ergibt. Auch die beste Konfektion wird nie mit einem derart hohen Anteil an echter Handarbeit gefertigt wie der Maßschuh. Deshalb ist er die erste Wahl für jeden, der sich zur vollendeten äußeren Form und zur subjektiven Bequemlichkeit auch noch die objektiv beste Verarbeitung wünscht. Leider ist die Zahl der wirklich guten Maßschuhmacher stark zurückgegangen. Die gute Schuhkonfektion, die einst nur Ersatz und Imitation der einzig wahren Maßschuhmacherei war, hat das Vorbild im Bewußtsein der meisten fast verdrängt. Dennoch gibt es heute noch einige Adressen, bei denen das alte Handwerk gepflegt und weiterentwickelt wird.

Die Wahl des Maßschuhmachers sollte nach ähnlichen Kriterien wie die des Schneiders getroffen werden. Am besten, man folgt einer persönlichen Empfehlung oder orientiert sich an einem »house style«. Der zeigt sich am deutlichsten an der oft neben der Maßarbeit angebotenen Konfektion. Experimente beim namenlosen Schuhmacher um die Ecke können glücklich enden – aber auch in völliger Enttäuschung. In den Metropolen klassischer Herrenkleidung wie London, Paris, Rom, Mailand, Wien, Budapest oder New York lohnt sich jedoch oftmals die Suche nach dem kleinen Einzelunternehmer, der vielleicht genau das bietet, was man seit langem gesucht hat. Wer dieses Risiko scheut, setzt eher auf bekannte Namen.

Die Anfertigung der Maßschuhe beginnt immer mit der Entwicklung des Leistens, dem Pendant der auf Papier aufgezeichneten Schablone des Schneiders. Um den Leisten herum wird dann ein vorläufiger Probierschuh gebaut. Er entspricht dem provisorisch zusammengehefteten Anzug für die erste Anprobe. Wie er wird der Probierschuh nach einer gewissen Tragezeit auseinandergerissen, um dann anhand der sich im Schuh abgezeichneten Fußform Korrekturen am Leisten anzubringen. Erst dann wird der endgültige Schuh in Handarbeit gebaut. Bis das erste Paar Schuhe fertig ist, vergehen Wochen oder Monate. Nachbestellungen können telefonisch erfolgen, obwohl es Maßschuhmacher gibt, die zur regelmäßigen Anpassung des Leistens an den sich verändernden Fuß raten. Wer sich einmal an den Maßschuh gewöhnt hat, wird für die meisten Konfektionsschuhe keine große Begeisterung mehr entwickeln können. Ein Schicksal, das man allerdings gern in Kauf nimmt.

John Lobb ist übrigens der einzige, dessen Schuhe ohne Anprobe gebaut werden. Daß dies funktioniert, ist bekannt. Wie, weiß niemand zu sagen.

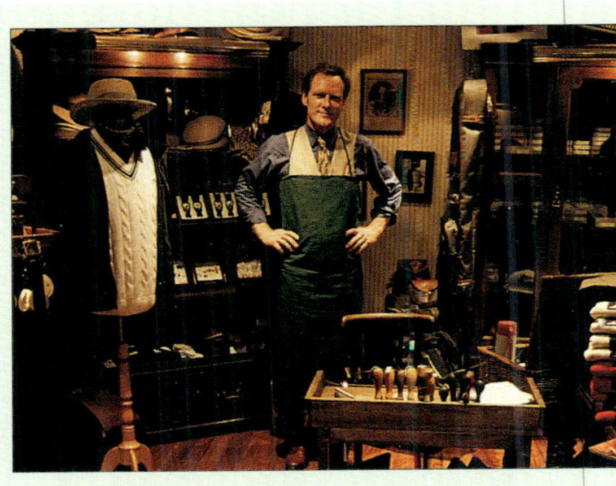

Benjamin Klemann hat bei dem Ungarn Harai in Neumünster gelernt und dann in London für John Lobb und Foster & Son gearbeitet. Seine Schuhe haben deshalb wahlweise einen ungarischen oder Londoner Akzent.

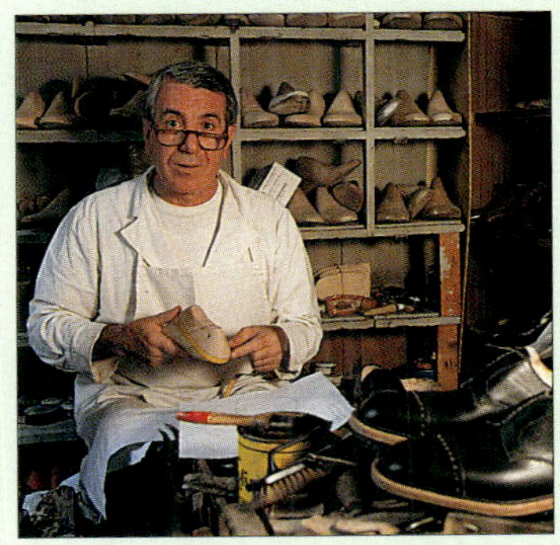

Das Geschäft von Georg Materna ist eine Pilgerstätte für Freunde österreichischer Maßschuhe. Man bekommt hier den eleganten Schuh für die Stadt genauso wie das Passende zum steyrischen Anzug.

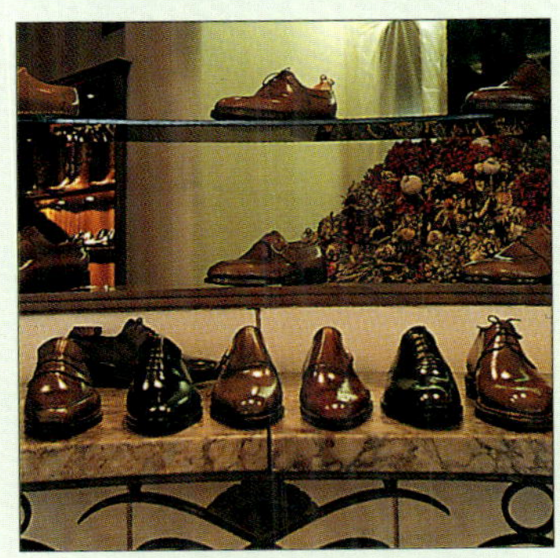

Bei Berluti baut man Schuhe der klassischen Londoner Schule, gewürzt mit Pariser Eleganz und italienischer Leichtigkeit. Zum Hemd von Charvet und dem Anzug von Cifonelli macht Berluti also genau den richtigen Schuh.

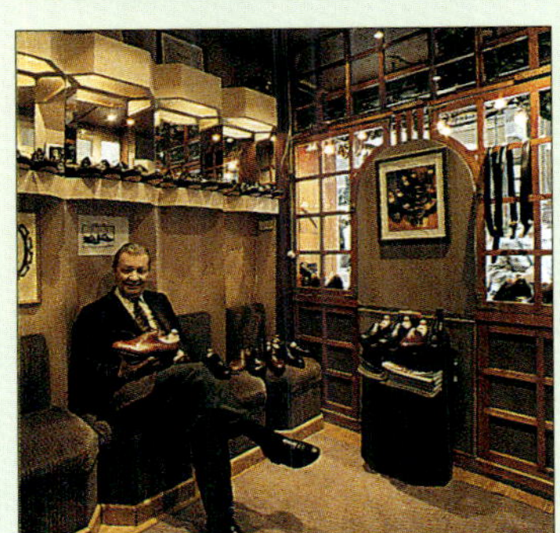

Bei László Vass bekommt man einen Maßschuh, der ganz in der großen ungarischen Tradition steht. Die Wiener Schuhmacher haben dadurch erstmals seit langem wieder Konkurrenz aus dem Osten bekommen

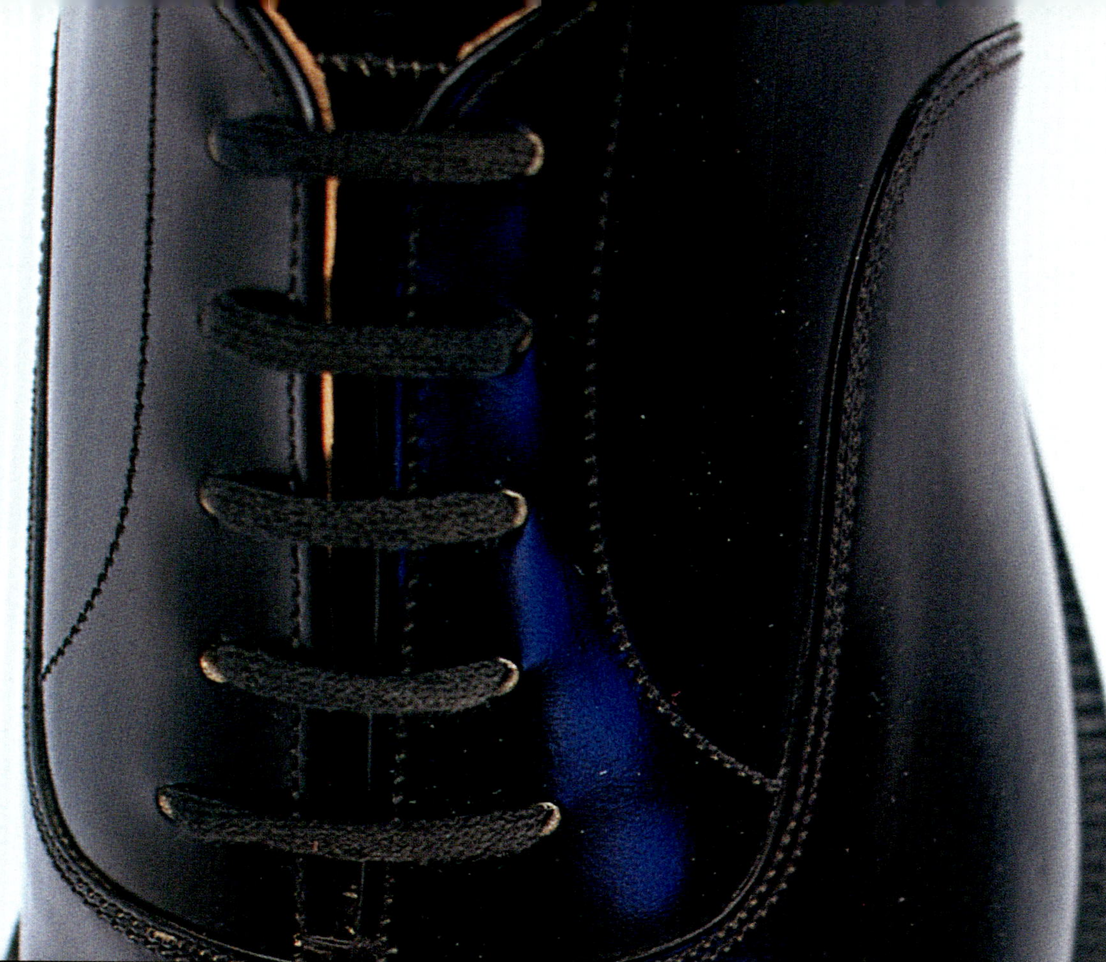

Der formelle Schuh mit geschlossener Schnürung

Man kann Halbschuhe ganz grob in Modelle mit geschlossener und Modelle mit offener Schnürung einteilen. Die Schuhe auf dieser Seite haben eine geschlossene Schnürung, das heißt, die beiden Seiten des Oberleders, die von den Schnürsenkeln zusammengezogen werden, sind unter den vorderen Teil des Schuhs genäht und schließen sich über einer angenähten Zunge, also einem unter der Schnürung liegenden Lederstück. Schuhe mit geschlossener Schnürung sind grundsätzlich ein wenig förmlicher als Schuhe mit offener Schnürung, der Fuß sieht einfach »angezogener« aus. In Amerika nennt man einen Schuh mit geschlossener Schnürung auch »balmoral« oder kurz »bal«. Der förmlichste aller Schuhe dieses Typs, der Oxford, entstand bereits im 18. Jahrhundert. In Amerika heißt er »balmoral oxford«. Der Brogue wurde im 19. Jahrhundert populär. Er geht auf das traditionelle Schuhwerk der Schotten zurück, dessen Charakteristika zunächst für Damenschuhe adaptiert wurden. Das Lochmuster wurde später auch auf Herrenschuhe übertragen, und es entwickelten sich Mischformen zwischen dem Oxford und dem Brogue. Aufgrund seines ländlich-folkloristischen Ursprungs wirkt der Brogue immer ein wenig rustikaler als der urbane Oxford. Dennoch ist der schwarze Brogue auch in London akzeptabel. Typisch für den Full-Brogue ist die geschwungene Zehenkappe, deshalb heißt dieser Schuh in Amerika »wingtip«, also Flügelkappenschuh. »Long wingtips« oder »long wings« sind Brogues, bei denen sich die Ausläufer der Flügelkappe bis zur Ferse ziehen und dort zusammentreffen – ein Stil, den man bei amerikanischen Herstellern wie Alden oder Allen-Edmonds antrifft.

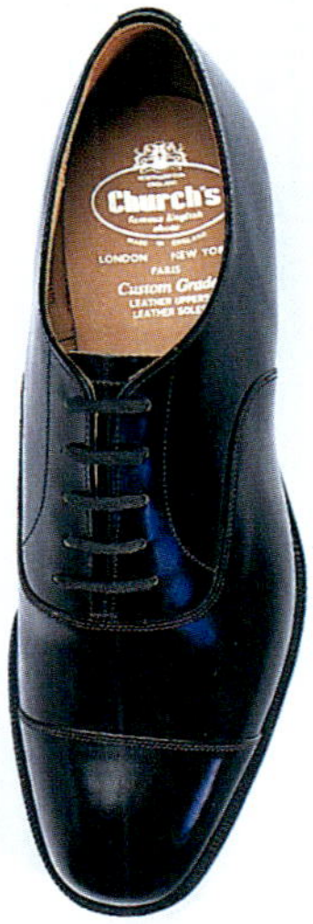

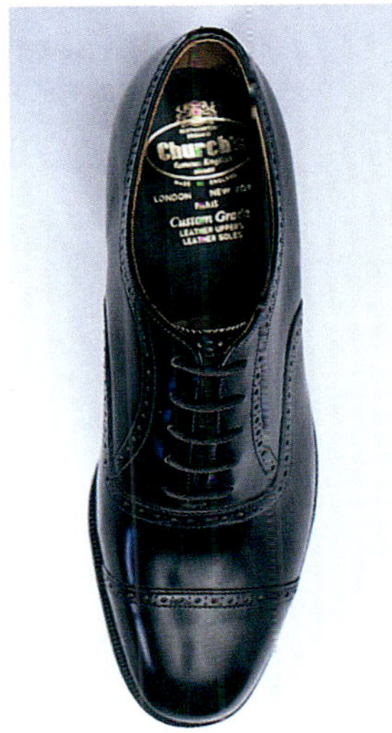

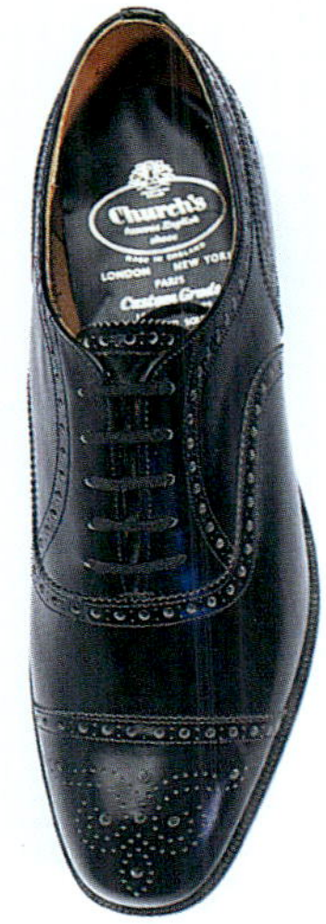

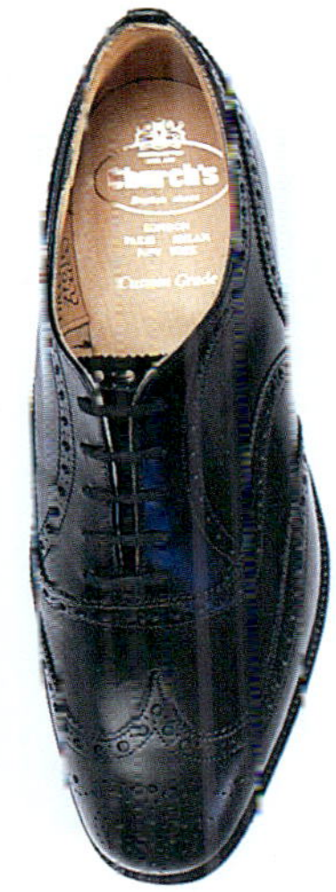

Ein schwarzer Oxford wie das Modell Consul gilt als der förmlichste Herrenschuh. Er kann im Büro zum Nadelstreifenanzug getragen werden, paßt aber auch zum Cut bei Staatsempfängen, Hochzeiten und Begräbnissen. Für den Blazer ist er zu förmlich, doch in Braun begleitet er auch Tweedanzüge und Sportjacken.

Der Legate liegt stilistisch genau zwischen dem Oxford und dem Brogue. Er wirkt nicht ganz so förmlich wie der glatte Oxford und noch nicht so rustikal wie der Full-Brogue. Ein Brogue ist ein mit gestanzten Löchern verzierter Schuh. Der Begriff »Brogue« leitet sich ab vom gälischen Wort »brog« für Schuh. Oftmals werden Brogues auch als »Budapester« bezeichnet, weil in Ungarn traditionell sehr gute Schuhe dieser Art gemacht werden.

Hier haben wir einen typischen Semi-Brogue. In Schwarz paßt der Diplomat durch seine strukturierte Oberfläche gut zu weicheren oder gemusterten Anzugstoffen wie Flanell oder Prince-of-Wales-Check.

Der Chetwynd von Church's ist der klassische Full-Brogue, der in keinem Schuhschrank fehlen sollte. Vor allem in Braun ein idealer Schuh zum Sportanzug, zu Tweed, Flanell und zu Cord- oder Moleskinhosen.

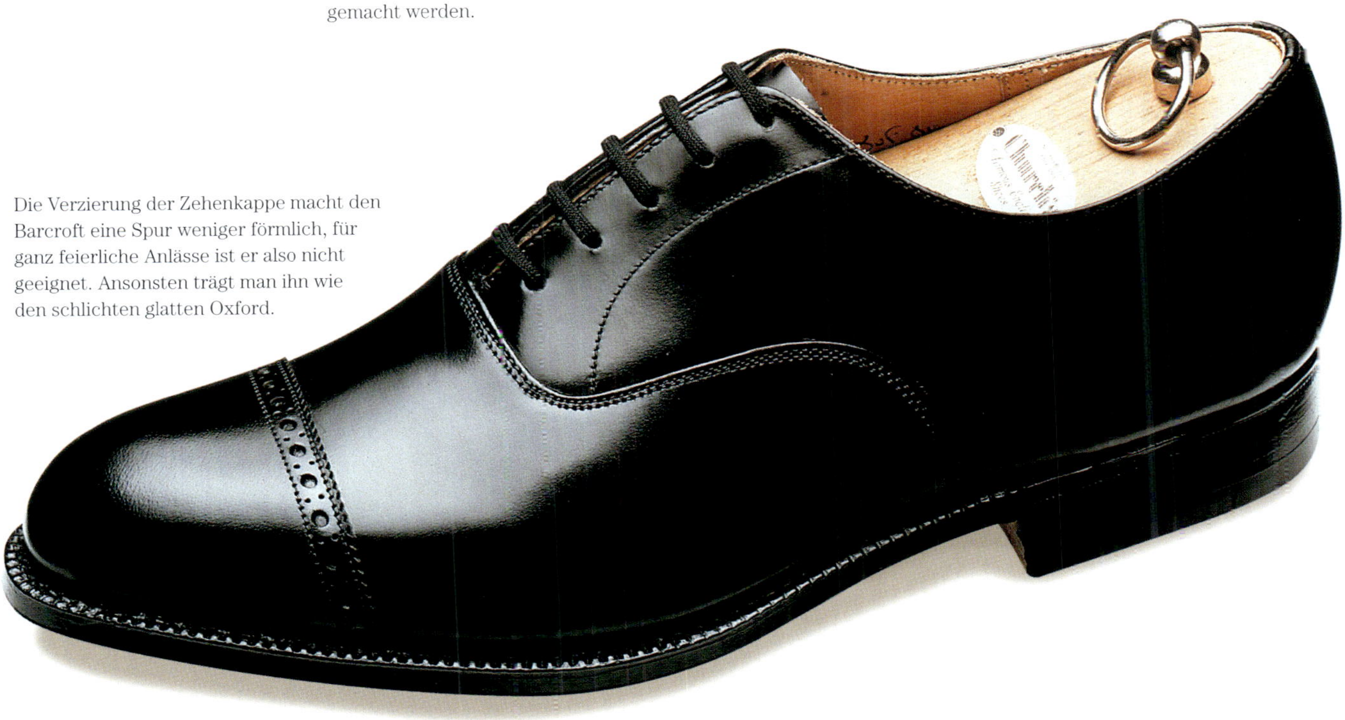

Die Verzierung der Zehenkappe macht den Barcroft eine Spur weniger förmlich, für ganz feierliche Anlässe ist er also nicht geeignet. Ansonsten trägt man ihn wie den schlichten glatten Oxford.

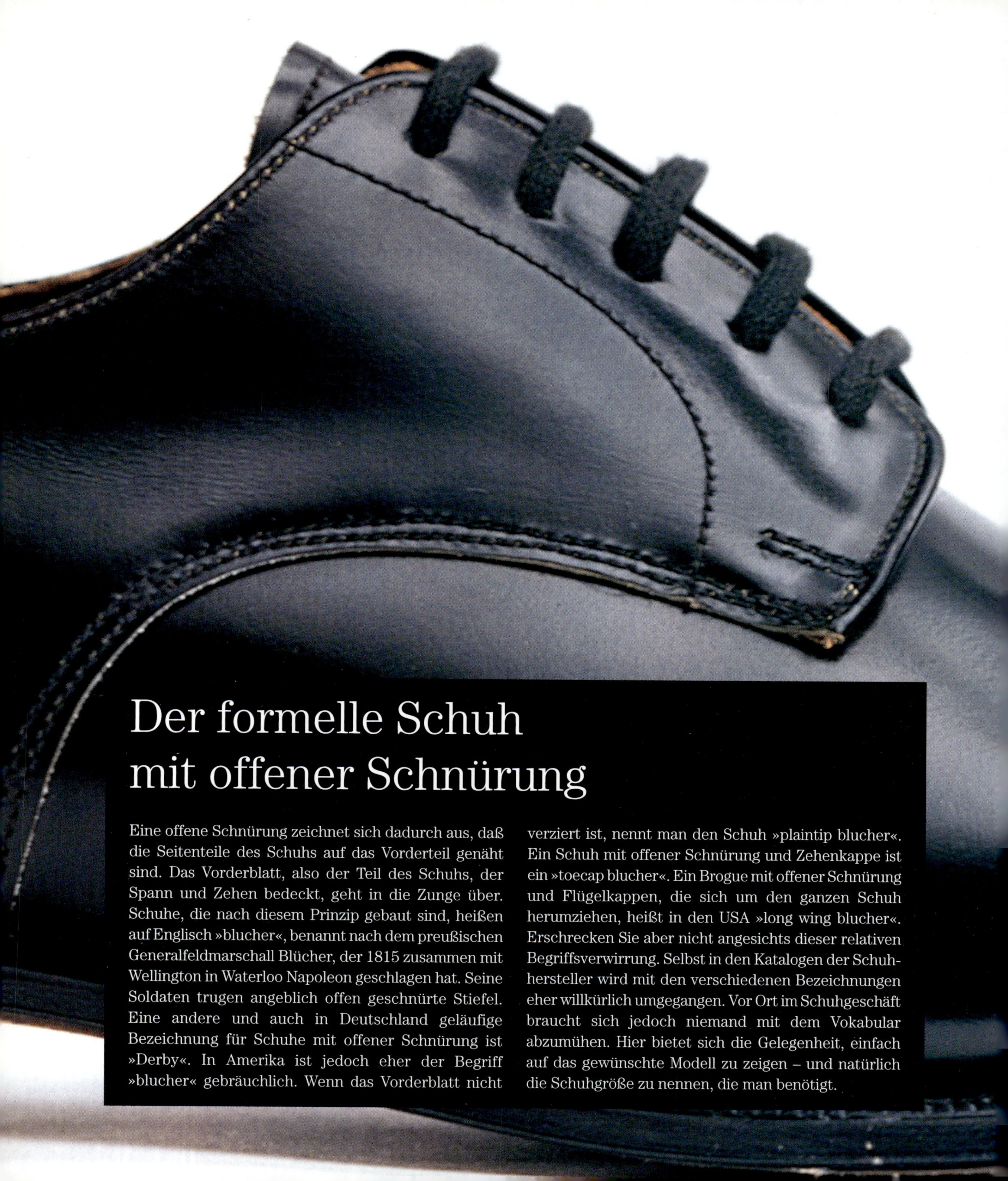

Der formelle Schuh mit offener Schnürung

Eine offene Schnürung zeichnet sich dadurch aus, daß die Seitenteile des Schuhs auf das Vorderteil genäht sind. Das Vorderblatt, also der Teil des Schuhs, der Spann und Zehen bedeckt, geht in die Zunge über. Schuhe, die nach diesem Prinzip gebaut sind, heißen auf Englisch »blucher«, benannt nach dem preußischen Generalfeldmarschall Blücher, der 1815 zusammen mit Wellington in Waterloo Napoleon geschlagen hat. Seine Soldaten trugen angeblich offen geschnürte Stiefel. Eine andere und auch in Deutschland geläufige Bezeichnung für Schuhe mit offener Schnürung ist »Derby«. In Amerika ist jedoch eher der Begriff »blucher« gebräuchlich. Wenn das Vorderblatt nicht verziert ist, nennt man den Schuh »plaintip blucher«. Ein Schuh mit offener Schnürung und Zehenkappe ist ein »toecap blucher«. Ein Brogue mit offener Schnürung und Flügelkappen, die sich um den ganzen Schuh herumziehen, heißt in den USA »long wing blucher«. Erschrecken Sie aber nicht angesichts dieser relativen Begriffsverwirrung. Selbst in den Katalogen der Schuhhersteller wird mit den verschiedenen Bezeichnungen eher willkürlich umgegangen. Vor Ort im Schuhgeschäft braucht sich jedoch niemand mit dem Vokabular abzumühen. Hier bietet sich die Gelegenheit, einfach auf das gewünschte Modell zu zeigen – und natürlich die Schuhgröße zu nennen, die man benötigt.

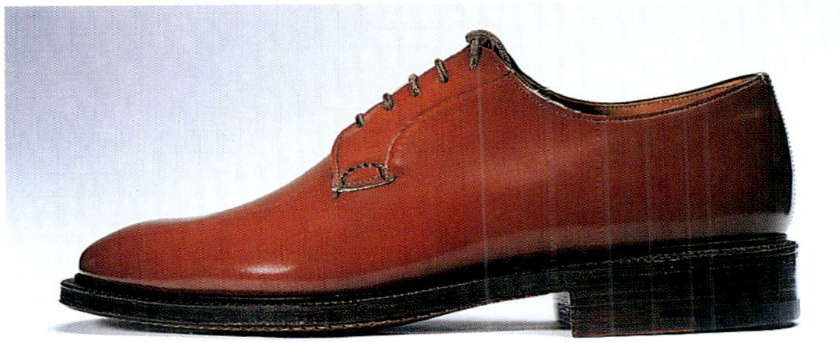

Ein solcher Derby oder Blucher eignet sich für alle jene, die nicht beruflich dazu gezwungen sind, elegante Oxfords zu tragen. In karamelligem Braun ist der Shannon vor allem in Südeuropa beliebt. Man trägt ihn dort zu Flanellhose und Navy-Blazer, doch er paßt auch sehr gut zu Cordhosen und Jeans.

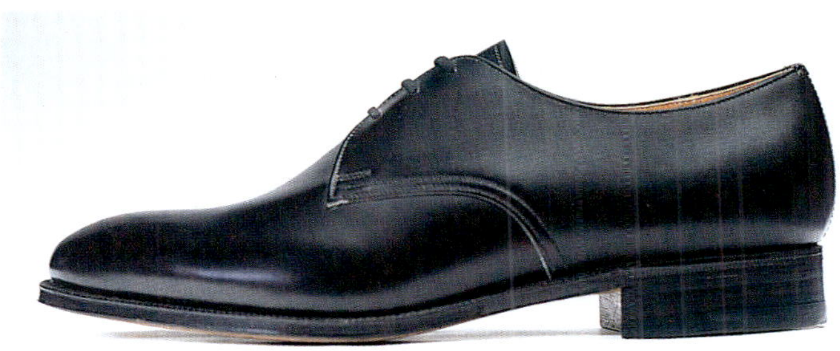

In Schwarz bietet dieser Derby eine gute Alternative zum Oxford, obwohl er nicht ganz so förmlich ist. Ein Schuh für alle, die auch am Fuß das Understatement lieben. In Braun ist der Gerrard die schlankere Version des oben abgebildeten Modells Shannon und gut zu leichteren Sportanzügen zu tragen.

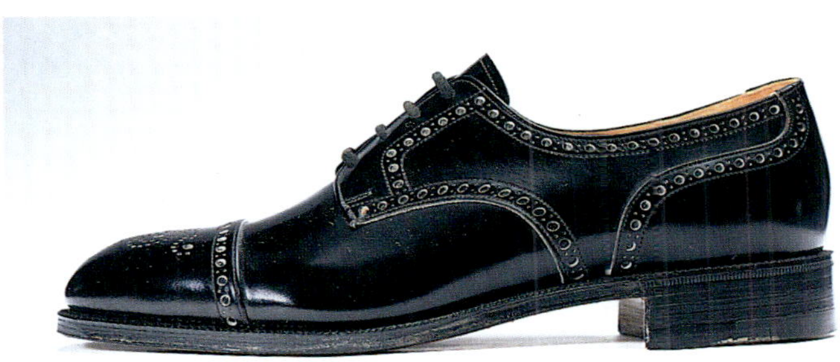

Der Cromwell hat die gestanzten Zierlöcher vom Brogue, die Zehenkappe vom Oxford und die offene Schnürung vom Derby. Diese Mischung macht eine stilistische Einordnung schwer. Am ehesten würde er in Braun zur karierten Sportjacke mit Cavalry-Twill-Hosen passen.

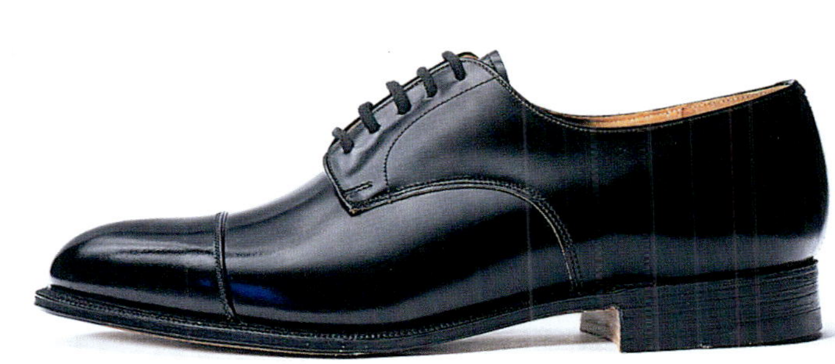

Den Burford gibt es regulär nur in Schwarz. Das bedeutet, daß er seiner Form nach – einer Mischung aus Derby und Oxford – eindeutig ein Schuh zum Geschäftsanzug ist, der durch die offene Schnürung als etwas weniger förmlich als der Oxford gelten darf.

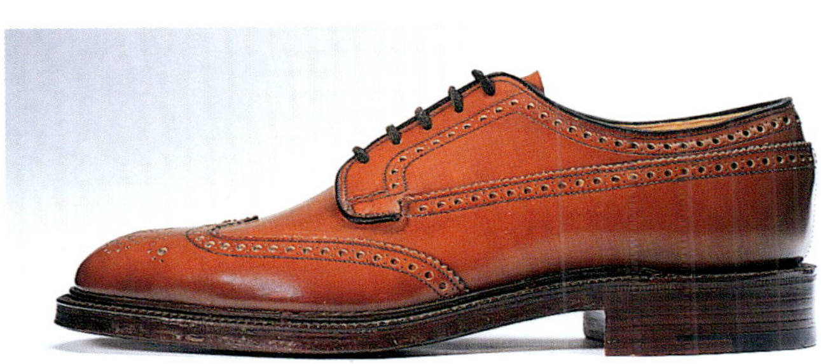

Dieser »wingtip blucher«, wie ihn die Amerikaner nennen würden, ist eine gelungene Mischung aus Brogue und Derby. Die offene Schnürung paßt gut zu den rustikalen Flügelkappen und der dicken Ledersohle. Der Grafton eignet sich für alle, denen der normale Full-Brogue noch zu förmlich, der »plaintip« zu schlicht ist. In der Farbe Sandalwood ist er in Italien besonders beliebt

Der Loafer

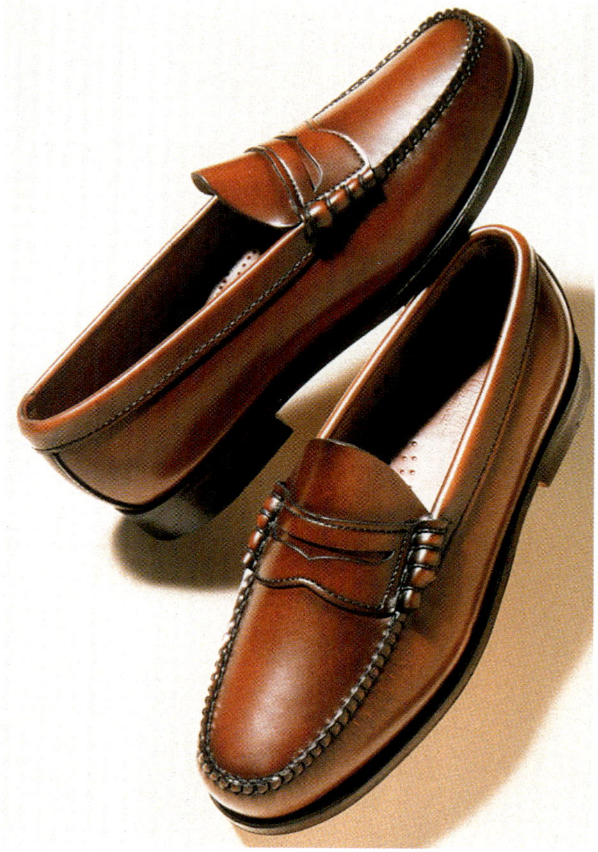

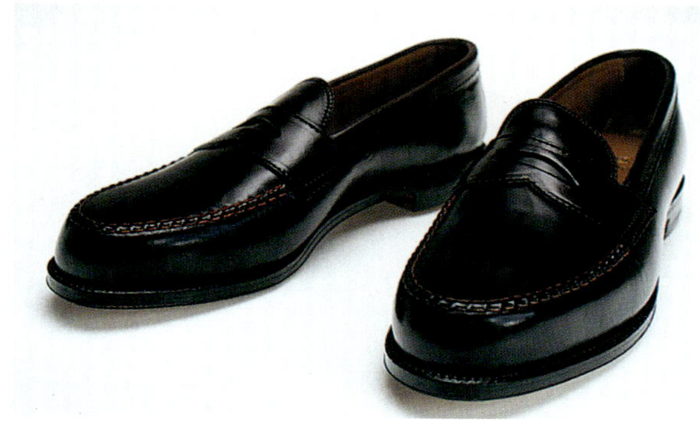

Die höherwertige Variante des Mokassins ist der rahmengenähte Loafer, den es als Tasselloafer und als Pennyloafer gibt. Die Bezeichnung Mokassin trifft hier technisch gesehen nicht mehr zu, allenfalls als Reminiszenz an den schlichten Urvater dieses Schuhs.

Der Weejun von Bass gilt als der Urvater aller Pennyloafer. In Schwarz oder Weinrot ist er seit seiner Einführung in den dreißiger Jahren praktisch unverändert geblieben. Das ungefütterte Oberleder paßt sich nach einer kurzen Eintragephase optimal dem Fuß an – und dann ist dieser Loafer auch barfuß äußerst bequem. Pennyloafer heißt er, weil in den fünfziger Jahren Studenten der Ivy-League-Universitäten auf die Idee kamen, einen Penny als Glücksbringer unter den Steg zu stecken. Der Name »Weejun« ist eine Verballhornung von »Norwegian«, denn angeblich geht die Form des Loafers auf jene Schuhe zurück, die norwegische Fischer während der fangfreien Zeiten herzustellen pflegten.

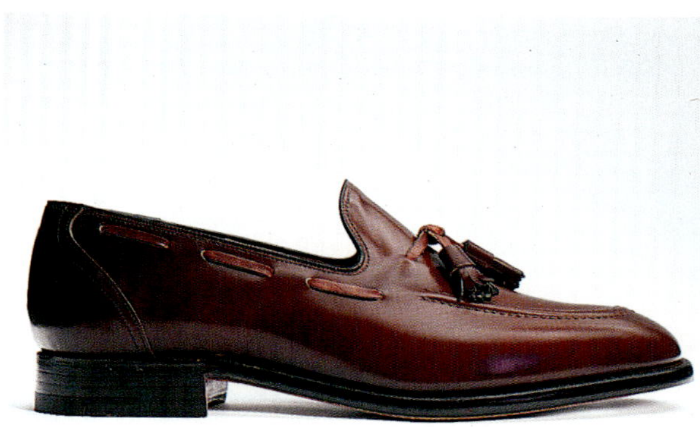

Englische Hersteller bieten Tasselloafer an, die höher als das amerikanische Original geschnitten sind und dadurch eine etwas elegantere Silhouette haben. Der Tasselloafer wird stilistisch gern mit dem Navy-Blazer verglichen, weil er ebenso vielseitig zu kombinieren und ebenso schwer einzuordnen ist. Wer daraus aber die Regel ableitet, daß er immer getragen werden kann, wenn man auch den Navy-Blazer anziehen kann, vergißt, daß der Tasselloafer in seiner klassischen Form in den USA ein akzeptierter Bestandteil der »business wear« ist.

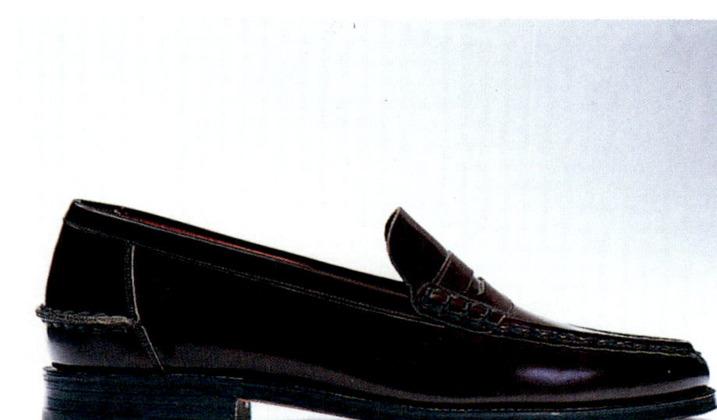

Einer der beliebtesten Loafer ist heute der sogenannte Beefroll, ganz klassisch vom amerikanischen Hersteller Sebago. Der Name »beefroll« bezieht sich auf die fleischrouladenähnlichen Verdickungen rechts und links des Spanns, die durch eine großzügige Einfassung des Stegs entstehen. Außerhalb Amerikas ist dieser Loafer vor allem in Südeuropa sehr beliebt und wird dort auch gern zum dunklen Anzug getragen. Das hier abgebildete Modell stammt übrigens von Church's, ist aber dennoch ein klassischer Beefroll.

Der Loafer ist ein Halbschuh, in den man bequem hineinschlüpfen kann. Diese ebenso kurze wie weitgefaßte Definition schließt sowohl den Mokassin als auch die verschiedenen rahmengenähten Loafer ein. Verglichen mit dem Schnürschuh ist der Loafer ein eher informeller Schuh. Als in den dreißiger Jahren in Amerika der Pennyloafer aufkam, wirkte er auf die Anhänger traditioneller Schnürschuhe tatsächlich zunächst wie ein irrtümlich auf der Straße getragener Hausschuh. Dennoch wurde der leichte Loafer schnell extrem populär, da er seinem Träger das lästige Auf- und Zuschnüren der Senkel erspart und zudem, wenigstens in der ursprünglichen ungefütterten Version, nicht so warm ist wie ein Schnürschuh. Bald gab es den Loafer nicht mehr nur in der einfachen Urform, sondern auch als rahmengenähte Version. Heute ist der Loafer längst als Klassiker akzeptiert – doch bei wirklich formellen Anlässen sollte man immer noch den Schnürschuh vorziehen.

Der Tasselloafer geht auf dieselbe Konstruktion zurück, die wir heute bei Bootsschuhen finden. Die Schnürsenkel werden durch Ösen oder »Tunnel« einmal um den Schuh herumgeführt und auf dem Spann zu einer Schleife geschlossen. Nur daß beim Ur-Tasselloafer die Enden der Schnürsenkel mit Lederbommeln verziert waren. Die amerikanische Firma Alden reklamiert für sich, in den vierziger Jahren diese ursprüngliche Konstruktion dahingehend verbessert zu haben, daß der Schuh aufgrund einer optimierten Paßform keiner Schnürung mehr bedurfte und die »tassels« nur noch der Dekoration dienten. Wer also das Original will, bekommt es bei Alden.

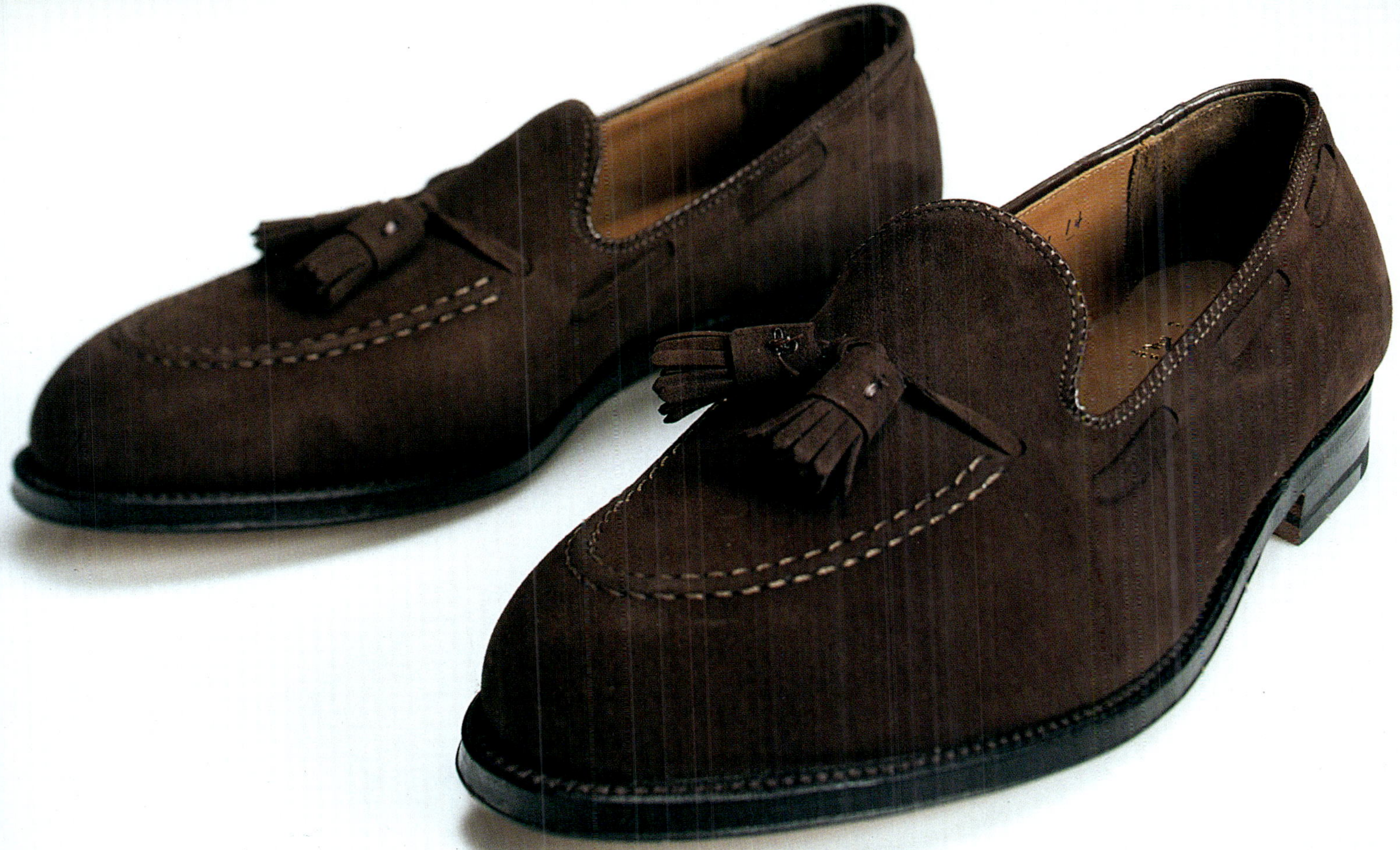

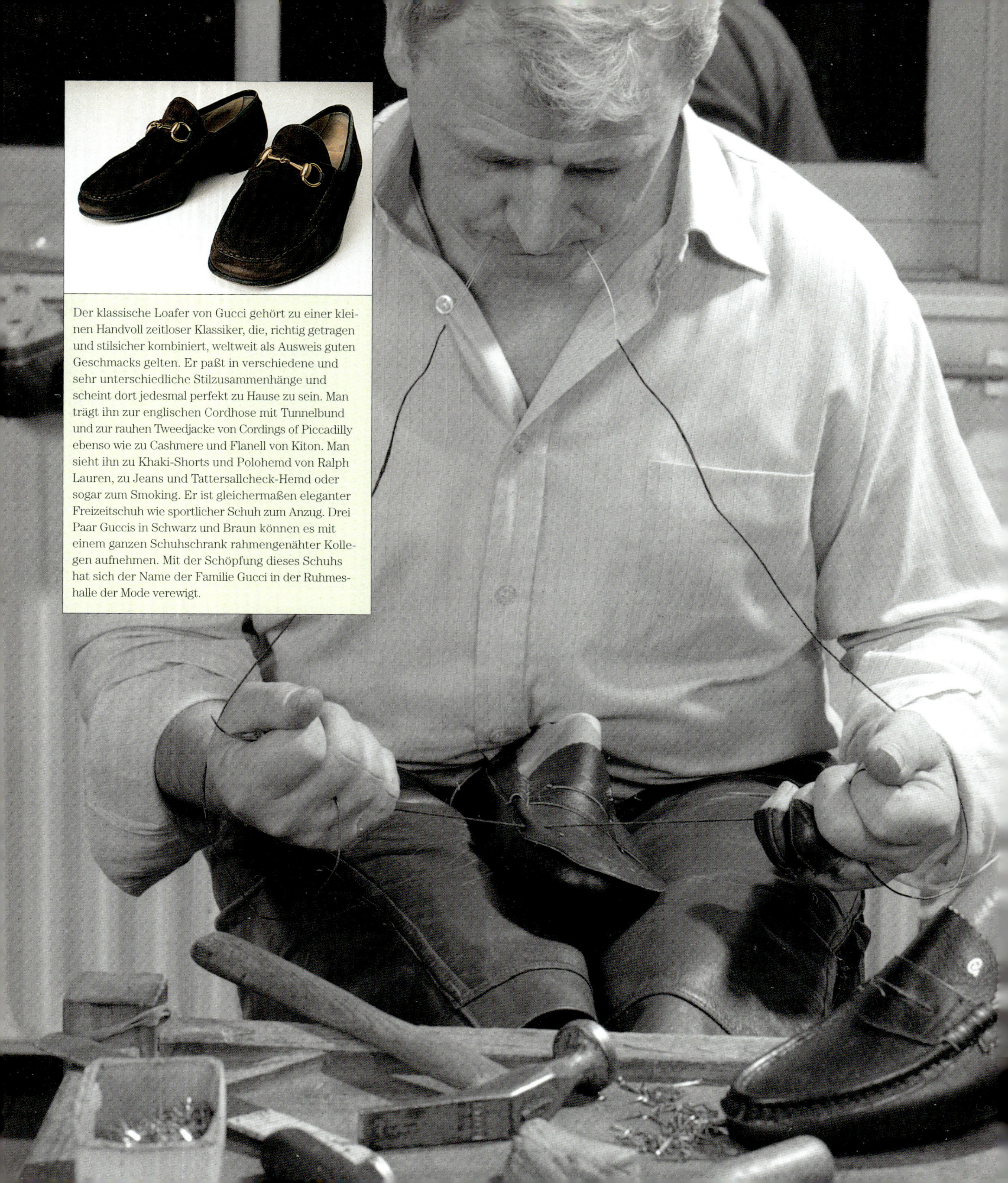

Der klassische Loafer von Gucci gehört zu einer kleinen Handvoll zeitloser Klassiker, die, richtig getragen und stilsicher kombiniert, weltweit als Ausweis guten Geschmacks gelten. Er paßt in verschiedene und sehr unterschiedliche Stilzusammenhänge und scheint dort jedesmal perfekt zu Hause zu sein. Man trägt ihn zur englischen Cordhose mit Tunnelbund und zur rauhen Tweedjacke von Cordings of Piccadilly ebenso wie zu Cashmere und Flanell von Kiton. Man sieht ihn zu Khaki-Shorts und Polohemd von Ralph Lauren, zu Jeans und Tattersallcheck-Hemd oder sogar zum Smoking. Er ist gleichermaßen eleganter Freizeitschuh wie sportlicher Schuh zum Anzug. Drei Paar Guccis in Schwarz und Braun können es mit einem ganzen Schuhschrank rahmengenähter Kollegen aufnehmen. Mit der Schöpfung dieses Schuhs hat sich der Name der Familie Gucci in der Ruhmeshalle der Mode verewigt.

Mokassin auf italienisch

Bis zum Ersten Weltkrieg gaben die Engländer weltweit die Grundformen des Herrenschuhs vor, so wie die gesamte Herrenkleidung englischen Mustern und Vorgaben folgte, von geringen lokalen Abweichungen abgesehen. Selbst die große ungarische Schuhmachertradition folgte stilistisch den englischen Vorgaben. Lediglich die Amerikaner gaben neue Impulse, zum Beispiel durch den Loafer, der über den Großen Teich den Weg in den Schuhschrank des Gentleman fand. Die neuen amerikanischen Schuhformen inspirierten nach dem Zweiten Weltkrieg die Italiener zu einer völlig neuen Art des leichten und weichen Herrenschuhs, der viel besser zu der innovativen Linie der italienischen Schneider paßte als der traditionelle englische Oxford, Derby oder Brogue. So hat der Mann heute in der klassischen Garderobe die Wahl zwischen einem internationalen Stil mit wahlweise englischer oder italienischer Ausrichtung. Gerade bei Schuhen wird dies häufig und gern praktiziert. Viele Liebhaber englischen Schuhwerks besitzen auch einige Paar Guccis, die zum leichten Sommeranzug viel besser aussehen als der traditionelle Oxford. Es gibt auch Männer, die ausschließlich auf die Kunst italienischer Schuhmacher vertrauen. Sie lieben das anschmiegsame, handschuhweiche Leder südländischer Mokassins. Die Nachteile geringerer Haltbarkeit und schnellerer Ermüdung der Füße nehmen sie gern in Kauf, wenn sie dafür nur einen Schuh bekommen, der leicht und weich wie ein Hauspantoffel ist und den Fuß optisch verkleinert. Sie finden, daß die feinen Nähte, die dünne Sohle und das sich manchmal geradezu seidig anfühlende Leder am besten zu den ebenso fein verarbeiteten Erzeugnissen italienischer Schneiderkunst paßt. Denn was der italienische Schneider anstrebt, ist Leichtigkeit und ungezwungene Eleganz. Beide Attribute passen auch zu den Erzeugnissen italienischer Schuhmacher, die Konfektion und Maßarbeit in ausgezeichneter Qualität hervorbringen. Dabei waren die Gucci-Loafer lange Zeit die erste Wahl. Im Moment fristet dieser Klassiker in den Schuhkollektionen von Gucci eher ein kümmerliches Dasein. Die Zeiten, als er in tomatenrotem oder mittelblauem Wildleder zu haben war, scheinen angesichts des in dem renommierten italienischen Modehaus vorherrschenden Schwarz, Grau und Braun vorbei zu sein. Doch die Mode ist ein launisches Geschöpf und vielleicht zaubert sie eines Tages auch wieder einen orangeroten Loafer in das Sortiment von Gucci.

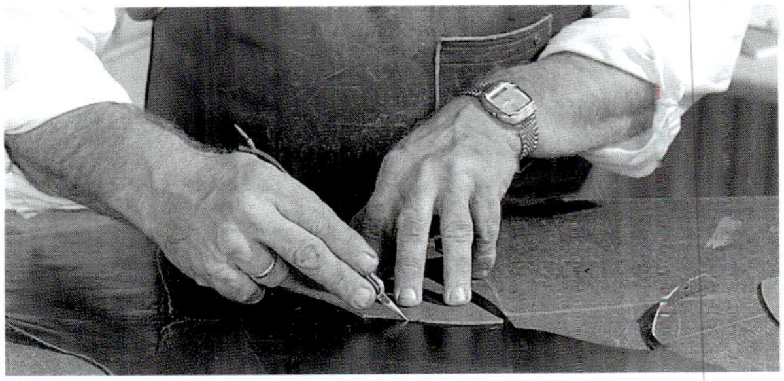

Wie beim rahmengenähten Schuh beginnt der Bau eines Mokassins mit dem Ausschneiden der Oberlederteile. Das erfolgt in Italien wie hier in Holland bei Greve per Hand.

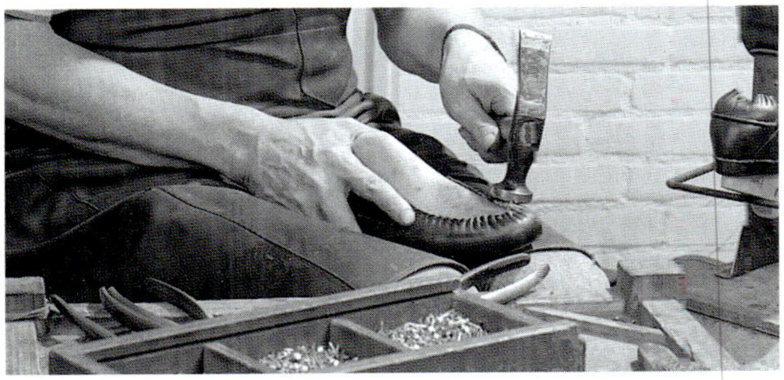

Im zweiten Fertigungsschritt wird das vorher zusammengenähte Oberleder von unten über den Leisten – und damit auch über die Brandsohle – gezogen, sowie provisorisch am Leisten fixiert. Wir sehen auf dem Bild, wie der Schuhmacher des holländischen Herstellers dazu kleine Nägel durch das Oberleder in den Leisten treibt. Im nächsten Schritt wird das Oberleder geschlossen, indem das fehlende Oberteil angenäht wird. Danach können die kleinen Nägel wieder entfernt werden, da das Oberleder nun fest den Leisten umschließt.

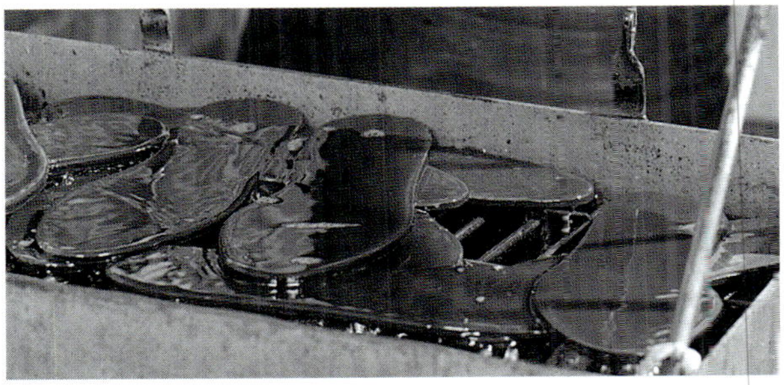

Bei einem Mokassin wird die Sohle durchgenäht. Das bedeutet, daß eine Naht durch Brandsohle und Zwischensohle hindurchgeht. Die Laufsohle wird dann jedoch aufgeklebt, was im Bild gerade vorbereitet wird. Wenn ein Loch in diese Sohle gelaufen wurde, kann sie wegen des Klebstoffs nicht entfernt werden. Deshalb wird sie abgeschliffen, um eine Ersatzsohle anzubringen.

Monkstrap – der Schuh mit der Schnalle

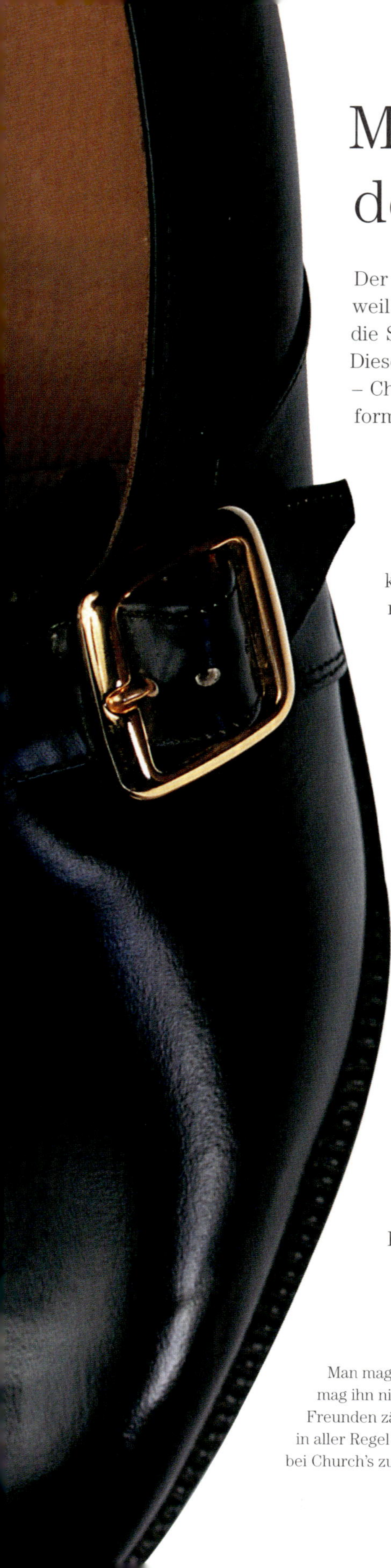

Der »monkstrap shoe« heißt so, weil sein Schnallenverschluß an die Sandalen der Mönche erinnert. Dieses – im übrigen sehr praktische – Charakteristikum hat der Schuhform genauso viele Freunde wie Feinde beschert. Die Freunde dieses Schuhs schätzen seinen festen Sitz und die einfache Handhabung der Schnalle, die, im Gegensatz zum Schnürsenkel, nicht im falschen Moment reißen kann. Die Feinde des Monkstraps finden ihn affektiert und überflüssig. So muß jeder selbst entscheiden, ob er das Mittelding zwischen dem formellen Schnürschuh und einem lockeren Loafer mag oder nicht mag. Objektiv ist gegen den Monkstrap jedenfalls nichts einzuwenden, wenn man von geringfügigen kleinen Nachteilen absieht. Es ist zum Beispiel möglich, daß der Sitz des Hosensaums beeinträchtigt wird. Er kann sich in der Schnalle verfangen oder auf der hervorstehenden Zunge aufsitzen. Deshalb sehen Schnallenschuhe auch nur dann richtig gut aus, wenn sie zu sehr schmal geschnittenen Hosenbeinen mit geringer Fußweite getragen werden, die zudem so kurz sind, daß sie gar nicht oder kaum den Schuh berühren. Dann kommen die eleganten Züge des langen Vorderblattes und der Messingsschnalle voll zur Geltung, und man weiß endlich, woran einen diese Schuhe wirklich erinnern. Nicht an die Schuhe unter einer Mönchskutte, sondern an die Schuhe der drei Musketiere, die ebenfalls von großen blankpolierten Schnallen geziert waren. Wen das nicht für diese Schuhe einnimmt, der muß wohl oder übel bei Schnürern und Loafern bleiben.

Man mag diesen Schuh oder man mag ihn nicht. Wer zu seinen Freunden zählt, der begeistert sich in aller Regel für den Westbury, der bei Church's zu den Klassikern zählt.

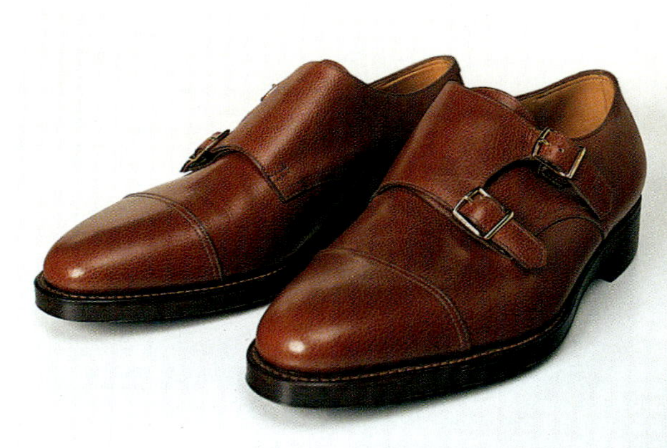

Wer von der Schnalle nicht genug kriegen kann, nimmt sie gleich in doppelter Ausführung. Vor allem Franzosen schätzen diesen Stil, obwohl der Zugewinn an Bequemlichkeit und festem Sitz durch die zweifache Schnalle nur unerheblich sein dürfte.

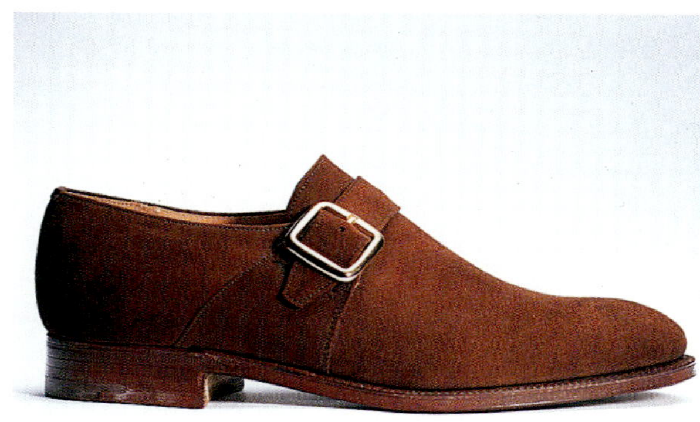

Die meisten Herren ziehen schwarze Schnallenschuhe vor. Man sieht sie viel in Frankreich, zu dunkelgrauer Hose und Blazer. Der Schnallenschuh aus Rauhleder, hier der Westbury Suede von Church's, ist nur etwas für fortgeschrittene Fans dieser Schuhform.

Das andere Wort für wetterfest

Rahmengenähte Schuhe haben einen konstruktionsbedingten Nachteil, sie sind nämlich nicht wasserdicht. Allerdings stellt dies in der Regel kein Problem dar, weil die meisten rahmengenähten Schuhe in der Stadt getragen werden und nicht auf langen ländlichen Spaziergängen im strömenden Regen. Für genau diesen Anlaß eignen sich Schuhe, die nach der Veldtschoen-Methode gebaut sind. Der Name kommt aus dem Afrikaans, übersetzt heißt »veldtschoe« – oder korrekt »veldskoen« – Feldschuh und besagt damit genau, wofür diese Schuhe gedacht sind: für die Arbeit auf dem Feld oder, im übertragenen Sinne, für die Countrywear. Hier leisten sie bessere Dienste als der rahmengenähte Schuh. Bei der Veldtschoen-Methode wird das Oberleder nach außen umgebogen und mit der Brandsohle und dem Rahmen vernäht. An den Rahmen wird dann, als zusätzlicher Schutz gegen Nässe, eine Kunststoffsohle oder eine extradicke, doppelte Ledersohle geklebt oder genäht. Der Regen läuft an dem nach außen gestülpten Oberleder ab und kann auch durch den Rahmen nicht mehr eindringen. Wenn es sich um einen Schuh mit offener Schnürung handelt, wird außerdem das Oberleder so mit den Seitenteilen verbunden, daß unter der Schnürung kein Wasser eindringen kann. Natürlich ist auch ein solcher Schuh niemals in dem Maße wasserdicht wie etwa ein Gummistiefel oder eine Gummigalosche, doch immerhin kann man damit eine ganze Weile durch den Regen gehen, ohne nasse Füße zu bekommen. Veldtschoen-Schuhe werden nur noch von einigen wenigen Herstellern gebaut, wie zum Beispiel Tricker's, deren Country-Collection einige Veldtschoen-Modelle umfaßt. Ein weiterer Hersteller von »veldts«, wie die wasserdichten Schuhe oft auch genannt werden, ist Joseph Cheaney & Sons in Desborough, eine traditionsreiche Firma, die bereits 1886 gegründet wurde. Die Country-Collection von Cheaney bietet sogar ein gutes Dutzend verschiedener Veldtschoen-Modelle. Allerdings bekommt man die »veldts« von Tricker's oder Cheaney kaum außerhalb Englands. Daher sollten Sie bei Ihrer nächsten Reise auf die Insel diese Schuhe auf Ihre Shoppingliste setzen, sofern Sie Verwendung für wirklich regenwettertaugliche Fußkleidung haben.

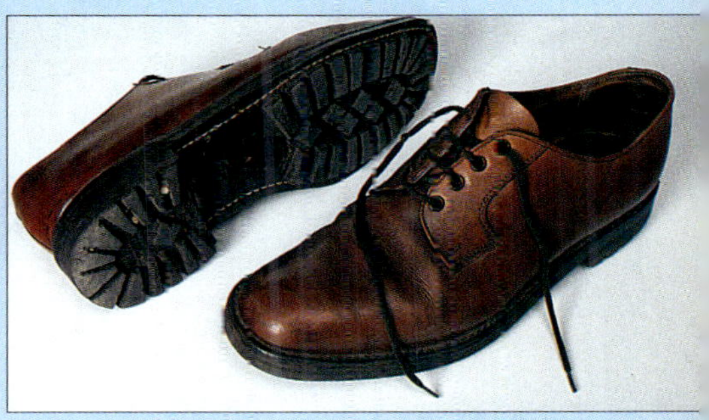

Damit die »veldts« rundum wasserdicht und geländegängig sind, werden sie meist mit einer Profilsohle aus Vibram geliefert. Sie wird wie eine Ledersohle flexibel vernäht.

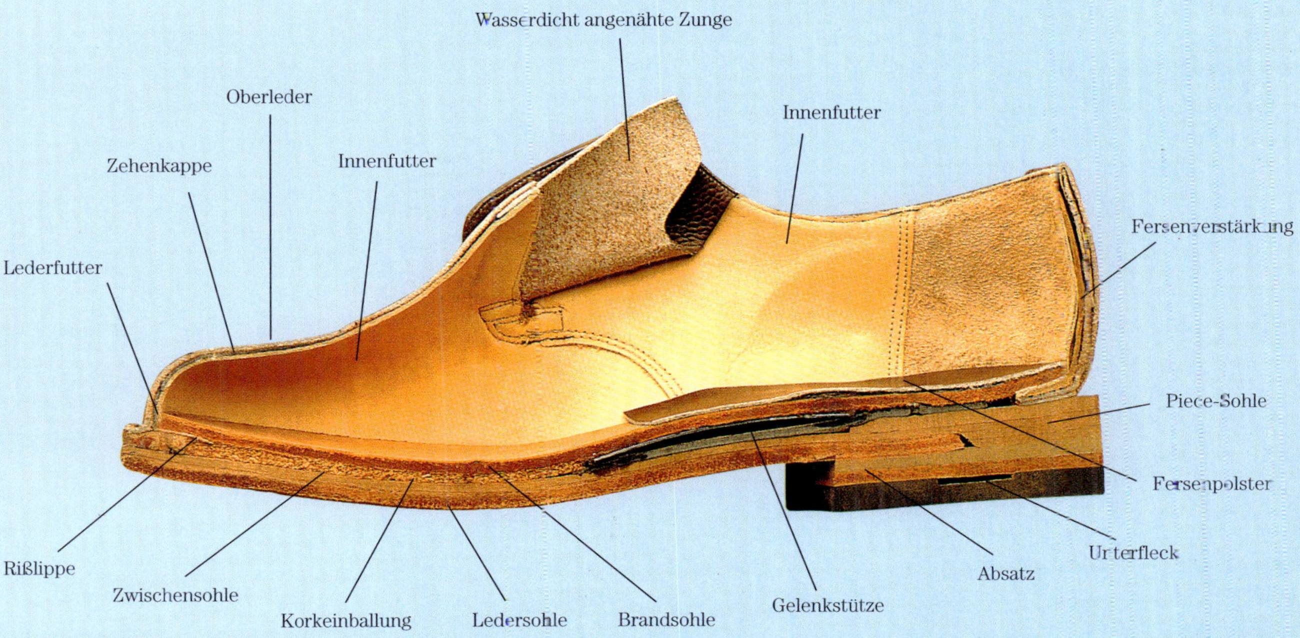

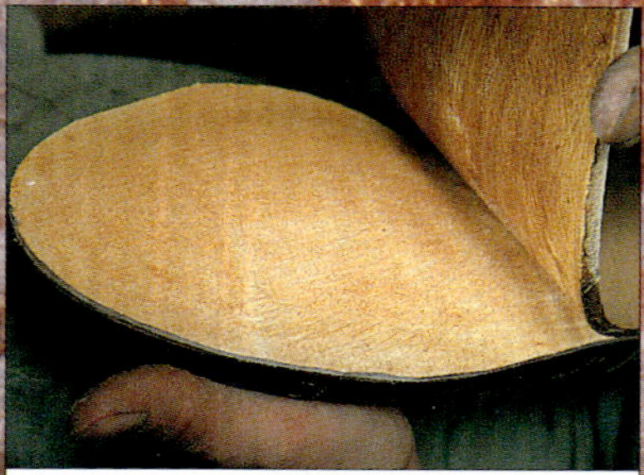

Das Sohlenleder guter Schuhe ist ebenso hochwertig, wie das der Oberteile. Für die Innensohle, die mit dem Fuß direkt in Kontakt ist, werden nur pflanzlich gegerbte Häute verwendet.

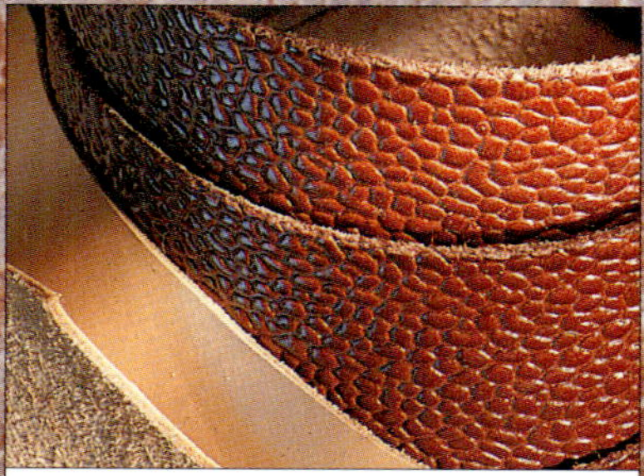

Kalbsleder ist das Standardmaterial für Herrenschuhe. Allerdings wird es heute immer schwerer, gute Ware zu bekommen. Die moderne Viehzucht hat die Qualität jedenfalls nicht verbessert.

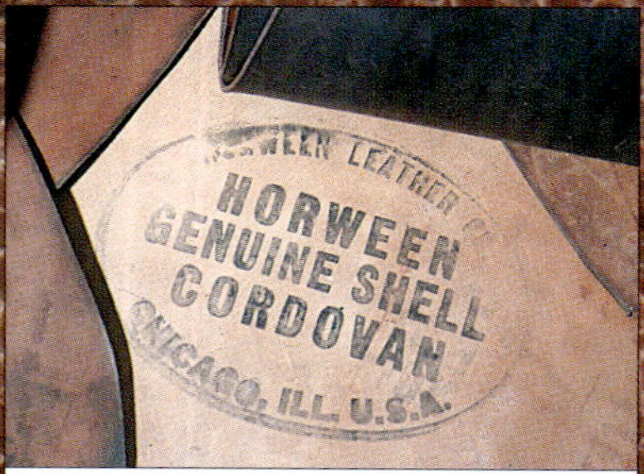

Gutes Pferdeleder ist heute zu einem teuren, weil raren Material geworden. Als Rohstoff für Schuhe ist es erst seit den achtziger Jahren dieses Jahrhunderts in das Bewußtsein der Öffentlichkeit gelangt.

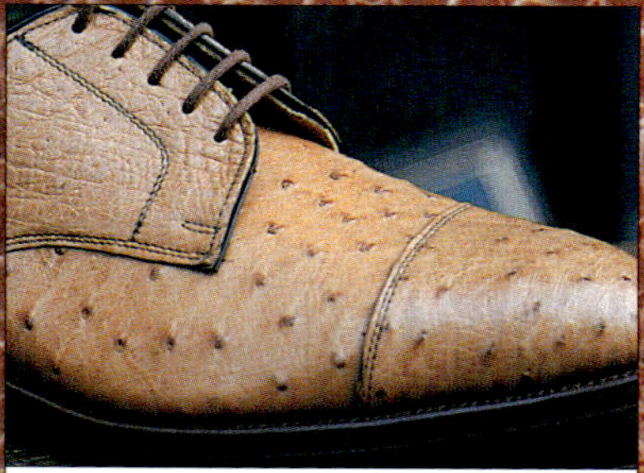

Am Straußenleder scheiden sich die Geister. Die einen lieben es, die anderen finden es abstoßend. Auf jeden Fall erregt ein Paar Schuhe aus der als exotisch angesehenen Haut Aufsehen, was den Gentleman natürlich skeptisch macht.

Die Haut von Reptilien wird schon seit langer Zeit als Obermaterial für Schuhe verwendet. Echtes und legal eingeführtes Leder dieser Art ist heute aber viel seltener als Imitationen aus geprägtem Kalbsleder.

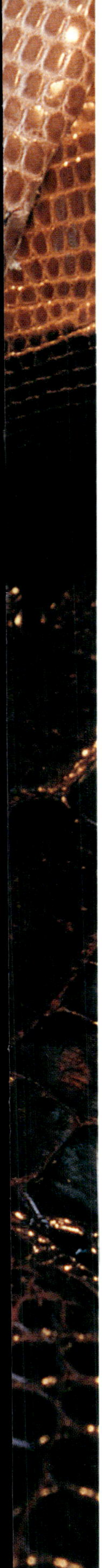

Leder ist nicht gleich Leder

Der Begriff »Leder« bezeichnet gemeinhin die Haut eines Tieres, die durch den Vorgang des Gerbens haltbar und geschmeidig gemacht wurde. Ließe man eine abgezogene Tierhaut ohne weitere Behandlung trocknen, würde sie einfach nur hart und brüchig werden. Genau dies verhindert man, indem die von Haaren, Oberhaut und Unterhaut befreite Lederhaut bestimmten Gerbstoffen ausgesetzt wird. Die Gerbstoffe vernetzen die Gewebefasern untereinander und sorgen somit dafür, daß die Tierhaut dehnbar, elastisch und atmungsaktiv wird. Das häufigste Gerbverfahren für das Oberleder hochwertiger Herrenschuhe ist die Chromgerbung mit basischen Chromsalzen. Das Sohlenleder wird meist pflanzlich (vegetabil) gegerbt, und zwar mittels der sogenannten Grubengerbung, dem ältesten bekannten Gerbverfahren. Zusätzlich wird es gewalzt oder gehämmert, damit es die richtige Härte bekommt.

Das klassische Leder für Herrenschuhe ist Kalbsleder oder »boxcalf«, so benannt nach dem Londoner Schuhmacher Joseph Box. Frankreich liefert traditionell die besten Qualitäten. Kalbsleder wird sowohl zu Glattleder als auch zu gekörntem »scotchgrain« und zu Rauhleder verarbeitet. Bei letzterem wird die Rückseite des Leders mechanisch aufgerauht, wodurch eine mehr oder minder samtartige Oberfläche entsteht. Aufgerauhtes Leder bezeichnet man auch als Veloursleder. Der englische Name für solches Rauhleder ist »reversed calf«, doch es rangiert oft auch unter dem Namen »buckskin«. »Buck« ist das englische Wort für Bock und meint das männliche Tier verschiedener Paarhufer wie Hirsch, Gemse und Antilope. Es mag manch einen überraschen, daß das Leder dieser Tiere zu Schuhen verarbeitet wird, doch tatsächlich verbirgt sich hinter dem vornehm klingenden »chamois« nichts anderes als Gamsleder, und das feine »chevreau« stammt von der Ziege. Heute wird »buck« aber oftmals nur noch als Synonym für Rauhleder gebraucht, in Amerika ist es sogar die Bezeichnung für eine bestimmte Art von hellen Sommerschuhen, die aus einfachem Kalbsleder hergestellt werden. Zu rahmengenähten Schuhen wird neben Kalbsleder auch Pferdeleder verarbeitet. Pferdeleder ist besonders teuer, da ausschließlich das Leder von der Hinterhand des Pferdes für die Schuhfabrikation geeignet ist. Um sich vor Fälschungen zu schützen, sollten Pferdelederschuhe nur von namhaften Herstellern erstanden werden, zum Beispiel von der Alden Shoe Company oder Florsheim, den weltweit führenden Anbietern von Pferdelederschuhen. Für italienische Mokassins wird neben Kalbsleder und verschiedenen weichen Bockledern auch gern die Haut freilebender Nabelschweine genommen, sogenanntes Pekari-Leder, das eine charakteristische Körnung aufweist. Abgesehen von den Häuten zahlreicher Säugetiere wird auch Eidechsen- und Krokodilleder zu Schuhen verarbeitet, allerdings nicht zu solchen, die als besonders stilvoll gelten können. Sogar der Vogel Strauß muß seine Haut für menschliches Schuhwerk lassen, und es gibt keinen berühmten Maßschuhmacher, der nicht einen Straußenlederschuh in seiner Mustersammlung hätte. Obgleich man auf dieses Leder gut verzichten könnte, denn sein ästhetischer Wert als Schuhmaterial ist eher gering, erinnert es doch allzusehr an die stark vergrößerte Haut eines gerupften Huhns.

Die guten Schuhmarken dieser Welt zeichnen sich auch dadurch aus, daß ihre Produkte nicht nur gut verarbeitet, sondern aus dem besseren Leder gemacht sind. Dabei kann es durchaus vorkommen, daß ein Hersteller von Konfektionsschuhen engere Kontakte zu den Gerbereien hat als der kleine Maßschuhmacher um die Ecke. Eine gute und bewährte Marke ist oft der beste Garant für gutes Leder, da selbst der Fachmann am fertigen Schuh kaum noch die Qualität des Rohmaterials beurteilen kann.

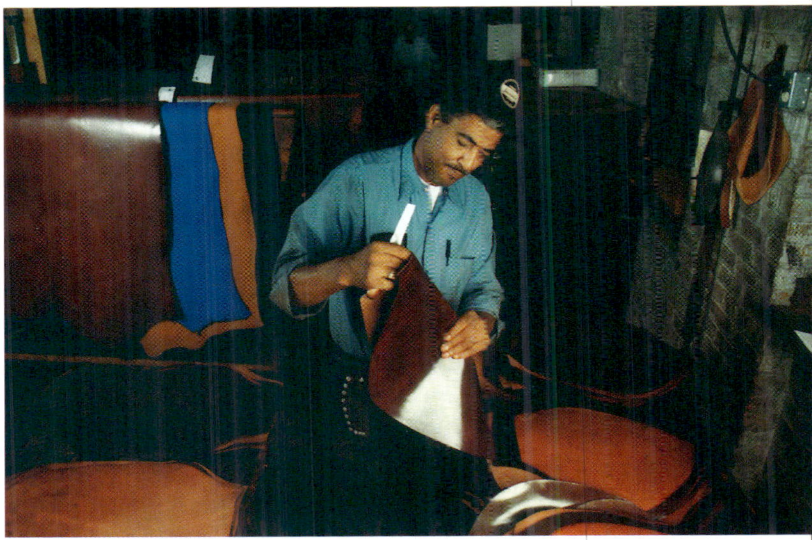

Die amerikanische Gerberei Horween gilt als der weltweit beste Lieferant von Pferdeleder. Alle namhaften Hersteller beziehen es von dieser traditionsreichen Firma.

Das Zentrum der Schuhwelt

Englische Herrenschuhe und Northampton werden stets in einem Atemzug genannt. Tatsächlich gab es dort gegen Ende der sechziger Jahre noch über 100 kleine Familienbetriebe, die auf traditionelle Weise Schuhe fertigten. Sie haben den Ruf der Region als Hochburg der Schuhmacherkunst begründet. Ende der achtziger Jahre sind davon kaum zwanzig Betriebe übriggeblieben, unter ihnen Church's, Tricker's, Crockett & Jones und Cheaney. Außerhalb Englands ist Church's sicherlich die bekannteste der vier Marken. Das liegt zum einen daran, daß Church's früh mit dem Export begonnen hat und zudem in wichtigen Metropolen mit exklusiven Church's-Boutiquen präsent ist, wie in London, Paris, New York, Brüssel und Hongkong. So sind zum Beispiel die beiden Church's-Geschäfte in Brüssel strategisch äußerst günstig plaziert, weil dort nicht nur die Belgier und ihre Nachbarn aus Frankreich, Deutschland und den Niederlanden kaufen, sondern auch die Mitarbeiter der EU- und der NATO-Institutionen. Zum anderen bietet Church's einen hohen Qualitätsstandard, eine breite Modellpalette mit einer großen Anzahl von Klassikern, die schon seit Jahrzehnten im Programm sind, und vor allem einen ausgezeichneten Reparaturservice, der es ermöglicht, ein Paar Church's vom nächstgelegenen Geschäft aus, das diese Schuhe führt, zwecks neuer Besohlung nach England einschicken zu lassen. Dort wird es in der Fabrik gründlich überholt, und nach drei Monaten ist Ihr Lieblingspaar so gut wie neu. Der hohe organisatorische Aufwand, der für einen solchen Service nötig ist, könnte von den kleineren Schuhherstellern unter dem heutigen ökonomischen Druck gar nicht geleistet werden.

Die übrigen Anbieter unterschieden sich in der Arbeitsweise zunächst kaum von ihrem großen Konkurrenten. Alle haben sie Mitte bis Ende des 19. Jahrhunderts angefangen. Damals wurden die Schuhe noch zum großen Teil in Heimarbeit angefertigt. Lediglich die Oberlederteile wurden zentral zugeschnitten, um sie

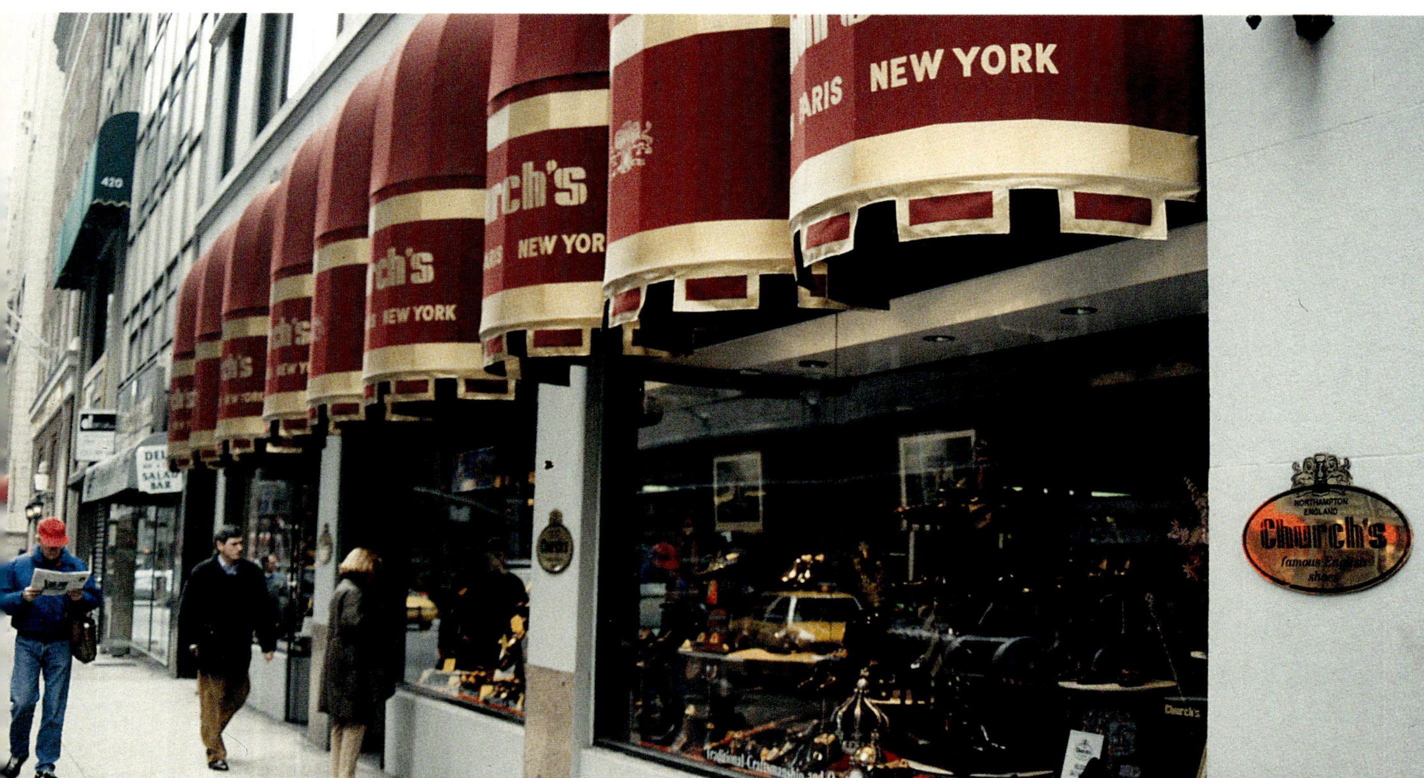

Das Church's-Schuhgeschäft in der New Yorker Madison Avenue wurde schon 1930 eröffnet. In der Anfangszeit trugen die Verkäufer dort schwarze Jacken und gestreifte Hosen, was die New Yorker begeisterte.

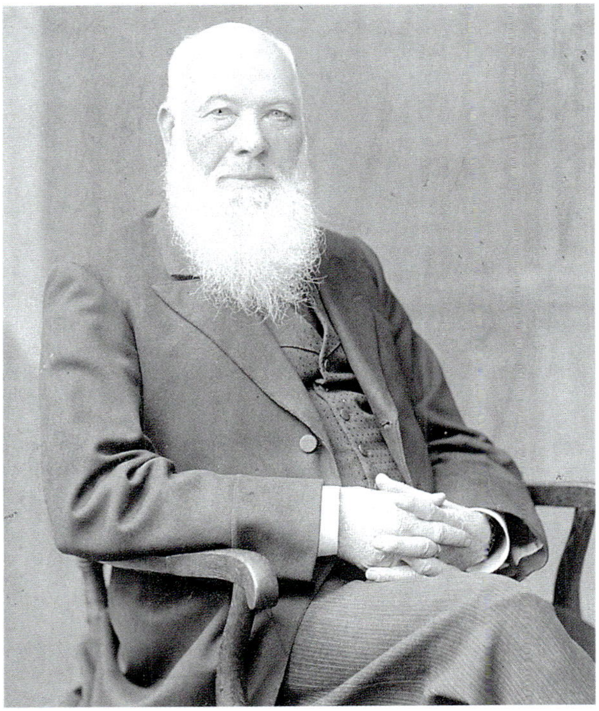

Der 1826 geborene Thomas Church war der Vater der späteren Firmengründer Alfred, William und Thomas Church. Sie eröffneten zusammen mit ihrem Vater 1873 die Fabrik, die bis heute im Besitz der Familie geblieben ist.

dann an die einzelnen Spezialisten weiterzureichen, die in ihren kleinen häuslichen Werkstätten jeweils einen bestimmten Arbeitsschritt ausführten. Auf diese Weise wechselte der Schuh immer wieder die Werkstatt und wurde nach und nach von verschiedenen Handwerkern aufgebaut. Mit wachsendem Erfolg leisteten sich die Schuhfabrikanten dann eigene Produktionsstätten, die alle Arbeitsgänge unter einem Dach vereinigten. Die Erfindung einer speziellen Nähmaschine im Jahre 1872, die das aufwendige und kräftezehrende Zusammennähen von Oberleder und Rahmen erleichterte und beschleunigte, machte den Namen des Amerikaners Charles Goodyear unsterblich. Church's installierte diese und andere Maschinen 1873 in dem neuen Gebäude in der Duke Street in Northampton.

Der innovative Ansatz von Church's bestand darin, ihrem Produkt den eigenen Firmenstempel aufzudrücken. In der Zeit um 1900 wären die meisten Hersteller gar nicht auf die Idee gekommen, ihre Schuhe unter einem eigenen Label zu vermarkten. Sie produzierten für Herrenausstatterläden und Schneider, die die Schuhe unter ihrem eigenen Namen verkauften. Diese Praxis ist auch heute noch üblich, so wurden zum Beispiel zeitweise bei Edward Green auch die Schuhe für John Lobb Paris hergestellt und Crockett & Jones machen die rahmengenähten Schuhe für Ralph Lauren sowie für den englischen Ausstatter Hackett. Doch Church's eröffnete seit 1921 eigene Läden, zunächst in London, aber 1930 sogar schon in der Madison Avenue in New York. Amerika war dann lange der wichtigste Exportmarkt. Heute ist es Europa – und man bekommt in jeder großen europäischen Stadt Schuhe der Marke Church's. Für eine ebenso traditionsreiche Marke wie Tricker's ist es schwer, einen solchen Vorsprung im Vertrieb und in der Bekanntheit wettzumachen. Wahrscheinlich aber genügt es Tricker's und anderen kleineren Herstellern, in ihrem Heimatland England einen exklusiveren Ruf als Church's zu genießen, kann Tricker's sich doch als Lieferant des Königshauses mit dem Wappen des Prince of Wales schmücken. Doch selbst wenn Church's diese Auszeichnung noch nicht vergönnt ist – obwohl es durchaus Mitglieder der königlichen Familie geben soll, die Church's tragen – und selbst wenn es Schuhe gibt, die als noch englischer und vielleicht als noch besser gelten, ist Church's für die meisten, die etwas von Schuhen verstehen, der Inbegriff des englischen Konfektionsschuhs.

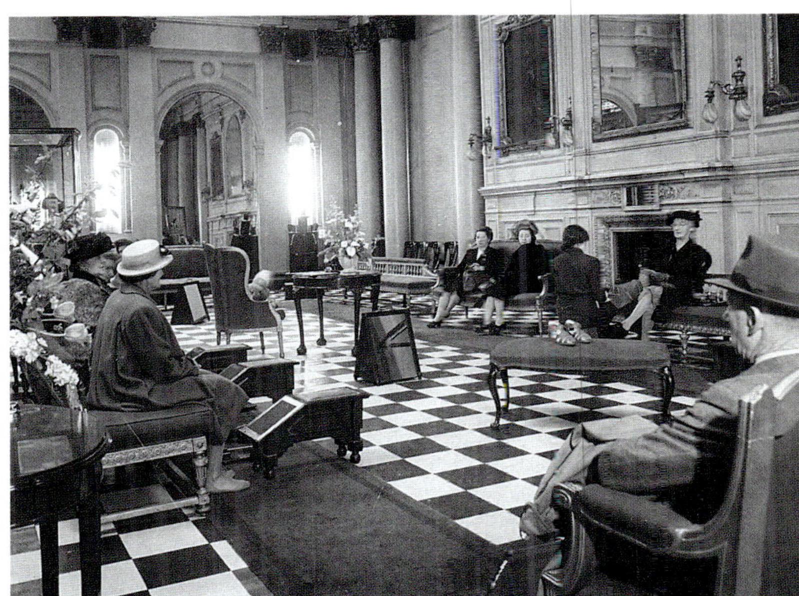

Babers in der Oxford Street gehört der Familie Church seit den 1920ern. Das Geschäft verkauft mehr Church's-Schuhe als jeder andere Schuhladen der Welt.

Das Werkzeug des Schuhmachers

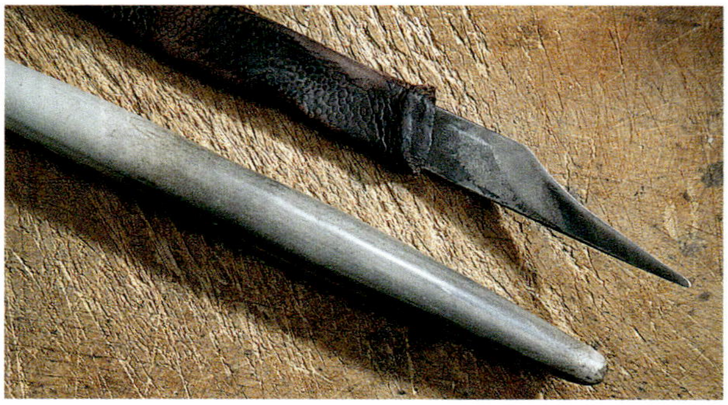

Mit dem scharfen Messer schneidet der »clicker« oder Zuschneider die Einzelteile des Oberleders zu. Der »clicker« hat in einer Schuhmanufaktur eine ähnlich wichtige Stellung wie der »cutter« in einer Schneiderei. Immerhin hat er die verantwortungsvolle Aufgabe, das wertvolle Rohmaterial zu zerschneiden. Gerade bei der Herstellung von Einzelpaaren kann ein Fehler hier für den Handwerker sehr teuer werden.

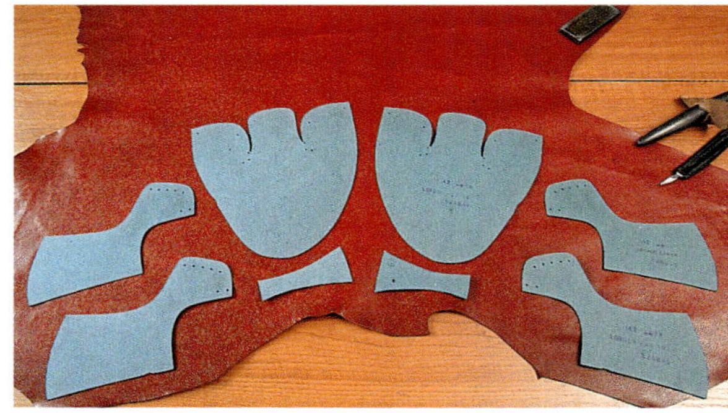

Zu jedem Schuhmodell gibt es Schablonen für jede Größe und Paßform, entsprechend groß ist die Zahl der Schablonen, die in einer großen Schuhmanufaktur aufbewahrt werden. Entlang der Schablone schneidet der »clicker« die Einzelteile des Oberleders zu. Bei der Herstellung von Maßschuhen werden die Schablonen individuell für jeden Kunden entwickelt, vergleichbar den Papiermustern der Maßschneider.

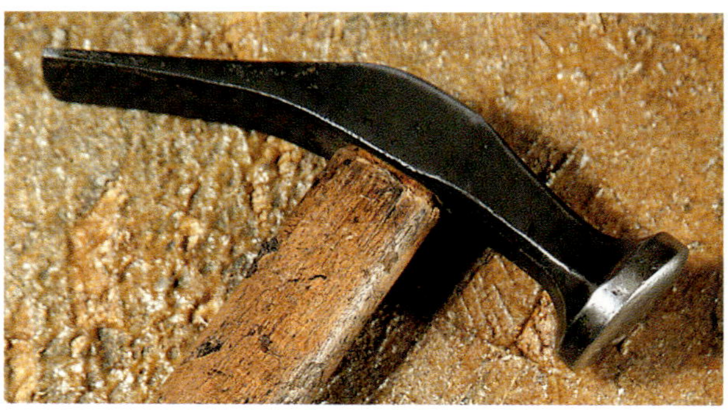

Der »laster« ist der Schuhmacher, der das Leder über den Holzleisten zieht und es provisorisch festnagelt. Wenn das Oberleder später fest mit dem Rahmen vernäht worden ist, werden die Nägel wieder herausgezogen. Der Hammer ist oftmals magnetisiert, um die Handhabung der vielen kleinen Nägel zu erleichtern.

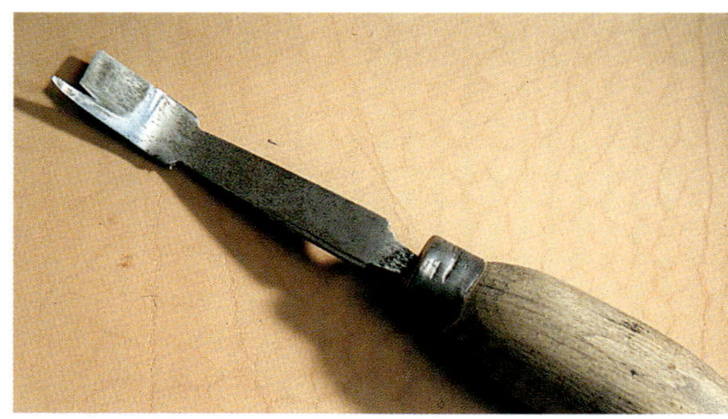

Mit dem »gouger«, einer Art Stechbeitel oder Hohlmeißel, hat man früher einen Tunnel in das Sohlenleder geschnitten, um darin die Sohlennaht zu versenken. Dies erfolgt heute mit Hilfe einer Maschine. Sie ahmt die manuelle Methode nach und hilft so, den Produktionsprozeß zu beschleunigen.

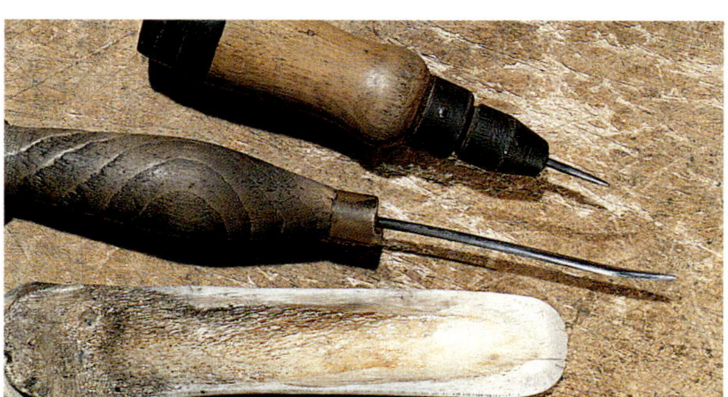

Um dickeres Leder nähen zu können, müssen Löcher vorgestochen werden. Dazu benutzt der Schuhmacher die Ahle. Bei aufwendigen Zierstickereien auf dem Oberleder wird auch heute noch mit diesem Werkzeug gearbeitet.

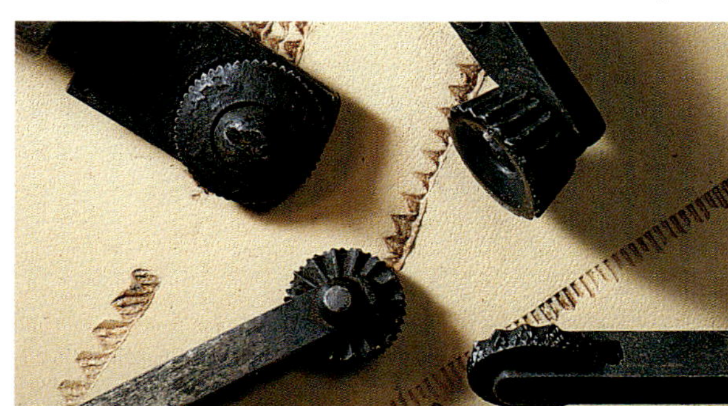

Mit dem »serrated stitch wheel« können dekorative Muster in das Leder geprägt werden, zum Beispiel zur Verzierung der Laufsohle. Dies geschieht in den großen Schuhmanufakturen heute mit maschineller Hilfe.

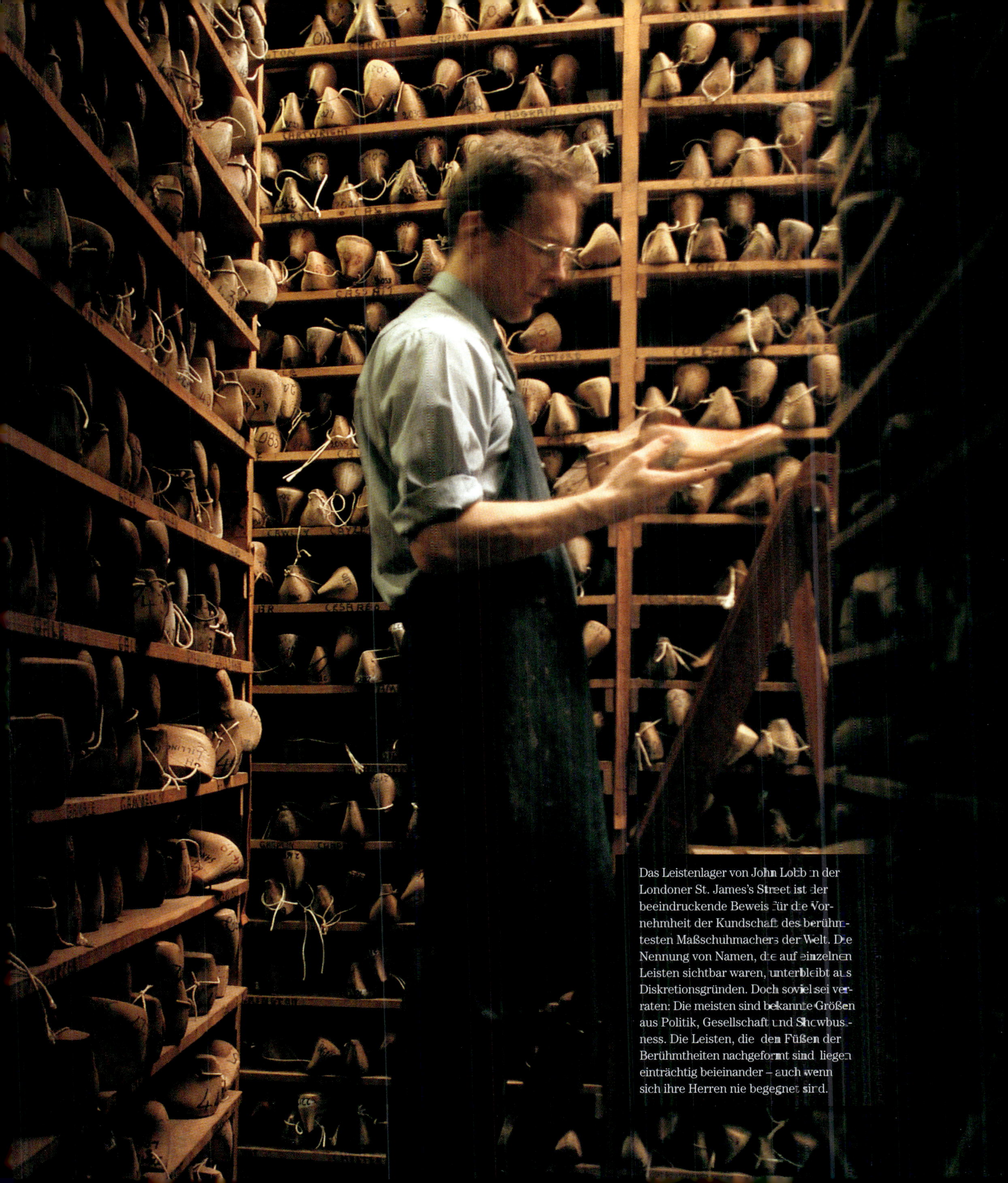

Das Leistenlager von John Lobb in der Londoner St. James's Street ist der beeindruckende Beweis für die Vornehmheit der Kundschaft des berühmtesten Maßschuhmachers der Welt. Die Nennung von Namen, die auf einzelnen Leisten sichtbar waren, unterbleibt aus Diskretionsgründen. Doch soviel sei verraten: Die meisten sind bekannte Größen aus Politik, Gesellschaft und Showbusiness. Die Leisten, die den Füßen der Berühmtheiten nachgeformt sind, liegen einträchtig beieinander – auch wenn sich ihre Herren nie begegnet sind.

Wie ein Schuh entsteht

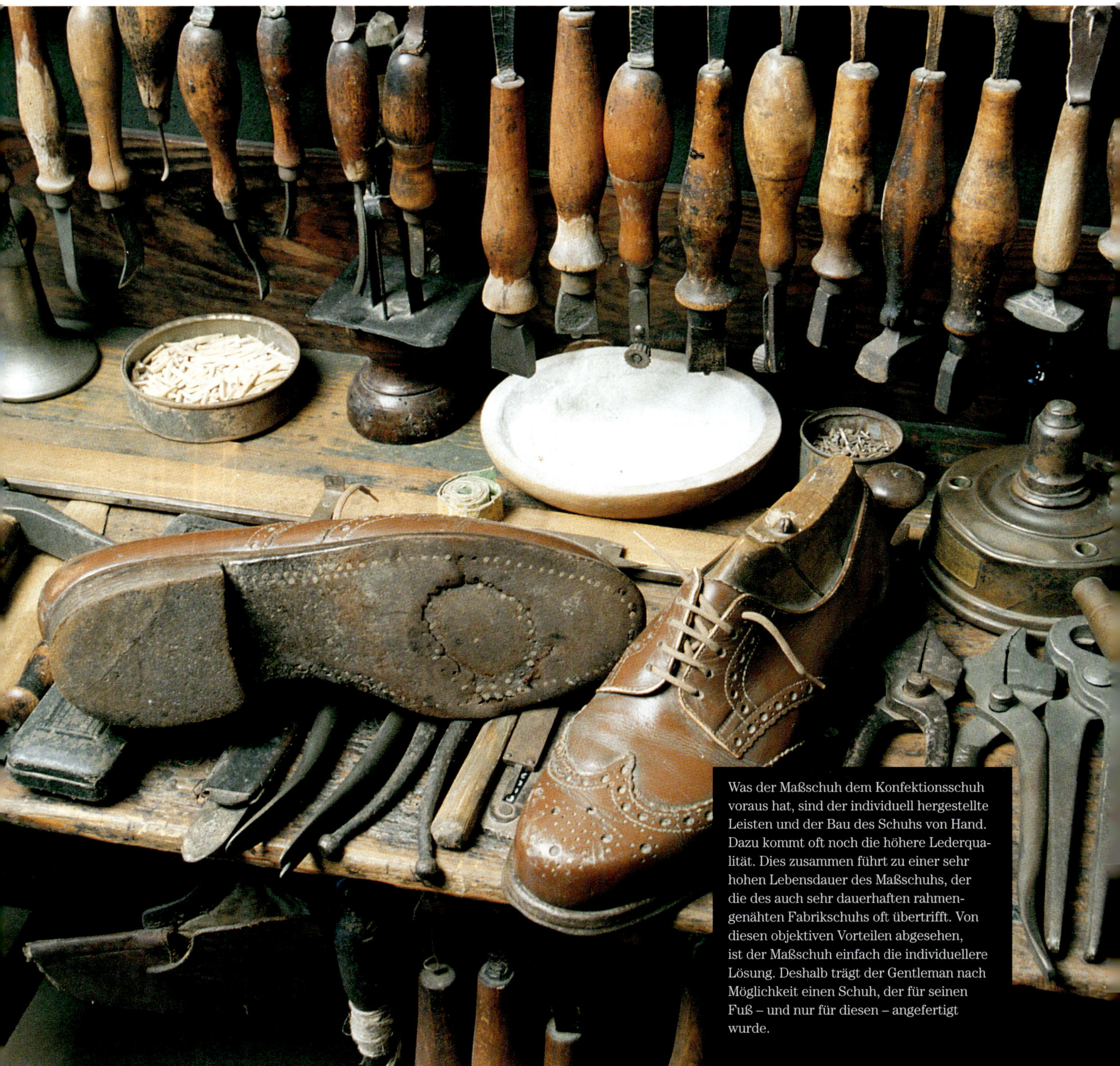

Was der Maßschuh dem Konfektionsschuh voraus hat, sind der individuell hergestellte Leisten und der Bau des Schuhs von Hand. Dazu kommt oft noch die höhere Lederqualität. Dies zusammen führt zu einer sehr hohen Lebensdauer des Maßschuhs, der die des auch sehr dauerhaften rahmengenähten Fabrikschuhs oft übertrifft. Von diesen objektiven Vorteilen abgesehen, ist der Maßschuh einfach die individuellere Lösung. Deshalb trägt der Gentleman nach Möglichkeit einen Schuh, der für seinen Fuß – und nur für diesen – angefertigt wurde.

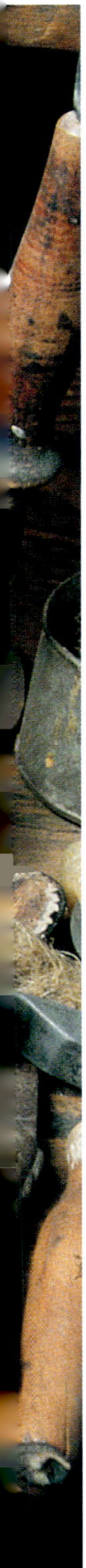

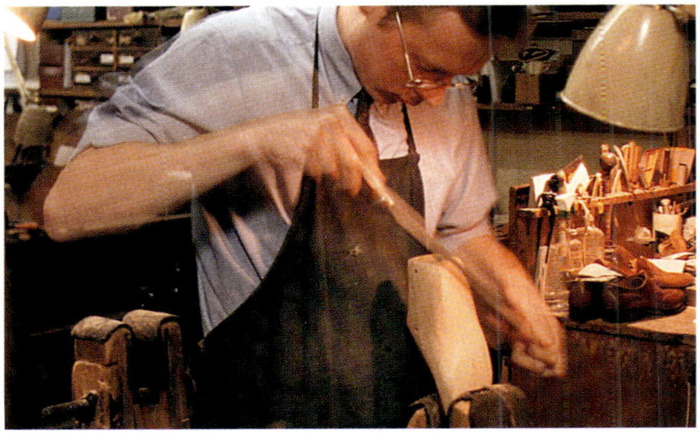

Der Leisten eines Konfektionsschuhs kann nur Durchschnittswerten genügen – dies allerdings mit sehr befriedigenden Ergebnissen. So gibt es bei Church's bis zu sechs Breitengrößen je Modell. Die meisten Männer sind mit einer davon gut bedient.

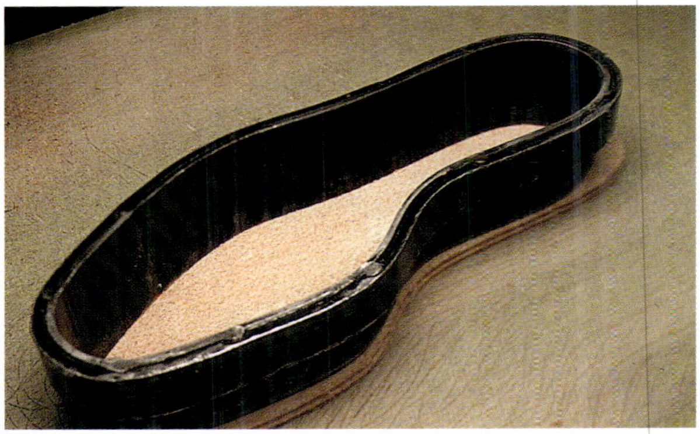

Bei industriell gefertigten Schuhen werden die Brandsohlen mit Hilfe einer Maschine in der richtigen Größe ausgestanzt, um den Materialverlust zu minimieren. Maßschuhmacher schneiden die Sohlen einzeln zu.

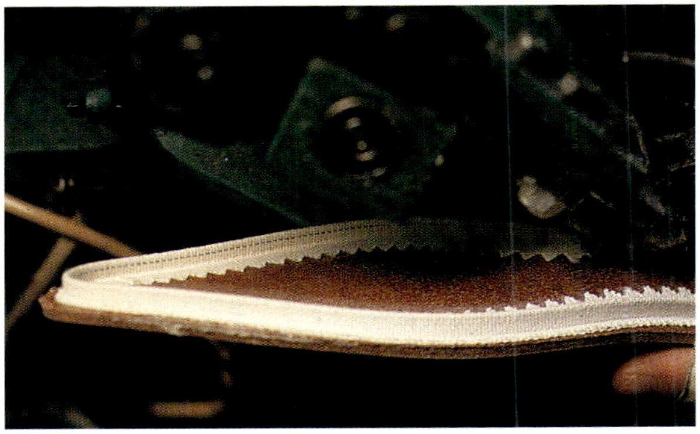

Nachdem die Brandsohle am Leisten befestigt wurde, wird ein schmaler Lederstreifen aufgeklebt – die Rißlippe. Daran werden später Rahmen und Oberleder angenäht. Dies macht den rahmengenähten Schuh stabil und flexibel.

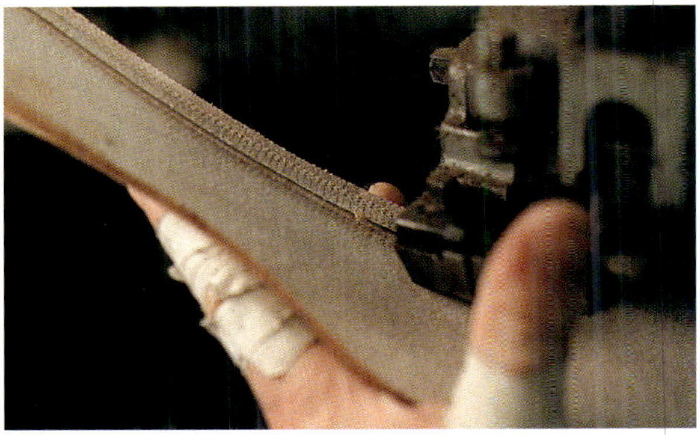

Die Rißlippe kann gleichermaßen aus der Brandsohle herausgearbeitet werden. So gehen auch die Maßschuhmacher vor, allerdings arbeiten sie dabei meist ohne eine Maschine. Sie schnitzen die Rißlippe aus der Brandsohle heraus.

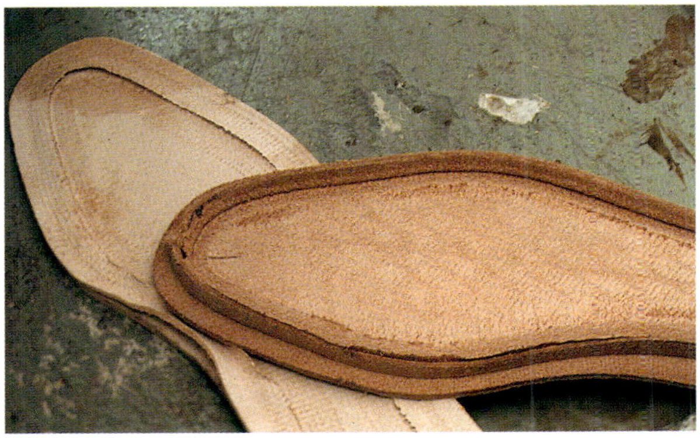

Zwei Brandsohlen mit herausgearbeiteter und hochgeklappter Rißlippe. Bei Church's kann in der Fertigung auf diese Alternative zur aufgeklebten Rißlippe zurückgegriffen werden.

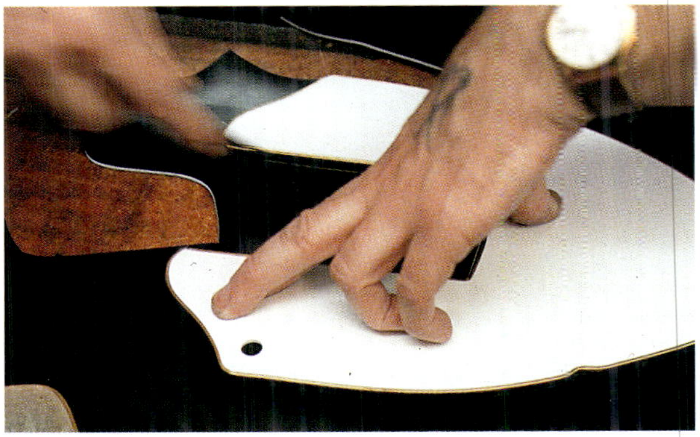

Während Brandsohle und Rißlippe vorbereitet werden, schneiden die »clickers« die Oberlederteile zu. Dabei benutzen sie Schablonen für die einzelnen Partien des Oberleders.

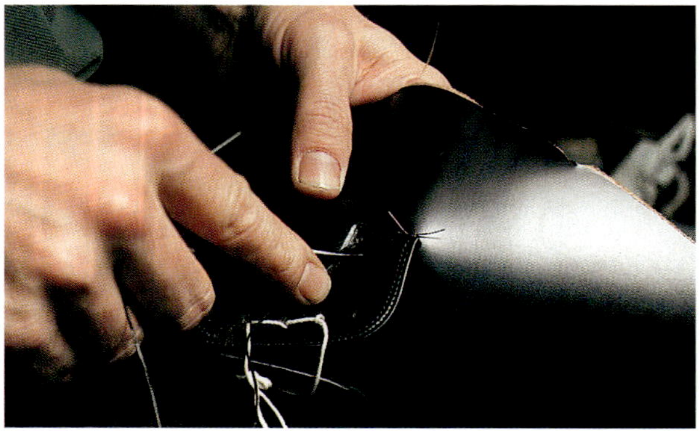

Die »closers« nähen die Teile des Oberleders zusammen, versehen es mit Zier- und Steppnähten – zum Teil von Hand – und verbinden das Oberleder mit dem Futter. Das Futter besteht bei guten Schuhen aus Ziegenleder oder Leinen.

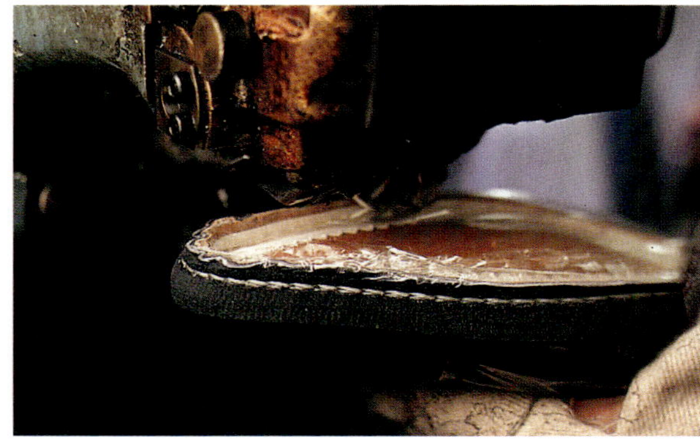

Das über den Leisten gezogene und dort provisorisch befestigte Oberleder wird mit Rißlippe und Rahmen vernäht – der entscheidende Schritt bei der rahmengenähten Machart. Das besondere dabei ist diese eine Naht, die Oberleder, Rißlippe und Rahmen fest verbindet.

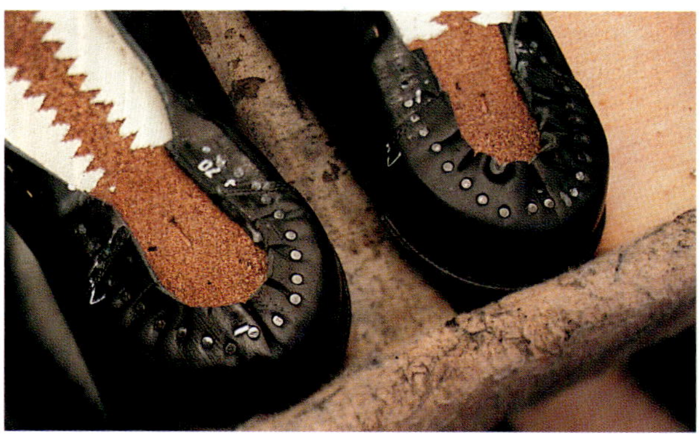

Die Naht, die durch Oberleder, Rißlippe und Rahmen geht, spart die Ferse aus. Unter der Ferse wird die Sohle also nicht an den Rahmen genäht, sondern von innen durch die Brandsohle zusammen mit dem Absatz angenagelt.

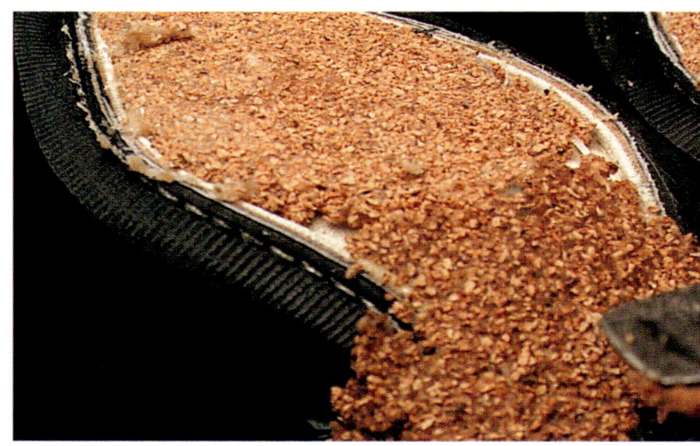

Da der Rahmen – wie der Name sagt – die Brandsohle umrahmt, bildet sich ein Hohlraum, wenn die Laufsohle aufgelegt wird. Dieser Hohlraum wird mit einer Masse aus Kork und Harz gefüllt, in die der Fuß sein perfekt passendes Fußbett drückt.

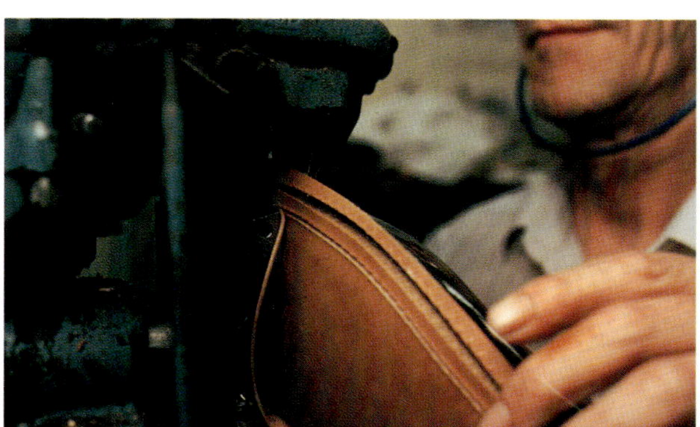

Mit einer Maschine wird die Laufsohle mit dem Rahmen vernäht. Die Naht, die unter der Sohle sichtbar wird, ist zwar die Naht, die Sohle und Rahmen verbindet, aber man braucht nicht zu befürchten, daß die Sohle abfällt, wenn die Naht durchgelaufen ist.

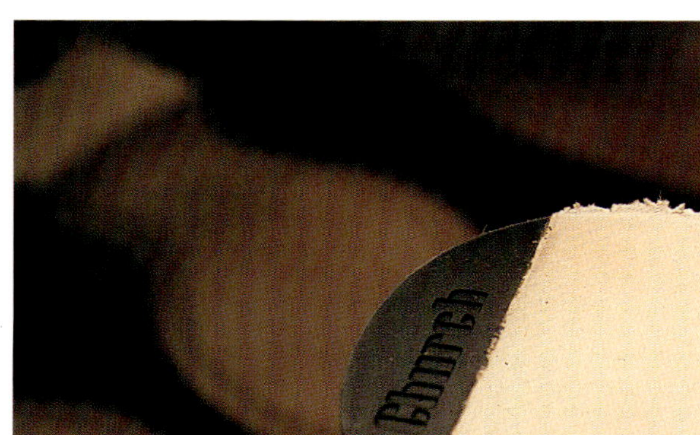

Der Absatz eines rahmengenähten Schuhs besteht aus vier bis fünf aufeinandergelegten Lederstücken, je nach Höhe des Absatzes. Zwischen dem letzten und dem vorletzten Lederstück wird ein Gummiteil eingesetzt, da sich der Absatz hier am stärksten abnutzt.

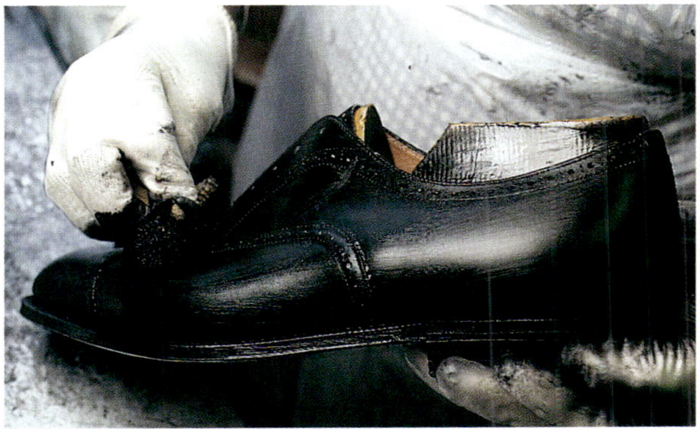

Bei Church's wird jedes Paar Schuhe von Hand poliert. Dabei kann das Leder schon vorab eine edle Patina bekommen, die sonst erst in vielen Jahren erworben wird. Die Alternative dazu ist das hochglänzende Bookbinder-Finish.

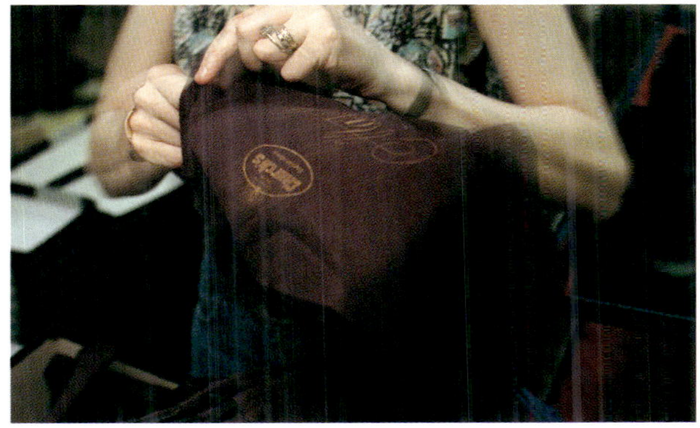

Church's liefert seine Schuhe in Stoffbeuteln, die auf Reisen als praktische Transporthüllen dienen. Darin liegt eine Pflegeanleitung, die einige beachtenswerte Tips enthält. Vor allem den, ein Paar Schuhe nach jedem Tragen einen Tag ruhen zu lassen.

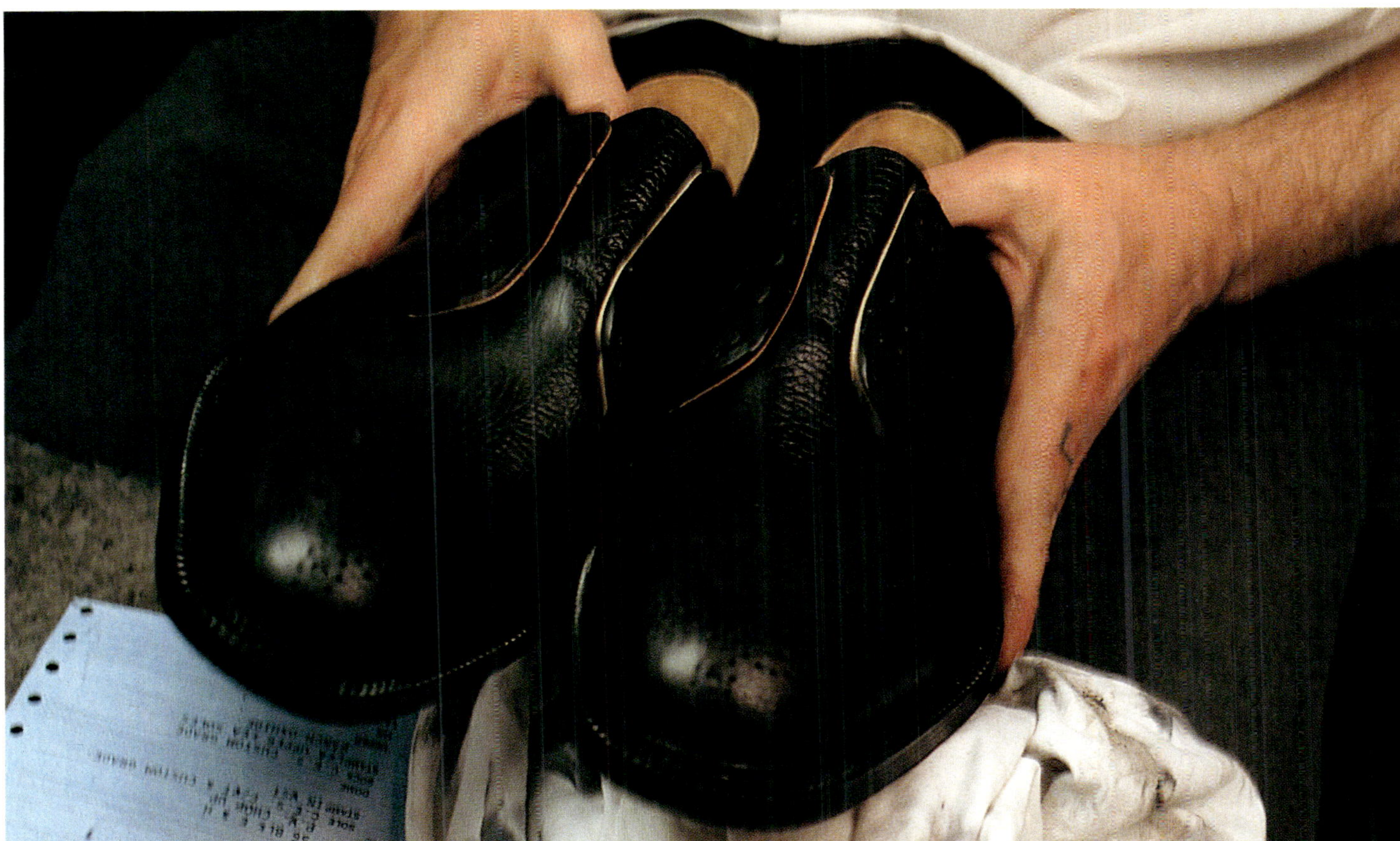

Bei der Endkontrolle wird überprüft, ob der Schuh wirklich fehlerfrei gearbeitet worden ist. Wenn nicht, geht das Paar in die entsprechende Abteilung zurück – wenn eine Nachbesserung möglich ist. Große alte Firmen wie Church's sind hier sehr kritisch, was ihren guten Ruf begründet. Schuhe mit nur leichten kosmetischen Unzulänglichkeiten werden aussortiert und finden als B-Ware ihre Abnehmer. Bei Babers in der Londoner Oxford Street kann man während der Schlußverkäufe außerordentlich günstige Church's-Schuhe kaufen, die wirklich nur minimale Fehler aufweisen.

Das andere Wort für Cordovan

Wer heute von Pferdelederschuhen spricht, meint meist die Schuhe des amerikanischen Herstellers Alden. In Amerika sind sie seit langem ein Klassiker, immerhin existiert die Firma seit 1884. Pferdeleder heißt auf Englisch »cordovan«. Dieser Begriff ist allerdings etwas irreführend, denn ursprünglich besagte »cordovan« (oder auch zu Deutsch »Korduan«) lediglich, daß es sich um Leder aus der spanischen Stadt Cordoba handelte. Dort wurde nämlich ein sehr feines und verschieden gefärbtes Leder aus Bock- und Ziegenhäuten produziert, das zu Schuhen oder auch Bucheinbänden verarbeitet wurde. Auf welchen Wegen der Begriff seine Bedeutung gewechselt hat, läßt sich nicht mehr nachvollziehen. Heute bezeichnet »cordovan« Pferdeleder – also das Leder von der Hinterhand des Pferdes, die genau zwei runde Lederstücke für gerade mal zwei bis drei Paar Schuhe ergibt. Die Gerbung des Pferdeleders ist inzwischen eine Domäne der Amerikaner, oder genauer der amerikanischen Gerberei Horween, in der die Pferdehäute in einem zeitintensiven und aufwendi-

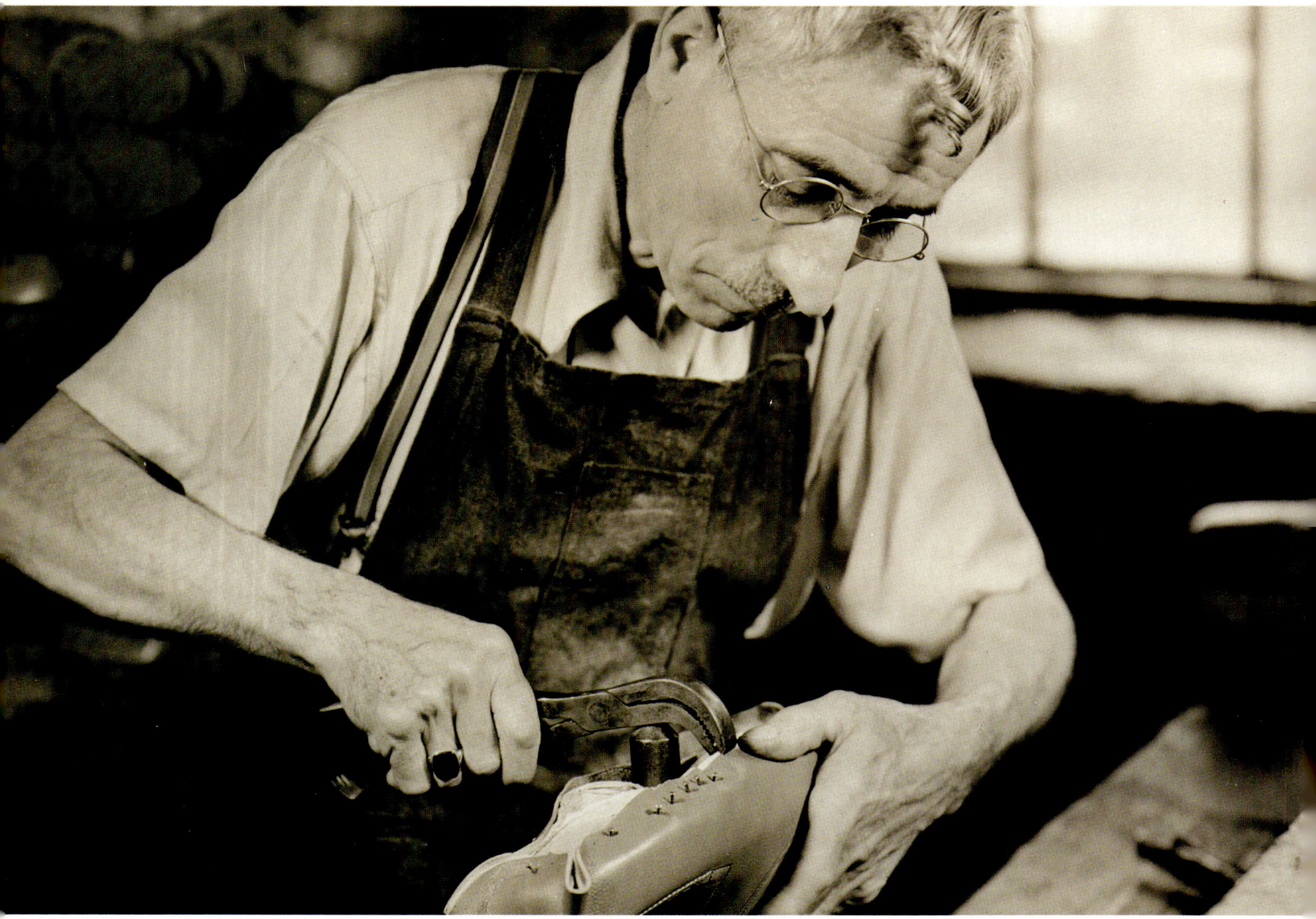

Die Zeiten, in denen bei Alden das Oberleder noch von Hand über den Leisten gezogen wurde, sind lange vorbei. Heute hilft bei diesem Arbeitsgang eine Maschine – was der Qualität keinen Abbruch tut.

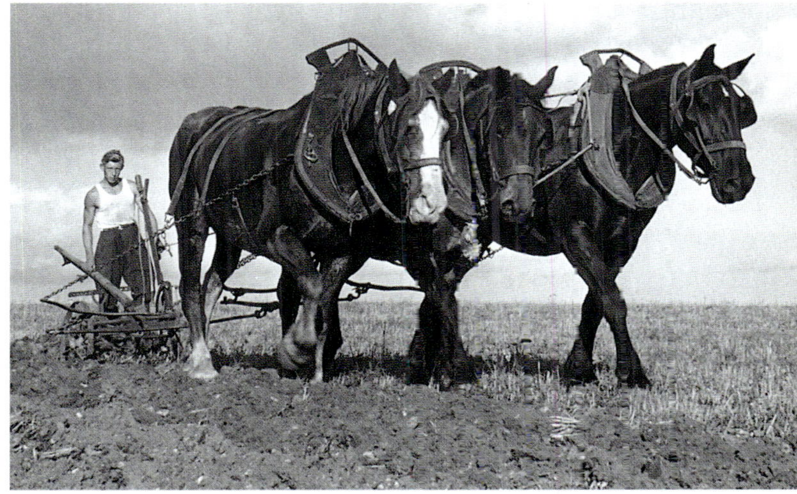

Die Haut des Pferdes wurde früher mit der gleichen Selbstverständlichkeit zu Leder verarbeitet, wie die vieler anderer Nutztiere auch. Dabei lieferten die Häute zahlreicher Ackergäule und Kutschpferde riesige Mengen des ursprünglich durchaus nicht exklusiven Leders. Erst durch die Motorisierung ist es zu einer teuren Rarität geworden.

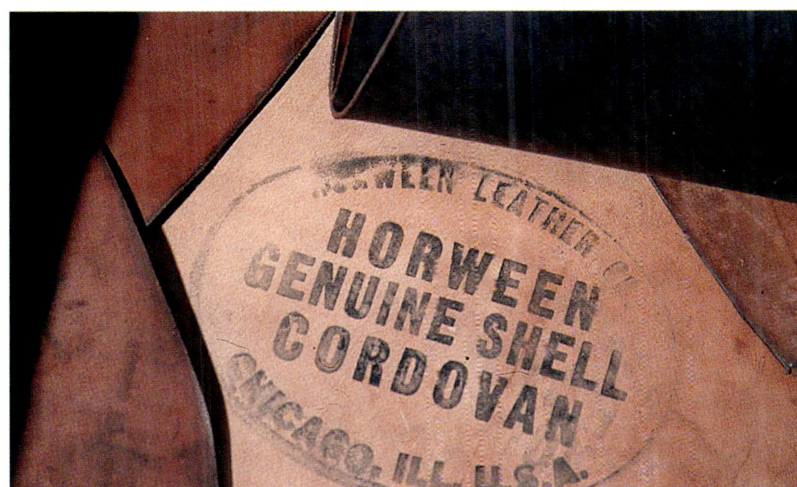

Die Pferdelederschuhe von Alden werden ausschließlich aus Leder von Horween gefertigt, dem weltweit anerkannten Spezialisten für Pferdeleder.

gen Prozeß bearbeitet werden. Insgesamt dauert die Fertigstellung eines Lederteils rund fünf Monate, was vor allem an den langwierigen pflanzlichen Gerbverfahren liegt. Bei Pferdeleder denkt man sofort an die charakteristische rotbraune Färbung, die typisch ist für die Schuhe von Alden. Allerdings gibt es auch schwarzes und ungefärbtes Pferdeleder. Unabhängig von der Farbe zeichnen sich Pferdelederschuhe durch einen besonderen Glanz aus, dem man nicht mit Schuhpflegemitteln zu Leibe rücken sollte, da er sonst verloren geht. Das Leder wurde bereits bei der Gerbung ausreichend gefettet, es muß später nur nachpoliert werden und braucht keine Schuhcreme. Trotz des geringen Pflegeaufwands haben rahmengenähte Pferdelederschuhe bei guter Behandlung eine außerordentlich hohe Lebensdauer. Pferdelederschuhe unterscheiden sich von Kalbslederschuhen in zwei wesentlichen Punkten: zum einen hat Pferdeleder eine ganz andere Art von Faltenbildung, da es sehr elastisch und geschmeidig ist, und zum anderen bekommen Pferdelederschuhe mit den Jahren eine ganz eigene und unverwechselbare Patina. Während ein brauner Kalbslederschuh durch den natürlichen Alterungsprozeß und die Verwendung von zu dunkler Schuhcreme in den Knitterfalten und Runzeln deutlich nachdunkelt, hellt sich das Pferdeleder an den besonders beanspruchten Stellen eher auf und dunkelt statt dessen an den glatten Partien nach – vor allem bei den klassischen rotbraunen Modellen.

Bis etwa 1980 waren Pferdelederschuhe in Europa so gut wie unbekannt, wer etwas von Schuhen verstand, trug rahmengenähte Schuhe aus England oder Mokassins aus Italien. Pferdelederschuhe tauchten dann plötzlich in einigen teuren Herrenausstatterläden und Schuhgeschäften auf, und eine kleine Gruppe von Trendsettern machte Alden zu einer In-Marke unter den Yuppies, und zwar vor allem in jenen Ländern, in denen der englische Schuh noch keine besonders starke Position hatte, wie zum Beispiel in Deutschland. Einer dieser Trendsetter, die frühzeitig auf Alden gesetzt haben, ist Herbert B. Möller in Hannover. Sein Geschäft in der exklusiven Luisenpassage zählt zu den besten Herrenausstatterläden der Welt. In Italien war es bis in die neunziger Jahre hinein äußerst schwierig, die Käufer für Pferdelederschuhe zu interessieren, da dort englische Schuhe ein hervorragendes Image haben. England selbst ist ohnehin von seinen eigenen Schuhmarken dominiert, wer hier zu ausländischen Schuhen greift, der wählt zuerst italienische Mokassins. Den stärksten Umsatz macht Alden daher immer noch in den USA, wo Pferdelederschuhe eine große Käufergemeinde begeistern. Immerhin hat Brooks Brothers den Tasselloafer und den Pennyloafer von Alden bereits 1957 ins Sortiment genommen, neben anderen klassischen Modellen wie den »plaintip blucher« oder den »wingtip«. Diese Schuhe sind in den USA völlig anders positioniert als in Europa, nämlich als Teil einer extrem klassischen Garderobe. Eine Stellung, die in England wie auch auf dem europäischen Kontinent bisher noch von englischen Schuhen gehalten wird.

Der Rauhlederschuh

Viele Männer machen einen großen Bogen um Rauhlederschuhe, weil sie nicht so recht wissen, wie sie am besten mit der übrigen Kleidung zu kombinieren sind. Zudem haftet Rauhlederschuhen oft das Vorurteil an, daß sie besonders empfindlich sind. In der Tat sollte man Rauhlederschuhe nicht unbedingt zu einem Spaziergang im Regen anziehen, dennoch schadet Nässe ihnen auch nicht mehr als anderen Schuhen. Wasserränder lassen sich nach dem Trocknen problemlos mit einer Bürste oder einem speziellen Radiergummi entfernen. Bei der Kombination von Rauhlederschuhen mit der übrigen Kleidung muß eigentlich nur zweierlei berücksichtigt werden, nämlich die Farbe und die Oberflächenstruktur des Schuhs. Ansonsten gelten im wesentlichen die gleichen Regeln wie für alle anderen Schuhtypen, denn formal unterscheiden sich Rauhlederschuhe nicht von Glattlederschuhen.

Zunächst also zur Farbe. Die meisten Rauhlederschuhe gibt es nur in Braun, und das ist gut so, denn tatsächlich sollten sie nur in Braun getragen werden. Schwarze Rauhlederschuhe haben sich nie durchsetzen können, vermutlich weil das rauhe Leder mit seiner sportlichen Aura einen krassen Widerspruch zum förmlichen Schwarz darstellt. Braune Rauhlederschuhe werden genauso kombiniert wie braune Glattlederexemplare. Man trägt sie nicht zu förmlichen Anlässen, also nie zum Cutaway, und nicht bei Abendveranstaltungen, also nie zum Smoking oder Frack, und auch nicht zum Busineß-Anzug. Letztere Regel gilt in dieser strengen Form allerdings nur noch in England und in den USA. Wenn es in Ihrer Firma allerdings noch richtig förmlich zugeht, sollten Sie auf braune Schuhe generell verzichten. Ansonsten können Rauhlederschuhe wie auch braune Glattlederschuhe zu Grau, Blau, Grün und natürlich allen Brauntönen angezogen werden. Sie passen zum Anzug, zur Sportjacke und zum Navy-Blazer. Natürlich muß jeder selbst im Einzelfall prüfen, ob das betreffende Braun wirklich harmoniert. Doch grundsätzlich passen Braun und Blau sehr gut zusammen, und es gilt schon seit langem nicht mehr als Fauxpas, diese Farben zu kombinieren. Nur ist die Vorliebe für diese Kombination in einigen Ländern stärker ausgeprägt als in anderen: Franzosen, Italiener und Spanier tragen mehr Blau mit Braun als Engländer oder Amerikaner, geradezu unbeliebt ist diese Mischung bei Deutschen und Österreichern. So ist zum Beispiel ein Outfit aus blauem einreihigen Blazer, hellblauem Hemd, weinroter Krawatte, grauen Flanellhosen und dunkelbraunen Rauhleder-Tasselloafern in Italien sehr häufig, in Deutschland dagegen immer noch selten anzutreffen.

Entscheidender noch als die Farbe ist die Oberflächenstruktur, wenn es um die Kombination des Rauhleders mit der übrigen Kleidung geht. Ein beinahe glattes, hartes Rauhleder paßt besser zu einer leichten Sommerschurwolle, während ein sehr stark aufgerauhtes, weiches Rauhleder besser mit Tweed und Flanell aussieht. Andererseits kann ein zu starker Gleichklang der Oberflächen langweilig wirken. Oft ist gerade der Kontrast interessant, so wie der zwischen einem matten Rauhleder und einem glänzenden Mohairanzug. Wenn alle Aspekte richtig bedacht werden und obendrein Mut zu neuen Kombinationen vorhanden ist, können Rauhlederschuhe sehr interessante Möglichkeiten eröffnen.

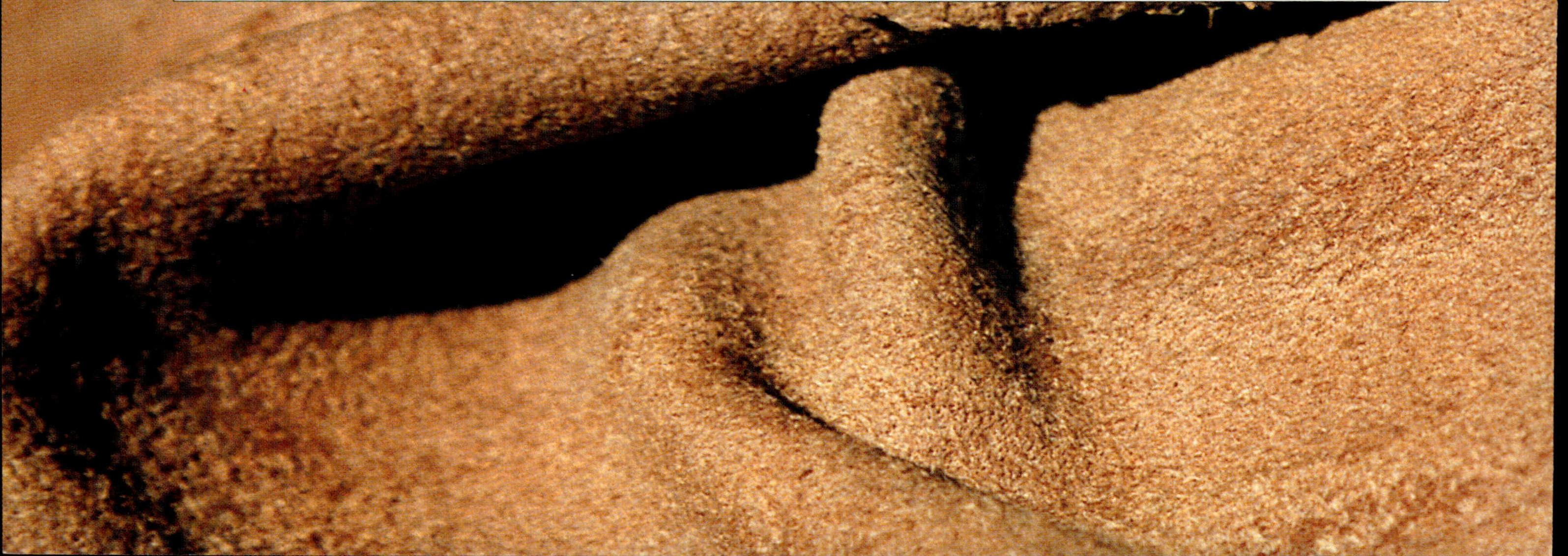

Das Original von Alden gibt es auch als Rauhleder-Variante, ganz typisch ist der sehr dunkle Farbton, der gut zu Anthrazit und Dunkelblau, aber auch zu heller Baumwolle paßt. In den USA werden solche Schuhe auch gern zum förmlichen Anzug getragen.

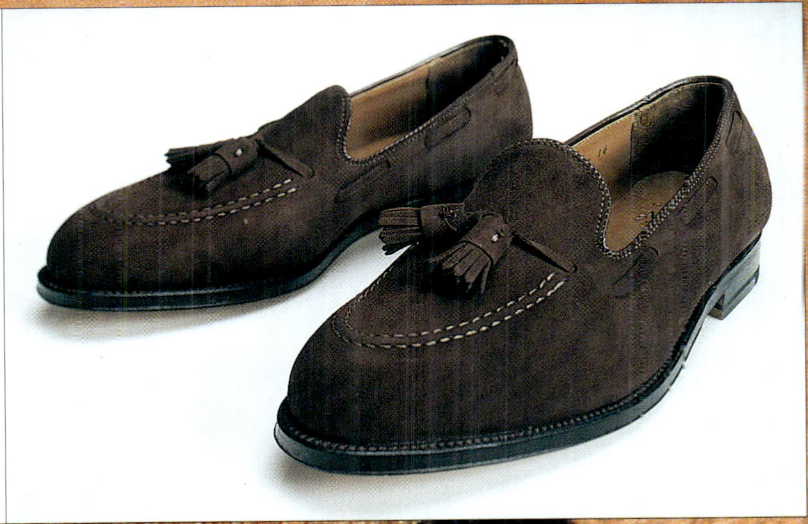

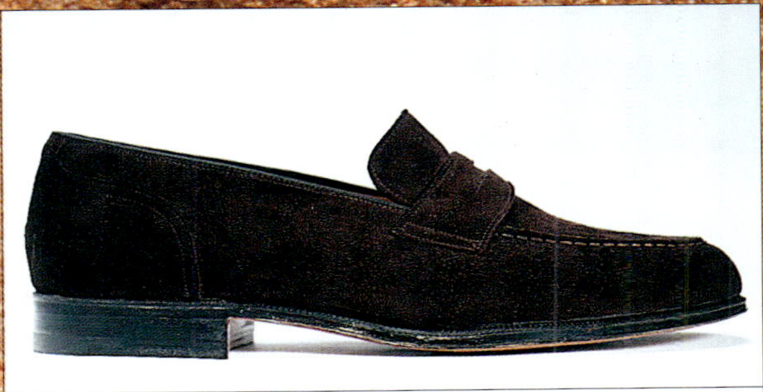

Er geht immer, wenn Braun angebracht ist. Paßt außerdem sehr gut zu Jeans. Auch hier sollten die Hosen eher kurz und eng getragen werden, damit die elegante Silhouette dieses »Wildsmith loafer«, wie dieser Schuh auch genannt wird, sichtbar bleibt.

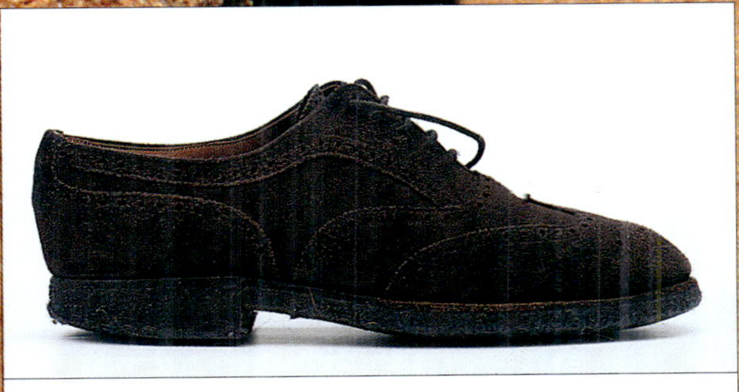

Der Brogue aus Rauhleder paßt hervorragend zu Tweed, Cord, Cavalry Twill und Moleskin, Kenner ziehen ihn aber auch zu Navy-Blazer und Flanellhose oder gar zum blauen Zweireiher an. Es gibt ihn mit Leder- oder wasserdichter Vibram-Sohle.

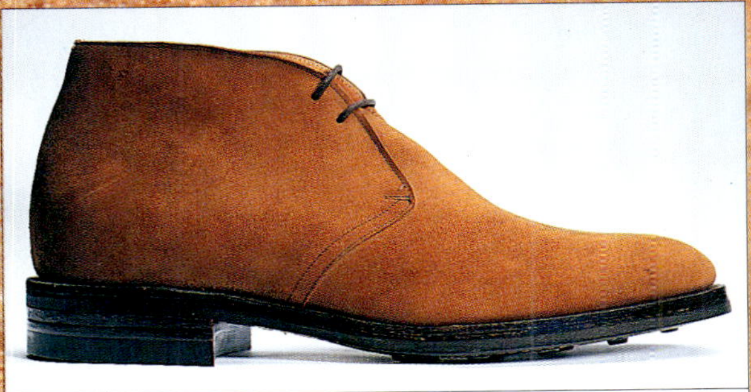

Dieser »Chukka boot« muß mit kurzen und schmal geschnittenen Hosen kombiniert werden, denn wenn er zu zwei Dritteln vom Hosensaum bedeckt wird, verliert er seinen Charme. In Südeuropa ist dieser Schuh auch mit Ledersohle sehr beliebt.

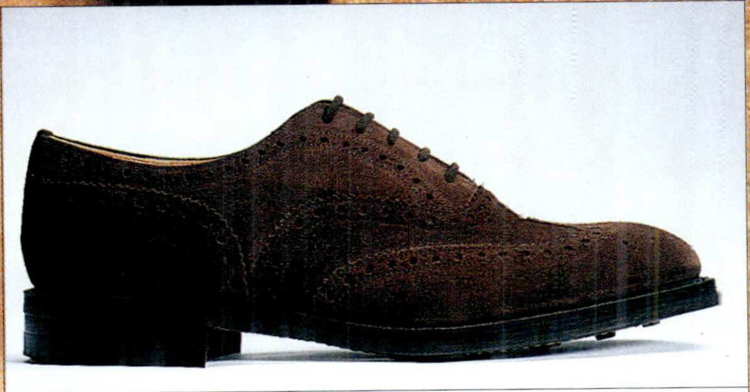

Der Brogue mit Kreppsohle ist ein guter Herbst- und Winterschuh, weil die Sohle aus Naturkautschuk strapazierfähig ist und den Fuß gut gegen die Kälte isoliert. Das Naturmaterial hat aber auf der anderen Seite den Nachteil, daß es mit der Zeit klebrig wird und Staub anzieht. Ein solcher Schuh ist daher durch und durch ein Wochenend- und Freizeitschuh. Zum Busineß-Anzug wäre er dagegen vollkommen unpassend – nicht nur wegen der Farbe sondern vor allem auch wegen der eher klobig wirkenden Sohle.

American Classics – Der Sattelschuh

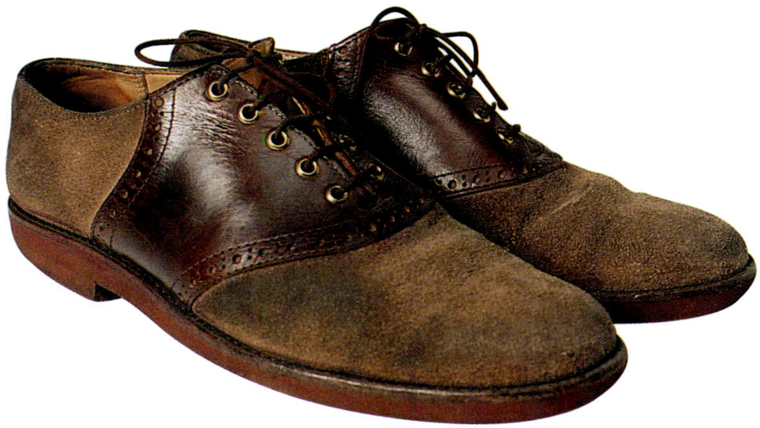

Der Sattelschuh ist der Klassiker für das Wochenende in New England oder aber zum College-Look der exklusiven Ostküsten-Unis. Professoren wie Studenten lieben den seit Jahrzehnten unverändert gebliebenen Schuh mit der charakteristischen rötlichen Sohle.

Wer den Sattelschuh kennt und mag, fragt sich, warum ihm der Durchbruch in Europa bislang versagt geblieben ist. Vielleicht liegt es daran, daß er bei der amerikanischen Jugend – vor allem der weiblichen – zu einer Zeit in Mode kam, als in Europa gerade kein besonders starkes Interesse an den neusten Trends aus Amerika zu verzeichnen war. Anfang der vierziger Jahre war der Sattelschuh nämlich das Erkennungszeichen der weiblichen Frank-Sinatra-Fans.

Diese Begeisterung ist niemals, ebensowenig wie die für den Sattelschuh, so richtig nach Europa übergeschwappt. Nach dem Krieg hat es dann keine bestimmte Jugendbewegung mehr gegeben, zu deren Outfit der Sattelschuh gehörte. Die Helden der Fünfziger trugen Pennyloafer oder Cowboystiefel. So blieb der Sattelschuh einfach das, was er immer war: ein legerer amerikanischer Wochenendschuh, beliebt bei Schülern, Studenten und auch beim Lehrkörper, immer wieder gerne getragen mit Tweedjacke und Chino. Ansonsten wird er am Wochenende wie ein Bootsschuh oder Loafer kombiniert, nämlich mit Polohemd, Jeans und Pullover oder Windjacke. Es gibt ihn auch in der vornehmen Version für Geschäftsleute, dann paßt er wie ein schwarzer Oxford zum dunklen Anzug. Seine geschlossene Schnürung und die schlichte, unverzierte Spitze lassen ihn eigentlich so förmlich wie einen schlichten Oxford erscheinen. Aber nur eigentlich, denn mit einem ganz in Schwarz gehaltenen Sattelschuh fällt man zwischen Oxfords und Brogues immer auf, auch wenn man damit nicht wirklich falsch angezogen ist. Wer also den klassischen USA-Stil liebt, wie er bei Brooks Brothers oder Ralph Lauren gepflegt wird, der sollte seinen grauen Fischgrat-Anzug einmal mit einem Sattelschuh aus Pferdeleder kombinieren. Amerikanischer geht es nicht.

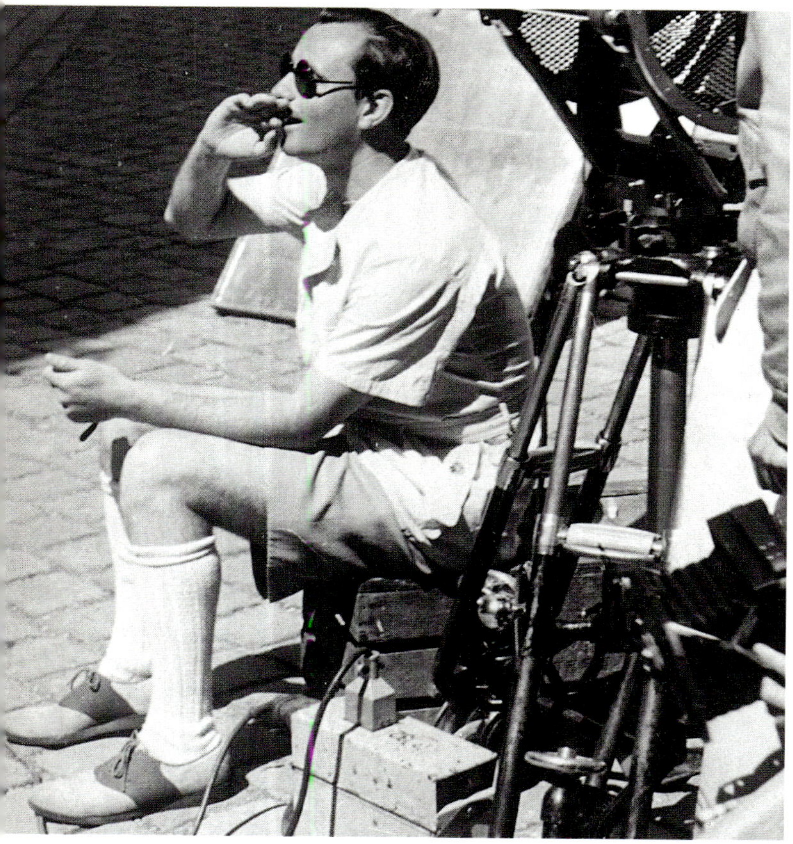

Wer Sattelschuhe trägt, ist fast immer Amerikaner. Ausnahmen, wie der abgebildete deutsche Film-Regisseur Wolfgang Liebeneiner bestätigen diese Regel. In den USA schätzt man den klassischen Wochenendschuh besonders, mit dem man durch die geschlossene Schnürung eine Spur angezogener wirkt als mit Loafern oder Bootsschuhen.

Der Hausschuh

Hausschuhe – bei diesem Wort sträuben sich vielen Männern die Nackenhaare. Ist es nicht ungeheuer kleinbürgerlich, so etwas zu tragen? Nun, das hängt ganz von den Hausschuhen ab und dem Haus, das man bewohnt. Die meisten Hersteller englischer rahmengenähter Schuhe bieten auch eine Kollektion von »slippers«, also Hausschuhen an. Besonders die an der Ferse geschlossenen Modelle haben durchaus einen gewissen Charme. Die Investition in gute Hausschuhe lohnt sich allerdings nur für Altbauwohnungen oder kalte, weitläufige Häuser, die vielleicht obendrein älteren Datums sind und keine Zentralheizung haben. Eine Dreizimmerwohnung mit Fußbodenheizung erlaubt ganzjähriges Barfußlaufen. Um Besuch zu empfangen, werden schnell die Straßenschuhe angezogen.

Die Palette der Hausschuhe ist breit. Die Modelle sind entweder aus Leder oder aus Samt gearbeitet und manchmal sogar mit Fell gefüttert. Wer will, kann sich seine Initialen oder – falls vorhanden – das Familienwappen aufsticken lassen. Es gibt sogar Hausschuhe mit harter Ledersohle und Absatz, die in ihrer Stabilität einem italienischen Mokassin gleichkommen. Mit solchen Schuhen ist man für informelle Besuche ausreichend bekleidet, man kann darin auch den Weg zum Briefkasten zurücklegen oder in den Keller gehen, um eine Flasche Wein zu holen.

Viele Männer tragen Hausschuhe aber auch aus psychologischen Gründen. Sie streifen mit dem »richtigen Schuh« das Tagwerk ab und stimmen sich mit dem Hausschuh auf den Feierabend ein, so wie man seine Lieblingsstrickjacke anzieht und damit sich und der Umwelt signalisiert, daß jetzt die Ruhephase beginnt. Nicht umsonst sind Hausschuhe ein geradezu klischeehaftes Requisit, wenn in Filmen und in der Werbung Häuslichkeit gezeigt werden soll. Am besten bringt sie der Hund zum Sessel am Kamin, wo der Hausherr gemütlich seine Pfeife raucht. Eine solche Vorstellung von Behaglichkeit paßt natürlich nicht so recht in eine Wohnung, die mit modernen Möbeln kühl und sachlich ausgestattet ist. Hier trägt der Hausherr eher ein Paar alte Espadrilles, wenn er es sich noch bequemer machen will, als er es in seinen »richtigen« Schuhen ohnehin schon hat.

Denn eines läßt sich nicht leugnen: der dringende Wunsch, sich seiner Schuhe zugunsten weicher Hausschuhe zu entledigen, spricht nicht unbedingt für das Schuhwerk, das man tagsüber trägt.

Der Klassiker für das Wochenende auf dem Land. Diese schönen und überaus kleidsamen Samtslipper von Tricker's gibt es nicht nur in Flaschengrün, sondern auch in Schwarz, Dunkelblau, Rotbraun und Braun. Sie können ebenso gut zum englischen »smoking jacket« getragen werden, dessen Samt die gleichen Farben hat wie die Schuhe.

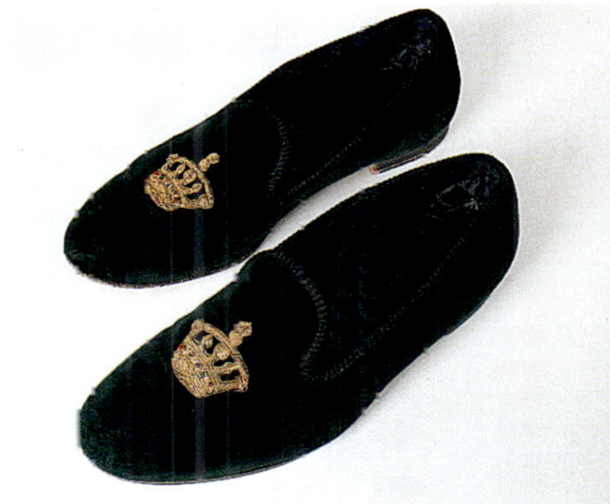

So etwas sollte ein Mann sich schenken lassen – Hausschuhe mit eingestickten Initialen. Winston Churchill pflegte sie auf seinem Landsitz Chartwell Manor in Kent zu tragen, wie zahlreiche Bilder belegen. Für eine schlichte Stadtwohnung sind sie vielleicht wirklich etwas zu pompös.

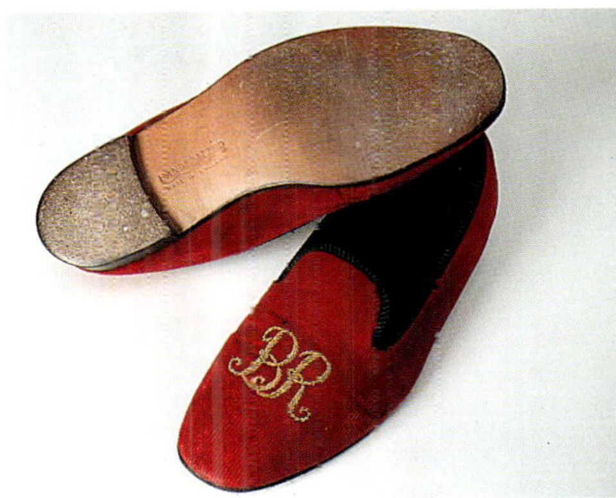

Mit diesen Schuhen machen Sie auch in Morgenrock und klassischem Schlafanzug eine gute Figur. Notfalls könnten Sie so auch Besuch empfangen. Ein solcher Hausschuh ist ein guter Kompromiß zwischen Bequemlichkeit und Ästhetik. Im Gegensatz zu dem an der Ferse offenen Pantoffel ist man mit einem solchen Schuh noch immer gut gekleidet.

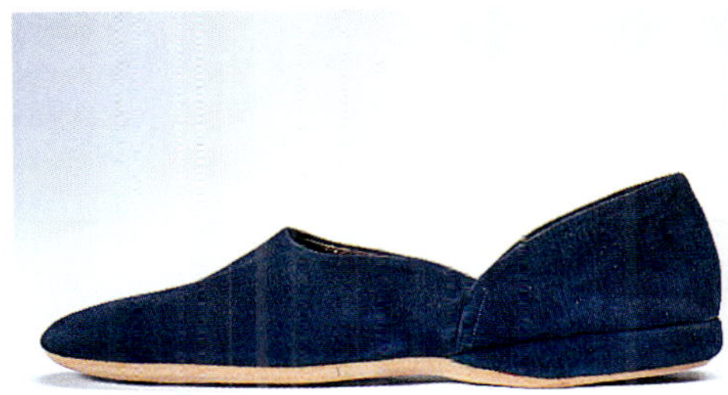

Reisehausschuhe sind weich strukturiert und werden in einem Beutel oder einem Etui geliefert, so daß sie sich im Koffer oder in der Reisetasche unterbringen lassen. Wissenschaftliche Untersuchungen beweisen aber immer wieder, daß die Teppichböden in den meisten Hotels sauberer sind als in vielen Privatwohnungen. Insofern kann man sich die Reiseslipper auch sparen.

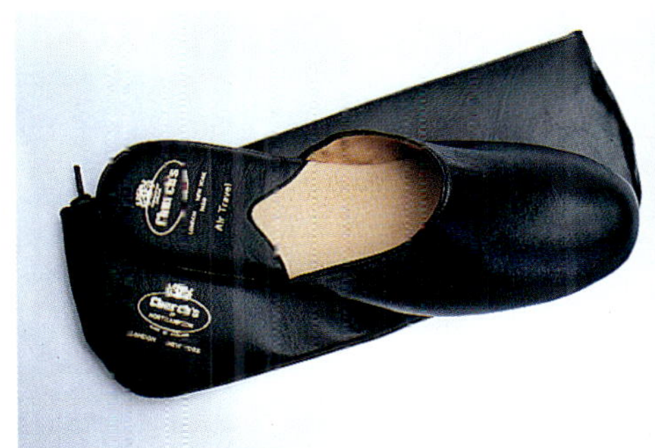

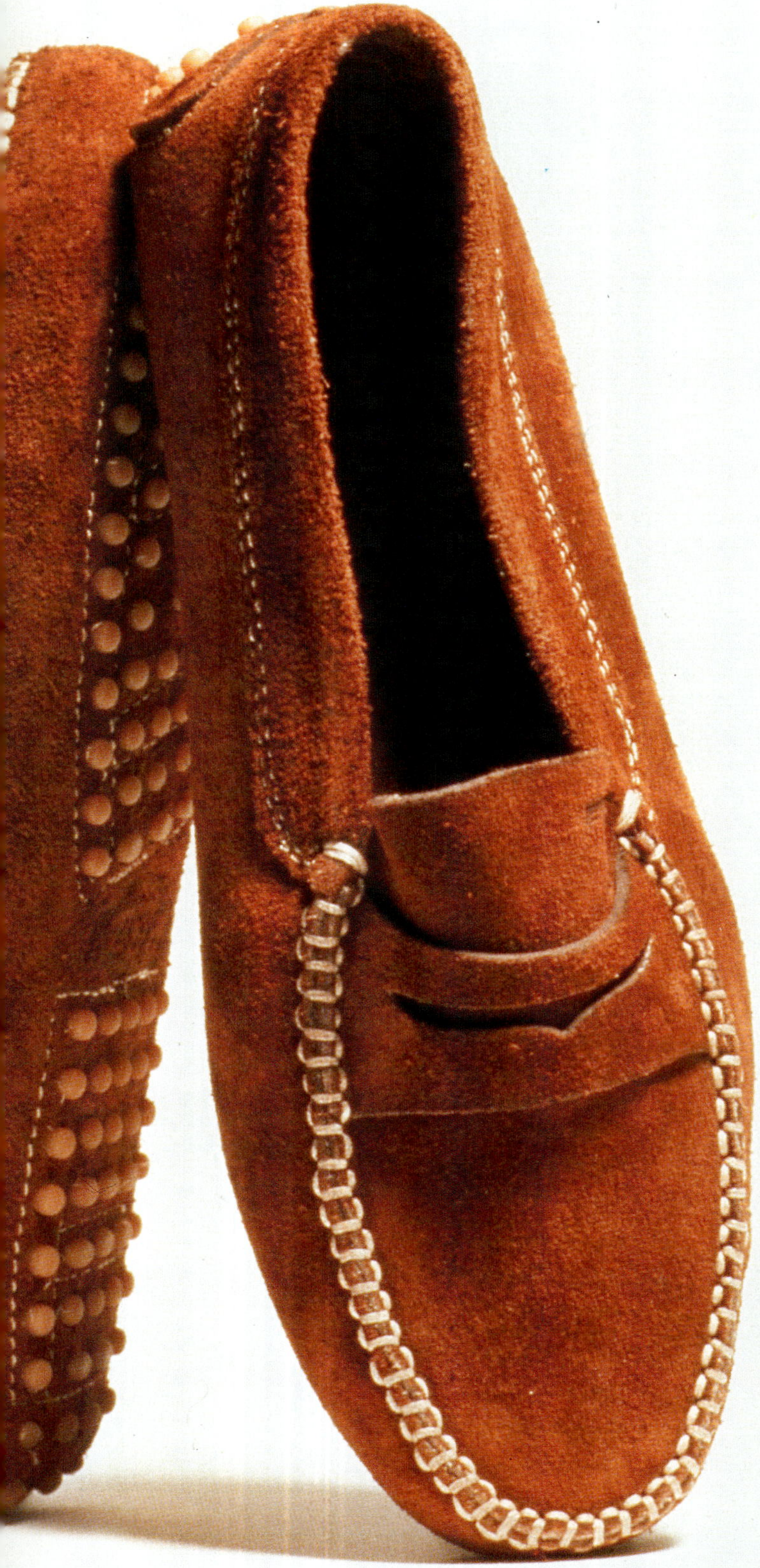

Der Schuh mit den Noppen

Der Erfolg der Schuhe mit der Noppensohle kam nicht über Nacht. Schon im Jahre 1979 brachte Diego Della Valle seine J. P. Tod's auf den Markt. Der spätere weltweite Durchbruch war damals sicher noch nicht abzusehen. Dennoch war die begleitende PR-Strategie von vornherein genau auf die angepeilte Käuferschicht ausgerichtet. Der Legende nach hat Diego Della Valle Gratisexemplare seiner Schuhe an schon bekannte oder potentielle Modevorbilder verschickt. Seine Rechnung ging auf. Die stets auf ihre »style leaders« schielende Klientel wurde neugierig und begann schließlich, die Schuhe mit den Noppen zu kaufen. Was hier in ein paar Sätzen schnell erzählt ist, geschah freilich nicht von heute auf morgen, sondern in etwa einem Jahrzehnt. Seit den neunziger Jahren sieht man Tod's gleichermaßen häufig an den Füßen von Hollywood-Stars wie von gekrönten Häuptern oder anderen Berühmtheiten. Nachdem die Marke J. P. Tod's auf diese Weise gefestigt worden war, begann Della Valle sein Schuhsortiment auszubauen. Die Schuhe mit den Noppen sind allerdings immer noch der wichtigste und auch nicht austauschbare Teil der Angebotspalette. Tatsächlich füllen die Tod's eine bis zu ihrem Erscheinen klaffende Lücke, nämlich die für einen ästhetisch befriedigenden und zugleich bequemen Freizeitschuh. Die Sommermodelle

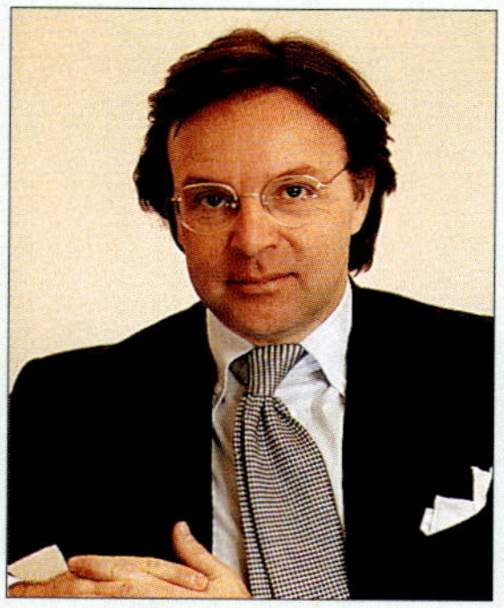

Diego Della Valle ist in Sachen Mode weniger ein Erfinder denn ein Entdecker. Er stieß auf den Autofahrerschuh mit Noppensohle und verwandelte die bislang völlig unmodische Kuriosität in einen internationalen Erfolg. Letztendlich ist dies die übliche Arbeitsweise im Modedesign. Altbekanntes wird entstaubt, vielleicht etwas abgewandelt oder in einen neuen Zusammenhang gestellt und dann mehr oder minder einträglich als neuer Trend verkauft. Die Schwierigkeit besteht darin, genau das Objekt zu finden, das erfolgreich aus dem Dornröschenschlaf erweckt werden kann. Diego Della Valle ist es gleich mehrfach gelungen, Kleidungsstücke wachzuküssen, neben den J.P. Tod's gehören die Feuerwehrjacken von Fay ebenso dazu wie der Sportschuh Hogan's. Keines dieser Dornröschen hat aber eine so steile Karriere gemacht wie Della Valles Marke J. P. Tod's. Die unübersehbare Zahl der Kopien und Imitationen ist dafür der beste Beweis.

sind barfuß hinreichend angenehm zu tragen; alle Tod's lassen sich hervorragend mit der international üblichen Freizeitkleidung kombinieren und sehen sogar zur Geschäftskleidung gut aus, wenn man ein Händchen für Stilmix hat. So wäre ein Paar schwarze Tod's gut zu einem leichten italienischen Sommeranzug aus Super-180-Wolle denkbar. Dann allerdings mit Kniestrümpfen aus hauchdünner Wolle oder Seide. Wildleder-Tod's passen zu grauen Hosen und Blazer. Es gibt auch Modelle, die an der Ferse einen richtigen Absatz haben und nicht nur Noppen. Preislich sind sie so positioniert, daß sie dem Durchschnitt als teuer erscheinen einer an gutes Schuhwerk und den dafür zu zahlenden Preis gewohnten Zielgruppe dagegen als erschwinglich, zumal im Hinblick auf ihren hohen Prestigewert. Dabei ist das Preis-Leistungsverhältnis faktisch als eher ungünstig zu bezeichnen, wenn man bedenkt, daß die Machart vergleichsweise einfach ist. Auch der Hinweis »handmade in Italy« rechtfertigt nicht wirklich den Preis. Aber, und das allein ist entscheidend, J. P. Tod's sind nun einmal für die moderne, internationale Garderobe praktisch unverzichtbar – und einfach so schön, daß Erwägungen der Haltbarkeit oder des Preises kleinlich erscheinen. Tod's sind keine Schuhe für die Ewigkeit. Wer sie mag, wird gerne jede Saison ein neues Paar kaufen, was bei den leichten Modellen für den Sommer ohnehin nötig ist. Denn wenn man nicht gerade über einen leichtfüßigen Gang verfügt, ist der Schuh nach wenigen sonnigen Wochen des Asphaltlaufens durchgescheuert. Fans der italienischen Kultmarke tragen den dergestalt lädierten Loafer dann im Garten oder zu Hause auf. Und Diego Della Valle freut sich jede Saison über neue gute Umsätze.

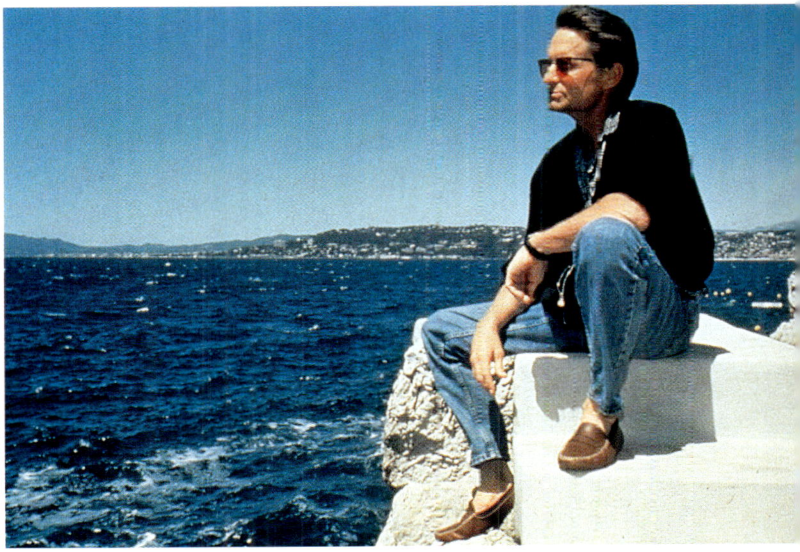

Der amerikanische Filmschauspieler Michael Douglas geht stilistisch wie viele Amerikaner auf Nummer sicher, wenn er den europäischen Kontinent betritt. Er zeigt sich hier gern mit Schuhen von Tod's.

Der Regenmantel für den Schuh

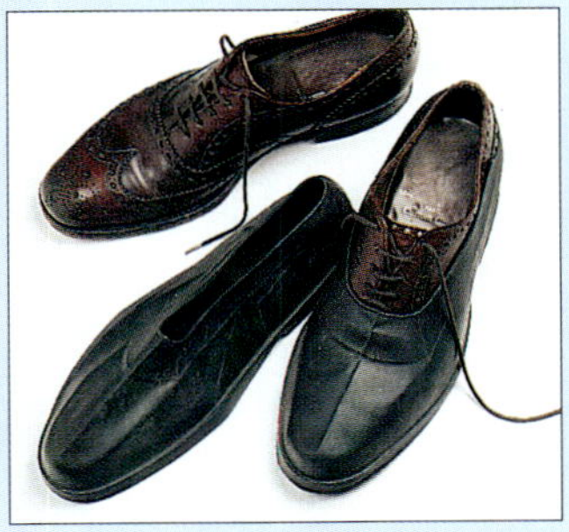

Viele Freunde guten Schuhwerks werden bei Regenwetter nervös. Sie fürchten, das Wasser könnte ihren Schuhen schaden. Grundsätzlich tut es das aber nicht. Sollte der Schuh tatsächlich einmal richtig naß geworden sein, braucht man ihn nur mit etwas Zeitungspapier auszustopfen und in einem gut belüfteten, warmen Raum trocknen zu lassen, allerdings bitte nicht unmittelbar vor oder auf einer Wärmequelle. Wenn der Schuh vollkommen durchgetrocknet ist, sollte das Oberleder gereinigt und poliert werden. Da man aber im Büro meist nicht gleich seine Schuhe ausziehen kann, bloß weil man morgens in einen Platzregen geraten ist, sollten die Schuhe bei Regenwetter oder Schnee mit Galoschen geschützt werden. Wer allerdings mit dem Auto unterwegs ist, braucht die Galosche weniger, deshalb sieht man sie vor allem in den großen Pendlermetropolen wie London oder New York.

Galoschen sind Überschuhe aus Gummi oder anderen Kunststoffen, die – meist mit etwas Kraftaufwand – über die Lederschuhe gezogen werden. Sie schützen perfekt gegen Wasser und durch ihre rutschfeste Sohle zudem gegen etwaiges Ausgleiten auf nassem Pflaster oder auf Schnee und Eis. Wer also auch im tiefsten Winter nicht auf sein lederbesohltes Schuhwerk verzichten will, der sollte sich ruhig der Galosche bedienen. Bei extrem niedrigen Temperaturen bewährt sich zudem die Praxis, den Weg ins Büro in warmen Stiefeln zurückzulegen und die eleganten Schuhe erst vor Ort anzuziehen.

Strümpfe richtig kombinieren

Für die Bekleidung des Herrenbeins gilt eine eherne Regel, die wichtiger ist als alle anderen Regeln bezüglich Farben und Materialien: tragen Sie immer Kniestrümpfe und niemals Socken, damit Ihr nacktes Bein weder im Stehen noch im Sitzen sichtbar ist. Einzige Ausnahme: es ist Sommer und Sie haben Loafer oder Bootsschuhe an. Dann tragen Sie gar keine Strümpfe. Aber sonst immer nur Kniestrümpfe.

Und nun zu der Frage nach Farbe, Muster und Material. Grundsätzlich heißt es, daß die Strümpfe so dunkel wie die Schuhe sein sollten, andererseits dürfen sie nicht in zu starkem Kontrast zu den Hosen und der restlichen Kleidung stehen. Da die Schuhe aber sowieso auf die Kleidung abgestimmt werden müssen, wird ein Strumpf, der den Schuhen im Farbton ähnelt, auch zur Kleidung passen. Dazu ein paar Beispiele. Wenn Sie einen Navy-Blazer mit hellgrauen Flanellhosen tragen, könnten Sie dazu ein Paar dunkelbraune Tasselloafer anziehen. Für die Strümpfe haben Sie jetzt mehrere Möglichkeiten: Erstens Dunkelgrau – das ist fast nie verkehrt. Schöner wären aber dunkelblaue Strümpfe, weil Sie ja einen dunkelblauen Blazer anhaben. Nehmen wir nun an, Sie tragen zu dem Navy-Blazer ein hellblaues Hemd und eine dunkelblau-weinrot gestreifte Krawatte. Auch dazu würden dunkelblaue Kniestrümpfe passen, weil die nicht nur mit dem Navy-Blazer, sondern auch mit dem Hemd und den blauen Streifen der Krawatte harmonieren. Es gibt weiterhin die Möglichkeit, weinrote Kniestrümpfe zu wählen, passend zu den weinroten Streifen Ihrer Krawatte. Wenn wir uns an die Regel erinnern, daß die Strümpfe so dunkel wie die Schuhe sein sollten, dann paßt Weinrot, weil Weinrot und Dunkelbraun einen ähnlichen Farbwert haben. Dunkelblaue Strümpfe sind ebenfalls genauso dunkel wie dunkelbraune Schuhe, Dunkelblau paßt zu Dunkelbraun, also ist auch diese Kombination sehr gut zu tragen. Schwarze Strümpfe (obgleich häufig empfohlen) wären hier zu dunkel und ein zu harter Kontrast zu den anderen Farbwerten Ihrer Kleidung. Dunkelbraun ist als Strumpffarbe zu bräunlichen Tweedanzügen denkbar, doch Weinrot oder Flaschengrün paßt meist besser. Bedenken Sie bei der Wahl der Strümpfe also nicht nur die Farbe Ihrer Schuhe und Hosen, sondern auch die Ihrer Jacke, Ihres Hemds, Ihrer Krawatte und Ihres Einstecktuchs. Eine Farbe an sich kann also niemals per se »richtig« oder »falsch« sein – es kommt immer auf die Kombination an. So auch im Fall der oftmals geächteten weißen Strümpfe. Wenn Sie zum Beispiel in den Tropen oder am Mittelmeer weilen, könnten Sie einen weißen Anzug tragen. Wenn Sie dazu weiße Schuhe wählen, könnten Sie durchaus weiße Kniestrümpfe anziehen, Schwarz wäre unter Umständen ein zu harter Kontrast. Wenn Sie schwarze Schuhe zu dem weißen Anzug tragen wollten, wären schwarze Strümpfe korrekt, allerdings sollten Sie auch die Farbe der Krawatte und des Hemds bedenken. Wenn die Krawatte dunkel-

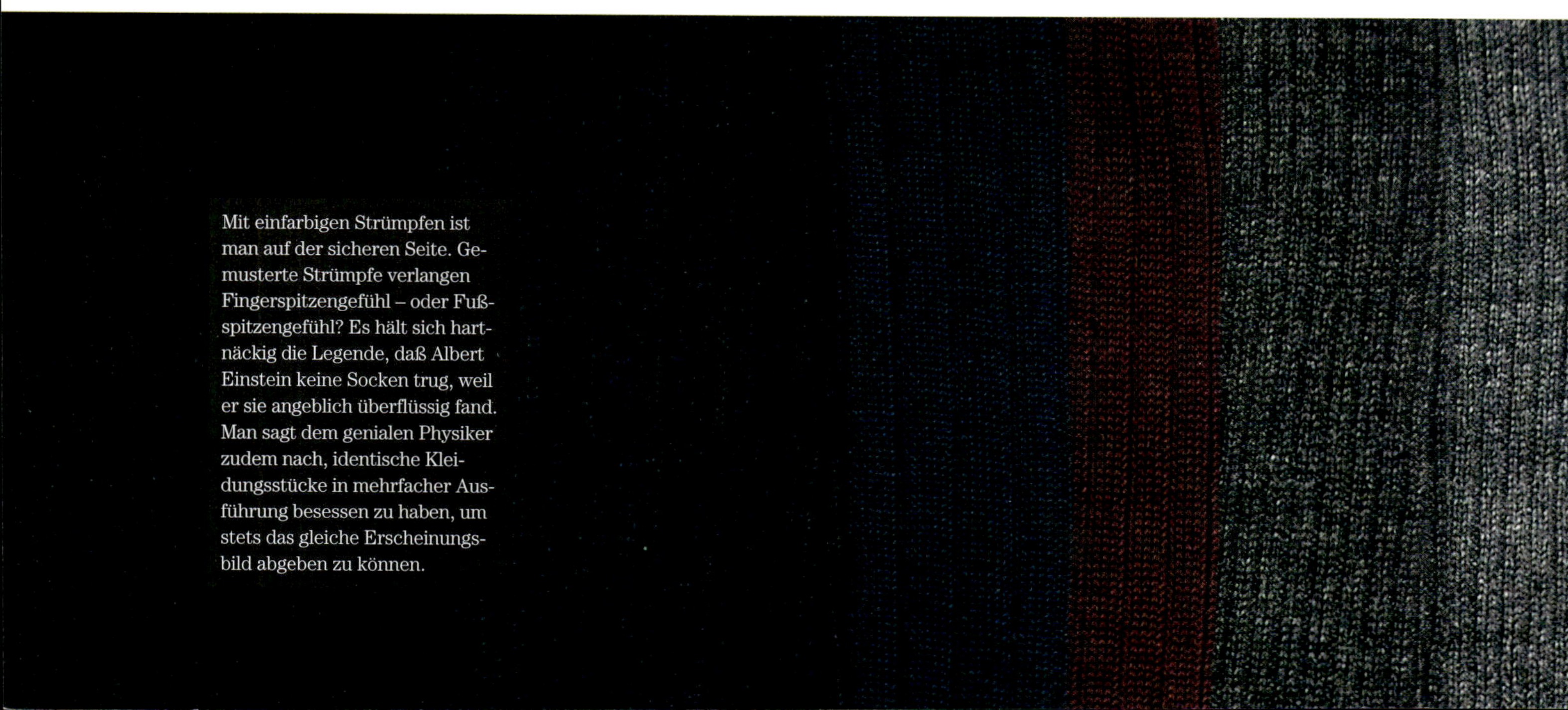

Mit einfarbigen Strümpfen ist man auf der sicheren Seite. Gemusterte Strümpfe verlangen Fingerspitzengefühl – oder Fußspitzengefühl? Es hält sich hartnäckig die Legende, daß Albert Einstein keine Socken trug, weil er sie angeblich überflüssig fand. Man sagt dem genialen Physiker zudem nach, identische Kleidungsstücke in mehrfacher Ausführung besessen zu haben, um stets das gleiche Erscheinungsbild abgeben zu können.

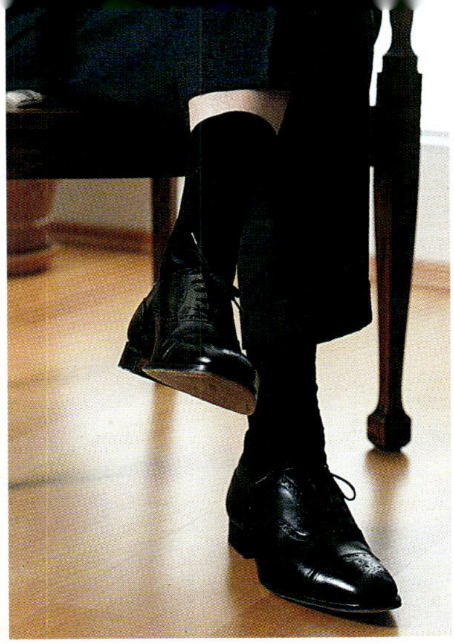

Ein in vielen Teilen der Welt gefürchteter Anblick: das entblößte Männerbein. Die dunkle Socke läßt die weiße Haut noch auffälliger hervorblitzen.

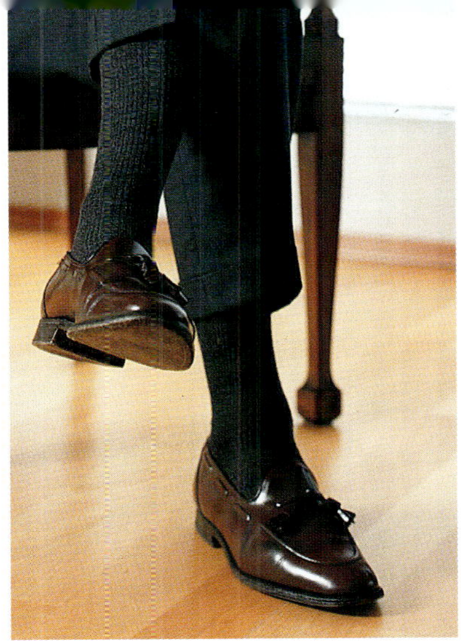

So ist es richtig: das nackte Bein wird in keiner Sitzposition sichtbar. Diese Regel gilt auch im Sommer. Dann empfehlen sich hauchdünne Kniestrümpfe aus Wolle – Seide tut es natürlich auch.

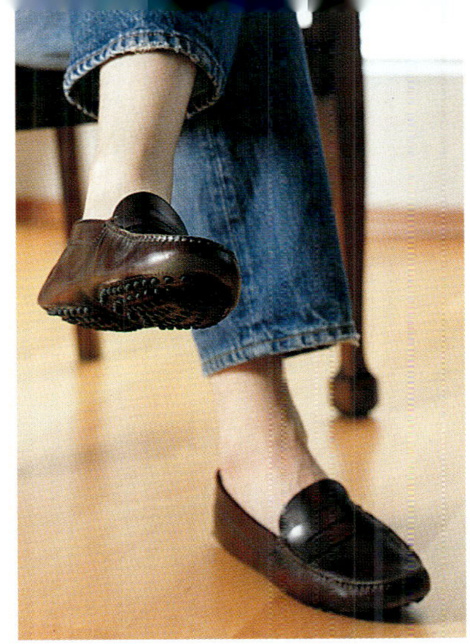

Wir haben nichts gegen Männerbeine – nur wenn sie über kurzen Socken und unter dunklen Hosen hervorschauen. Wer im Sommer Loafer trägt, sollte ganz auf Strümpfe verzichten, wenn es der Anlaß zuläßt.

blau ist und Ihr Hemd hellblau, dann könnten Sie auch dunkelblaue Strümpfe zu dem weißen Anzug und den weißen Schuhen tragen. Bei schwarzen Schuhen wird es schwierig, denn Schwarz und Dunkelblau passen nicht so gut zusammen. Vielleicht sollten Sie in diesem Fall schwarze Strümpfe anziehen, das hellblaue Hemd gegen ein weißes austauschen und die blaue Krawatte gegen eine schwarz-rote Streifenkrawatte. Auch zu einem weißen Hemd, hellen Chinos und schwarzen oder weinroten Bass Weejuns sind weiße Strümpfe akzeptabel – wenn Sie im Sommer nicht gleich ganz auf Strümpfe verzichten.

Gemusterte Strümpfe erfordern ein bißchen mehr Kombinationsgeschick als einfarbige, da Sie mit dem Muster natürlich ebenfalls Rücksicht auf Hose, Hemd, Jacke, Krawatte und Einstecktuch nehmen müssen. Wer sich selbst im Verdacht hat, beim Mischen von Mustern eher talentlos zu sein, sollte vielleicht besser bei einfarbigen Strümpfen bleiben. Eine Ausnahme von der Musterabstinenz können Sie jedoch beim Argyle-Karo wagen, was meist in einem Atemzug mit der Marke Burlington genannt wird. Zu Jeans, Chinos und Polohemden ist es leicht zu kombinieren, indem man einfach die dominierende Farbe des Strumpfmusters mit der des Polohemds oder auch des einfarbigen Oberhemds oder Pullovers abstimmt.

Was das Material der Strümpfe angeht, so hat man die Wahl zwischen Wolle, Baumwolle und Seide. Daneben gibt es diverse Gemische, sowie Varianten mit und ohne Synthetikzusatz. Die Beimischung von Synthetikfasern hat durchaus Vorteile, denn sie verbessert den Sitz der Strümpfe und hält sie in Form. Wollstrümpfe und Strümpfe aus Wollgemischen gibt es in verschiedenen Feinheitsstufen, von leichten, fast transparenten Qualitäten bis hin zu schweren, derben Winterstrümpfen. Welches Strumpfmaterial man auswählt, richtet sich vor allem nach den Außentemperaturen, doch es muß natürlich auch zum Material der übrigen Kleidung passen. Seidenstrümpfe sollten nicht unbedingt zu einem Anzug aus hartem Cheviot getragen werden, sie harmonieren besser mit einem Anzug aus leichter Schurwolle oder Mohair. Zu einer Flanellhose passen mittelschwere Wollstrümpfe, zu einer Tweedhose dicke Wollstrümpfe mit Rippenstruktur, letztere sind überhaupt eine gute Alternative zu glatt gewirkter Ware, weil sie die Oberfläche auflockern und strukturieren. Aber auch hier ist Vorsicht geboten, denn eine Rippenstruktur geht nicht mit feineren Anzugstoffen zusammen. Wer sich nur ein bißchen mit dem Thema Strümpfe befaßt, erkennt sofort, daß hier dieselbe Sorgfalt in der Auswahl nötig ist wie bei allen anderen Kleidungsstücken auch. Die Investition in gute und teure Strümpfe lohnt sich auf jeden Fall, und zwar nicht nur, weil man das seiner auch sonst hochwertigen Garderobe schuldig ist, sondern weil gute Strümpfe wesentlich länger halten. Sortieren Sie fadenscheinig gewordene Exemplare rechtzeitig aus. Kaum etwas ist nämlich schrecklicher, als nach einem wichtigen Auftritt festzustellen, daß die ganze Zeit ein großes Loch an der Ferse sichtbar gewesen ist.

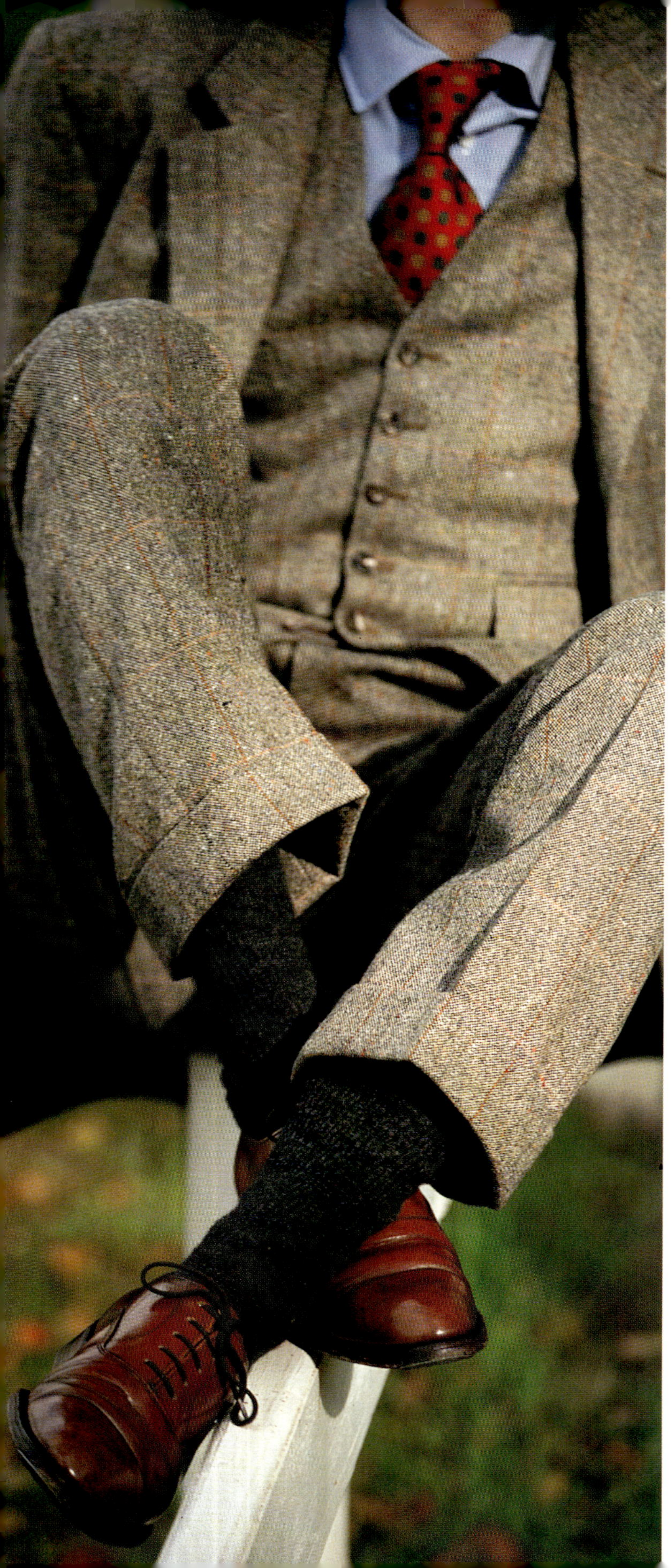

Schuhe und der Rest

Schuhe und restliche Kleidung gekonnt zu kombinieren, ist schwer oder leicht, je nachdem, ob nach formalen oder ästhetischen Kriterien vorgegangen wird. Formal heißt, gemäß den Benimmregeln der Gesellschaft. So wählt man zu einem förmlichen Anzug einen förmlichen Schuh – zum Beispiel einen schwarzen Oxford. Der braune – also nicht-förmliche – Schuh würde demnach nur zu einem sportlichen Outfit gewählt werden, zu einem Tweedanzug, zu Jeans und Blazer oder zu Cordhosen und Pullover. Die Anwendung der Formregeln setzt jedoch ihre Beherrschung voraus. Wer seine Kleidung nach rein ästhetischen Kriterien auswählt, umgeht dieses Problem, muß aber die Möglichkeit in Kauf nehmen, aufzufallen – positiv wie negativ. Die Ästethik wurde zunächst in Kontinentaleuropa zum Leitfaden, da hier spätestens seit dem Ende des Zweiten Weltkriegs die Normen der führenden Klassen ausgedient zu haben schienen. Ob Schuhe schwarz oder braun sind, war in Italien und Deutschland schon eine Frage der Mode, während in England noch die Normen der Oberschicht regelten, daß man in London und nach sechs Uhr nur schwarze Schuhe trägt. Auf dem Kontinent kann es also durchaus passend sein, zur grauen Flanellhose und blauem Blazer dunkelbraune Rauhlederschuhe zu tragen. Allerdings sollte man bei der Wahl des Schuhs nicht nur auf Farben achten, sondern auch die Oberflächenstruktur des Leders auf den getragenen Stoff abstimmen. Zudem sollte die Gesamtsilhouette des Schuhs in Betracht gezogen werden. Ein filigraner italienischer Loafer kann durch einen schweren Tweedanzug geradezu erschlagen werden, und umgekehrt erscheint ein dicksohliger Pferdeleder-Brogue zu einem Hauch von Anzug aus leichtester Super-180-Wolle viel zu derb. Wie so oft in Kleiderdingen gilt auch hier: Schuh oder Anzug sind für sich nie falsch – es kommt auf die richtige Mischung an.

Die passende Kombination von Schuh und Anzug ist eine Frage des Stils wie der Sitte. So sind braune Schuhe die traditionelle Wahl für das Wochenende und das Land.

Flanell

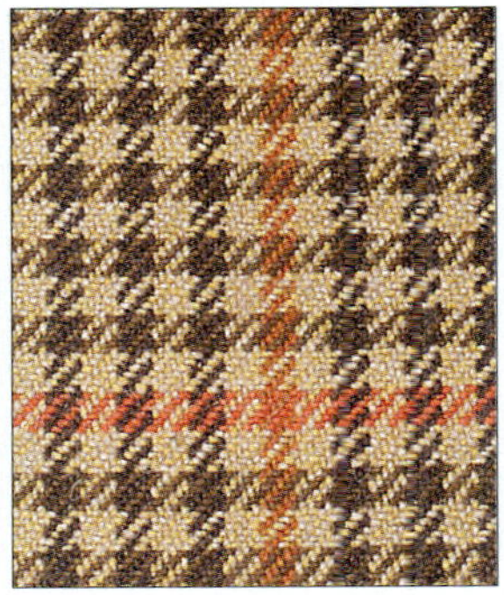
Tweed

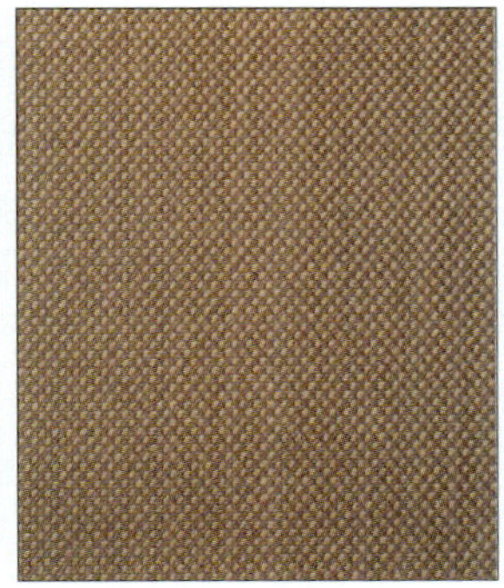
Kamelhaarstoff

Nadelstreifen

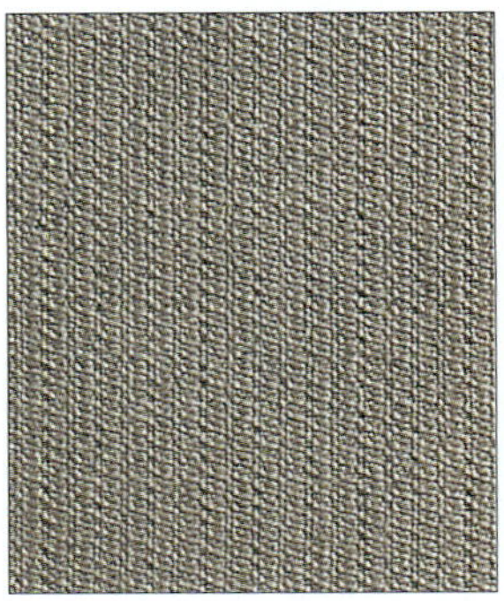
Bedford-Cord

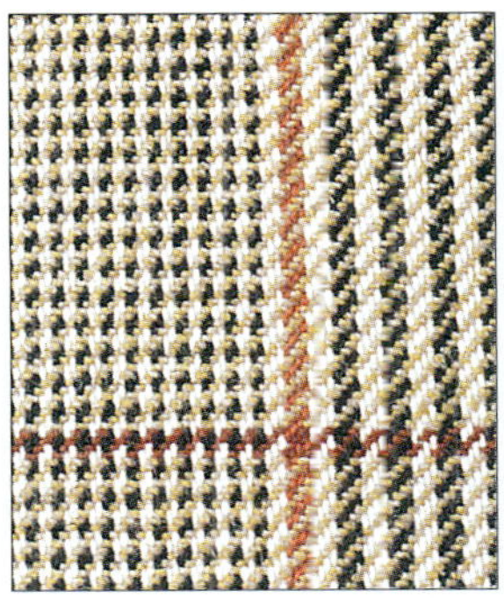
Cheviot

Kreidestreifen

Nailhead

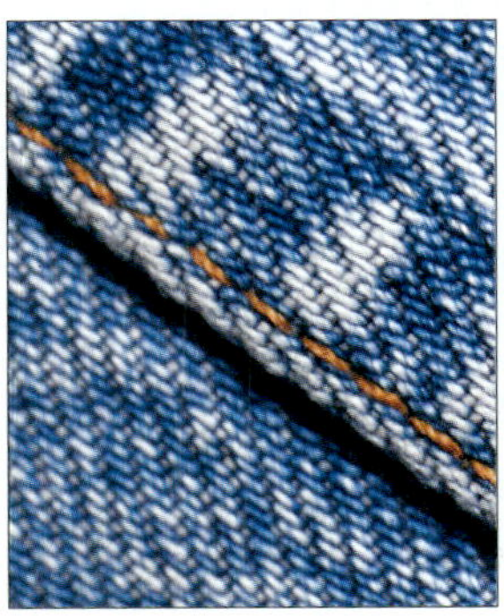
Jeans

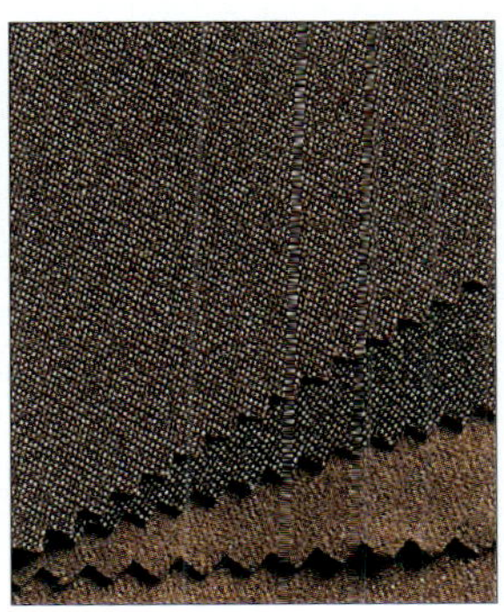
Covert-Stoff

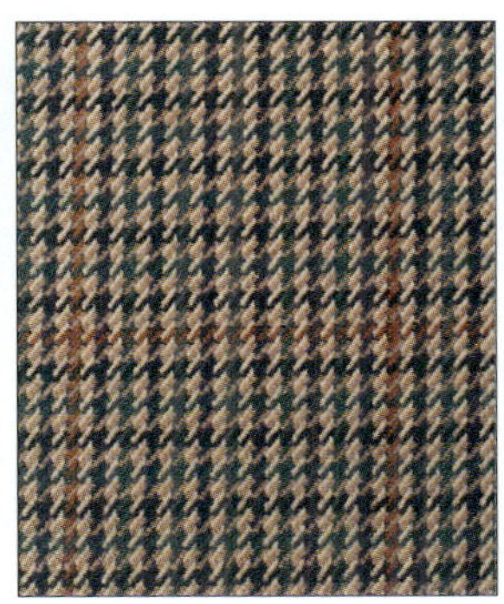
Karos

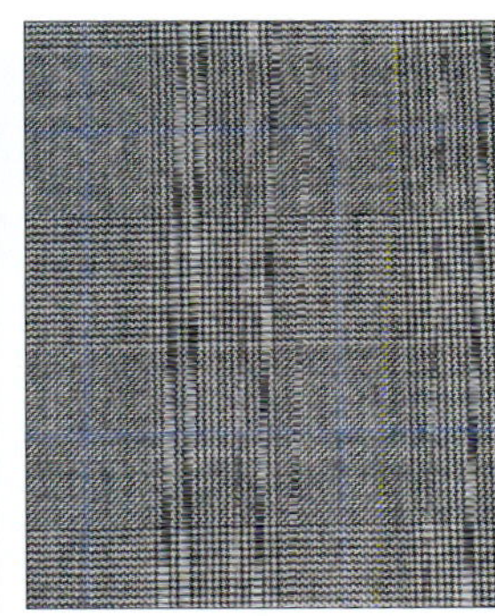
Prince-of-Wales-Check

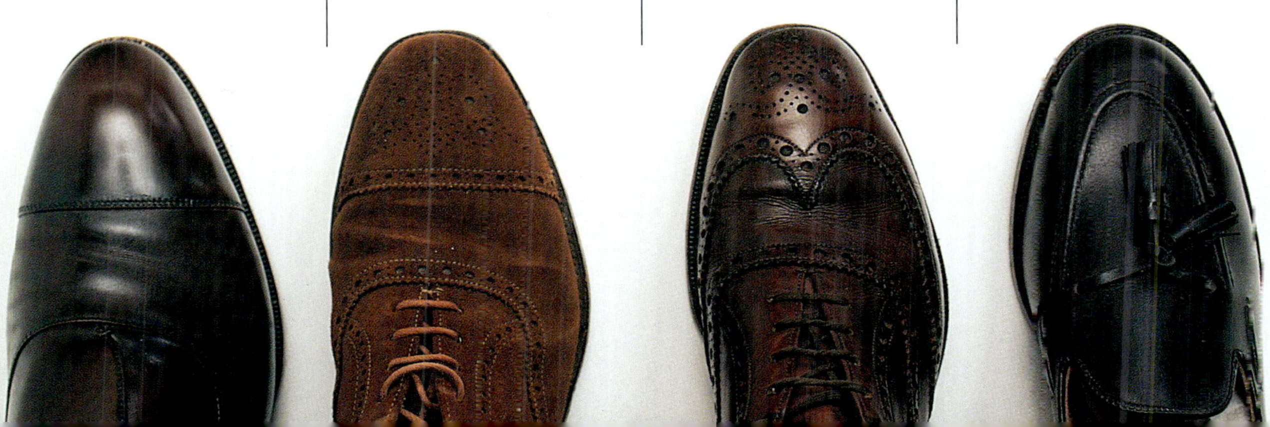

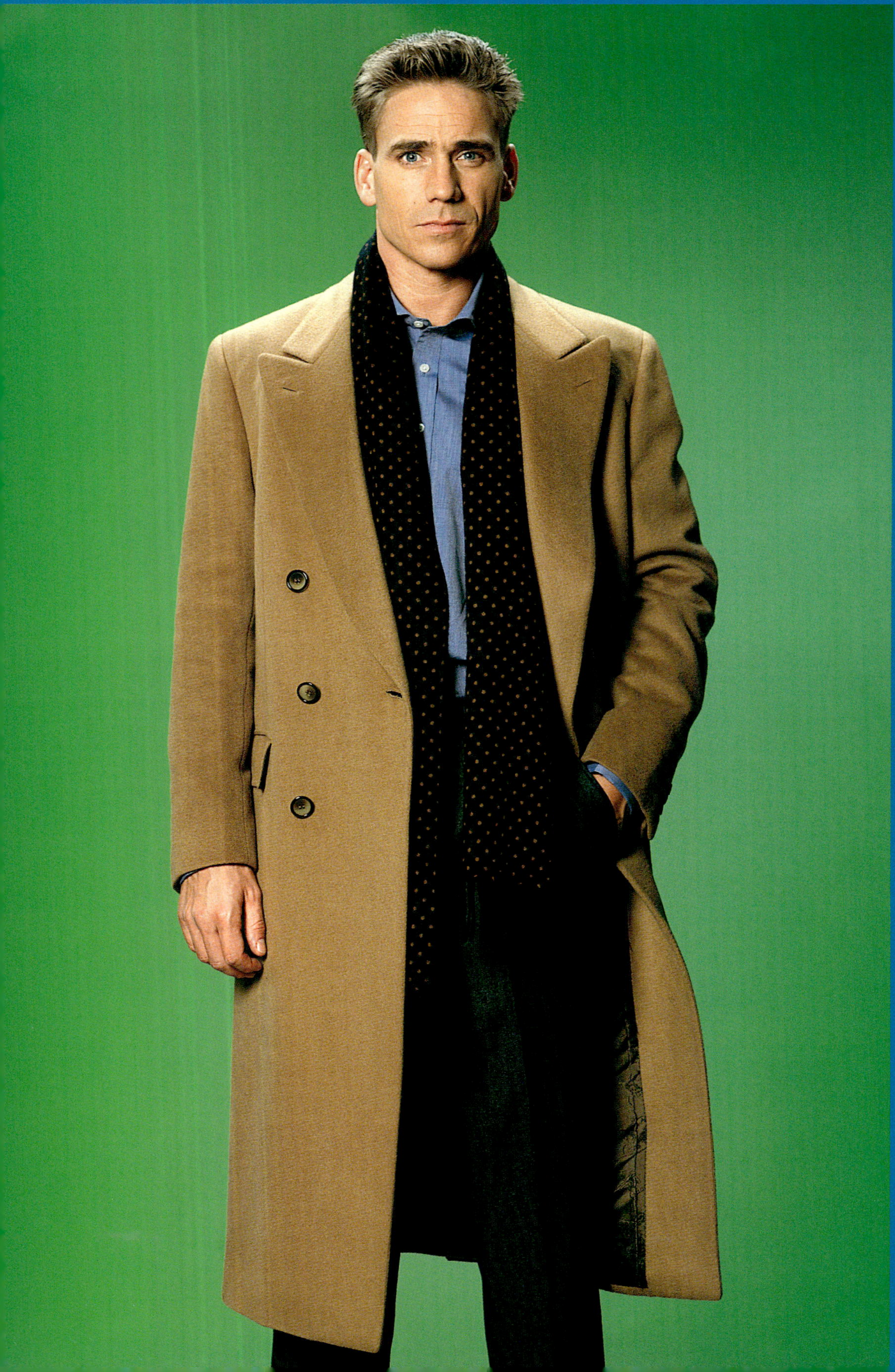

Mäntel & Jacken

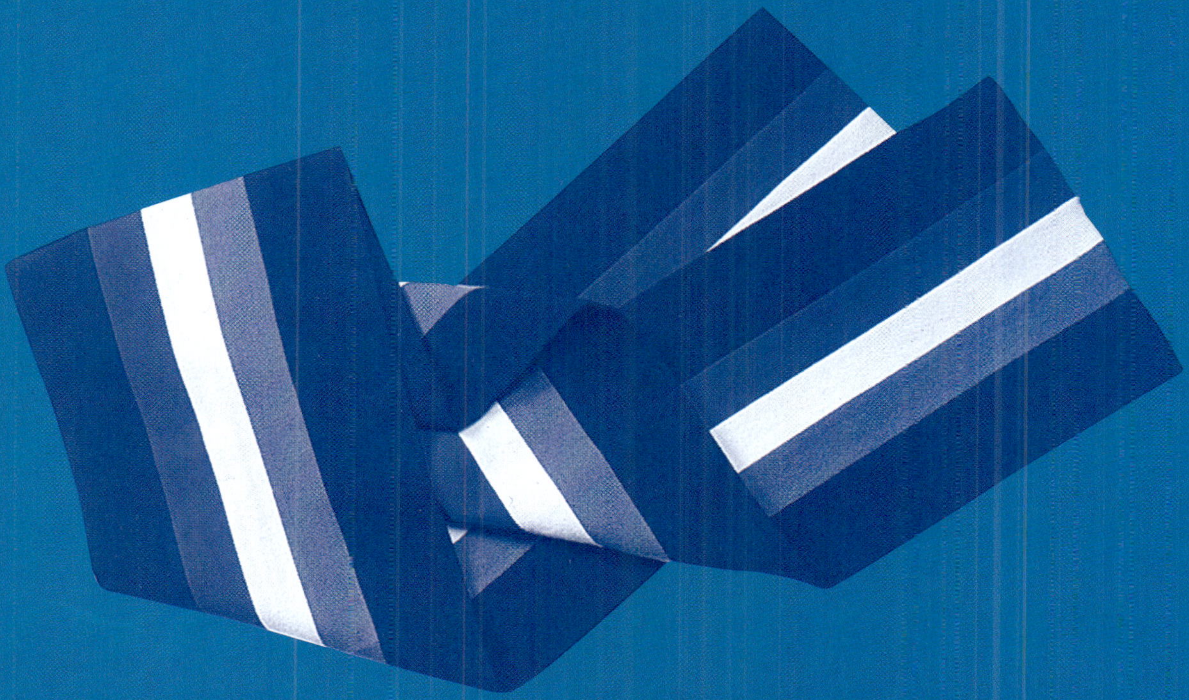

Mantelkultur

Vordergründig betrachtet schützt der Mantel in erster Linie vor Kälte, Wind, Staub und Regen. Neben dieser Funktion demonstriert er aber auch, daß sein Träger unterwegs ist. Das Anlegen des Mantels kündigt den beabsichtigten Aufbruch an. Das Ablegen des Mantels dagegen zeigt, daß der Träger angekommen ist. Erst wenn einem der Mantel abgenommen ist, beginnt der gesellschaftliche Auftritt. Wer jedoch ankommt, ohne seinen Mantel abzulegen, signalisiert damit Distanz, Mißtrauen oder auch nur Unentschlossenheit: »Später ging die ganze Gruppe noch in eine Bar, wo man vorerst in Mänteln stand [...]«, skizziert Max Frisch in »Mein Name sei Gantenbein« mit wenigen Worten eine noch unentschiedene Situation.

Die Schutzfunktion des Mantels kann also auch im übertragenen Sinne gesehen werden. Er ist uns eine Schutzhülle gegen eine manchmal feindliche Umwelt, er setzt eine Grenze zwischen uns und der Außenwelt. In seiner Erzählung »Der Mensch im Futteral« beschreibt Anton Tschechow dieses Bedürfnis: »[...] man konnte an diesem Menschen das ständige und unwiderstehliche Streben beobachten, sich mit einer Hülle zu umgeben, sich ein Futteral zu schaffen, das ihn abschließen, ihn vor äußeren Einflüssen schützen sollte.« Deshalb trug der Lehrer Belikow auch fortwährend seinen Paletot. Und wir alle kennen diesen Widerwillen, den Mantel abzulegen, wenn man in unsympathische Gesellschaft oder auch an einen unsympathischen Ort geraten ist.

Deshalb gehört der Mantel auch in jenen Regionen zur Garderobe, in denen man eines solchen eigentlich nicht unbedingt bedarf. Auch in wärmeren Ländern möchte der Mensch nämlich etwas zum An- und Ablegen haben. So gibt es zum Beispiel von italienischen Schneidern sehr schöne Mäntel aus leichtesten Kammgarnstoffen, die kaum wärmen, aber dennoch Distanz zur Außenwelt schaffen. Eine weitere Funktion des Mantels – und zwar in allen Regionen – besteht darin, die darunter verborgene Kleidung stilistisch anzukündigen. Auf diese Weise verrät der schützende Mantel bereits eine Menge über seinen Träger, es sei denn, es wird bewußt ein Exemplar gewählt, das im Kontrast zur bevorzugten Oberbekleidung steht.

Üblicherweise wird jedoch ein Mantel getragen, der mit dem eigenen Stil harmoniert und der darüber hinaus dem jeweiligen Anlaß angemessen ist. Dann erzählt der Mantel, was sein Träger gerade vorhat, ob er ins Geschäft geht, oder zur Jagd, oder in die Oper, oder ob er sich gar auf Reisen befindet. Man verschenkt also durchaus eine Reihe von stilistischen Ausdrucksmöglichkeiten, wenn zu jedem Anlaß die heißgeliebte Barbour-Jacke getragen wird, so schön und so passend sie bei vielen Gelegenheiten auch sein mag. Ein dem Anlaß angemessener Mantel ist immer ein echter Ausdruck von Stil.

Der Mantel hat auch immer dazu gedient, soziale Rangstufen sichtbar zu machen. Wer dem anderen in den Mantel half, war ihm gesellschaftlich untergeordnet. Heute muß niemand mehr gezwungenermaßen einem anderen in dieser Weise behilflich sein, dennoch ist es immer noch ein Zeichen der Ehrerbietung gegenüber einem älteren oder verehrten Mitmenschen. Die kleine, hilfreiche Geste wird jedoch leider immer seltener. Dies hat aber nicht nur mit dem Niedergang der Höflichkeit zu tun, sondern auch mit dem Verlust der Mantelkultur.

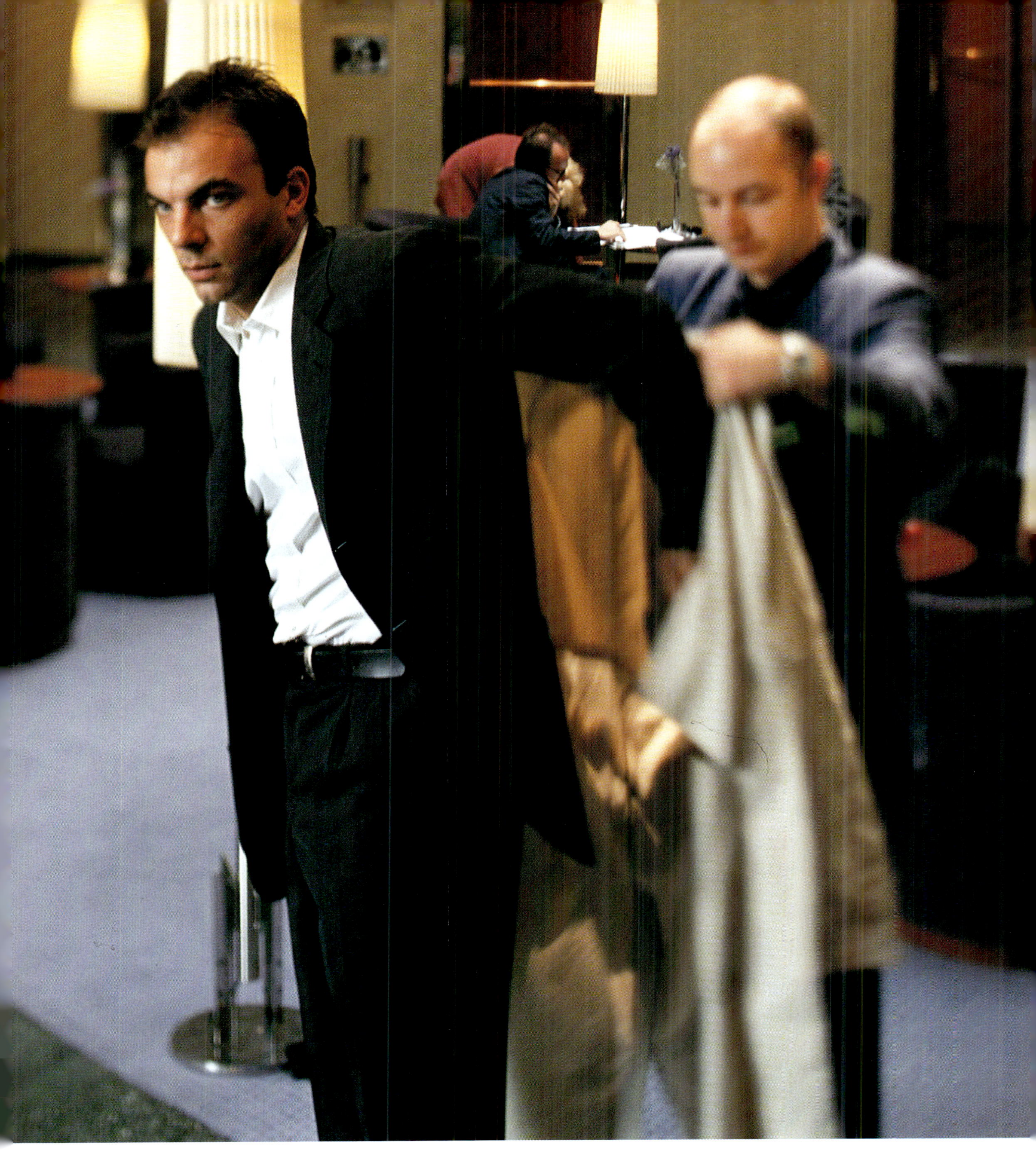

Mäntel, die man kennen muß

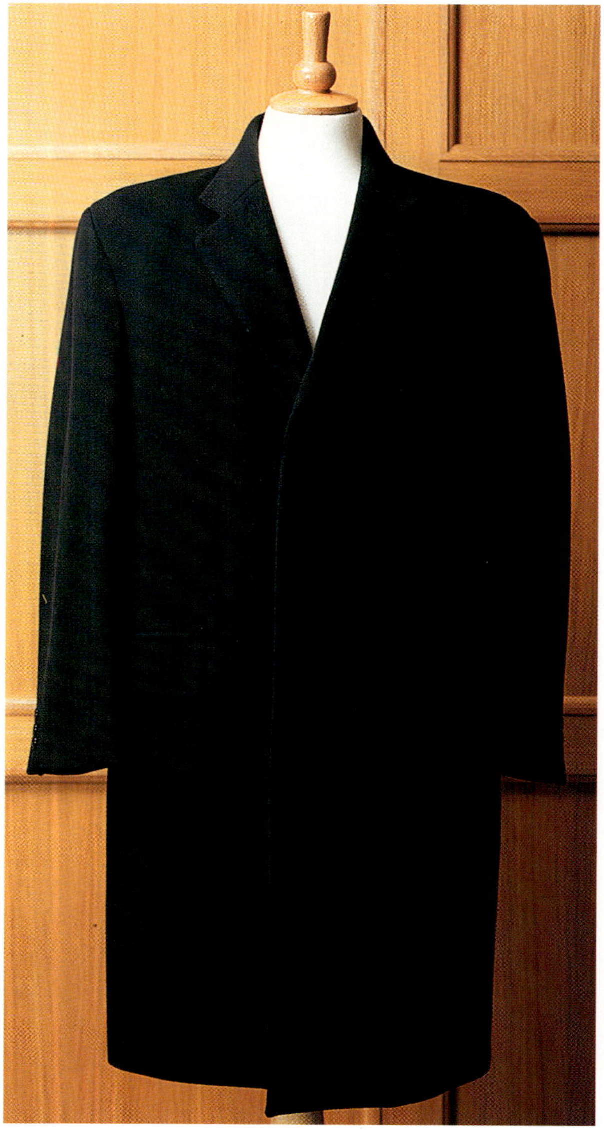

Der dunkelblaue Crombie Coat ist der klassische, englische Stadtmantel. Geschneidert aus dicken Wollstoffen, eignet sich der Crombie besonders gut für ungemütliche Herbst- und Wintertage. Fast jeder klassische Konfektionär hat ihn in mehr oder minder abgewandelter Form in seiner Basiskollektion. Häufig stammt er dann aus den Werkstätten der traditionsreichen Firma Tibbett, deren Wurzeln bis in das Jahr 1898 zurückreichen.

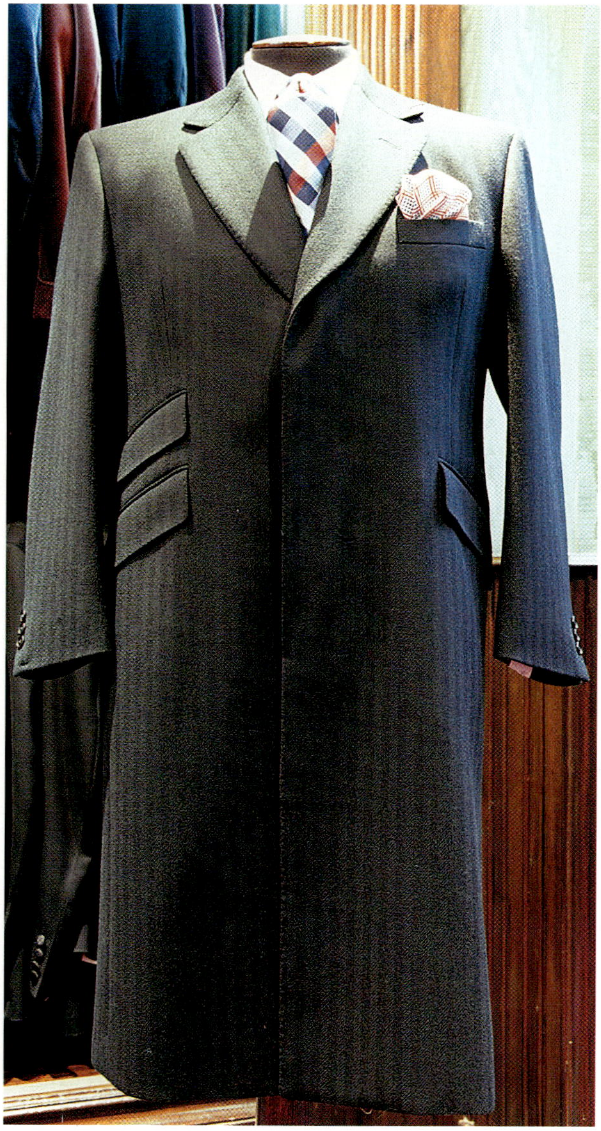

Der Chesterfield kam im 19. Jahrhundert in Mode. Sein erster Liebhaber soll ein Mitglied der weitverzweigten Familie der Earls of Chesterfield gewesen sein. Doch es ist nicht überliefert, ob der Aristokrat diesen Mantel tatsächlich erfunden, also als erster bei einem Schneider in Auftrag gegeben hat. Den Chesterfield gibt es einreihig und zweireihig, in Beige, Blau oder Schwarz, allerdings verstehen die meisten unter einem Chesterfield die einreihige Version mit verdeckter Knopfleiste, gefertigt aus Wollstoff in grauer Fischgratmusterung und mit angesetztem schwarzen Samtkragen.

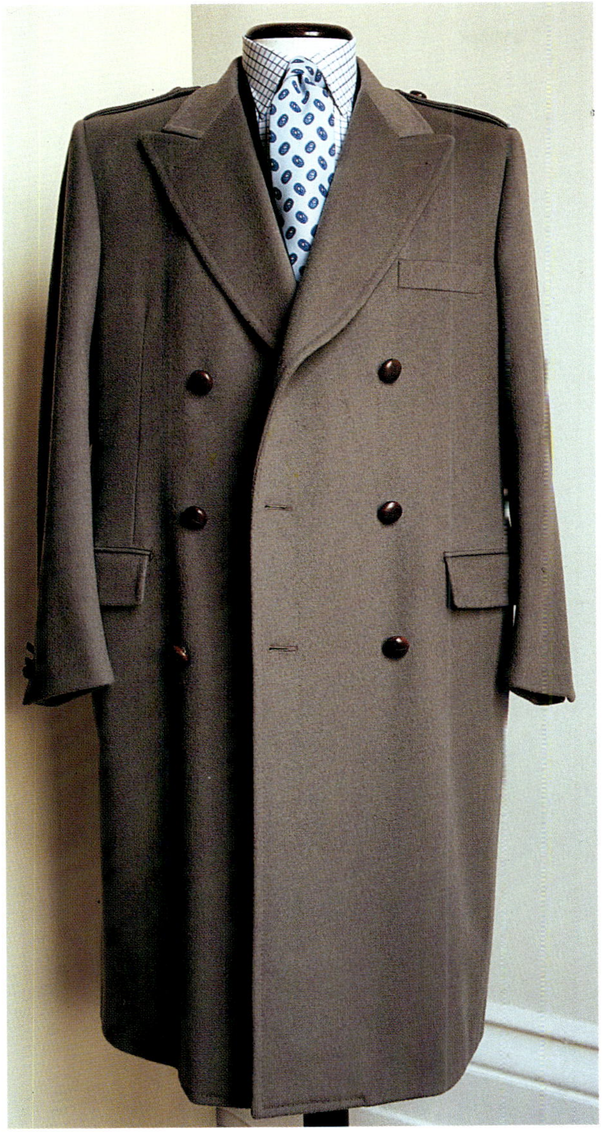

Der British Warm, oder »british warm overcoat«, wie ihn die Engländer nennen, war ursprünglich ein Militärmantel. Dies verraten die Schulterstücke. Warm ist er tatsächlich, denn er wird aus dicker Melton Wool gefertigt. Manchmal wird er auch aus schwerem Cavalry Twill gemacht. Darüber hinaus gibt es die Edelvariante aus Cashmere. In der langen Version ist seine enge Verwandtschaft zum Trenchcoat erkennbar – ein weiterer Militärmantel, der im Zivilleben sehr erfolgreich ist. Kenner beziehen ihn bei Gieves & Hawkes, wenn sie ihn nicht von ihrem Schneider machen lassen.

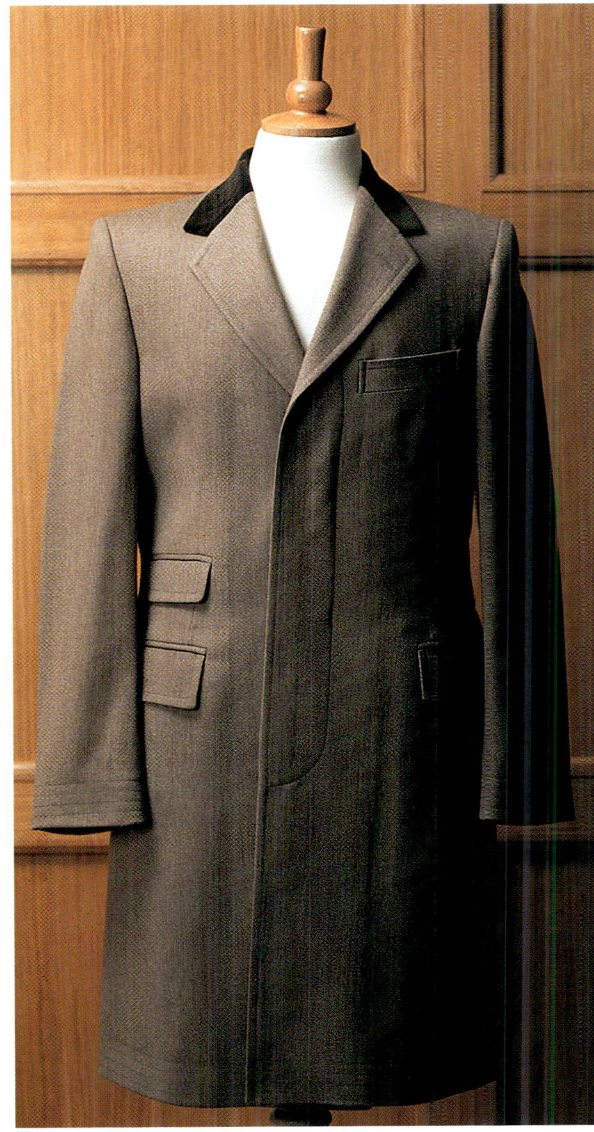

Eng und kurz – das ist der Covert Coat. Er ähnelt auf den ersten Blick sehr stark dem einreihigen Chesterfield. Der Unterschied besteht jedoch im Stoff, aus dem der Covert Coat gemacht wird und der ihm seinen Namen gegeben hat: ein leichter Twill, der fast das ganze Jahr hindurch getragen werden kann. Zudem ist der Covert Coat in Höhe der Manschetten und am Saum mit vier einfacher, parallel verlaufenden Ziernähten versehen, dem sogenannten »railroading«. Die typische Farbe ist ein leicht meliertes Blaßbraun, dazu passend hat der Covert Coat meist einen dunkelbraunen Samtkragen. Er war ursprünglich als Reit- und Jagdmantel konzipiert, und daran erinnert noch heute die große Innentasche, die auf der Höhe des linken Oberschenkels angebracht ist und der Aufnahme von Proviant oder Munition dient.

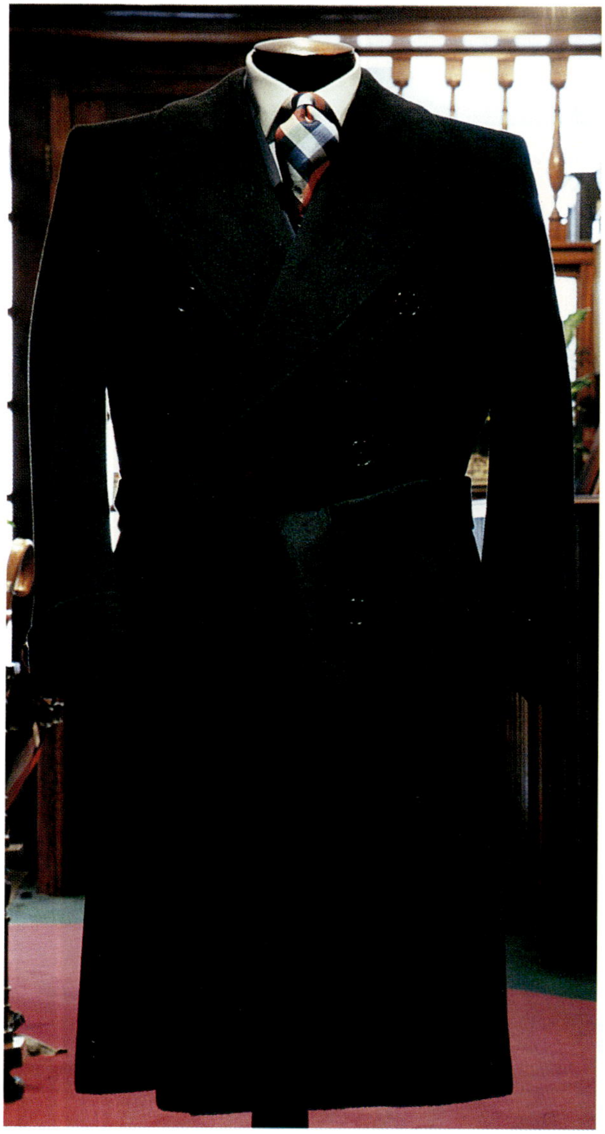

Der Polo Coat ist ein amerikanischer Klassiker, obwohl er eng mit den traditionellen und eher eleganten Mantelformen wie Paletot, Ulster und Guardscoat verwandt ist. Brooks Brothers importierte den Stil um 1910 aus England. Aus dem ursprünglich dazugehörigen Gürtel ist heute ein Rückengurt geworden. Seine großen aufgesetzten Taschen geben ihm eine sportliche Note. Der Polo Coat kommt typischerweise in Beige daher, vielleicht weil er anfangs aus Kamelhaarstoffen gefertigt wurde. Inzwischen schneidert man ihn jedoch meist aus Schurwolle. Der Londoner Ausstatter Turnbull & Asser empfiehlt dem Gentleman bei diesem Mantel die Farbe Blau.

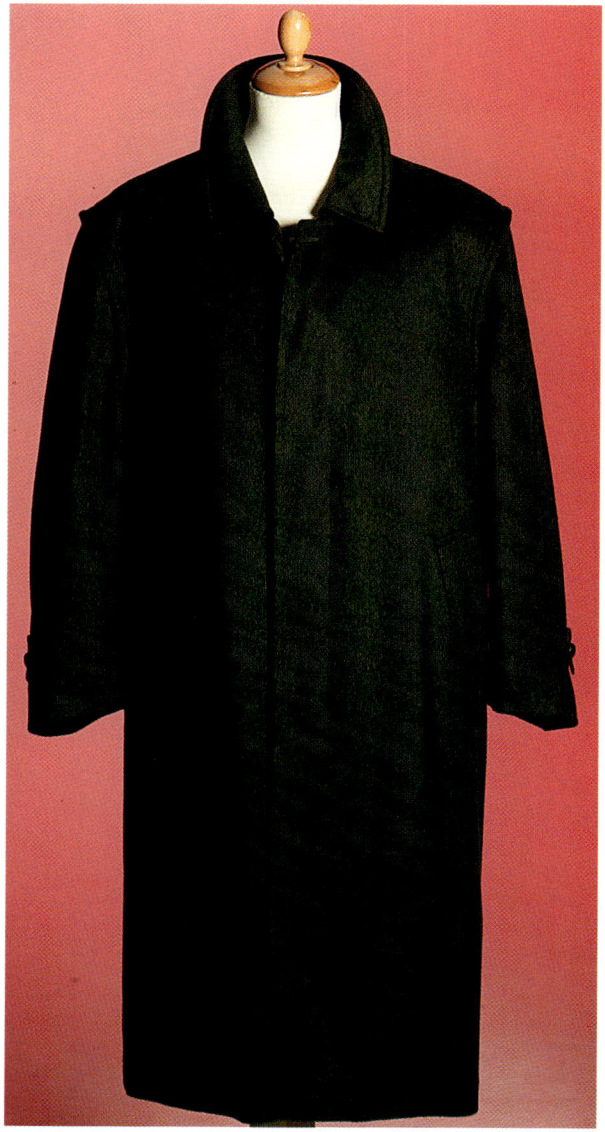

Der grüne Lodenmantel ist längst ein gesamteuropäischer Klassiker geworden. Auch wenn man mit dem charakteristischen Lodenstoff zunächst die alpenländischen Regionen assoziiert, ist der Lodenmantel in England, Frankreich und Belgien nicht weniger beliebt. Wer ihn nicht in einem eher folkloristischen Zusammenhang trägt, kann ihn als Stadtmantel mit Tweed und Cord kombinieren. Loden ist ein gewalktes und danach aufgerauhtes Wollgewebe, relativ wasserdicht und windabweisend, vor allem aber sehr unempfindlich gegen Gestrüpp, Geäst und Dornen. Sollte der Lodenmantel einmal schmutzig werden, bürstet man ihn einfach gründlich aus. Die klassische Form ist weit und lang geschnitten, hat einen Umlegekragen und eine lange, senkrechte Kellerfalte am Rücken.

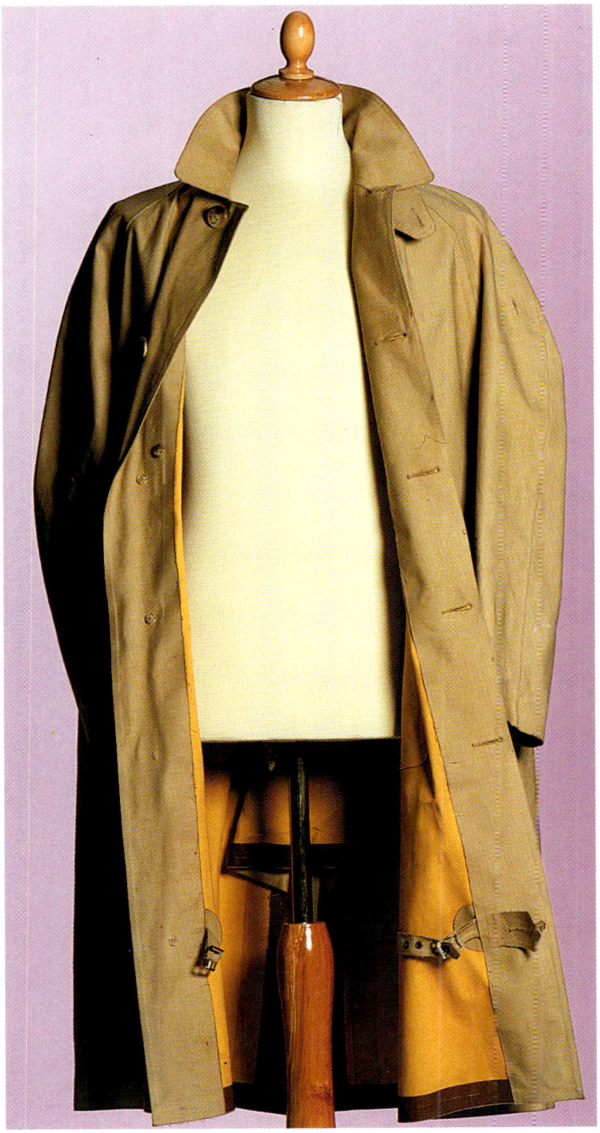

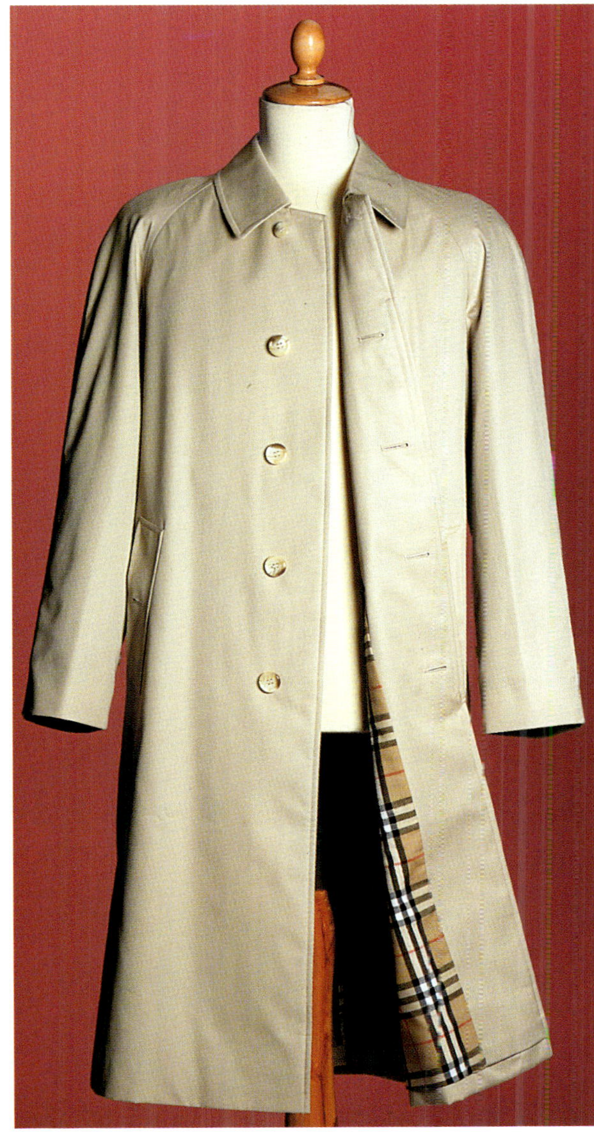

Der Macintosh, kurz Mac oder auch Riding Mac genannt, erscheint uns heute fast wie ein Fossil aus den Urzeiten des Regenmantels. Sein Material – zwei Lagen Baumwollstoff mit einer Schicht Gummi dazwischen – war ursprünglich allerdings gar nicht für Mäntel gedacht. Der schottische Chemiker Charles Macintosh ließ 1822 seinen »India rubber cloth« als Stoff für wasserdichte Planen und ähnliches patentieren. Doch schon bald stürzten sich die Schneider darauf und verarbeiteten das neue Material zu Regenmänteln. Die Ernüchterung folgte auf den Fuß, denn durch die Löcher der Nähte drang Wasser ein. Um den Ruf seines »rubber cloth« zu retten, war Charles Macintosh gezwungen, die Sache selbst in die Hand zu nehmen. Er entwickelte ein Verfahren zur Abdichtung der Nähte und verkaufte fortan die einzigen wirklich wasserdichten Regenmäntel.

Der Slipon oder »raincoat« ist in Schnitt und Farbe eng mit dem Riding Mac verwandt, er unterscheidet sich aber im Stoff. Denn der Slipon ist nicht gummiert, sondern wird, wie der klassische Trenchcoat, aus Gabardine geschneidert. Typisch für diesen bequemen Regenmantel sind die Raglanärmel, die – im Gegensatz zu den eingesetzten Ärmeln etwa des British Warm – viel Bewegungsfreiheit gewähren. Wer eine stark fallende Schulterlinie schätzt, sollte den einteiligen Raglanärmel wählen, der jedoch seltener zu finden ist als die zweiteilige Version. Der Slipon hat eine verdeckte Knopfleiste und Pattentaschen zum Durchgreifen. Im Inneren ist in Höhe des linken Oberschenkels eine große Innentasche angebracht: der ideale Platz für die Morgenzeitung.

Für den Offizier im Gentleman

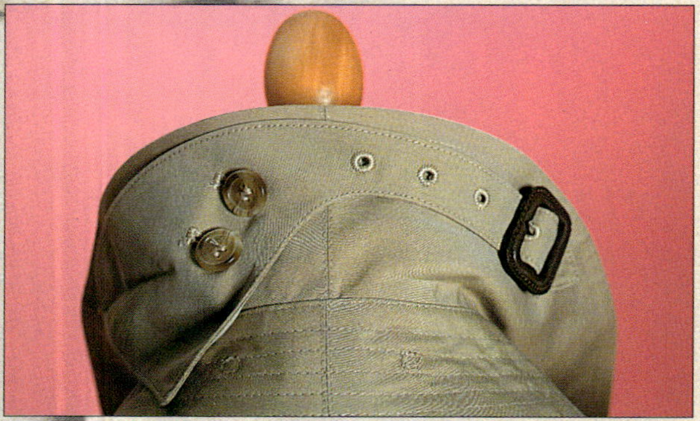

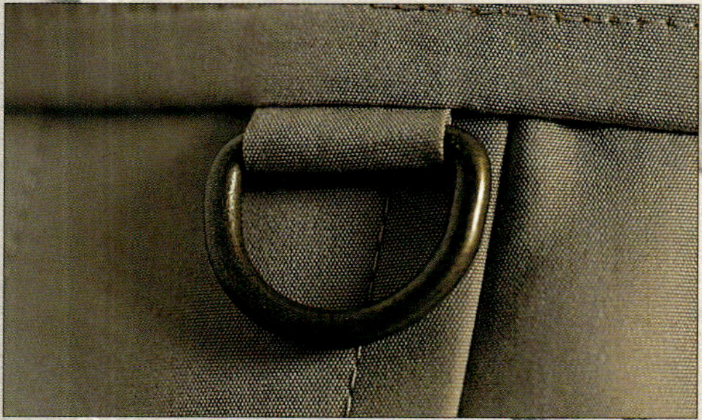

Der klassische, authentische Trenchcoat wird von der Firma Burberrys hergestellt. Thomas Burberry mag vielleicht nicht unbedingt der Erfinder des Gabardines sein, doch er war geschäftstüchtig genug, sich das wasser- und windabweisende Baumwollgewebe im Jahre 1879 für das regenreiche England patentieren zu lassen. Bis 1917 behielt Burberrys das exklusive Herstellungsrecht für dieses Material. Schon bald wurden auch die Streitkräfte auf den strapazierfähigen Stoff aufmerksam. Während des Burenkriegs trugen englische Offiziere erstmals Mäntel von Burberrys. Ab 1914 gab es dann das vom Kriegsministerium offiziell anerkannte Modell, und im Ersten Weltkrieg wurden über 500 000 Stück dieser »Schützengrabenmäntel« getragen. Die Schulterstücke, die Sturmlasche am Kragen und die D-förmigen Metallringe am Gürtel, die zur Befestigung von Ausrüstungsgegenständen dienten, erinnern noch heute an die militärische Vergangenheit des Trenchcoat. Wem die nicht behagt, der kann den klassischen Burberry hängen lassen und auf anders geschnittene Gabardinemäntel zurückgreifen. Manch einen schreckt vielleicht auch der »Burberrys house check«, jenes mittlerweile sehr bekannte Karomuster des Futters ab. Der kann sich einen Trenchcoat der ebenfalls sehr renommierten aber immer noch ein wenig exklusiveren Marke Aquascutum kaufen. Oder er zieht gleich die Barbour-Jacke an, die bei Regen ohnehin besser schützt.

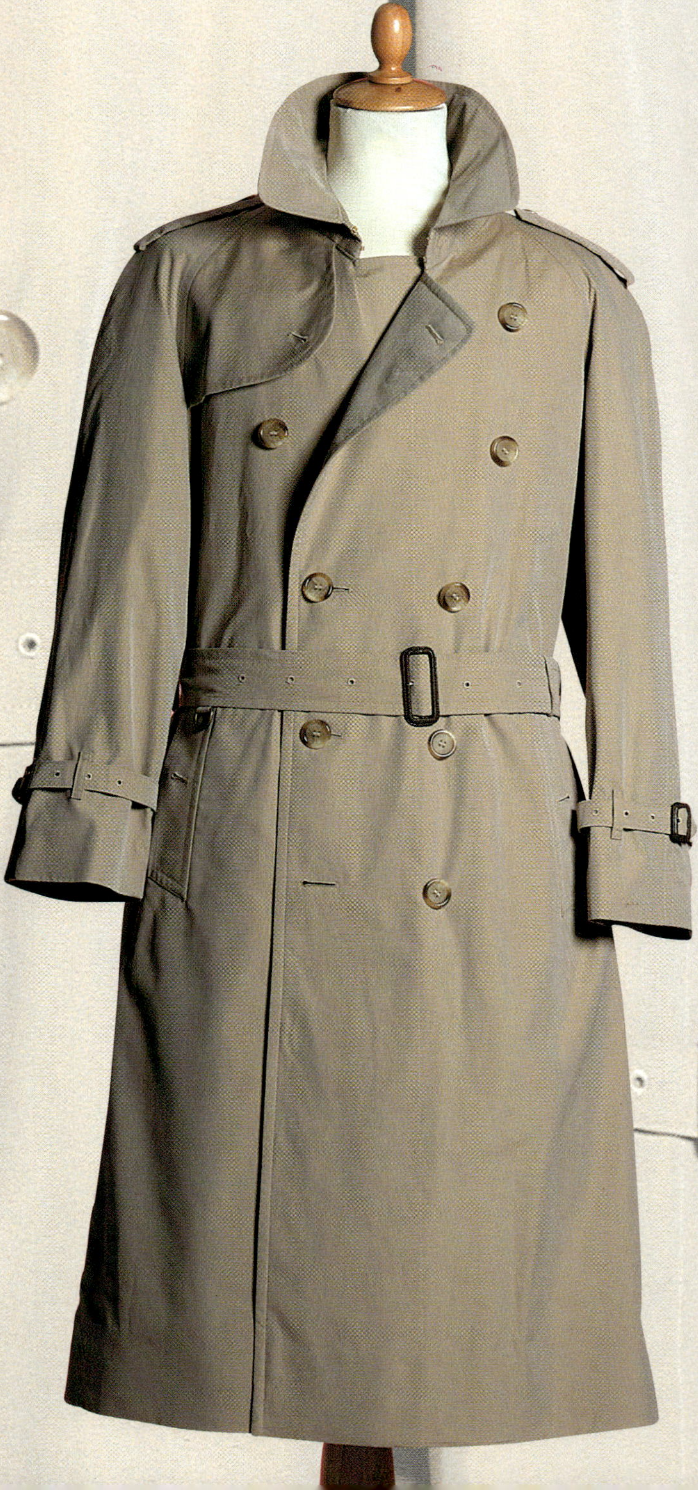

Der Dufflecoat

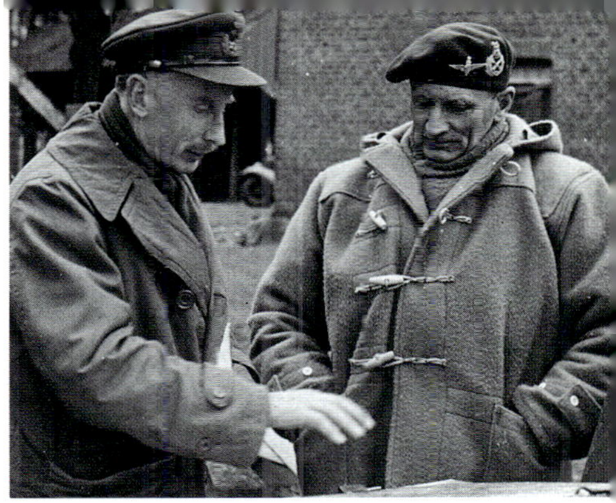

Der Dufflecoat erweckt bis heute die Erinnerung an den britischen Feldmarschall Montgomery. Nach dessen populärem Spitznamen wird der Kapuzenmantel auch als »monty-coat« bezeichnet.

Der Dufflecoat ist der einzige Mantel im Kreis der Klassiker, der eine Kapuze hat. Diese Form des Kopfschutzes hat eine lange Tradition, denn Gewänder mit Kapuzen waren schon in der Bronzezeit bekannt. Nicht ganz so lange, aber immerhin seit dem 18. Jahrhundert, ist »duffle« im Englischen als Name für einen groben Wollstoff geläufig, vermutlich so benannt nach der Stadt Duffel in der belgischen Provinz Brabant. Der Ursprung des Namens ist somit einigermaßen klar. Der Ursprung des Schnitts wird in dem sogenannten »polnischen Rock« gesehen, einem Überrock mit Knebelverschluß, der in der ersten Hälfte des 19. Jahrhunderts beliebt war. Andere sehen die Mönchskutte als Vorläufer des Dufflecoat, was die Kapuze erklären würde. Seinen Eintritt in die Herrenmode nahm der Dufflecoat, wie viele andere Mäntel, über das Militär als die Royal Navy ihre Seeleute damit auszustatten begann, denn die Kapuze bot, wie der dicke Wollstoff einen guten Schutz gegen Wind und Wetter. Im Zweiten Weltkrieg sorgte Feldmarschall Montgomery mit seinem beigen Dufflecoat für eine neue Popularität dieses Mantels. Und in den fünfziger Jahren wurden dann große Mengen von Dufflecoats aus Armeeüberschüssen an die Bevölkerung ausgegeben, was diesen Mantel endgültig zu einem heißen Favoriten für kalte Wintertage machte. In Frankreich erlangte er schnell große Beliebtheit unter Schülern, Studenten und Intellektuellen. Heute gibt es ihn nicht nur in den klassischen Farben Dunkelblau und Beige, sondern auch in Dunkelgrün, Dunkelbraun, Weinrot und Gelb. Der kastenförmige Schnitt, die Kapuze und nicht zuletzt die charakteristischen Knebelknöpfe machen den Dufflecoat zu einem sehr sportlichen Mantel. Wer eine elegant ausgerichtete Garderobe besitzt, wird sicherlich Mühe haben, ihn zu kombinieren. Wer jedoch lässige Outfits liebt, ist mit ihm auch heute noch gut beraten.

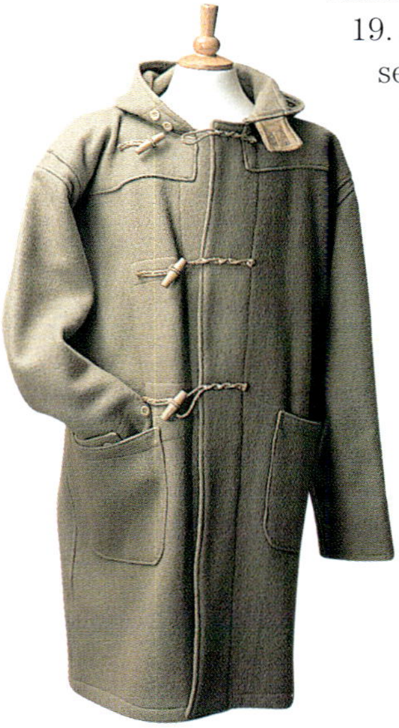

Der Original-Dufflecoat wird von der englischen Firma Tibbett gefertigt. Bei dem hier gezeigten Exemplar handelt es sich um ein Modell aus dem Jahre 1941.

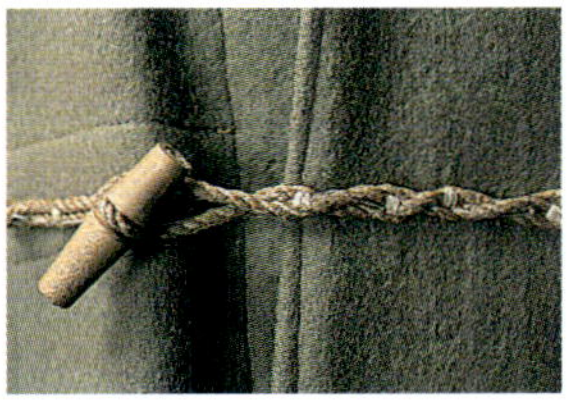

Der Dufflecoat hat traditionell Knebelverschlüsse aus Büffelhorn. Sie haben keinen wirklichen Vorteil gegenüber Knöpfen, obwohl immer wieder behauptet wird, daß eine behandschuhte Hand Knebel leichter als Knöpfe öffnen und schließen könne. In Wirklichkeit ist das Gegenteil der Fall.

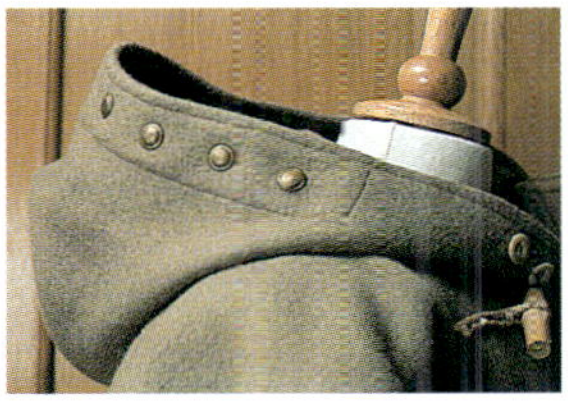

Die Kapuze des Dufflecoat ist eher klein gehalten, allerdings sollte sie so groß sein, daß darunter noch ein Barett oder eine flache Mütze paßt. Bei Kälte und Wind schützt die Kapuze optimal, Radfahrer seien aber gewarnt, da Rundumblick und Gehör durch sie stark beeinträchtigt werden.

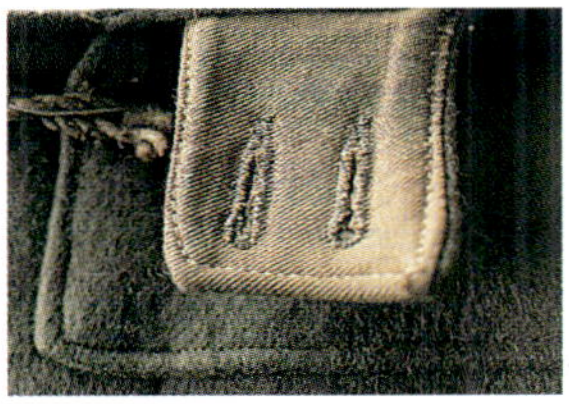

Da die Knebelverschlüsse den Dufflecoat nicht besonders winddicht verschließen, kann die empfindliche Halsregion mit einem vorknöpfbaren Halsriegel gegen eindringende Kälte geschützt werden. Er ersetzt bei moderaten Temperaturen durchaus einen Schal.

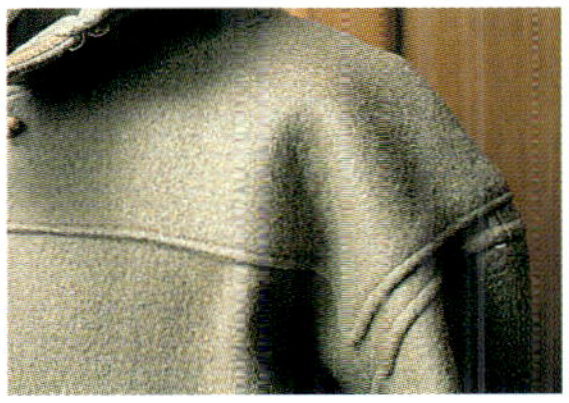

Der Schulterkoller sorgt als zweite Lage Stoff für zusätzliche Wärme am Oberkörper. Bei Regen soll er dafür sorgen, daß die Nässe nicht so schnell den Stoff durchdringt. Zudem verhindert der Schulterkoller die vorzeitige Abnutzung der Schulterpartie.

Ein Dufflecoat hat stets zwei größere aufgesetzte Taschen mit oder ohne Patten. Taschen ohne Patten haben den Vorteil der leichteren Zugänglichkeit, allerdings kann aus ihnen auch schnell etwas herausfallen. Eine Brusttasche ist nicht üblich, gelegentlich findet man in Höhe des Oberschenkels eine etwas größere Innentasche.

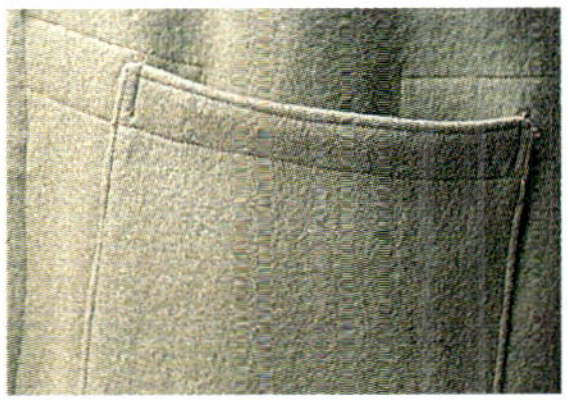

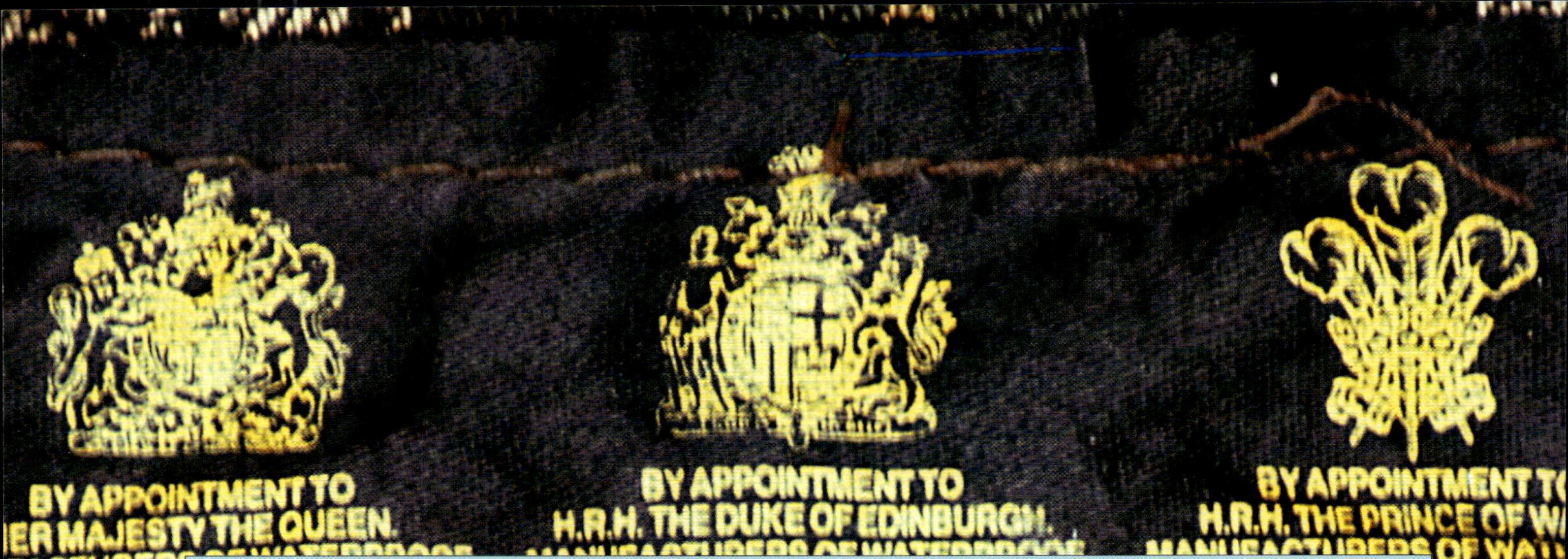

Das Phänomen Barbour

Mit einer Barbour-Jacke kauft man nicht nur eine regendichte Jacke, sondern vor allem ein Stück internationaler Lebensart. Man schlüpft hinein und gehört dazu – zur Welt derer, die Stil, Geld und Erfolg haben. Diese Jacke gibt Sicherheit, sie schützt vor schlechtem Wetter genauso wie vor der Gefahr, falsch angezogen zu sein. Tatsächlich kann im Zweifel, und wenn es nicht zu warm ist, immer dann zur Barbour-Jacke gegriffen werden, wenn man nicht so recht weiß, was man anziehen soll. So absurd das sein mag, aber besser man erscheint zu einer Abendgesellschaft in Pullover, Jeans und Barbour-Jacke als mit den falschen Schuhen oder mit einem schlecht geschnittenen Smoking. Die Barbour-Jacke ist in ganz Europa so etwas wie eine Eintrittskarte in die gehobene Gesellschaft – und wenn die anderen Details wie beispielsweise die Armbanduhr auch stimmen, dann wird der Träger der bekannten Wachsjacke selbst in den vornehmsten Geschäften zuvorkommend behandelt. Dabei ist die Barbour-Jacke weder übermäßig teuer noch besonders schwer zu bekommen. Doch sie suggeriert Geschmack, Stilempfinden und Traditionsverbundenheit – vor allem, wenn es sich um ein altes und mehrfach geflicktes Exemplar handelt.

Es ist schwer zu sagen, was die Barbour-Jacke im Vergleich zu sonstigen klassischen englischen Kleidungsstücken hervorhebt, was sie in so vielen verschiedenen europäischen Ländern trotz aller angeblichen oder tatsächlichen Mentalitätsunterschiede so erfolgreich macht. Wir finden sie heute von Helsinki bis Madrid in jeder größeren Stadt Europas, und es gibt keine Klatschzeitung, die nicht Woche für Woche Prominente in Barbour-Jacken zeigt. Vielleicht ist es das Gefühl, sich ein Stück der glamourösen Welt mit dieser Jacke zu kaufen, die im Gegensatz zu den meisten modischen Kleidungsstücken eine wirklich dauerhafte und lohnende Investition ist, steigert sich doch ihr Wert mit zunehmendem sichtbaren Alter. Der Abwetzungsgrad der Barbour-Jacke bescheinigt nämlich des Trägers unausgesprochene »membership since…«. Eine bekannte Kreditkartengesellschaft benutzte in einer ihrer Werbekampagnen einen ganz ähnlichen Mechanismus. Je älter die Jacke ist, desto länger gehört ihr Besitzer schon dazu.

Doch trotz ihres Renommees ist die Barbour-Jacke ein höchst individuelles Kleidungsstück geblieben. Sie bietet eine Vielzahl von stilistischen, ästhetischen, ideologischen und ethischen Anknüpfungspunkten – Tierschützer und Treibjäger lieben sie gleichermaßen. Die patente Wachsjacke ist zugleich englisch, praktisch, robust, sportlich, naturverbunden, akzeptiert, wertvoll, lässig, snobistisch, klassisch und so weiter und so fort. Vielleicht fasziniert uns an der Barbour-Jacke aber auch einfach ihre Selbstverständlichkeit. Es ist kaum vorstellbar, daß es sie irgendwann noch nicht gegeben haben soll, es scheint, als müsse sie schon immer existiert haben. Obwohl das Design der verschiedenen Modelle als nahezu vollkommen bezeichnet werden kann, kennt doch niemand den Namen desjenigen oder derjenigen, der oder die sich diese genialen Kleidungsstücke ausgedacht hat. Vielleicht ist dies ein weiterer Grund dafür, daß sich so viele Menschen mit der Marke Barbour identifizieren können. Es steht kein Designer dahinter, kein bestimmter Mensch, den man mag oder auch nicht mag. Barbour ist einfach eine alte englische Firma, die uns ganz bescheiden und ohne viel Aufhebens ihre Jacken anbietet – und nichts spricht dagegen, sie auch zu nehmen.

Die Geschichte einer Wachsjacke

Die Firma Barbour wurde wohl um 1894 von John Barbour gegründet. Doch so ganz genau weiß man das nicht. Die relative Unsicherheit hinsichtlich des Datums zeugt von einer gewissen Bescheidenheit, die sich auch in der mageren Firmenhistorie widerspiegelt. Warum, wann und wie die ersten Barbour-Jacken hergestellt wurden, bleibt ungeklärt. Offensichtlich ist John Barbour nicht in dem Bewußtsein angetreten, daß die Gründung seiner Firma einmal ein denkwürdiges Datum der Bekleidungsgeschichte werden könnte. Vermutlich hat er einfach irgendwann beschlossen, wasserdichte Mäntel und Jacken anzufertigen, und alles weitere ergab sich dann irgendwie von selbst. Der älteste noch existierende Katalog des Hauses stammt aus dem Jahre 1908. Auf der Rückseite prangt eine Anzeige, in der ein Mann mit einem langen Mantel und einem Südwester auf dem Kopf abgebildet ist. Der Text beschreibt den feilgebotenen »special light-weight coat« als »ideal [...] for yachting, fishing, driving, boating, walking and shooting«. Im Hintergrund ist ein Leuchtturm, das damalige Markenzeichen von Barbour zu sehen, »the famed beacon brand oilskins«. Erst in den zwanziger Jahren rückte der Name Barbour als Markenzeichen in den Vordergrund. Allerdings hat sich die Familie, der das Unternehmen bis heute gehört, stets im Hintergrund gehalten, obwohl es sicher viele Barbour-Kunden gibt, die gerne einen Blick in das Familienalbum werfen würden. Doch vermutlich unterscheiden sich die Barbours nicht wesentlich von anderen englischen Familien, nur daß die Barbour-Jacke, die der Urgroßvater trägt, von ihm selbst entworfen wurde. Barbour zählt heute zu den wenigen britischen Bekleidungsherstellern, die gleich drei der begehrten Royal Warrants vorweisen können, nämlich das der Queen, das des Duke of Edinburgh und das des Prince of Wales. Die königliche Vorliebe für diese Marke ist mithin kaum zu übersehen. Kein Mitglied der Royal Family, das nicht auf irgendeinem Foto eine Barbour-Jacke trägt. Diese Bilder, die in alle Welt gehen, ersetzen bei Barbour die kostspieligen Werbekampagnen. Tatsächlich ist das Phänomen Barbour ein gutes Beispiel dafür, daß ein Produkt auch ohne Anzeigenwerbung verkauft werden kann, wenn man sich ein paar Jahrzehnte Zeit nimmt.

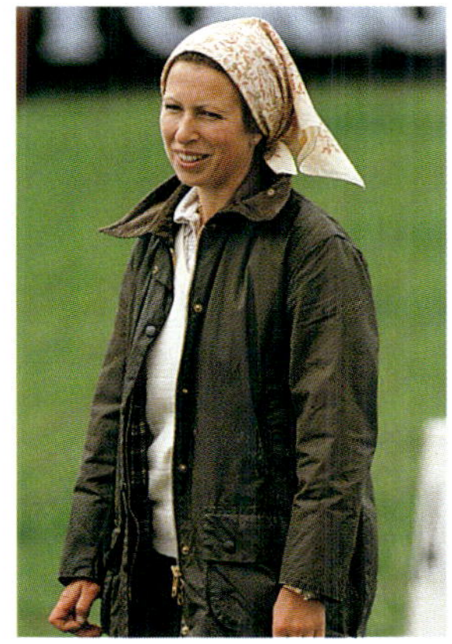

Princess Anne sieht man – wie alle anderen Mitglieder der englischen Königsfamilie – häufig mit der Wachsjacke von Barbour. Allerdings trägt sie auch andere Marken, wie zum Beispiel Musto oder Puffa. Als Schwester des zukünftigen Königs aller Briten und aller britischen Marken muß sie das wohl auch tun.

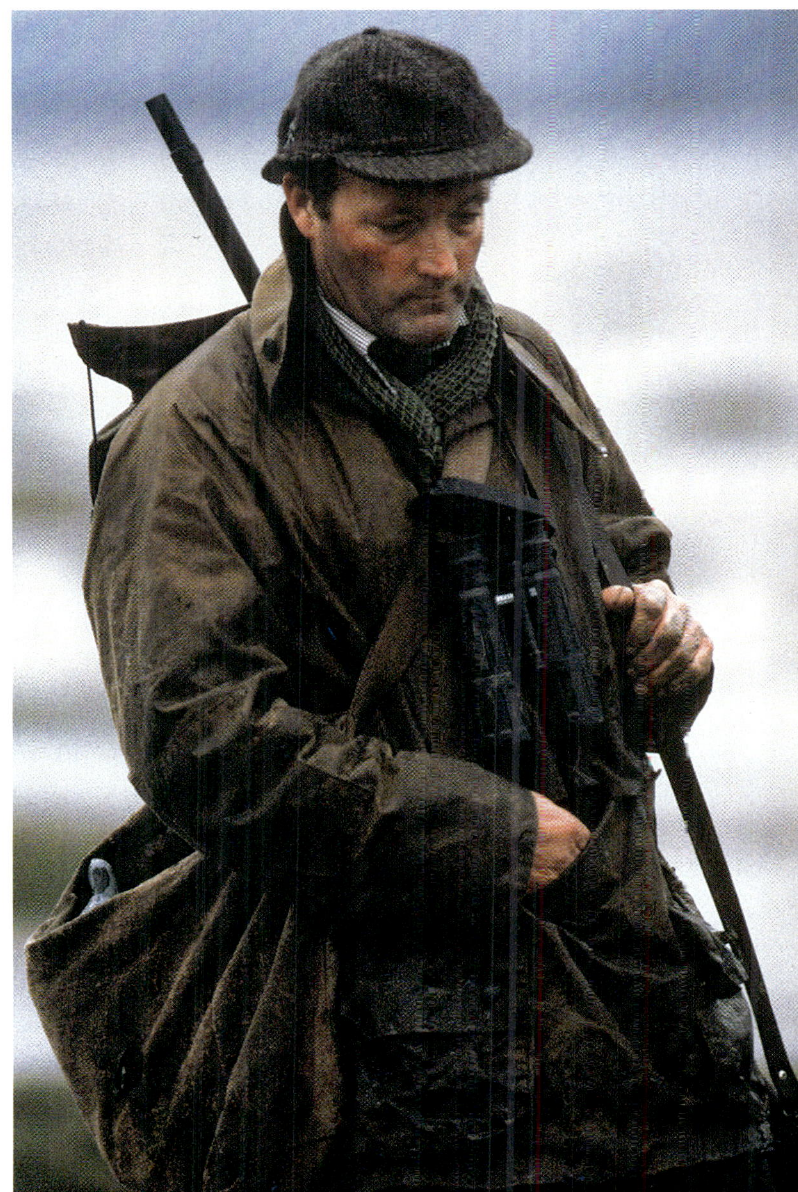

Die Jagd ist eine der Gelegenheiten, bei der die Barbour-Jacke ihre überlegene Qualität und ihr sinnreiches Design unter Beweis stellt. So kann die große Tasche im Rücken das erlegte Kleinwild aufnehmen, die großen Blasebalgtaschen bieten jede Menge Platz für Patronen, und der wasser- und winddichte Stoff schützt vor Regen und Kälte.

Barbour im Detail

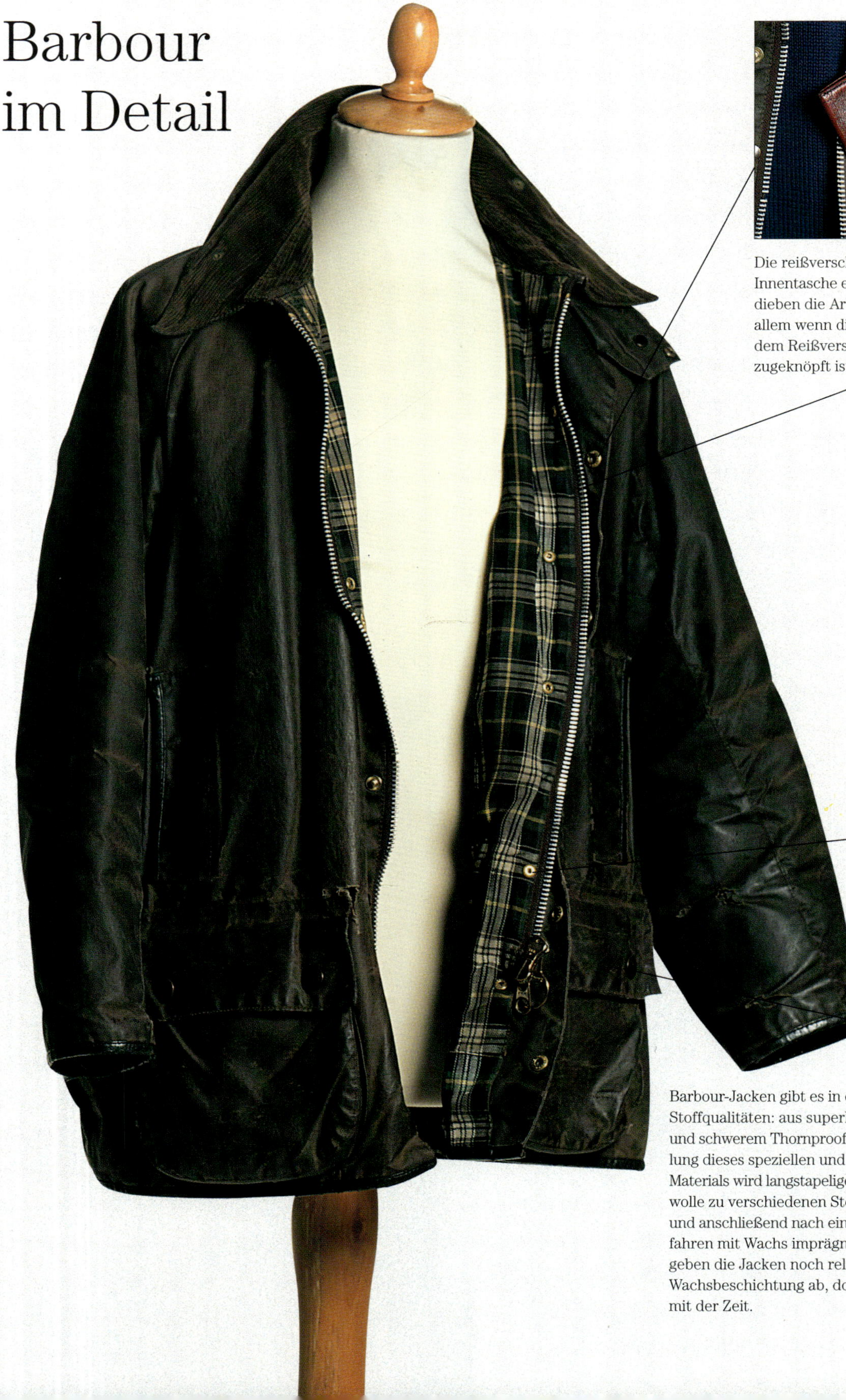

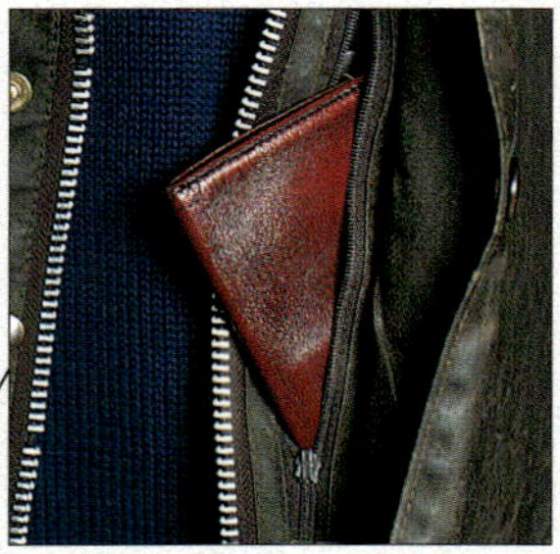

Die reißverschlußgesicherte Innentasche erschwert Taschendieben die Arbeit ungemein, vor allem wenn die Lasche über dem Reißverschluß zugeknöpft ist.

Barbour-Jacken gibt es in drei verschiedenen Stoffqualitäten: aus superleichtem, leichtem und schwerem Thornproof-Stoff. Zur Herstellung dieses speziellen und äußerst reißfesten Materials wird langstapelige ägyptische Baumwolle zu verschiedenen Stoffstärken verwebt und anschließend nach einem speziellen Verfahren mit Wachs imprägniert. Am Anfang geben die Jacken noch relativ viel von ihrer Wachsbeschichtung ab, doch das legt sich mit der Zeit.

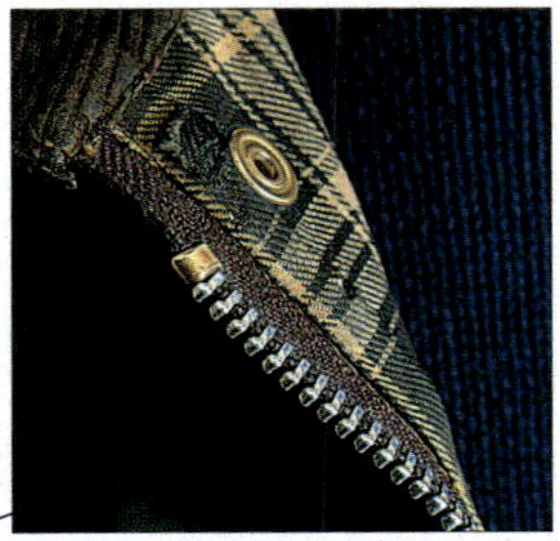

Die Druckknöpfe bestehen aus korrosionsfreiem Messing. Sie leiern auch nach langem Gebrauch nicht aus und schließen selbst nach Jahren noch so fest wie am ersten Tag. Der Reißverschluß läßt sich gut öffnen und schließen. Dafür sorgen nicht nur seine großen Messingzähne, sondern auch der große Zugring, den man selbst mit Handschuhen problemlos bewegen kann.

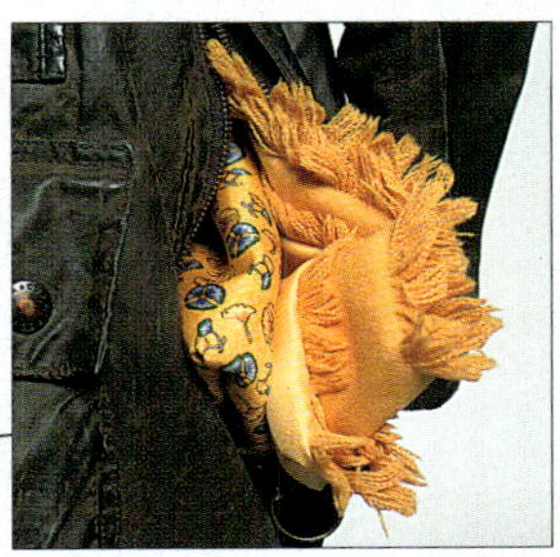

Je nach Modell gibt es Innentaschen, die alles aufnehmen, was in der Stadt und auf dem Land so gebraucht wird: Zuckerstückchen für das Pony, die Hundeleine, die Zeitung, die Sonnenbrille, den Apfel für unterwegs, die unverzichtbaren Kaugummis oder das Reizgasspray.

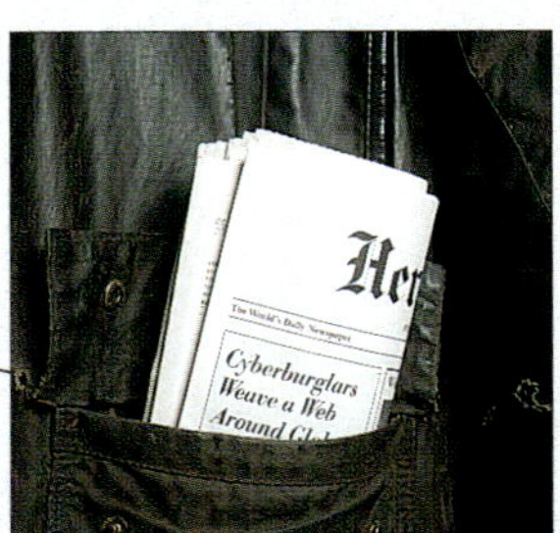

Die je nach Modell mehr oder minder großen Ballontaschen können mit allerlei nützlichen Dingen gefüllt werden: auf dem Lande mit Schrotpatronen oder dem Schlüssel für den Range Rover, in der Stadt mit dem Mobiltelefon oder Feuerzeug und Zigaretten.

Die Top Sechs

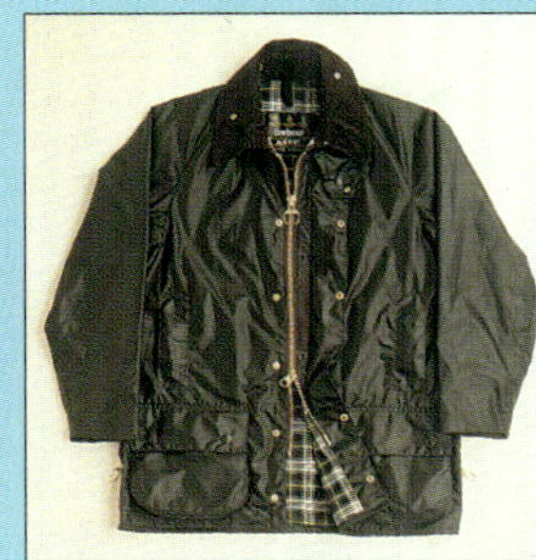

Die grüne Beaufort ist die am weitesten verbreitete Barbour-Jacke. Beliebt bei Oberschülern, höheren Töchtern und Damen der Gesellschaft, die sie zum Shoppingbummel überwerfen.

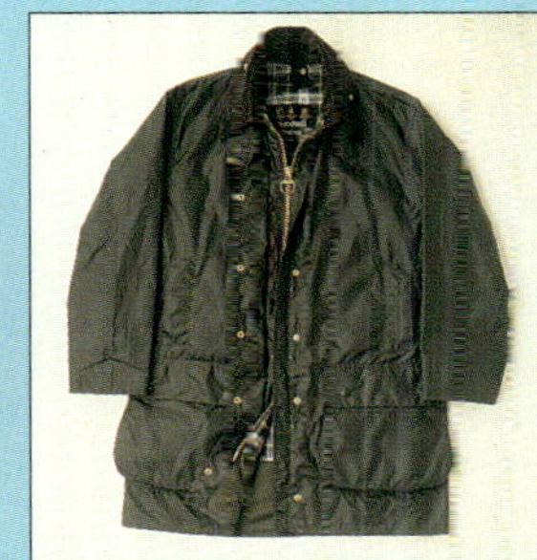

Die etwas längere Border ist fast ein Ersatz für den Trenchcoat. Es gibt sie in Grün und Blau. Wer viel mit sich herumträgt, wird sie wegen ihrer großen Innen- und Außentaschen lieben.

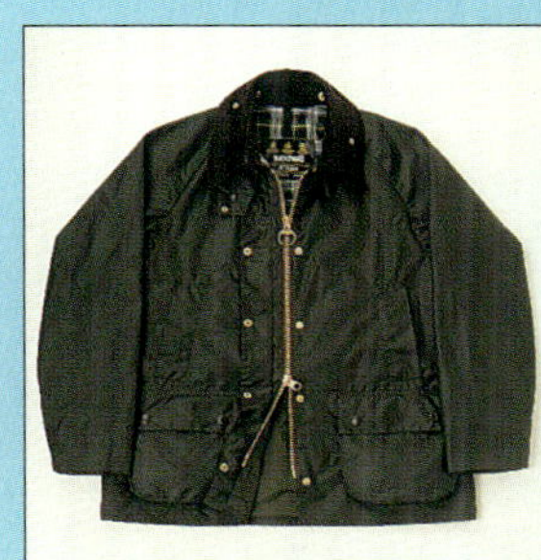

Die Bedale ist besonders bei Reiterinnen beliebt, aber auch beim Barbour-Nachwuchs beziehungsweise dessen Eltern, denn nur sie gibt es auch in kleinen Größen.

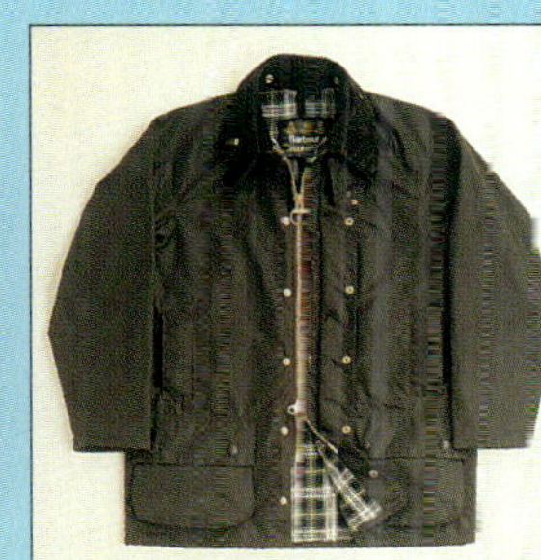

Die schwere Moorland ist nur in Oliv erhältlich. Wer sich etwas von der Mehrheit der Beaufort-Träger absetzen will, wählt dieses Modell.

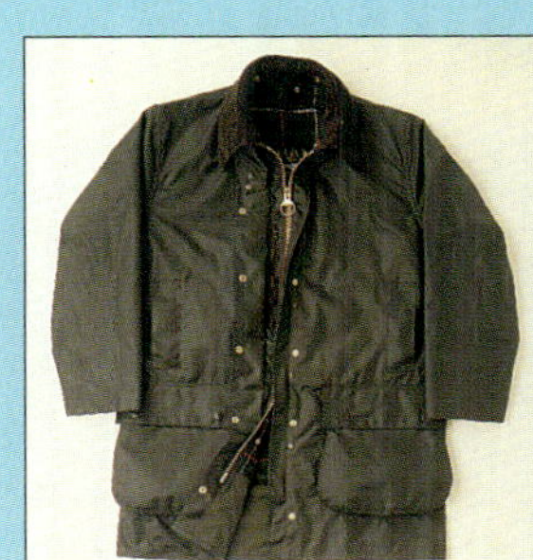

Die schwere und lange Northumbria ist nicht mit dem typischen »house check« von Barbour gefüttert, sondern mit einem wärmeren Woll-Polyester-Gemisch, dessen Muster den schönen Namen »Hunting McKinnon« trägt.

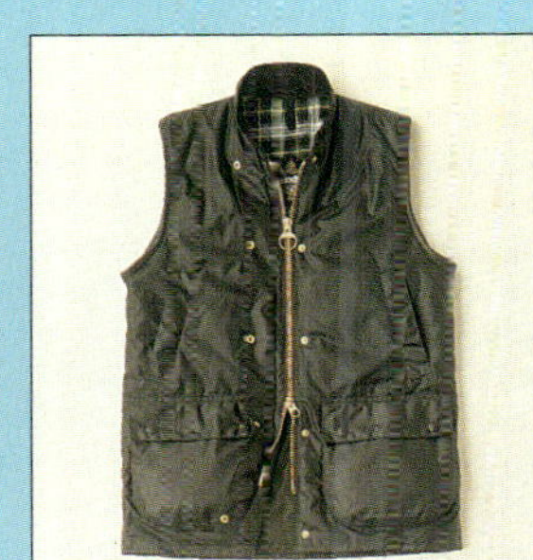

Eine Regenjacke ohne Ärmel? Dies mutet tatsächlich merkwürdig an, doch immerhin schützt die Weste den Oberkörper vor Verschmutzung, wenn man den Hund einmal hochnehmen muß.

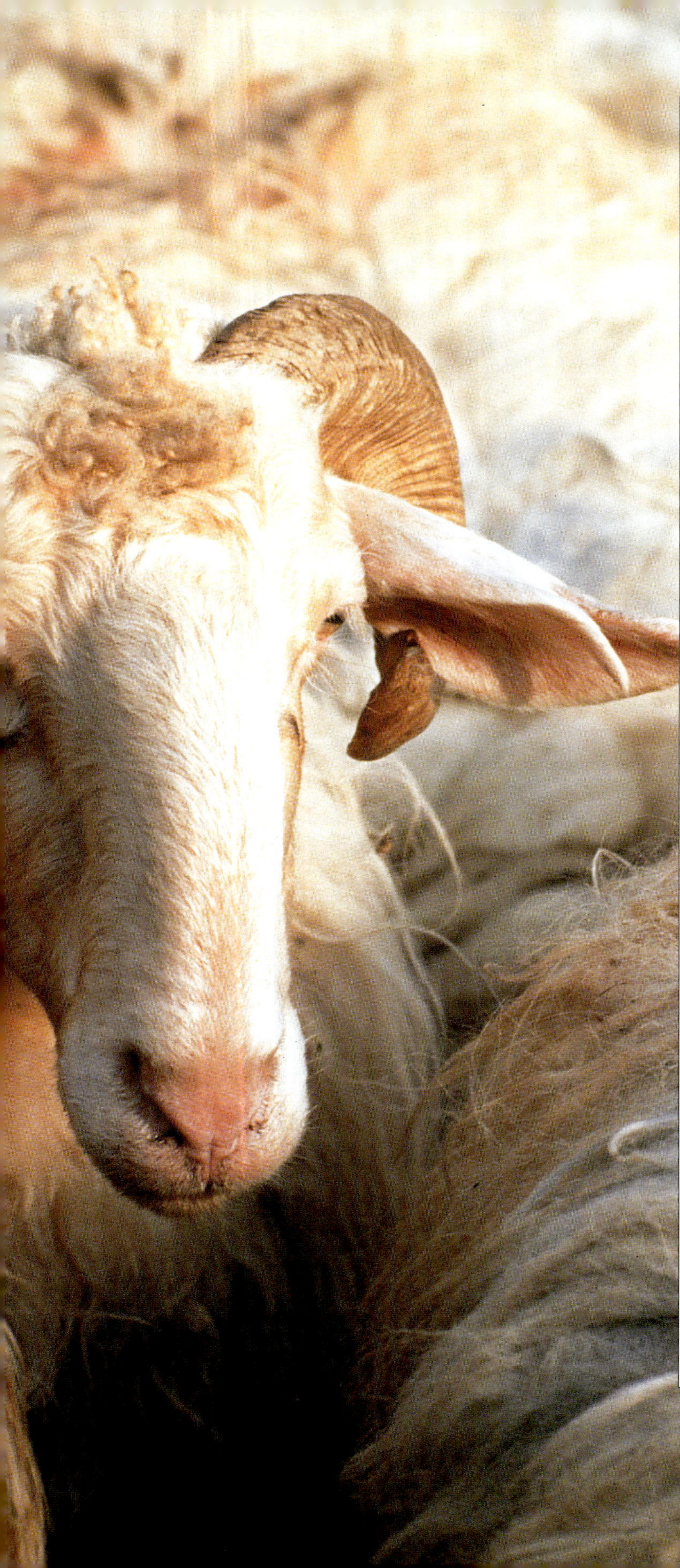

Kurz geht auch

Aus Italien kommt die moderne Vorliebe für leichte Jacken, deren Länge knapp über der einer Anzugjacke liegt. Italien ist eine autobegeisterte Nation, und vielleicht hat der Trend hin zu kurzen, leichten Jacken etwas damit zu tun, daß sie hinter dem Steuer wesentlich praktischer sind als lange Mäntel. Elegant sind solche oftmals gesteppten Jacken zwar nicht unbedingt, doch sie bilden einen interessanten, sportlichen Kontrast zu dem eher gesetzten, dunklen Anzug aus Wolle oder Cashmere, der gerne darunter getragen wird. In Südeuropa hat man im allgemeinen mehr Mut zum Kontrast als etwa in den nördlicheren Nachbarländern – und so sind signalorange oder leuchtendgelbe Steppjacken kein ungewöhnlicher Anblick auf der »piazza«.

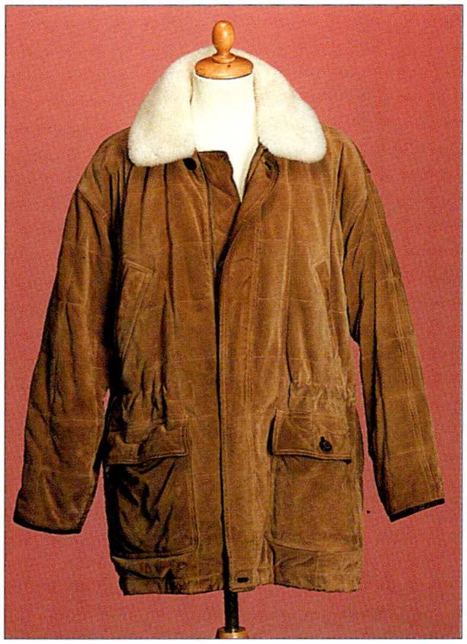

Die Lammfelljacke erinnert immer etwas an die Aufmachung, mit der sich die Piloten in der Frühzeit des Luftverkehrs gegen die Kälte schützten. Sie paßt gut zum Cabrio, wie auch zu allen anderen sportlichen Aktivitäten. Für viele ist sie die einzig akzeptable Form des Pelzes (obwohl Pelz nie wirklich out war, er wird heute nur etwas unauffälliger getragen). Der Nachteil der Lammfelljacke ist ihr zeitweise inflationäres Auftreten in schlechter Qualität, verbunden mit dem Ruch von Après-Ski. Doch diese Assoziation läßt sich vermeiden, indem die Lammfelljacke mit klassischer Garderobe kombiniert wird – und nicht mit weißem Breitcord oder Bundfaltenjeans. Zu einem Tweedanzug oder auch zu Navy-Blazer mit Flanellhose ist die Lammfelljacke in der Stadt wie auf dem Lande ein echter Klassiker.

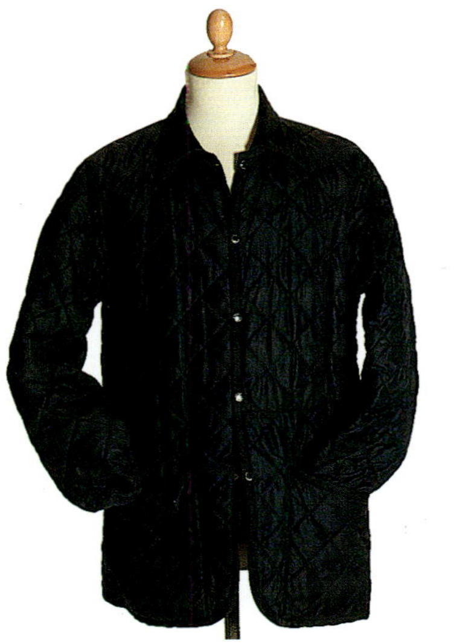

Es gibt heute viele Steppjacken, doch nur die echte Husky-Jacke darf als das Original gelten. Ihr Erfinder ist Stephen Guylas, ein amerikanischer Oberst ungarischer Abstammung, der sich nach seinem aktiven Dienst im englischen Tostock (Suffolk) niederließ. Oberst Guylas hatte sich in seiner Armeezeit mit der Entwicklung von Spezialkleidung für die US Air Force beschäftigt, und diese Aufgabe ließ ihn auch im Ruhestand nicht ganz los. Da er obendrein ein begeisterter Schütze war, entwarf er sich Anfang der sechziger Jahre seine eigene Kleidung für den Schießstand. Zuerst gab es eine gesteppte und wasserdichte Schießweste, dann eine Jacke in derselben Machart. Oberst Guylas' Freunde auf dem Schießplatz waren von den praktischen Stücken begeistert. Durch Mundpropaganda entstand schnell eine wachsende Nachfrage, und der Oberst und seine Frau hatten alle Hände voll zu tun, sie zu befriedigen. Heute gibt es die Husky-Jacke – und eine ganze Reihe von Imitationen – überall in England. In den achtziger Jahren wurde das wattierte englische Kultobjekt auf dem Kontinent als In-Produkt lanciert. Mit zunehmendem Erfolg vergrößerte sich dann auch die Farbpalette, so daß es die Husky-Jacke inzwischen nicht mehr nur in dem ursprünglichen Blaßgrün und Blau gibt, sondern in fast allen Farben des Regenbogens. Man erkennt die Original-Husky an dem leicht kastigen Schnitt und den Seitenschlitzen, die mit Druckknöpfen geschlossen werden können.

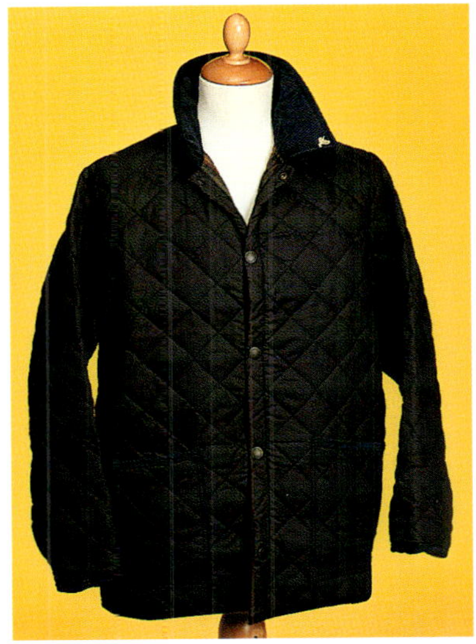

Der große Erfolg der Husky-Jacke hat zahlreiche Imitatoren auf den Plan gerufen. Da das Original, abgesehen vom Cordkragen, aus profanem Kunststoff besteht (und dafür erstaunlich teuer ist), haben sich die meisten Husky-Nachahmer darauf spezialisiert, die Steppjacke durch den Einsatz von edlen Materialien aufzuwerten. Für Freunde der Naturfaser gibt es Edel-Steppjacken von John Partridge aus Baumwolle, mit dekorativen Stoffen im Schottenmuster gefüttert oder weichen Lederkragen ausgestattet. Allerdings sind diese oft kostspieligen Varianten der Steppjacke nicht mehr das, was das Original auszeichnet, nämlich leicht, unverwüstlich und vor allem waschmaschinentauglich.

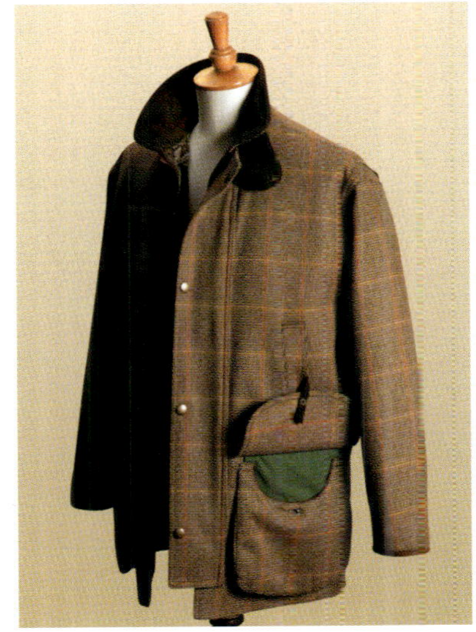

Wem Schnitt und Länge der fast knielangen Barbour-Jacke gefallen, dem sei die ähnlich geschnittene Tweedjacke von Cordings of Piccadilly empfohlen. Ihr Gewebe ist zwar nicht wasserdicht, aber gegen Feuchtigkeit imprägniert. Zudem ist sie viel wärmer als die manchmal geradezu klamme Barbour-Jacke. In England sind diese Jacken schon seit langem bekannt und als sportliches Mittelding zwischen Barbour-Jacke und traditionellem Tweedmantel geschätzt. Auf dem Kontinent haben sie immer noch den Status eines Insidertips, und das wird wohl noch eine Weile so bleiben, denn für die massenhafte Verbreitung sind sie ein bißchen zu teuer.

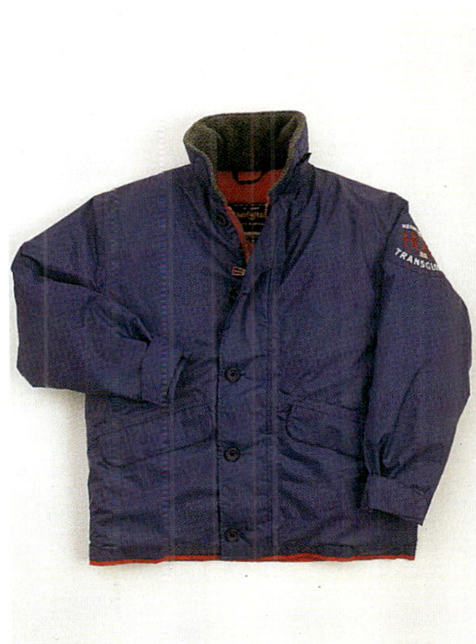

Henri Lloyd ist eine der großen In-Marken der achtziger Jahre, als die sogenannten Yuppies die Trends vorgaben. Es begann angeblich damit, daß schicke junge Mailänder die winddichten und warmen Segeljacken von Henri Lloyd beim Motorrollerfahren trugen, eine gute Idee, denn wenn die Modelle Sturm und Seewasser aushalten sollten, dann konnte man auch von ihnen erwarten, daß sie Fahrtwind und Regen trotzen würden. Wenig später rollte eine wahre Henri-Lloyd-Welle durch die Kleiderschränke der Jugendlichen und jungen Erwachsenen. Heute ist Henri Lloyd für die meisten einfach eine schicke und teure Sportswear-Marke, vor allem rund um das Mittelmeer erfreut sie sich größter Beliebtheit. Daß Henri Lloyd 1963 als kleiner Spezialausstatter für Segler angefangen hat, wissen nur die, die nicht nur einen Motorroller, sondern auch einen Segelschein besitzen.

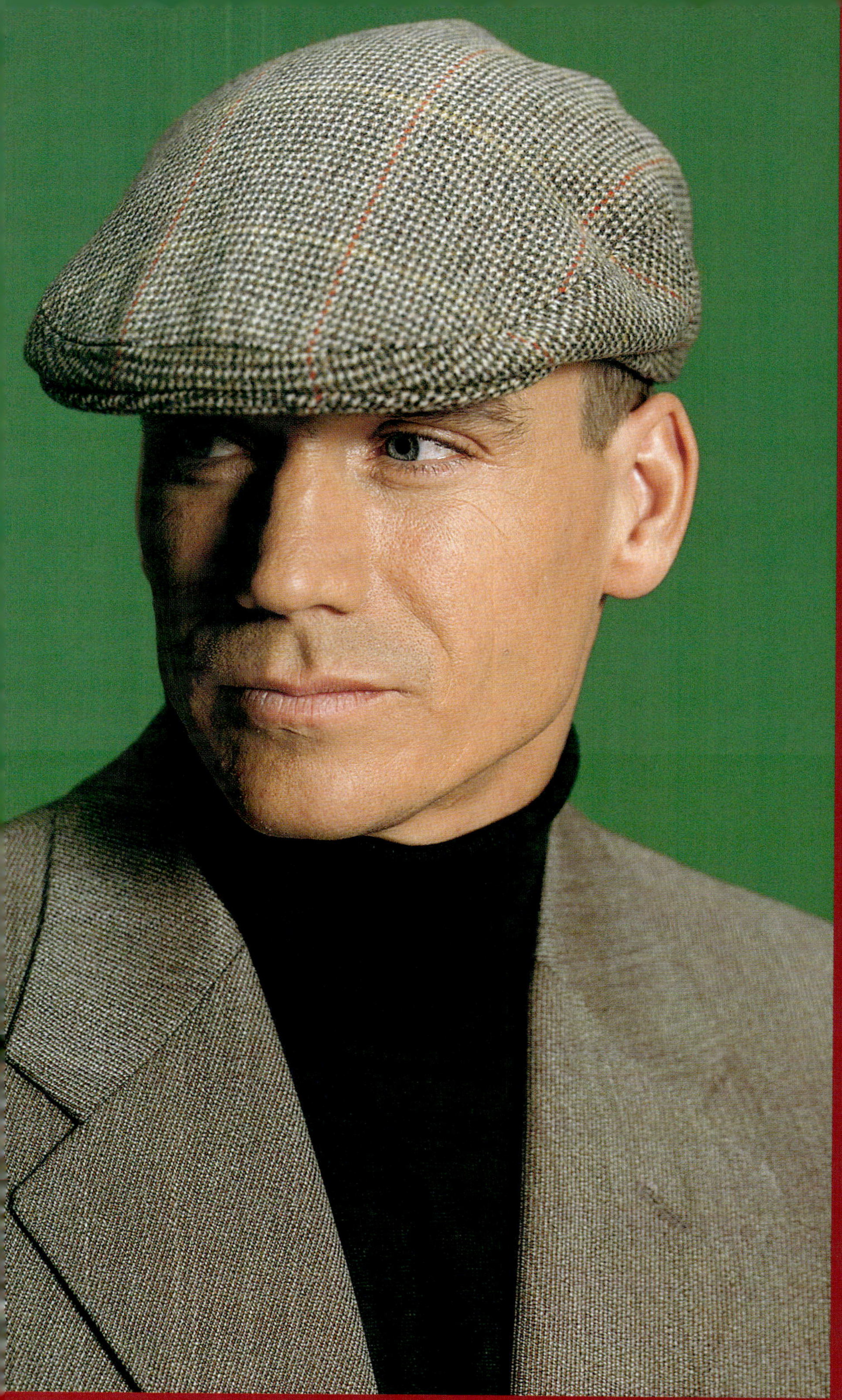

Der Hut

Hut gestern und heute

Vor 50 Jahren war der Hut noch ein ebenso wichtiger Teil der Alltagsgarderobe wie heute die Krawatte, der Schuh oder das Hemd. Das Tragen eines Hutes war bis in die sechziger Jahre die Erfüllung einer Kleidervorschrift, die von den wenigsten in Frage gestellt wurde und gegen die man allenfalls mit andersartigen Kopfbedeckungen, kaum aber mit Barhäuptigkeit, aufbegehrte. Wer dennoch ohne Hut herumlief, signalisierte deutlich, daß er sich außerhalb der gesellschaftlichen Normen bewegte. In Thomas Manns »Zauberberg« ermahnt Hans Castorp seinen Vetter Joachim Ziemßen, daß »man einen Hut aufhaben soll [...], damit man ihn abnehmen kann, bei Gelegenheiten, wo es sich schickt«.

Der Hut ist ein gutes Beispiel dafür, daß fast jede Mode einem praktischen Erfordernis entspringt, im Fall des Hutes war dies der Schutz vor Nässe, Staub, Kälte und Sonne. Wenn das ursprüngliche Erfordernis nicht mehr besteht, wird das dafür gedachte Kleidungsstück irgendwann als überflüssig empfunden. Wer mit dem Auto zur Arbeit fährt, statt lange Wege zu Fuß zurückzulegen, kann gut auf den Hut verzichten. Und wer in der Lage ist, sich sein Haar zu waschen, sobald es nötig ist, braucht es nicht unbedingt vor Staub und Schmutz zu schützen. Die fünfziger Jahre mit ihrer wöchentlichen Haarwäsche sind lange vorbei. Die Frisurenmode der sechziger und siebziger Jahre hat dem klassischen Herrenhut die Existenz zusätzlich erschwert, denn wer wollte schon auf die kunstvoll gefönte Pracht einen Filzhut stülpen, der das Haar unweigerlich an den Kopf gedrückt und es seines mühsam aufgebauten Volumens beraubt hätte.

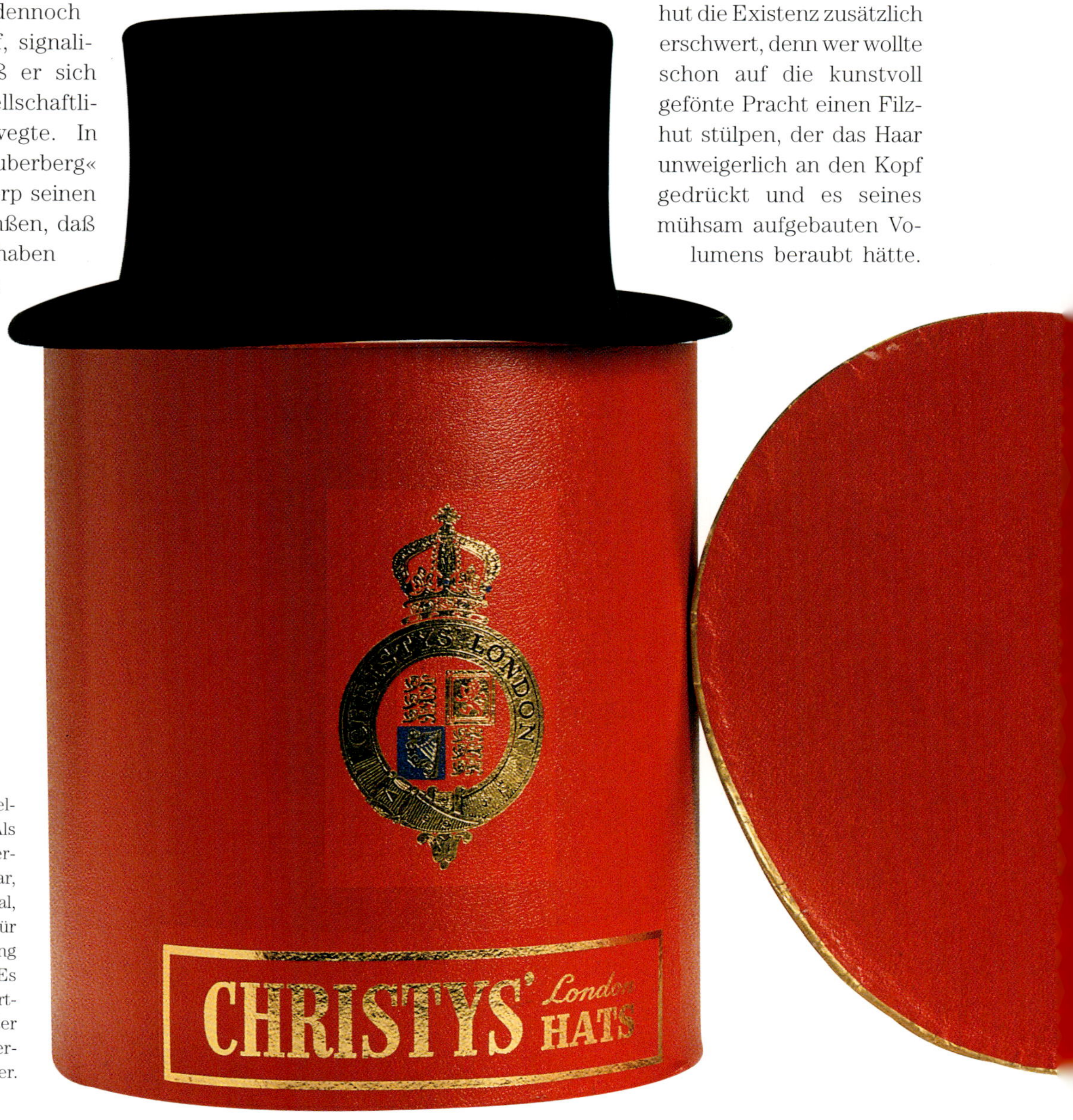

Die Hutschachtel ist ein seltenes Utensil geworden. Als der Hut noch ein selbstverständlicher Begleiter war, wie heute Mantel oder Schal, bot das stabile Behältnis für die weiche Kopfbedeckung einen vertrauten Anblick. Es diente zugleich als Transportverpackung, staubdichter Aufbewahrungsort und Werbeträger für den Hutmacher.

Doch auch in die Stirn gekämmtes Haar verträgt sich nicht mit einem Hut, da der Hut eine freie Stirn verlangt, um richtig zur Geltung zu kommen. Stirnhaar, das unter der Hutkrempe hervorschaut, erweckt die Assoziation eines unter der Anzugweste heraushängenden Oberhemds. Unbeirrbare Hutträger wählen daher meist einen klassischen Herrenhaarschnitt mit kurzem Nackenhaar. Auf jeden Fall sind sie davon überzeugt, daß der Anblick des Hutes dem des Haars, zumindest auf der Straße, vorzuziehen ist. Da uns heute jedoch gerade die Haartracht als Ausdruck der Individualität gilt, kommen nur wenige auf die Idee, sie mit einem Hut zu bedecken. Wer heute im Alltag Hut trägt, tut dies in der Regel im festen Bewußtsein des Ungewöhnlichen, fast Exzentrischen.

Wohlgemerkt im Alltag, denn zu besonderen Anlässen trägt der Herr nach wie vor Hut – oder besser Zylinder. Sollte ein festlicher Anlaß also das Anlegen eines langschößigen Rocks (Cut oder Frack) erfordern, mögen sich auch jene, die sonst eher auf zurückhaltende Eleganz und zeitlosen Stil bedacht sind, dazu durchringen, den guten alten Zylinder aus dem hintersten Schrankwinkel zu holen. Den Zylinder jedoch zu einem anderen Anzug als Frack oder Cut aufzusetzen, wäre ein Fauxpas. Wessen Haartracht das Aufsetzen des Zylinders unmöglich macht oder zumindest sehr merkwürdig aussehen lassen würde, der behält den Hut in der Hand. Der häufigste Anlaß, einen Zylinder zu tragen, ist heutzutage eine Hochzeit. Hier gilt der Cut oder der »morning coat« als internationaler Standard. Allerdings kann sowohl zum Cut als auch zum Frack auf den Zylinder verzichtet werden.

Außer bei sehr festlichen und hochoffiziellen Anlässen ist der Hut heute nur noch auf bestimmten sportlichen Veranstaltungen anzutreffen. So wird – getreu dem englischen Vorbild – bei allen Ereignissen des Pferdesports gern der braune Trilby getragen, von dem später noch die Rede sein wird. Andere Hüte werden eigentlich nicht mehr getragen, sie haben sich überlebt und passen nicht mehr in unser heutiges Stilempfinden. Ebensowenig wie beispielsweise die Taschenuhr oder der Stockschirm. Der internationale Stil mag manch einem zwar konservativ vorkommen, doch er hat nichts mit Nostalgie zu tun. An Althergebrachtem wird nur festgehalten, solange es wirklich Sinn macht. Der Hut hat seine Funktion weitgehend verloren, die Taschenuhr können wir nirgendwo hineinstecken, weil es keine Westen mehr gibt – und für den Gebrauch des Stockschirms ist uns die Spaziergangskultur abhanden gekommen. So verschwinden manche Dinge aus dem internationalen Stilkanon, während andere – wenn sie sich über ein oder zwei Jahrzehnte bewährt haben – neu aufgenommen oder manchmal auch nur wiederentdeckt werden. Vielleicht hat auch der Hut eine Chance, eines Tages wieder auf aller Häupter zu sitzen. Möglicherweise wäre dann die Baseballkappe der Wegbereiter seines Comebacks. Immerhin hat diese uramerikanische Schirmmütze es geschafft, sich dicht an die klassische Sportswear heranzupirschen. Sie wird eines Tages vielleicht ein ebenso akzeptierter Klassiker sein wie heute bereits der Pennyloafer oder das Polohemd. Und wer die Vorteile einer Kopfbedeckung einmal schätzen gelernt hat, wird eines Tages vielleicht auch wieder zum Filzhut greifen wollen.

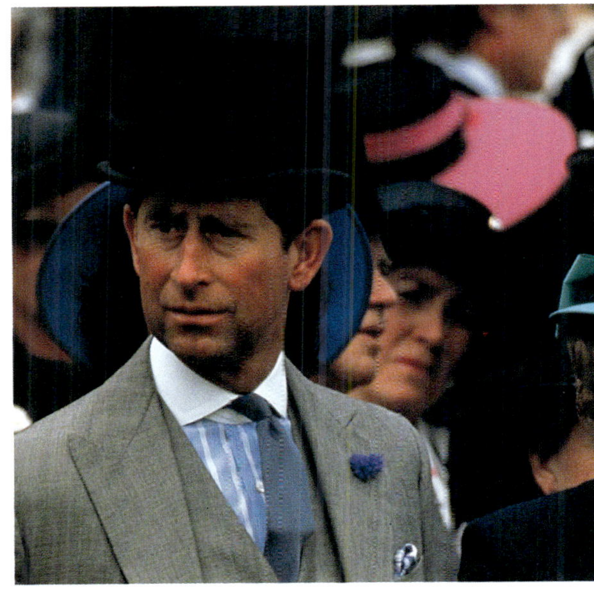

In England trägt ein Herr immer noch Hut. Zum Beispiel einen Zylinder, wenn der Anlaß »morning dress« vorschreibt. Den Prince of Wales sehen wir hier mit einem besonders eleganten Exemplar aus Seide. Ob er die archaische Kopfbedeckung schätzt, sei allerdings dahingestellt.

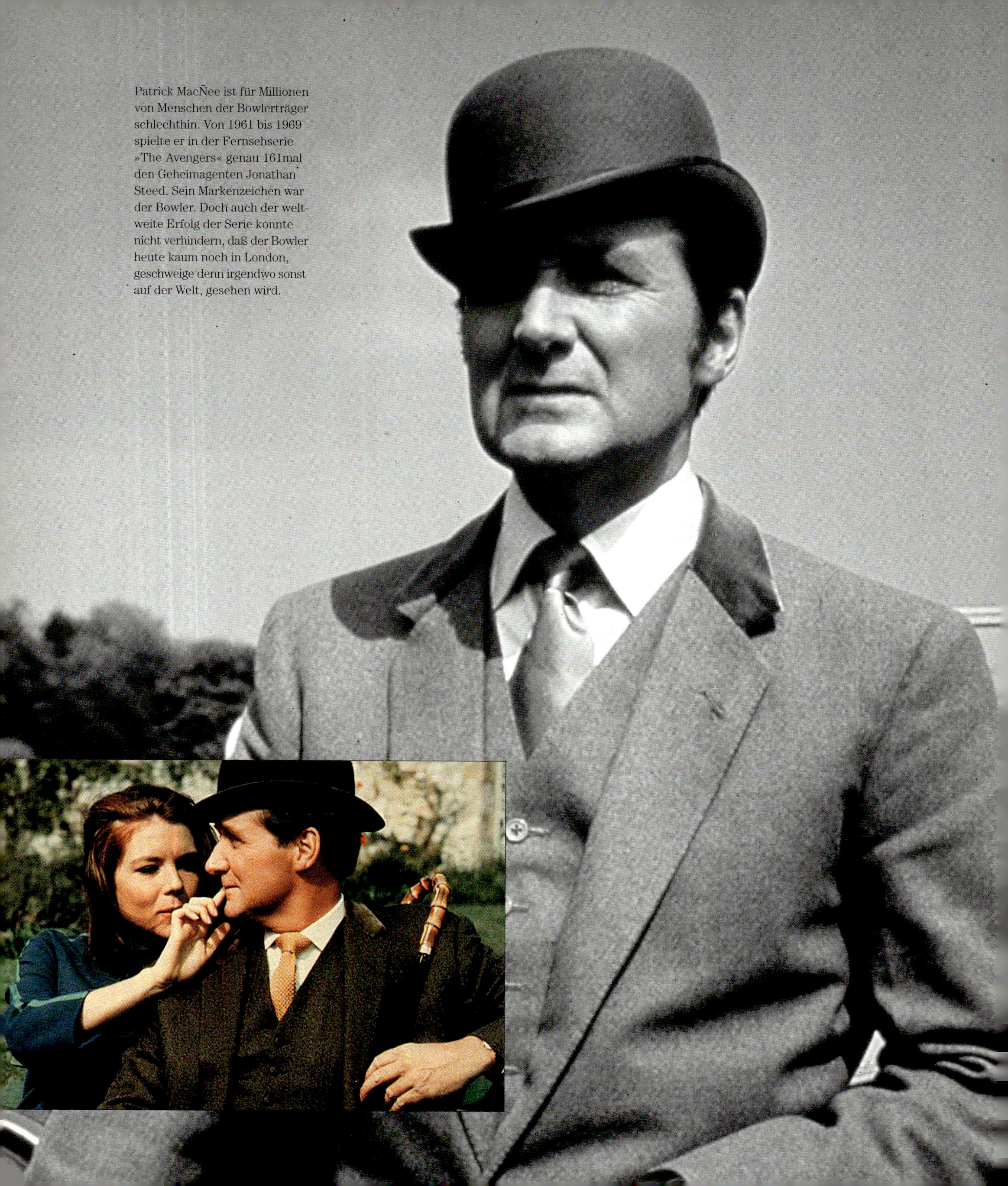

Patrick MacÑee ist für Millionen von Menschen der Bowlerträger schlechthin. Von 1961 bis 1969 spielte er in der Fernsehserie »The Avengers« genau 161mal den Geheimagenten Jonathan Steed. Sein Markenzeichen war der Bowler. Doch auch der weltweite Erfolg der Serie konnte nicht verhindern, daß der Bowler heute kaum noch in London, geschweige denn irgendwo sonst auf der Welt, gesehen wird.

Der Bowler

Der Bowler ist im Atelier des legendären Londoner Hutmachers Lock's entworfen worden. In Auftrag gegeben hatte ihn ein gewisser William Coke, denn er wollte die für ihn arbeitenden Wildhüter endlich mit einer Kopfbedeckung ausstatten, die ihnen beim Durchstreifen von Unterholz und Geäst nicht ständig vom Kopf gefegt würde. Und in der Tat bietet der kleine, steife, kuppelförmige Hut wenig »Angriffsfläche« zum Hängenbleiben. Nach dem fürsorglichen Landbesitzer wurde der neue Hut zuerst »coke« genannt. Den Namen »bowler« bekam er erst, als die Firma Bowler & Son um 1850 mit der Herstellung des neuartigen Hutes begann. Die Franzosen kennen ihn unter der Bezeichnung »chapeau melon«, auf Deutsch heißt er »Melone«. Der Bowler war bis in die sechziger Jahre hinein das unumstrittene Symbol der Londoner Börsenmakler und Banker, doch heute tragen ihn nur noch die Gardeoffiziere der Queen als Teil ihrer städtischen Zivilkleidung. Wenn Sie in der Nähe der Wellington Barracks ein paar Londoner Herren in Nadelstreifen, mit Bowler und zusammengerolltem Stockschirm sehen, dann sind es vermutlich Offiziere der Coldstream Guards, die sich gerade außer Dienst befinden. Auf dem Kopf eines »stockbroker« werden Sie den Bowler kaum noch antreffen.

Die Eleganz des Bowler offenbart sich nicht auf den ersten Blick – und manchem Betrachter vielleicht nie. Viele finden diesen Hut einfach nur lächerlich, erinnert er doch auch an die amerikanischen Komiker Stan Laurel und Oliver Hardy. Doch wer einen Sinn für den englischen Stil hat, den wird der Bowler früher oder später faszinieren, schließlich ist er immer noch eines der bekanntesten nationalen Klischee-Symbole Englands, so wie Bulldogge, Big Ben und Five o'clock tea. Falls Sie das Bedürfnis haben, sich dieses englischste aller englischen Kleidungsstücke zuzulegen, so tun Sie dies, denn Sie erwerben damit einen echten Mythos. Natürlich kann man den Bowler außerhalb seiner eigenen vier Wände so gut wie nie tragen, doch ab und zu kann man ihn aus seiner Hutschachtel nehmen, ihn aufsetzen und sich wie Jonathan Steed aus »The Avengers« fühlen, ein zugegebenermaßen kindisches aber deshalb nicht geringeres Vergnügen.

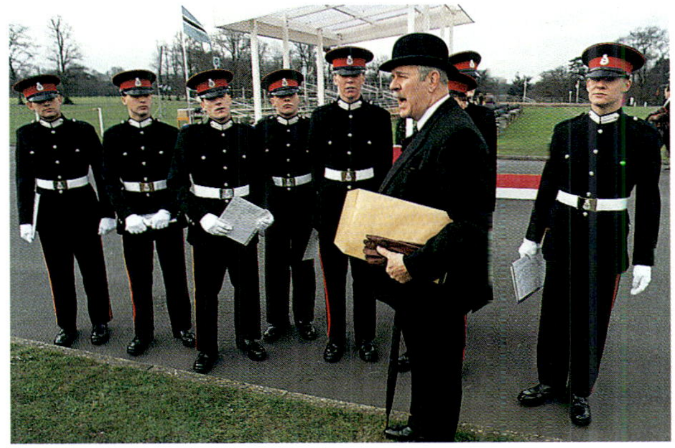

Bowler, Nadelstreifen und zusammengerollter Schirm – dies ist die städtische Zivilkleidung der königlichen Gardeoffiziere. Solange der Bowler dazugehört, dürfte sein Überleben vorerst gesichert sein.

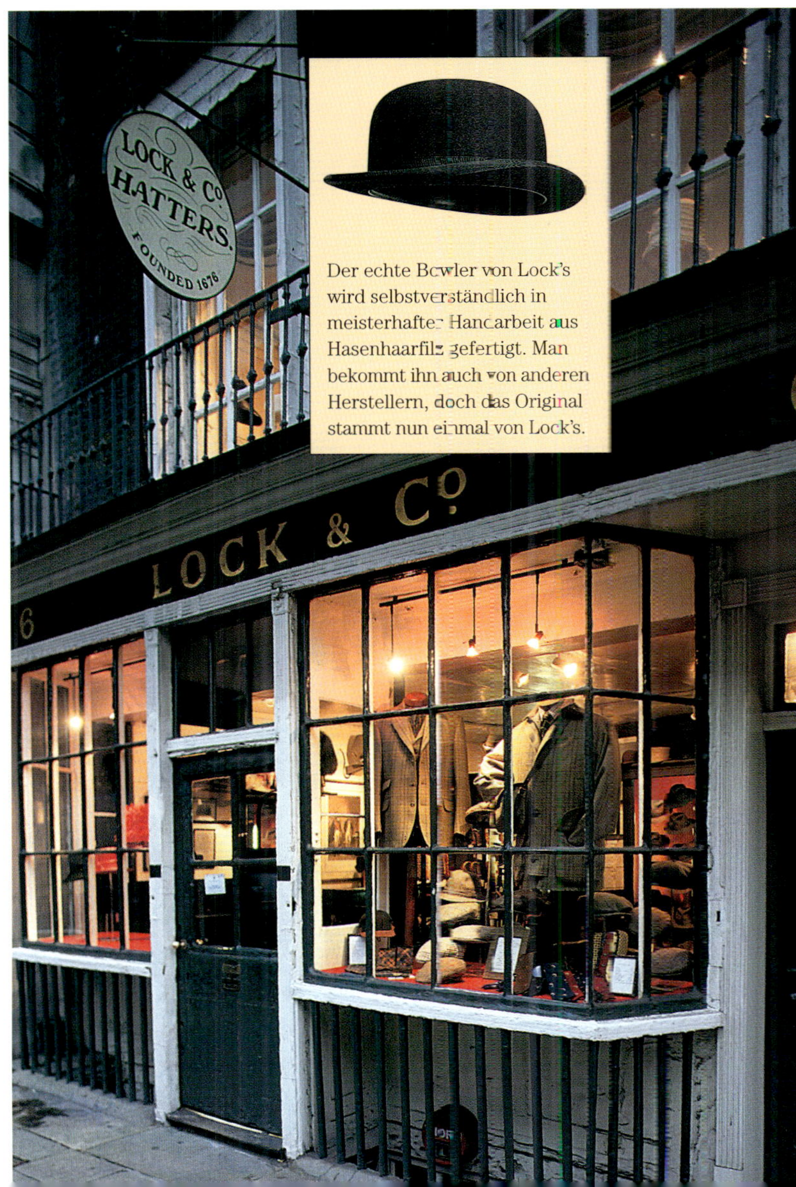

Der echte Bowler von Lock's wird selbstverständlich in meisterhafter Handarbeit aus Hasenhaarfilz gefertigt. Man bekommt ihn auch von anderen Herstellern, doch das Original stammt nun einmal von Lock's.

In der St. James's Street Nr. 6 in London gibt es neben dem Bowler auch alle anderen Hutklassiker, wenn gewünscht, auch als Maßanfertigung. Übrigens heißt der Bowler hier »coke« – da der erste, der sich solch einen Hut hatte anfertigen lassen, Wiliam Coke hieß.

Mut zum Hut

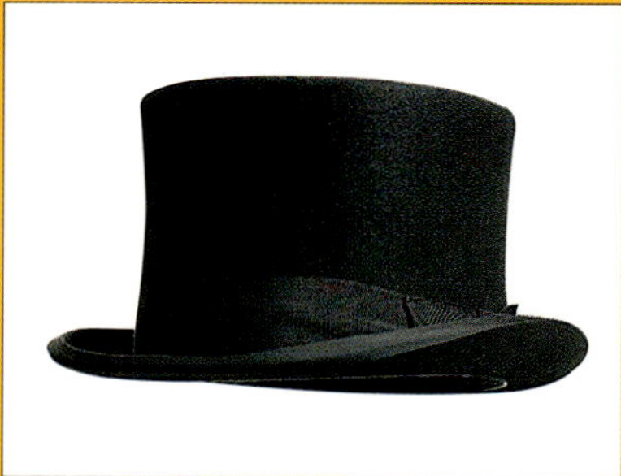

Der schwarze Zylinder ist der förmlichste aller Hüte. Sein öffentliches Debüt fand – der Legende nach – am 15. Januar 1797 statt, als ihn der englische Hutmacher John Hetherington erstmals auf der Straße trug. Die Passanten reagierten entsetzt auf die neue Kreation, und Hetherington wurde wegen seines Auftritts zu einer Geldstrafe verurteilt. Doch dies tat der Karriere des Zylinders keinen Abbruch. Im 19. Jahrhundert war er einer der beliebtesten Hüte überhaupt. Heute wird er nur noch zu besonders feierlichen Anlässen getragen, und auch dann nur in Begleitung von einem förmlichen Cut oder Frack.

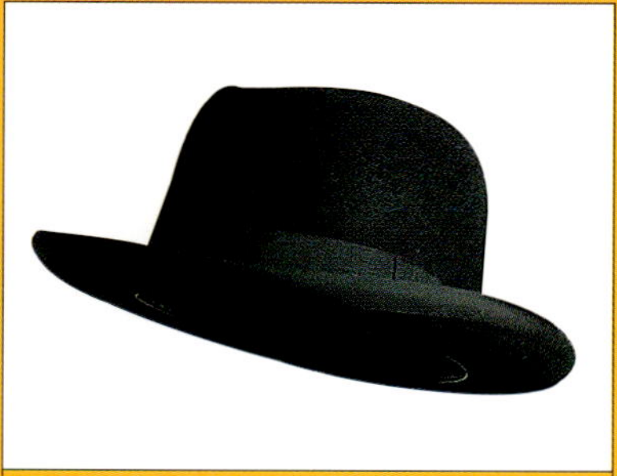

Als der spätere König Edward VII. noch Prince of Wales war, entdeckte er eines Tages im deutschen Kurort Bad Homburg einen ganz speziellen Hut, den »Homburg«, der dort traditionell gefertigt wurde. Der stilbewußte Prinz, der die Neigung zur Mode an seinen in Kleiderdingen später noch viel berühmteren und verdienstvolleren Enkel Edward VIII. weitergeben sollte, mochte den einheimischen Hut und popularisierte ihn innerhalb kurzer Zeit in ganz Europa. Der Homburg ist heute nach dem Zylinder der formellste Hut, wenn man den Bowler einmal als englische Spezialität außer acht läßt.

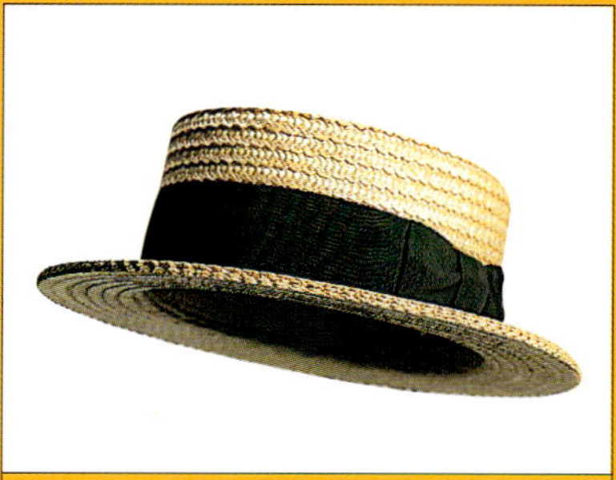

Der runde, steife Strohhut war in Frankreich als »matelot« oder »canotier«, in Deutschland als »Butterblume« oder – wenig schmeichelhaft – als »Kreissäge« und in England als »boater« geläufig. Ursprünglich war der »boater« oder auch »strat« (Kurzform für »straw hat«) die bevorzugte Kopfbedeckung der englischen Schlachter.
In den zwanziger Jahren trat er dann weltweit den Siegeszug als allseits beliebter Sommerhut an. Heute wird er vor allem noch bei der traditionsreichen englischen Ruderregatta in Henley getragen.

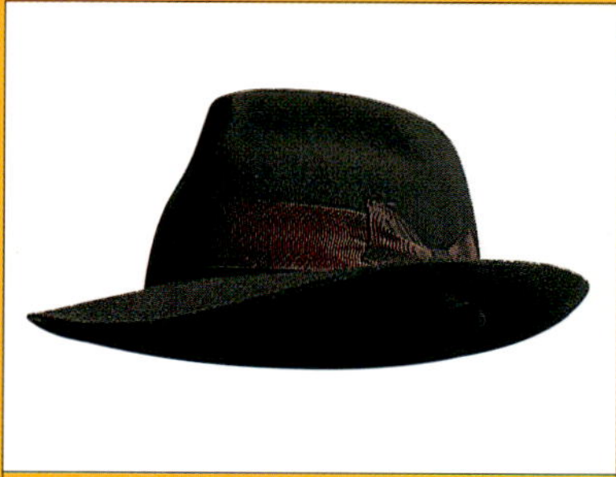

In England heißt er »Fedora« oder auch »snap brim«, dieser klassische Herrenhut mit der weichen Krempe, die man hochgeklappt und runtergeklappt tragen kann. Durch seine etwas breitere Krempe wirkt er eleganter als der Trilby, aber lässiger als Bowler oder Homburg. Obwohl er für die meisten Männer der Hut schlechthin ist, wird er vielleicht am stärksten von Vergessenheit und Aussterben bedroht. Denn im Gegensatz zu Bowler, Homburg oder Trilby gibt es keine Nische, in der nach wie vor ein Fedora getragen werden kann. Doch auch bei Hüten gilt: Totgesagte leben länger.

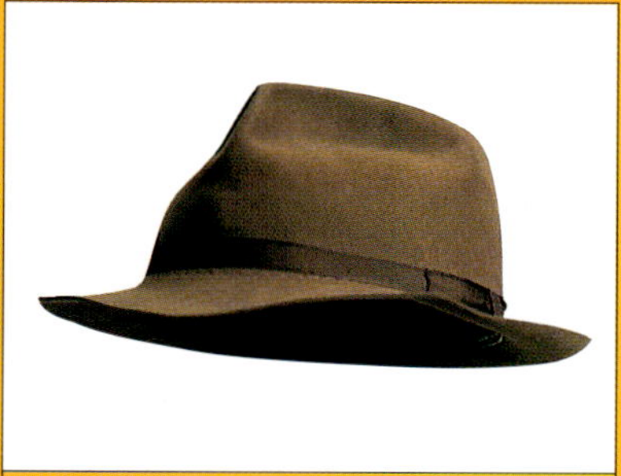

Der braune Trilby gilt weltweit als das Erkennungszeichen der Pferdesportfreunde. Vor allem die Angehörigen des Adels und des Geldadels lieben den zerknautschten braunen Hut. In England ist der Trilby nicht vom Rennplatz wegzudenken, er gehört genauso dazu wie der Tweedanzug, die Barbour-Jacke und die »Hunter wellies«, die typischen grünen Gummistiefel der englischen Upperclass. Man bekommt den Trilby bei jedem englischen Hutmacher, der etwas auf sich hält. Typisch ist das schmale Hutband mit der kleinen Schleife an der rechten Seite. Es gibt ihn auch als handlichen, faltbaren Taschenhut.

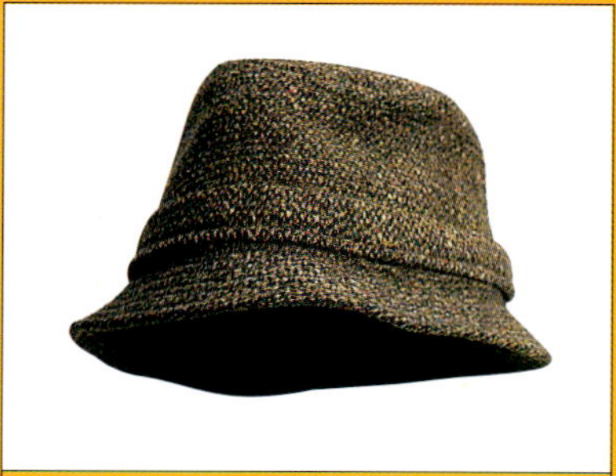

Der weiche Tweedhut paßt immer dann, wenn auch die Jacke oder der Anzug aus Tweed angemessen ist, also am Wochenende und auf Reisen. Und wie alle anderen Kleidungsstücke aus Tweed wird auch der Tweedhut bevorzugt von Männern des Geistes und der Wissenschaft getragen, die weder ihre Stirn noch ihr Denken durch steife Hüte eingeengt wissen möchten.
Am besten paßt ein Tweedhut zu sportlichen aber traditionellen Mänteln wie Dufflecoat, British Warm, Wendemänteln mit Tweedseite oder auch der Barbour-Jacke. In kälteren Regionen ist er der ideale Winterhut.

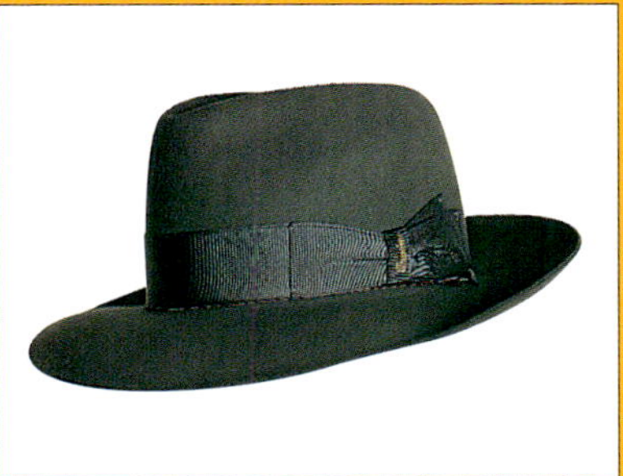

»Borsalino« bezeichnet nicht einen Huttyp, sondern eine Marke. Dennoch ist der Borsalino im Bewußtsein der meisten jener Hut, den Hollywood-Helden wie George Raft oder James Cagney in einer ihrer Gangster-Rollen lässig in die Stirn gezogen trugen. In Wirklichkeit umfaßt das Sortiment der legendären italienischen Hutfabrik jedoch eine riesige Auswahl an Hüten, vom karierten Sporthut bis hin zum grünen Tiroler.

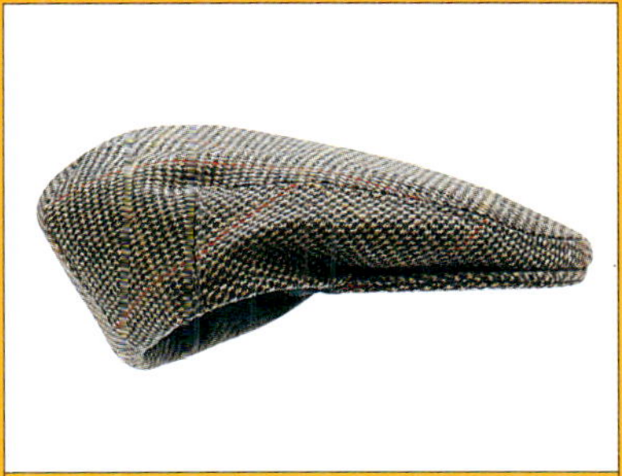

Die flache Tweedmütze ist eine durch und durch sportliche Kopfbedeckung. Allerdings haben nur die Mützen aus Großbritannien den authentischen flachen Schnitt. Es gibt sie dort bei allen traditionellen Hutmachern. Legendär ist die Tweedmütze von Herbert Johnson, der jetzt sein Geschäft in der St. James's Street Nr. 54 hat. Die flache Kappe wird meist zur Jagd, zum Reiten oder beim Fischen getragen.

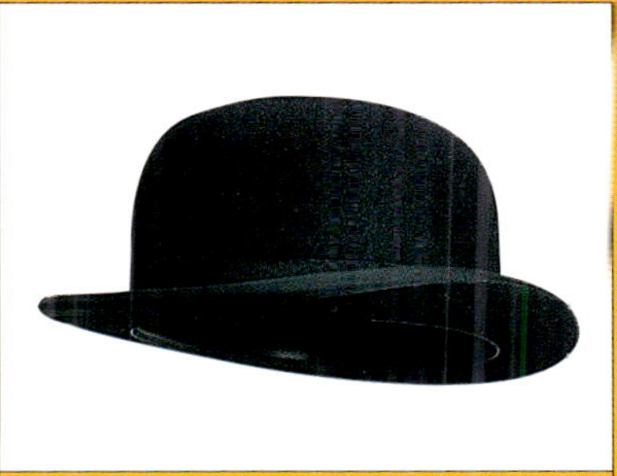

Der Bowler wird von seiner ursprünglichen Klientel, den englischen Börsenmaklern oder Bankern, kaum noch getragen. Man sieht ihn in London eigentlich nur noch auf den Köpfen von Gardeoffizieren in Zivil. Außerhalb Großbritanniens hat der Bowler schon seit dem Ende des Zweiten Weltkriegs jede Bedeutung verloren, und vermutlich wird ihm auch in seinem Heimatland über kurz oder lang dasselbe Schicksal zustoßen.

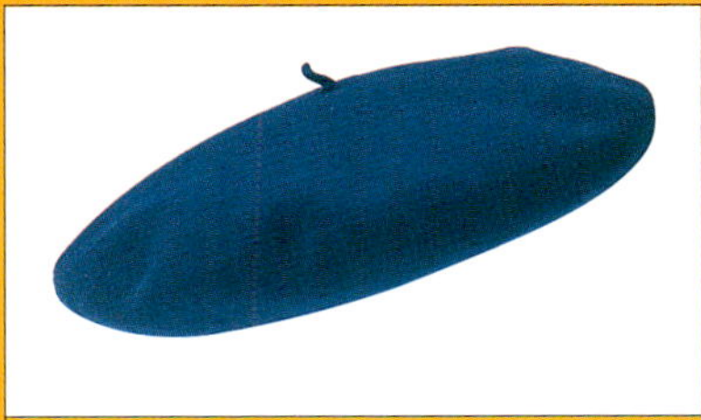

Die Baskenmütze ist wie eine Gauloise-Zigarette: Einfach und charaktervoll. Vielleicht wird sie daher mehr vom Mann des Geistes als vom eleganten Herrn geschätzt.

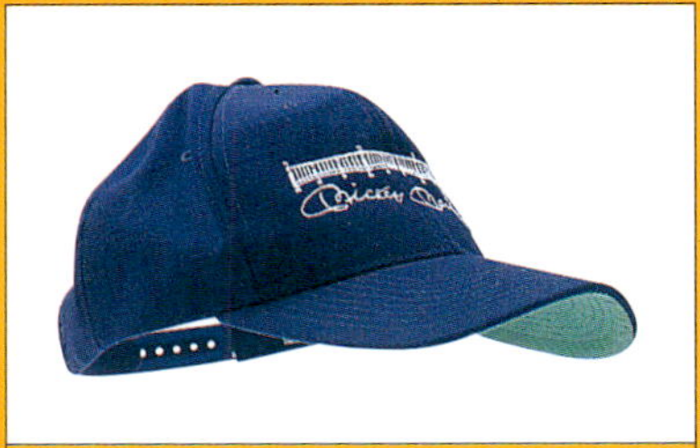

Die Baseball-Mütze ist ein Klassiker der Moderne, der sich langsam aber sicher in die höchsten Kreise schleicht.

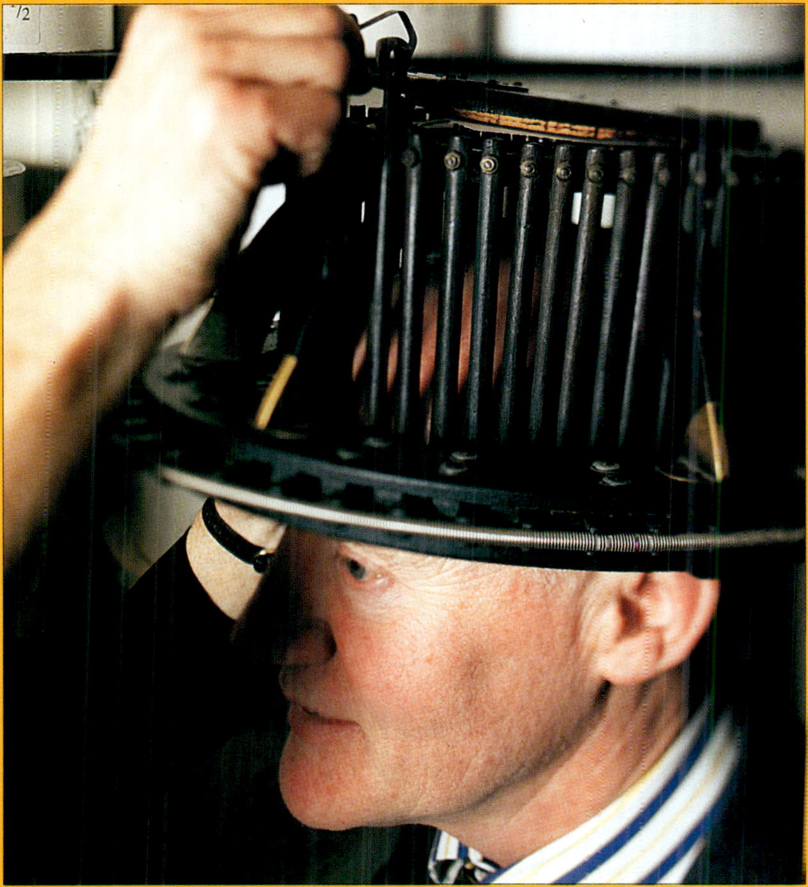

Der »conformateur« ertastet die Form des Kopfes und zeichnet sie maßstabgetreu verkleinert auf einer kleinen Karte auf.

Wer trägt Hut?

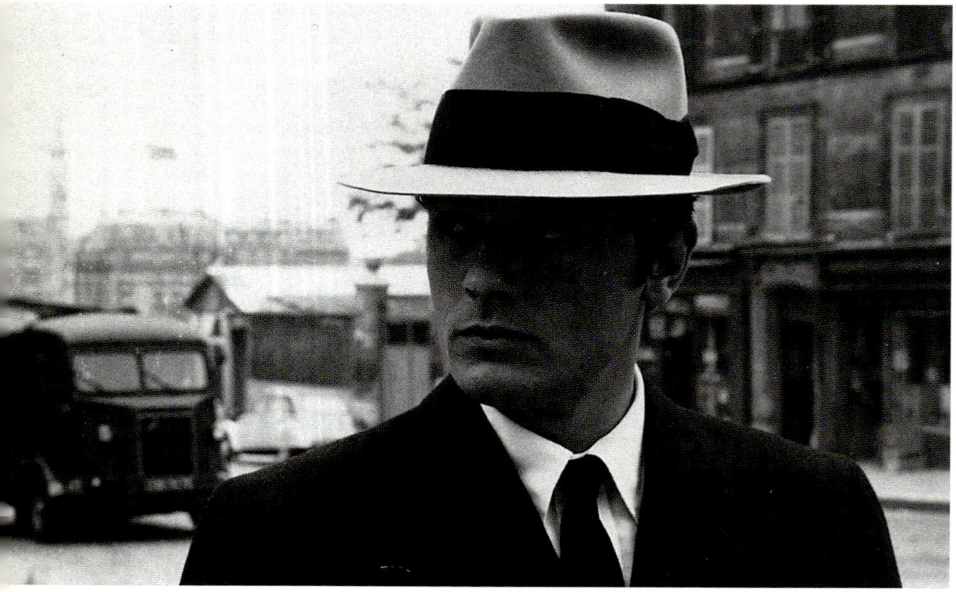

Alain Delon hat in zahlreichen seiner Filme Hüte getragen. Er ist sozusagen ein berufsmäßiger Hutträger. Kino und Fernsehen ist es zu verdanken, daß der Hut bis heute im Bewußtsein der Menschen lebendig geblieben ist.

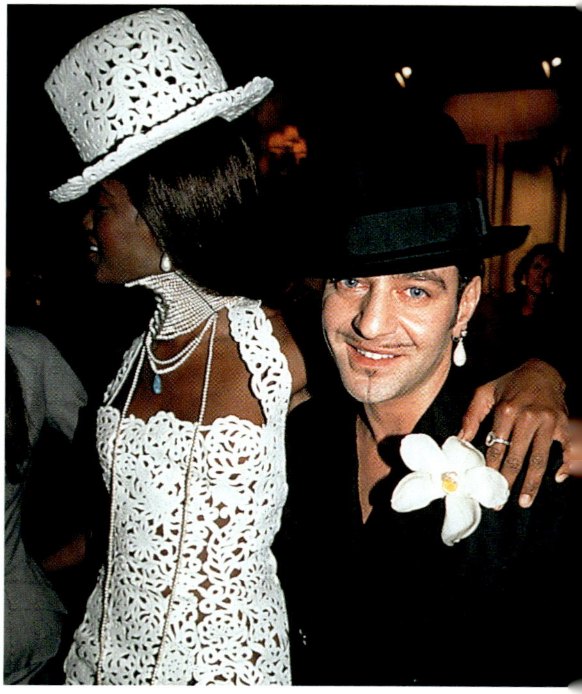

Der britische Designer John Galliano zeigt sich heute meist mit Hut über einem Kopftuch. Dies wird dem Couturier allerdings ebenso nachgesehen wie die Angewohnheit, im Haus den Hut nicht abzunehmen.

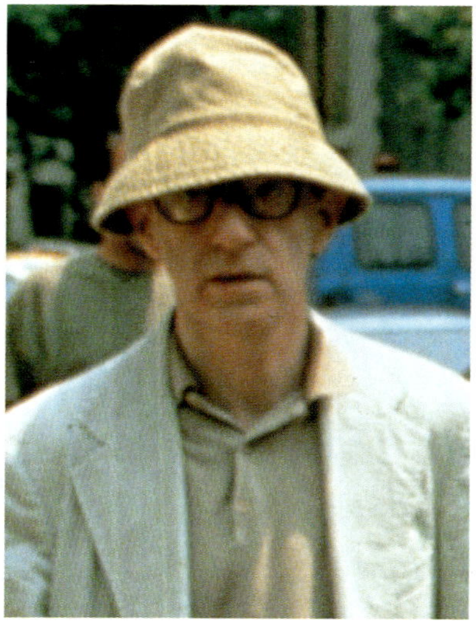

Woody Allen trägt privat gern einen weichen Regenhut, wie es ihn zum Beispiel bei Brooks Brothers in seiner Heimatstadt New York gibt. Ob er damit sein Inkognito wahren kann, ist allerdings fraglich.

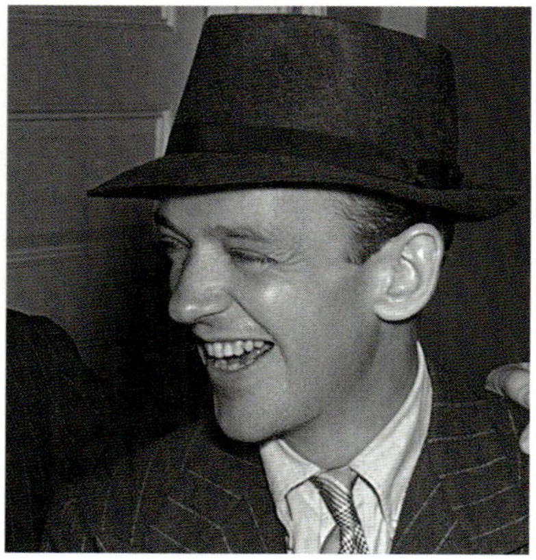

Fred Astaire steht für zwei berühmte Hüte, den Zylinder und den »porkpie hat«. Der Zylinder war für ihn so etwas wie eine Berufskleidung, den »porkpie hat« trug er dagegen auch im Privatleben. Wie viele Hutträger hatte auch Fred Astaire eine Stirnglatze, die in seinen Filmen stets unter einem Toupet verborgen wurde. Als Privatmann ging er gern »oben ohne« und bedeckte seine partielle Kahlheit lieber mit einem Hut.

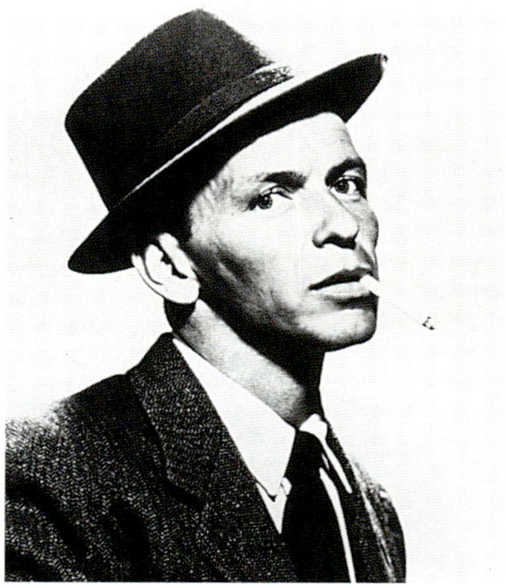

Viele frühe Pressefotos zeigen Frank Sinatra mit Hut. In seinen Anfangsjahren war dies nichts besonderes, da der Hut in den dreißiger und vierziger Jahren ganz selbstverständlich dazugehörte, wie Mantel oder Schal. In den fünfziger Jahren wurde der Hut so etwas wie das Markenzeichen des berühmten Sängers. Das Pressefoto zu seinem Film »Pal Joey« hat sicherlich dazu beigetragen.

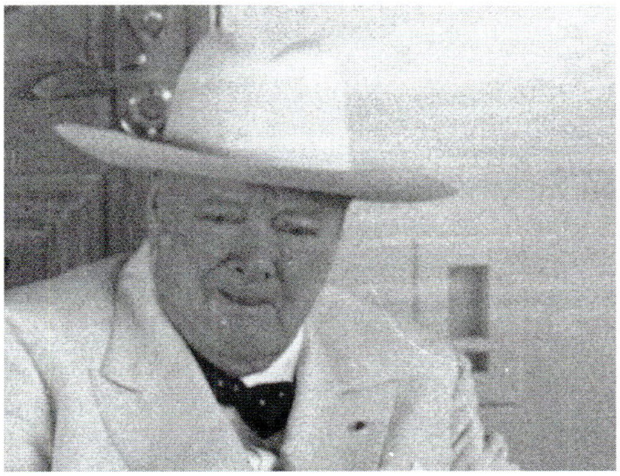

Es mag zunächst gar keinen offensichtlichen Grund geben, Winston Churchill als einen ausgesprochenen Hutträger hervorzuheben, war doch der Hut zu seiner Zeit eine Selbstverständlichkeit. Doch bei aufmerksamer Betrachtung des historischen Bildmaterials fällt Sir Winstons Vorliebe für abenteuerliche Hüte sofort auf. In seinem Landhaus Chartwell Manor in Kent wird eine umfangreiche Sammlung von verschiedensten militärischen, offiziellen und privaten Kopfbedeckungen erhalten. Zu seinen Favoriten gehörten ein Stetson und ein Homburg, ersteren trug er vor allem privat.

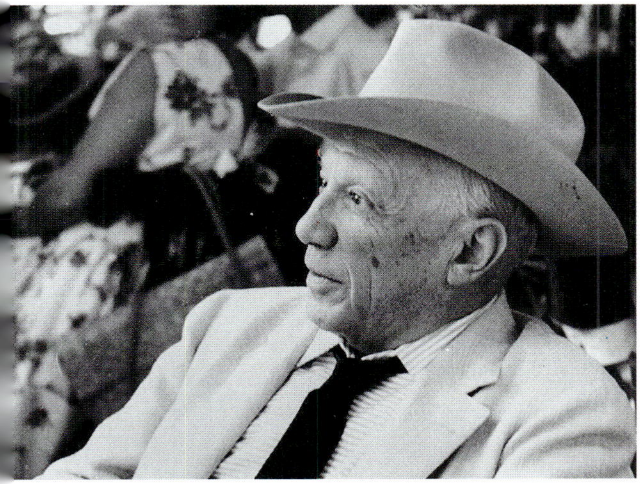

Wer heute einen Hut trägt, hat meist auch einen Hang zu Verkleidungen, denn mit einer Kopfbedeckung läßt sich die äußere Erscheinung stark verfremden, bedeckt ein Hut doch die Hälfte des Kopfes und verwischt somit die charakteristische Silhouette. Pablo Picasso stand als Künstler außerhalb der gesellschaftlichen Normen, niemand erwartete von ihm ein konventionelles Auftreten. Wenn er eine Kopfbedeckung trug, dann wohl vor allem aus praktischen Gründen – oder aber aus Spaß an der Verkleidung.

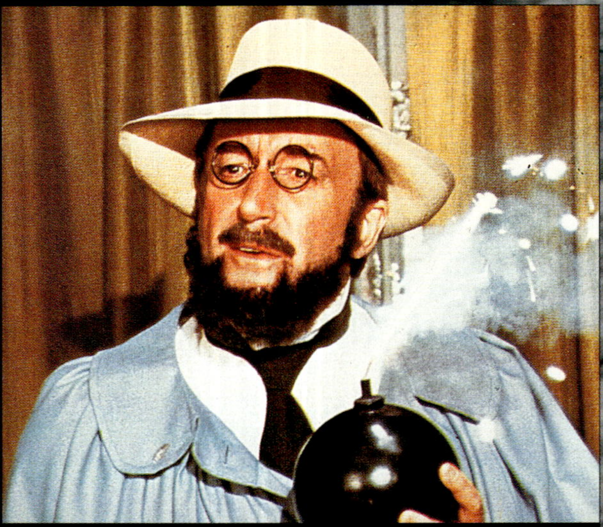

Die Zahl der Filmfiguren mit Panamahut ist unübersehbar. Unvergessen zum Beispiel der chinesische Detektiv Charly Chan, den man sich ohne den klassischen Panamahut gar nicht vorstellen kann. Und auch Peter Sellers trug ihn in seiner Rolle als Inspektor Clouseau. Wir sehen den wandelbaren Künstler in einem brisanten Moment aus »The Revenge of the Pink Panther« von 1978.

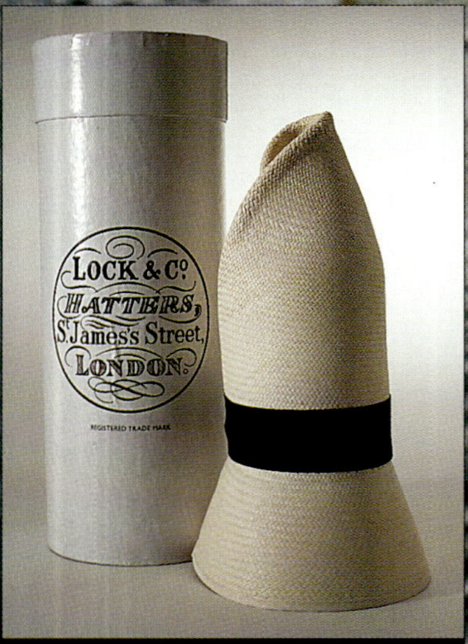

Den echten Panamahut kann man unbesorgt zusammenrollen und in die Tasche stecken. Die elastischen Fasern der Kolbenpalme überstehen diese scheinbar barbarische Prozedur unbeschadet.

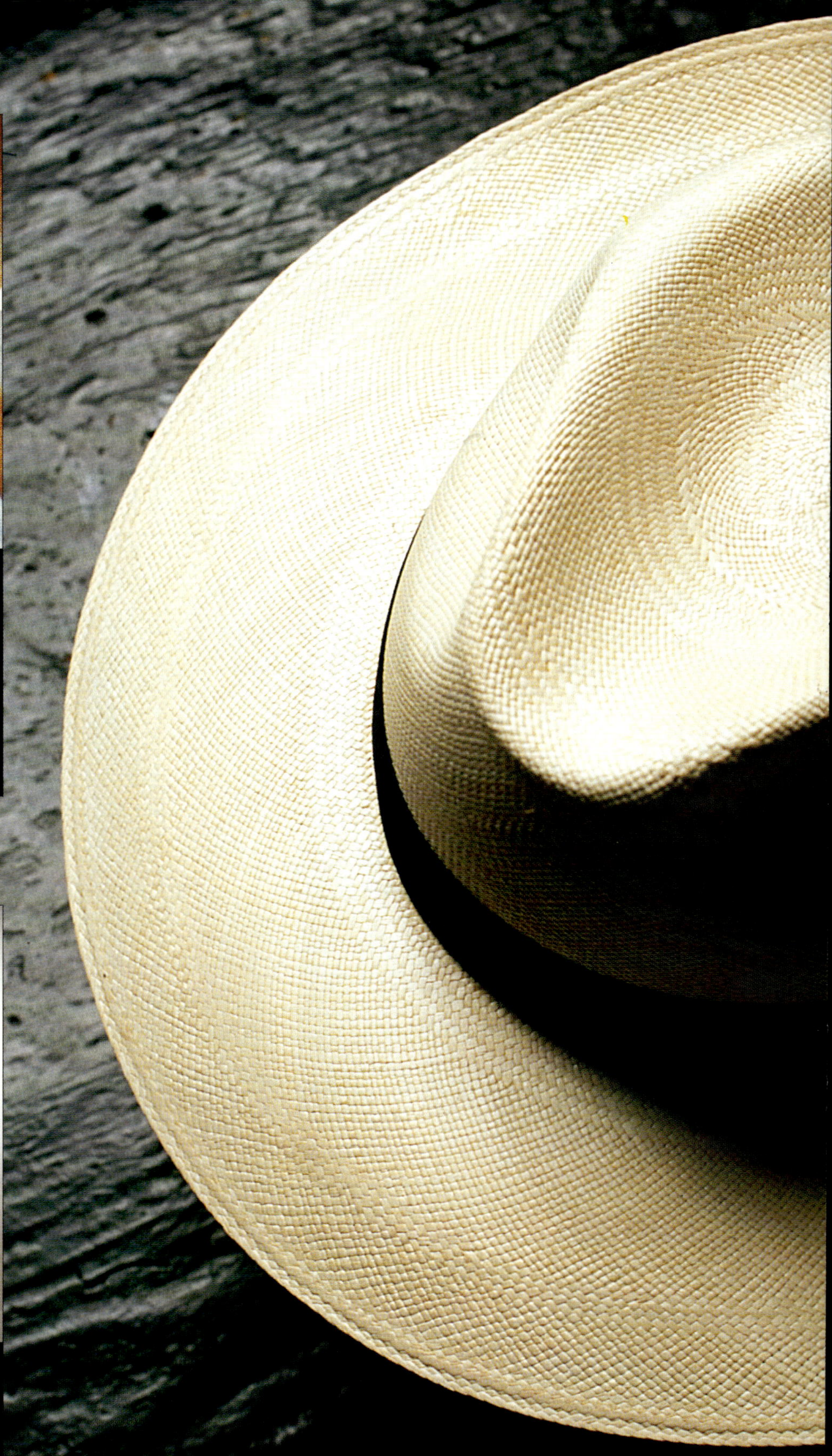

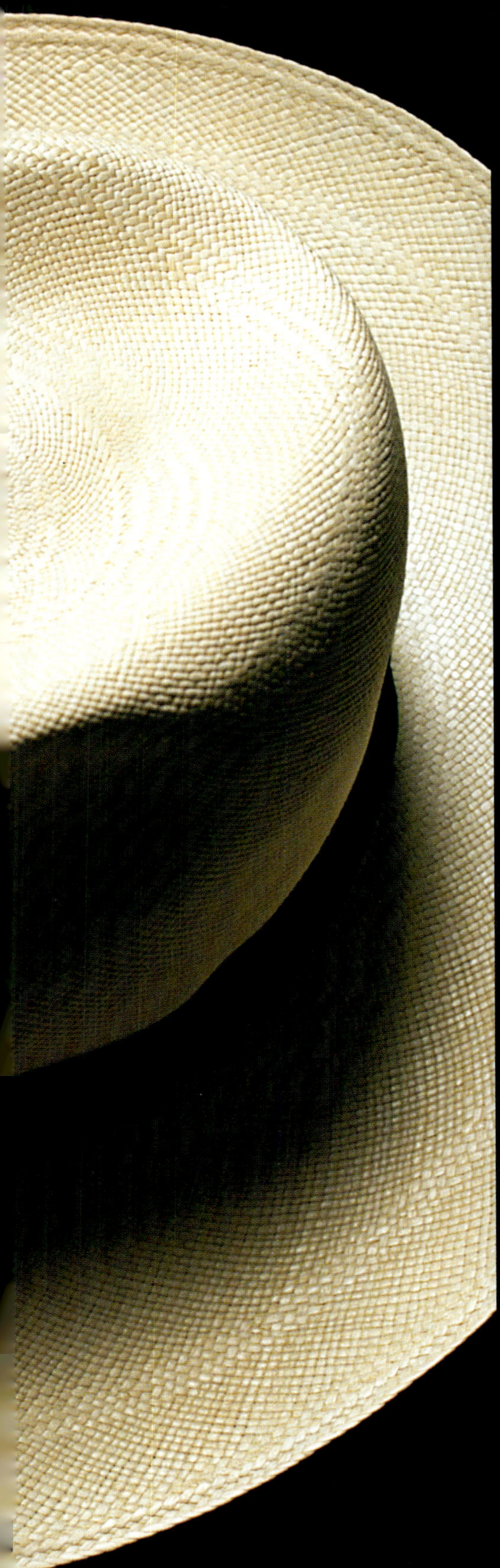

Der Panama

Alljährlich bei der Übertragung der berühmten »All England Tennis Championships« in Wimbledon hat er wieder seinen großen Auftritt. Wir sprechen nicht von dem einen oder anderen Stern am Tennishimmel, sondern von einer Kopfbedeckung, die in großer Zahl die Häupter der Zuschauer vor der Sonne schützt, wenn sie denn scheint, was in England zugegebenermaßen nicht immer der Fall ist. Vielleicht sind die Engländer gerade deshalb so große Freunde des Panamahutes, sind sie die Sonne doch nicht so gewöhnt und mithin besonders empfindlich. Es ist anzunehmen, daß der Panamahut – dem Namen nach – aus Panama stammt, doch eigentlich gilt Ecuador als Heimat und Ursprung dieser Kopfbedeckung, die aus den Blättern der Panamapalme (*Carludovica palmata*, eine kultivierte Art der Kolbenpalme) geflochten wird. Seinen Namen hat die noch heute tragbare Kopfbedeckung wohl beim Bau der Wasserstraße zwischen Atlantik und Pazifik erhalten, als nordamerikanische Ingenieure und Arbeiter den leichten und lichtdichten Hut für sich entdeckten. Sie nahmen ihn mit zurück in ihre Heimat, wo er alsbald zu einem Sommerklassiker wurde. Auch die Europäer fanden schnell Gefallen am Panamahut. Da der Hut untrennbar mit dem Abenteuer des Kanalbaus verbunden war, haftete ihm in den Anfangsjahren etwas Verwegenes, fast Unseriöses, in jedem Fall aber Aufregendes an, was ihn deutlich von den bereits existierenden europäischen Sonnenhüten unterschied – wie zum Beispiel dem traditionellen Florentinerhut aus Stroh. Man könnte den Panamahut auch mit Hilfe einer Metapher beschreiben: Wenn Kopfbedeckungen mit Tabakwaren verglichen würden, dann wäre die Baskenmütze so etwas wie die starke, filterlose Zigarette aus schwarzem Tabak, der Tweedhut eine gemütliche Pfeife, der Panamahut jedoch eine gute Zigarre. So wie die Zigarre ist der Panamahut nicht jedermanns Sache, doch wer das Besondere schätzt, kann ihn durchaus liebgewinnen.

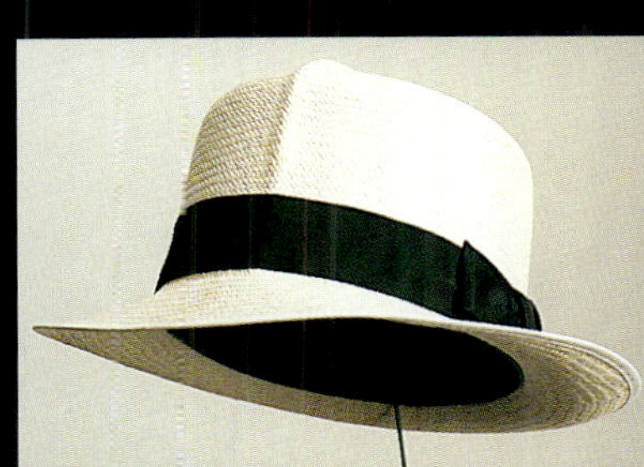

Der ganz klassische, ursprüngliche Panamahut hat eine sogenannte »optimo crown«, das heißt, der obere Teil bildet eine Art Kamm, der das Zusammenfalten des Hutes erleichtert. Daneben gibt es den Panamahut auch mit einer »flat crown«, also in der Form, die man vom »snap brim« her kennt. Es ist Geschmackssache, ob man sich für die traditionellere oder die konventionellere Variante entscheidet, Puristen ziehen aber die »optimo crown« vor.

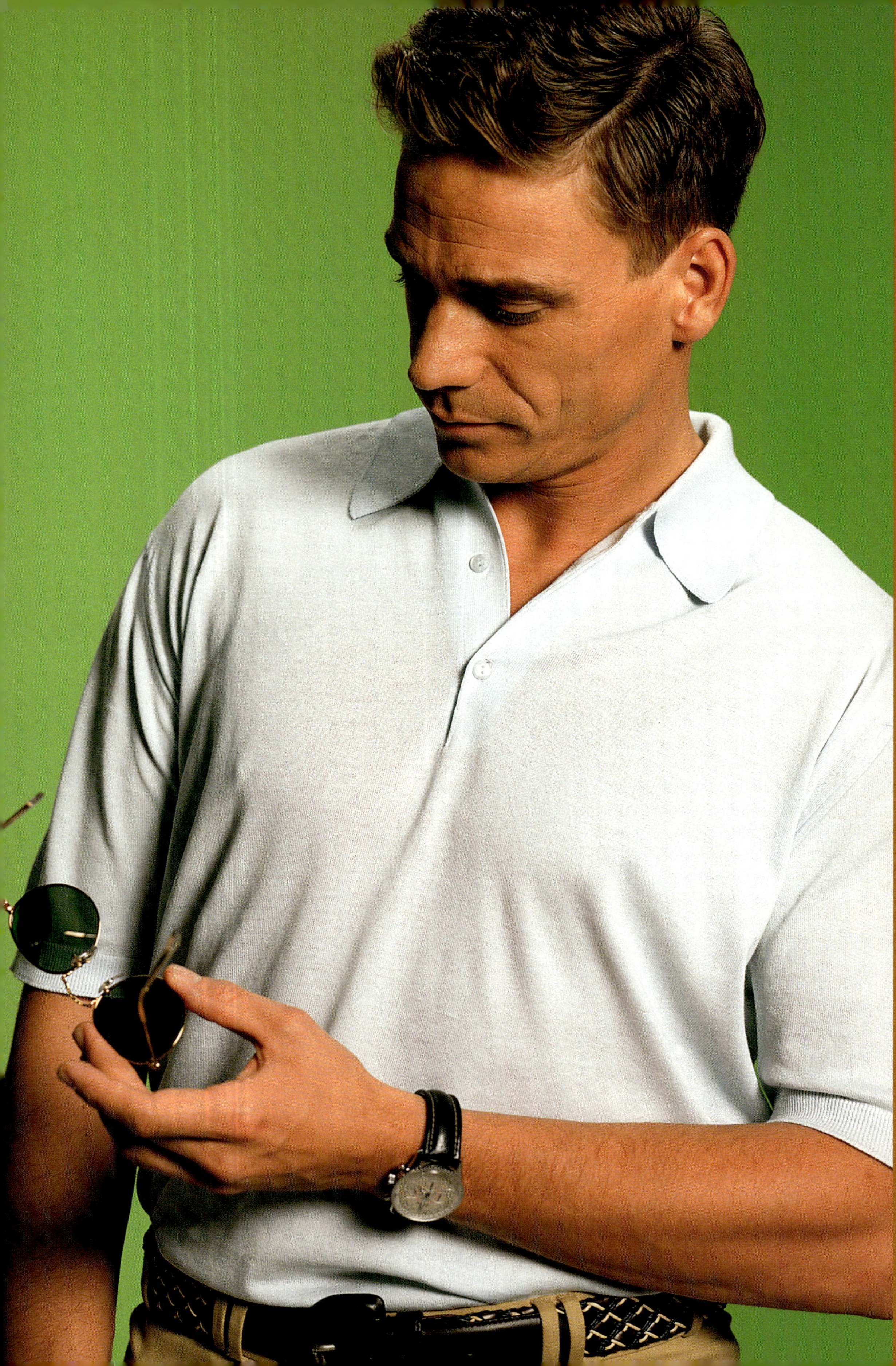

Accessoires

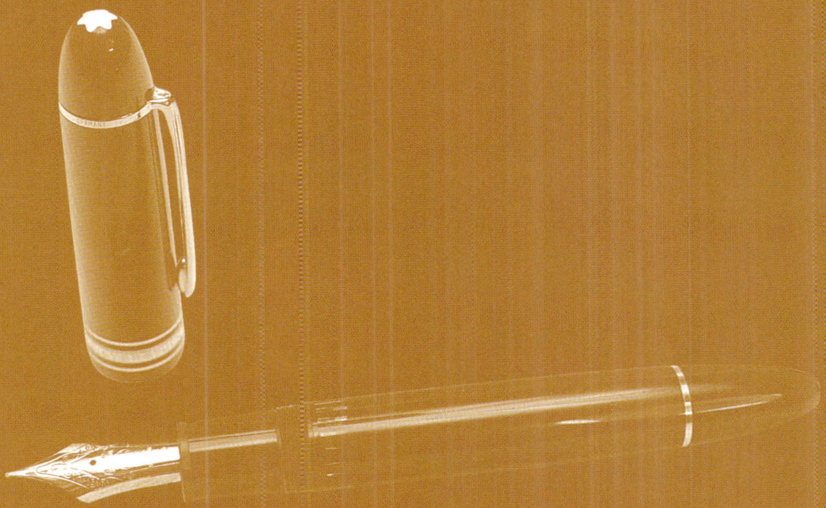

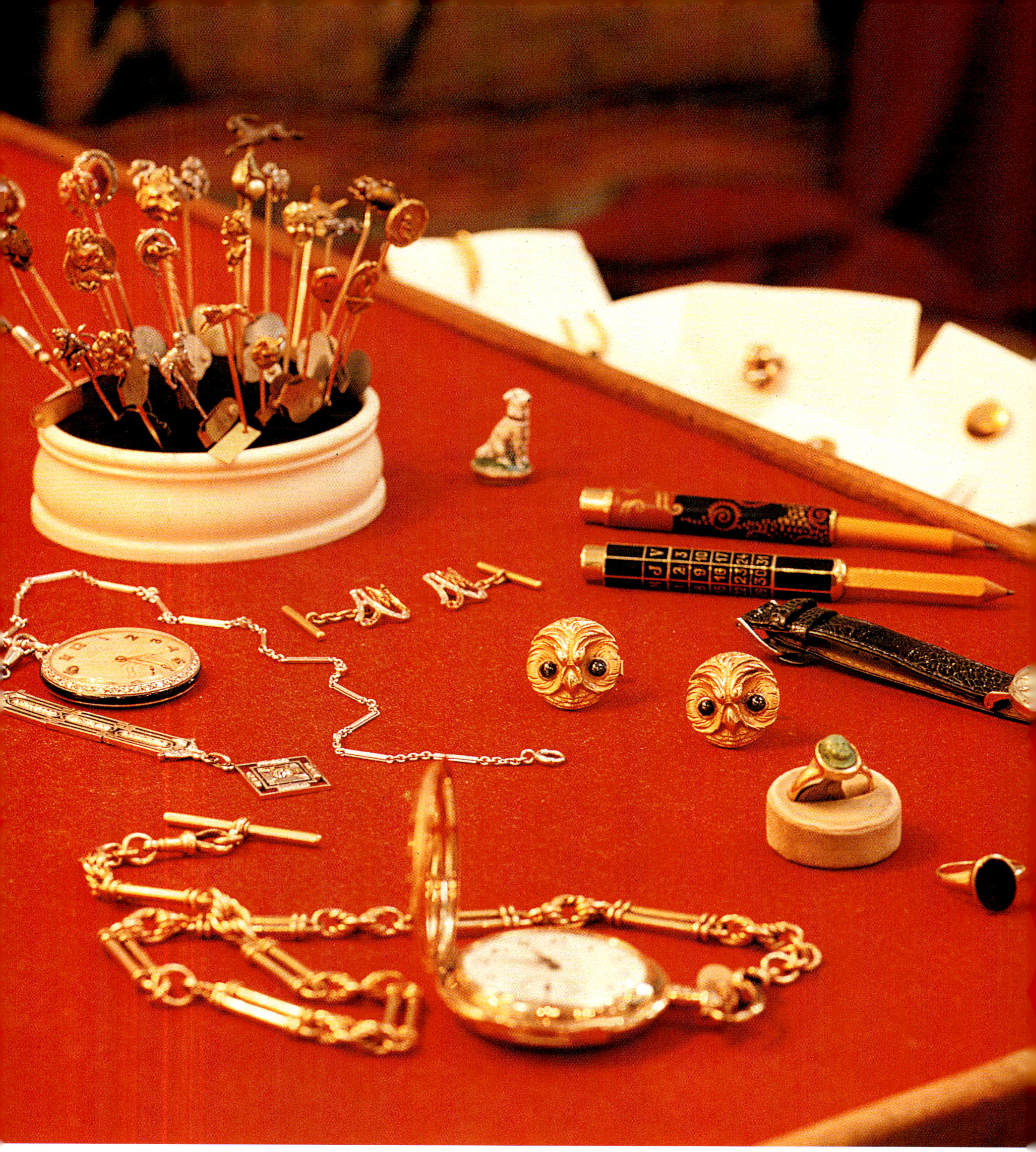

Krawattennadel, Uhr, Manschettenknöpfe, Ring oder Schreibgerät sollten mit der gleichen Sorgfalt wie die Kleidung gewählt werden. Denn die Dinge, derer wir uns täglich bedienen, sagen nicht nur viel über uns aus – sie vermögen auch über die Erfüllung ihrer Funktion hinaus Schönheit in den Alltag zu bringen. Dabei bieten Accessoires mehr noch als Anzug, Schuhe und Hemd die Möglichkeit des größten Understatements. Schließlich weiß außer Ihnen nur noch der Juwelier, daß die Krawattennadel vielleicht ein kleines Vermögen gekostet hat.

Der kleine Unterschied

Der Mensch lebt nicht von Brot allein und der Stil nicht nur von der Kleidung. Es sind die kleinen »Nebensachen«, das »Zubehör«, die das Gesamtbild abrunden, verfeinern und manchmal auch mit einer ganz speziellen und persönlichen Note versehen. Von den Accessoires soll hier also die Rede sein, mithin von jenen Dingen, die man mit sich führt – in den Taschen der Kleidung, direkt auf der Haut oder als kleines Gepäck. Es sind nützliche Dinge wie die Brieftasche oder das Taschenmesser, schmückende Dinge wie das seidene Einstecktuch oder appetitliche Dinge wie zum Beispiel feiner Tabak, durch die wir uns darstellen und die das Leben alltäglich angenehmer machen. Gerade diese kleinen und scheinbar nebensächlichen Dinge verraten viel über ihren Besitzer, vor allem, wenn die Sorgfalt, mit der seine Kleidung gewählt ist, dieselbe Sorgfalt in der Wahl der Accessoires vermuten läßt.

In Film und Literatur dienen die Nebensachen oft der Charakterisierung eines Helden, sei es eine bestimmte Zigarettenmarke, die er bevorzugt, seine Art, das Einstecktuch zu tragen, oder die Vorliebe, die Geldscheine mit einer Klammer zusammenzufassen. Man mag darüber streiten, inwieweit es wichtig ist, ob ein Accessoire bewußt oder unbewußt gewählt wurde und ob die unbewußte Auswahl mehr aussagt als die bewußte. Doch der Gesamtzusammenhang, in dem ein Accessoire auftaucht, verrät in jedem Fall etwas darüber, ob es ein bewußt gesetzter Akzent oder eher eine Zufälligkeit ist. Wenn zum Beispiel ein Belgier, der in Brüssel lebt, die spanische Zigarettenmarke Ducados raucht, dann drückt er damit nicht nur die Vorliebe für den würzigen Geschmack dieser Sorte aus, sondern auch eine offenkundige und wahrscheinlich irgendwie biographisch begründete Sympathie für die Iberische Halbinsel. Wenn ein Spanier in Spanien Ducados raucht, dann raucht er einfach die starke Volkszigarette. Auch dies ist eine Aussage, allerdings eine völlig andere. Doch nicht nur Zigarettenmarken sprechen eine eigene Sprache. Oftmals sind die kleinen, unscheinbaren Accessoires auch deshalb von Interesse, weil sie gerade dort eine regionale Besonderheit transportieren und somit auch am Leben erhalten können, wo die Kleidung vollständig dem internationalen Stil untergeordnet ist. Egal ob Sie sich in New York, Tokio, Hongkong, London, Wien, Kapstadt oder Rio de Janeiro aufhalten – in den teuren Geschäften finden Sie überall die gleiche Auswahl von Kleidung und Schuhen. Lokale Spezialitäten sind praktisch ohne Belang. Anders bei den kleinen Dingen. Sie sind stärker mit unserem Alltagsleben verbunden und drücken bisweilen regionale und nationale Vorlieben oder Abneigungen aus, die sich aus unzähligen historischen Zusammenhängen speisen. Accessoires sind wie die lokale Küche, die sich überall tapfer gegen die sogenannte internationale Küche behauptet. Und so machen die kleinen Nebensächlichkeiten – ebenso wie die landestypischen Spezialitäten – erst den wahren Reiz einer Reise aus, denn wenn wir unsere alltägliche Umgebung verlassen, wollen wir in wohlkalkulierten Dosen Veränderung und Abwechslung erleben. Der international gültige Kleidungsstil läßt wenig Spielraum für nationale Variationen, deshalb setzen gerade hier die Accessoires oftmals entscheidende Akzente. Wer die Sprache der Accessoires kennt, vermag diesen Stil nicht nur individueller zu gestalten, sondern kann auch mehr aus der äußeren Erscheinung seines Gegenübers herauslesen. Die Aufmerksamkeit, die wir dem jeweiligen Detail widmen, verbessert auf diese Weise das Gespür für das Ganze.

Der Ballast des Alltags

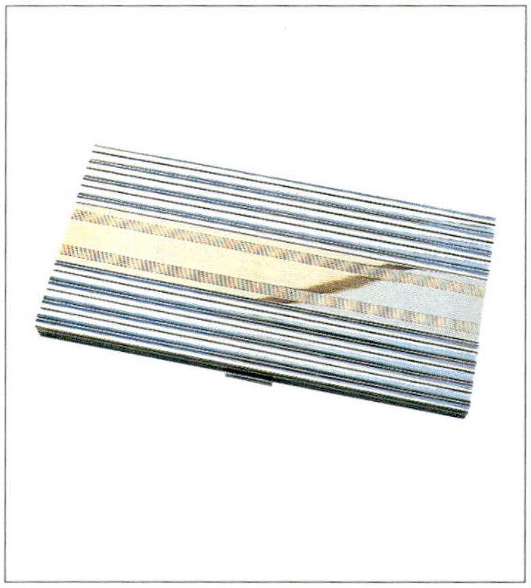

Das Zigarettenetui aus Edelmetall stammt noch aus Zeiten, da man sich mit einer Zigarette noch nicht eine gesamte Markenwelt mitsamt dem dazugehörigen Lebensgefühl kaufte. Die Verkaufsverpackung wurde damals nämlich als zu schlicht empfunden, um die Zigaretten darin mit sich zu führen oder gar daraus Zigaretten anzubieten. Man füllte vielmehr das flache Etui mit seinem Tagesbedarf und ließ die schlichte Papierpackung zu Hause.

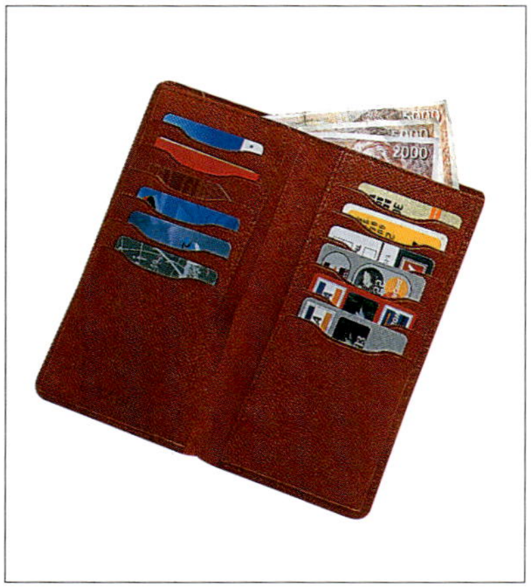

Die rechteckige Brieftasche ist der beste Ort, um Geldscheine und Kreditkarten aufzubewahren. Sie empfiehlt sich vor allem dann, wenn man überwiegend Jacken mit Innentasche trägt. Das Portemonnaie in der Gesäßtasche dagegen trägt meist sehr stark auf und sieht vergleichsweise unschön aus. Wer im Sommer oder in der Freizeit keine Jacke tragen mag, kann sich mit einem kleinen Portemonnaie behelfen.

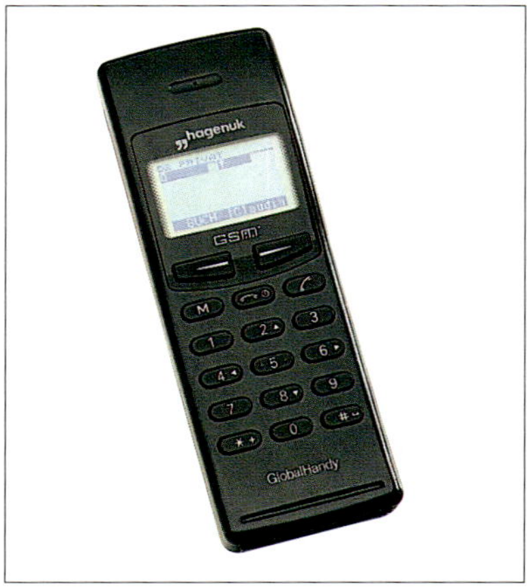

Das Mobiltelefon ist für viele ein selbstverständlicher Begleiter. Je nach Größe des Geräts kann es in der Hosentasche, Brusttasche oder besser in der Jackentasche getragen werden. Ein Maßschneider wird dafür eine besondere Tasche in die Jacke nähen. Spezielle Behältnisse, die man sich am Gürtel befestigt, wirken jedoch meist merkwürdig, denn ein Mobiltelefon ist ein Gebrauchsgegenstand, der – wie andere auch – in eine der vielen Taschen der Bekleidung gehört.

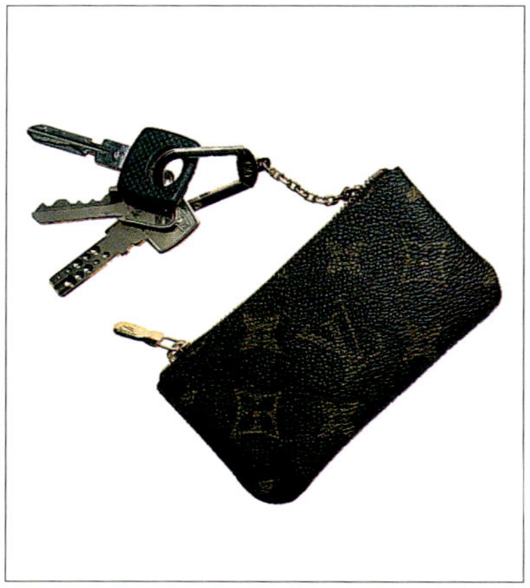

Die Schlüssel gehören in ein Etui, denn sonst können ihre scharfen Kanten und Spitzen leicht das Futter der Hosen- oder Jackentaschen beschädigen.

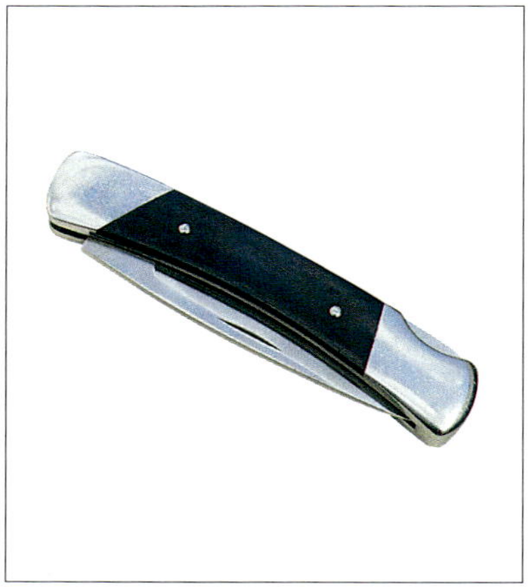

Ein kleines Taschenmesser kann in vielen Lebenslagen gute Dienste leisten. Je nach Ausstattung können Sie damit Weinflaschen entkorken, Schrauben drehen, Obst schälen, Pakete und Briefe öffnen oder eine Salami schneiden.

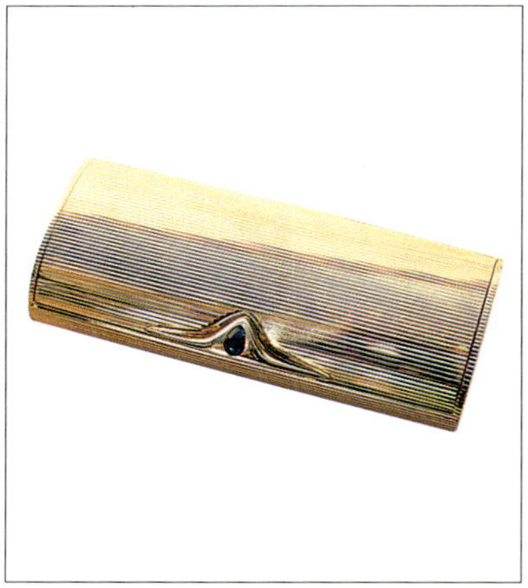

Wem ein großes Zigarettenetui zu sperrig ist, der kann einen Vorrat seiner bevorzugten Marke auch in kleineren Behältnissen unterbringen. Das hier abgebildete Modell paßt aufgrund seines ovalen Querschnitts bequem auch in die Hosentasche.

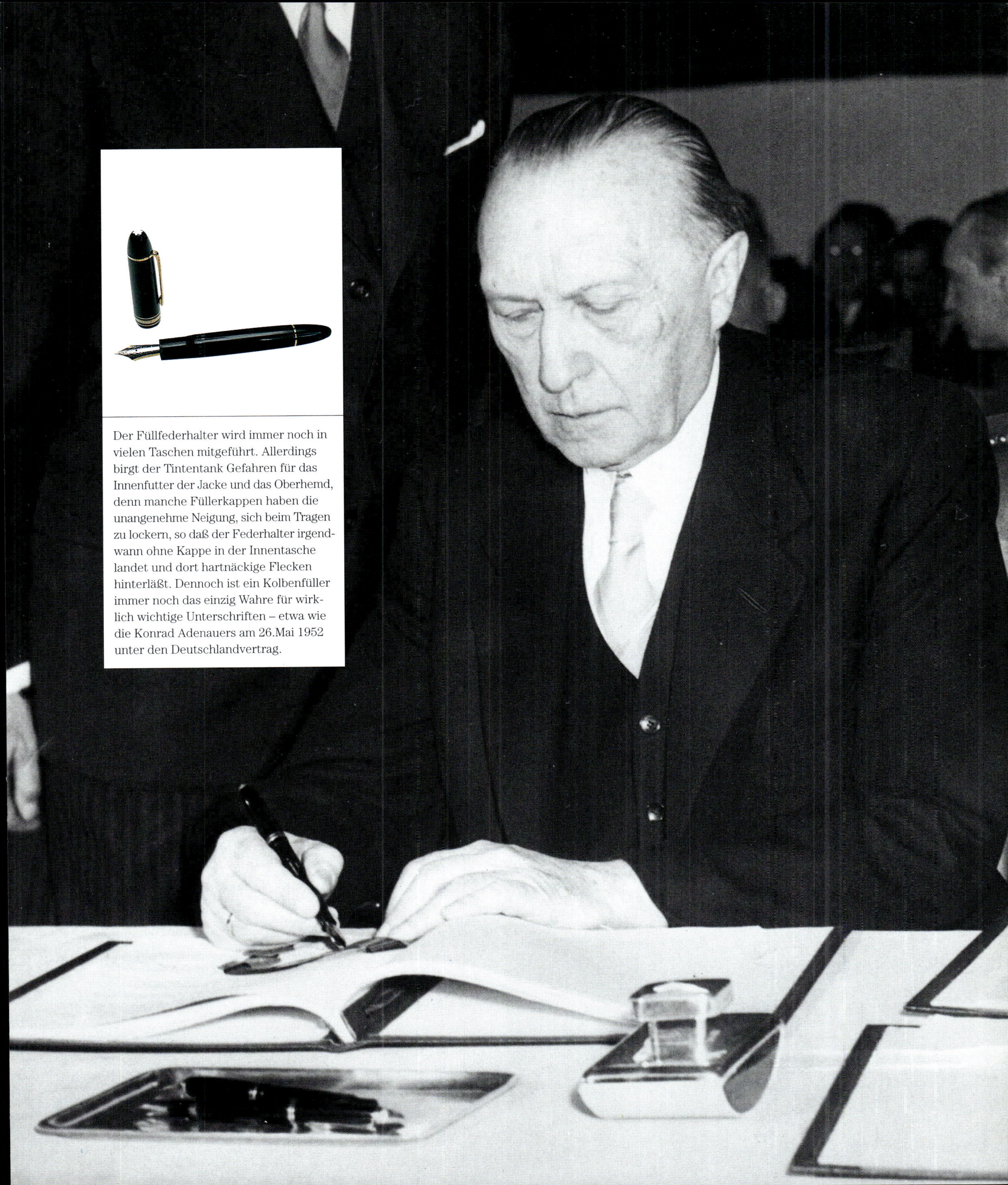

Der Füllfederhalter wird immer noch in vielen Taschen mitgeführt. Allerdings birgt der Tintentank Gefahren für das Innenfutter der Jacke und das Oberhemd, denn manche Füllerkappen haben die unangenehme Neigung, sich beim Tragen zu lockern, so daß der Federhalter irgendwann ohne Kappe in der Innentasche landet und dort hartnäckige Flecken hinterläßt. Dennoch ist ein Kolbenfüller immer noch das einzig Wahre für wirklich wichtige Unterschriften – etwa wie die Konrad Adenauers am 26.Mai 1952 unter den Deutschlandvertrag.

Man hat es – aber wo?

Die Art, seine Barschaft mit sich zu führen, sagt meist schon sehr viel über einen Menschen und sein Verhältnis zum Geld aus. Der eine sortiert die Scheine ordentlich in eine Brieftasche ein, der andere steckt sie als unansehnliches Knäuel in die Hosentasche, der eine versteckt sie im Schaft seiner Stiefel, der andere zeigt mit einer Geldscheinklammer offen, wieviel er dabeihat. Der Legende nach falten die Rothschilds jeden einzelnen Geldschein zweimal der Länge nach, was den Vorteil haben soll, daß man das Geld nicht so leicht ausgibt. Welchem Zweig der Familie diese Schrulle zu eigen ist, wird nicht erwähnt. Wer viel auf Reisen ist, zieht oft die Kreditkarte vor, denn sie erspart nicht nur lästiges Geldwechseln, sondern bietet auch eine gewisse Sicherheit. Doch trotz ihrer Vorteile lehnen viele Männer die Karte ab und wählen stattdessen das vermeintlich handfestere Bargeld.

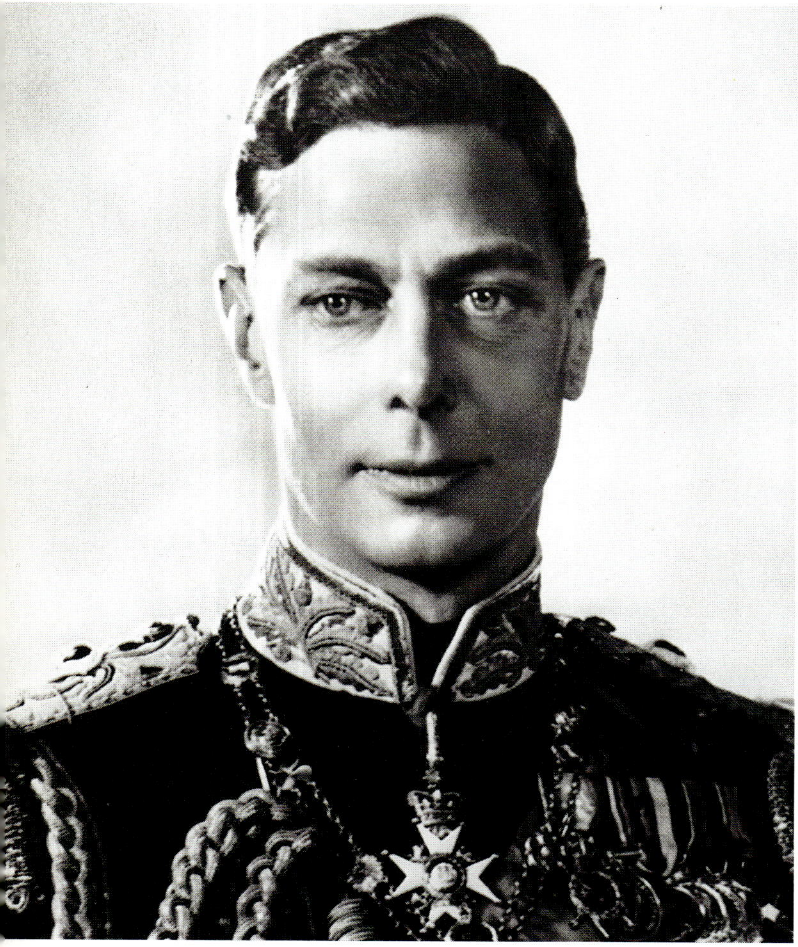

In früheren Zeiten waren Probleme mit den Zahlungsmodalitäten weitgehend unbekannt, weil der Gentleman ohnehin nicht gleich bezahlen mußte, sondern auf Rechnung kaufte. Darunter hatten jahrhundertelang die Schneider, Hemdenmacher, Schuhmacher, Büchsenmacher und Sattler zu leiden, denn oftmals mußten sie lange auf die Begleichung offener Rechnungen warten und waren zudem, als einfache Handwerker, nicht in der Position, bei ihrer hochwohlgeborenen Kundschaft die fällige Zahlung anzumahnen. Natürlich gibt es auch heute noch privilegierte Kunden, denen die Rechnung diskret ins Haus geschickt wird, doch die große Mehrheit auch der Wohlhabenden muß vor Ort im Ladengeschäft bezahlen, bevor sie die Ware mitnehmen darf. Gleichfalls bei der Bestellung von Maßkleidung jedweder Art ist eine Anzahlung bei Auftragsannahme üblich geworden. Zu Recht, denn bis ein Anzug oder ein paar Maßschuhe fertig und damit zur Zahlung fällig werden, kann ein halbes Jahr oder mehr vergehen. Dennoch gibt es immer noch Kunden, an denen die Bitte um eine kleine Vorauszahlung wie ein absurdes Ansinnen abprallt. Eine Situation, in der Schneider und Schuhmacher abwägen müssen, einen neuen Kunden oder aber Material zu verlieren. Im Zeitalter der Kreditkarte hat Bargeld immerhin den Vorteil, daß damit oft Preisnachlässe ausgehandelt werden können, denn viele Geschäftsleute ziehen immer noch klingende Münze und raschelnde Scheine dem Kauf auf Karte vor. Es wird sich also immer lohnen, etwas Bargeld mit sich zu führen. Außerdem wird Bares nicht zuletzt für die allfälligen Trinkgelder benötigt, die man übrigens weltweit in Dollarnoten geben kann. Erfahrene Weltreisende haben immer einen gewissen Betrag in amerikanischer Währung dabei, um Gepäckträger, Taxifahrer, Oberkellner oder Hotelboys nicht mit der stets etwas schäbig klingenden Ausrede abspeisen zu müssen, es sei noch kein Geld getauscht worden. So wird man nicht umhin können, eine mehr oder weniger große Zahl wie auch immer dimensionierter Geldscheine und Münzen mit sich herumzutragen. Für das Wie gibt es jedoch je nach Geschmack und Bargeldbedarf verschiedene Möglichkeiten.

Dem englischen Monarchen ist es nicht gestattet, Bargeld bei sich zu tragen. Besitzen darf er (oder sie) hingegen jede Menge. Das galt für Georg VI. ebenso wie für seine Tochter Elisabeth II.

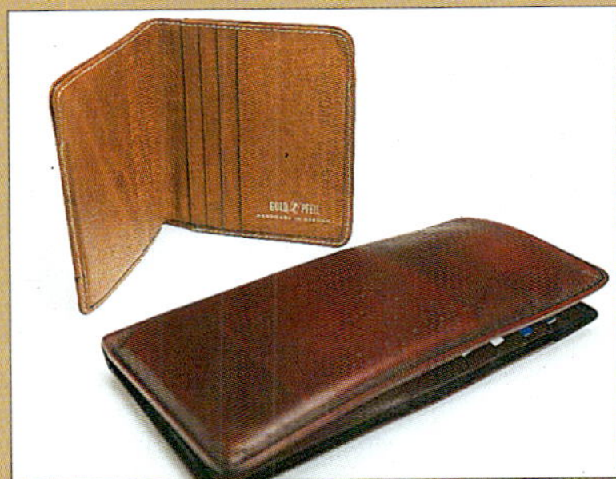

Die schmale, rechteckige Brieftasche im Hochformat ist der Klassiker unter den Geldtaschen. Neben Geldscheinen können in ihr Kreditkarten und persönliche Papiere aufbewahrt werden. Münzgeld findet hier keinen Platz, man trägt es besser lose in der Tasche. Wer das nicht mag, führt ein kleines Münzportemonnaie mit sich.

Eine Geldscheinklammer kann eine sehr sichere Art sein, Banknoten mit sich zu führen, je nachdem, in welcher Tasche man sie trägt. In der vorderen Tasche einer Jeans oder einer anderen Hose mit waagerecht geschnittener Tasche ist sie vor dem Zugriff von Dieben ziemlich gut geschützt.

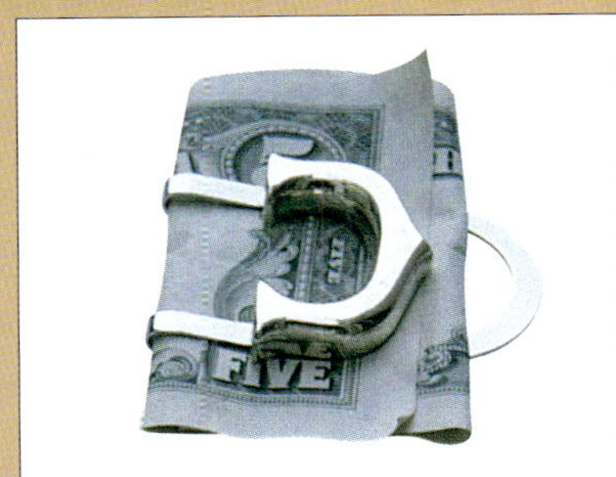

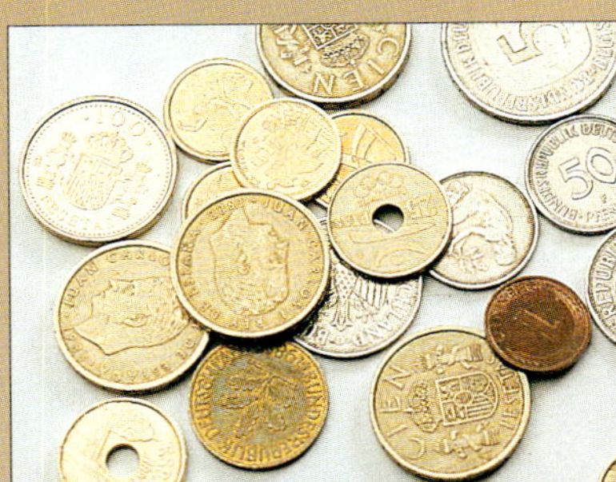

Engländer lieben es, ihr Münzgeld lose in der Tasche zu tragen. Diese Angewohnheit wird auch in Südeuropa gepflegt, doch in den nördlicheren Regionen wird es vorgezogen, Geldstücke in einem Portemonnaie mit sich zu führen. In Amerika ist Münzgeld wirklich »Kleingeld«, da es schon für den einzelnen Dollar eine Banknote gibt.

Münzportemonnaie und Kreditkartenetui können problemlos in den Hosentaschen mitgeführt werden. Sie sind dann vor dem Zugriff diebischer Hände ziemlich sicher.

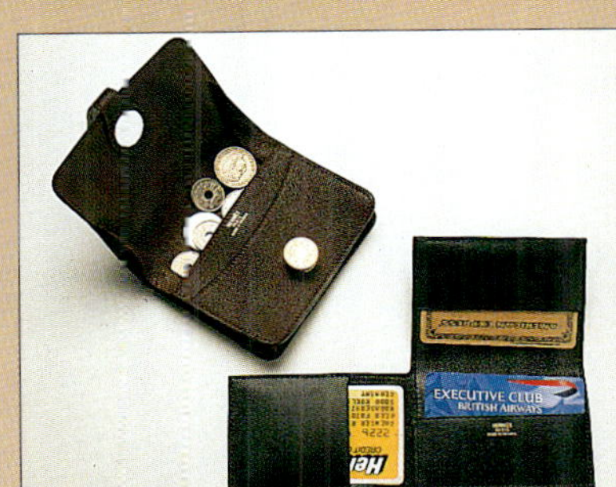

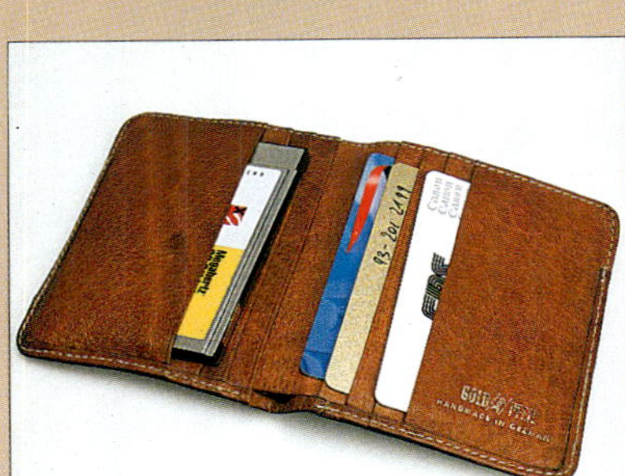

Ein Kreditkartenetui erweist sich als nützlich, wenn in der Brieftasche kein Fach für das »Plastikgeld« vorgesehen ist. Zudem empfiehlt es sich aus Sicherheitsgründen, die einzelnen Zahlungsmittel am Körper zu verteilen, um einem Totalverlust durch Diebstahl vorzubeugen.

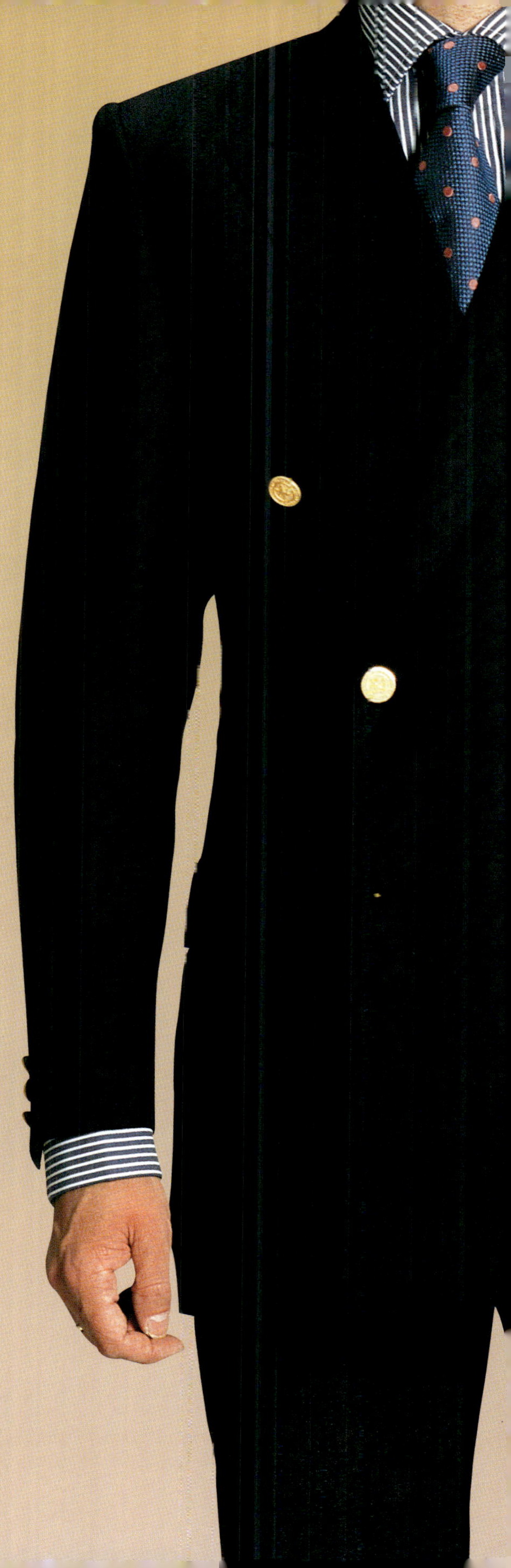

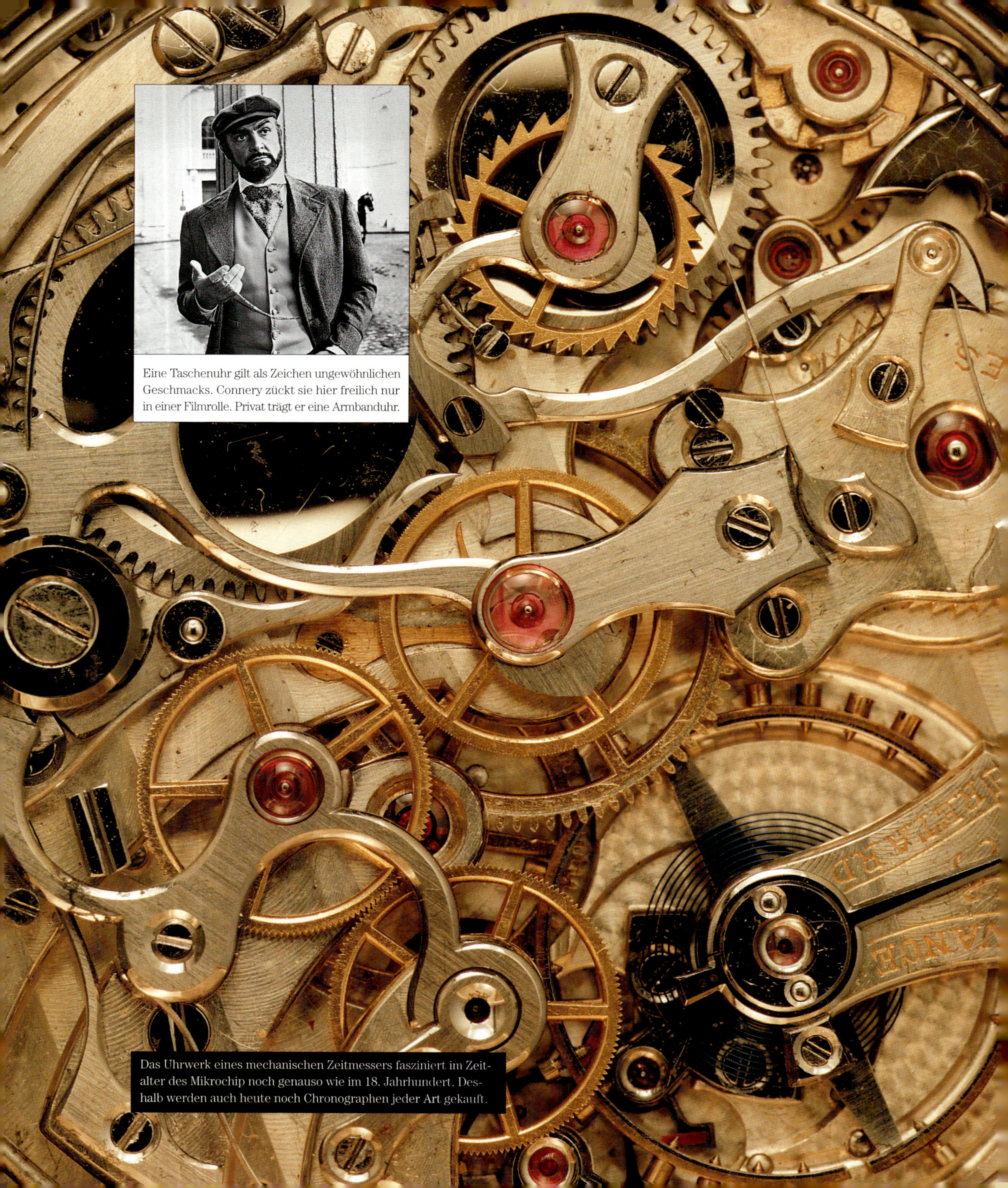

Eine Taschenuhr gilt als Zeichen ungewöhnlichen Geschmacks. Connery zückt sie hier freilich nur in einer Filmrolle. Privat trägt er eine Armbanduhr.

Das Uhrwerk eines mechanischen Zeitmessers fasziniert im Zeitalter des Mikrochip noch genauso wie im 18. Jahrhundert. Deshalb werden auch heute noch Chronographen jeder Art gekauft.

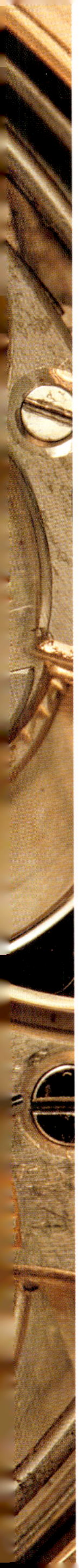

Was uns die Stunde schlägt

Wer den Stil seines Gegenübers analysieren will, sollte den Blick auf dessen Uhr nicht vergessen. Sie läßt, wie die Kleidung, interessante Rückschlüsse zu. Das setzt natürlich eine Kenntnis der gängigen Uhrenmodelle voraus. Doch dieses Wissen kann man sich in wenigen Monaten auf äußerst vergnügliche Weise aneignen, indem man die Schaufenster der Juweliere betrachtet, das eine oder andere Uhrenbuch liest und sich so oft wie möglich mit Uhrenkennern und Uhrmachern unterhält. Meist endet die Beschäftigung mit diesem Thema im Kauf eines entsprechenden Exemplars, denn kaum ein Mensch kann sich der Faszination der mechanischen Uhr entziehen. Dabei kostet es nicht unbedingt ein kleines Vermögen. Schon für ein paar hundert Mark ist eine qualitativ gute mechanische Uhr erhältlich, wenn auch keine mit großem Markennamen. Es kommt allerdings immer darauf an, was von einer Uhr erwartet wird. Möchte man eher einen zuverlässigen Zeitmesser haben, der nicht von einer Batterie abhängig ist und auch nach Jahrzehnten noch repariert werden kann? Oder wird eher Wert auf ein Repräsentationsobjekt gelegt? In letzterem Fall muß zusätzlich entschieden werden, wen man mit dem mechanischen Wunderwerk beeindrucken möchte, die breite Masse oder den Kenner.

Doch die Entscheidung für oder gegen eine Uhr wird oft von den ganz persönlichen Anforderungen und Erwartungen des zukünftigen Trägers bestimmt. Wer eine sportliche, wasserdichte Uhr mit allerlei Zusatzfunktionen benötigt oder zumindest schön findet, wird eher bei den landläufig bekannten Modellen landen. Wer seine Uhr garantiert nicht im Wasser tragen will und lediglich die Uhrzeit und eventuell ein Datum ablesen möchte, wird vornehmlich zu unauffälligeren Uhren greifen. Natürlich sollte die Uhr auch zum Kleidungsstil ihres Besitzers passen. Zu überwiegend sportlicher Kleidung kann durchaus eine sehr sportliche Uhr getragen werden. Zum dunklen Anzug dagegen sehen flache, zierliche Uhren meist besser aus, obwohl viele Männer gerade große Sportuhren als bewußten Kontrast zum Anzug einsetzen. Der Besitz mehrerer Uhren eröffnet eine Reihe interessanter Kombinationsmöglichkeiten, je nach Kleidung und Anlaß. Wer als Hauptuhr eine elegante aber etwas empfindliche Uhr trägt, wird froh sein, zum Surfen, Fallschirmspringen oder Toben (mit den Kindern, dem Hund oder allen zusammen) auf eine sportliche, robuste Zweituhr zurückgreifen zu können. Doch welche Uhr man auch wählt, sie sollte ebenfalls zum Körperbau passen. Wer eher kleine Hände und zierliche Handgelenke hat, ist mit einer großen Profi-Taucheruhr nicht unbedingt gut bedient. Außerdem sollte der ureigene Hautton beachtet werden. Bei dem einen sehen Edelstahl, Weißgold und Platin hervorragend aus, bei dem anderen wiederum wirkt das helle Metall eher blaß und nichtssagend. Ebenso wirkt Gelb- oder Rotgold nicht bei jedem gleich attraktiv. Die Frage nach dem Metall sollte also nicht nur vom Preis her entschieden werden. Denken Sie vor dem Uhrenkauf auch daran, was Sie sonst noch für Schmuck in der Nähe der Uhr tragen, also welche Ringe und welche Manschettenknöpfe. Wenn Sie stolzer Besitzer einer umfangreichen Sammlung goldener Manschettenknöpfe sind, sollten Sie sich vielleicht auch eine goldene Uhr kaufen.

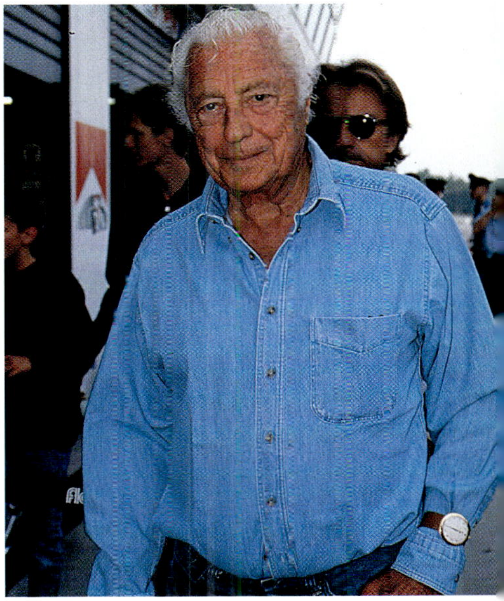

Gianni Agnelli trägt wie viele Italiener seine Uhr über der Hemdenmanschette, vermutlich um das Zifferblatt jederzeit bequem ablesen zu können. Sicherlich nicht, um mit seiner Uhr zu prahlen, denn wer so reich ist wie er, muß die Höhe seines Einkommens nicht mit Hilfe einer Uhr demonstrieren.

Je mehr Sie über Uhren wissen, desto aufmerksamer werden Sie registrieren, welche Uhren Ihre Mitmenschen tragen oder auch nicht tragen, ob reine Renommierlust das Kaufmotiv war oder Kennerschaft – oder gar ausgemachte Uhrenliebhaberei. Kein Motiv ist besser oder schlechter als das andere, und jede gute Uhr ist immer noch ein Produkt großen Könnens, doch genauso ist jede Uhr auch ein Zeichen, das sich lesen und deuten läßt wie alle anderen Zeichen des Stils. Deshalb sollte der Kauf einer Uhr nicht unbedingt von Moden oder Trends abhängen, denn dazu wird man sie zu lange um sich und an sich haben. Entscheidend ist, ob die Uhr zu Ihnen und Ihrem Stil paßt – und ob Sie in die Uhr verliebt sind.

Die besten Uhren der Welt

Abraham-Louis *Breguet* erfand 1790 die Stoßsicherung für die Lagerung der Uhr und 1795 das Tourbillon, eine Vorrichtung, die die Einflüsse der Schwerkraft auf die Ganggenauigkeit verringert. Und dies sind nur die berühmtesten seiner zahlreichen Erfindungen. Die Kundenliste von *Breguet* liest sich wie ein Auszug aus dem Who's who der Weltgeschichte, neben anderen besaßen Marie Antoinette, Napoleon Bonaparte, der Herzog von Wellington, Arthur Rubinstein und Winston Churchill Uhren aus der berühmten Manufaktur. Uhren von *Breguet* kann man auch heute noch an den typischen Rundlochzeigern (Breguet-Zeigern) erkennen.

Audemars Piguet ist berühmt für Luxusuhren mit zahlreichen Komplikationen, also Zusatzmechanismen wie Stoppfunktion, ergänzende Zeitzonenanzeigen, Schlagwerken, Kalendarien oder Mondphasenanzeigen. Seit 1972 ist das führende Modell des Hauses die Royal Oak im charakteristischen achteckigen Design. Es gibt sie in vielen Variationen.

William *Baume*, bereits sehr erfolgreicher Uhrenbauer, tat sich nach dem Ersten Weltkrieg mit Paul *Mercier* zusammen. Anfang der sechziger Jahre kam Piaget dazu und brachte neue Impulse in das Traditionsunternehmen. Heute ist *Baume & Mercier* vor allem für elegante Schmuckuhren bekannt.

Eine Pilotenuhr von *Breitling* ist ein beliebtes Repräsentationsobjekt. Die Popularität der Marke läßt oft vergessen, daß Breitling ursprünglich durch Uhren für die höchsten professionellen Anforderungen der Luftfahrt berühmt geworden war. Wer kein Pilot ist, lernt die Möglichkeiten seiner *Breitling*-Fliegeruhr meist gar nicht kennen. Die berühmte Navitimer, die 1952 auf den Markt gekommen ist, zeigt neben Uhrzeit und Datum auch Steigungs- und Sinkwinkel an und ermöglicht die Ermittlung des Treibstoffverbrauchs und der Durchschnittsgeschwindigkeit.

Die International Watch Co., kurz *IWC*, wurde 1868 von einem Amerikaner und einem Schweizer in Schaffhausen gegründet. Der Amerikaner zog sich jedoch schon 1876 aus dem Unternehmen zurück. Die berühmteste Uhr von *IWC* ist sicherlich Il Destriero Scafusiae von 1993, das »Schlachtroß von Schaffhausen«, eine mechanische Uhr mit 750 Rädern und insgesamt 21 Funktionen, unter anderem Chronograph mit Rattrapante (siehe S.231), Mondphasenanzeige, ewigem Kalender, Angabe von Jahr, Jahrzehnt und Jahrhundert, von der nur 1625 Exemplare hergestellt wurden.

Uhrensammler schätzen vor allem die alten mechanischen Uhren der amerikanischen Marke *Hamilton*, die 1892 in Lancaster, Pennsylvania, gegründet wurde. Besonders beliebt sind die Militäruhren aus dem Zweiten Weltkrieg. *Hamilton* lieferte damals Fliegerchronographen, Marinechronographen und Uhren für das Heer der Vereinigten Staaten von Amerika.

Wenn es eine Uhrenmarke gibt, die vor allem mit einem einzigen Modell identifiziert wird, dann ist es *Jaeger-LeCoultre*, die stets in einem Atemzug mit der Reverso genannt wird. Die Reverso ist eine Wendeuhr; das Gehäuse ist so auf die Grundplatte montiert, daß es sich um 180 Grad umklappen läßt. Dadurch wird das empfindliche Zifferblatt vor Stößen geschützt. Somit war die Reverso ursprünglich eine sportliche Uhr, inzwischen ist sie der Inbegriff der klassisch eleganten Uhr. Neben der Reverso hat *Jaeger-LeCoultre* weitere Legenden im Programm, wie die Armbandweckuhr Memovox oder verschiedene hochkomplizierte Chronographen.

Longines ist neben *Breitling* die zweite große Marke für Fliegerchronographen. Der Flugpionier Charles Lindbergh ließ 1927 die Flugzeit seines Atlantikflugs mit einer Uhr von *Longines* messen. Noch im selben Jahr entwarf Lindbergh selbst eine spezielle Fliegeruhr für die Schweizer Firma: den Stundenwinkelchronographen.

Cartier fertigt seit 1898 Uhren. Damit hat diese Schmuckmarke auch eine lange Uhrentradition. 1908 kam die Santos auf den Markt, 1919 die Tank, die erste Pasha wurde 1932 für den Pascha von Marrakesch entworfen. Die bekannteste Uhr von *Cartier* ist wohl die Panthère in Gold und Stahl. Vielen Männern ist der Stil von Cartier jedoch zu feminin, obwohl bei genauer Betrachtung das Design einer Santos mit ihrem verschraubten, eckigen Gehäuse eher martialisch anmutet und auch die moderne Tank in Stahl oder Gold als eine recht sportliche Uhr gelten kann.

Die Marke *Omega* hat bis heute nicht das Renommee der Marke *Rolex* erreicht. Dennoch ist *Omega* nicht aus dem Olymp der legendären Uhren wegzudenken, denn als der amerikanische Astronaut Neil Armstrong am 21. Juni 1969 den Mond betrat, trug er eine Speedmaster Professional. Seitdem haben Uhren von *Omega* an allen Weltraumprogrammen der NASA teilgenommen. Daneben hat sich *Omega* vor allem mit Taucheruhren einen Namen gemacht.

Auch Deutschland hat in bescheidenem Maße zum Ruhm der Uhrmacherkunst beigetragen. Zum Beispiel durch Ferdinand Adolph Lange, Schwiegersohn des Dresdner Hofuhrmachers Gutkaes, der 1844 im sächsischen Glashütte mit fünfzehn Gesellen eine eigene Existenz gründete. Daraus erwuchs eine höchst erfolgreiche Uhrenfabrik, die sich bis zum Zweiten Weltkrieg einen hervorragenden Ruf erworben hatte. Seit der Wiedervereinigung Deutschlands kann die Firma *A. Lange & Söhne* mit Uhren der höchsten Qualität wieder an alte Erfolge anknüpfen. Typisch für *Lange*-Uhren ist unter anderem die patentierte Großdatumsanzeige.

Patek Philippe hat seit Gründung der Marke im Jahre 1851 nicht mehr als rund 600 000 Uhren gefertigt. Dennoch ist *Patek Philippe* weltweit ein Inbegriff höchster Uhrmacherkunst. Calatrava, Ellipse, Gondolo, Nautilus, diese Namen geben die ganze Bandbreite der Marke wieder, die elegant, luxuriös und sportlich sein kann.

Wohl keine Uhrenmarke ist so umstritten wie *Rolex*, gleichzeitig so geliebt und so verachtet. Die einen lehnen sie ab, weil jedes Kind weiß, daß eine *Rolex* teuer und somit ein unverkennbares Prestigeobjekt ist, die anderen lieben diese Marke gerade deshalb. Unbestritten hat *Rolex* zeitlose Klassiker hervorgebracht und vor allem die erste wasserdichte Uhr überhaupt gebaut, nämlich die Oyster von 1926. Ihr Design war wegweisend und ist noch heute absolut zeitlos. Der weltweite und dauerhafte Erfolg von *Rolex* beweist, daß Uhrenkenner hinter einem Image immer auch die Qualität sehen.

Wer eine Uhr von *TAG Heuer* trägt, interessiert sich meist auch für schnelle Zweiräder oder Vierräder. Kaum ein anderer Hersteller ist heute so eng mit dem Motorsport verbunden. Die 1840 von Edouard Heuer gegründete Marke wurde 1985 von dem Konzern TAG (Techniques d' Avant-garde) übernommen. *TAG Heuer* hat nicht das Prestige von *Rolex* und ist auch nicht so bekannt wie *Omega* oder *Breitling*, doch das Design dieser Uhren ist unverwechselbar.

Zenith ist vor allem durch seinen Chronographen El Primero berühmt geworden, obwohl die Uhrenmanufaktur bis zu dessen Debüt im Jahre 1969 bereits hunderte von Auszeichnungen gesammelt hatte. Das Uhrwerk des El Primero ist eine absolute Meisterleistung Schweizer Uhrmacherkunst.

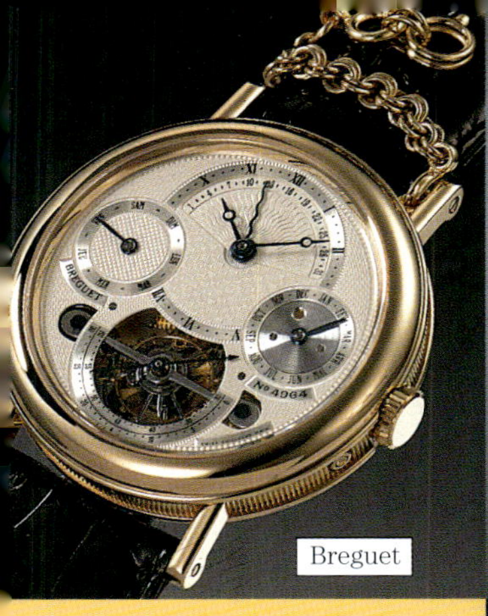

Breguet

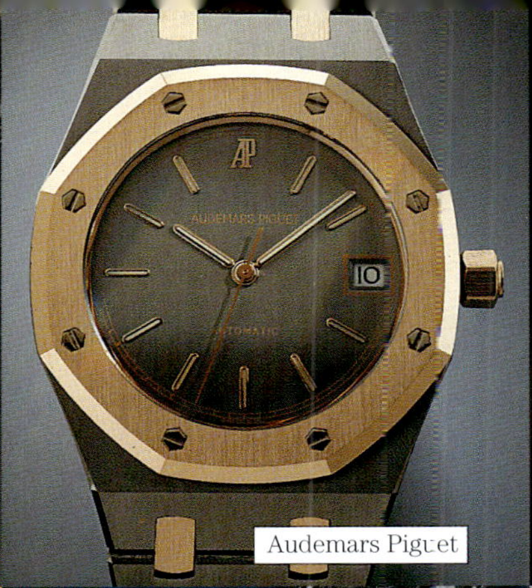

Audemars Piguet

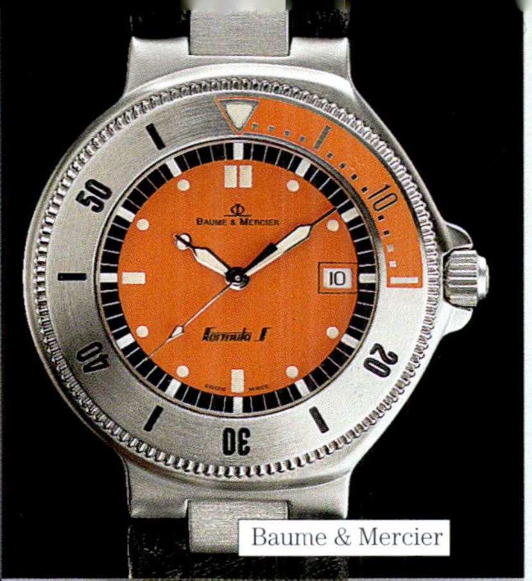

Baume & Mercier

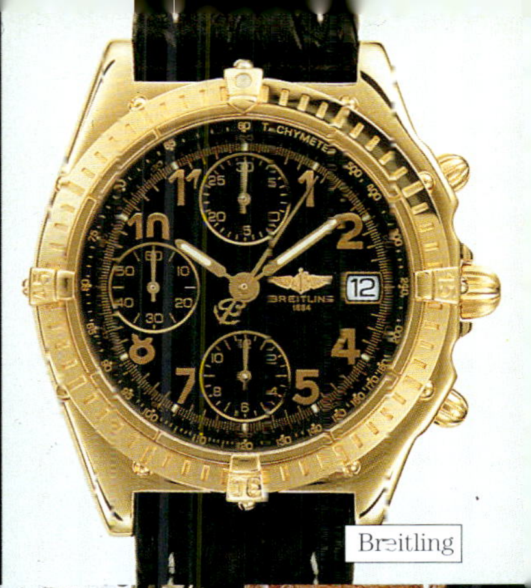

Breitling

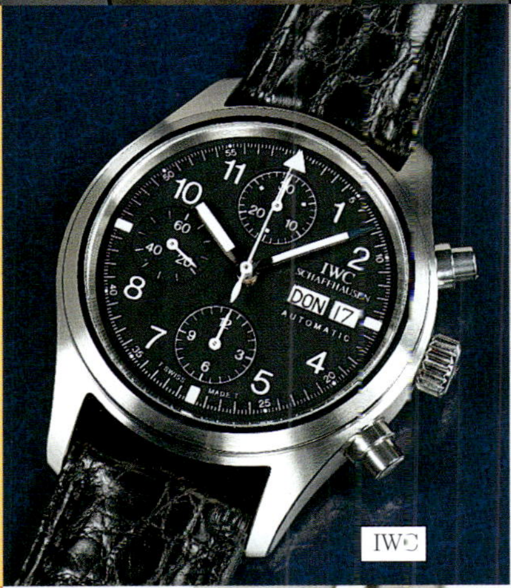

IWC

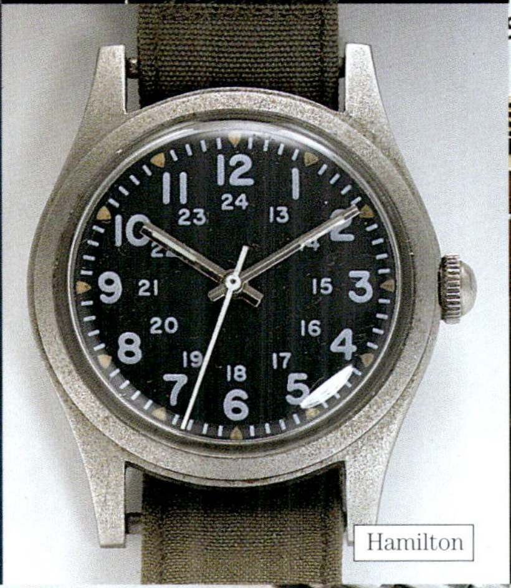

Hamilton

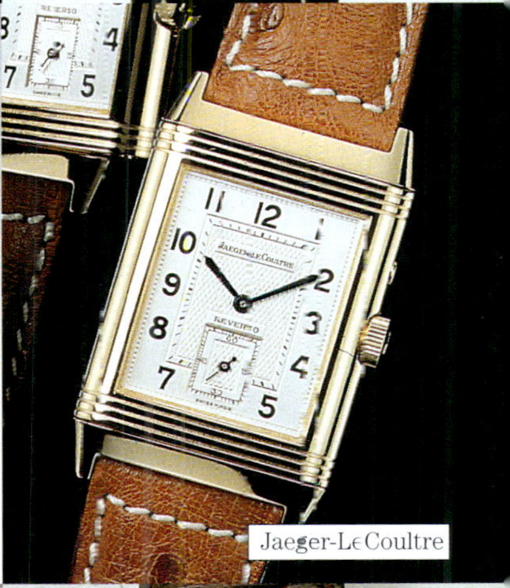

Jaeger-LeCoultre

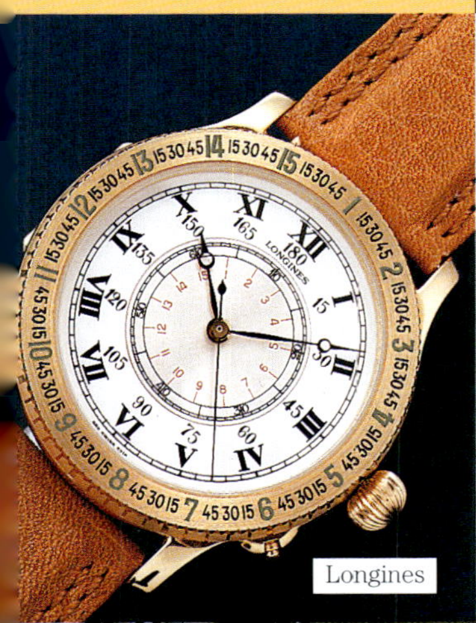

Longines

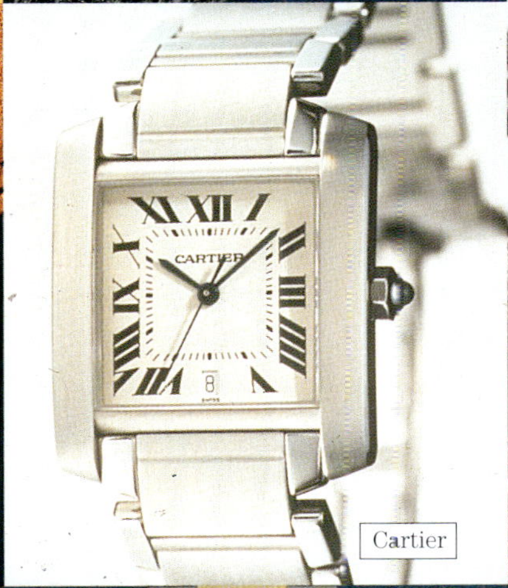

Cartier

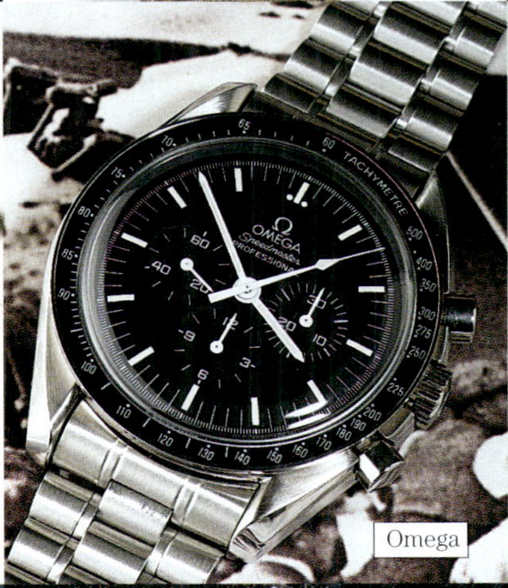

Omega

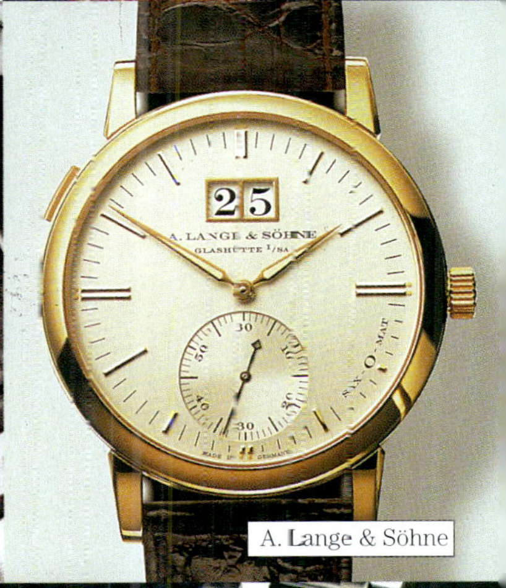

A. Lange & Söhne

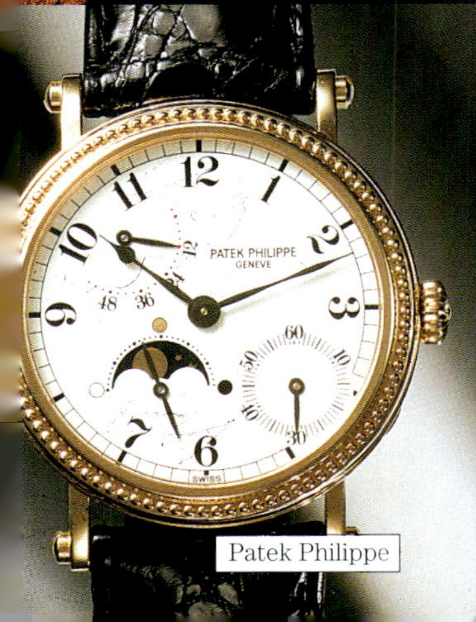

Patek Philippe

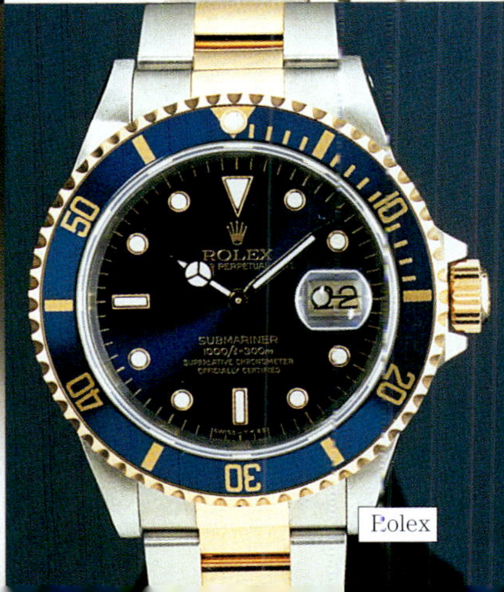

Rolex

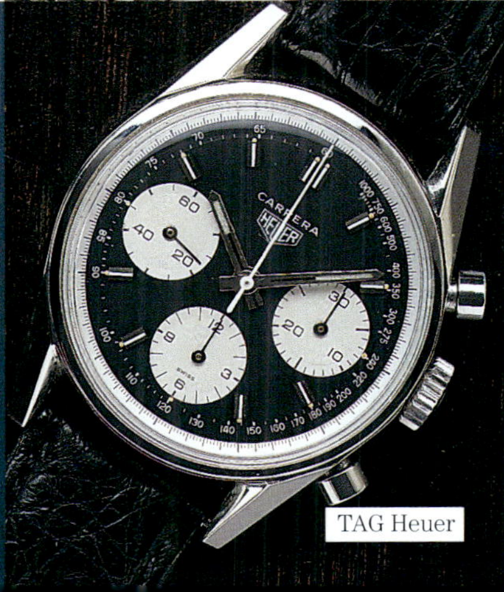

TAG Heuer

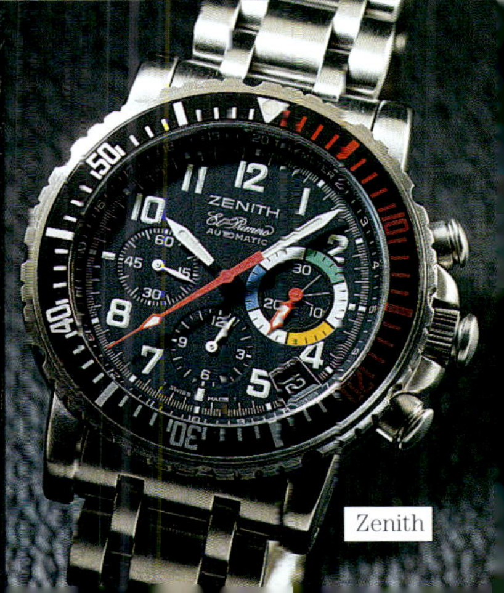

Zenith

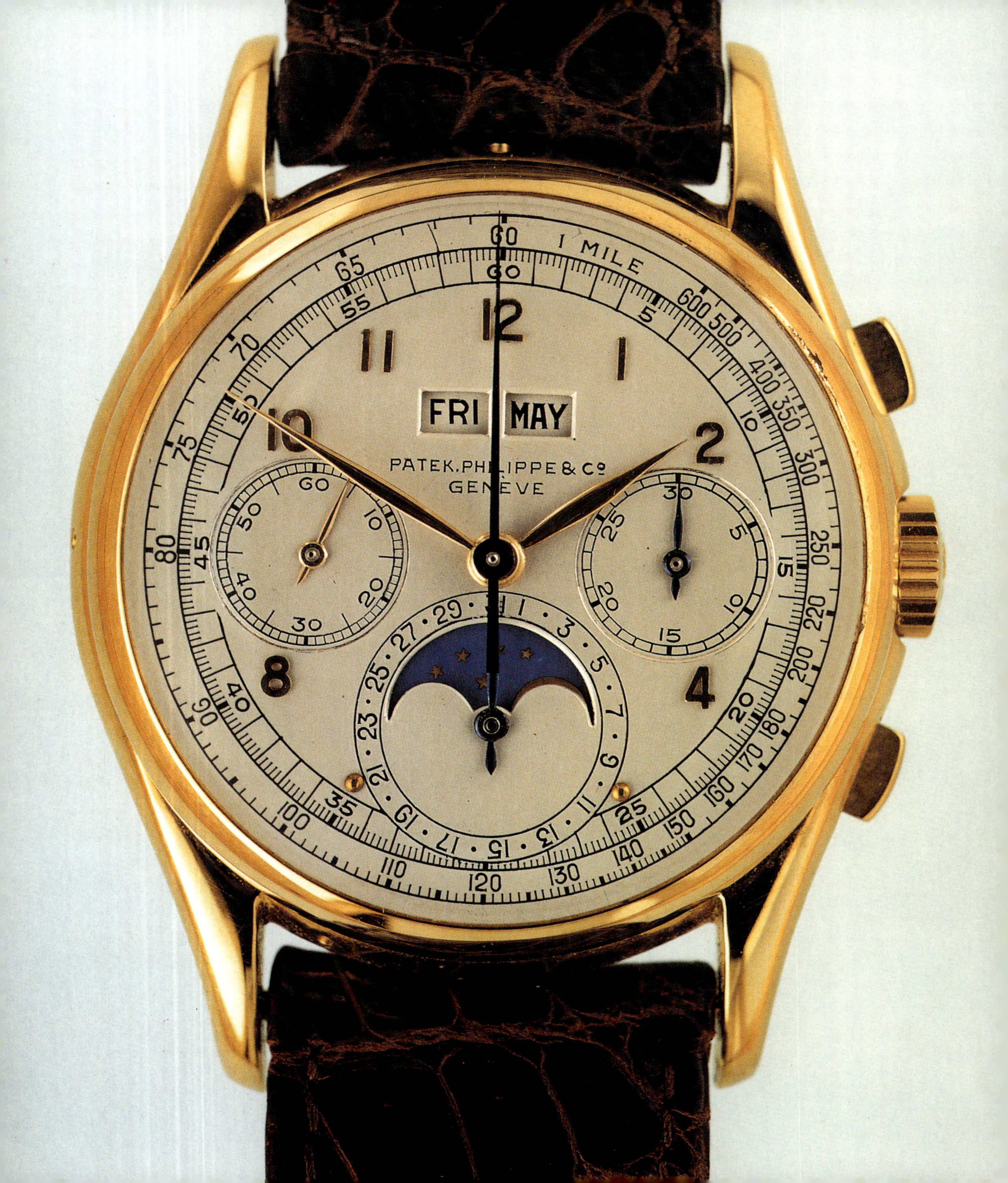
FRI
MAY
PATEK. PHILIPPE & Co
GENEVE
1 MILE

Rund um die Uhr

Aufzugwelle
Welle, an deren äußerem Ende die Krone angebracht ist, mit der wir die Uhr aufziehen oder stellen. Die Aufzugwelle ist die Verbindung zum Uhrwerk.

Automat
Eine Uhr mit automatischem Aufzug. Durch die Armbewegungen wird ein Rotor zum Drehen gebracht, der die Zugfeder des Uhrwerks aufzieht. Eine automatische Uhr wird auch als Selbstaufzug bezeichnet.

Cabochon
Polierter, jedoch nicht in Facetten geschliffener Edelstein zur Verzierung von Zifferblatt oder Aufzugkrone.

Chronograph
Eine Armband- oder Taschenuhr mit zusätzlichem Stoppmechanismus.

Chronometer
Eine in verschiedenen Lagen und Temperaturen feinregulierte Präzisionsuhr, für die ein offizielles Gangzeugnis ausgestellt wurde.

Dichtungsring
Wasserdichte Uhren sind meist mit Dichtungsringen am Gehäuseboden, dem Glas und der Krone ausgerüstet.

ETA
Größter Schweizer Hersteller von Uhren-Rohwerken. ETA-Werke werden in viele Schweizer Markenuhren eingebaut. Die ganz renommierten und sehr teuren Hersteller verwenden jedoch eigene Werke.

Ewiger Kalender
Kalender, der die Monatsdauer und die Schaltjahre berücksichtigt.

Federhaus
Im Federhaus ist die Zugfeder wie eine Schnecke eingerollt. Die Zugfeder speichert die Energie, die zum Betrieb der mechanischen Uhr notwendig ist. Die Zugfeder wird von Hand oder indirekt von einem Rotor aufgezogen (siehe Automat).

Gangreserve
Laufzeit der Uhr, nachdem sie vollständig aufgezogen wurde. Die Gangreserve kann bis zu 50 Stunden betragen, was automatische Uhren vor ungewolltem Stillstand und dem Verlust der Zeit durch längere Bewegungspausen ihres Trägers bewahrt.

Handaufzug
Eine Uhr, deren Feder durch das Aufziehen mit der Aufzugkrone gespannt wird.

Jewel
Englisches Wort für Rubin, meint hier einen synthetisch hergestellten Edelstein, der im Uhrwerk zur Verminderung der Reibung und Abnutzung als Ankerstein und Radlager verwendet wird. Je mehr Rubine in einem Uhrwerk verwendet werden, desto besser seine Qualität.

Kleine Sekunde
Sekundenanzeige, die nicht aus der Zifferblattmitte erfolgt.

Komplikation (auch Complication)
Zusatzmechanismus zu einem Uhrwerk, wie Chronograph, zweite Zeitzonenanzeige, Schlagwerke oder Kalendarien. Auch Bezeichnung für eine Uhr mit einer oder mehreren solcher Zusatzfunktionen. Eine Uhr mit mehreren Komplikationen wird auch als Grande Complication bezeichnet.

Lunette
Glasreif oder Zierring, manchmal drehbar, der oben auf dem Gehäuse montiert ist.

Mechanische Uhr
Uhr, bei der die Antriebskraft mittels einer Zugfeder gespeichert wird. Der Aufzug kann von Hand oder automatisch mit einem Rotor erfolgen.

Mineralglas
Mineralisches, meist flaches Uhrglas, härter und kratzfester als Kunststoffglas.

Minutenrepetition
Die komplizierteste Komplikation. Ein System, bei dem sich durch einen Drücker oder einen Schieber das Läutwerk auslösen läßt. Berühmte Hersteller solcher Uhren sind Audemars Piguet und Patek Philippe.

Mondphasenanzeige
Anzeige des Mondzyklus mittels einer meist dunkelblauen Scheibe, die vom Zeigerwerk unter dem Zifferblatt gedreht wird.

Rattrapante
Zweiter Sekunden- oder nachspringender Schleppzeiger, der sich unabhängig vom dem ersten bewegt. Chronographen mit Rattrapante ermöglichen die gleichzeitige Messung zweier Zeiten für ein und dasselbe Ereignis.

Saphirglas
Uhrenglas aus synthetischem Saphir. Wegen seiner Härte ist es extrem kratzfest, kann allerdings zerspringen.

Schraubboden
Mit einem Gewinde versehener Boden, der in das Uhrengehäuse eingeschraubt wird.

Schraubkrone
Krone, die für erhöhte Dichtigkeit gegen Schmutz und vor allem Feuchtigkeit verschraubt wird. Bevor man die Uhr stellen kann, muß man die Krone aufschrauben. Typisch bei Taucher- und Sportuhren.

Taucheruhr
Taucheruhren müssen nicht nur absolut wasserdicht sein, sondern auch dem Wasserdruck standhalten. Gehäuse, Aufzugkrone, Glas und Boden müssen deshalb besonders stabil sein. Der Drehring zur Messung der Tauchzeit ist nur in eine Richtung verstellbar, damit der Tauchgang nie zu lang, allenfalls zu kurz ausfallen kann, wenn der Ring versehentlich verstellt wird.

Wasserdicht
Bei Taucheruhren ist die Tauchtiefe, bis zu der die Uhr wasserdicht ist, auf dem Zifferblatt angegeben, oft in Fuß und Metern. Einzig diese Angabe ist wirklich zuverlässig, wenn keine Bedienungsanleitung für die Uhr vorliegt. Halten Sie sich immer an die Angaben der Hersteller und lassen Sie die Wasserdichtigkeit regelmäßig überprüfen. Bei gebrauchten Uhren ist besondere Vorsicht geboten. Übrigens hatte Rolex bereits 1926 das erste Patent für eine wasserdichte Uhr angemeldet.

Weniger ist mehr

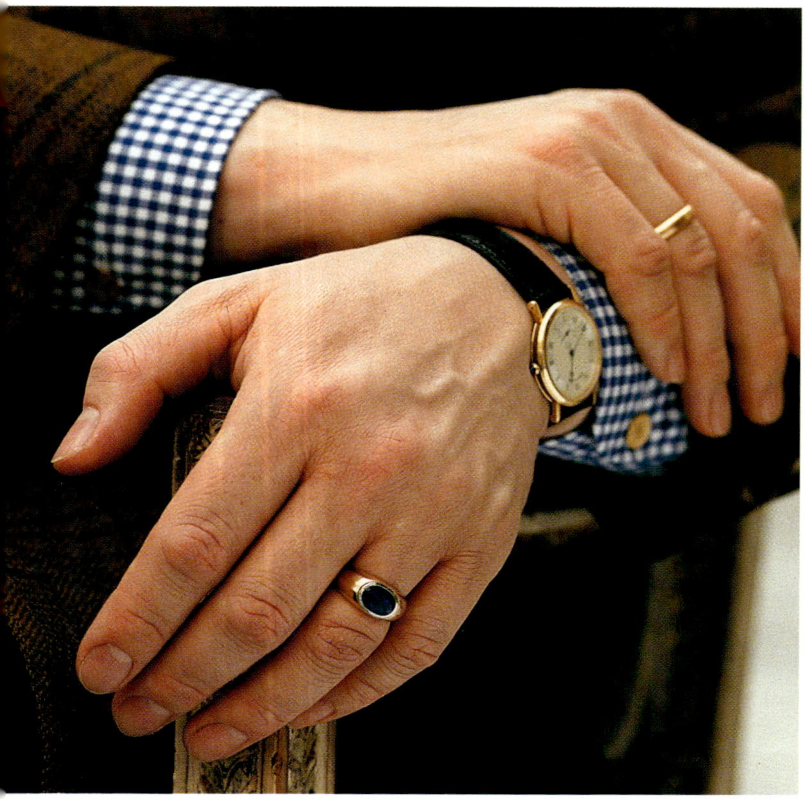

Uhr und Manschettenknöpfe sind zugleich Notwendigkeit und Schmuck. Darüber hinaus wird ein Herr neben dem Trauring nur noch einen Ring tragen – einen mit seinem Wappen oder einem schönen Stein.

Die Zeiten, da der Mann reichen Schmuck trug, sind lange vorbei. Der eine bedauert dies, der andere nicht. Wer das Bedürfnis verspürt, Edelmetall oder wertvolle Steine gut sichtbar an den Fingern, um den Hals oder am Arm zu tragen, hat im Gegensatz zu den Damen nur einige wenige Möglichkeiten, dies zu tun. Wobei hier zunächst von Schmuckstücken die Rede sein soll, die direkt am Körper getragen werden, der Manschettenknopf, der am Hemd befestigt wird, zählt nicht dazu.

Die Liste der für den Herrn tragbaren Kostbarkeiten ist kurz. Da gibt es zum einen die goldene Halskette, die von sehr vielen Männern getragen wird. Meist sieht man sie in südlichen Gefilden, doch das liegt nicht unbedingt daran, daß goldene Halsketten bei Italienern oder Spaniern tatsächlich beliebter wären als bei Briten, Österreichern oder Ungarn. Aber wer am Mittelmeer wohnt, hat einfach mehr Gelegenheit, sich in legerer oder gar Badekleidung zu zeigen und damit auch seinen Halsschmuck zu präsentieren, während er beim Nordeuropäer meist unter dem Hemdkragen verborgen bleibt. Somit bedarf die Goldkette eigentlich keiner weiteren Besprechung. Sie ist ein überaus persönlicher Gegenstand, der über Geschmacksfragen erhaben ist, sieht ihn doch meist niemand außer dem Träger selbst, neben Lebensgefährten, Ärzten oder Mitbenutzern von Sauna, Dampfbad oder Schwimmbad. Die goldene Halskette als öffentlich präsentierter Schmuck ist allerdings relativ bedenklich, wobei es natürlich darauf ankommt, ob eine meist verborgen getragene Kette kurzzeitig, zum Beispiel im Badeurlaub, zum Vorschein kommt, oder ob sie immer und bewußt offen getragen wird. Ersteres ist akzeptabel, vor letzterem sei gewarnt, denn die einzigen Schmuckstücke, die der Mann, wenn er stilistisch auf der sicheren Seite bleiben will, tragen kann, sind seine Ringe und die Uhr, wobei letztere nicht in jedem Fall als ein Schmuckstück betrachtet werden muß.

Die Zahl und Art der für den Herrn bestimmten und tragbaren Ringe ist überschaubar. Der häufigste ist der goldene Ehe- oder Trauring, der je nach regionalem Geschmack in Rotgold oder Gelbgold gefertigt wird. Man trägt ihn entweder auf dem Ringfinger der rechten oder der linken Hand, je nach Land und Sitte. Verzichten Sie bei diesem Ring auf exzentrisches Design, die schlichte Form mit halbrundem Querschnitt ist immer noch die zeitloseste und beste Wahl. Wer verheiratet ist und seinen Trauring auch trägt, hat damit bereits ein Drittel der Möglichkeiten ausgeschöpft, denn nun sollte der Mann maximal nur noch zwei weitere Ringe tragen. Wer einen Wappenring besitzt oder vererbt bekommt, trägt diesen entweder auf dem Ringfinger, der nicht von dem Trauring besetzt ist, oder aber auf dem kleinen Finger der trauringfreien Hand. Wappenringe wirken immer sehr aristokratisch, Phantasiewappen oder Initialen sind allerdings kein echter Ersatz für den Ring eines uralten Adelsgeschlechts. Zeigen Sie Bürgerstolz und verzichten Sie auf den Versuch, sich mit Hilfe von gekauften Siegel- oder Wappenringen eine aristokratische Note zu geben. Adel hat man oder hat man nicht. Ihn zu haben, ist kein Verdienst, ihn nicht zu haben, keine Schande. Ihn vorzugeben, ist wenig geschmackvoll. Wenn Sie nun aber einen Wappenring besitzen, dann ist dies, genauso wie der Trauring, ein wunderschöner und sehr tragbarer Schmuck für einen Mann. Damit sind die Hände eigentlich komplett geschmückt, weitere Ringe wird man kaum noch tragen wollen. Wenn doch, dann höchstens noch einen oder zwei schlichte Klassiker. Wer einen nicht allzu großen Wappenring trägt, möchte eventuell einen weiteren Ring unterstecken. Wer generell gerne einen Ring auf dem kleinen Finger trägt, wird sich irgendwann vielleicht einen zweiten zulegen wollen. Auf jeden Fall aber ist es ratsam, den Schmuck auf einen Finger zu konzentrieren, statt zwei oder drei Finger einer Hand mit Ringen zu schmücken, da dies oft überladen wirkt

Ein zeitloser zusätzlicher Ring ist der Dreifachring »Trinity« von Cartier. Er besteht aus drei ineinandergeschmiedeten Ringen aus Weißgold, Gelbgold und Rotgold. Sie symbolisieren Freundschaft (Weißgold), Treue (Gelbgold) und Liebe (Rotgold). Dieser absolute Klassiker wird auch gern auf dem kleinen Finger getragen. Ebenfalls von Cartier ist der »Bague Love«, der gut als Vorsteckring vor den »Trinity« auf den kleinen Finger paßt. Sein Entwurf geht auf ein Armband zurück, das 1970 auf den Markt kam. Das Design mit der kleinen Schraube kennen wir schon von der »Santos«, eine der berühmtesten Cartier-Uhren. Das »Bracelet Love« kann man nur mit Hilfe eines kleinen Schraubendrehers öffnen und schließen, es wird gern – wie auch der passende Ring – als Symbol ewigwährender Liebe getragen. Ebenfalls am kleinen Finger trägt manch einer einen Brilliantring. Trauring oder Wappenring werden ja nicht wirklich aus ästhetischen Gründen getragen, sie sind in erster Linie Symbole oder Abzeichen. Wer sich also bewußt schmücken will, braucht zusätzliche Ringe, wie eben einen Brilliantring. Doch Ringe für den Herrn sollten immer mit größter Vorsicht ausgewählt werden, da eine beringte Männerhand leicht einen sehr femininen Anschein bekommt. Wer gerne Schmuck kauft, sollte dies für die Dame seines Herzens tun.

Der Trauring sollte so schlicht wie möglich gestaltet sein. Als Beweis ungewöhnlichen Geschmacks ist eher der Schmuckring geeignet.

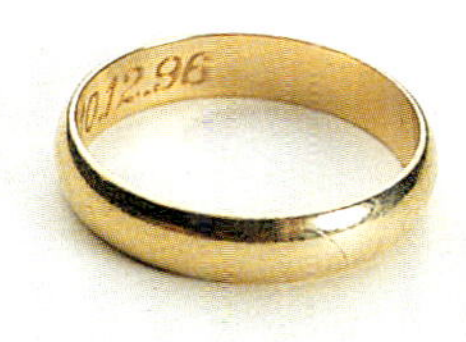

Der »Trinity« ist ein Original-Design von Cartier, dessen drei Goldsorten Freundschaft, Treue und Liebe symbolisieren. Kenner wählen ihn als Verlobungsring.

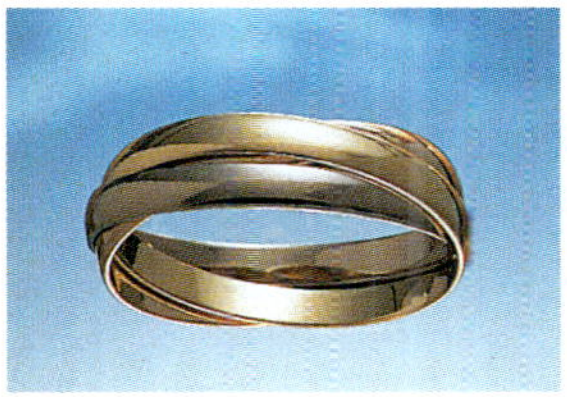

Der »Bague Love« von Cartier ist der Ring der Liebenden. Sein Design ist an das des Uhrenklassikers »Santos« angelehnt. Es gibt dazu auch ein Armband im gleichen Stil.

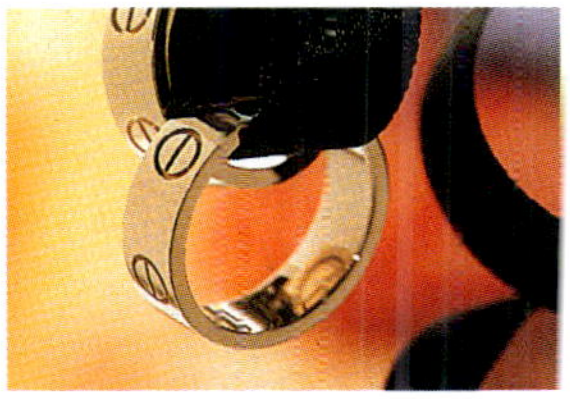

Ein Brilliantring ist ein Gewinn für seinen Träger wie für sein Gegenüber. Schließlich befindet sich die Hand fast ständig im Blickfeld. Ein Ring mit Stein ist da eine gute Wahl.

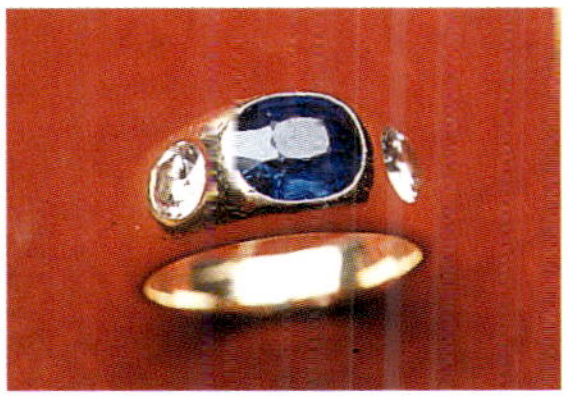

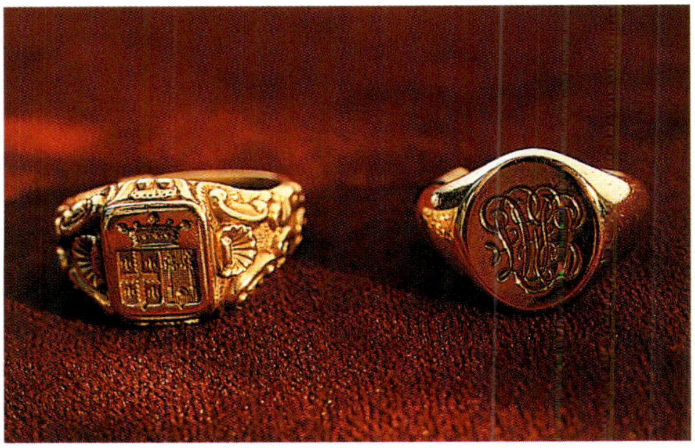

Der Wappenring wird meist von Angehörigen des Adels getragen. Der Siegelring unterscheidet sich von einem einfachen Initialenring dadurch, daß die Buchstaben seitenverkehrt erscheinen.

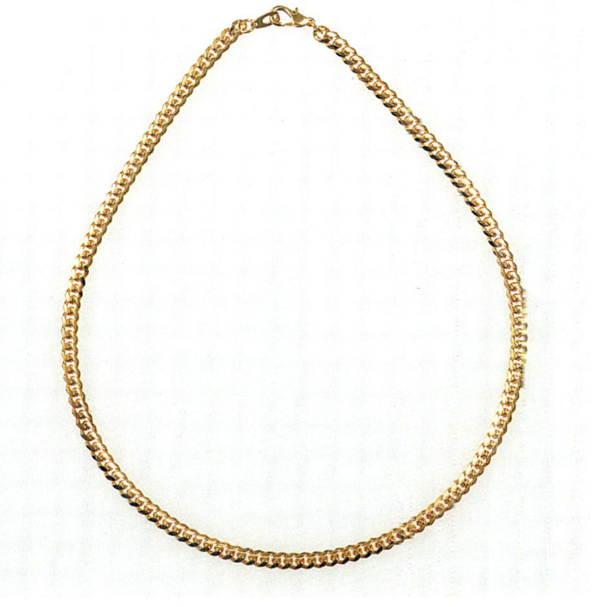

Die Halskette trägt ein Gentleman – wenn überhaupt – unsichtbar unter dem Hemd. In südlichen Ländern ziert sie meist das Kreuz und vielleicht noch ein Erinnerungsstück wie etwa ein Amulett.

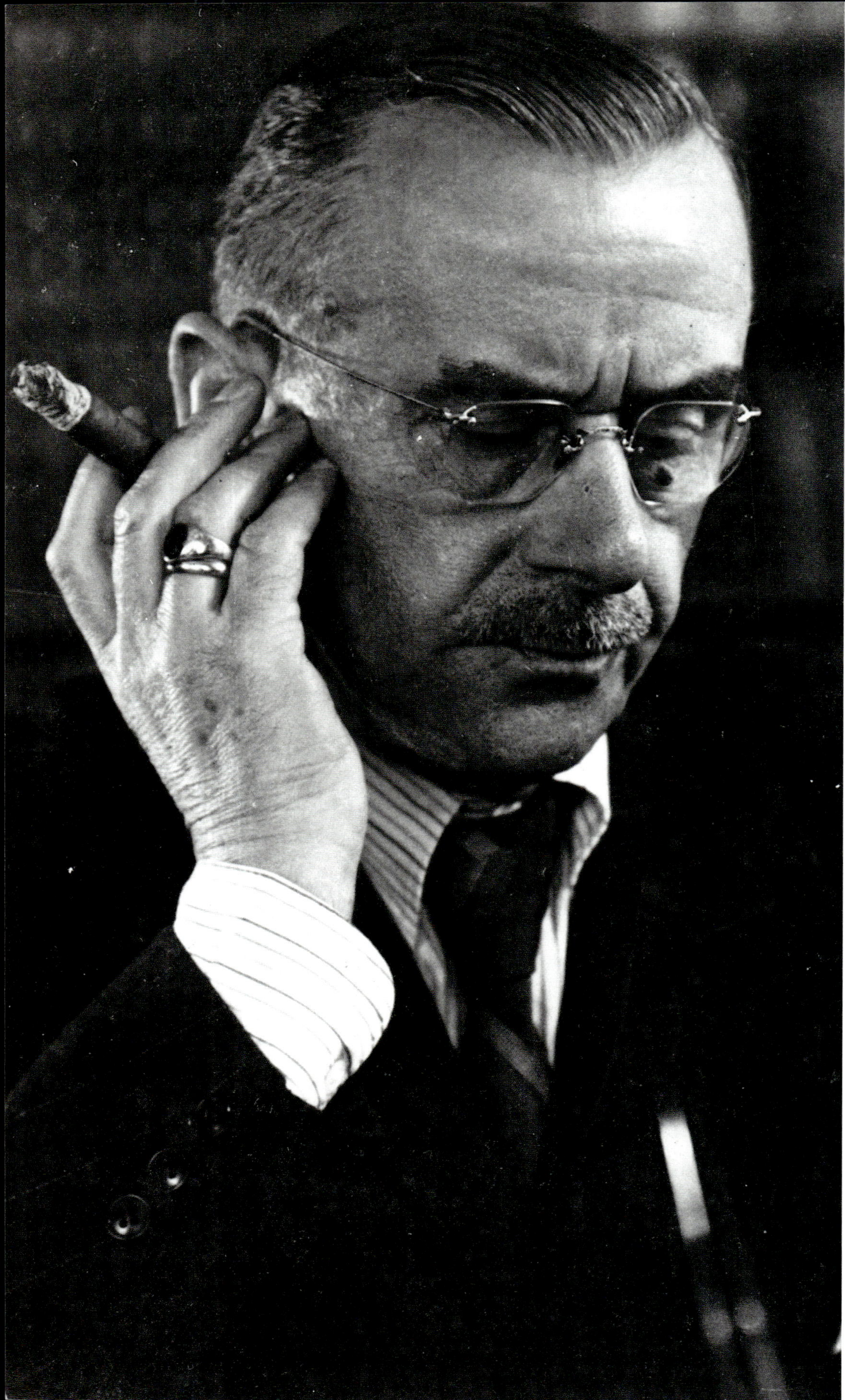

Thomas Mann beschreibt an vielen Stellen seines Werkes die Wonnen des Tabakgenusses, so zum Beispiel im Zauberberg: »Ich verstehe es nicht, wie jemand nicht rauchen kann, – er bringt sich doch, sozusagen, um des Lebens bestes Teil und jedenfalls um ein ganz eminentes Vergnügen«, läßt er dort seinen Helden Hans Castorp sagen. Damit tat der Nobelpreisträger auch seine eigene Meinung kund, denn Thomas Mann rauchte selbst von früher Jugend an Zigarren und Zigaretten.

Tabak – zum Geleit

Nur wenige können sich der Faszination entziehen, die von Zigaretten, Zigarren oder Pfeifen ausgeht. Und beinahe jeder hat irgendwann den Versuch unternommen, sich auf den Tabak einzulassen. Wer erinnert sich nicht an die erste heimliche Zigarette, die ersten zaghaften Züge und die Enttäuschung über den nur geringen Genuß. Wer kennt nicht die Aufregung beim ersten Kauf einer eigenen Schachtel Zigaretten – für viele der Schritt zu einer jahrelangen oder lebenslangen Gewohnheit und Leidenschaft. Meist beginnt es damit, sich Zigaretten von anderen Rauchern geben zu lassen, doch irgendwann sagt einem das Anstandsgefühl, daß man die Großzügigkeit seiner Mitmenschen nicht über Gebühr strapazieren sollte. Und so wird die erste eigene Zigarettenschachtel gekauft. Man öffnet die Packung und genießt den ersten Blick auf die wunderbar weißen und reinen Tabakröllchen, die vorher noch nie von Menschenhand berührt worden sind. Vorsichtig zieht man eine Zigarette heraus, steckt sie sich mit noch ungelenken Bewegungen zwischen die Lippen und zündet sie mehr oder weniger geschickt an. Erst nach Jahren bekommen die Bewegungen jene Sicherheit, mit der langgediente Raucher ihre Zigaretten handhaben. Wenn jedoch der Anfänger seine erste eigene Zigarette raucht, blickt er sich vorsichtig um, ob nicht die »geübten« Tabakfreunde merken, daß er noch gar kein »richtiger« Raucher ist. Sie würden es vermutlich merken, wenn es ihnen die Beobachtung wert wäre, doch es interessiert sie nicht. Sie rauchen in Ruhe und wollen dabei nicht gestört werden. Diese Gefühle, die der Tabakneuling spürt, ähneln jenen, die beim ersten Gang mit einem Paar richtig guter Schuhe aufkommen, oder dem Moment, in dem man zum ersten Mal im Maßanzug auf die Straße tritt. Man fürchtet, irgendwie zu verraten, daß man erst seit wenigen Augenblicken »dazugehört«, möchte aber gleichzeitig das neue Gefühl teilen und sich bewundern lassen.

Natürlich gibt es Menschen, die dem Tabak rein gar nichts abgewinnen können. Sie werden von den Rauchenden entweder beneidet oder bemitleidet, doch ohne Zweifel bewahrt ihre angestammte Nüchternheit diese Zeitgenossen vor den Nachteilen und Lächerlichkeiten des Tabakgenusses. Aber vielleicht entgeht dem, der gegen den Tabak immun und für seine Reize unempfänglich ist, auch ein gewisses Maß an Genuß, denn irgendeinen Genuß muß es geben, einen Lustgewinn, der Millionen Menschen seit Jahrhunderten dazu bringt, die getrockneten und fermentierten Blätter der Tabakpflanze zu entzünden und sich an ihrem Rauch zu erfreuen. In Europa ist der Tabakgenuß 1587 eingeführt worden, und zwar durch den englischen Seefahrer Sir Walter Raleigh und seine Mannschaft. Vom französischen Gesandten am portugiesischen Hof, Jean Nicot de Villemain, bekam die Pflanze ihren lateinischen Namen *Nicotiana*, da diesem Herrn das Verdienst gebührt, 1560 die ersten Tabaksamen an den französischen Hof gebracht zu haben. Während in Frankreich der Tabak zunächst als Arzneipflanze genutzt und dementsprechend mit seinen Heilwirkungen experimentiert wurde, nutzten ihn die Engländer dank Sir Walter von Anfang an als Genußmittel und rauchten ihn in der Pfeife. Der Interessierte mag an anderer Stelle Näheres über Herkunft, Gehalt und Anbau der Tabaks erfahren. Wir beschränken uns hier auf die Verarbeitung der Pflanze. Die geernteten Blätter werden auf verschiedene Weise getrocknet. Bevor sie jedoch genußvoll geraucht werden können, müssen sie fermentiert werden. Dabei werden jene Bestandteile des Tabaks zerstört, die beim Rauchen unangenehm riechen und bitter schmecken würden. Das getrocknete und fermentierte Tabakrohprodukt wird geschnitten und geröstet, um überschüssige Feuchtigkeit zu entfernen. In einem letzten Schritt entsteht durch das Mischen verschiedener Sorten und die Zugabe von Würztabaken das, was man schließlich als Zigarette oder Pfeifentabak konsumiert. Die Kunst des Mischens obliegt den Tabakherstellern, die es schaffen, über Jahre hinweg und aus wechselnden Ernten den Geschmack einer Tabakmarke konstant zu halten. Eine schwere Aufgabe – ähnlich der, einen immer gleich schmeckenden Wein herzustellen.

Doch was macht nun die ganz spezielle Wirkung des Tabaks aus? In erster Linie das Nikotin. Reines Nikotin ist ein gefährliches Gift, in der verdünnten Form, in der es dem Raucher begegnet, wirkt es jedoch anregend. Allerdings kann auch schon diese vergleichsweise geringe Dosis bei tabakungewohnten Menschen zu Unwohlsein führen. Sie können und müssen sich diese Empfindlichkeit abtrainieren, wenn sie zu Rauchern werden wollen, und den meisten gelingt dies auch. Ihnen eröffnet sich die Welt des Tabakgenusses, der allerdings, wie alle anderen Genüsse auch, relativ ist und höchst unterschiedlich bewertet wird. Es bleibt jedem einzelnen überlassen, für wie unverzichtbar er diesen Genuß für sich und sein Leben hält

Die Zigarette

Die Zigarette war ursprünglich nichts als ein Abfallprodukt. Tabakreste, die bei der Zigarrenproduktion abfielen, wurden in Papier eingerollt und geraucht. Dies geschah vermutlich zuerst in Spanien, wo schon 1784 in Sevilla die erste Zigarettenfabrik gegründet wurde. Von Spanien aus gelangte diese Vorform der heutigen Zigarette nach Portugal und Frankreich und schließlich bis nach Rußland und die Türkei. Doch erst nachdem französische, englische und russische Soldaten im Krim-Krieg 1853 bis 1856 gemeinsam gegen die Türken zu Felde gezogen waren, konnte der Siegeszug der Zigarette beginnen. Was die Soldaten im Krieg bei ihren russischen Kameraden kennen und schätzen gelernt hatten, wollten sie auch zu Hause nicht mehr missen.

So begannen Londoner und Pariser Kaufleute, Zigaretten aus St. Petersburg, Moskau und Konstantinopel zu importieren. Die waren damals freilich noch echte Luxusartikel, da sie in Handarbeit hergestellt wurden. Pro Stunde entstanden nur 120 bis 150 Stück. Erst die Erfindung der Zigarettenmaschine ermöglichte die massenhafte Verbreitung der Zigarette. Die Maschine, die 1867 auf der Pariser Weltausstellung vorgestellt wurde, schaffte immerhin schon 3600 Stück in der Stunde. Dies war damals ein ungeheurer Fortschritt, im Vergleich zu heutigen Maschinen ist dieser Oldtimer allerdings eher langsam. Moderne Zigarettenmaschinen produzieren zwischen 8000 und 10 000 Stück in der Minute, das sind 480 000 bis 600 000 Stück in der Stunde. Die Geschichte vieler Zigarettenmarken hat in der Frühzeit der Zigarette begonnen. Wir wollen hier nur drei Beispiele herausgreifen. 1847 gründete Philip Morris in der Londoner Bond Street ein Geschäft für den Import und Verkauf von Zigaretten und legte damit den Grundstein für ein Weltunternehmen. 1890 eröffnete der in der Ukraine geborene Louis Rothmans sein erstes Zigarettengeschäft in der Londoner Fleet Street Nr. 55a, ohne zu ahnen, daß eine Zigarette seines Namens heute eine der renommiertesten Marken überhaupt sein würde. Als drittes Beispiel sei José Joaquin Carreras genannt, der Sohn eines Londoner Exil-Spaniers, der 1852 am Leicester Square Geschäftsräume bezog und sich schnell einen Namen als »tobacco blender« machte. Die Spezialmischung des Earl of Craven wurde später eine berühmte Zigarettenmarke, die Craven A. Allein diese drei Herren standen Pate für zahlreiche Tabakkreationen, deren Namen Musik in den Ohren von passionierten Rauchern sind: Marlboro, Rothmans King Size, Pall Mall. Selbst Nichtraucher können sich nur schwer dem besonderen Reiz entziehen, der von solchen traditionsreichen Marken ausgeht. Vielleicht liegt es daran, daß die Zigarettenpackungen oftmals Meisterwerke der Grafik sind, kleine bunte Schachteln, die zum Anfassen reizen und zum Kauf verlocken. Darüber hinaus ist es sicher auch der Klang dieser Namen, der je nach Marke Abenteuer, Weltläufigkeit oder Eleganz mitschwingen läßt. Die persönliche Präferenz für eine bestimmte Zigarettenmarke hat tatsächlich sehr viel mit diesen Markennamen zu tun, die so etwas sind wie Synonyme für einen bestimmten Lebensstil. Rothmans verheißt klassische englische Eleganz, Gauloises verspricht einen derben Genuß nach Art einer bäuerlichen französischen Pastete oder eines einfachen aber guten Landweins. Lucky Strike, Camel und Marlboro lassen uns an Amerika denken, an ein Amerika freilich, das so nur in den Phantasien der Europäer existiert, ein Land der Cowboys, Straßenkreuzer und des Rock 'n' Roll. Nicht zuletzt diese Assoziationen haben Marlboro zu

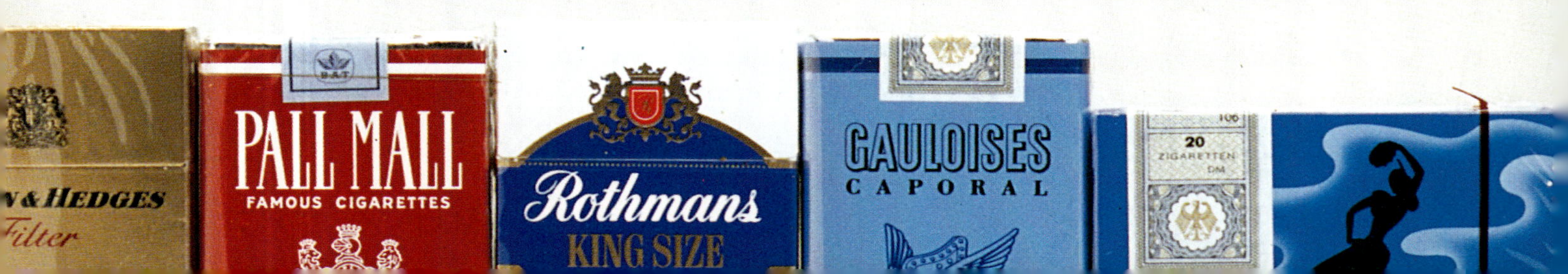

der erfolgreichsten Zigarette der Welt gemacht, obwohl Marlboro eigentlich ein durch und durch englischer Name ist, wie die ursprüngliche Schreibweise der Marke beweist. Bei Philip Morris in der Bond Street hieß sie 1885 noch Marlborough, erst 1924 wurde die Schreibweise amerikanisiert.

Neben dem Namen entscheidet die Art des Tabaks über die Vorliebe für eine bestimmte Marke. Die Anhänger der Zigarette lassen sich danach in Freunde des schwarzen oder des hellen Tabaks einteilen. Schwarz sind Marken wie Gauloises Caporal, Gitanes, Ducados, Bastos oder Roth-Händle. Hell oder auch blond sind alle anderen Marken, wie zum Beispiel Camel, Lucky Strike oder Chesterfield. Einzige Ausnahme sind die Orientzigaretten, die eine eigene Geschmacksrichtung darstellen. Ihre Popularität hat stark nachgelassen, obwohl sie bis zum Zweiten Weltkrieg überaus beliebt waren. Eine der besten Orientmarken ist die Finas aus dem Hause Kyriazi. Schwarz oder hell, dies ist für Raucher eine ähnlich grundsätzliche Frage wie für Autofahrer die Entscheidung über Diesel oder Benziner. Freunde der schwarzen Zigaretten finden helle Marken fade und schlapp, umgekehrt können Raucher blonder Tabake den Geruch der schwarzen Gauloises oder Ducados nur schwer ertragen.

Ähnlich grundsätzlich unterscheiden sich die Meinungen über die Filterzigarette oder die Leicht-Zigarette. Der eigene Geschmack sollte hier der alleinige Leitfaden sein. Anfänger sollten einfach beides ausprobieren, vor Experimenten mit filterlosen Zigaretten seien Sie jedoch zunächst gewarnt. Den Geschmack des schwarzen Tabaks kann man sehr gut bei der Gauloises Caporal filtre kennenlernen oder bei der spanischen Ducados. Erst später und mit Vorsicht darf auch der pure Genuß probiert werden. Der kann dann aber tatsächlich größer sein als der bei einer Filterzigarette, aber das ist, wie gesagt, Geschmackssache.

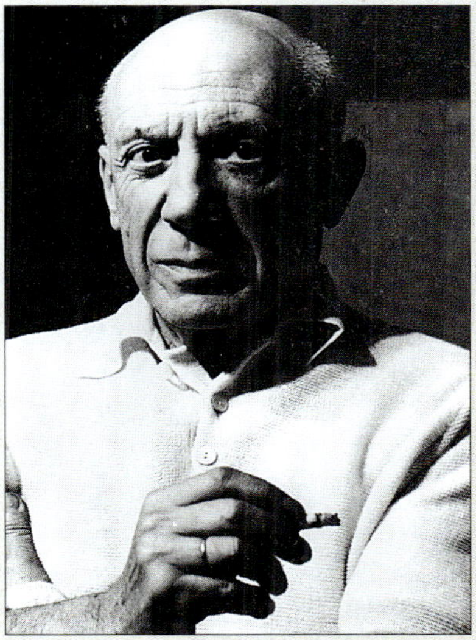

Pablo Picasso rauchte sein Leben lang – unter anderem Gauloises.

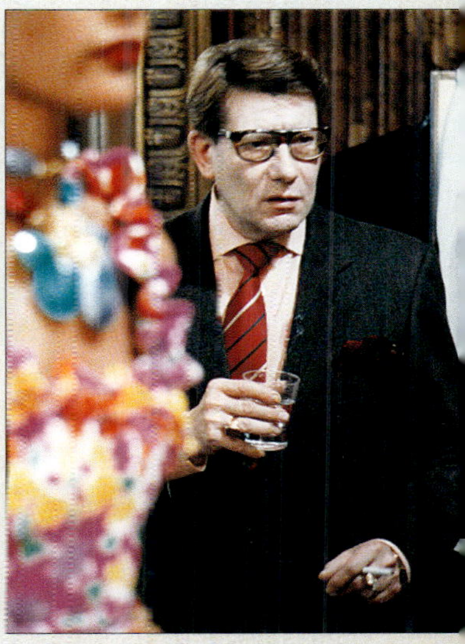

Yves Saint Laurent ist ein berühmter Raucher – und ein eleganter dazu.

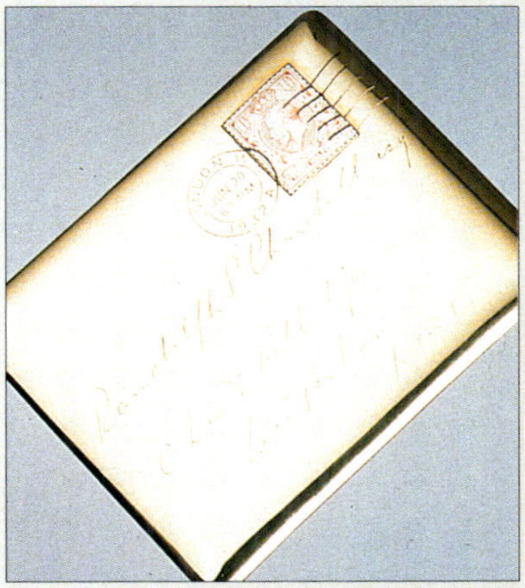

Winston Churchill ließ für seinen Sohn Randolph 1932 bei Cartier ein Zigarettenetui aus Massivgold anfertigen. Für den Fall, daß der zerstreute Filius es liegenlassen sollte, war der Deckel als adressierter Umschlag gestaltet. Ein Finder konnte das Goldstück so ohne Probleme zurückgeben.

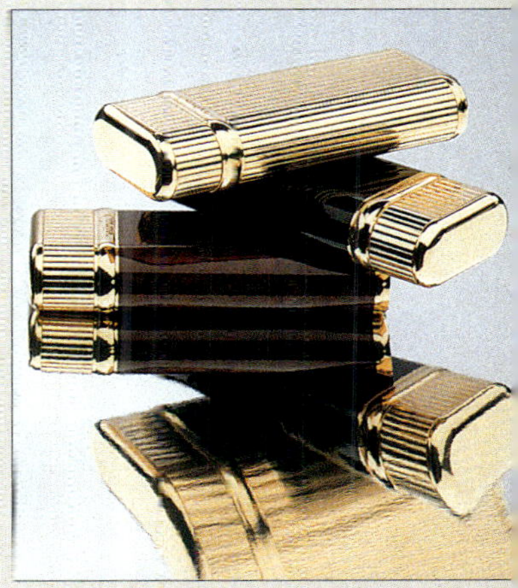

Ein Feuerzeug von Dunhill, Dupont oder Cartier ist bei Rauchern ein gerngesehenes Präsent, das je nach Vergeßlichkeit des Beschenkten immer wieder gemacht werden kann.

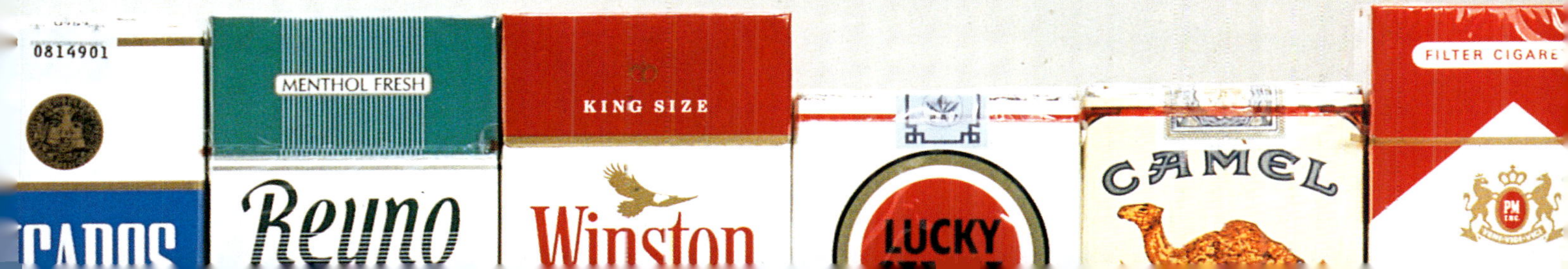

Die Pfeife

Pfeife zu rauchen gilt als englisch, und tatsächlich glauben viele Menschen, daß die männliche Bevölkerung der Insel vorwiegend aus pfeiferauchenden Herren in karierten Tweedanzügen besteht. Auch wenn dieses Bild nur bedingt der Wahrheit entspricht, hat die Alte Welt dennoch die Pfeife einem Engländer zu verdanken, nämlich Sir Walter Raleigh, der uns den Tabakgenuß lehrte. Nach dem Tod seiner Gönnerin Elisabeth I. fiel Sir Walter in Ungnade und wurde schließlich zum Tode verurteilt. Der Legende nach rauchte er noch beim Gang zum Schafott seine Pfeife und starb dann wohl mit dem Tabakrauch im Mund. »Tod, wo ist dein Stachel?« mag nun der Pfeifenraucher denken, während der Nichtraucher derartige Anekdoten kopfschüttelnd abtut. Die Begeisterung des Pfeifenrauchers für sein Rauchinstrument und der Genuß einer gutgerauchten Pfeife bleiben ihm fremd und unverständlich. Und tatsächlich erschließt sich die Welt des Pfeiferauchens leider nur wenigen, obwohl fast jeder Mann in seinem Leben irgendwann den Versuch unternimmt, sich mit der Pfeife anzufreunden. Doch viele geben frühzeitig und enttäuscht wieder auf. Woran das liegt, vermag niemand so richtig zu sagen. Vielleicht ist es ein besonderes Gen, das darüber entscheidet, wer Pfeifenraucher wird und wer nicht. Es muß auf jeden Fall etwas am Pfeiferauchen dran sein, sonst würden nicht unzählige Männer erhebliche Geldbeträge für Pfeifen, Tabak und Zubehör ausgeben und in aller Öffentlichkeit mit einer Pfeife im Mund herumlaufen – was nicht bei jedem vorteilhaft aussieht. Vermutlich ist es neben dem reinen Tabakgenuß gerade das scheinbar umständliche Drumherum, das zur Freude am Pfeiferauchen beiträgt. Allein die Auswahl der Pfeife erfordert gründliche Überlegung, den häufigen Besuch anheimelnder und bestens ausgestatteter Fachgeschäfte, erlaubt auch den Kauf interessanter Pfeifenliteratur, kurz, es ist ein ausgemachter Zeitvertreib, den manch einer fast zu einer Art Wissenschaft erhebt. Im Gegensatz zur echten Wissenschaft ist die von der Pfeife jedem zugänglich, wenn er nur über die Fähigkeit zum Tabakgenuß verfügt.

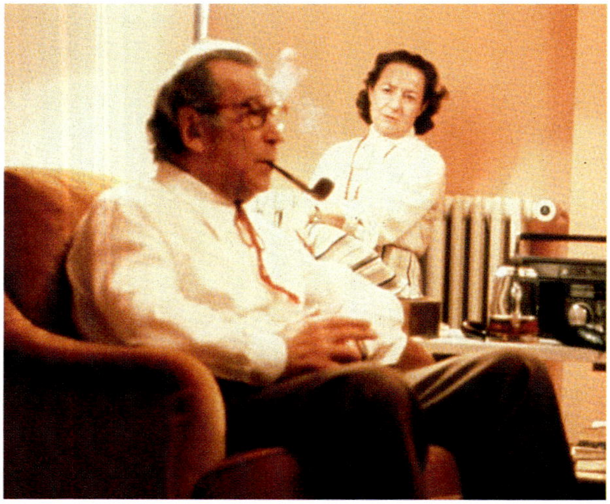

Georges Simenon rauchte Pfeife – wie sein berühmter Held Maigret.

Wie gesagt, Pfeiferauchen wirkt und ist sehr englisch, und deshalb kommen aus England in der Tat sehr gute Pfeifen. Zu den berühmtesten Marken gehört sicherlich Dunhill, ein Name, der den meisten Nichtrauchern als exklusives Label für Kleidung und ebenso schöne wie sinnreiche Accessoires geläufig ist. Eine Dunhill ist bei Pfeifenrauchern ähnlich begehrt wie eine Leica bei Fotografen – und hat einen durchaus vergleichbaren Renommierwert. Man erkennt sie sofort an dem weißen Punkt auf dem Mundstück. Doch Dunhill bietet den Rauchern nicht nur Pfeifen, sondern auch feinen Tabak an. In dem berühmten Laden in der Duke Street Nr. 30 im Londoner Westend kann sich der Raucher auch heute noch seine persönliche Tabakmischung zusammenstellen lassen, deren Rezeptur notiert und auf Anfrage immer wieder neu gemischt werden kann. Andere gute englische Pfeifenmarken sind Charatan, Loewe, GBD, Parker und Barling, um nur einige zu

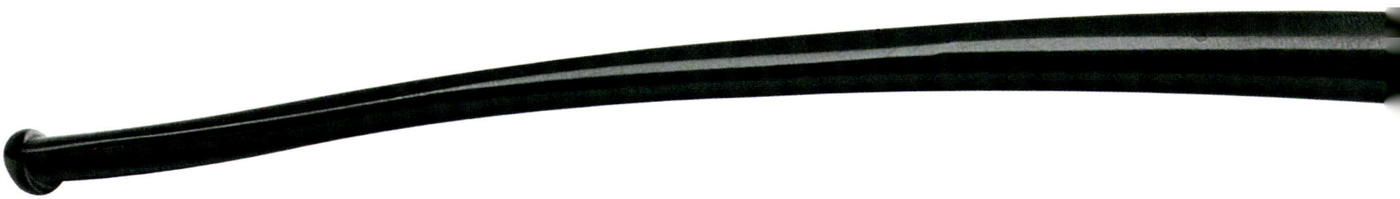

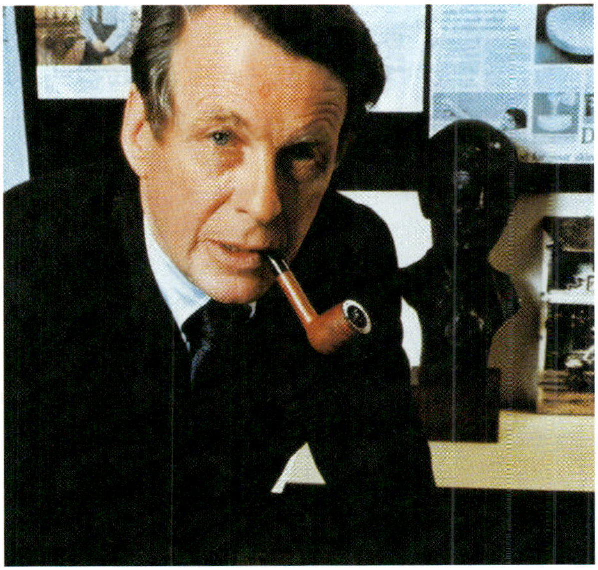

Der legendäre Texter und Werbefachmann David Ogilvy sieht wie ein Bilderbuch-Engländer aus. Doch Vorsicht, er ist Schotte.

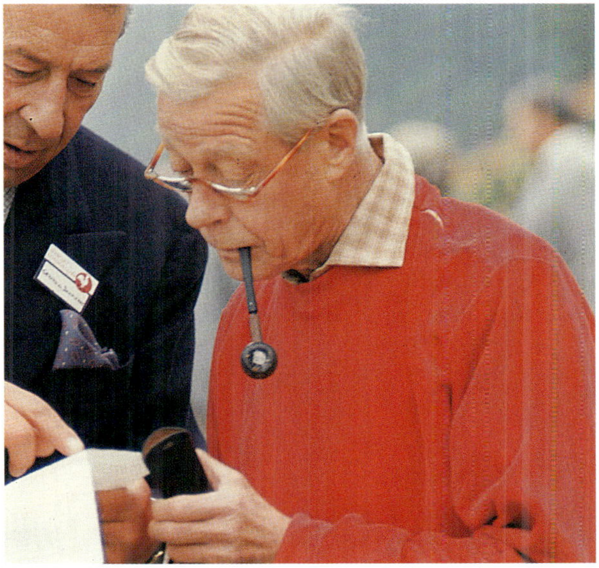

Wie seine Brüder war auch der Duke of Windsor ein großer Anhänger des Tabaks.

nennen. Die angeblich meistverkaufte englische Pfeife ist die Falcon, eine Patentpfeife, bei der nur der Kopf aus Holz besteht, der Holm, auf den der Kopf aufgeschraubt wird, aber aus Aluminium. Diese Konstruktion ist sehr sinnvoll, denn sie ermöglicht den Wechsel der Pfeife durch Auswechseln des Kopfes, was gerade auf Reisen viel Platz spart. Zudem kühlt der Rauch in dem freiliegenden Metall-Rauchkanal gut ab, und die Pfeife ist insgesamt leichter. Allerdings sind die Meinungen über die Falcon sehr geteilt.

Natürlich gibt es auch außerhalb Englands hervorragende Pfeifen. So bietet in Italien zum Beispiel die Marke Savinelli ausgezeichnete Qualität, und auch in Frankreich, Deutschland und Dänemark werden gute Pfeifen hergestellt. Neben der kurzweiligen Beschäftigung mit den Rauchuntensilien an sich bietet das Pfeiferauchen auch den Vorteil, daß diese Form des Tabakgenusses allgemein die am ehesten geduldete ist. Der Duft des Pfeifentabaks ist den meisten Menschen angenehm, und Ängste vor den Gefahren des Passivrauchens kommen in seiner Gegenwart selten auf. Da Pfeifenraucher darüber hinaus als besonnene, ruhige, gemütliche und dadurch nicht zuletzt als vertrauenswürdige Menschen gelten, sei die Pfeife all jenen Rauchern empfohlen, die ständige – wohlmeinende wie gar feindselige – Bemerkungen über ihre Liebe zum Tabak leid sind.

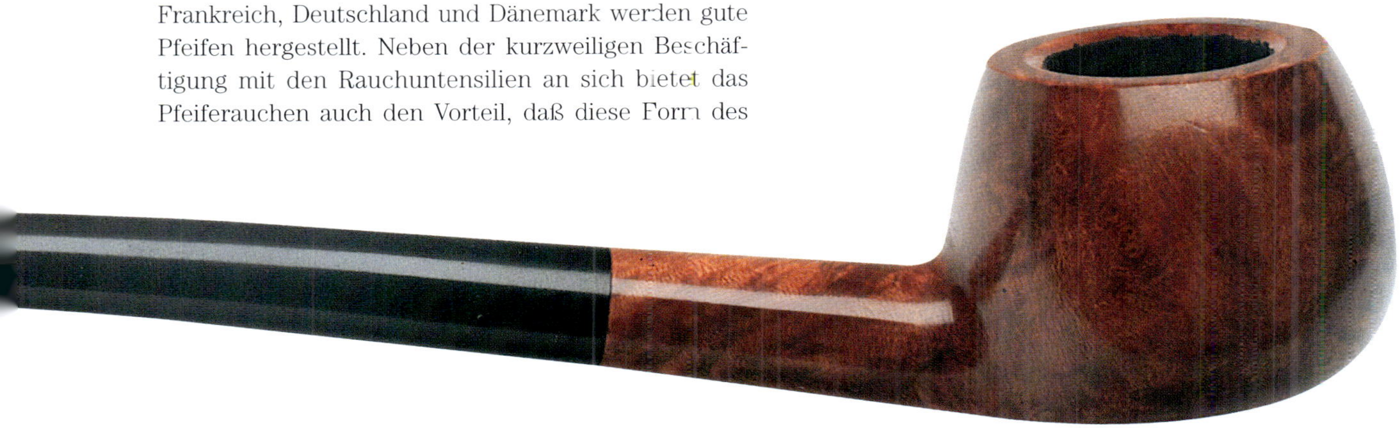

Klassische Pfeifen-Riege

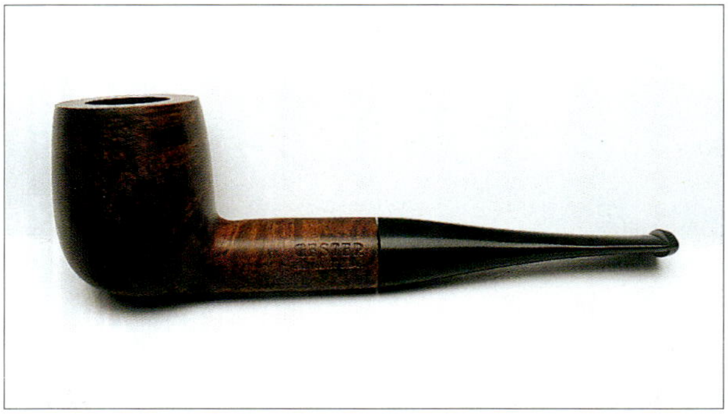

Die *Billiard* ist die häufigste Pfeifenform. Es gibt sie in zahllosen Größen und Holzarten. Jeder Pfeifenraucher besitzt mindestens eine davon.

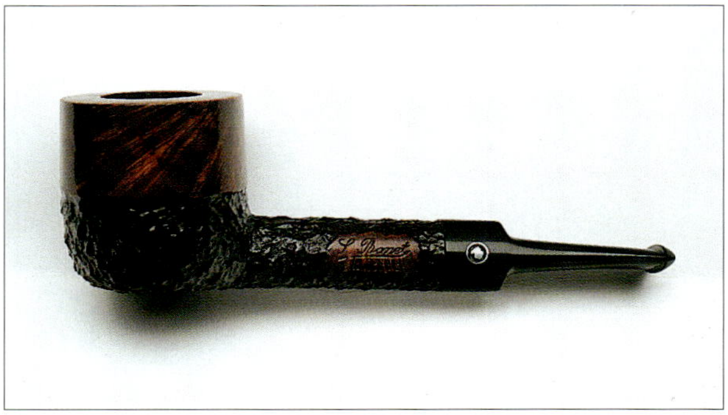

Die *Pot* ist vor allem dann zu empfehlen, wenn die Pfeife auch mal in die Hand genommen wird. Auf Dauer ist sie sonst etwas schwer zwischen den Zähnen.

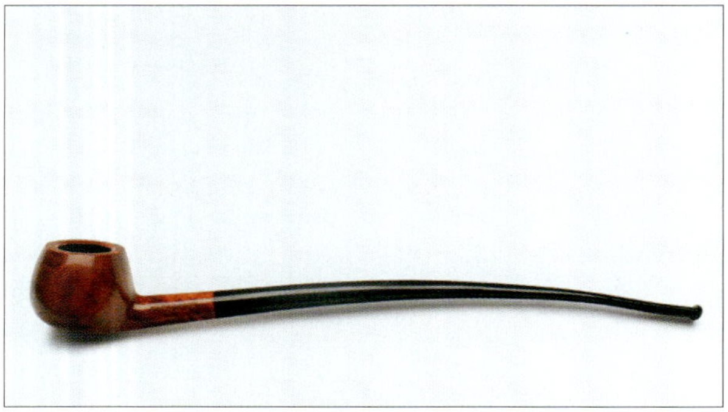

Die *Churchwarden* eignet sich vor allem für die Benutzung zu Hause. Um damit im Mund herumzulaufen, ist sie zu lang und zu sperrig. Der kühle Rauch dieser Pfeife läßt sich am besten im Sitzen genießen.

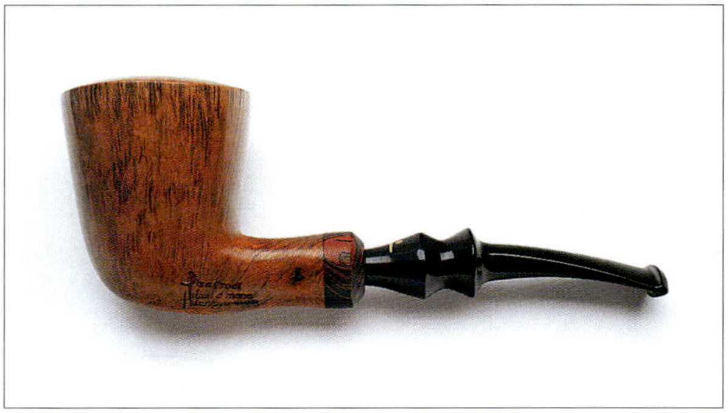

Die Form dieses Kopfes heißt *Dublin*. Die Dublin ist ebenso klassisch wie die Billiard, und wie jene gibt es auch sie in zahllosen Varianten. Hier sehen wir sie mit aufgestecktem Mundstück.

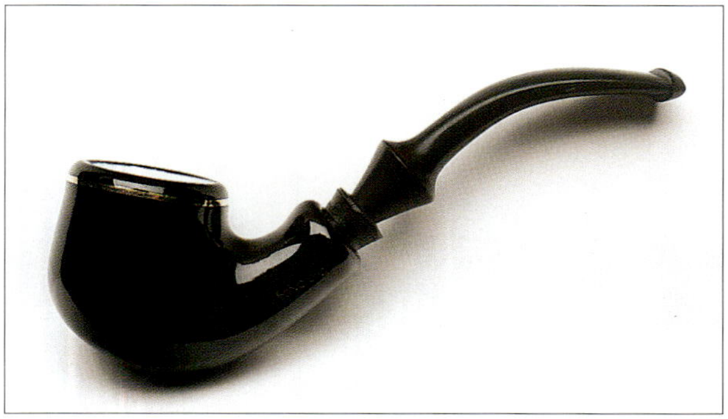

Bei der *Bent Army* wird das Mundstück aufgesteckt, nicht gedreht. Der Metallring dient zur Verstärkung des Holms. Es gibt Army-Pfeifen auch in der Billiard-Form.

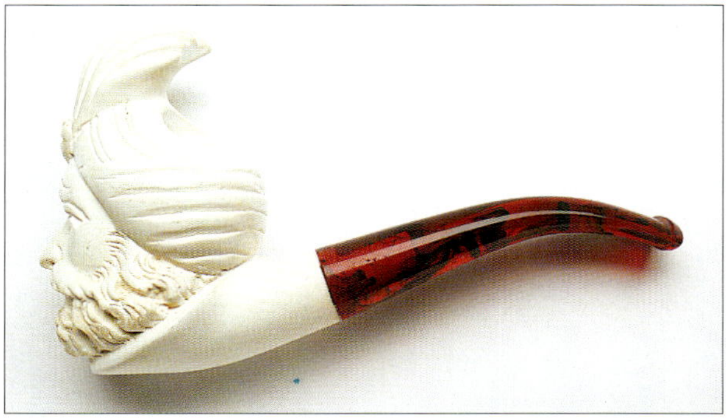

Meerschaum raucht überaus kühl und trocken. Allerdings ist das Material sehr empfindlich, was sie für den Gebrauch unterwegs ungeeignet macht.

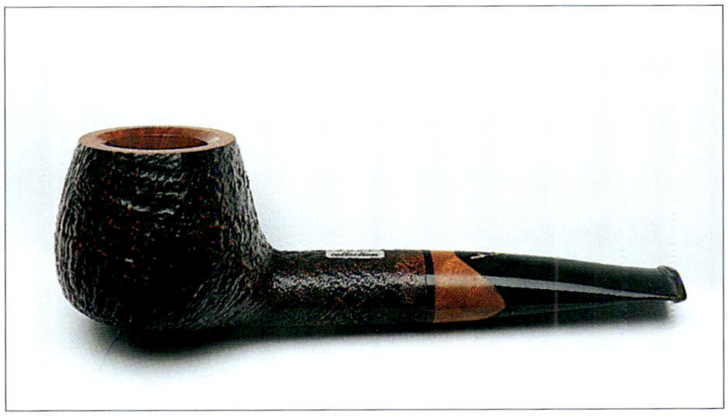

Die *Prince* ist die etwas robustere Ausgabe der Billiard. Kurz und stämmig liegt sie gut in der Hand und raucht sich auch nicht so leicht heiß.

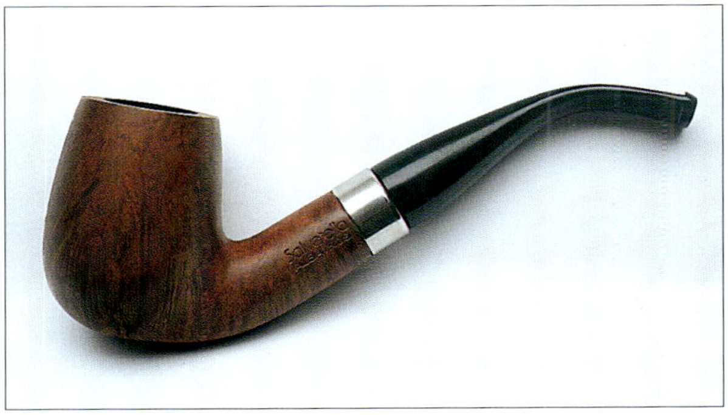

Die gebogene Pfeife heißt *Bent*. Durch den tiefen Schwerpunkt des hängenden Kopfes ist sie ideal, wenn die Hände nicht frei sind – zum Beispiel beim Autofahren.

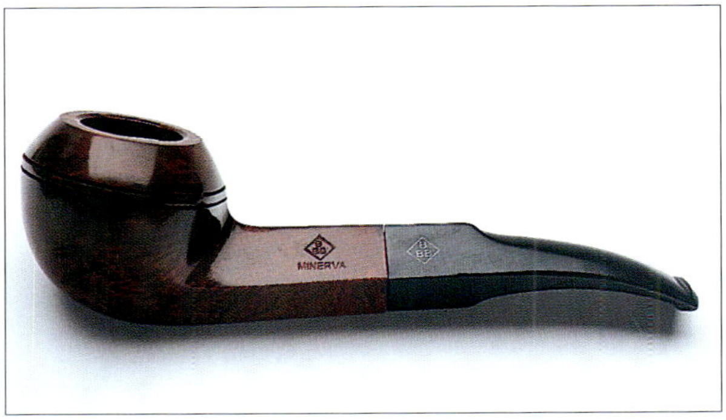

Die *Bent-Rhodesian* ist so robust wie die Prince, jedoch durch die leicht gebogene Form besser im Mund zu balancieren. Ein ideale Alltagspfeife, die alles mitmacht.

Die Herstellung

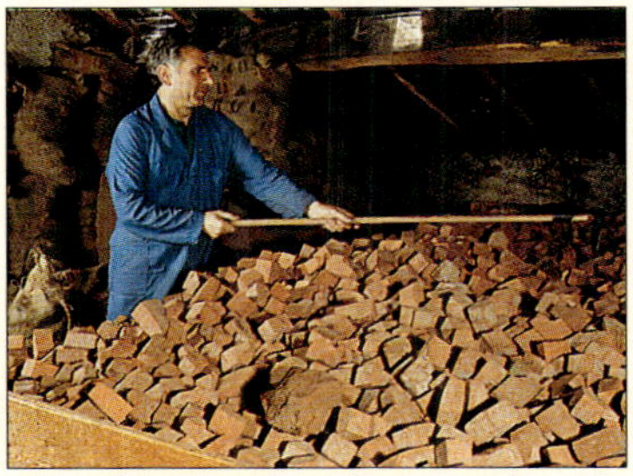

Vor der Verarbeitung zur Pfeife wird das Holz gekocht und dann ein halbes Jahr getrocknet.

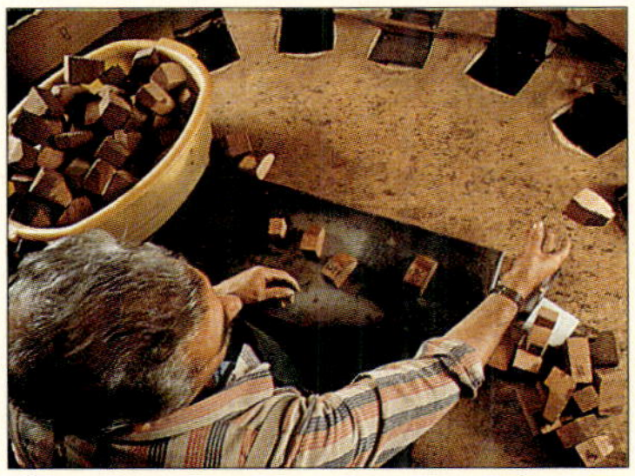

Die Holzstücke – französisch »ebauchons« – werden so sortiert, daß je nach späterer Form möglichst wenig Abfall entsteht.

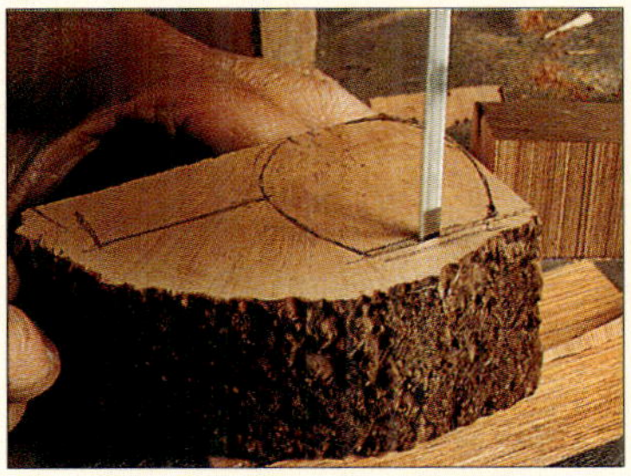

Aus dem Ebauchon wird der Pfeifenkopf zuerst grob herausgesägt. Die Form der Pfeife ist jetzt schon erkennbar.

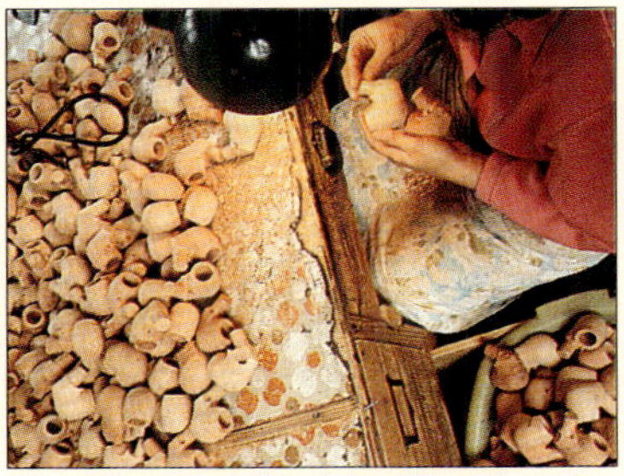

Pfeifenherstellung ist immer noch Handarbeit. Zusammen mit gutem Material erklärt dies den hohen Preis guter Pfeifen.

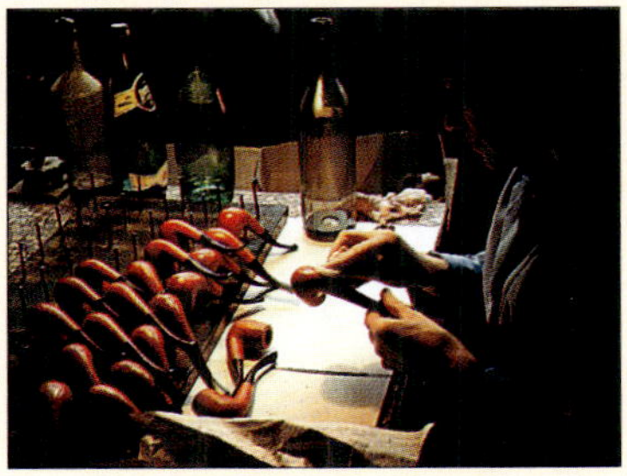

Das Mundstück ist angepaßt, jetzt muß die Pfeife nur noch gebeizt, poliert oder verziert werden.

Die Zigarre

Wer die Auslagen eines Zigarrengeschäfts aufmerksam betrachtet, entdeckt in der Regel Zigarren in drei verschiedenen Farben: dunkelbraune bis schwarze, beige und beige-olive Typen. Die dunklen sind Brasil-Zigarren, die beigefarbenen Sumatras und die beige-oliven Havannas. Dies ist natürlich nur eine sehr grobe Einteilung, und über die genauen Farbwerte könnte bestimmt diskutiert werden, doch es geht hier vor allem darum, die drei klassischen Herkunftsgebiete zu nennen. Die populärste und zugleich beste Zigarre ist sicherlich die zuletzt genannte Havanna. Dank eines Imagewandels in den neunziger Jahren ist sie heute im wahrsten Sinne des Wortes in aller Munde, sogar in dem von eigentlichen Nichtrauchern, die sich gern nach dem Essen eine Zigarre reichen lassen. Was früher gesetzten Herren vorbehalten war und bei denen gelegentlich spöttisch belächelt wurde, ist plötzlich sogar bei den Damen en vogue. Wie dauerhaft der derzeitige Trend zur Zigarre ist, wird sich erweisen. Dem passionierten Zigarrenraucher hat die Zigarren-Mode das Leben sicherlich um einiges erleichtert, denn er mußte vor wenigen Jahren noch damit rechnen, in öffentlichen Lokalen mit schiefen Blicken bedacht zu werden, wenn er seine Zigarre anzündete. Doch auch wenn die Zahl der Gelegenheitsraucher gestiegen sein dürfte, wird sich die Gemeinde der Intensivraucher nicht wesentlich vergrößert haben. Je nach Land stellt sie einen mehr oder minder großen Anteil der Tabakverbraucher, in Spanien war dieser Anteil traditionell sicher größer als in Nordeuropa. In Barcelona, Madrid oder Sevilla sind immer schon viele Zigarrenraucher zu sehen gewesen, der Duft von Zigarren liegt hier allgegenwärtig in der Luft. Auch in Amerika war die Zigarre stets präsent, und vielleicht haben deshalb die dortigen Raucher so selbstverständlich auf sie zurückgegriffen, als die öffentlich gerauchte Zigarette dem eigenen Ansehen abträglich zu werden begann. Ähnlich wie die Pfeife ist die Zigarre relativ immun gegen die Anfeindungen der Tabakgegner, die vor allem der Zigarette den Garaus machen wollen.

Wer nun beschließt, es einmal mit dem Zigarrerauchen zu versuchen, wird schnell merken, daß es nicht ganz so einfach ist wie das Zigarettenrauchen. Natürlich kann er in ein gutes Zigarrengeschäft gehen, die beste Zigarre verlangen und diese dann bei passender Gelegenheit entzünden. Doch meist wird sich bei den ersten Versuchen kein rechter Genuß einstellen. Der potentielle Zigarrenraucher braucht anfangs also etwas Geduld. Und natürlich ein wenig Zigarren-Know-how. Ob eine Zigarre schmeckt oder nicht, hängt davon ab, ob sie den richtigen Feuchtigkeitsgrad hat – also nicht zu trocken ist – und ob sie die Geschmackserwartungen ihres Rauchers trifft. Da Zigarren höchst unterschiedlich schmecken können, empfiehlt sich vor dem Zigarrenkauf ein ausführliches Beratungsgespräch beim Händler. Aus der Bandbreite seines Angebotes kann er eine Auswahl von einem halben Dutzend Zigarren zusammenstellen, die dann wie bei einer Weinverkostung probiert werden. So kann langsam die eigene Geschmacksrichtung eingekreist werden. Ist die gefunden, stellt sich die Frage nach der Lagerung des nunmehr anzuschaffenden Zigarrenvorrats. Diese findet am besten in einem Humidor statt, einem klimatisierten und temperierten Kasten. Es gibt ihn in allen Größen, vom Format eines Schuhkartons bis hin zu dem eines begehbaren Kleiderschranks. Hier behalten die Zigarren ihre Feuchtigkeit, denn eine ausgetrocknete Zigarre ist unrettbar verloren. Wer sich in der Frühphase des Zigarrerauchens befindet und noch nicht gleich in einen Humidor investieren will, dem empfehlen Fachleute verschiedene Lagerungsmöglichkeiten, zum Beispiel im Gemüsefach des Kühlschranks. Andere raten dazu, die Zigarren samt Zedernholzkiste im Weinkeller aufzubewahren. Wer keinen Weinkeller hat, kann die Zigarrenkiste zusammen mit einem feuchten Schwamm in einen Frischhaltebeutel stecken. Beides muß dann aber kühl gelagert werden, denn in feuchtwarmem Klima kann die Zigarre Schädlingen anheimfallen. Wer besonderes Glück hat, wohnt in unmittelbarer Nachbarschaft eines guten Zigarrengeschäfts. Hier kann er seinen Wochenbedarf frisch einkaufen und muß zu Hause gar keine größeren Mengen lagern. Es gibt auch Zigarrenclubs, die ihren Mitgliedern Lagerungsmöglichkeiten anbieten. Jeder hat seinen persönlichen Humidor, der wie das Schließfach einer Bank angemietet wird. Und wie dort liegen auch im Zigarrenfach wertvolle Schätze. Die werden dann allein oder in Gesellschaft anderer Zigarrenfreunde genußvoll konsumiert. Diese Etablissements lösen auch das Geruchsproblem. Wer nicht gerade über einen Rauchsalon verfügt, wird zu Hause nämlich nur ungern Zigarren rauchen. Es sei denn, er möchte von seinen Hausgenossen inständig angefleht werden, doch lieber wieder auf Zigaretten umzusteigen, da die wesentlich schneller in Rauch aufgehen, und somit die eigenen Räume leichter zu entlüften sind, als bei einer 178 Millimeter langen Cohiba Esplendido.

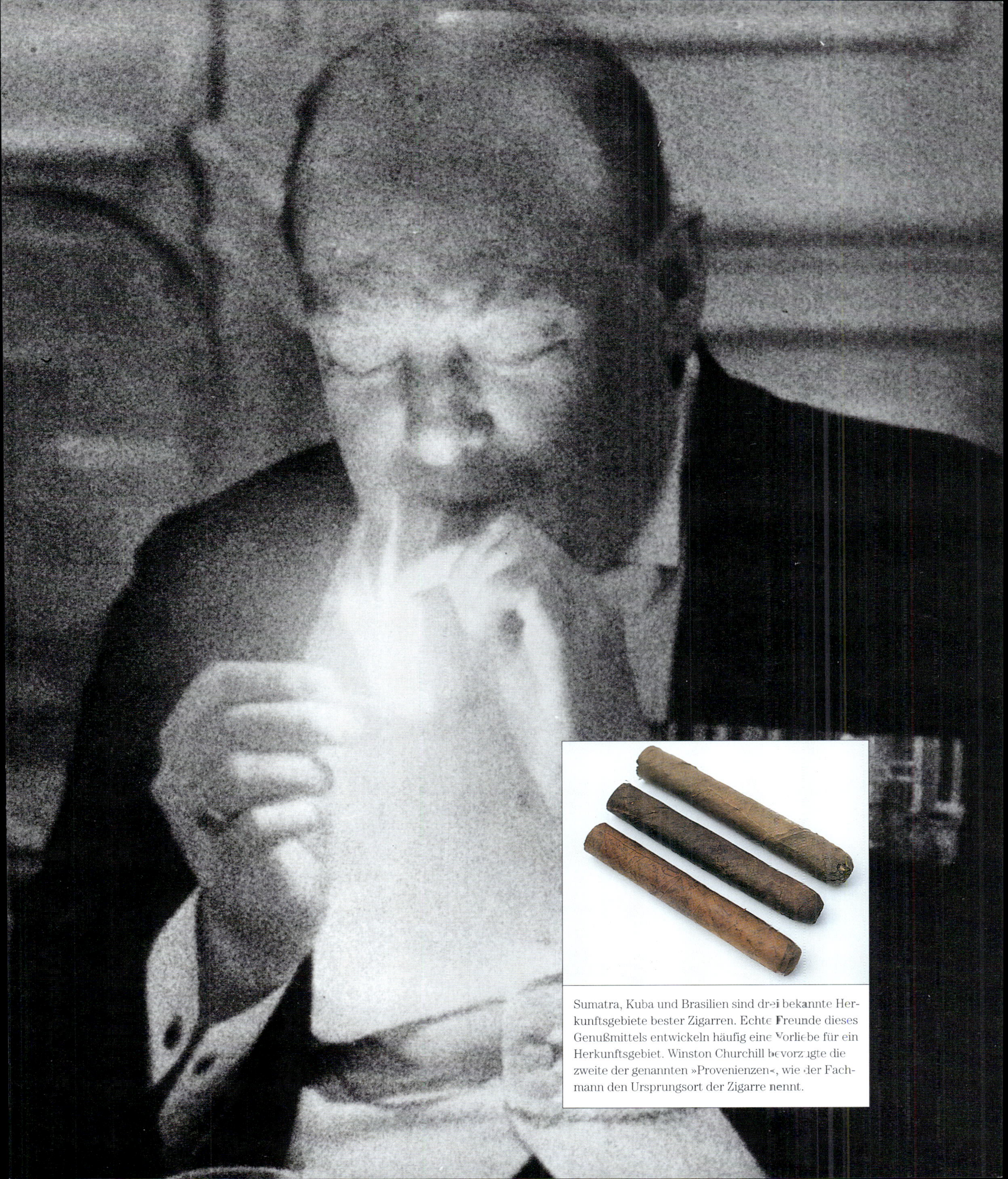

Sumatra, Kuba und Brasilien sind drei bekannte Herkunftsgebiete bester Zigarren. Echte Freunde dieses Genußmittels entwickeln häufig eine Vorliebe für ein Herkunftsgebiet. Winston Churchill bevorzugte die zweite der genannten »Provenienzen«, wie der Fachmann den Ursprungsort der Zigarre nennt.

Die Größen

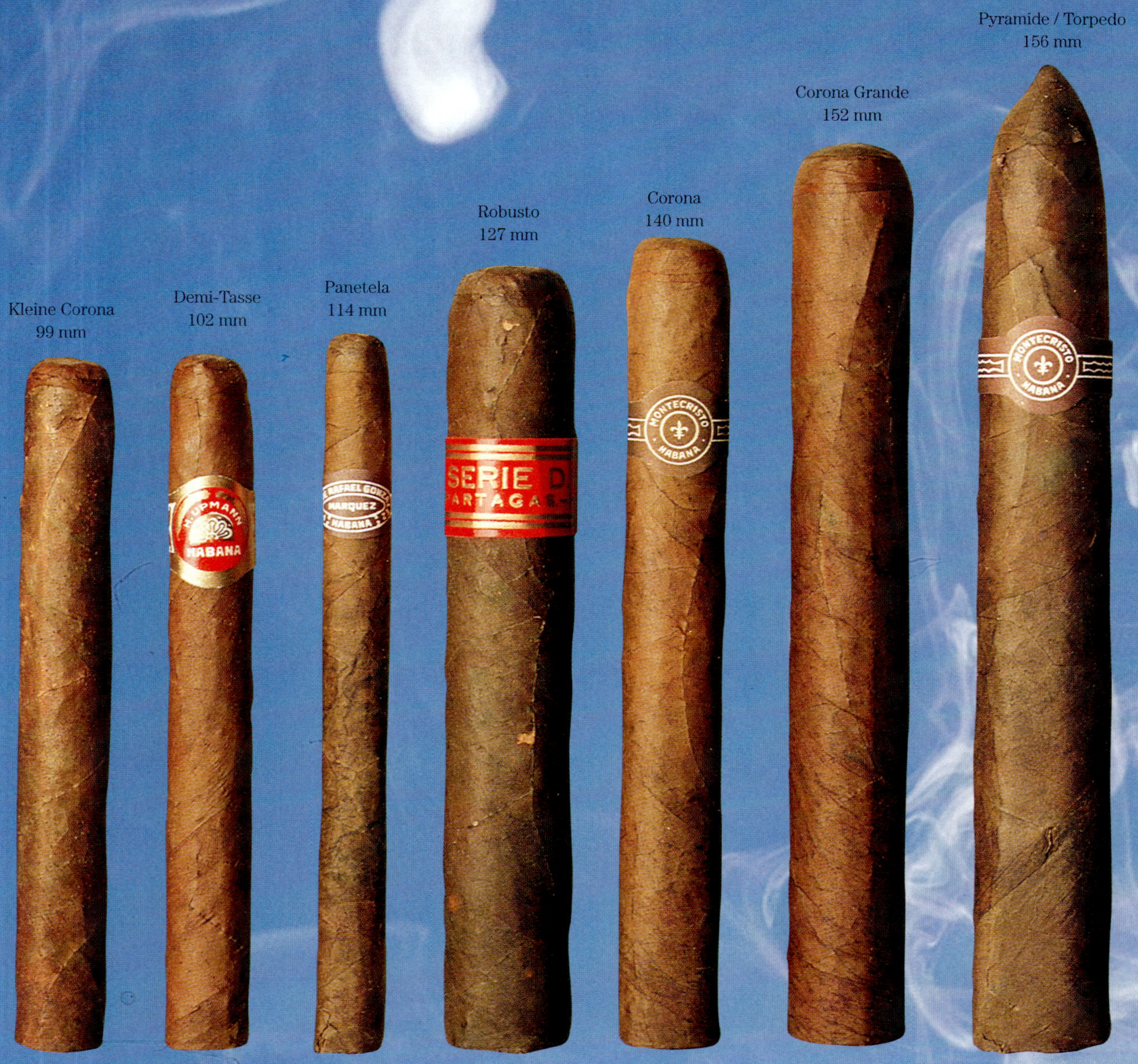
Kleine Corona
99 mm
Demi-Tasse
102 mm
Panetela
114 mm
Robusto
127 mm
Corona
140 mm
Corona Grande
152 mm
Pyramide / Torpedo
156 mm

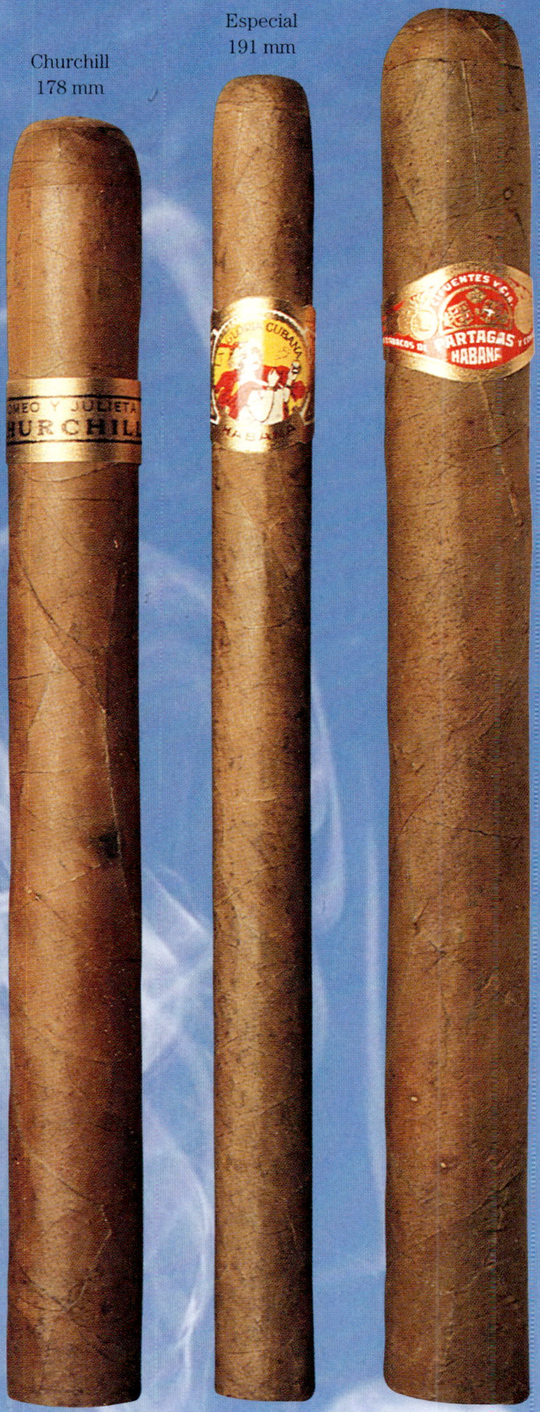

Churchill
178 mm

Especial
191 mm

Doppel-Corona
200 mm

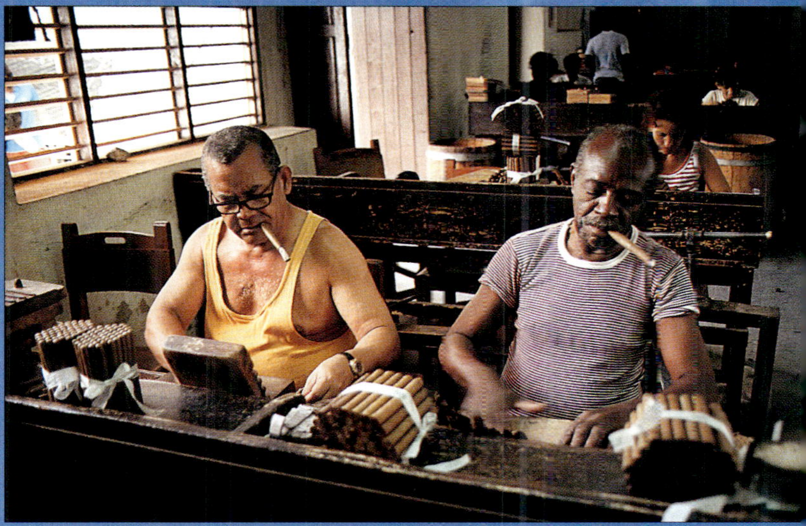

Die besten Zigarren werden in Kuba und in der Dominikanischen Republik auch heute noch in Handarbeit hergestellt. Der Zigarrenmacher fügt dabei die drei Teile zusammen, aus denen die Zigarre besteht: Deckblatt, Umblatt und Einlage. Die Einlage besteht aus drei Blattsorten aus der Mitte, dem Fuß und der Spitze der Tabakpflanze. Selbstverständlich darf bei dieser anspruchsvollen Arbeit geraucht werden – natürlich Zigarre.

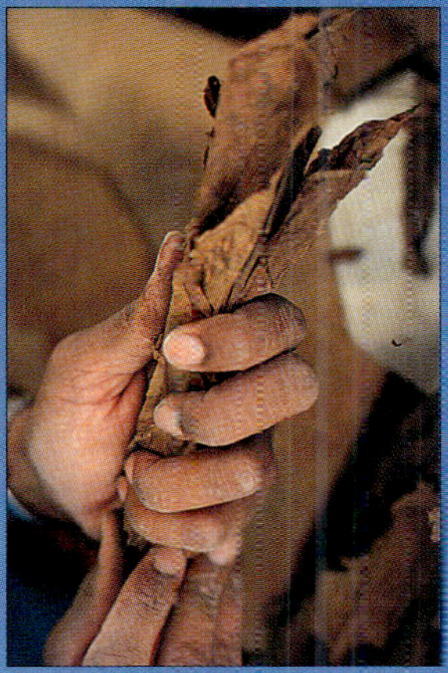

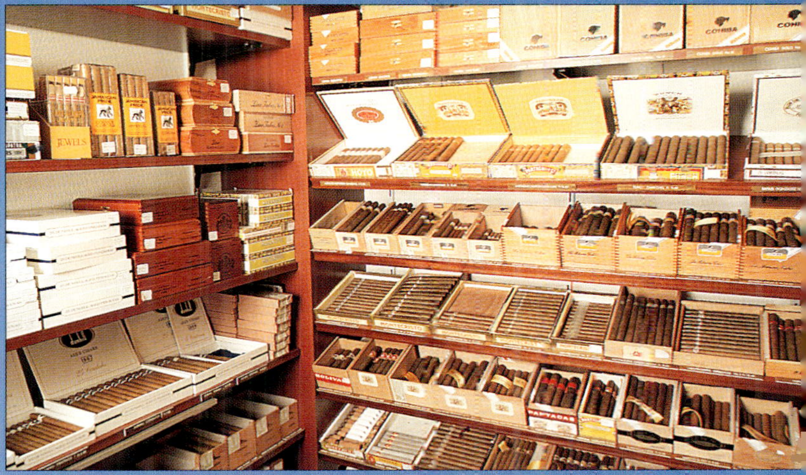

Beim ersten Besuch eines Zigarrenladens wirkt die Auswahl erdrückend. Wer sich vorher anhand von Fachliteratur oder durch Gespräche mit Zigarrenenthusiasten kundig gemacht hat, wird sich wesentlich sicherer fühlen und die Beratung des Verkäufers besser einschätzen können.

Die Bar in der Tasche

Ein Antialkoholiker braucht die Taschenflasche ganz gewiß nicht, doch man muß nicht dem Trunke verfallen sein, um sie zu schätzen. Ihre Existenz ist aber überall dort bedroht, wo man sich überwiegend mit dem eigenen, selbstgesteuerten Automobil fortbewegt. Das Verantwortungsbewußtsein hindert zum Glück die meisten Männer daran, sich tagsüber, und damit vor der nächsten Autofahrt, ein Schlückchen aus der Taschenflasche zu gönnen. So ist sie eher in Gefilden anzutreffen, in denen man nicht selbst für seine Fortbewegung verantwortlich ist und gleichzeitig nicht automatisch mit hochwertigen geistigen Getränken versorgt wird, also in öffentlichen Verkehrsmitteln, in Zügen ohne Speisewagen, in Taxis und überall dort, wo sich Männer zusammenfinden, die das Privileg genießen, über einen Chauffeur zu verfügen, also in Parlamenten, Ministerien und in den Chefetagen weltlicher und geistlicher Organisationen.

Manche langweilige Heimfahrt im Vorortzug wird durch einen Schluck Whisky aus der Taschenflasche ein wenig erträglicher, und manch törichtes Geschwätz von Mitreisenden läßt sich leichter überhören, wenn der Gaumen mit etwas Cognac benetzt ist. Auch in Notsituationen, in denen die Nachschubwege unterbrochen sind, kann es sehr beruhigend sein, einen Viertelliter der bevorzugten Spirituose in seiner Tasche zu wissen. Wer je im Winter auf einem Bahnhof festgesessen hat, weil der Trans-Europa-Express im Schnee steckengeblieben ist, vermag sich vorzustellen, daß eine volle Taschenflasche ein überaus sinnvolles Accessoire sein kann. Mit ihr ist es wie mit dem Taschenmesser. Vermißt wird es erst, wenn es gebraucht wird. Doch der kluge Mann sorgt vor. Nicht erst eine Mangelsituation läßt ihn die persönliche Taschenflasche lieben lernen.

Es ist gerade auf Reisen auch eine Frage der Hygiene, ob man seinen Weinbrand in einem zweifelhaften Zugrestaurant trinkt oder im eigenen Abteil aus der eigenen Flasche und aus dem eigenen Becher. Die Taschenflasche garantiert zudem auch die Qualität dessen, was getrunken wird. Schließlich hat ihr Besitzer sie höchst selbst mit seinem Lieblingsgetränk gefüllt oder dies wenigstens einer Person seines Vertrauens überantwortet.

Die Taschenflasche sollte selbstbewußt und offen gehandhabt werden, es sei denn, man befindet sich unter militanten Alkoholgegnern oder in einem Land, dessen Gesetze Alkohol verbieten. Übertriebene Heimlichtuerei läßt ansonsten nämlich auf ein schlechtes Gewissen schließen, und das haben meist nur die, deren Verhältnis zum Alkohol nicht ungetrübt ist. Auch jene sind unter den Freunden der Taschenflasche anzutreffen, doch die Sorge, mit ihnen verwechselt zu werden, sollte uns nicht daran hindern, die unzweifelhaften Vorteile der Taschenflasche selbstbewußt zu nutzen.

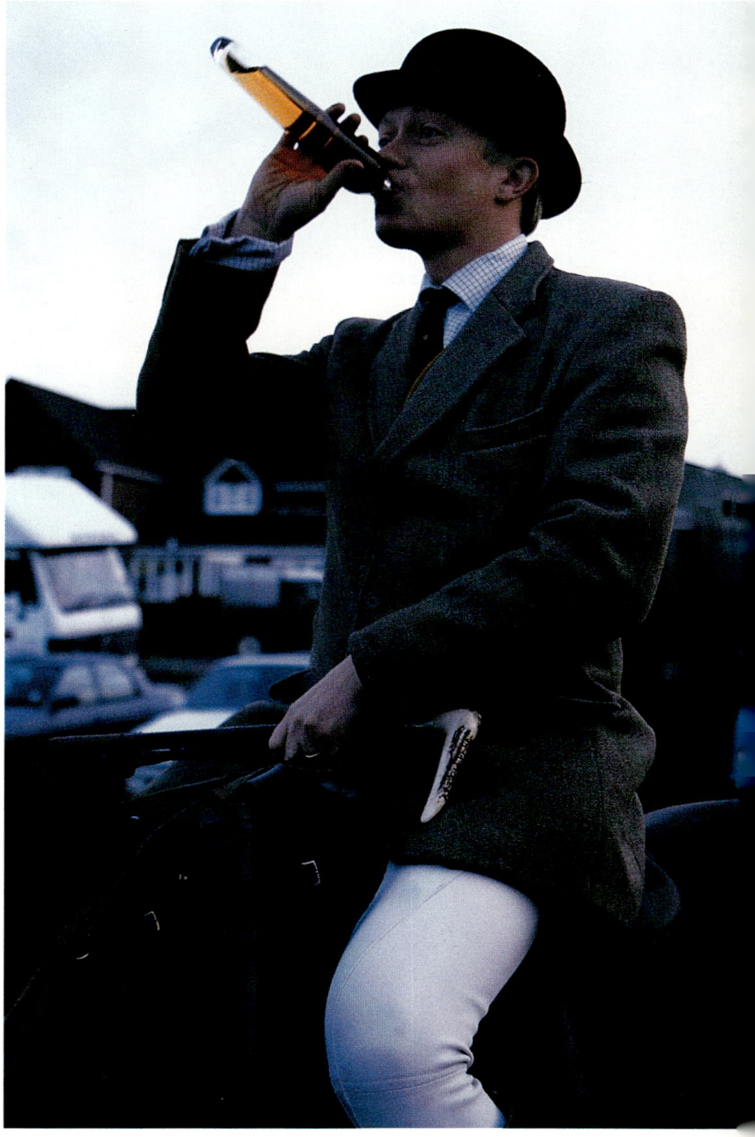

Die »hunt flask« ist ein enger Verwandter der Taschenflasche. Sie wird in einem ledernen Futteral am Sattel mitgeführt und hilft bei der Fuchsjagd, die Winterkälte zu vertreiben.

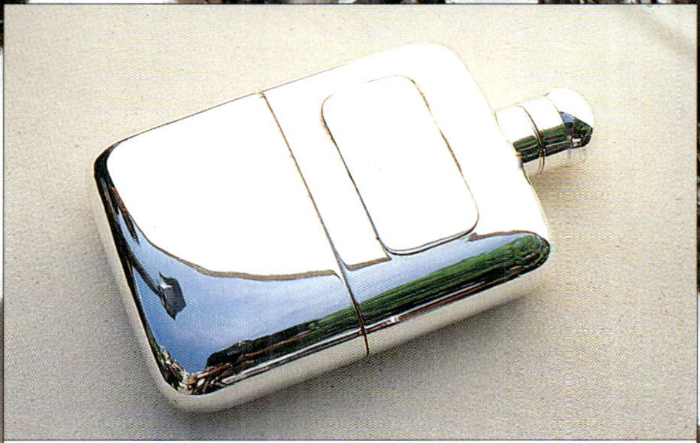

Eine Taschenflasche darf nicht zu klein sein, wenn sie ihre Funktion wirklich erfüllen soll. Hier sehen wir die ideale Größe bei einem sehr schönen antiken Modell aus Silber.

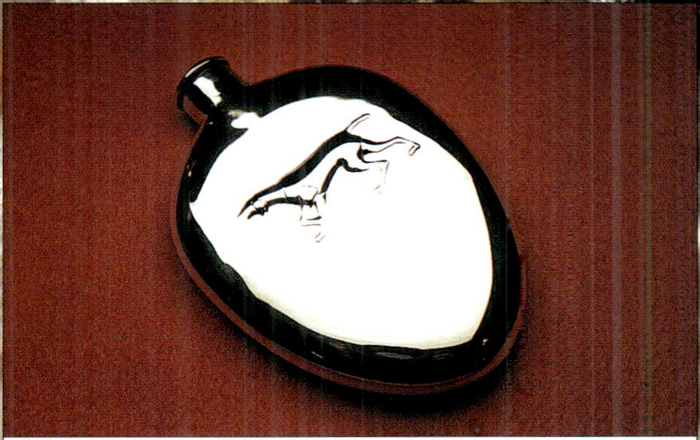

Es ist schwer, eine wirklich schöne Taschenflasche für den Jäger zu finden. Die besten Chancen hat man in England, wie das abgebildete Modell aus dem Angebot von Cordings of Piccadilly zeigt.

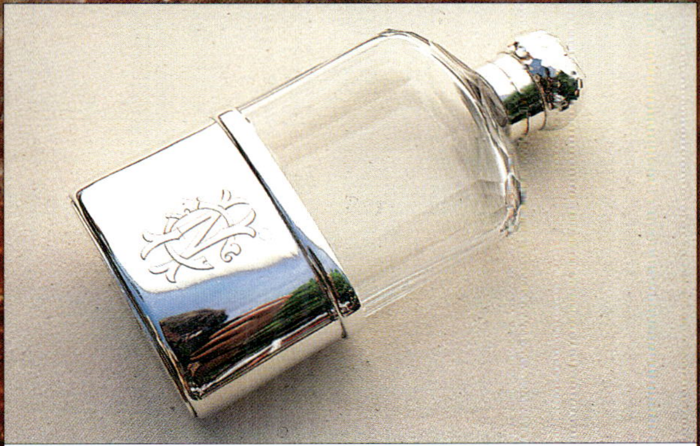

Manches Vorratsbehältnis für geistige Getränke war vormals Teil eines Reisesets. Eine Glasflasche ist in einem festen Lederetui tatsächlich besser aufgehoben als in der Hosentasche.

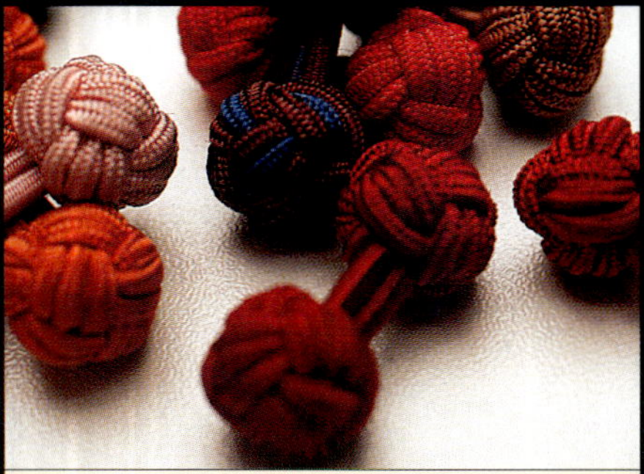

Wer sich etwas zusätzliche Farbe an seinen Manschetten wünscht, der sollte zu den kleinen Stoffknötchen greifen, die bei Herrenausstattern und Hemdenmachern in großen Bonbongläsern feilgeboten werden. Wer gerne einfarbige Krawatten trägt, kann ihre Farbe mit den Stoffknötchen aufgreifen.

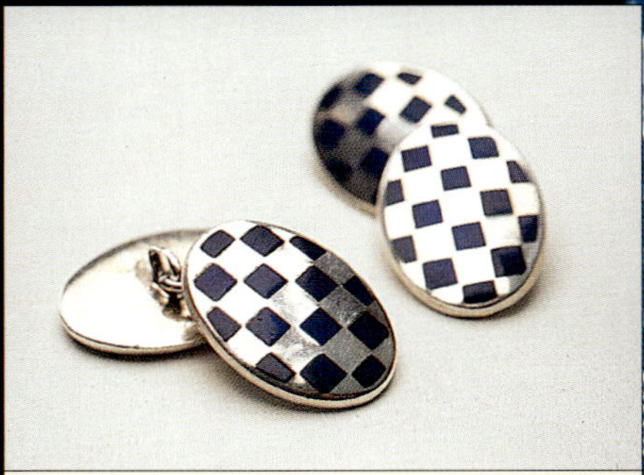

Blau und Silber ist eine gute Farbkombination für Manschettenknöpfe, wenn überwiegend hellblaue oder blau gemusterte Hemden getragen werden. Natürlich gibt es auch andere Silber-Farbe-Kombinationen.

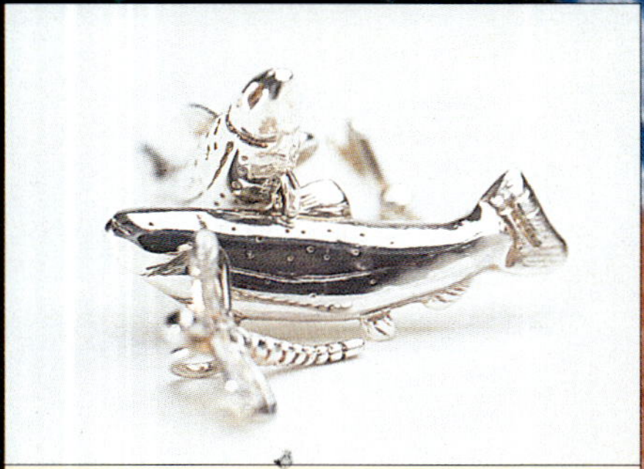

Die Manschettenknöpfe lassen sich auch passend zu dem eigenen Hobby auswählen, als Angler zum Beispiel mit Forelle und Fliege. Diese Art von Motiv-Manschettenknöpfen gibt es in unzähligen Variationen. Doch Vorsicht bei der Auswahl. Wer sich hinsichtlich seines Stilgefühls nicht absolut sicher ist, sollte lieber bei klassichen Ovalen aus Silber oder Gold bleiben. Ein zu betont »witziger« Manschettenknopf ist beinahe ein so großer Fauxpas wie die Krawattenklammer mit der New-York-Skyline.Die berühmteste Adresse für interessante Manchettenknöpfe finden wir im Londoner Stadtteil St. James' s. Bei Longmire in der Bury Street Nr. 12 wird dem Manschettenknopf-Fan eine riesige Auswahl der kleinen Schmuckstücke geboten.

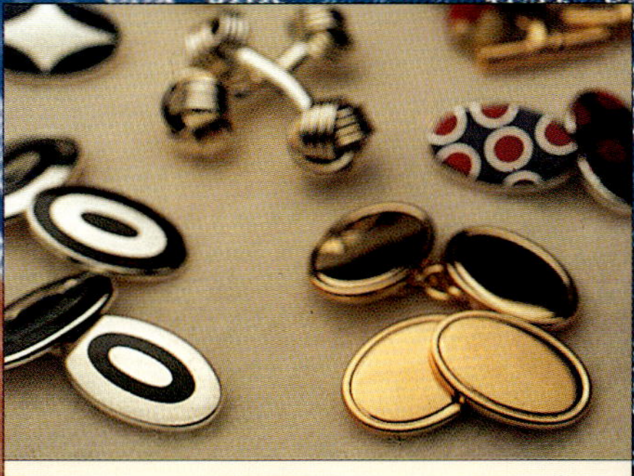

Es ist immer wieder erstaunlich, welche Variationsmöglichkeiten sich aus der Kombination von Silber, Gold und den klassischen Farben des Gentleman wie Dunkelblau, Rot, Weinrot und Grün ergeben. Wer keine Lust hat, zu beinahe jedem Hemd und jeder Krawatte neue Manschettenknöpfe zu kaufen, wird mit einem Paar goldener Ovale am besten fahren. Manschettenknöpfe sind in zwei unterschiedlichen Preislagen zu haben – in einer sehr hohen für Exemplare aus Gold oder mit Edelsteinen und als Modeschmuck. Letztere Sorte wird auch von guten Hemdenmachern bereit gehalten, weil nicht jeder gerne ein kleines Vermögen an der Manschette trägt.

Der Manschettenknopf vermag der Kombination aus Anzug, Hemd und Krawatte einen weiteren, wichtigen Akzent zu verleihen – und dies ausgesprochen variationsreich.

Der Manschettenknopf

Manschettenknöpfe gehören zu jenen Accessoires, deren Wirksamkeit sich umgekehrt proportional zu ihrer Größe verhält, denn obwohl sie winzig klein sind und oft gar nicht sichtbar, tragen sie sehr viel zum Gesamterscheinungsbild bei. Die richtigen Manschettenknöpfe zum richtigen Zeitpunkt können einem Outfit die entscheidende Note geben. Falsche Manschettenknöpfe oder auch gute Manschettenknöpfe zum falschen Anlaß können einen gesamten Aufzug verderben. Manschettenknöpfe werden ausschließlich zu Hemden mit doppelter Manschette – auch Klappmanschette genannt – getragen, oder aber zum Frackhemd, dessen Manschetten zwar nicht geklappt werden, aber dennoch keine Knöpfe haben. Diese Regel mag banal klingen, hat aber ihre traurige Berechtigung. Es gibt nämlich Hemden mit einfacher Knopfmanschette, die neben dem Knopf auch noch ein Loch für den Manschettenknopf aufweisen. Diese sogenannte Kombinations-Manschette ist nichts Halbes und nichts Ganzes, denn Manschettenknöpfe gehören an Klappmanschetten, das Frackhemd ausgenommen (dazu mehr auf Seite S. 326). Wer keine Manschettenknöpfe mag, sollte Hemden mit einfacher Knopfmanschette den Vorzug geben. Allerdings bezeugen Manschettenknöpfe nicht nur den Wunsch, stilistisch mehr zu erbringen als das geforderte Minimum, sondern auch eine gewisse Bereitschaft, dafür Geld auszugeben und die etwas umständliche Handhabung in Kauf zu nehmen. Doch wer sich ernsthaft für Stil interessiert und begeistert, den wird das nicht abschrecken, zumal der finanzielle Aspekt eher gering zu veranschlagen ist. Schöne Modeschmuck-Manschettenknöpfe können schon für wenig Geld erstanden werden, doch wenn ersteinmal ein Faible für die kleinen Schmuckstücke entwickelt ist, kann dafür, wie für alle anderen schönen Dinge, sehr viel Geld ausgegeben werden.

Ein Manschettenknopf besteht aus zwei gleichen Objekten, die so beschaffen sind, daß sie durch die Knopflöcher der Manschette passen, und die durch einen Steg, eine Kette oder ein elastisches Band miteinander verbunden sind. Es gibt auch Druckknopfverbindungen, Steckverbindungen oder Schraubgewinde, aber in der Regel verbindet eine kleine Kette die beiden Objekte. Jene sind meist flache Ovale aus Gold oder Silber, die auch mit Edelsteinen besetzt sein können. Es gibt außerdem farbig emaillierte Manschettenknöpfe. Neben der flachen, ovalen Form werden gegenständliche Nachbildungen angeboten, wie kleine goldene Teddybären, Hunde, Würfel, Pferde, kurz alles, was durch ein Knopfloch gesteckt werden kann. Manch einer läßt sich ererbten Schmuck zu Manschettenknöpfen umarbeiten, Ohrringe eignen sich dafür hervorragend, da sie paarweise auftreten. Sehr beliebt sind auch die schon erwähnten Stoffknötchen, die wie kleine geflochtene Kugeln aussehen. Es gibt sie ein- und mehrfarbig, ihr geringer Preis läßt es zu, für jede denkbare Kombination aus Jacke, Hose, Hemd und Krawatte die passende Farbe im Schrank zu haben. Ursprünglich waren sie wohl eine Art Platzhalter, die der Kunde nach dem Kauf des Hemds durch seine eigenen, wertvolleren Manschettenknöpfe ersetzte. Heute sind sie sowohl ein beliebtes Accessoire, das farblich perfekt auf das übrige Outfit abgestimmt werden kann, als auch eine gute Zwischenlösung für den, der keine anderen Manschettenknöpfe besitzt.

Und wann können nun Manschettenknöpfe getragen werden? Immer dann, wenn man ein Hemd mit Klappmanschetten trägt. Und Hemden mit Klappmanschette passen zu fast allem, zum Anzug, zur Sportjacke und zum Blazer. Dennoch sind Klappmanschetten zu sportlichen Anzügen und Jacken eher unüblich, allerdings durchaus kein Fauxpas. Als Faustregel ließe sich sagen, daß Klappmanschetten dann nicht mehr angebracht sind, wenn das Hemd zu Anzug, Sportjacke oder Blazer ohne Krawatte getragen wird. Aber auch das bleibt dem individuellen Stilgefühl überlassen. Nur wer ausschließlich Button-down-Hemden mit »soft roll collar« trägt, muß auf Manschettenknöpfe verzichten, denn diese amerikanischen Klassiker gibt es nur mit Knopfmanschette. Ob Manschettenknöpfe zu einem sportlichen Outfit getragen werden sollten, hängt zudem davon ab, ob sie hierdurch »overdressed« wären oder nicht. Es sei denn, man sucht von vornherein den Kontrast und trägt ganz bewußt goldene Manschettenknöpfe zu Jeans und Loafern. Bei der Wahl der Manschettenknöpfe sollte berücksichtigt werden, ob und welcher Schmuck dazu getragen wird. Natürlich kann nicht so pauschal entschieden werden, ob zu einer Uhr aus Edelstahl keine goldenen Manschettenknöpfe getragen werden können. Doch sollte der Effekt bedacht werden, den der Zusammenklang von Uhr, Ringen und Manschettenknöpfen erzeugt. Es zählt jedes Detail – und sei es auch nur so klein wie ein Manschettenknopf.

Unser täglicher Begleiter

»Form follows function« – dieser etwas überstrapazierte Satz hat für die Wahl einer Aktentasche immer noch eine gewisse Bedeutung, denn tatsächlich ergibt sich die Form der Tasche aus ihrer Funktion. Wer zu denen gehört, die sich Arbeit mit nach Hause nehmen, braucht ein anderes Modell als derjenige, dessen Broterwerb ausschließlich an seinem Arbeitsplatz stattfindet. Die zu transportierenden Papiermengen reichen von der Motorsportillustrierten bis hin zum prallgefüllten Aktenordner, vom Filofax bis zum Gesetzbuch. Die Arbeitsgeräte, die verstaut werden müssen, können ein Stapel Fachbücher sein, ein bis zwei Laptopcomputer oder auch nur ein schlankes Diktiergerät.

Je nach Beruf sind es die unterschiedlichsten Dinge, die man mit sich herumträgt. Sie legen bestimmte Taschenformen nahe: der eine nimmt einen schmalen Aktenkoffer, der allerhöchstens Platz für Zeitung, Banane und Mobiltelefon bietet, der andere braucht eine flexible und geräumige Tasche, die notfalls auch den Aktenordner aufnimmt. Doch das Transportgut sollte nicht allein über seine Transportform entscheiden. Fast ebenso wichtig ist die Frage nach dem Weg, auf dem die Tasche samt Inhalt jeden Tag (in Begleitung ihres Besitzers) zur Arbeitsstelle und wieder nach Hause gelangt. Wer öffentliche Verkehrsmittel benutzt, sollte eine Taschenform wählen, die stehen kann, also einen Koffer oder eine hinreichend steife Tasche mit breiter Standfläche. So kann der treue Begleiter abgestellt werden, wenn er zu schwer wird. Oder aber es wird eine Form mit Umhängegurt gewählt, damit man die Hände frei hat, um im Stehen die Zeitung zu lesen. Für Autofahrer ist die Standfestigkeit der Tasche unwichtig, da das gute Stück auf den Sitz oder in den Kofferraum gelegt oder gestellt wird. Fahrradfahrer sollten darauf achten, daß aus der Tasche nichts herausfallen kann, wenn sie waagerecht auf den Gepäckträger geklemmt wird. Außerdem sollte die Tasche möglichst regendicht sein. Wer sich nicht so sehr für Verkehrssicherheit interessiert, kann sich eine herkömmliche Aktentasche mit steifem Griff an den Lenker hängen. Fußgänger sind ebenfalls am besten beraten, wenn sie ein ausreichend wetterfestes Modell wählen.

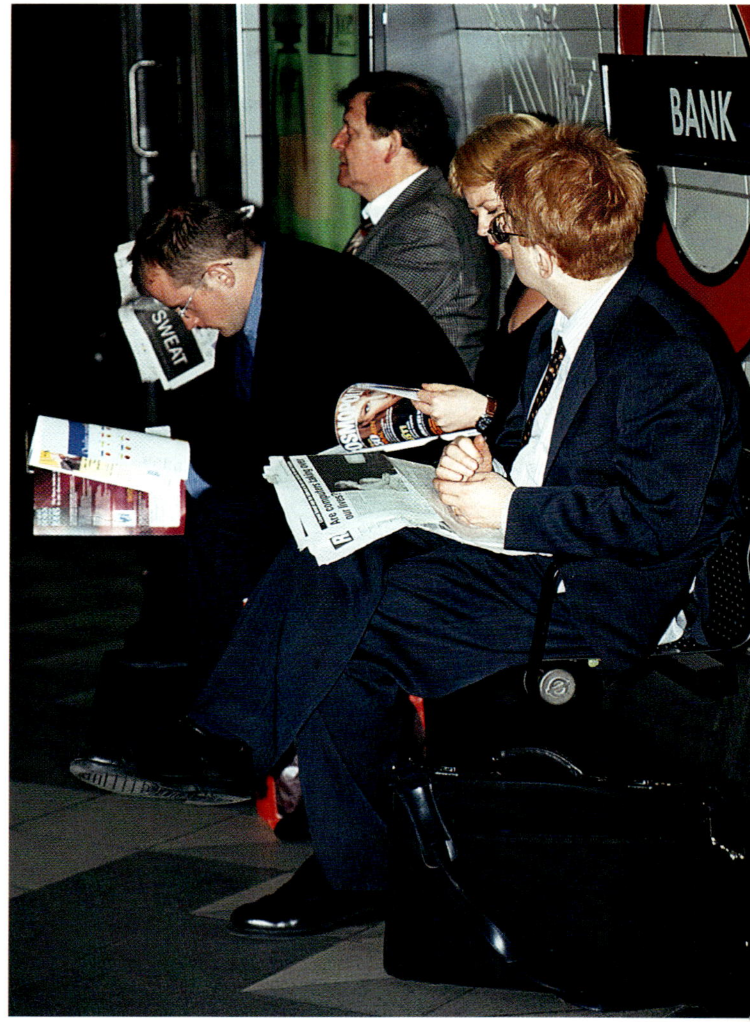

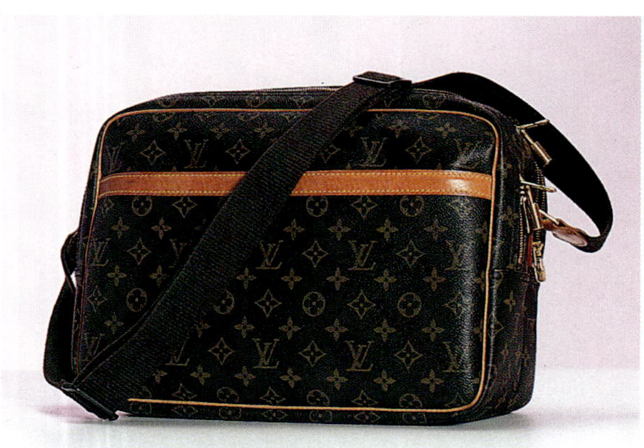

Der Reporter von Vuitton erinnert an jene Leinentaschen, die der Luftreisende früher von den Fluggesellschaften geschenkt bekam. In den neunziger Jahren wurden sie von der Jugend wiederentdeckt und zum Kult erklärt. Die Edelversion von Vuitton erlaubt es allen Altersgruppen, die Vorteile einer Umhängetasche zu nutzen, ohne in den Verdacht bemühter Jugendlichkeit zu geraten.

Trotz all dieser vernünftigen Überlegungen über eine funktionsgerechte Wahl entscheidet man sich oft für die unpraktischste oder unsinnigste aller Lösungen, sei es aus Gründen der Ästhetik oder sei es auch, weil man sich einem vermeintlichen Status verpflichtet fühlt. Manch einer kann gar nicht anders, als mit einem eleganten Aktenkoffer zur Arbeit zu gehen, weil er es seiner Stellung schuldig zu sein glaubt. Andere hängen ihr Leben lang an einer Tasche, die sie als Student oder Berufsanfänger lieben gelernt haben. Wie gesagt, das Prinzip »form follows function« hat eine gewisse Bedeutung, aber es entscheidet nicht allein, denn dann könnten wir alle unsere Unterlagen genausogut entweder in einer Einkaufstüte oder einem grellbunten Nylon-Rucksack herumtragen. Doch statt dessen werden bisweilen beträchtliche Summen in kalbslederne Aktentaschen und messingbeschlagene Koffer investiert, die vielleicht nicht die praktischste Transportmöglichkeit, aber sicherlich sehr schön sind. Beim Kauf einer Aktentasche sollte immer im Auge behalten werden, daß dieses Accessoire seinen Besitzer über viele Jahre hinweg – und viele Sprossen der Karriereleiter hinauf – tagtäglich zu den Orten seines Schaffens begleiten wird. Grund genug, sich für ein Modell zu entscheiden, das würdig ist, Ihr täglicher Begleiter zu sein. Legen Sie ein paar Mark mehr an und kaufen Sie sich eine Tasche, die Ihnen wirklich gefällt und die perfekt zu Ihnen paßt. Sie werden sie nie wieder hergeben wollen!

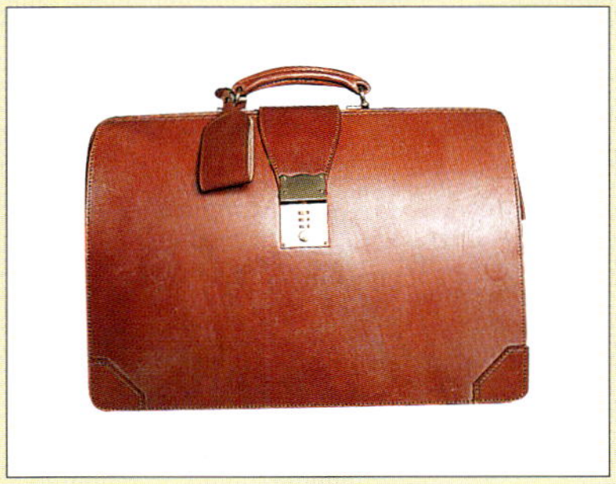

Die klassische Aktentasche. Als echtes Arbeitstier hält sie oft ein ganzes Berufsleben lang, auch wenn sie noch so sehr mit Aktenordnern oder dicken Gesetzestexten traktiert wird. Durch die breite Standfläche und den tiefen Schwerpunkt ist sie bei Pendlern in aller Welt beliebt, denn sie steht sicher.

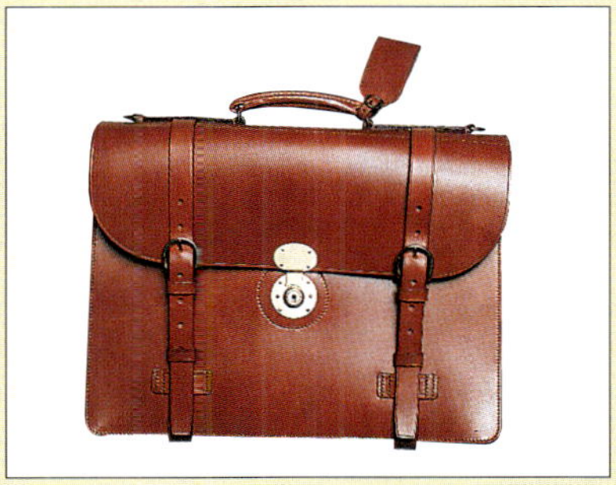

Sie ist der zweite große Klassiker unter den Aktentaschen, es gibt sie in zahllosen Variationen, doch das Grundprinzip ist immer gleich: die Rückwand der Tasche läuft in eine breite Lasche aus, die man über den Taschenkörper klappt und dann mit einer Schnalle oder einem Schloß verschließt. Der Platz ist hier aber begrenzt.

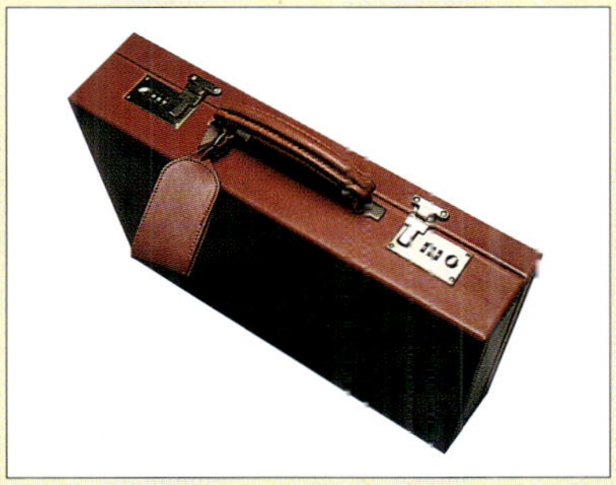

Bei moderneren Kofferformen schließen Deckel und Korpus bündig, was dem Koffer ein eher kistenartiges Aussehen verleiht. Die steife Konstruktion ist Vorteil und Nachteil zugleich. Empfindliche Inhalte sind zuverlässig geschützt, doch ein Ausdehnen bei eventueller Überladung ist nicht möglich.

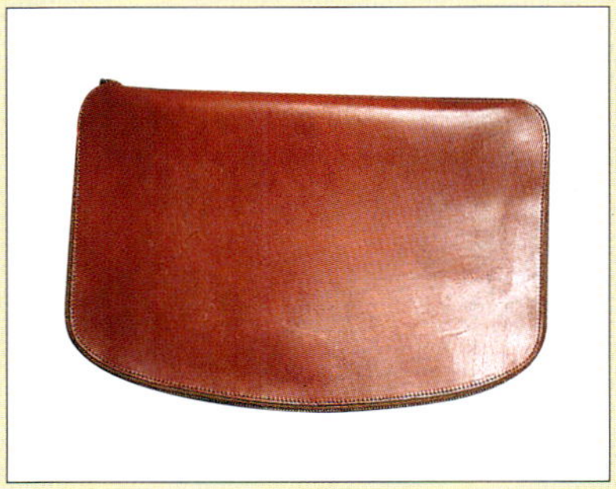

Dem Portfolio haftet im Gegensatz zu den sehr kaufmännisch wirkenden sonstigen Aktentaschen etwas Künstlerisches oder Intellektuelles an. Kenner wählen es in den typischen Brauntönen wie Chestnut oder Havanna.

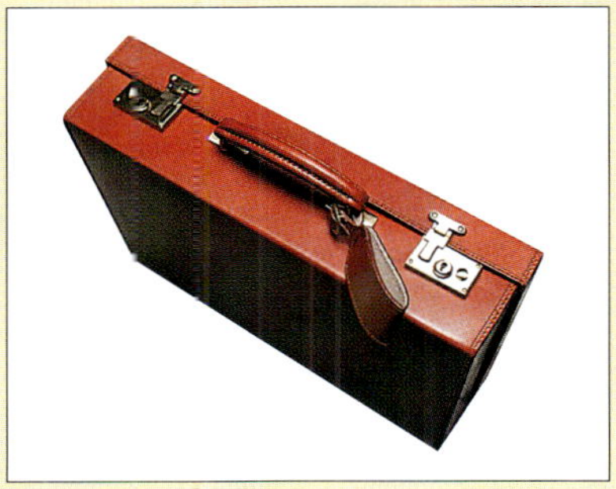

Die Urform des Aktenkoffers, wie sie noch heute in England gefertigt wird. Hier schließt der Deckel richtig über dem Korpus des Koffers. Am besten kaufen Sie solche Koffer in England bei Swaine, Adeney, Brigg & Sons.

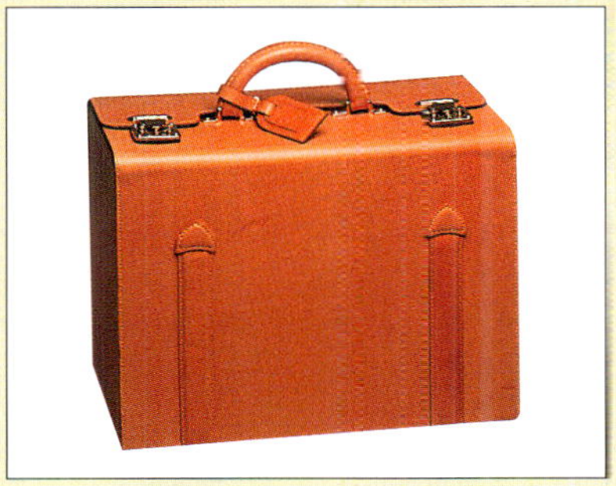

Dem Pilotenkoffer haftet wenig Eleganz an, seine Herkunft aus der Welt der Luftfahrt vermag ihm nur noch bedingt Charisma zu verleihen. Wer trotz allem auf den Pilotenkoffer schwört, sollte sich vielleicht für die hochwertige Version von Vuitton entscheiden.

The Original

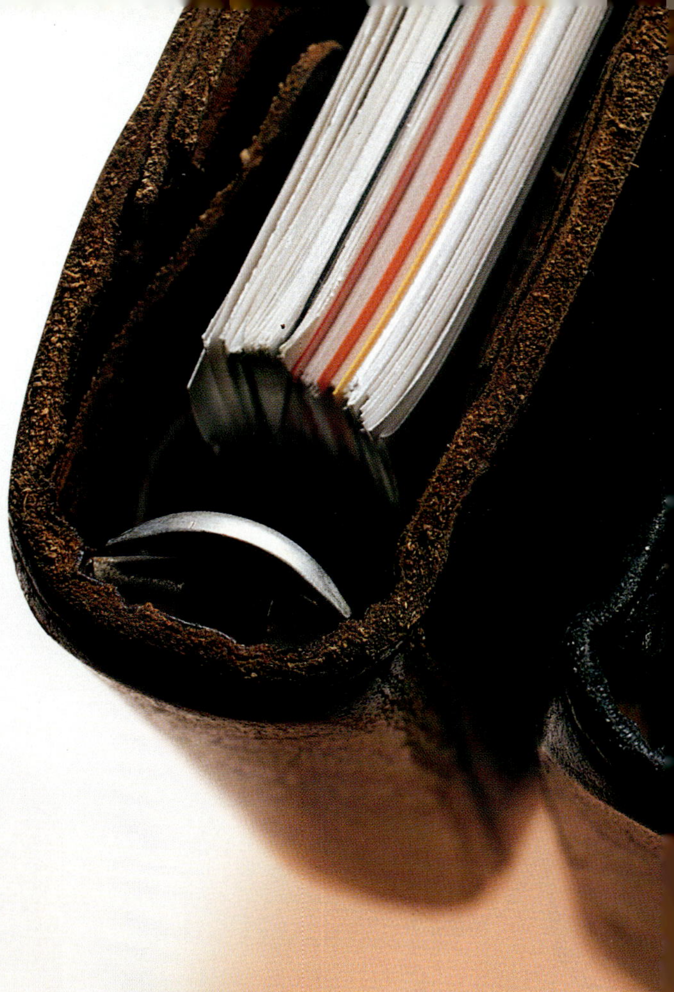

Die große Zeit des Filofax müßte eigentlich schon längst vorbei sein. Im Zeitalter von immer kleiner werdenden Computern, Mobiltelefonen, die Faxe versenden und empfangen, und einem weltumspannenden Datennetz erscheint es anachronistisch, seine persönlichen Notizen als Zettelsammlung mit sich herumzutragen. Aber vielleicht ist es gerade das, was den Filofax für viele immer noch so attraktiv macht. Das mehr oder minder große Ringbuch gibt Sicherheit. Es kann nicht abstürzen wie ein Computer, man kann damit nicht in ein Funkloch geraten, kurz, solange einem der handliche »personal organiser« nicht abhanden kommt, kann eigentlich nichts passieren. Insofern ist der Filofax heute noch genauso aktuell wie auch das gute alte gedruckte Buch, das trotz aller Konkurrenz durch CD-Rom und andere Datenträger hartnäckig seine Stellung behauptet. Seit 1921 gibt es den Filofax, der sich selbstbewußt als »The Original« bezeichnet. »Filofax« ist eine Wortkreation, die sich aus »file« (wie Akte oder Aktenordner) und »fax« (wie »facts«) zusammensetzt. Und der Name ist Programm: in einem kleinen Ringbuch werden alle Fakten gesammelt, die man braucht: Telefonnummern, Straßenkarten, Hoteladressen, Umsatzkurven – allesamt Daten, die das Leben erleichtern, aber nur dann etwas nützen, wenn sie im entscheidenden Moment zur Hand oder besser in seinem kleinen Ringordner sind. Man könnte meinen, daß die Welt auf so eine Erfindung nur gewartet hat, doch es dauerte eine Weile, bis der Filofax außerhalb Großbritanniens bekannt wurde. Erst in der Zeit, da Margaret Thatcher in England regierte, wurde die Welt auf den Filofax aufmerksam. In dieser Dekade, den achtziger Jahren, geriet der Filofax weltweit zum Erkennungszeichen der Yuppies, der »young urban professionals«. Dabei zielten frühe PR-Kampagnen bewußt darauf ab, dieses Image zu vermeiden. Es wurde betont, daß in England auch der Schüler und der arme Student einen Filofax benutzen. Zur Bekräftigung dieser Aussage ent-

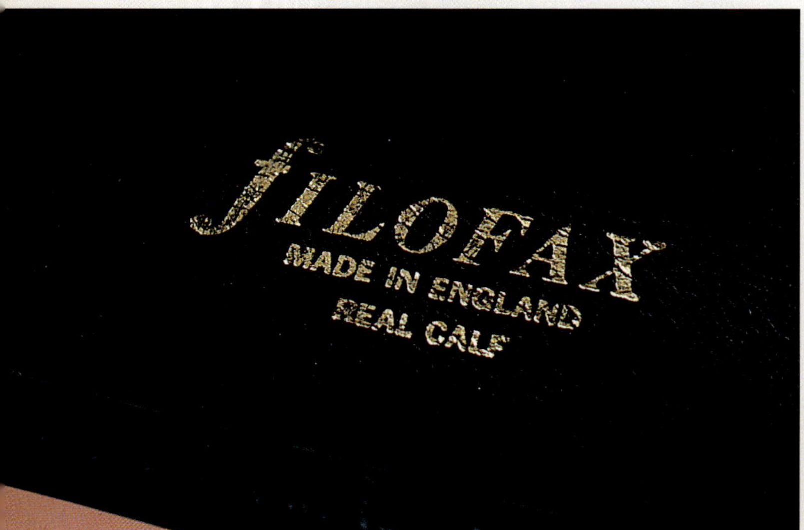

Beim Filofax zählt eigentlich das, was drin ist. Dennoch darf man vermuten, daß der internationale Erfolg des schmucken Ringordners weitaus geringer wäre, wenn das sinnreiche Innenleben in unansehnlichem Kunststoff oder billiger Pappe daherkäme.Es war ein Offizier, dem wir die Idee des Filofax zu verdanken haben. Doch als Colonel Disney 1921 die Firma Norman & Hill gründete, die bald den Vorläufer des heutigen »personal organiser« zu produzieren begann, hatte das Kind noch keinen Namen. Auf »Filofax« wurde es erst von Grace Scurr getauft, zunächst Sekretärin bei Norman & Hill und später Präsidentin des Unternehmens. Durch ihre Arbeit wurde der Grundstein für den internationalen Erfolg der praktischen Zettelsammlung gelegt. Die reiche Ernte fuhren jedoch David und Lesley Collischon ein, die Norman & Hill 1980 erwarben und ihre neue Firma, dem Produkt gemäß, in »Filofax« umbenannten. Sie machten Filofax zu dem, was es heute ist, zu einem Produkt mit unverwechselbarer Markenidentität – eben zu einem echten Original.

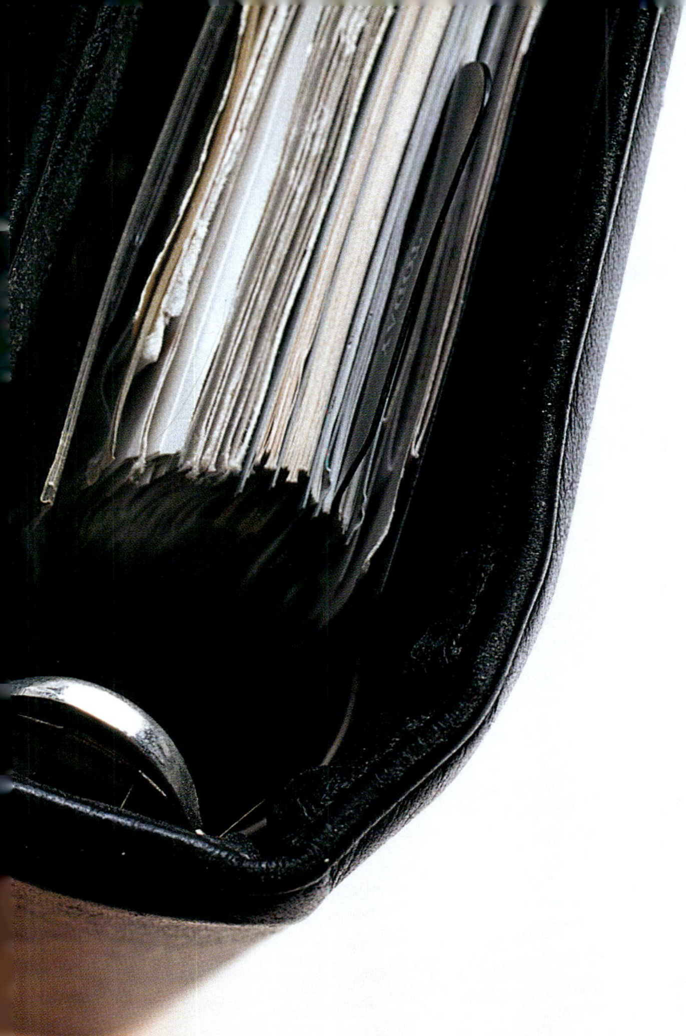

hält das Sortiment neben den kostspieligen »wallets« aus feinem Leder auch immer eine Sparversion aus Kunststoff. Doch der Ledereinband verleiht dem Filofax erst seinen urtümlichen und typisch englischen Charme. Und je abgegriffener und älter der »personal organiser« wirkt, desto besser. Da steht die edle Zettelsammlung ganz in der Tradition zahlreicher englischer Produkte, deren Abnutzungsspuren Patina genannt werden. Das Erfolgsgeheimnis des Filofax könnte auch so umschrieben werden: er ist so etwas wie ein Paar Schuhe von Church' s, in die man seine Termine eintragen kann, ein Stockschirm von Brigg mit eingebautem Telefonverzeichnis oder eine Wachsjacke von Barbour mit einer Liste der guten Jahrgänge des Bordeaux. Kurz, der Filofax ist herrlich englisch und fasziniert damit all jene Menschen, die nicht das Glück hatten, im Vereinigten Königreich geboren zu sein. Wer sich das Original im Ledereinband nicht leisten möchte, sollte versuchen, sich anders zu organisieren.Denn sich mit der schnöden Kopie eines echten Filofax blicken zu lassen, ist allemal stilloser, als mit Notizen auf diversen Papierschnipseln zu hantieren.

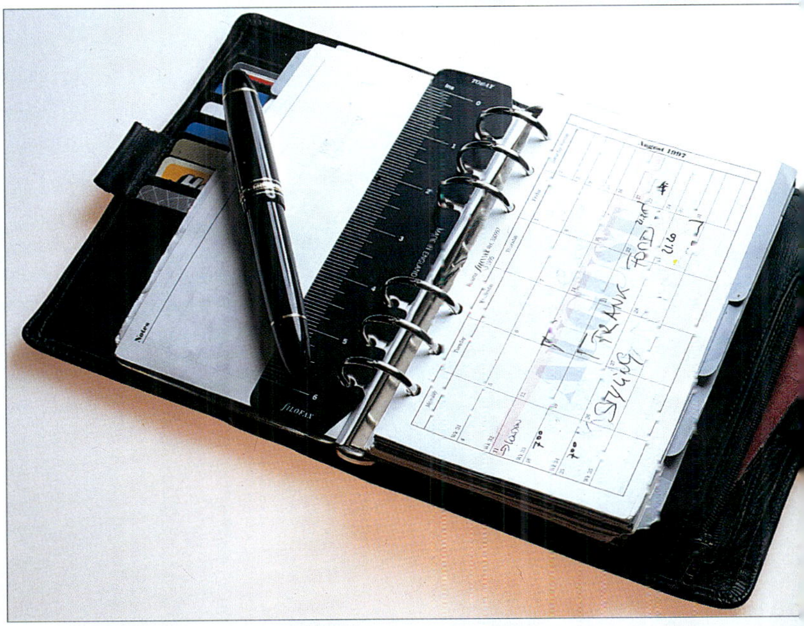

Der »personal organiser« von Filofax ist Notizbuch, Terminkalender, Adressenkartei, Telefonverzeichnis, persönliches statistisches Jahrbuch und noch vieles mehr – je nach individueller Bestückung des Ringbuchs mit Listen, Verzeichnissen und Datensammlungen. Die Fans dieses englischen Klassikers schwören jedenfalls, daß sie ohne ihren Filofax nicht leben könnten.

Stilvolles Reisen

Die Geschichte des Hauses Louis Vuitton beginnt offiziell mit seiner Gründung im Jahre 1854. Die Koffer, die der »malletier« Louis Vuitton damals anfertigte, waren nicht nur qualitativ besonders hochwertig, sondern auch leichter und flacher als die der Konkurrenz. Statt mit Leder bezog Louis Vuitton seine Koffer mit einem leimgetränkten Leinengewebe, so daß sie eine wasserabweisende Oberfläche bekamen. Diese Erfindung wurde schon bald kopiert, und Louis Vuitton sah sich gezwungen, 1873 die graue »toile Trianon« durch ein charakteristischeres beiges Leinen mit roten Streifen zu ersetzen. Um den Plagiatoren erneut einen Strich durch die Rechnung zu machen, war ein paar Jahre später wieder ein neues Streifenmuster fällig. Doch weil auch dieses Design kopiert wurde, entwarf der Sohn des Gründers, Georges Vuitton, einen ganz neuen Bezug im Schachbrettmuster, die »toile à damiers«. Damit dieses Muster nicht auch schon bald als Fälschung auftauchte, versah der junge Vuitton es mit der Inschrift »Louis Vuitton, marque déposée«. Damit waren die Koffer aus dem Hause Vuitton die ersten Produkte, die sichtbar einen Markennamen trugen (und natürlich heute noch tragen). Dieser energische Schritt der Selbstbehauptung war ein bemerkenswertes Ereignis in der Geschichte des Marketings und der Produktgestaltung, denn erstmals war erkannt worden, daß ein freier Wettbewerb mit dem unfairen Mittel der Fälschung einer etablierten Marke durchaus Schaden zufügen kann. Doch auch die »toile à damiers« schützte Vuitton nicht ausreichend vor Fälschungen. Und so ging Georges Vuitton noch einen Schritt weiter. Er kreierte die »toile Monogram«, einen Kofferbezug, dessen Muster das Monogramm des Hauses Louis Vuitton bewußt als Stilmittel einsetzt. Neben dem versetzten »LV« für Louis Vuitton enthält das Muster einen vierzackigen Stern in einer Raute und eine stilisierte Blume in einem Kreis. Diese Formen erinnern an die Verzierungen in spätgotischen Kathedralen, aber auch an die Malerei der Nabis-Bewegung, einer Richtung des Spätimpressionismus, bei der symbolistische und dekorative Elemente in die Bilder integriert wurden. So tragen in gewisser Weise alle Produkte des Hauses Vuitton die Signatur des Firmengründers als Garantieversprechen und als Schutz vor Fälschungen. Daß ausgerechnet diese Signatur zu den am häufigsten kopierten gehört, ist eine Ironie der Geschichte. Auch wenn Vuitton inzwischen über ein sehr umfangreiches Sortiment unterschiedlichster Lederwaren und Accessoires verfügt, sind Koffer und Taschen aller Art immer die eigentliche Domäne des Hauses geblieben, das als »malletier« begonnen hat und diesen Titel noch immer stolz in seinem inzwischen weltweit bekannten und geschätzten Firmennamen führt.

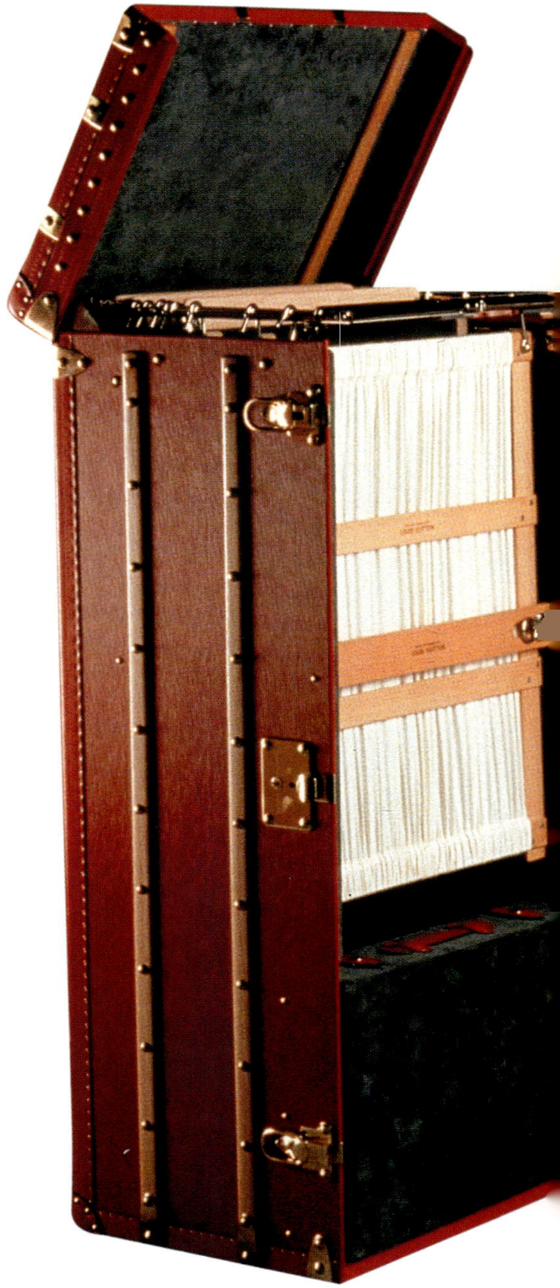

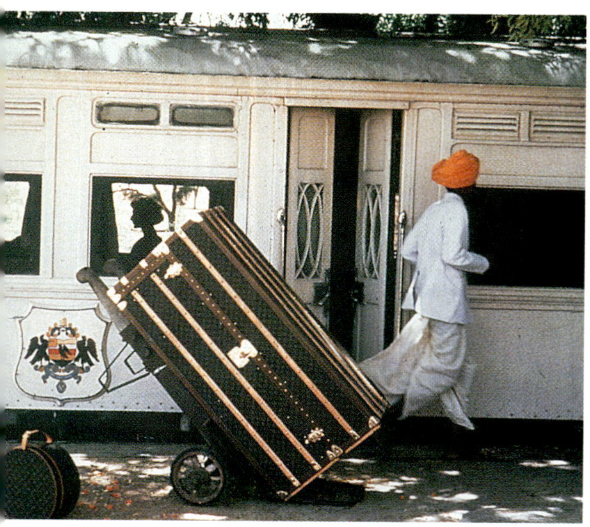

Mit großem Gepäck zu reisen, erscheint nur jenen als Anachronismus, die sich mit T-Shirt, Jeans und Turnschuhen für jeden Anlaß richtig gekleidet fühlen.

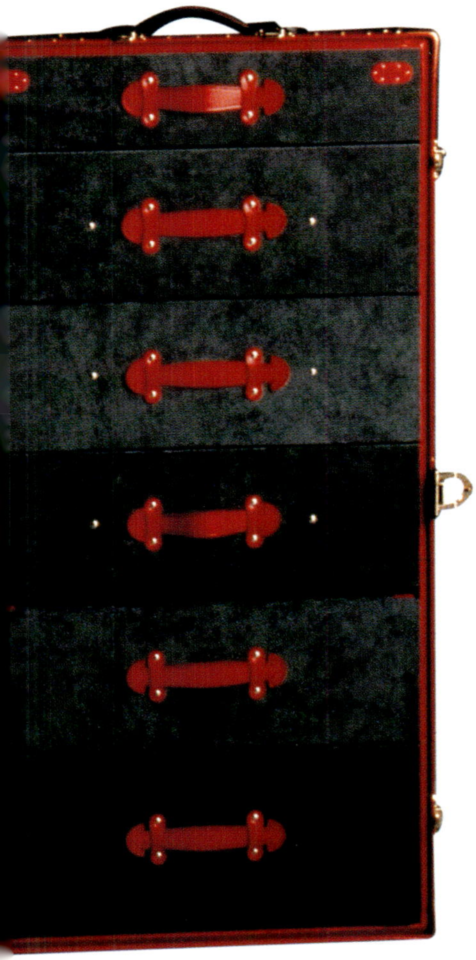

Der Schrankkoffer ist das Symbol für stilvolles Reisen. Das liegt nicht unbedingt an seinem Preis. Es ist vielmehr die Tatsache, daß er nur mit Hilfe servicebereiten Personals zu bewegen ist – das sich heute nur noch in den besten Hotels findet.

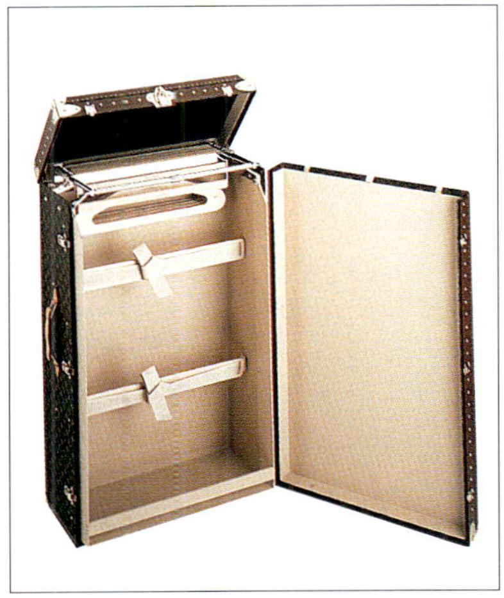

Für kürzere Reisen genügt ein kleinerer Schrankkoffer. Er ist aber immer noch groß genug, um für verschiedene Anlässe die richtige Kleidung mit sich führen zu können.

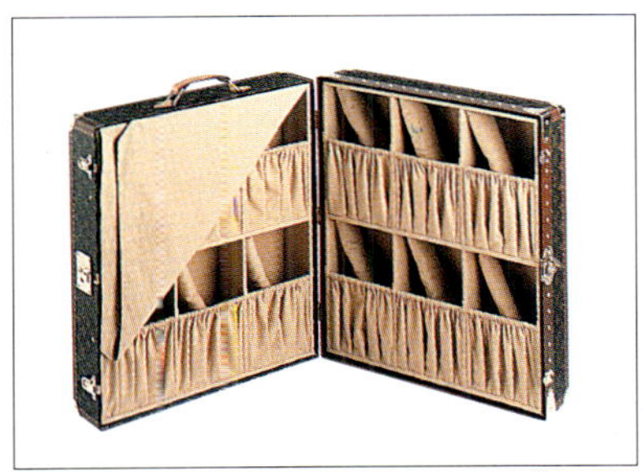

Auf Anfrage fertigt Vuitton einen speziellen Schuhkoffer, in dem je nach Modell acht oder zwölf Paar Herrenschuhe Platz finden, also die Schuhe für eine mehrwöchige Reise. Eine sehr gute Anschaffung, weil Schuhe in anderen Koffern viel Platz wegnehmen, aber eben unverzichtbar sind.

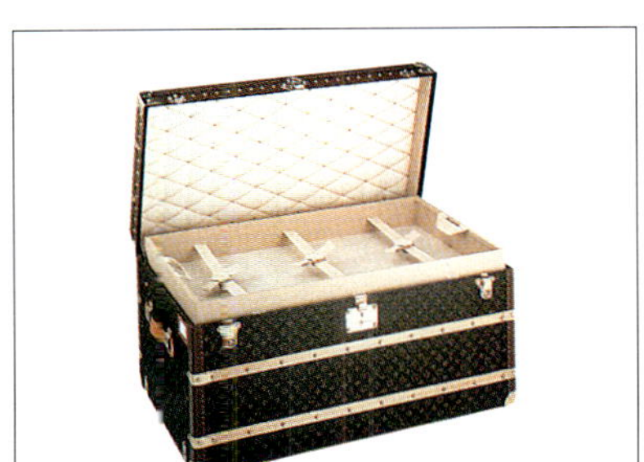

Den Kabinenkoffer gibt es in unterschiedlichen Größen mit herausnehmbaren waagerechten Unterteilungen. Er ist eine gute Alternative zum Schrankkoffer, da die Kleidung ordentlich zusammengelegt wie in einer Truhe ruht.

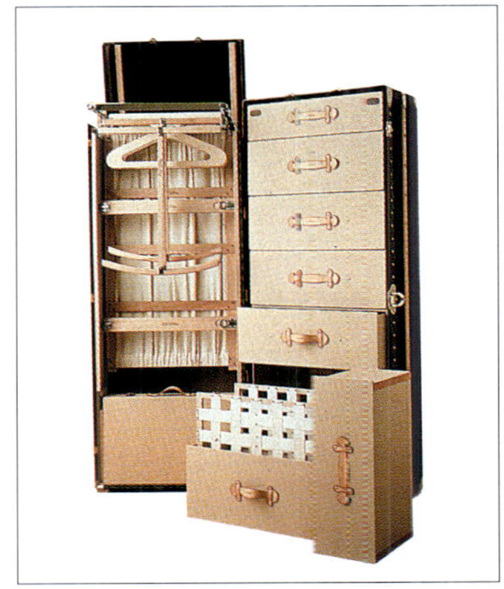

In einem solchen Schrankkoffer kann selbst eine große Garderobe ohne jegliche Knittergefahr transportiert und am Ziel der Reise aufbewahrt werden. Der Koffer ist je nach Ausstattung mehr Schrank oder mehr Kommode. Es gibt Ausführungen mit zahlreichen Schubladen, während andere mehr Platz für aufgehängte Kleidung bieten. Koffer dieser Art sind schnell und leicht gepackt, denn es wird einfach alles aus Schrank oder Kommode in die vorgesehenen Abteilungen geräumt – und schon kann die Reise losgehen.

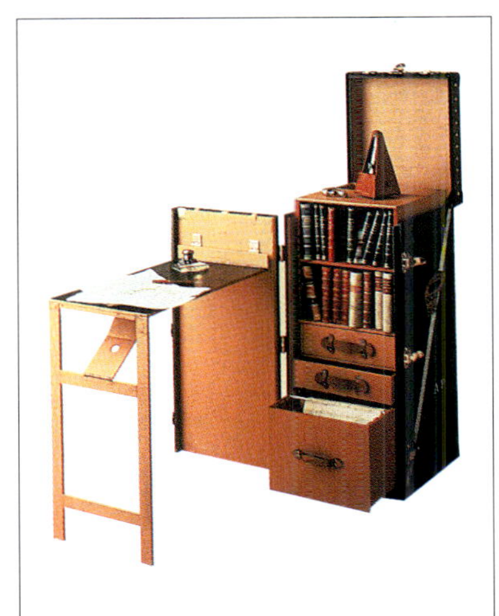

Für Reisende, die gern ihren eigenen Schreibtisch dabeihaben, empfiehlt sich der Reise-Sekretär »Stokowski«, der 1936 für den Dirigenten Leopold Stokowski entworfen wurde und heute zum festen Teil des Sortiments gehört.

Für die Kurzreise

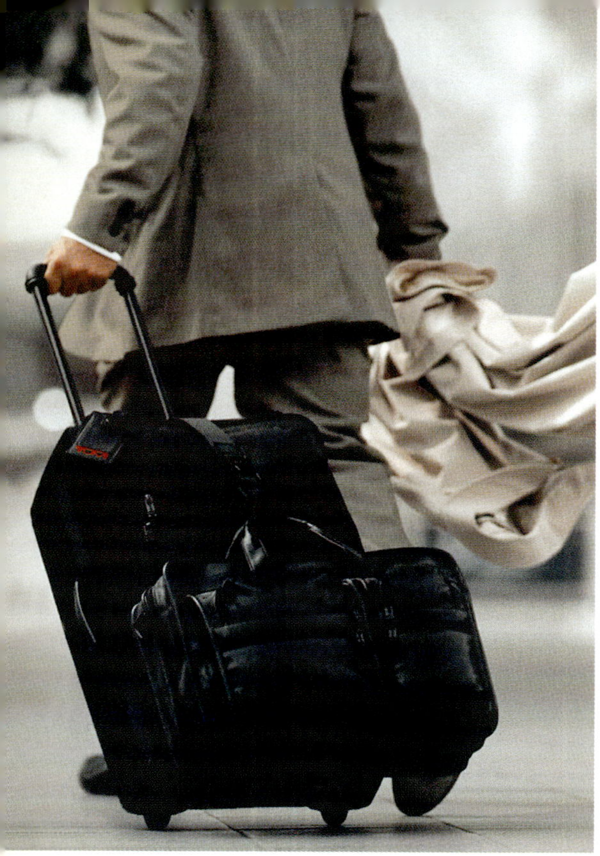

Rollende Reisetaschen sind bei inneramerikanischen Flügen die idealen Flugbegleiter.

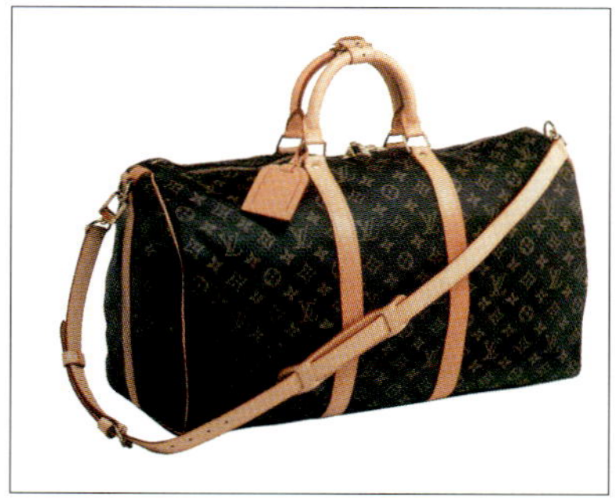

Der Keepall von Vuitton ist die Reisetasche schlechthin. Es gibt sie in dieser Form seit 1924. Je nach Modell kann man den Keepall als Handgepäck mit ins Flugzeug oder als »overnight bag« mit ins Wochenende nehmen. Klassisch ist der Keepall in der »toile Monogram«, es gibt ihn aber auch in verschiedenen Lederausführungen.

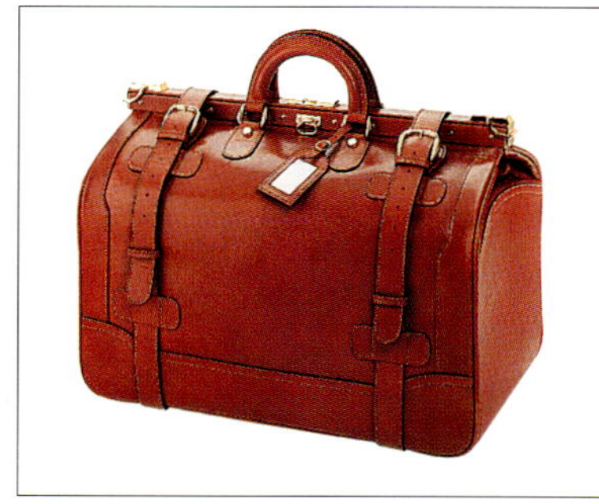

Reisegepäck aus Leder – egal ob Koffer oder Tasche – ist auf Flugreisen nur dann sinnvoll, wenn es mit an Bord genommen werden kann. Für Autoreisende gelten derlei Einschränkungen nicht. Wer für ein kurzes Wochenende nur eine Minimalgarderobe braucht, greift gern zum Gladstone Bag. Es gibt den Klassiker von zahlreichen Herstellern, so zum Beispiel von Asprey in der Londoner Bond Street.

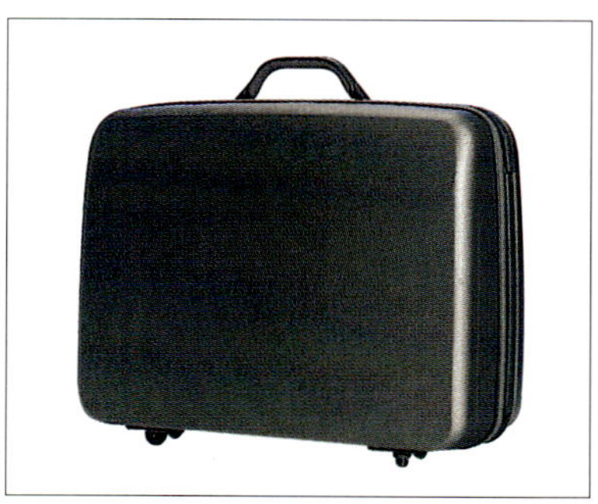

Die Wurzeln der Marke Samsonite reichen in das Jahr 1910 zurück. Damals gründete Jesse Shwayder in Denver (Colorado) eine Kofferfabrik. Das Familienunternehmen produzierte bereits in den zwanziger Jahren besonders stabile Reisekoffer namens »Samson« in Serie. 1958 wurde der Hartschalenkoffer mit Aluminiumrahmen geboren. Das stromlinienförmige Design der fünfziger Jahre hat auch heute noch Bestand – und das Sortiment von Samsonite beinhaltet stets Modelle, die an diesen unverkennbaren Look anknüpfen. Für Flugreisen ist der widerstandsfähige Samsonite immer noch die erste Wahl.

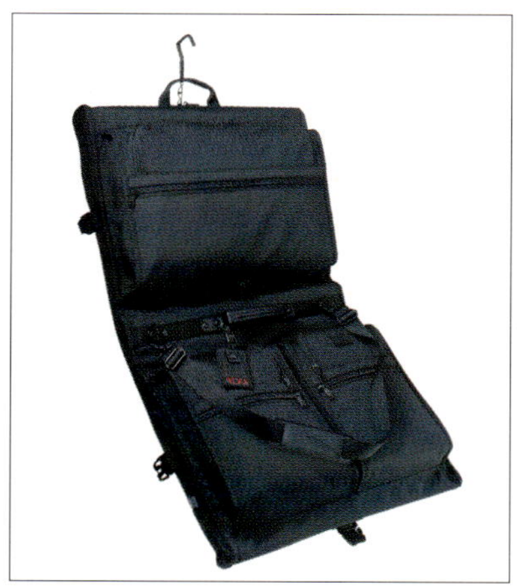

Der Kleidersack darf meist auch in Europa mit in die Kabine genommen werden, wenn er flach ist und wirklich nur seinen Zweck als Schutzhülle erfüllt. In einem Kleidersack ursprünglichster Machart findet tatsächlich nur ein einzelner Anzug Platz. Der Haken des Bügels, auf dem der Anzug hängt, ist oft gleichzeitig der Griff des Kleidersacks. Wenn irgend möglich, sollte man den Anzug samt Hülle während der Reise in eine hängende Position bringen. Größere Kleidersäcke, die mehrere Kleidungsstücke aufnehmen können, haben oft den Nachteil, daß der Inhalt – und besonders der Anzug – zerknautscht wird. Hier ist der Koffer meist die bessere Lösung.

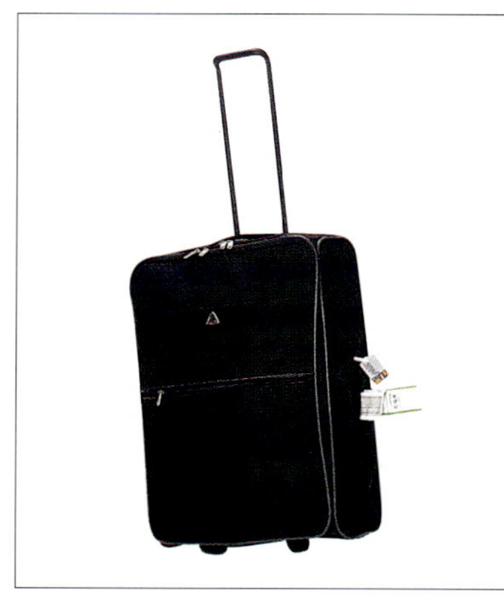

Die amerikanische Marke Tumi produziert extrem belastbares Reisegepäck aus einem Nylongewebe, das ursprünglich für kugelsichere Westen entwickelt wurde. Die Stärke von Tumi ist das bestens durchdachte Kabinengepäck, das in den USA in größerem Umfang mitgeführt werden darf. Für Flüge innerhalb Europas gibt es kleiner dimensioniertes Bordgepäck. Es eignet sich besonders für Vielflieger, denen Funktionalität vor Eleganz geht.

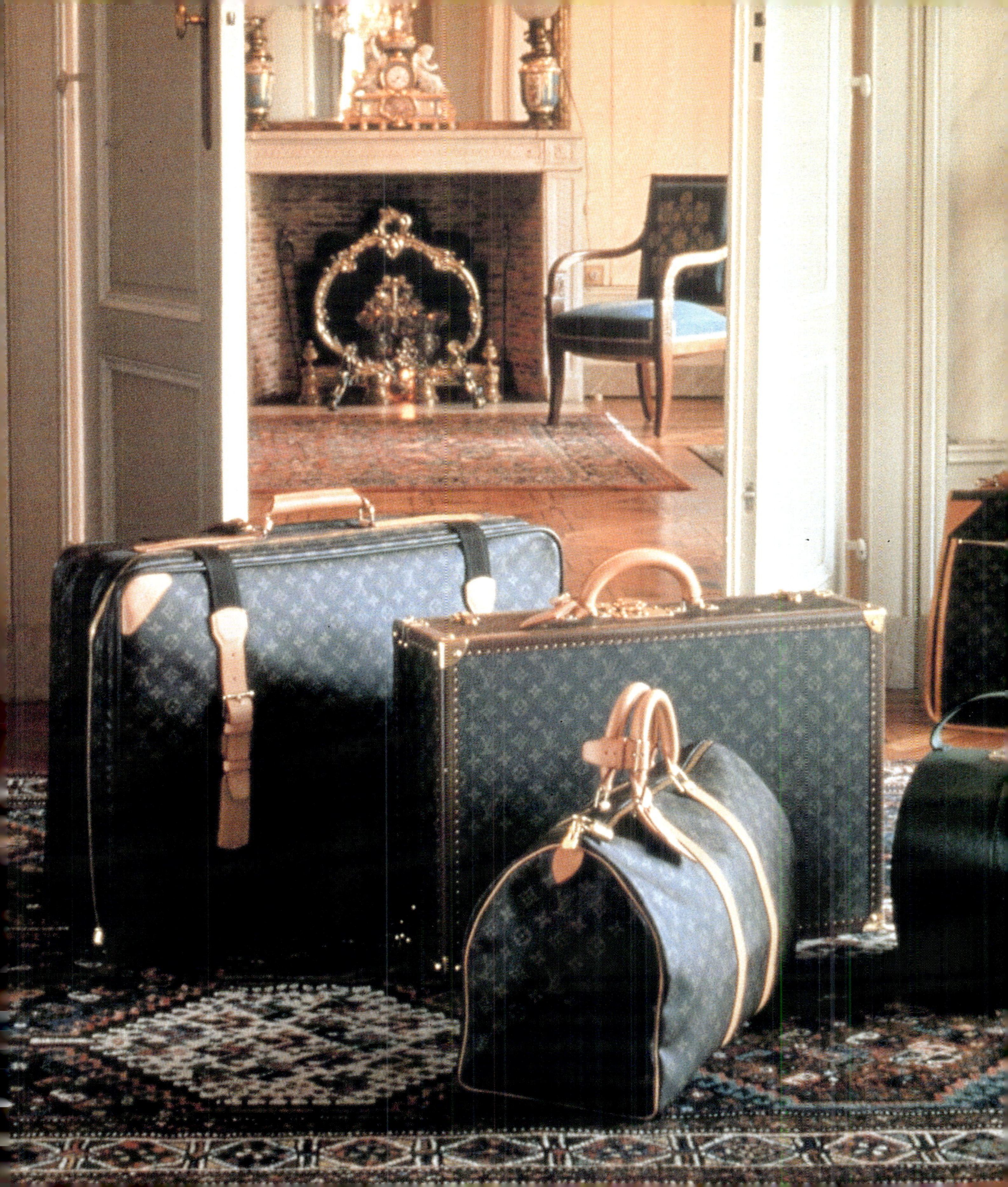

Der Dreh mit der Jacke

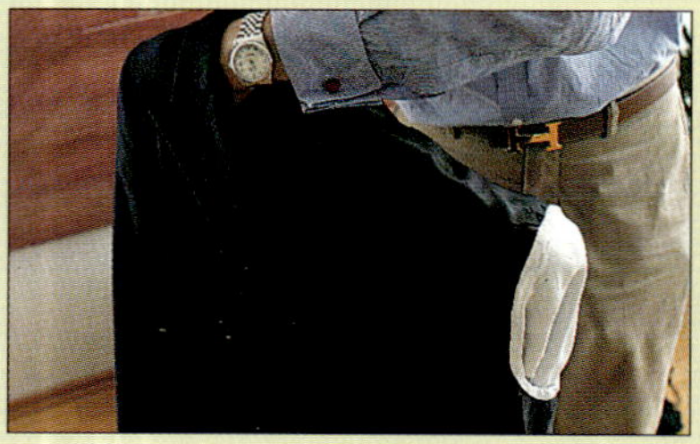

Zunächst wird bei der einen Hälfte der Jacke das Innere nach außen gewendet. Dazu stülpen Sie die eine Schulter vollständig nach außen um.

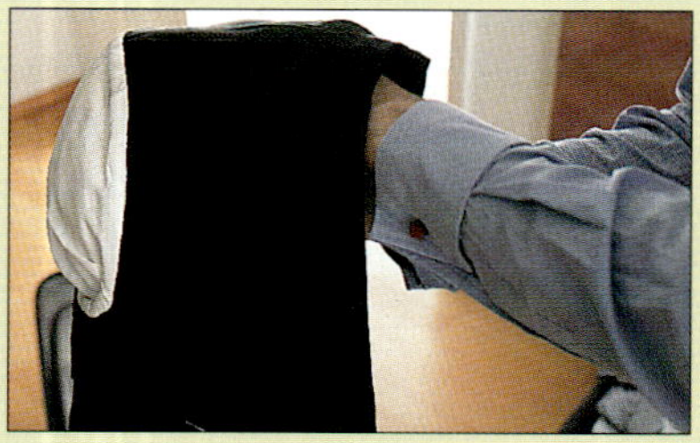

Die nicht nach außen gewendete Seite der Jacke wird nun sorgfältig in die andere nach außen gestülpte Schulter geschoben.

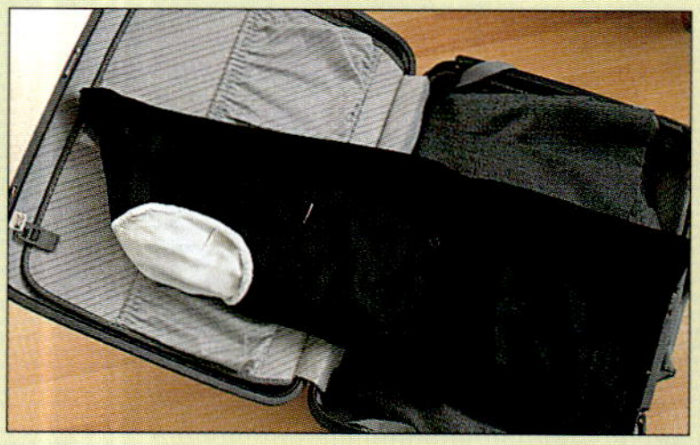

Das umempfindliche weil unsichtbare Innenfutter der Jacke liegt nun außen. Die ineinandergeschobenen Schultern sind gegen Druck geschützt.

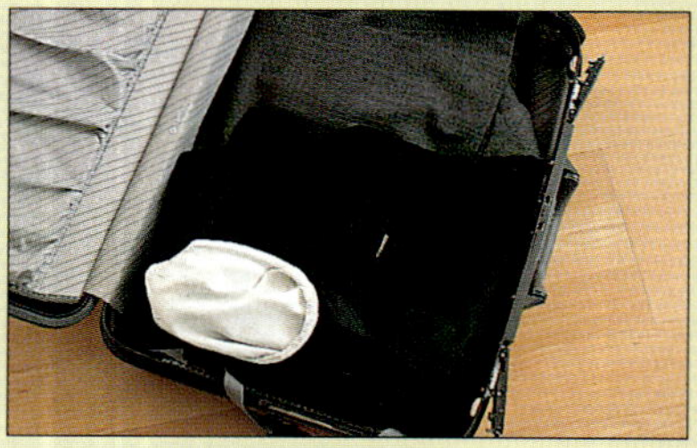

Die einmal in der Mitte gefaltete Jacke ist nun zu einem handlichen und umempfindlichen Paket geworden, das in jede Reisetasche paßt.

Koffer, richtig gepackt

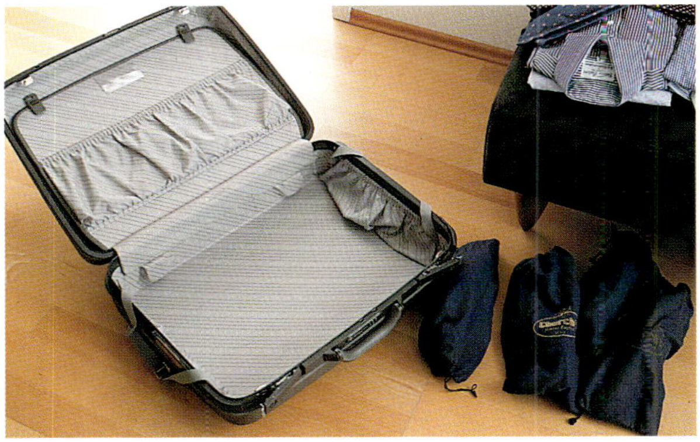

Es gibt viele verschiedene Arten, einen Koffer zu packen. Vorrangig sollte dabei darauf geachtet werden, die empfindliche Anzugjacke vor Quetschung zu schützen.

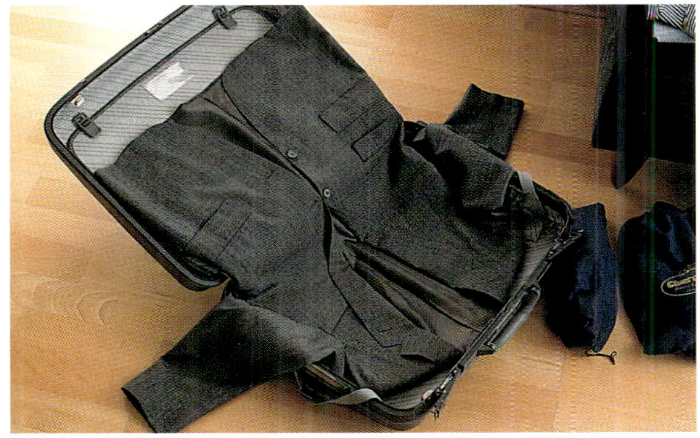

Wir gehen von zwei mitzunehmenden Anzügen aus. Man beginnt damit, daß die erste Jacke mit der Front nach oben auf den Boden des Koffes gelegt wird. Die andere falten wir wie links gezeigt und legen sie dann auf den anderen Anzug.

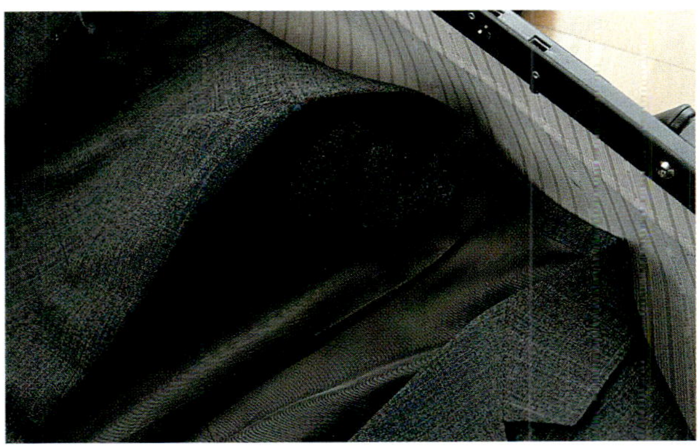

Die Schultern der Jacken werden mit zusammengerollten Strümpfen oder Unterhosen ausgestopft, so daß sie später nicht vollständig plattgedrückt werden kann. Bei der links gezeigten Methode stopfen wir die Schulter mit der anderen Seite der Jacke aus.

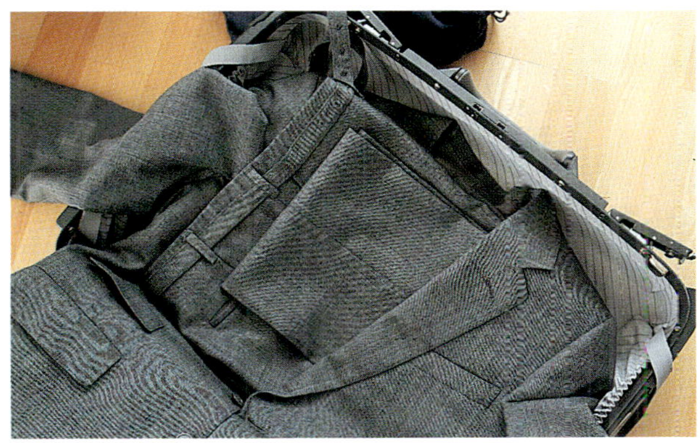

Die entlang der Bügelfalte zusammengelegte Hose wird nun jeweils unter die Brust des Anzugs gelegt. Sie schützt die Jacke davor, zu sehr zusammengepreßt zu werden. Schließlich soll ihre Brust die leicht dreidimensionale Ausformung behalten

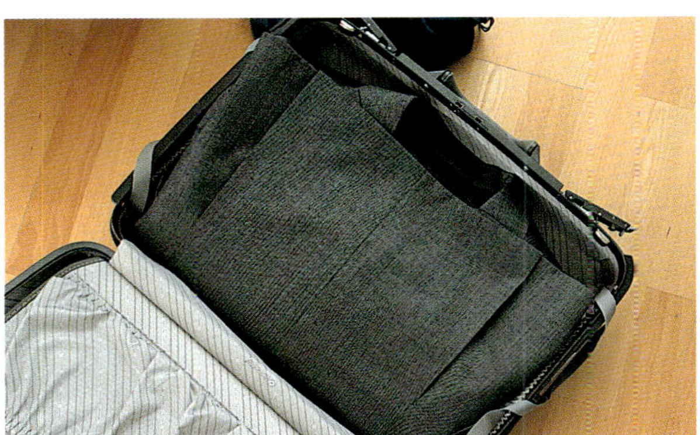

Die Ärmel und die unteren Teile der Jacken werden nun über der Brust zusammengefaltet. Kragen und Ärmel können zusätzlich ausgestopft werden. Dazu kann auch Seidenpapier verwendet werden.

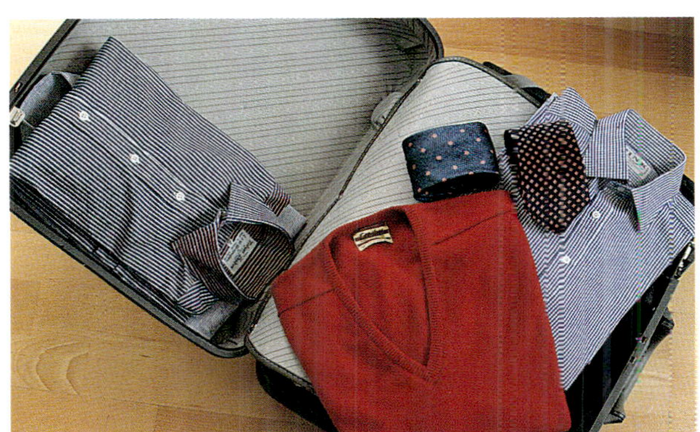

Die obere Kofferhälfte unter der Packplatte kann nun mit einem Pullover ausgefüllt werden. Die Schuhe, die im Koffer mitreisen, sollten an der Unterseite des Koffers verteilt werden, damit sie nicht nach unten rutschen, wenn der Koffer aufrecht steht.

Der Spazierstock

Es gab Zeiten, da ging ein Herr nicht ohne Spazierstock aus, ebensowenig wie ohne Hut oder ohne Handschuhe. Heutzutage ist es genau umgekehrt, kaum ein Mann würde sich mit einem Spazierstock auf die Straße wagen. Wir reden hier wohlgemerkt vom Spazierstock und nicht etwa vom Krückstock, der als Gehhilfe benutzt wird. Auch wenn der Spazierstock ursprünglich seinem Träger als Stütze und auch als Waffe diente, ist er seit Beginn des 20. Jahrhunderts nur noch ein Accessoire. Antiquitätenhändler haben meist eine große Auswahl historischer Exemplare vorrätig, und die große Vielfalt an Verzierungen, Materialien und Beschlägen verrät die einstmalige Popularität des Stocks. Obwohl heute völlig überflüssig und ohne jegliche Bedeutung für die Mode, geht von dem guten alten Spazierstock eine gewisse Faszination aus. Wir nehmen ihn gern zur Hand und stellen uns vor, wie es wohl wäre, nach Art unserer Vorväter mit Stock und Hut zu flanieren. Zudem haftet dem Stock etwas Feierliches an, er verleiht dem Auftritt eine gewisse Formalität, und tatsächlich ist ein reichverzierter Stab in vielen Kulturen dieser Welt ein Zeichen von Würde und Autorität. Die Freude an schönen Spazierstöcken läßt manchen Mann zum Sammler werden, doch selbst wer mehrere Dutzend zu Hause hat, wird kaum je damit auf die Straße gehen. Lediglich ausgesprochene Exzentriker tun dies, die meisten Männer warten darauf, daß Alter oder Gebrechlichkeit Grund oder Vorwand liefern, um endlich einmal mit einem schönen Stock ausgehen zu können.

❶ Wer der Stütze bedarf, wird einen entsprechenden Krückstock wählen. Der Griff ist so geformt, daß er der Hand genügend Halt und Auflagefläche bietet. Es gibt viele formschöne und auch elegante Krückstöcke, die diese Anforderungen erfüllen und gut mit einem stilvollen Äußeren harmonieren oder es sogar vervollkommen.

❷ Dieser Klassiker eignet sich als Krückstock und als Wanderstab. Bei längeren Wanderungen entlastet er die Gelenke des Bewegungsapparates tatsächlich in nicht unerheblichem Maße. Für den Einsatz auf weichen Untergründen empfiehlt sich eine Metallspitze, die guten Halt bietet. Auf glatten Böden kann die Spitze mit einem Gummiüberzug versehen werden, um auch hier das Abrutschen zu vermeiden.

❸ Auf dem Lande sind rustikalere Stöcke angebracht. Sie dienen nicht nur als Stütze, sondern auch dazu, übermütige oder gar aggressive Hunde abzuwehren, sich den Weg durch Unterholz oder Gestrüpp zu bahnen oder die Festigkeit einer Eisdecke zu prüfen. Jäger benutzen gern nahezu mannshohe Stöcke, um ihre Büchse anzulegen, wenn keine andere Auflage greifbar ist. Auch im Gebirge sind lange Stöcke sehr hilfreich, besonders beim Abstieg in unwegsamem Gelände.

❹ Wer auf Spaziergängen schnell durstig wird, sollte bei Brigg in London den Spazierstock mit eingebauter Trinkflasche erstehen. Der Behälter im Reagenzglas-Format ist unter dem Silberknauf verborgen.

❺ Der schwarze Stock mit Silberknauf ist der klassische elegante Stock. Er paßt hervorragend zur Abendgarderobe, aber auch zum dunklen Anzug oder Cut. Ein solcher Stock wird oft gewählt, wenn der Träger nicht den Eindruck von Gebrechlicheit erwecken will, obwohl er vielleicht durchaus eine Gehhilfe benötigt. Der Stock mit Silberknauf ist zu elegant, um im mindesten an einen Krückstock zu erinnern, und so bleibt es das Geheimnis seines Besitzers, ob der Stock Zierde oder Stütze ist.

❻ Die menschliche Lust, Gebrauchsgegenstände zu verzieren, hat natürlich nicht vor dem Gehstock Halt gemacht. Es gibt eine unendliche Vielfalt von Motiven und Macharten, sehr beliebt sind geschnitzte Tierköpfe aus Holz, Horn, Bein oder Halbedelsteinen. Meist sind solche Stöcke Teile von Sammlungen und werden nur selten gemäß ihrer eigentlichen Bestimmung genutzt.

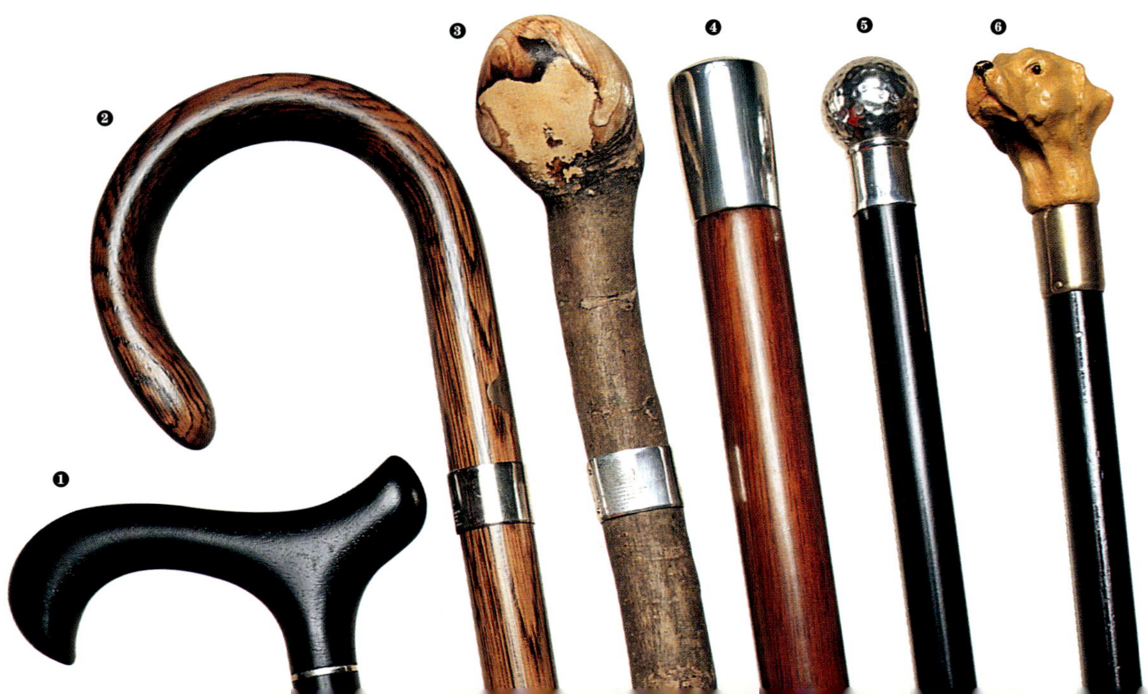

Das Reiseplaid

Obwohl es ursprünglich aus den Zeiten stammt, in denen sich Reisende in zugigen Pferdekutschen gegen die Kälte schützen mußten, kann das Reiseplaid auch heute noch hervorragende Dienste leisten. Nicht umsonst finden wir es – meist als handliche Rolle und durch ein Ledergeschirr zusammengehalten – im Sortiment aller großen Sattlereien und Gepäckhersteller. Man muß wirklich nicht besonders kälteempfindlich sein, um auf Reisen die Vorzüge einer warmen Decke schätzen zu lernen. Im Sommer kann ein klimatisiertes Zugabteil bei längerem Stillsitzen zum Kühlschrank werden. Erst recht im Winter, wenn das Abteil mit strikten Heizungsgegnern geteilt werden muß. Auch im Flugzeug leistet das Reiseplaid gute Dienste, denn der Segen der Klimaanlage wird auch hier schnell zum Fluch, wenn man auf einem Langstreckenflug einnickt und dann durchgefroren aufwacht. Natürlich kann das Flugzeugpersonal um eine Decke gebeten werden, doch wer möchte sich schon in etwas einhüllen, von dem niemand weiß, wann es zuletzt gereinigt wurde und wer es vorher benutzt hat. So sei das Reiseplaid vor allem jenen empfohlen, die einen gesteigerten Wert auf Reinlichkeit legen. Zudem kann das persönliche Reiseplaid der unpersönlichen Umgebung eines Hotelzimmers eine vertraute Note geben. Es ist einfach ein schönes Gefühl, sich auf einem fremden Sofa in die eigene Decke einwickeln zu können, den vertrauten Duft von zu Hause einzuatmen und zu wissen, daß diese Decke bis zur Abreise noch auf dem gemütlichen Sessel im Wohnzimmer gelegen hat. Doch das Reiseplaid ist nicht nur gern unterwegs, sondern liebt ebenso den Aufenthalt im Garten. Dort, wie überall in der Natur, ist es nämlich bestens geeignet, um sich zu einem Picknick oder zur Rast auf dem Rasen niederzulassen. Entsprechend führen Zuschauer auf Freiluft- und Sportveranstaltungen oft eine Plaidrolle mit sich, weil eine Decke auf windigen Zuschauerrängen und harten Sitzplanken bestens schützt und wärmt. Im Auto leistet ein Plaid ebenfalls ausgezeichnete Dienste: bei Fahrten im offenen Cabrio, für ein Nickerchen des Beifahrers oder als letzte Rettung vor der Kälte, wenn man im Winter im Stau steckt. All diese Verwendungsmöglichkeiten lassen sich der Plaidrolle nicht ansehen, wenn sie unscheinbar auf der Reisetasche liegt und auf ihren Einsatz wartet. Und der erfolgt mit Sicherheit, denn es gibt unzählige Situationen, in denen sich diese Investition als lohnenswert erweist.

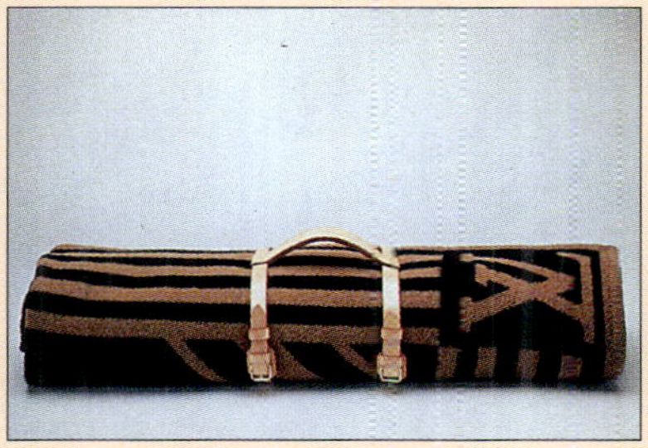

Auch in der Literatur ist die Plaidrolle verewigt worden. Im ersten Kapitel des »Zauberberg« von Thomas Mann wird sie in ihrem klassischen Anwendungsbereich beschrieben: »Hans Castorp [...] befand sich allein mit seiner krokodilsledernen Handtasche, [...] seinem Wintermantel, der an einem Haken schaukelte, und seiner Plaidrolle in einem kleinen grau gepolsterten Abteil; [...].« Der Geschäftsreisende kann das Reiseplaid ebenso gut gebrauchen. Es verhindert, daß man sich bei längerem Stillsitzen im Fond eines Wagens oder in einem Zugabteil verkühlt. Auch bei einem kleinen Nickerchen im Flugzeug leistet es der Bequemlichkeit gute Dienste.

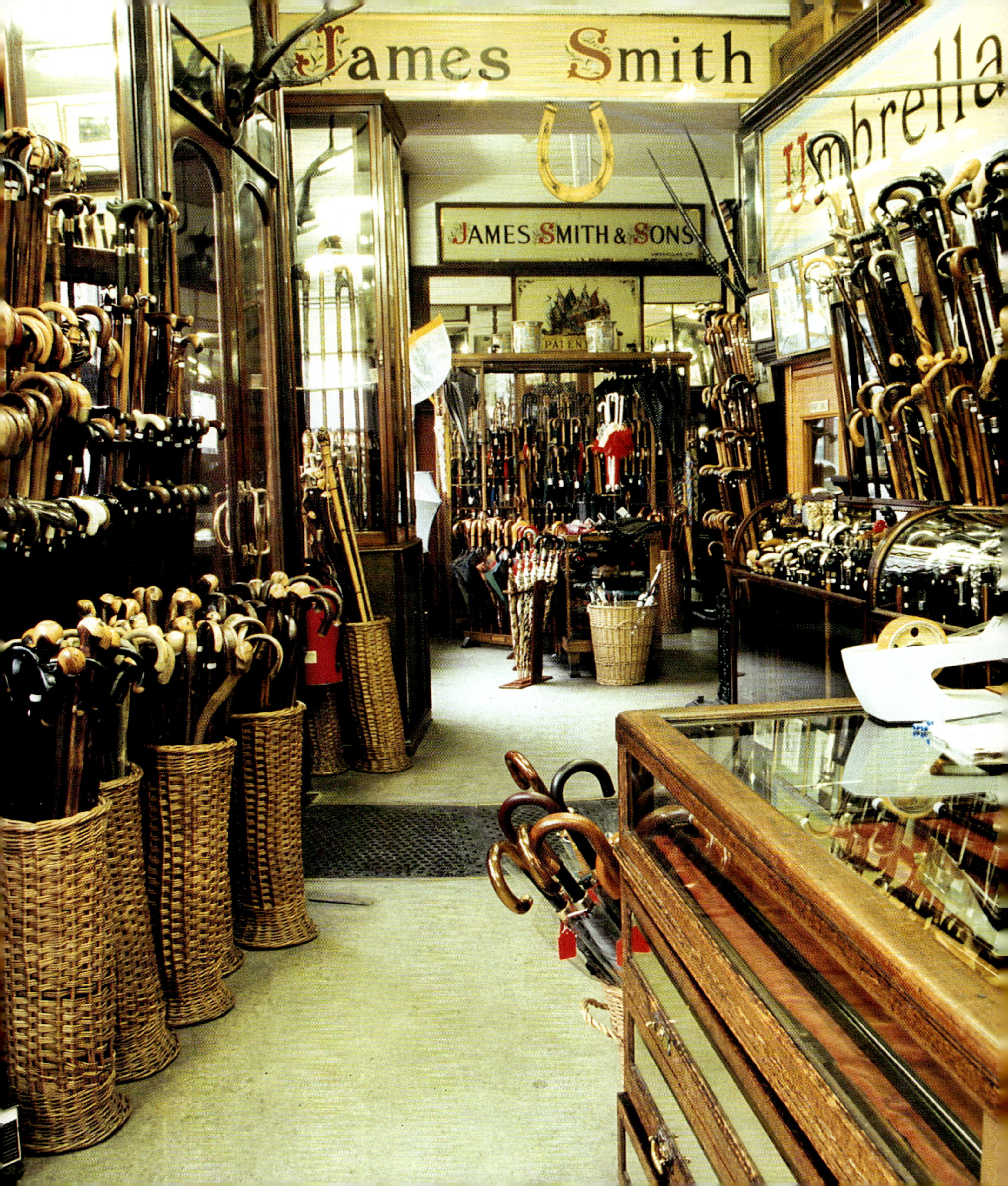
James Smith
Umbrella
JAMES SMITH & SONS
PATENT

Keine Angst vorm Regen

Der Schirm ist keineswegs eine Erfindung unserer Tage, das tragbare Dach gegen Regen oder auch zu starken Sonnenschein ist der Menschheit schon seit Jahrtausenden bekannt (er findet sich in der Kunst der Griechen und Römer ebenso wie im China längst vergangener Tage). Allerdings muß er in Europa über längere Zeiten in Vergessenheit geraten sein, denn in London wurde er der Legende nach erst 1756 von einem Jonas Hanway eingeführt. Die Reaktionen auf das aufspannbare Dach gegen den berüchtigten Londoner Regen reichten von Amüsement bis hin zu strikter Ablehnung. Die Droschkenkutscher zum Beispiel sahen in dem Regenschirm eine unliebsame Konkurrenz. Auch die vornehme Welt war zunächst skeptisch, denn der Besitz eines Schirms konnte den Schluß nahelegen, daß man keine Kutsche besäße. Dennoch setzte sich der Schirm nach und nach durch, vermutlich in Ermangelung wirkungsvoller Regenkleidung und weil jeder von einem Schauer überrascht werden kann, selbst der Besitzer einer eigenen Kutsche. Allerdings waren die frühen Modelle noch recht unhandlich und schwer. Die heutige Form des Schirms verdanken wir einem gewissen Samuel Fox, der die Konstruktion des Gestänges entscheidend verbesserte und dafür sorgte, daß es im geschlossenen Zustand eng und gleichmäßig anlag. Trotz seiner unbestreitbar eleganten Form führen heute nur noch wenige Herren einen Stockschirm mit sich. Wer seine Kutsche dabeihat, heute in Form eines Automobils, braucht den Schirm noch weniger als der Benutzer öffentlicher Verkehrsmittel. Der wird am ehesten dazu neigen, einen aufklappbaren Regenschutz mit sich zu führen. Allenfalls bei Spaziergängen greifen wir regelmäßig zum Stockschirm, weil er bei trockenem Wetter gute Dienste als Spazierstock leistet und bei Regen hervorragend schützt. In der Stadt findet sich immer ein Ort, um sich unterzustellen, bei einem Gang über die Felder oder durch einen weitläufigen Park ist der Schirm dagegen oft die einzige Rettung vor dem Regen. Und auch zu zweit läßt sich dann wohl beschützt und sehr behaglich das Ende des Platzregens abwarten...

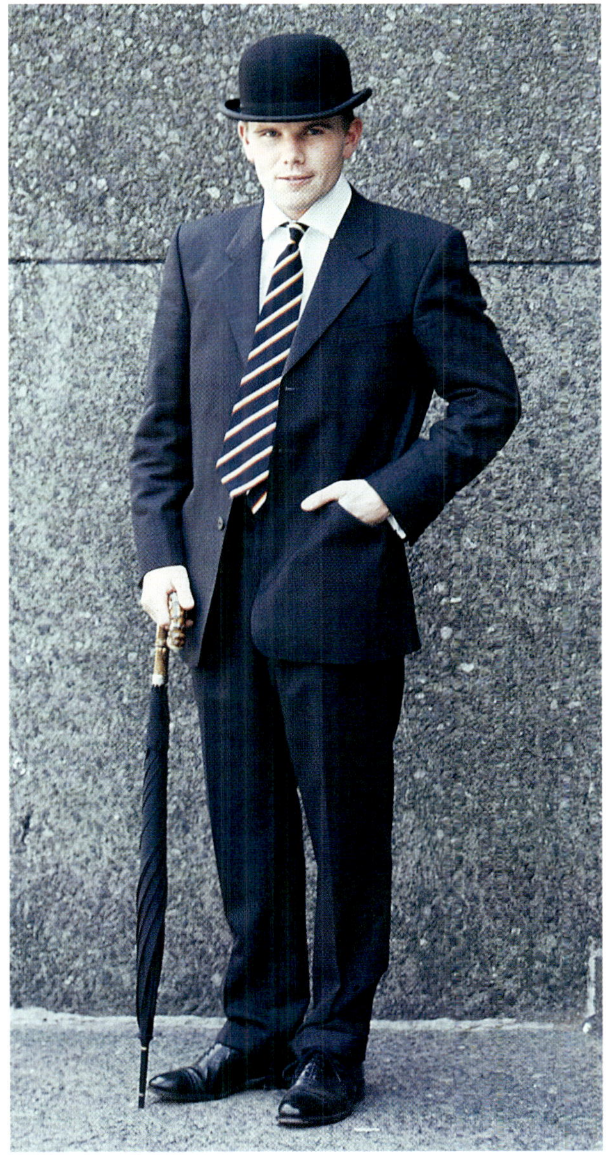

Im Londoner Stadtteil St. James's ist die Wahrscheinlichkeit am größten, einen echten englischen Gentleman samt Stockschirm anzutreffen. Wer dazu noch einen Bowler trägt, ist meist ein Gardesoldat in Zivil.

Wer mit den drei Schirmlängen von Brigg nicht zurechtkommt, kann sein Glück bei James Smith & Son in der New Oxford Street Nr. 53 versuchen. Hier werden die Stöcke der Schirme am unteren Ende nicht von vorneherein auf eine bestimmte Länge gekürzt, sondern erst, wenn das richtige Maß für den Kunden ermittelt ist. So entstehen Zwischengrößen, die oft genau das bieten, was gesucht wird.

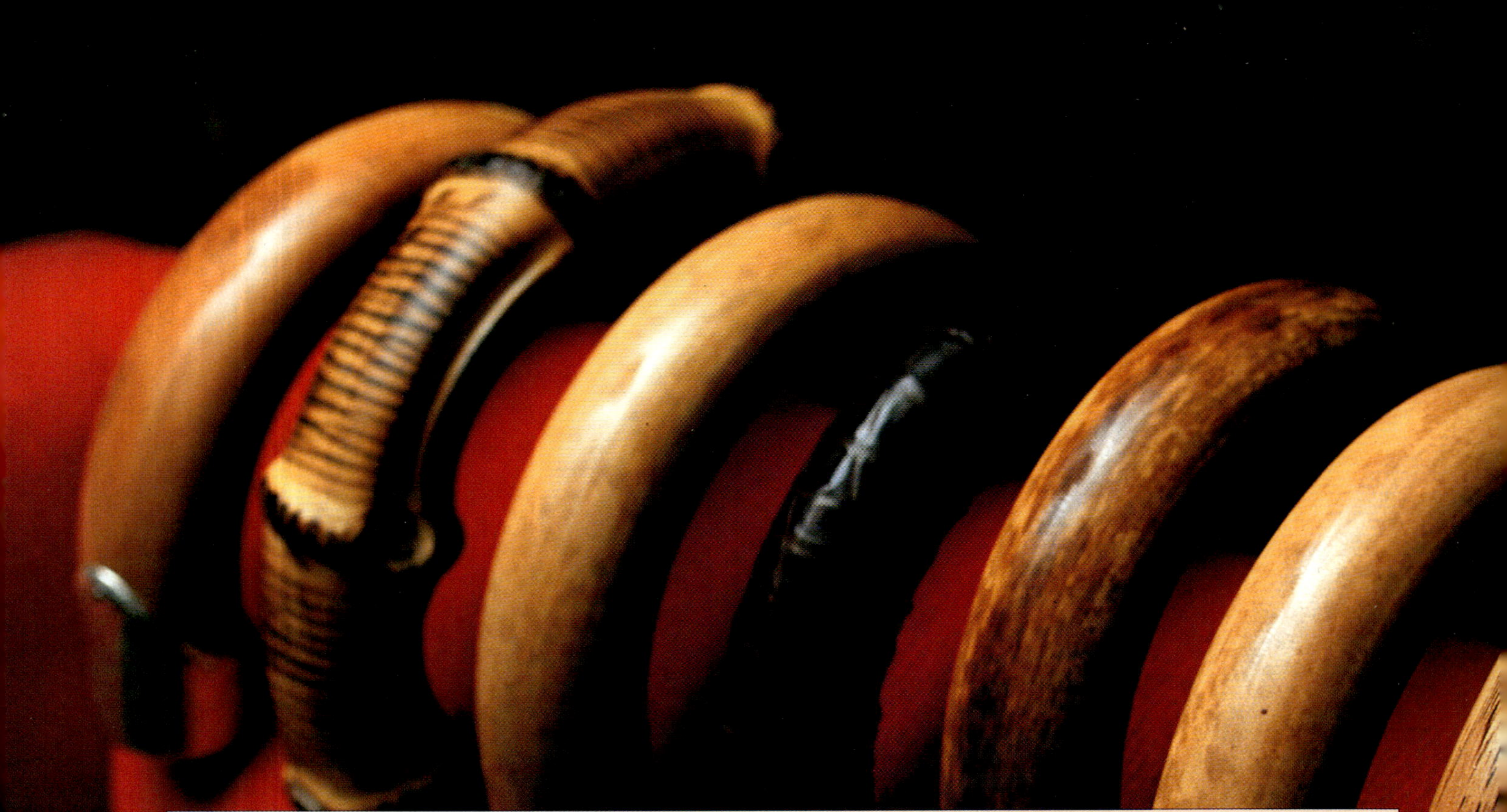

Das andere Wort für Schirm

Swaine, Adeney, Brigg & Sons residierte 250 Jahre lang in Piccadilly Nr. 185, und zu dieser Adresse pilgern immer noch viele Shopper voller Vorfreude auf einen Schirm von Brigg, wie der Firmenname meist verkürzt geführt wird. Der enttäuschte Tourist muß seine Schritte jedoch nur in die St. James's Street lenken, um endlich ans Ziel zu kommen, denn dort, in der Nr. 54, hat das traditionsreiche Haus eine neue Heimat gefunden. Hier gibt es – und das wird viele überraschen – einiges mehr als nur Schirme. Wobei das »nur« nicht nahelegen soll, daß die Schirme des Hauses zu Unrecht die berühmtesten der Welt sind. Man bekommt sie hier in einer großen Auswahl und standardmäßig in drei verschiedenen Längen. Besonders verlockend für den anglophilen Nicht-Engländer: Die Schirme tragen alle das Royal Warrant. Swaine, Adeney, Brigg & Sons ist schließlich ein Hoflieferant des englischen Königshauses. Dennoch, die »umbrellas« sind nur ein Teil des Sortiments. Ebenso gut, nur nicht so bekannt, sind die Lederwaren des altehrwürdigen Hauses: Koffer, Reisetaschen und Behältnisse aller Art und Größe in hervorragender Qualität, in denen sich die Trophäen des Bummels durch das Londoner West End sicher und stilgerecht nach Hause tragen lassen.

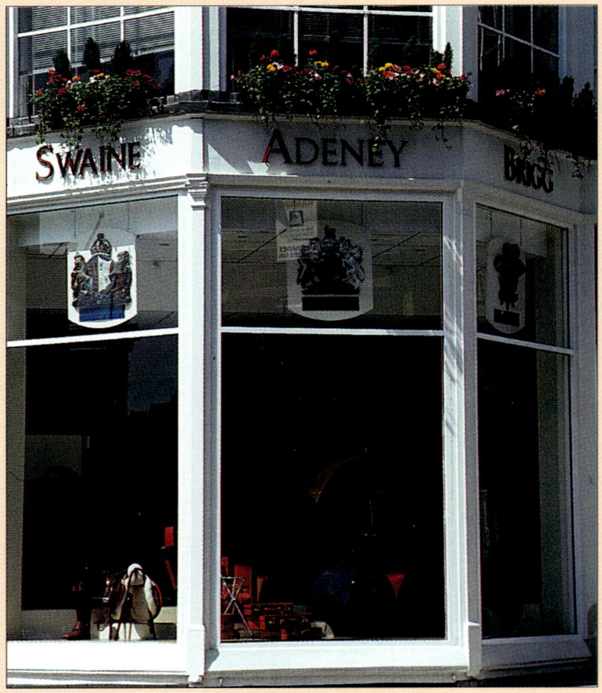

Swaine, Adeney, Brigg & Sons halten eine große Auswahl an Schirmen bereit. Wer hier kauft, bekommt nicht nur einen der besten, sondern vor allem den berühmtesten Schirm der Welt.

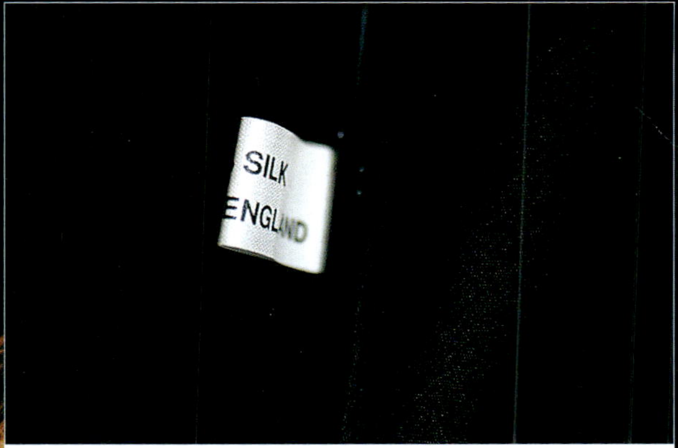

Die Spitzenmodelle von Brigg sind mit echter Seide bespannt. Sie ist dreifach gewebt und quillt bei Nässe leicht auf, was das Gewebe absolut wasserdicht macht. Wem Schirmseide zu teuer ist, der bekommt ein Mischgewebe aus Synthetik und Baumwolle.

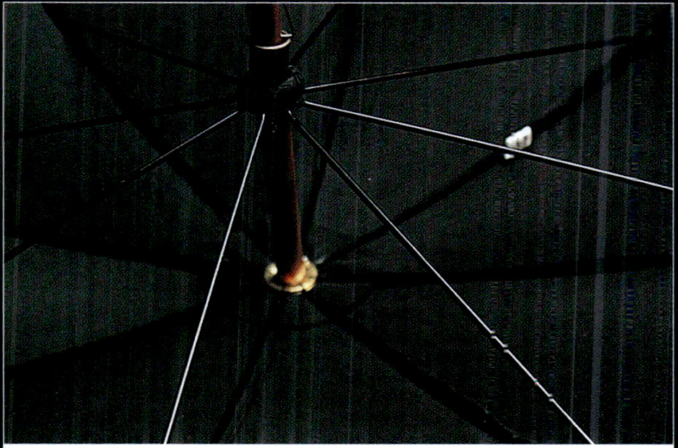

Das Gestänge ist ein »Fox frame« aus geöltem Stahlrohr, so benannt nach dem Erfinder Samuel Fox, der sich seine Konstruktion 1873 patentieren ließ. In geöffnetem Zustand mißt das Dach dieses Modells über einen Meter im Durchmesser.

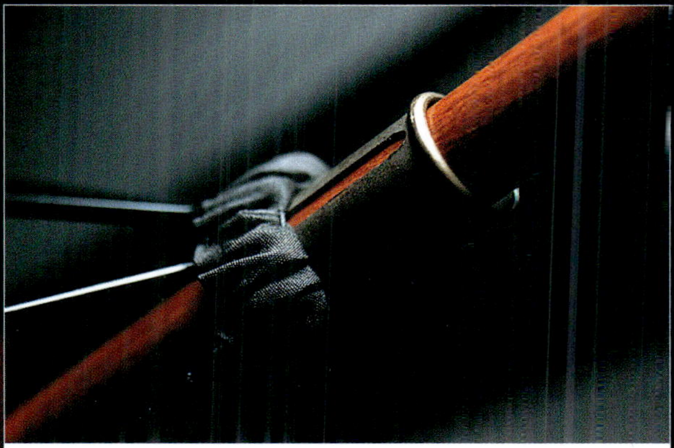

Jedes Detail eines Brigg-Schirms, wie hier der Öffnungsschieber aus bronziertem Messing, ist hochwertig verarbeitet. Dies garantiert die lange Lebensdauer des guten Stücks.

Es gibt Regenschirme aus den verschiedensten Holzarten und für die unterschiedlichsten Anwendungen. Vom schlichten schwarzen City-Schirm bis hin zum Golfschirm mit geradem Griff oder dem Schirm für das Pferderennen. In dessen Griff findet ein Stift Platz, mit dem der Rennsportenthusiast seine Wettscheine ausfüllen kann. Der Kern eines Brigg-Schirms ist ein richtiger Stock, nicht etwa eine Metallstange. Selbstverständlich wird das Holz von Hand verarbeitet und poliert. Der Griff wird über heißem Dampf in Form gebogen, vermutlich weil nur so gewährleistet ist, daß er auch wirklich gut in der Hand liegt.

Die Brille

Die Sehbrille hat sich in den letzten Jahrzehnten von einer ungeliebten Notwendigkeit zu einem modischen Accessoire gemausert. Mitunter werden Brillenträger schon um die Kreationen beneidet, die sie auf der Nase tragen. Früher dagegen hatten sie mit dem Spott ihrer Mitmenschen zu leben. Besonders Frauen waren mit einem Sehfehler doppelt geschlagen. Zuzüglich zur Fehlsichtigkeit selbst mußten sie ihr Gesicht auch noch mit unschönen Brillengestellen verunzieren. Jeder erinnert sich an die bedauernswerte Figur, die Marilyn Monroe in dem Film »Blondinen bevorzugt« darstellt: eine Frau, die so sehr unter ihrer Brille leidet, daß sie lieber ohne sie herumläuft und dadurch in allerlei komische Situationen gerät. Männer hatten es da schon immer etwas leichter. Getreu dem Motto, daß ein Mann nicht schön sein muß, gereichte ihm die Brille nicht unbedingt zum Makel. Im Gegenteil, damals wie heute läßt sie ihn vermeintlich intelligent aussehen – und macht ihn rührend hilflos, wenn er sie abgesetzt hat. Es wurde immer wieder versucht, einen Zusammenhang zwischen Fehlsichtigkeit und Intelligenz herzustellen. Zeitweise galt die Meinung, daß Brillenträger nicht intelligenter aber immerhin gebildeter seien als andere Menschen, weil sie mehr gelesen und sich dadurch die Augen verdorben hätten. Diese Argumentation hält natürlich keiner Überprüfung stand, denn abgesehen von der Frage, ob schlechte Augen von zu vielem Lesen verursacht werden, muß das Lesen an sich nicht unbedingt der Bildung förderlich sein. Es kommt schließlich darauf an, was man liest. Trotzdem hält sich hartnäckig das Vorurteil vom Intellektuellen mit der Brille. Vielleicht schreckt es sogar manch einen davon ab, seine Brille gegen Kontaktlinsen auszutauschen. Es ist tatsächlich erstaunlich, wie gering die Zahl der Kontaktlinsenträger noch immer ist, obwohl Kontaktlinsen neben vielen anderen Vorteilen auch den haben, daß auf die unbequeme, störende und das Gesicht verfremdende Brille endlich verzichtet werden kann. Aber offensichtlich ist die Brille für viele ein derart organischer Bestandteil der äußeren Erscheinung geworden, daß ihre Nachteile gern weiterhin in Kauf genommen werden. Nicht nur das, es werden sogar große Geldsummen in Designerbrillen investiert, und zwar im Verhältnis weit größere Beträge, als sie die meisten jemals für ihre Kleidung ausgeben würden. Dies geschieht in der Vorstellung, daß unser Gesicht der wichtigste Teil unserer Erscheinung ist, der durch eine Brille besonders betont und akzentuiert werden soll. Bevor den Füßen ein Paar guter Schuhe gegönnt wird, wird lieber zunächst eine schicke Brille gekauft, denn diese sieht man ja auch jedesmal, wenn man sich im Spiegel betrachtet. Dabei wird oft vergessen, daß unsere Mitmenschen uns als Ganzes wahrnehmen. Wer öfters feststellt, daß Leute, die einem nur flüchtig begegnet sind, sich in erster Linie an die getragene Brille erinnern (oder jemand als »der mit der großen Brille« beschrieben wird), hat möglicherweise ein zu prominentes oder anderweitig wenig vorteilhaftes Modell gewählt. Natürlich setzt jeder einzelne unterschiedliche Präferenzen in der Gestaltung seines Äußeren, und manch einer liebt nun einmal Brillen, so wie andere eine Schwäche für

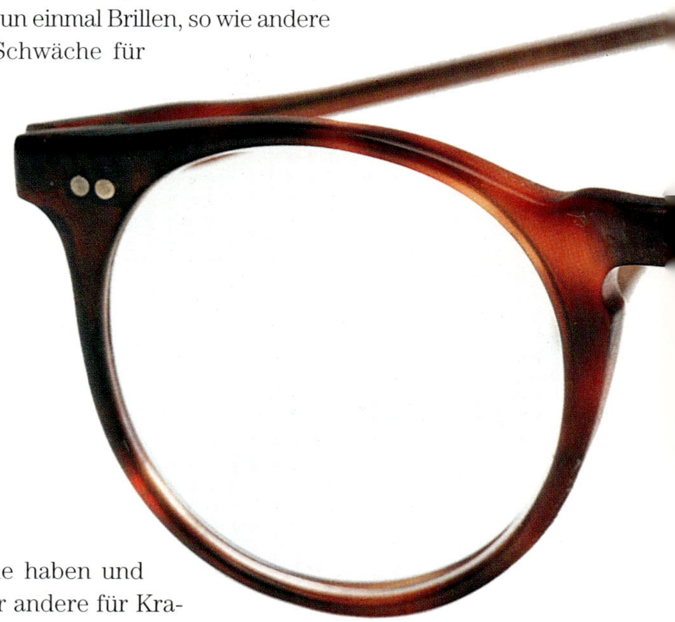

Schuhe haben und wieder andere für Krawatten. Doch gerade wenn die Neigung zu einem bestimmten Accessoire bekannt ist, kann es gelegentlich sehr interessant sein, einmal genau dieses Accessoire wegzulassen oder zugunsten eines anderen Details zu vernachlässigen. Der Brillennarr könnte überlegen, ob er nicht einen Tag der Woche Kontaktlinsen trägt und sein Bedürfnis nach ausgefallenen Farben bei der Wahl seiner Krawatte auslebt. Wer die Brille gelegentlich gegen Kontaktlinsen austauscht, kann sogar die Überraschung erleben, daß er auf seine schönen Augen, die wohlgeformten Augenbrauen oder die gar nicht so üble Nase angesprochen wird, also auf Gesichtspartien, die normalerweise unter dominanten Brillen ein Schattendasein führen. Natürlich gibt es eingefleischte Brillenträger, die sich ohne Augengläser geradezu nackt fühlen würden. Ihnen steht eine kaum übersehbare Auswahl an Brillenmodellen zur Verfügung. Die Palette reicht von Brillen, die man fast gar nicht sieht, bis hin zu sehr auffälligen und klobigen Modellen. Randlose Brillen und Brillen mit dünnen Metallgestellen verfremden das Gesicht am geringsten. Das andere Extrem sind dicke Hornbrillen, die heute freilich nicht mehr aus Horn hergestellt werden, sondern aus Kunststoff. Dazwischen gibt es alle Abstufungen von mittelleicht bis mittelschwer, aus Metall, Kunststoff oder Naturmaterialien. Die klassischen Farben sind Braun und Schwarz für Hornbrillen sowie Silber und Gold für Metallbrillen. Grundsätzlich sollte jede Brille, ganz besonders jedoch ein Modell in eher ausgefallenen Farben, auf den Stil der Kleidung abgestimmt werden, ebenso wie auf die Farbe der Augen, der Haare und auf den Hautton. Trotz aller modischen Variationen gibt es nur wenige als klassisch zu bezeichnende Grundformen der Gläser: den Kreis, den

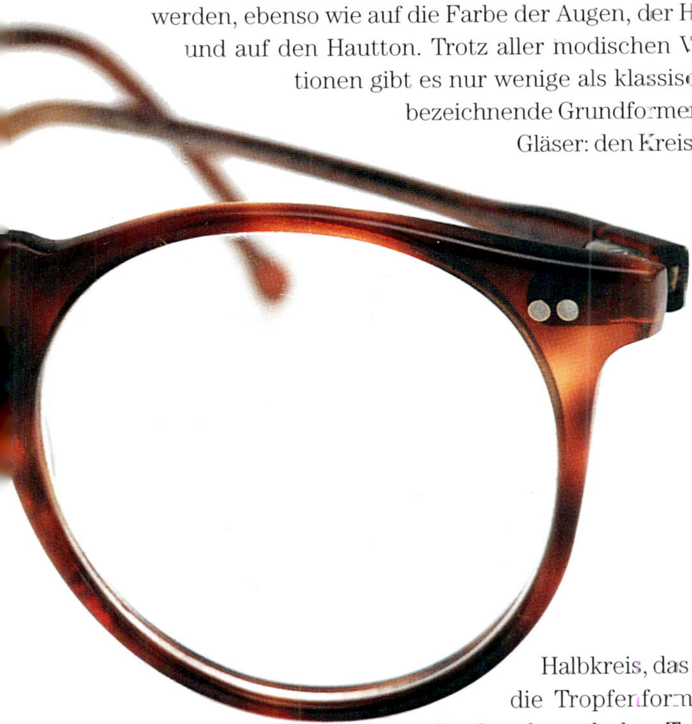

Halbkreis, das Oval, die Tropfenform, das Rechteck und das Trapez. Die Auswahl sollte mit Rücksicht auf die Form des Gesichts erfolgen, um entweder Harmonie oder Kontrast zu erzeugen. Vor der endgültigen Kaufentscheidung ist der Blick in einen großen Spiegel zu empfehlen. Nur so kann die Wirkung der Brille im Zusammenhang mit Kleidung, Statur, Kopfform und Haarfarbe sicher beurteilt werden.

Das Brillengestell, das all diesen Überprüfungen standhält, sollte gekauft werden, denn die Brillenmode unterliegt, wie alle Moden, schnellen Wechseln. Eine Brille kann also ganz schnell wieder aus dem Sortiment verschwunden sein. Und kaum etwas ist ärgerlicher, als das ideale Modell verpaßt zu haben, denn die perfekte Brille findet man fast so selten wie die perfekt sitzende Konfektionsjacke.

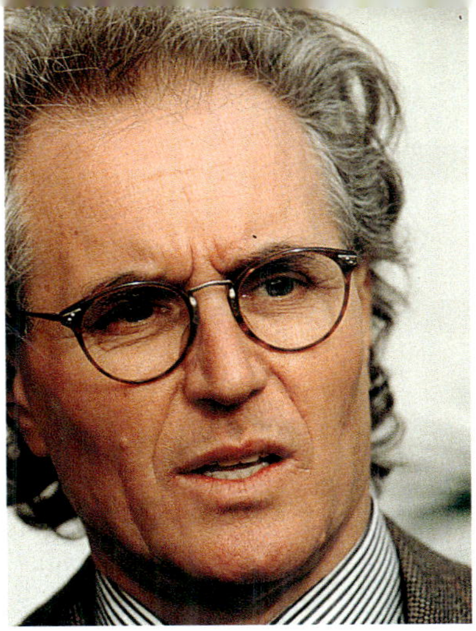

Luciano Benetton entspricht mit seiner Brille eher der gängigen Vorstellung eines italienischen Literaturprofessors denn eines reichen Unternehmers.

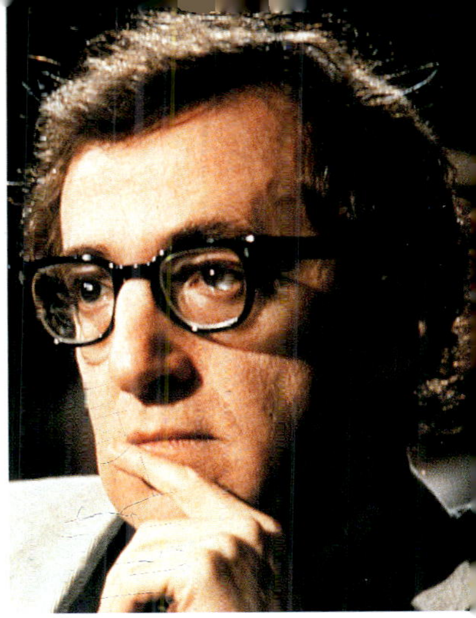

Berühmtester Hornbrillenträger der Welt: Woody Allen. Anstelle seiner geliebten Tweedhüte sollte er als Verkleidung lieber Kontaktlinsen tragen, wenn er privat unerkannt bleiben will.

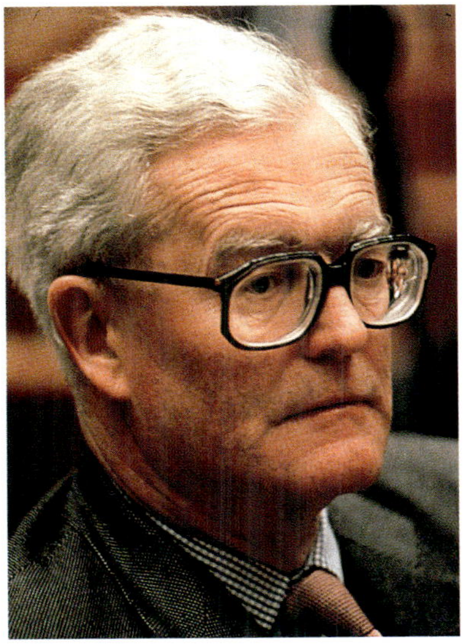

Der ehemalige britische Außenminister und Krimi-Autor Douglas Hurd ist ein Vertreter des Anti-Designerbrillen-Typs, den man besonders oft in England antrifft. Ein Anzug aus der Savile Row ist dort in vielen Kreisen immer noch wichtiger als ein modisches Brillengestell.

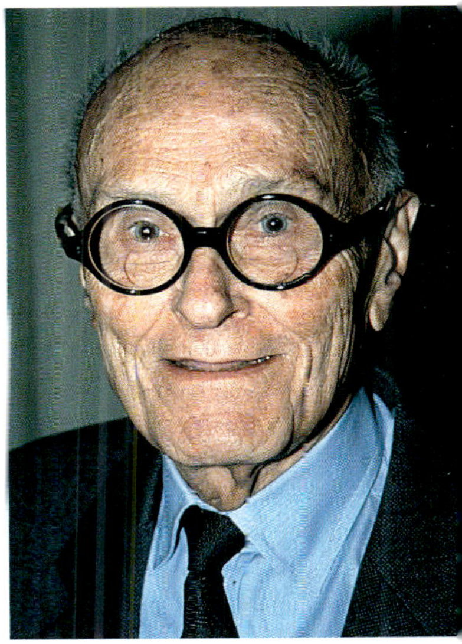

Der amerikanische Architekt Philip Johnson hat als Markenzeichen eine runde Hornbrille gewählt. Für einen Gestalter ist ihre reine Form sicher eine gute Wahl.

Nicht nur wenn die Sonne scheint

Die Sonnenbrille erfüllt viele unterschiedliche Aufgaben. Zum einen schützt sie die Augen vor dem Sonnenlicht und vor allem vor schädlicher UV-Strahlung, ein Aspekt, der in den letzten Jahren immer mehr in den Vordergrund getreten ist. Zum anderen ist sie ein modisches und bisweilen teures Accessoire, das von manchen mehr im Haar als auf der Nase getragen wird. Und schließlich ist die dunkle Brille Ausdruck des Wunsches nach Anonymität, da der Mensch mit verdeckten Augen nicht so leicht erkannt wird. Doch so gut die Sonnenbrille aufdringliche Blicke auch abwehren mag – sie kann gleichzeitig die Aufmerksamkeit auf die Person ihres Trägers lenken, denn wer etwa in einem geschlossenen Raum eine Sonnenbrille trägt, fällt so sehr auf, daß jedes Inkognito sogleich dahin ist. Möchtegern-Stars nutzen diesen Effekt allerdings auch, um überhaupt beachtet zu werden, freilich unter dem Vorwand, unerkannt bleiben zu wollen. Die Sonnenbrille als modisches Accessoire weiß niemand so gut zu handhaben wie die Leute in jenen Ländern Europas, in denen die meiste Zeit die Sonne scheint. Hier ist die Sonnenbrille wirklich unentbehrlich und gehört zur Grundausstattung wie die Uhr und das Mobiltelefon. Im nicht-südlichen Europa wurde die Sonnenbrille dagegen früher vor allem beim Autofahren aufgesetzt, aber auch nur bei gleißendem Sonnenschein. Erst in den achtziger Jahren begann man, die Sonnenbrille langsam als Alltagsgegenstand zu entdecken und zu akzeptieren – vor allem aber auch als Statussymbol. Die Ray Ban von Bausch & Lomb hat in Europa sicherlich nicht nur wegen der hervorragenden Gläser Kultstatus, sondern auch wegen des hohen Preises, über den Amerikaner nur den Kopf schütteln können. So war die Ray Ban lange Zeit ein ähnlich begehrtes USA-Mitbringsel wie die *501 Shrink-to-fit* von Levi's oder der Tasselloafer von Alden. Doch die Kultbrille genießt ihren geradezu legendären Ruf zu Recht, stammt aus dem Hause Bausch & Lomb doch die erste amerikanische Pilotensonnenbrille. Gefärbte Gläser hat es zwar schon im 19. Jahrhundert gegeben, doch über den Wolken konnten sie nicht bestehen. So wandte sich das US Army Air Corps an Bausch & Lomb, einen führenden amerikanischen Hersteller optischer Gläser. Dort entwickelte man eine ganz neue Sonnenbrille und präsentierte sie 1930 den Militärs – die Ray Ban war geboren. Der Genauigkeit halber muß man hinzufügen, daß die Brille zunächst »Anti-Glare Goggles« genannt wurde, erst ein Jahr später wurde sie in »Ray Ban« umgetauft, was soviel heißt wie Strahlen-Bann. Sechs Jahre später, also 1936, wurde die Brille auch für die Öffentlichkeit freigegeben, und seitdem erfreut sie sich größter Beliebtheit, obwohl die meisten sie bestimmt nicht im Cockpit eines Flugzeuges tragen. Die berühmte Tropfenform ist übrigens nicht willkürliches Design, sondern entspricht dem Blickfeld des menschlichen Auges. Heutige Sonnenbrillen werden kaum noch nach solchen geradezu wissenschaftlichen Kriterien entworfen. Sie sind Teil der Mode geworden, die Formen wechseln von Saison zu Saison. Jeder Modedesigner, der etwas auf sich hält, hat eine eigene Sonnenbrillenkollektion, und je nach Geschmack findet man darunter auch immer mal ein Modell, das einem zusagt. Ob dieses Modell aber Bestand hat, ist fraglich. Die Brillen der klassischen Anbieter geben dafür schon eher eine Gewähr, und deshalb ist eine Marke wie Ray Ban oft die Wahl des Mannes, der einen zeitlosen Stil pflegt.

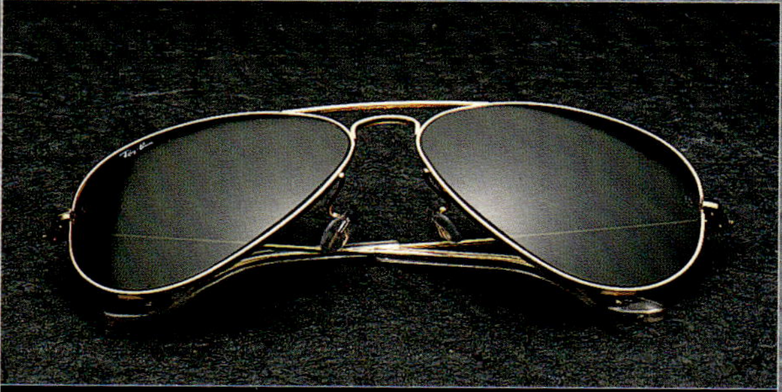

Diese Brille ist der direkte Nachfahre der ersten Pilotenbrille von Bausch & Lomb. Ihr Design ist absolut zeitlos. Zur Harley der Fünfziger paßt sie ebenso gut wie zum neuesten Ferrari. Wenn man will, bekommt man sie auch mit Sportbügeln.

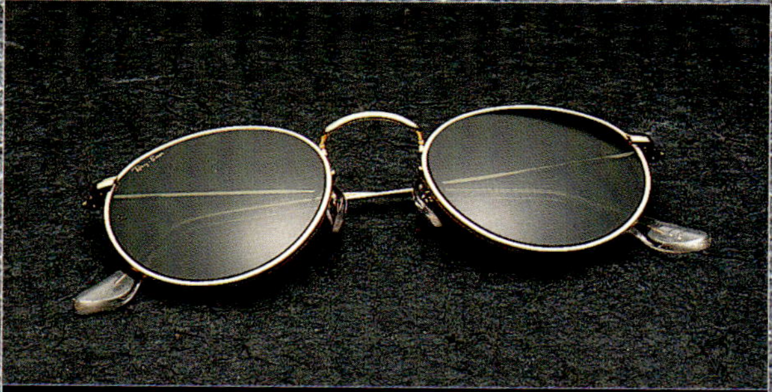

Nicht jede Sonnenbrille von Ray Ban sieht automatisch so aus wie die Wayfarer. Seit langem gibt es eine ganze Reihe von klassischen aber unauffälligen Modellen mit Metallrahmen, die nicht auf den ersten Blick als teure Ray Ban identifiziert werden.

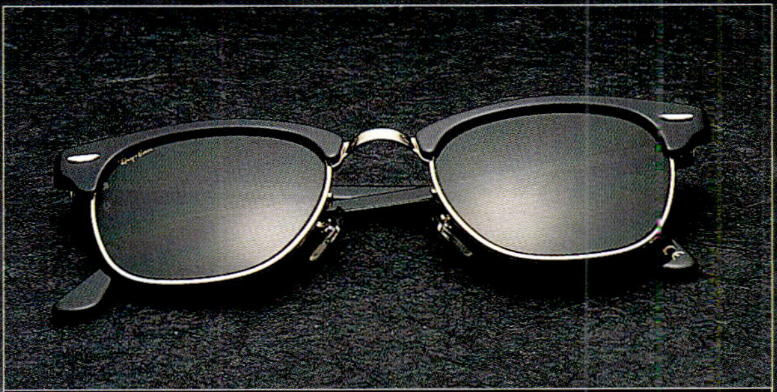

Was die Brillen von Ray Ban besonders auszeichnet ist neben der unbestreitbaren hohen Glasqualität die Zeitlosigkeit des Designs. Die Basiskollektion der amerikanischen Brillenmarke besteht sämtlich aus Formen der 30er, 40er und 50er Jahre. Faszinierenderweise sieht dies niemand den Klassikern an. Im Gegenteil, sie wirken heute noch genauso frisch und aktuell wie in der Nachkriegszeit.

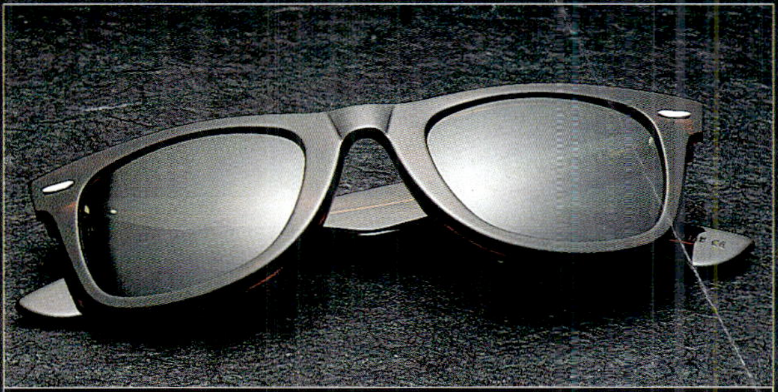

Dem südländischen Typ steht sowohl die schwarze als auch die braune Wayfarer perfekt zu Gesicht. Bei den manchmal eher blassen Nord- oder Mitteleuropäern stellt Schwarz aber oft einen zu harten Kontrast dar. Sie greifen deshalb gerne zu dem braunen Modell, das sich besonders gut zu einem smarten italienischen Freizeit-Look macht.

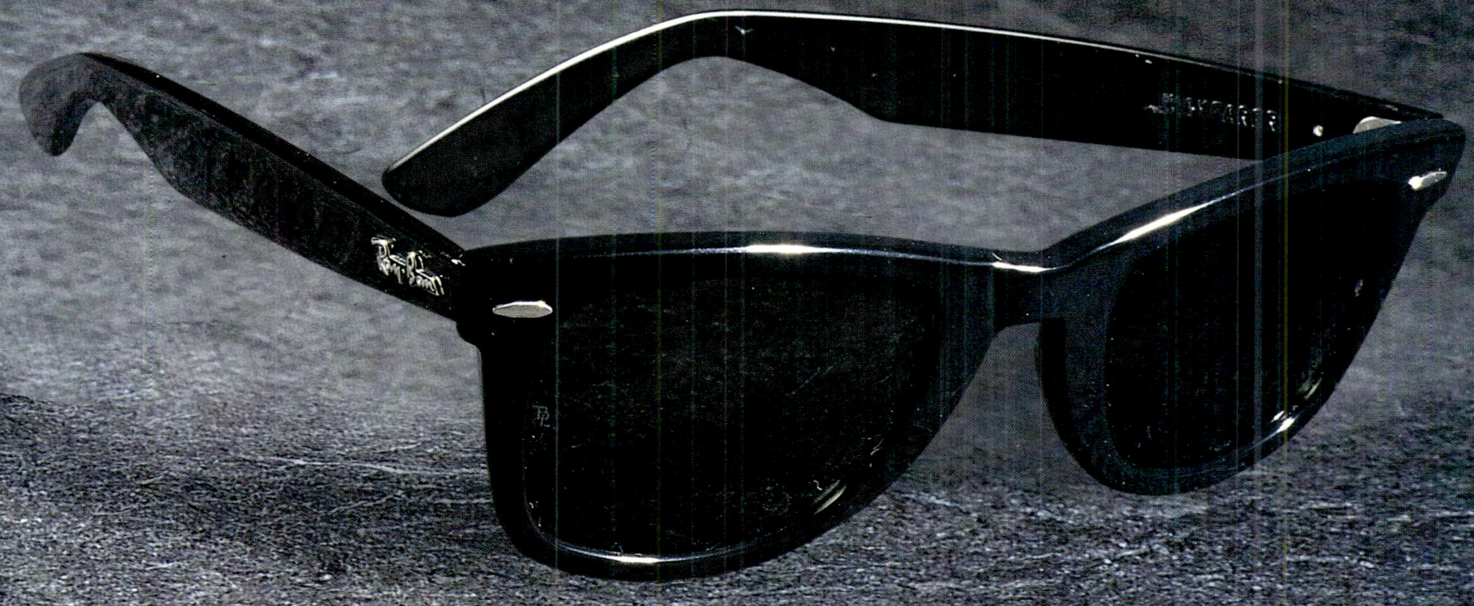

Es ist schwer zu sagen, welche Sonnenbrille von Ray Ban berühmter ist, die tropfenförmige Pilotenbrille oder die Wayfarer. Für Freunde der letztgenannten Brille ist dies sicher keine Frage. Für sie ist die Wayfarer die Sonnenbrille schlechthin. Ihr Gestell wurde in den achtziger Jahren gern für optische Brillen verwendet – ein Look, der ein wenig an die Sehhilfe der amerikanischen Rock-Legende Buddy Holly gemahnt. Doch im Gegensatz zur Musik des allzu früh verstorbenen Sängers ist die Wayfarer nicht in den fünfziger Jahren verhaftet. Denn sie gehört zu jenen seltenen Design-Klassikern, die jede Generation neu für sich entdecken kann.

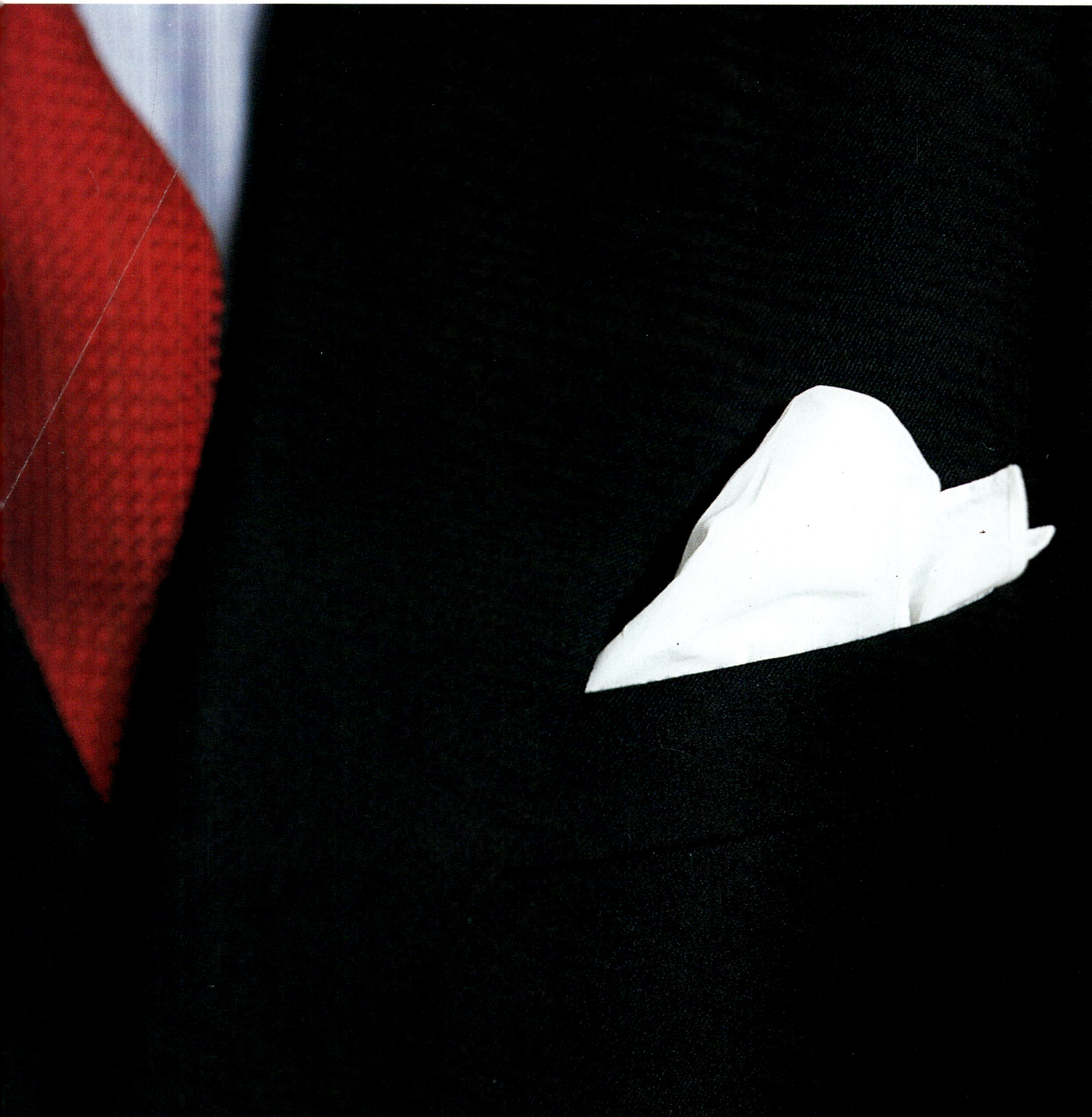

Das Taschentuch

Bei kaum einem Accessoire wird die Sicherheit oder Unsicherheit eines Mannes so offenbar wie beim Einstecktuch. Dies bezieht sich sowohl auf sein Selbstbewußtsein als auch auf seine Sicherheit in Stilfragen. Einen unsicheren, schüchternen Menschen schreckt alles mögliche davon ab, ein Einstecktuch zu benutzen. Es ist zu auffällig, es ist schwer auf die restliche Kleidung abzustimmen, es ist schwierig in die richtige Form zu bringen, es könnte übertrieben wirken, wann paßt es und wann nicht, wie wird es getragen etc. Die Frage nach dem »wann« läßt sich am schnellsten beantworten. Es paßt immer dann, wenn man eine Jacke trägt. Also nicht nur zum Anzug, sondern auch zur Sportjacke oder zum Blazer, auch wenn dazu Jeans oder Chinos getragen werden. Das Einstecktuch ist also keineswegs an das Tragen der Krawatte gebunden, im Gegenteil. Oftmals kann das Einstecktuch auch einem krawattenlosen sportlichen Outfit einen Hauch von lässiger Eleganz verleihen. Bleibt die Frage nach dem »wie«. Auch das läßt sich recht leicht beantworten. Ein Tuch, das die Farben der übrigen Kleidung in irgendeiner Form aufnimmt und dabei einen interessanten Zusammenklang erzeugt, wird, wie auf der nächsten Seite gezeigt, in die Brusttasche gesteckt. Man könnte nun denken, daß eine riesige Auswahl von Tüchern nötig ist, doch man kommt mit relativ wenigen aus. Ein blau-rotes Paisley-Tuch zum Beispiel kann zu mehreren Krawatten passen, wenn sie nur Rot oder Blau enthalten. Am besten nimmt man beim nächsten Einkauf einfach ein paar Tücher mit und probiert dann in aller Ruhe vor dem heimischen Spiegel verschiedene Kombinationen aus. Mit etwas Übung erscheint das Tuch bald so elegant und locker, als steckte es in der Brusttasche einer sorgfältig bekleideten Schneiderpuppe im Schaufenster eines sehr guten Herrenausstatters.

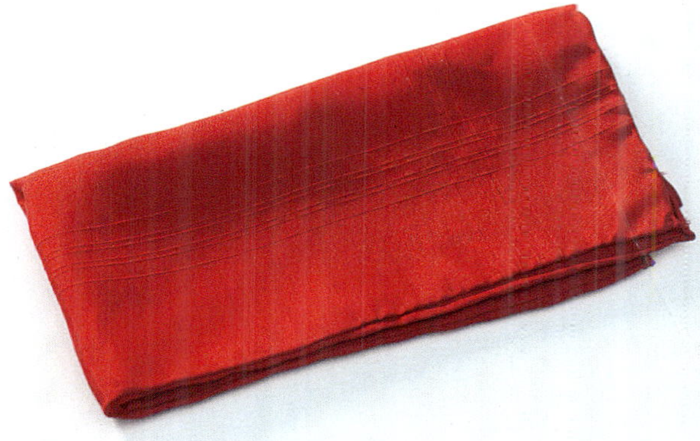

Ein seidenes Einstecktuch sollte handgerollte Kanten haben. Da dies bei der Herstellung ein zusätzlicher Zeitaufwand ist, gilt es als Qualitätsbeweis. Bei schlechter Seide würde man diesen Aufwand nicht betreiben. Gute Qualität ist aber gerade beim Einstecktuch wichtig, da es ständig geknüllt, gefaltet und gequetscht wird. Ein Tuch aus minderwertiger Seide würde diese fortgesetzte Tortur nicht lange mitmachen.

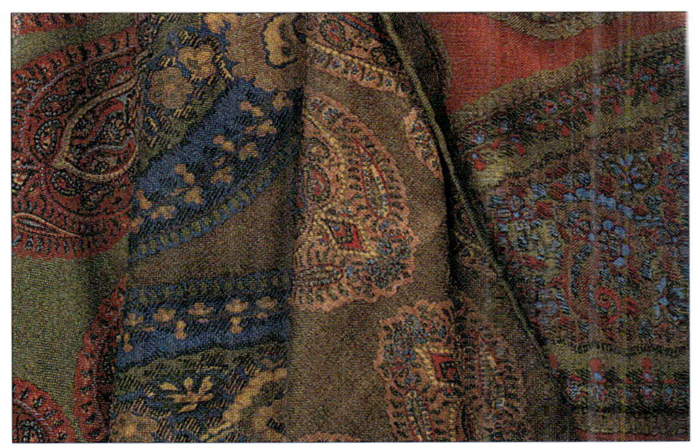

Zu einer Sportjacke paßt am besten ein gemustertes Tuch aus Seide oder Cashmere. Jeder gute Ausstatter sollte eine große Auswahl von Dessins bereithalten.

Der besonders weitsichtige Gentleman hat stets ein weißes und selbstverständlich sauberes Taschentuch dabei, um es im Notfall einer Dame anbieten zu können. Manche lehnen Stofftaschentücher jedoch gänzlich ab und ziehen Papiertaschentücher vor; eine nachvollziehbare und ebenfalls akzeptable Haltung.

Ein weißes Leinentuch paßt zu allen formellen Anlässen. Die Faustregel könnte lauten: immer wenn ein weißes Hemd angebracht ist, paßt auch das weiße Leinentuch. Es sollte, wie das Seidentuch, handgerollte Kanten haben. Manche Herren lassen auch ihre Initialen einsticken. Als »Gebrauchstuch« gehört ein weißes Baumwolltaschentuch in die Hosen- oder Jackentasche. Und sicherheitshalber sei hier noch einmal daran erinnert, daß man sich mit dem seidenen Einstecktuch nicht die Nase putzt. Dazu wird immer das weiße Baumwolltaschentuch verwendet. Karierte oder sonstwie gemusterte Taschentücher sind höchst unpassend, wenn sie aus der Tasche eines dunkelblauen Anzugs gezogen werden.

Von der Hand in die Brusttasche

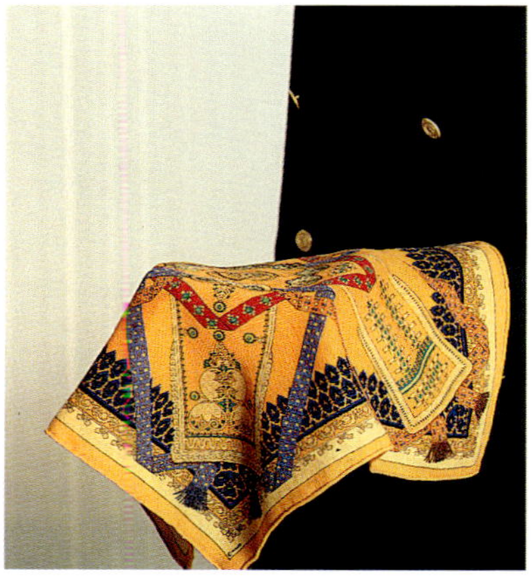
Das Tuch liegt ausgebreitet auf der linken Handfläche.

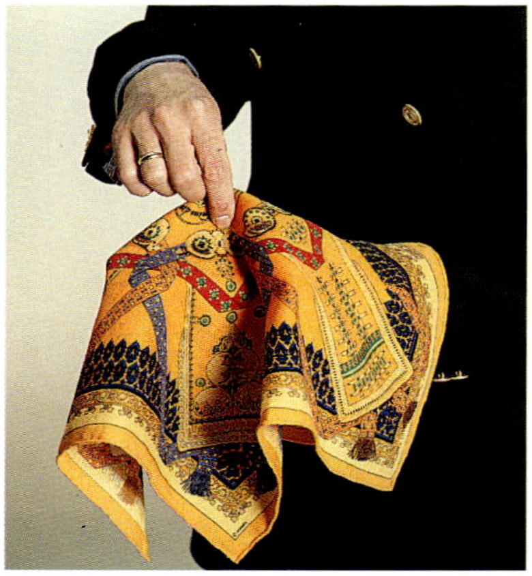
Die rechte Hand nimmt das Tuch behutsam zwischen Daumen und Zeigefinger.

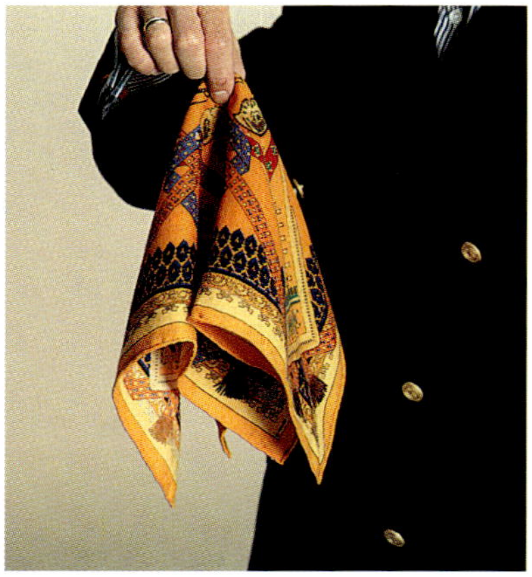
Die rechte Hand hebt das Tuch an und schüttelt es ein wenig aus.

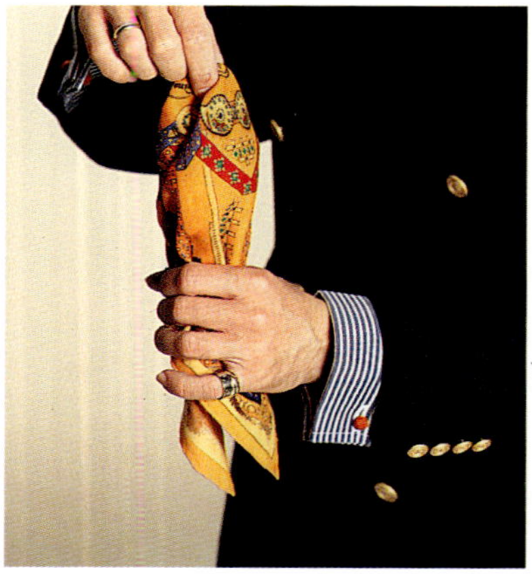
Die linke Hand umfaßt das Tuch locker am unteren Ende.

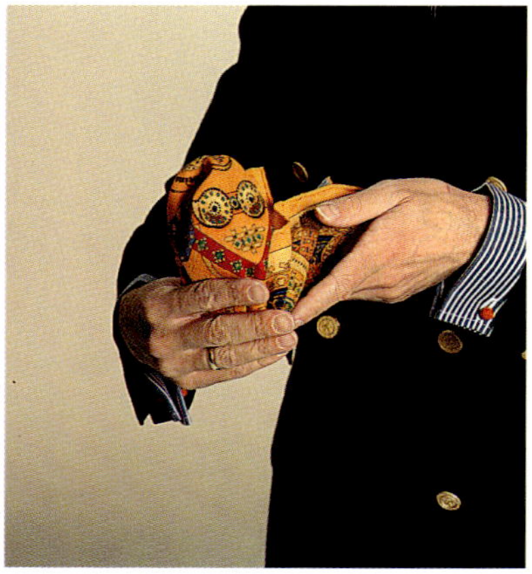
Die rechte Hand nimmt es an der unteren Hälfte und knickt es vorsichtig ein.

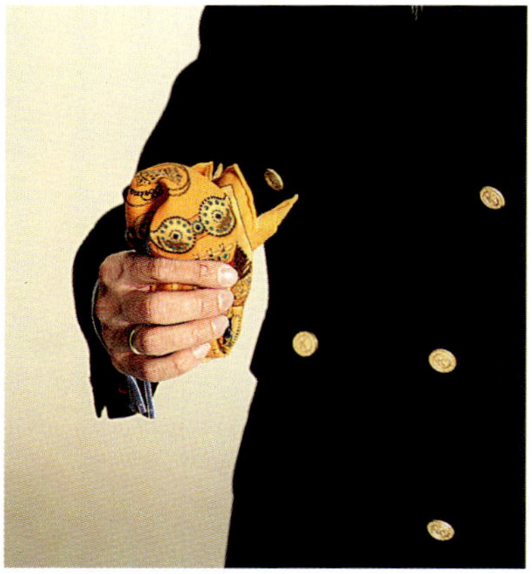
Die rechte Hand hält es zusammengeknickt fest. Nicht zusammenquetschen!

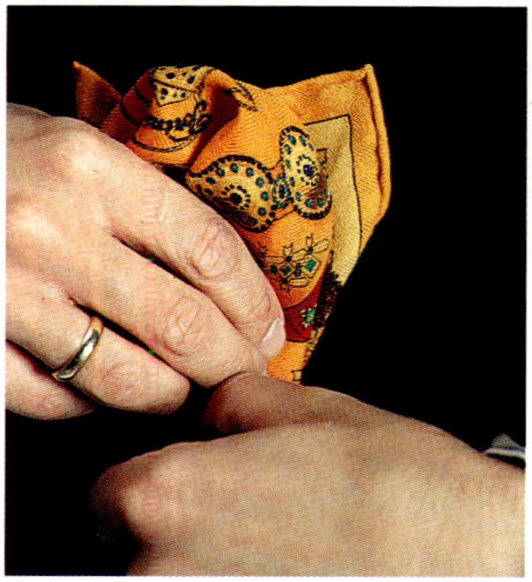
Die rechte Hand steckt es in die Brusttasche, die von der linken aufgehalten wird.

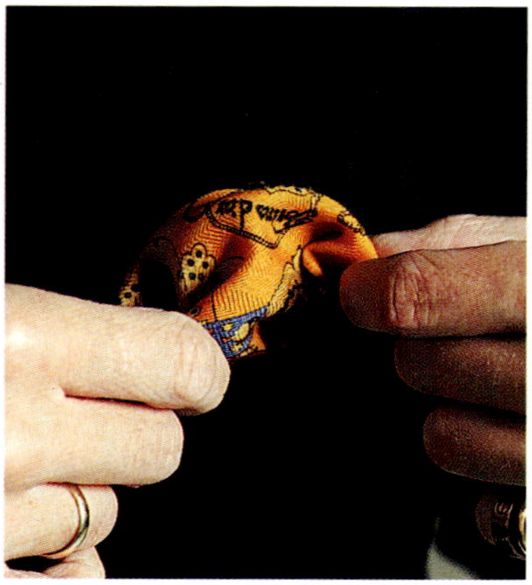
Mit Daumen und Zeigefinger beider Hände wird es zurechtgerückt.

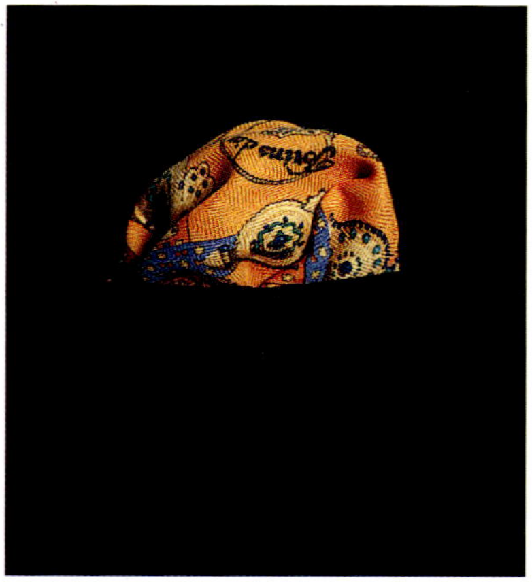
Das fertige Einstecktuch in der Brusttasche. Wie hingeworfen.

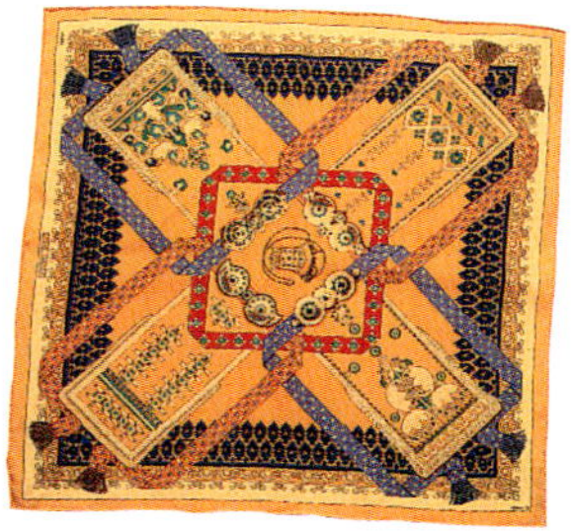

Das Tuch wird auseinandergefaltet und ausgebreitet – ein letzter Blick auf die Schönheit eines Pochette Gavroche von Hermès.

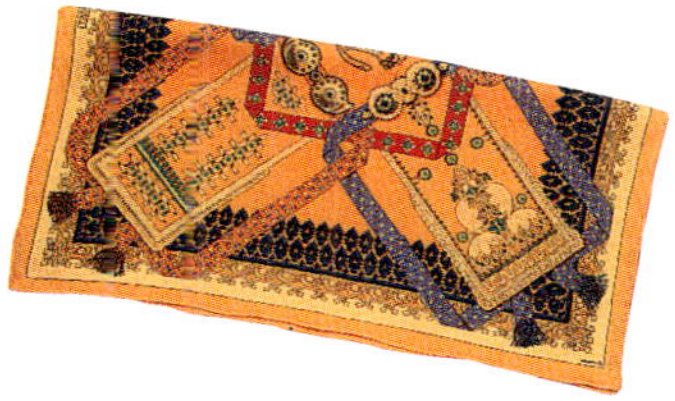

Das Tuch muß nun in der Mitte einmal gefaltet werden. Dabei sollten die Kanten nicht zu glatt gestrichen werden. Das Tuch soll sein Volumen behalten.

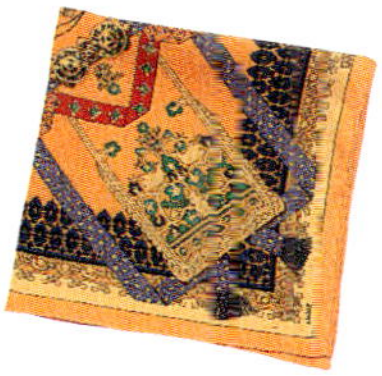

Das Tuch wird nun auf quadratisches Format gefaltet. Wieder darauf achten, daß es immer noch ein bißchen Volumen behält.

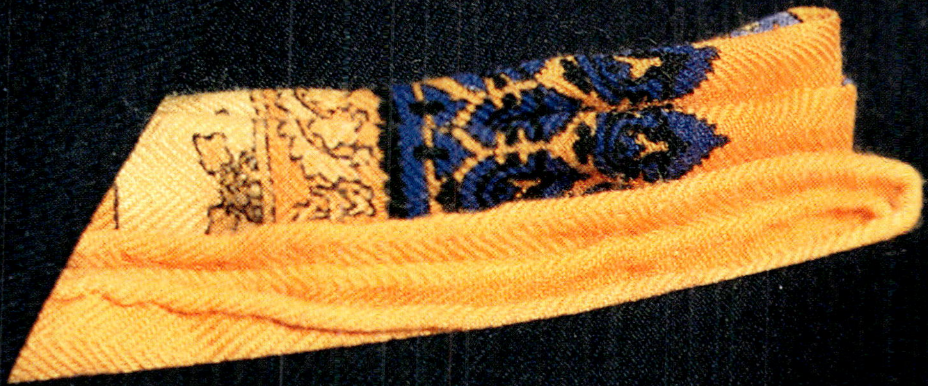

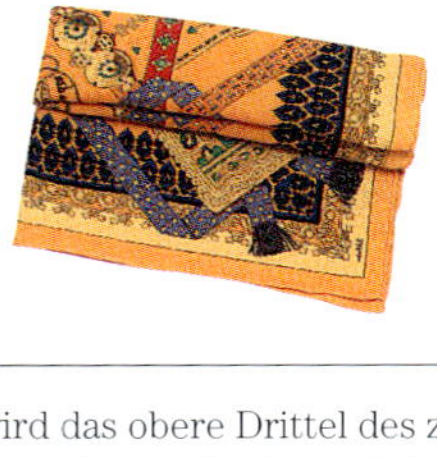

Nun wird das obere Drittel des zum Quadrat gelegten Tuchs nach innen umgeschlagen – und zwar nur soweit, daß das untere Drittel beim Umschlagen nicht über den oberen Rand zuliegen kommt.

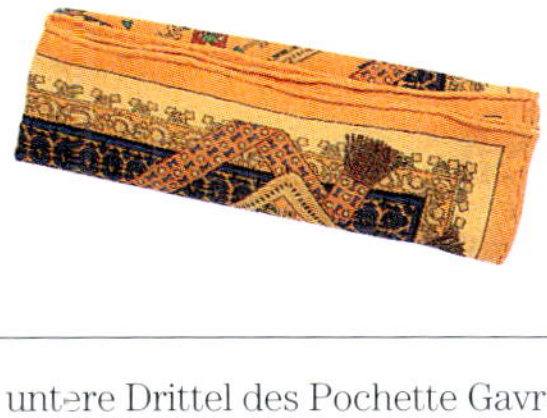

Das untere Drittel des Pochette Gavroche wird nun über den nach innen geknickten oberen Teil gelegt. Wenn hierbei das gefaltete Tuch die Form einer Rolle erhält, ist das Absicht und unterstützt das lockere Aussehen.

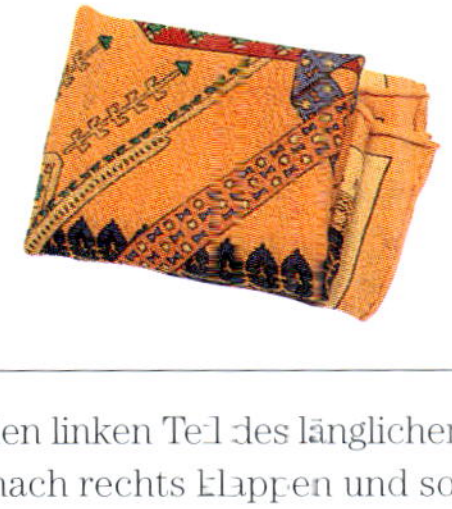

Nun den linken Teil des länglichen Rechtecks nach rechts klappen und so in die Brusttasche bugsieren, daß die offene Seite wie im großen Hintergrundbild herausschaut und ein Teil der handgerollten Kante stets sichtbar ist.

Einstecktuch und Anzug

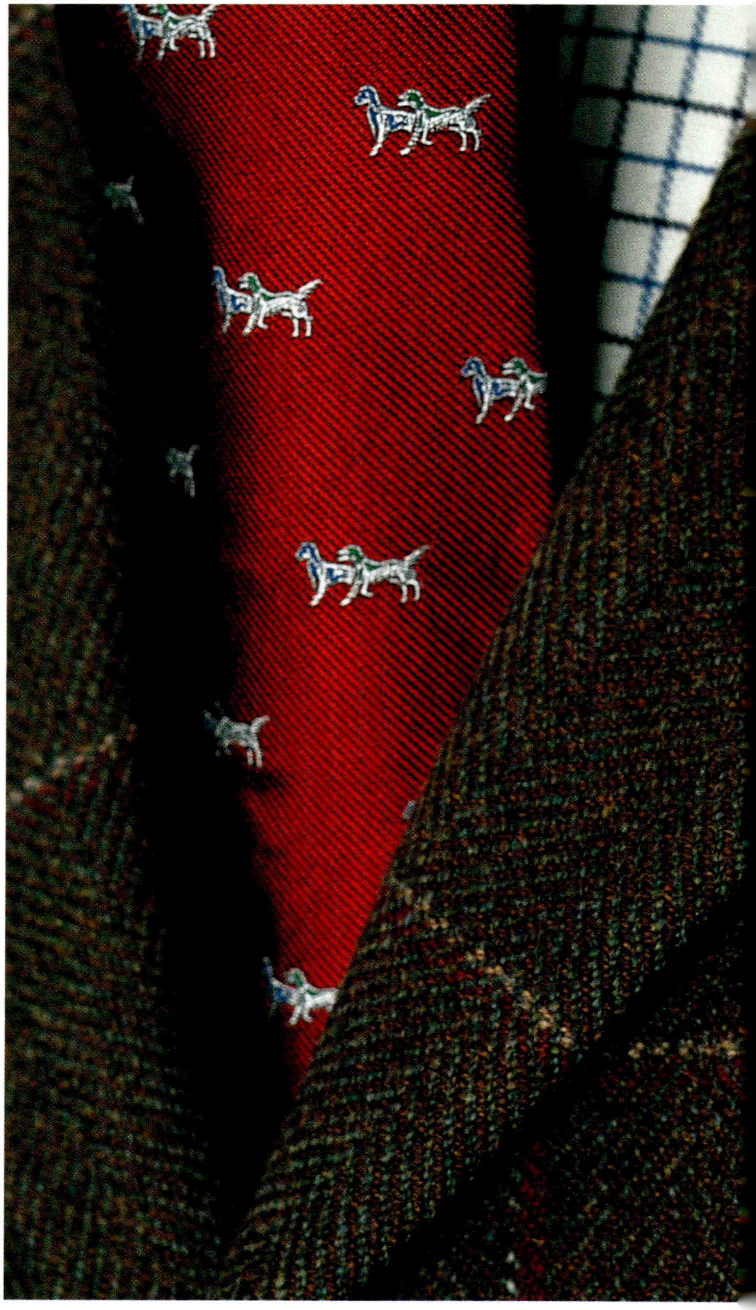

Beim Einstecktuch ist eigentlich alles erlaubt, wenn es denn gut aussieht. Nur die »ab Werk« gebrauchsfertig gefalteten Einstecktücher sollten gemieden werden und auch solche, die im vermeintlich stilsicheren »Kombipack« samt Krawatte daherkommen. Sie sind einfach ein bißchen zu langweilig, denn der Witz beim Einstecktuch ist ja gerade sein interessantes Zusammenspiel mit Krawatte, Hemd, Jacke und dem restlichen Outfit. Wie das am besten geschieht, bleibt jedem selbst überlassen. Der eine stimmt das Einstecktuch auf die Farbe seiner Strümpfe ab, ein anderer wählt ein Tuch, das im Kontrast zu allen anderen Farben steht, und ein Dritter wagt sich vielleicht sogar an einen Mustermix. Der ist jedoch meist genau jene Hürde, die viele Männer vor dem Einstecktuch zurückschrecken läßt. Zugegeben, die gekonnte Zusammenstellung verschiedener Dessins und Farben ist schwierig. Jedoch nicht aufgrund einer Vielzahl von geheimen Regeln, die nur der Insider kennt, sondern vielmehr aufgrund der völligen Abwesenheit einer gültigen Regel dafür, was ein guter Mustermix ist und was nicht. Die Kunst des Mustermixens hängt einfach nur vom persönlichen Stilempfinden ab – und vom Mut, zu dem zu stehen, was man selbst für gut befunden hat. Das muß nicht zwangsläufig das sein, was den Kollegen gefällt. Und selbst wenn vier Meinungen sagen, es sei ein guter Mustermix, wird es eine fünfte Meinung geben, die ihn für nicht gelungen hält. Manch einer wird nun einwenden wollen, daß es sehr wohl Regeln gibt. Zum Beispiel die Regel, daß einander ähnliche Muster nicht kombiniert werden sollten, also keine karierte Krawatte zu einem karierten Hemd und kein gestreiftes Hemd zu einem gestreiften Anzug. Doch im Grunde ist eine solche Regel haltlos, natürlich kann man ähnliche Muster kombinieren – es muß, wie gesagt, nur passen. Ob es paßt oder nicht, entscheidet nur einer: man selbst. Deshalb muß an dieser Stelle ein Hoch auf die Experimentierfreudigkeit ausgesprochen werden, denn nur so kann der klassische Stil weiterentwickelt werden, und nur so kann sich Stil überhaupt herausbilden. Die Inspiration für Mustermix-Ideen kann man sich übrigens überall holen, beim Durchblättern von Kunstbänden ebenso wie beim Gang durch ein gutes Einrichtungshaus oder auf einer Kunstausstellung. Es gibt viele Gelegenheiten, das Auge zu schulen, um bei der Wahl des Einstecktuchs (wie auch bei der Zusammenstellung eines kompletten Outfits) jene Kombination zu finden, die zugleich harmonisch und interessant, klassisch und innovativ, elegant und modern ist. Angesichts der großen Zahl denkbarer Kombinationen sind die hier gezeigten nur ein kleiner Ausschnitt dessen, was möglich ist. Und möglich ist vieles, denn wie gesagt – erlaubt ist, was gefällt!

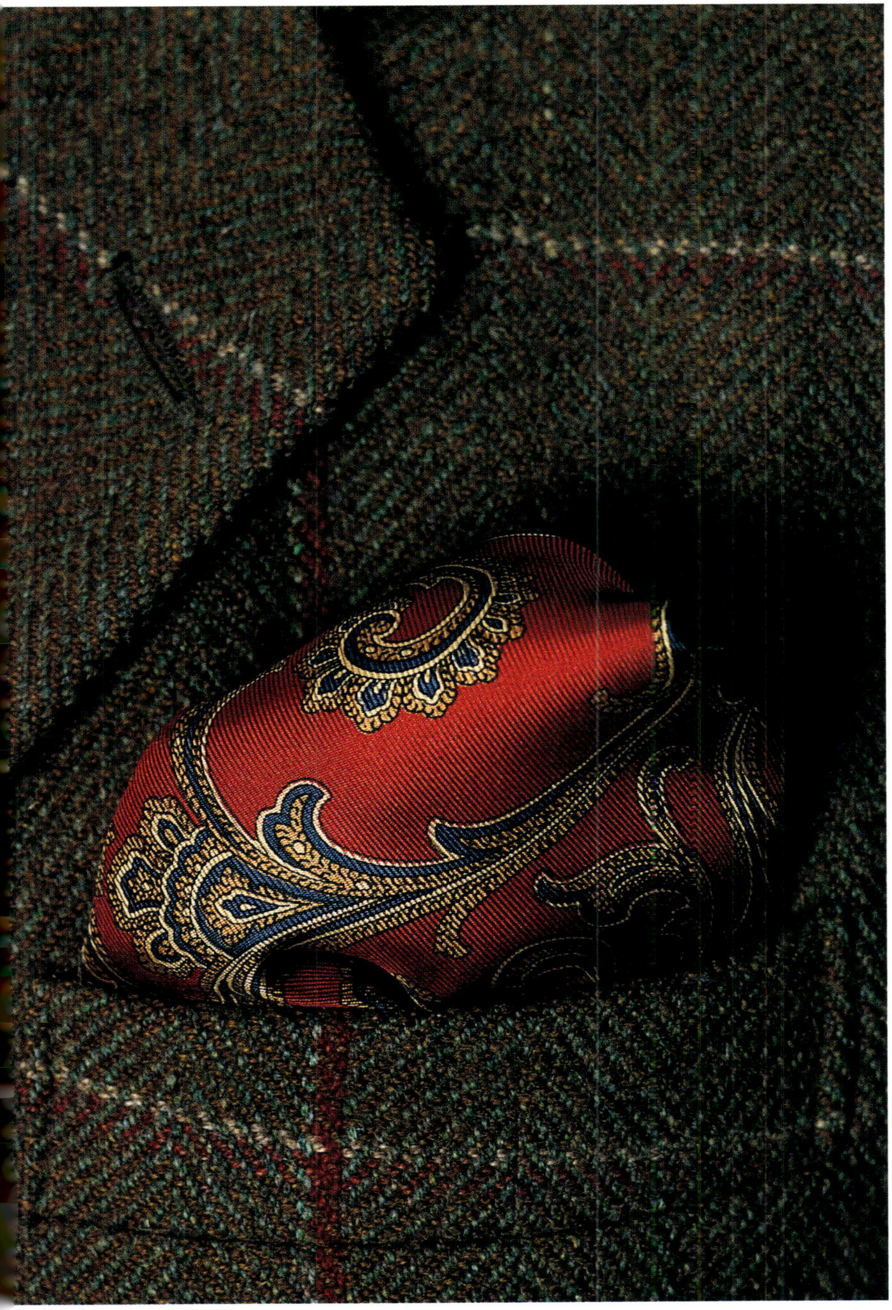

Farbe und Glanz von Krawatte und Einstecktuch werden durch die rauhe Oberfläche des Tweeds besonders betont. Umgekehrt wirkt der Wollstoff geradezu wohltuend plastisch im Vergleich zu glatter Seide. Der helle Horizontalstreifen der Jacke wird im Hemd, im Motiv der Krawatte und im Paisley des Seidentuchs aufgenommen, was die Muster optisch zusammenhält.

Weißes Tuch zu weißem Hemd, ruhiger Krawatte und blauem Blazer ist eine schlichte aber keineswegs schlechte Kombination.

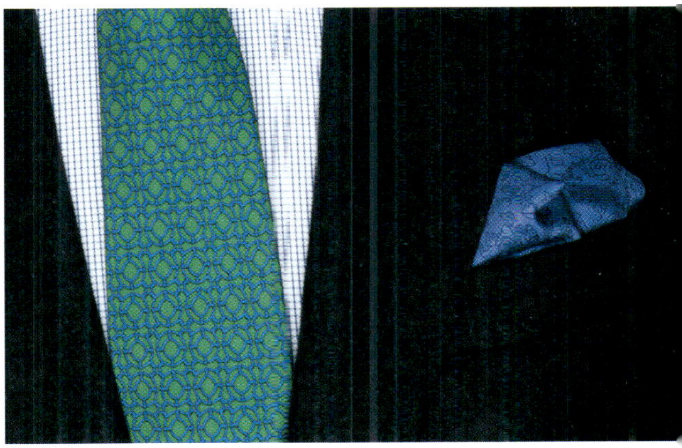

Der etwas Mutigere mixt bei Hemd, Krawatte und Einstecktuch die Muster. Der dunkelgraue Anzug rahmt das ganze beruhigend ein.

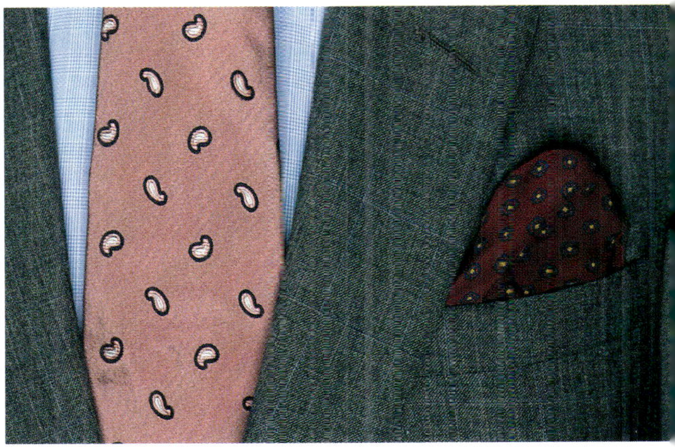

Anzug, Hemd, Krawatte und Einstecktuch, alles ist gemustert. So ensteht ein harmonisches und doch interessantes Gesamtbild.

Der Handschuh

Sport und Freizeit geben den Menschen heute reichlich Gelegenheit, sich in leichter Kleidung oder gar unbekleidet sehen zu lassen. Solche Zeiten wechseln in der Menschheitsgeschichte mit Phasen größerer Zurückhaltung oder gar Prüderie ab. Im 18. oder 19. Jahrhundert wäre es undenkbar gewesen, daß Männer und Frauen gemeinsam Sport treiben oder gar in einer Sauna sitzen. Nur in äußert fragwürdigen Etablissements hätte es so etwas gegeben, und selbst viele Eheleute sahen ihren Partner niemals vollständig unbekleidet. In solchen Zeiten wurde auch die Hand so oft wie möglich, vor allem aber in der Öffentlichkeit, mit Handschuhen verhüllt. Einem anderen Menschen oder womöglich einer Dame die bloße Hand zum Gruß zu reichen, wäre einfach eine Ungezogenheit gewesen. Deshalb mußte man für jeden Anlaß des Tages, des Abends und der Nacht passende Handschuhe besitzen, und entsprechend groß waren die Bestände eines Gentleman. So wie wir heute auf den Schnitt des Anzugs oder das Leder der Schuhe achten, fiel der kritische Blick einstmals ebenso auf die Handschuhe. Sie mußten aus feinstem Leder sein, perfekt passen und durften nie auch nur die kleinsten Spuren von Schmutz zeigen. Die heutigen Anforderungen an ein gutes Paar Handschuhe erscheinen im Vergleich zu damals schlichtweg minimal. Das liegt daran, daß der Handschuh heute nur noch auf der Straße getragen wird. Einzige Ausnahme sind die weißen Handschuhe zum Frack, die auch in geschlossenen Räumen anbehalten werden. Nachdem der Handschuh sich im Laufe der vergangenen Jahrhunderte immer weiter von seiner ursprünglichen Schutzfunktion entfernt und immer mehr zu einem rituellen und stark symbolhaften Kleidungsstück entwickelt hat, ist er heute zu seinem Urzustand zurückgekehrt. Als Verhüter frostiger Finger führt er derzeit ein bescheidenes Dasein. Doch vielleicht wird es bald wieder Mode sein, die Hände zu verhüllen, vielleicht wird dies auch durch äußere Einflüsse wieder zwingend notwendig werden. So wie der Sonnenhut in vielen Teilen der Welt inzwischen einfach dazugehört. Und was die Schutzfunktion des Handschuhs angeht, muß sie sich nicht nur auf den Dienst bei schwerer Arbeit oder den Winter beschränken. Auch in öffentlichen Verkehrsmitteln und Gebäuden kann es durchaus angebracht sein, Türknöpfe, Haltegriffe und Treppengeländer nicht mit der bloßen Hand anzufassen.

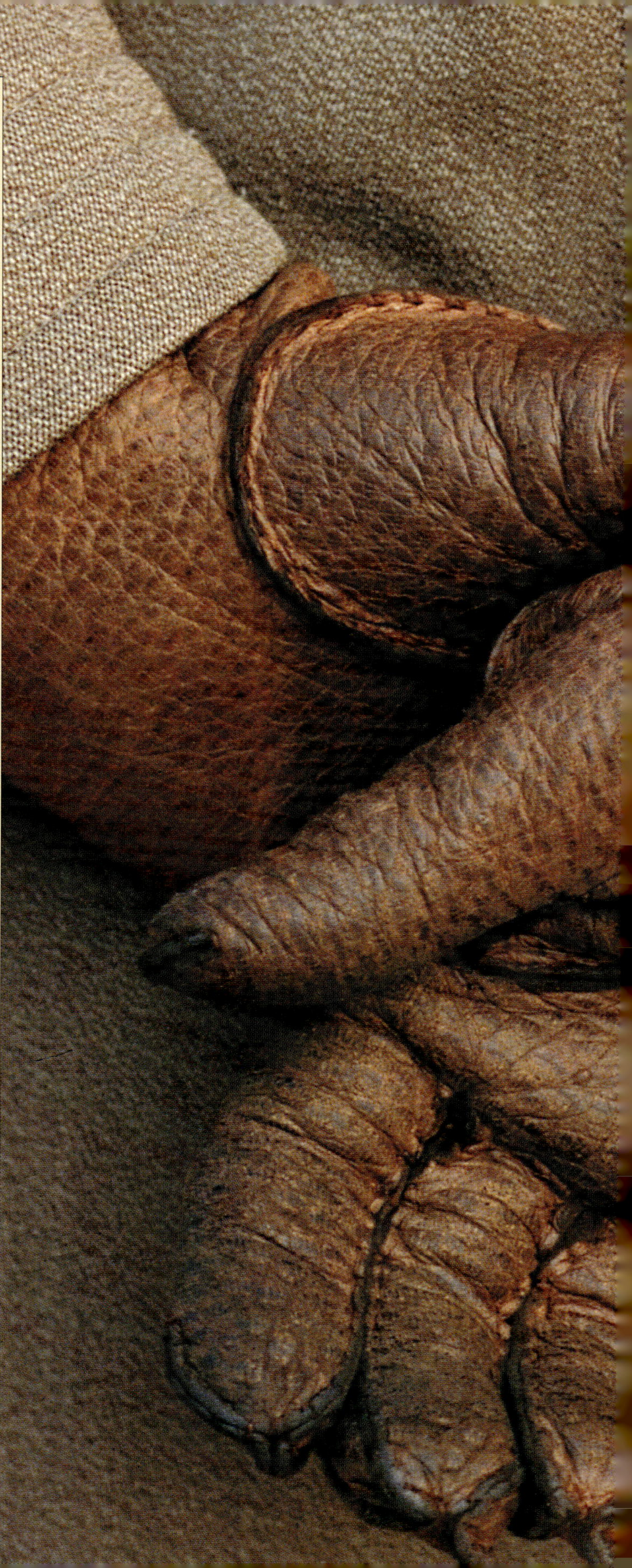

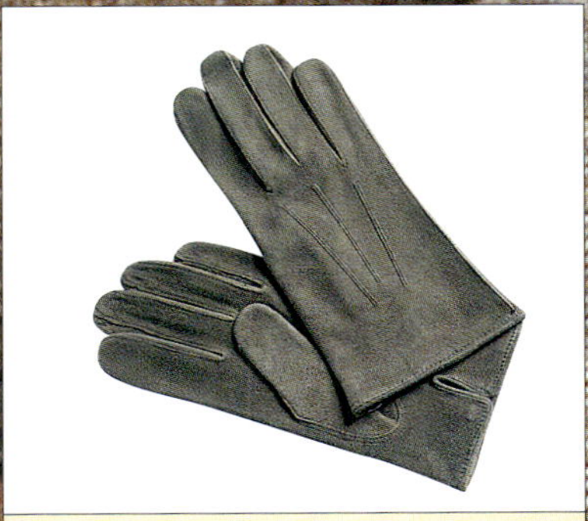

Das Hirschleder erinnert noch an die Vielfalt der Lederarten, die dem Gentleman früher für seine Handschuhe zur Auswahl standen.

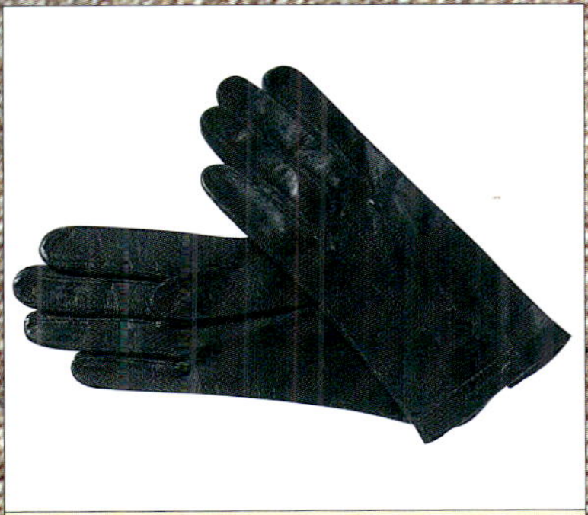

Zu schwarzen Schuhen gehören schwarze oder zumindest dunkle Handschuhe. Es gibt sie gefüttert und ungefüttert. Aus Leder sollten sie immer sein.

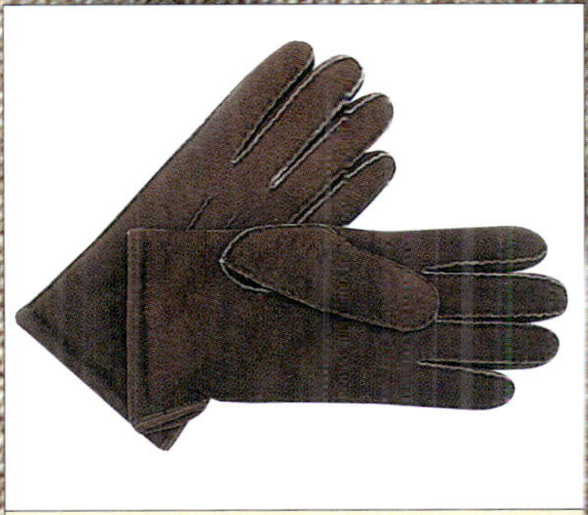

Ein Klassiker für die kalte Jahreszeit sind Lammfellhandschuhe, deren wollige Innenseite hervorragend wärmt. Braun ist hier die gängige Farbe.

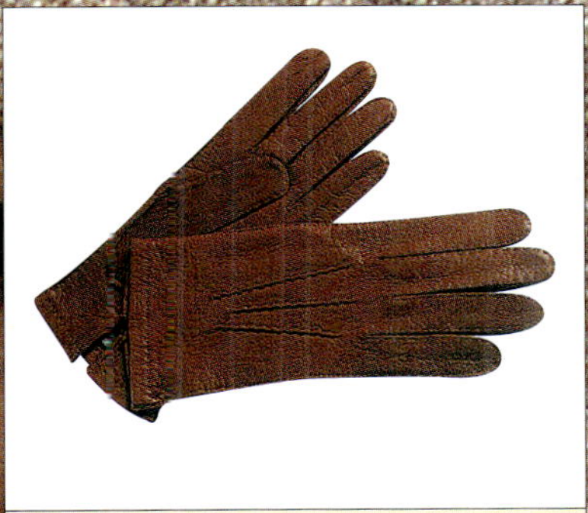

Zu braunen Schuhen und sportlicher Kleidung passen braune Handschuhe aus genarbtem Schweinsleder. Sie sind die sprichwörtlichen Gentleman-Handschuhe.

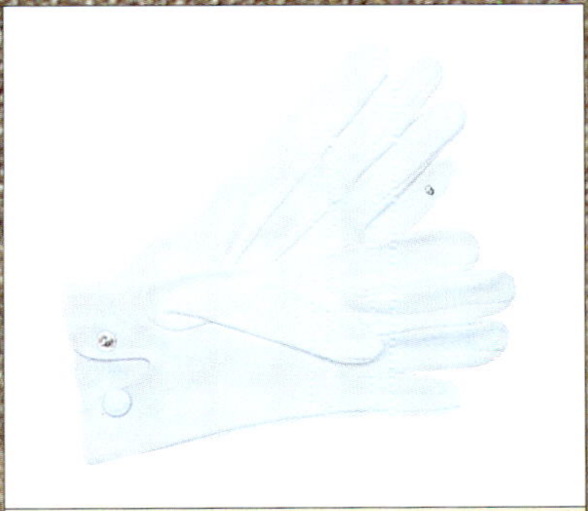

Zum Frack kann man auch heute noch weiße Handschuhe tragen. In Ermangelung weißer Ziegenlederhandschuhe sind sie meist aus Baumwolle.

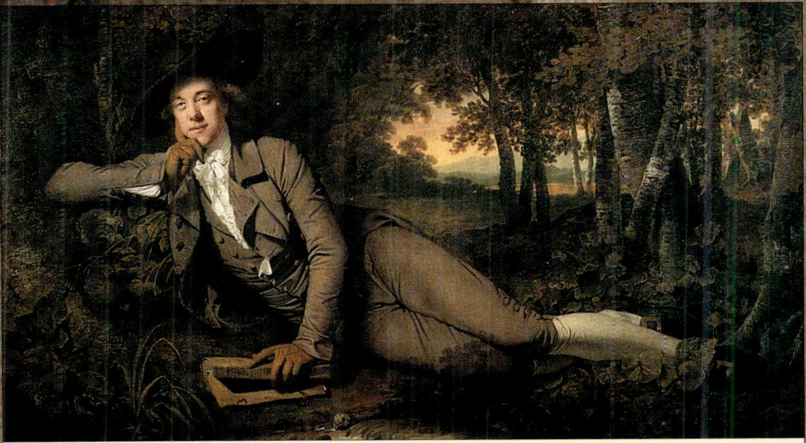

Auf dem Gemälde des englischen Malers Joseph Wright of Derby von 1781 sehen wir Sir Brooke Boothby bei der Lektüre von Rousseau. Obwohl es so mild zu sein scheint, daß der Amateurphilosoph auf dem Waldboden lagern kann, trägt er dennoch Handschuhe. Offensichtlich legte man sie nicht ausschließlich gegen die Kälte an, sondern weil es unpassend gewesen wäre, die bloßen Hände zu zeigen.

Schalkultur

Als Vorläufer des heutigen wärmenden Schals wird allgemein das »focale« genannt, das von römischen Legionären als Schutz gegen die ungewohnte Kälte in Gallien und Germanien getragen wurde. Bei der vorliegenden Identität von Form und Funktion mit dem heutigen Schal könnte man aber in Frage stellen, ob das »focale« wirklich nur ein Vorläufer war oder nicht auch schon die Vervollkommnung viel früherer Modelle. Wie auch immer, bis zum heutigen Tag hat sich am Prinzip des Schals nichts mehr geändert. Er speichert warme Luft, die uns vor dem Auskühlen schützt. Je nach Dicke, Art und Verarbeitung der Wolle hält sich die Luft mehr oder weniger gut. Wie so oft im Leben gilt ebenso bei Schals das Grobe als unfein und das Feine als vornehm.

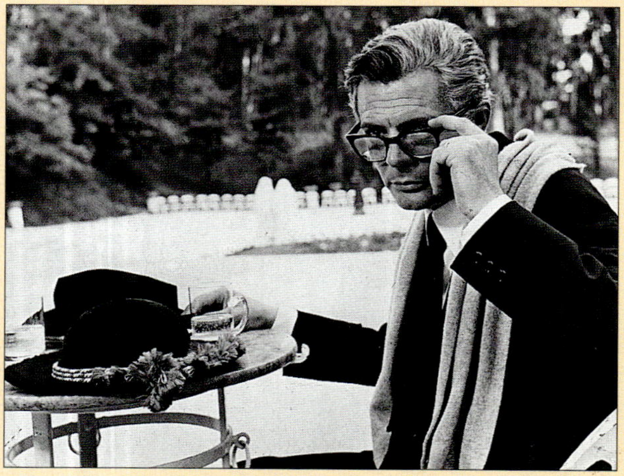

Je sportlicher der Anlaß, desto gröber, dicker und auch bunter der Schal. Förmliche Anlässe verlangen dagegen nach feinen Schals aus Cashmere, die zudem mit Seide gefüttert sein können. Es gibt sogar Exemplare aus feinster Seide, die fast nur noch das Symbol eines Schals sind, wärmen sie doch im Vergleich zu ihren grobgestrickten, wolligen Cousins nur in unerheblichem Maße. Der beste Kompromiß zwischen Wärmewirkung und förmlicher Erscheinung sind tatsächlich die erwähnten Cashmereschals. Ähnlich wie Krawatte oder Einstecktuch sind sie ein Accessoire, mit dem man sich durch besonders sorgfältige Auswahl von der Masse abheben kann. Auf der Suche nach dem Besonderen sollte man nach den Schals von Drake's Ausschau halten. Der englische Hersteller fertigt sie für die besten Herrenausstatter der Welt, wird aber auch unter seinem eigenen Namen verkauft. Kenner behaupten, daß sie in den hochwertigen Produkten sofort die Handschrift von Michael J. Drake erkennen, des Designers und Mitinhabers von Drake's.

Schauspieler wie Marcello Mastroianni zeigen sich gern mit Schals, die sie malerisch um den Hals legen. Das haben sie mit all jenen gemein, die Künstler sind oder sich dafür halten.

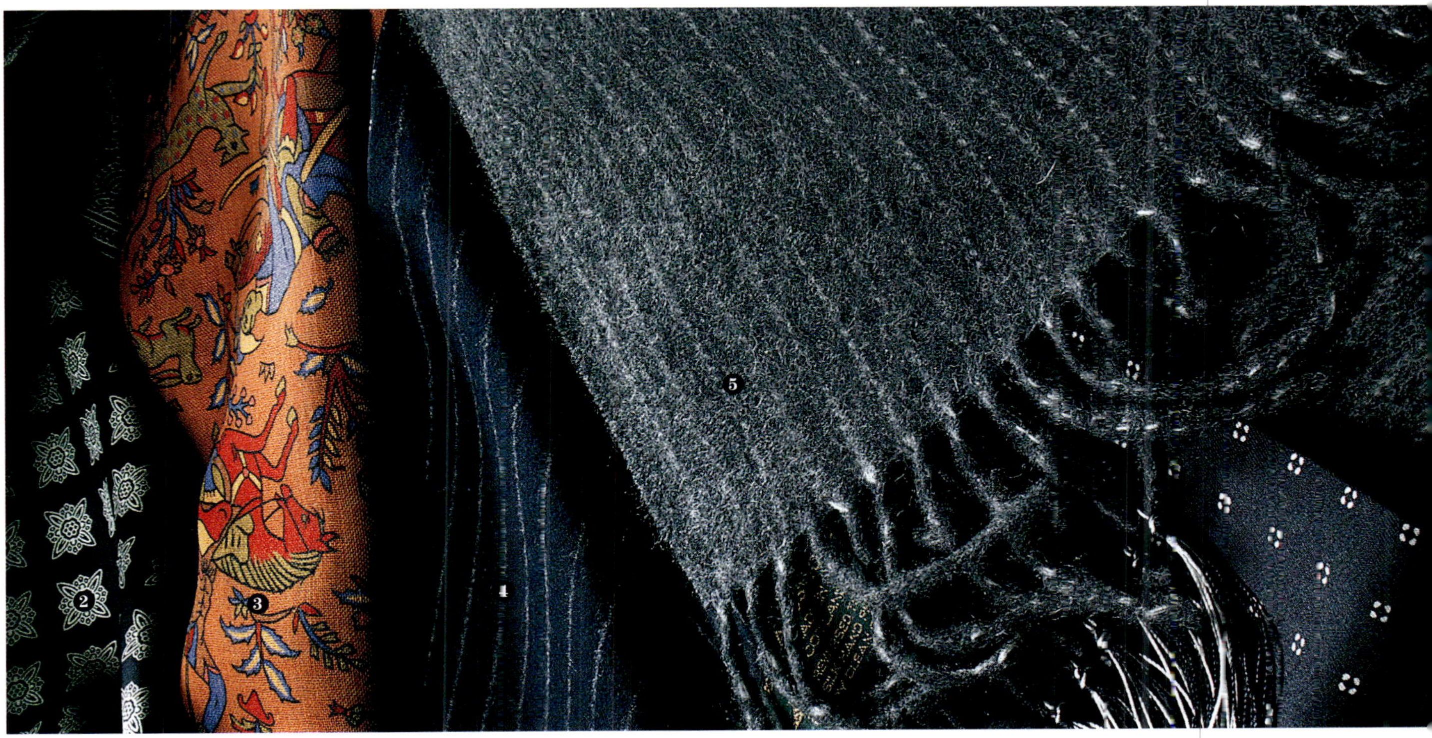

Der Schal sollte nicht nur auf die Außentemperaturen abgestimmt werden, sondern auch zum Stil des (ebenfalls den Kältegraden entsprechenden) Mantels passen. Das heißt, zu einem eleganten Mantel gehört ein feiner Schal aus Seide, Cashmere oder der Kombination aus beidem. Auch zum Anlaß muß der Schal passen – bei einer Beerdigung wäre der rote Schal unangebracht. Abgesehen von den üblichen Kombinationsmöglichkeiten gibt es natürlich auch immer die unübliche, exzentrische Zusammenstellung. Zum einen kann bewußt ein Kontrast zwischen Mantel und Schal erzeugt werden, zum Beispiel, weil einem die Harmonie zu langweilig erscheint. Oftmals wird aber die eher ungewöhnliche Kombination gewählt, um bewußt etwas über sich zu verraten. Ein grober, gar handgestrickter Schal zu einem eleganten Stadtmantel könnte heißen: »Ich bin ein erfolgreicher Geschäftsmann oder Politiker, aber ich hänge an den guten alten Dingen so wie an dem Schal, den mir meine Frau vor zwanzig Jahren gestrickt hat.« Ein eleganter seidengefütterter Cashmereschal zu einem Dufflecoat könnte sagen: »Ich lege im allgemeinen keinen Wert auf Eleganz, aber das eine oder andere gute Stück habe ich schon...« Wie jedes andere Kleidungsstück spricht auch der Schal oftmals eine deutliche Sprache.

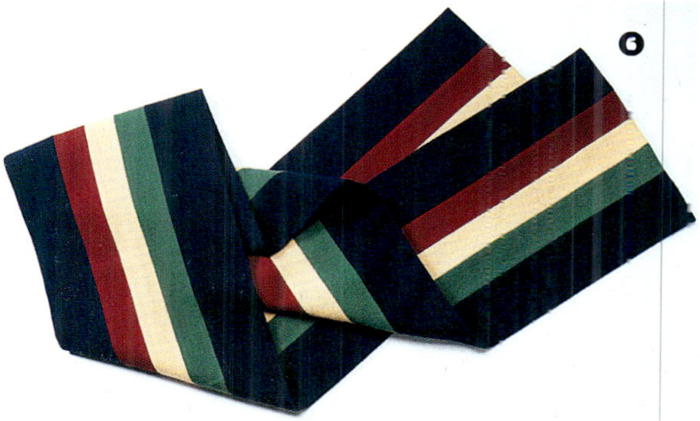

❶ Dick, warm, wollig – das Beste, was einem im Winter passieren kann. Für formelle Anlässe und zum Stadtmantel ist dieser Wollschal allerdings auch bei großer Kälte unpassend.
❷ Der Seidenschal ist sicherlich der vornehmste Schal. Er dient vor allem dazu, den Halsausschnitt des Mantels optisch zu schließen, da der Hals des Trägers sonst recht nackt herausschaut. Vor den Zeiten der chemischen Reinigung half er zudem, den Mantelkragen sauber zu halten.
❸ Es gibt dünne Wollschals aus dem gleichen Material, das auch für leichte Wollkrawatten verwendet wird. Sie eignen sich besonders für die Übergangszeiten im Frühling und Herbst.
❹ Cashmereschals werden oft mit Seide gefüttert. Dadurch wirken sie nach außen elegant und halten trotzdem Hals und Brust angenehm warm.
❺ Cashmereschals gibt es in einer ähnlichen Vielfalt wie Seidenkrawatten. Je nach Farbe, Design aber auch Dicke und Rauheit der Wolle können sie sportlich oder förmlich wirken.
❻ So wie eine Regimentskrawatte die Farben der jeweiligen militärischen Einheit abbildet, ist auch der Collegeschal in den Farben der jeweiligen »school« gehalten und somit eine Art »Mitgliedsausweis«.

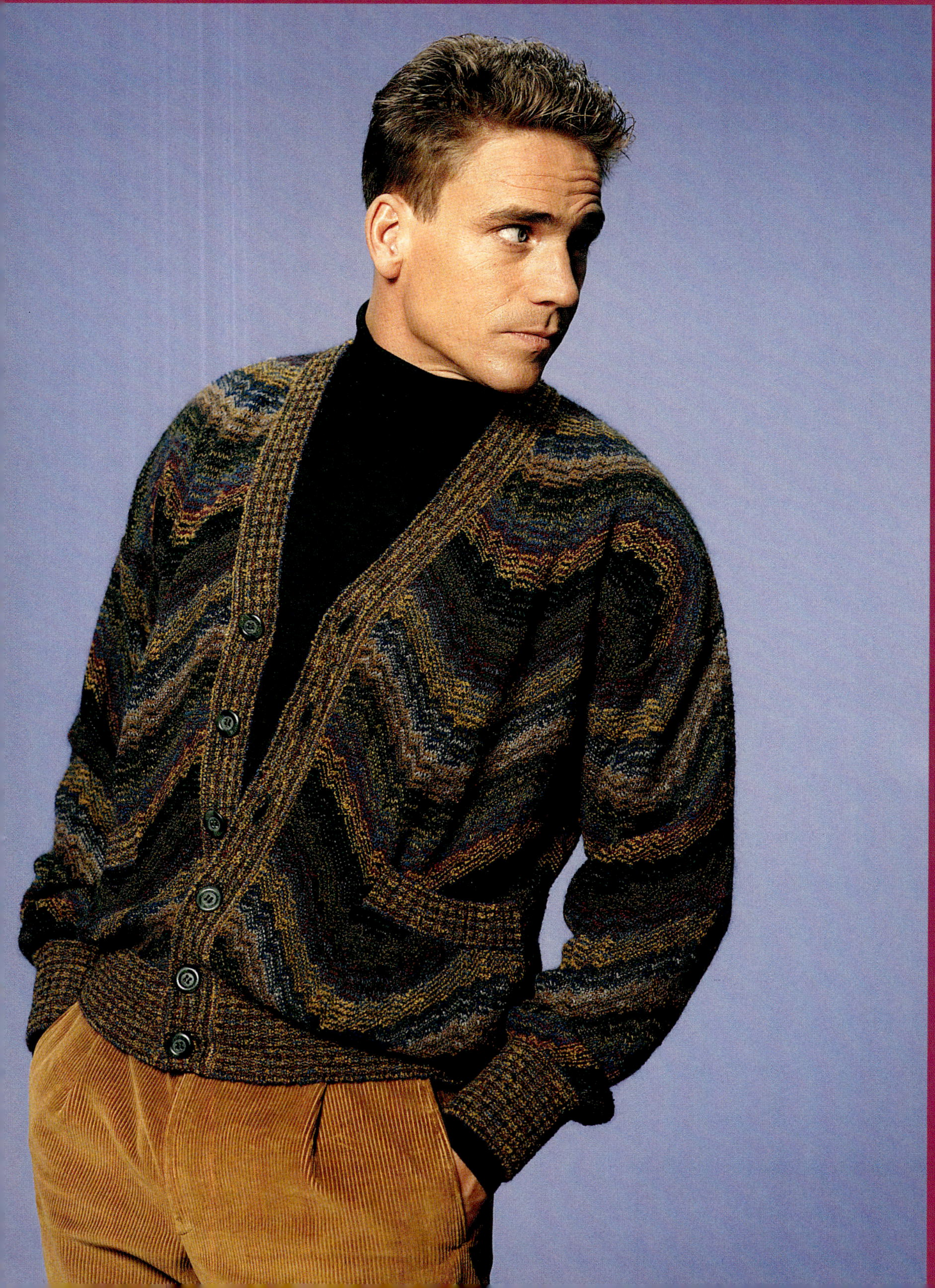

Strick

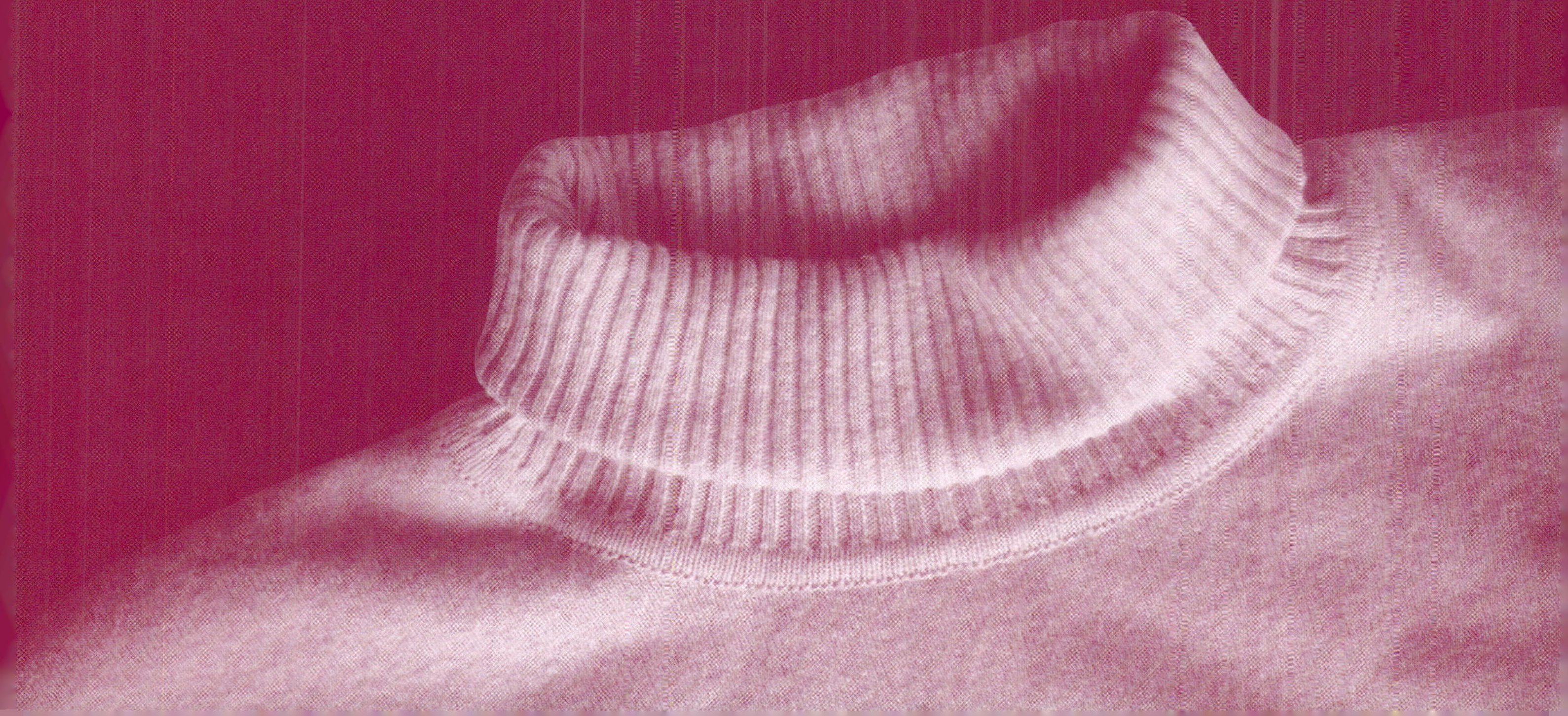

Hoch oben im Norden über Schottland liegen die Shetlandinseln. Hier leben die Schafe, deren Haar zu Shetlandwolle verarbeitet wird. Die dünn besiedelten Inseln bieten noch immer jene weiten Weideflächen, die anderswo im bevölkerungsreichen Europa selten geworden sind.

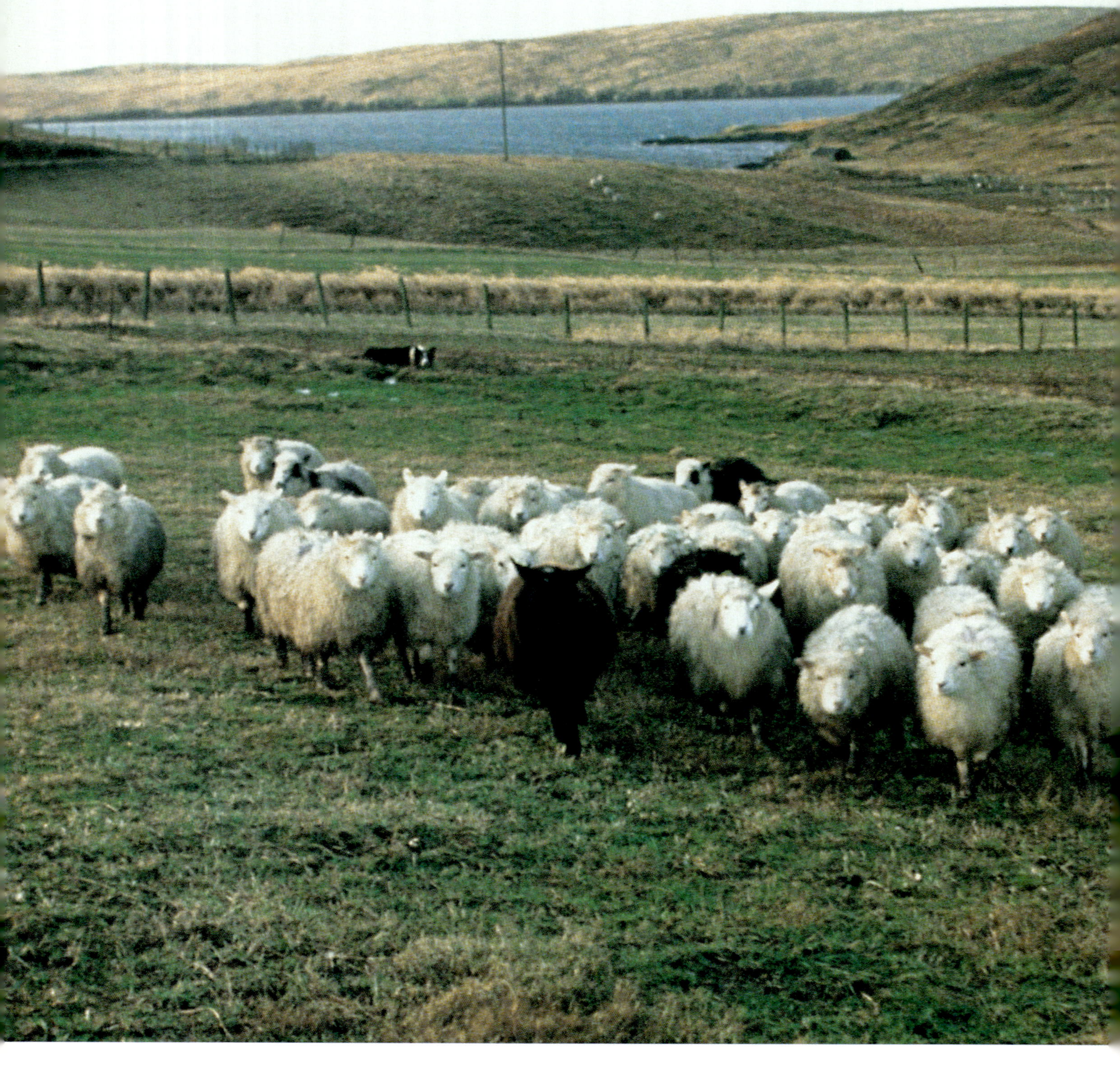

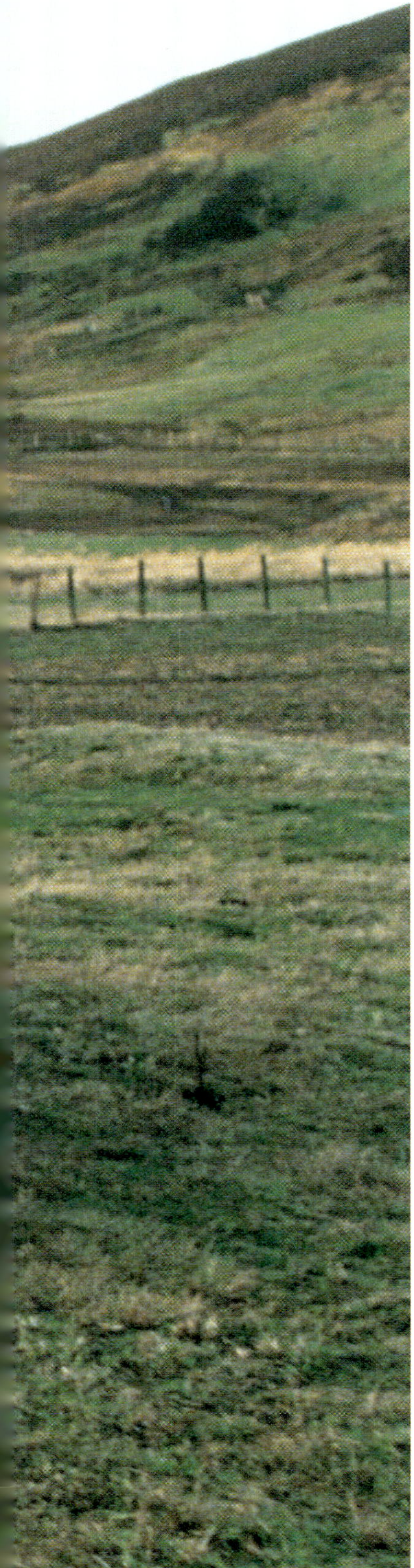

Am Anfang war der Sweater

Bis in die Mitte des 19. Jahrhunderts hinein hatte ein englischer Gentleman keinerlei Veranlassung, Gestricktes zu tragen. Nur die einfachen Menschen trugen so etwas als robuste und vor allem kostengünstige Arbeitskleidung. Erst als auch das Bürgertum den Sport als Körperertüchtigung für sich zu entdecken begann, entstand eine Nachfrage nach feinen Strickwaren. Sie wurden zum Beispiel beim Fahrradfahren, bei Ballspielen jeglicher Art, beim Cricket und zum Polospiel getragen. Das Kleidungsstück erhielt den Namen »sweater«, passend zur schweißtreibenden Wirkung der Wolle. Zunächst hatten die Sweater einfache runde Halsausschnitte, danach kam der V-Ausschnitt, der gern mit den Clubfarben verziert wurde. Um den steigenden Bedarf befriedigen zu können, wurden Sweater bald in großem Stil produziert. Hierfür wurden sie aus vorgefertigten Bahnen gestrickter Wolle zugeschnitten und zusammengenäht, diese Methode hieß »cut-and-sewn«. Die teurere Alternative war »fully fashioned«. Dabei wurde jedes Kleidungsstück einzeln und im Ganzen maschinengestrickt. Auch heute noch werden Strickwaren nach diesen beiden Herstellungsmethoden unterschieden. Die Formen der Sweater ergaben sich aus bekannten Mustern der Herrenkleidung. Der V-Ausschnitt-Pullover ist eine Adaption der Weste. In der ärmellosen und durchgeknöpften Version wird die Ähnlichkeit noch offensichtlicher. Der Rundausschnitt erinnert an ein kragenloses Hemd, das zu dieser Zeit noch (wie ein heutiger Pullover) über den Kopf gezogen wurde. Natürlich übernahm man auch Formen der traditionellen einheimischen Strickwaren, ebenso wie Muster und Farben, die auf der ganzen britischen Insel in großer Vielfalt vorkamen.

Da der Sweater für sportliche Freizeitaktivitäten konzipiert war, wurde er zuerst in die Outfits integriert, die man am Wochenende und auf dem Lande trug: zum Beispiel eine gestrickte Weste unter der Tweedjacke beim Reiten oder auf der Jagd.

Alle Versuche, den Sweater oder den Pullover, wie wir ihn im deutschen Sprachgebrauch eher nennen, in den Kanon der formellen Kleidung aufzunehmen, sind jedoch bislang ohne Erfolg geblieben. Zum Anzug ist der Pullover allenfalls als Analogie zur Weste akzeptabel und dies auch nur in Ausnahmesituationen, wie zum Beispiel auf Reisen oder beim Ausfall der Heizung. Besser paßt er zur Sportjacke, wie es im italienischen Stil gern praktiziert wird.

Die eigentliche Domäne der Strickwaren bleibt nach wie vor die gepflegte Freizeitkleidung. Die Italiener haben diesen Look wie keine andere Nation bis zur Vollkommenheit perfektioniert. Angezogen oder lässig um die Schultern gelegt, gehört der Pullover hier im Sommer wie im Winter dazu, beim Shoppingbummel ebenso wie beim Museumsbesuch oder dem Aperitif in der Bar. Der Pullover ist inzwischen ein weltweit verstandenes Symbol der Freizeit. Sobald Politiker sich als Privatpersonen zeigen wollen, tragen sie garantiert etwas Gestricktes. Genauso ist der Pullover auch der ideale Begleiter für den Geschäftsreisenden mit leichtem Gepäck. Nach Erledigung der Pflichten muß er nur Anzugjacke und Krawatte ablegen, den Hemdkragen öffnen und den Pullover um die Schulter legen. Und schon ist der gemütliche Teil des Abends eingeleitet.

Vom Schaf zur Wolle

Der Mensch nutzt seit Jahrtausenden das Haar verschiedener Tiere, um sich daraus Kleidung zu machen. Die Wolle war dabei von Anfang an der wichtigste Rohstoff. Heute gibt es weltweit rund eine Milliarde Schafe, sie liefern rund zwei Milliarden Kilogramm Wolle jährlich. Die Schafherden brauchen viel Platz, daher wird intensive Schafzucht nur in dünnbesiedelten Regionen betrieben. Australien ist dabei an erster Stelle zu nennen. Hier leben über 156 Millionen Schafe, davon sind rund zwei Drittel Merinos. Die stark gekräuselte Merinowolle ist die hochwertigste Schafwolle der Welt, die meisten Anzugstoffe werden daraus hergestellt. Daneben gibt es die weniger feine und nicht so stark gekräuselte Kreuzzucht-Wolle. Sie ist das Rohprodukt für gröbere Stoffe und Strickwaren. Die allerfeinsten Haare liefern jedoch Ziegen (Cashmere und Mohair), Lamas und Lamaverwandte (Alpaka, Vikunja), Kamele (Kamelhaar) und Kaninchen (Angora). Diese Haare können auch mit Schurwolle gemischt werden. Sie lassen sich wie Schafwolle weiterverarbeiten, doch die Gewinnung ist aufwendiger als beim Schaf, da die Haare nicht geschoren, sondern ausgekämmt werden müssen. Vikunja wird sogar auf noch mühsamere Art gewonnen: im Gebüsch hängengebliebene Haare werden von Hand eingesammelt.

Als Schurwolle darf nur das vom lebenden Tier gewonnene Haar bezeichnet werden. Die Schur eines Schafes kann zwischen einem und fünf Kilogramm wiegen. (Die Jahresausbeute an Vikunja, die ein Tier liefert, beträgt im Vergleich nur etwa 240 Gramm.) Nach der Schur wird die Wolle gewaschen, gefärbt und zu Garn versponnen. Dünnere Garne werden meist verwebt, während dickere Produkte verstrickt werden können. Qualität und Preis der entstehenden Strickwaren richten sich nach der Art der Haare und nach dem Spinnverfahren. Die Bezeichnungen »one ply«, »two ply« oder gar »eight ply« geben die Zahl der versponnenen Cashmere- oder Wollfäden an.

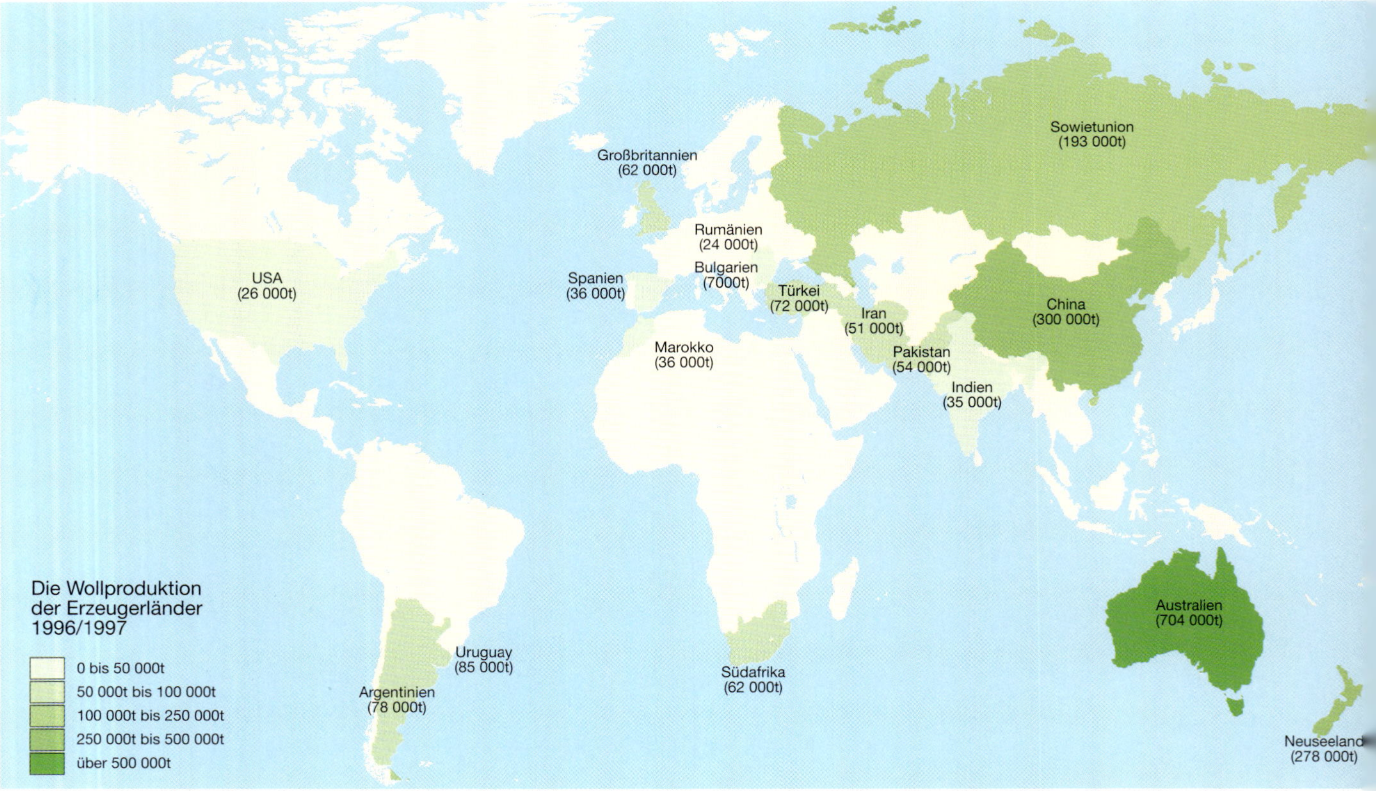

Sowietunion (193 000t)
Großbritannien (62 000t)
Rumänien (24 000t)
Bulgarien (7000t)
USA (26 000t)
Spanien (36 000t)
Türkei (72 000t)
Iran (51 000t)
China (300 000t)
Marokko (36 000t)
Pakistan (54 000t)
Indien (35 000t)
Die Wollproduktion der Erzeugerländer 1996/1997
0 bis 50 000t
50 000t bis 100 000t
100 000t bis 250 000t
250 000t bis 500 000t
über 500 000t
Uruguay (85 000t)
Argentinien (78 000t)
Südafrika (62 000t)
Australien (704 000t)
Neuseeland (278 000t)

Schafwolle wird weltweit produziert. Die besten Qualitäten und auch die größten Mengen liefert Australien. Hier steht die Wollproduktion in einem sehr günstigen Verhältnis zu der Zahl der Tiere, denn die Merinos, die mit mehr als 60% den größten Teil der Schafe ausmachen, liefern mehr Wolle als andere Schafsorten.

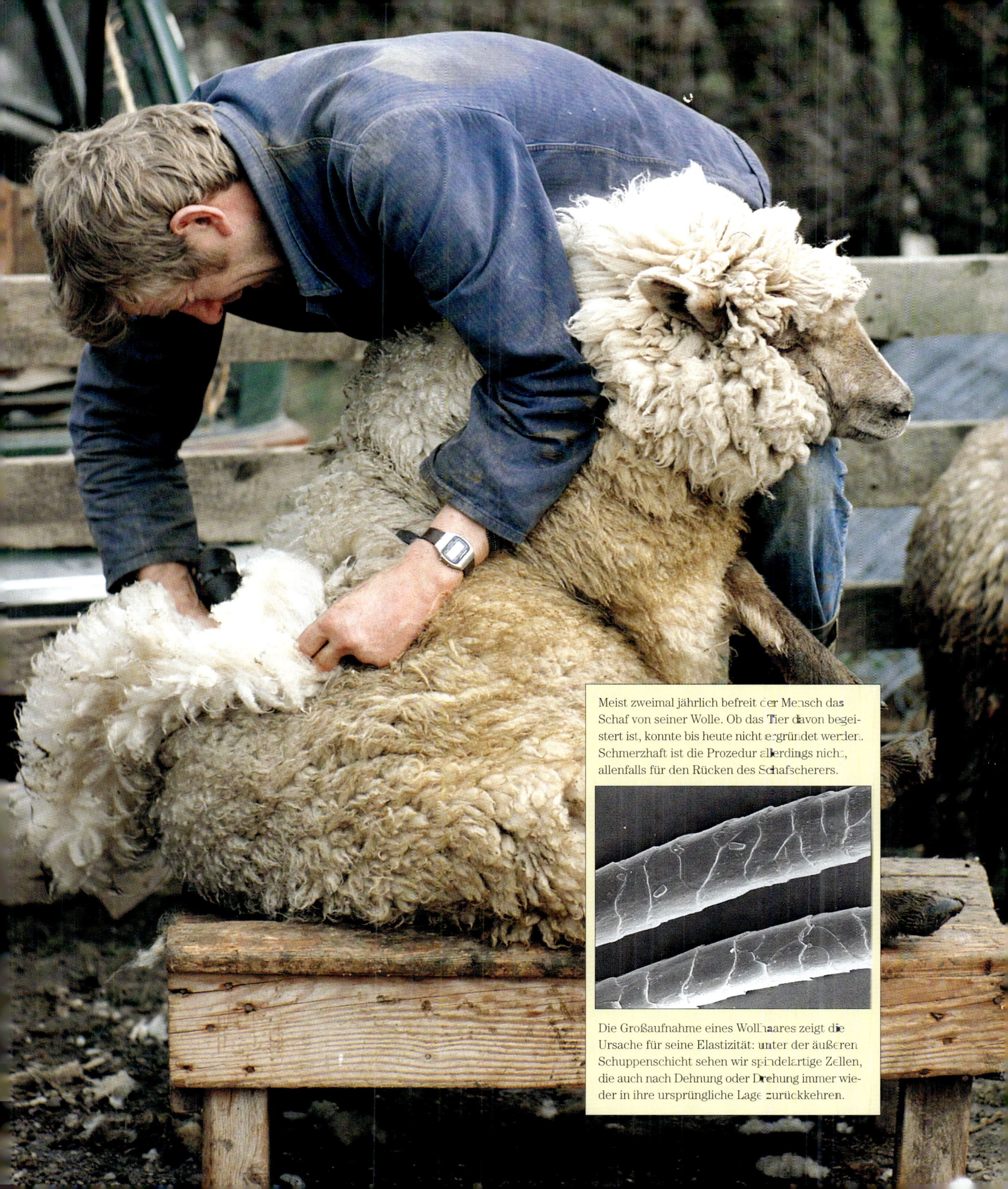

Meist zweimal jährlich befreit der Mensch das Schaf von seiner Wolle. Ob das Tier davon begeistert ist, konnte bis heute nicht ergründet werden. Schmerzhaft ist die Prozedur allerdings nicht, allenfalls für den Rücken des Schafscherers.

Die Großaufnahme eines Wollhaares zeigt die Ursache für seine Elastizität: unter der äußeren Schuppenschicht sehen wir spindelartige Zellen, die auch nach Dehnung oder Drehung immer wieder in ihre ursprüngliche Lage zurückkehren.

Strick-Klassiker

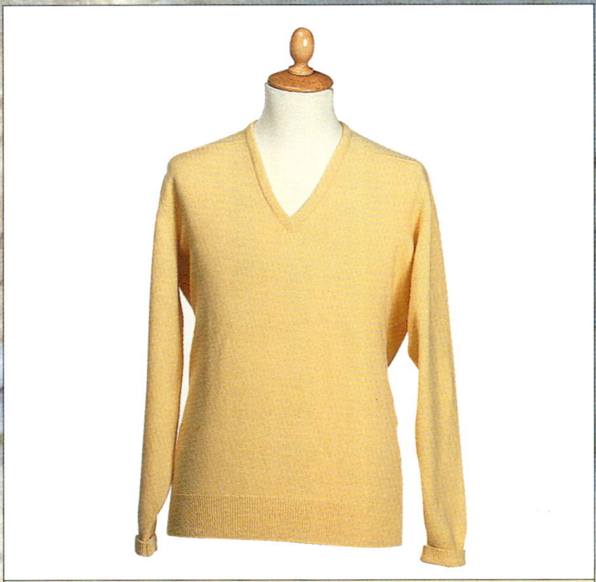

Der Pullover mit V-Ausschnitt kann gut unter einer Sportjacke getragen werden. Pullover und Krawatte ohne Sportjacke ist ein problematischer Look, der schnell hausbacken wirken kann.

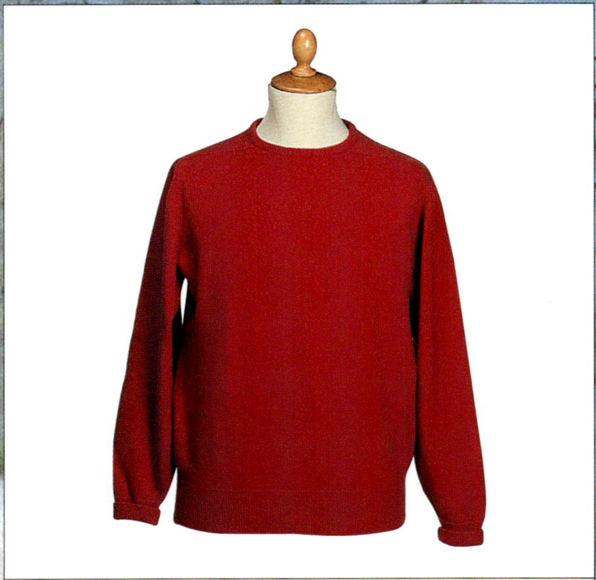

Wird der Rundausschnitt-Pullover über einem Hemd getragen, gehört der Hemdkragen unter den Pullover. Sehr gut sieht dies bei einem Hemd mit Button-down-Kragen aus.

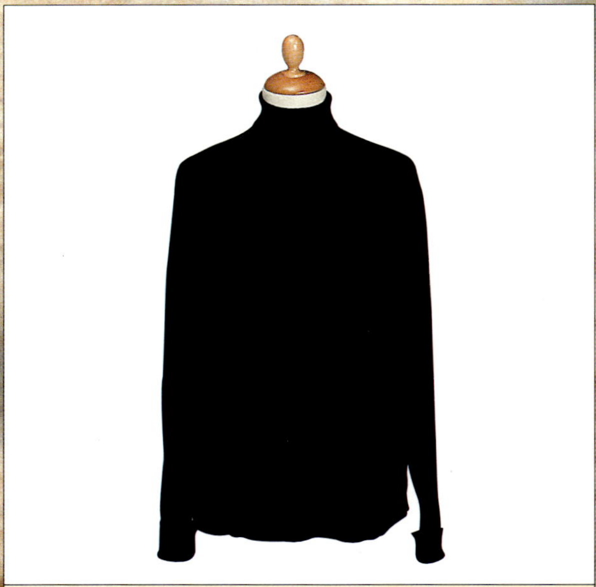

Der Rollkragen ist bei Winterspaziergängen angenehm, da er den Schal ersetzt. Man sollte ein Hemd darunter anhaben, um den Pullover notfalls ausziehen zu können. Der schwarze Rollkragenpullover wird fast nur von kreativen Berufsgruppen getragen.

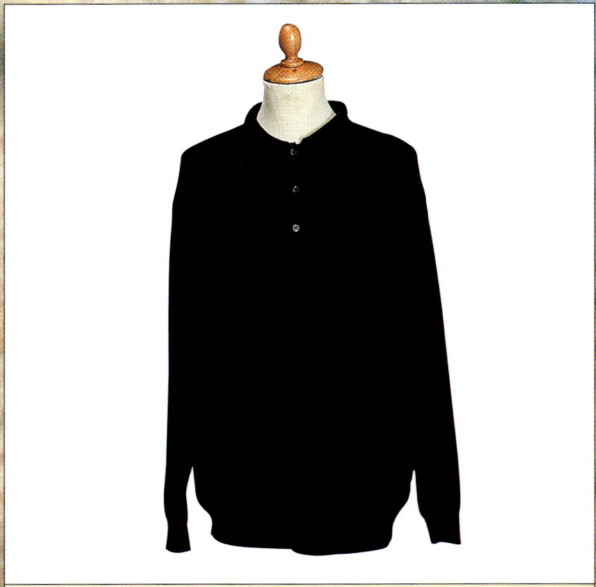

Der Pullover mit Polokragen hat sich vermutlich aus den Trikots der Rugbyspieler entwickelt. Er wird gern als winterliche Version des Polohemds getragen. Auch mit einem Oberhemd sieht er gut aus, dann sollte aber die Krawatte weggelassen werden.

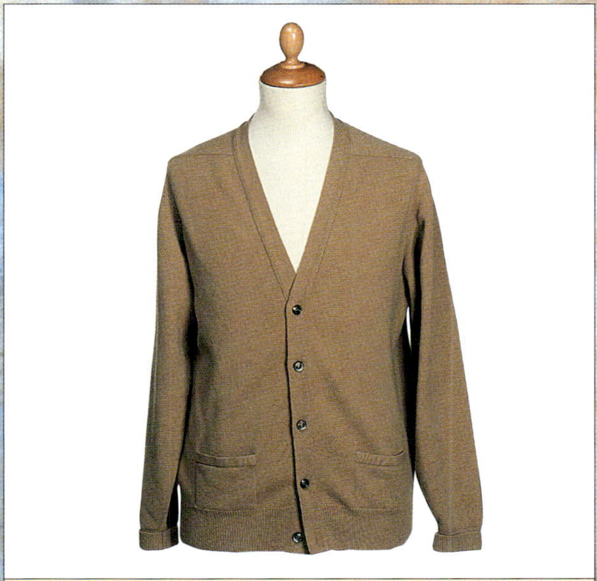

Die Strickjacke hat gegenüber dem Pullover drei entscheidende Vorteile. Erstens kann sie geöffnet und dadurch die wärmende Wirkung reguliert werden. Zweitens kann man sie an- und ausziehen, ohne sich dabei die Frisur zu ruinieren oder die Brille von der Nase zu reißen. Drittens haben Strickjacken oft eine kleine Tasche für Zigaretten, Schlüssel oder Kleingeld.

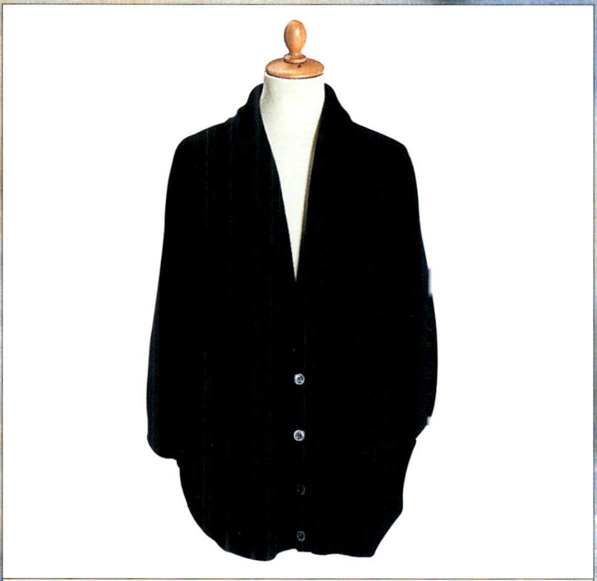

Die dicke Strickjacke mit Schalkragen eignet sich besonders für sehr kälteempfindliche Zeitgenossen oder auch für die Bewohner schlecht zu beheizender Landhäuser. Abzuraten ist von der Version in Dunkelblau mit Goldknöpfen. So etwas tragen – mit Verlaub – nur gealterte Playboys.

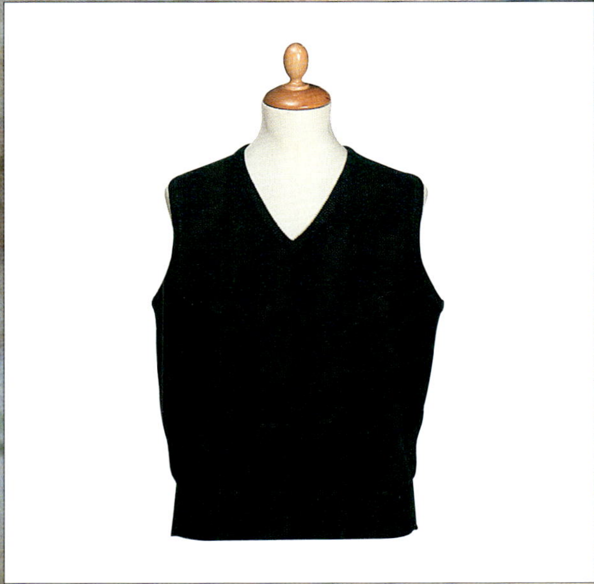

Der ärmellose Pullover ist ein guter Westenersatz, wird allerdings nicht von jedem geschätzt. Vielen Männern wirkt er zu brav, dabei ist er ideal, um sich im Sitzen warm zu halten. Da er keine Ärmel hat, kommt man darin auch nicht so leicht ins Schwitzen.

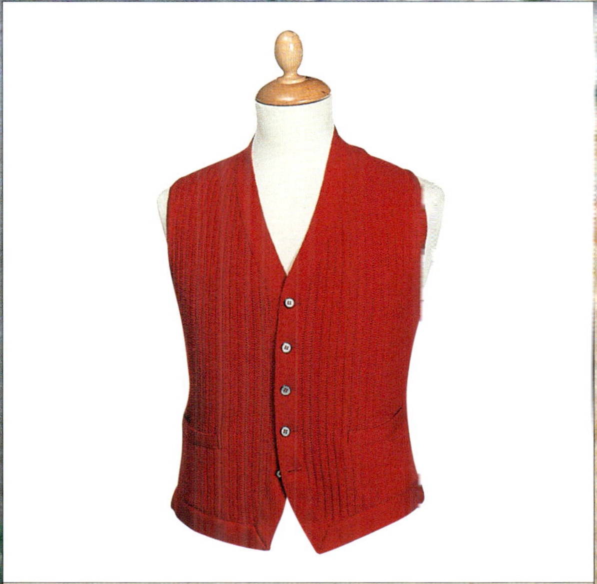

Die gestrickte Weste hat gegenüber dem ärmellosen Pullover alle Vorteile, die schon bei der Strickjacke beschrieben wurden. Doch Vorsicht, wie bei Anzugwesten muß der Schnitt stimmen, sonst geht der Look schnell daneben.

Zwischen England und Frankreich

Die Strickwarenindustrie hat eine lange Tradition auf Guernsey. Schon im 16. Jahrhundert bekam die Insel die Erlaubnis, Wolle aus England zu importieren, um im Gegenzug die Krone mit Strickwaren zu versorgen. Bereits die Königinnen Mary I. und Elizabeth I. besaßen wollige Erzeugnisse von der Kanalinsel. Angeblich stammten auch die Strümpfe, die Mary Queen of Scots bei ihrer Hinrichtung trug, aus Guernsey. Doch einen Guernsey-Pullover hätten die damaligen Royals wohl kaum angezogen. Im Gegensatz zu heute, wo der Arbeitspullover der Fischer, Seeleute und Bauern nachweislich auch von den Mitgliedern der königlichen Familie getragen wird. Die Frauen der Insel fertigten die Guernseys zunächst nur für den Bedarf ihrer Männer. Damit der Pullover Wind und Gischt trotzen konnte, wurden die Wollfasern zu einem harten Garn versponnen und engmaschig verstrickt. Tatsächlich macht der Guernsey seine Sache erstaunlich gut, obwohl einem Strickpullover im allgemeinen keine so zuverlässige Wetterfestigkeit zugetraut wird. Auch heute werden für einen Original-Guernsey ausschließlich beste englische Kammgarne verwendet. Die Farbe des Guernsey ist traditionell ein dunkles Marineblau, es gibt allerdings auch weniger authentische Country-Versionen in Oliv. Selbstverständlich sind echte Guernseys »fully fashioned« und »hand-finished«, also im Stück gestrickt und von Hand zusammengenäht. Es gibt inzwischen auch Sommer-Guernseys aus Baumwolle, die allerdings nicht so robust sind wie die wolligen Originale. Im 19. Jahrhundert kam der Guernsey sogar zu militärischen Ehren. Lord Nelson attestierte ihm die Tauglichkeit für die Royal Navy und empfahl ihn dem Marineministerium. 1857 wurde der warme Pullover Teil der Winterausrüstung für die Soldaten der Garnison in Halifax in der kanadischen Provinz Nova Scotia.

Die charakteristischen Muster des Guernsey wurden von Generation zu Generation weitergereicht, und noch heute lernen die Töchter von den Müttern und Großmüttern, wie die wetterfesten Pullover gestrickt werden. Die Ornamente sollen alltägliche Gegenstände aus dem Leben der Fischer darstellen. Die Rippen am Ärmelansatz sind demzufolge eine Schiffsleiter, die abgekettelte Schulternaht ein Tau und der rechts-rechts-gestrickte Streifen an der Achsel symbolisiert die Wellen am Strand. Andere Details haben praktische Gründe, wie der quadratische Zwickel unter dem Arm, der für Bewegungsfreiheit sorgt. Da sich der Zwickel bei angelegtem Arm zusammenfaltet, paßt der Pullover auch gut unter eine Jacke, zumal die enganliegenden Ärmel nicht auftragen. So ist der Guernsey ein Kleidungsstück, das Tradition und Funktionalität perfekt verbindet. Wahrscheinlich ist auch genau dies der Grund für seine Beliebtheit.

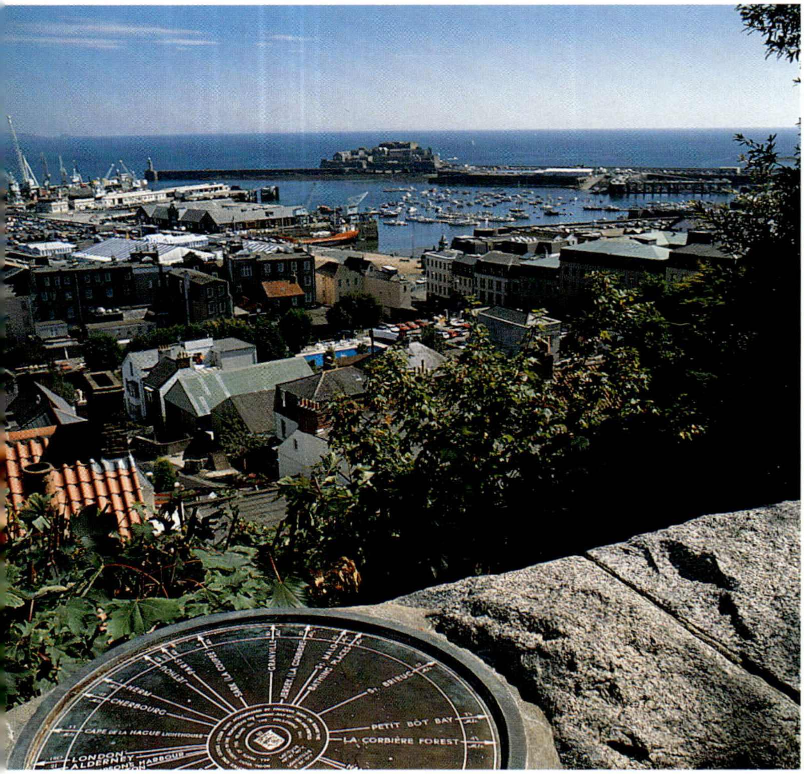

Guernsey ist eine der bekanntesten Kanalinseln. Auf überschaubaren 63 Quadratkilometern bietet sie eine Mischung aus englischer Gemütlichkeit und französischer Lebensart.

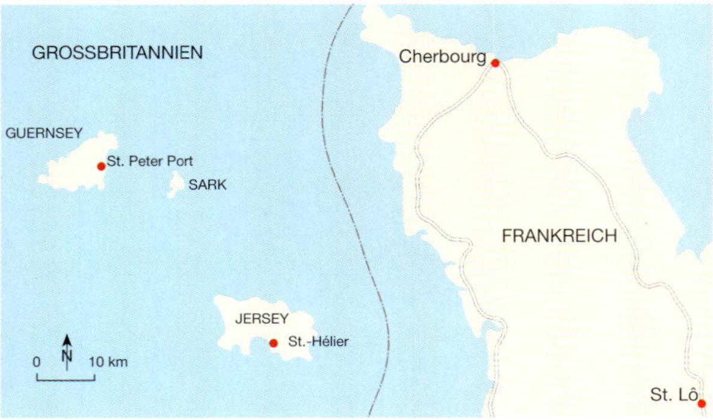

Viele Engländer nutzen Guernsey für einen Kurzurlaub am Wasser.

Der Guernsey im Detail

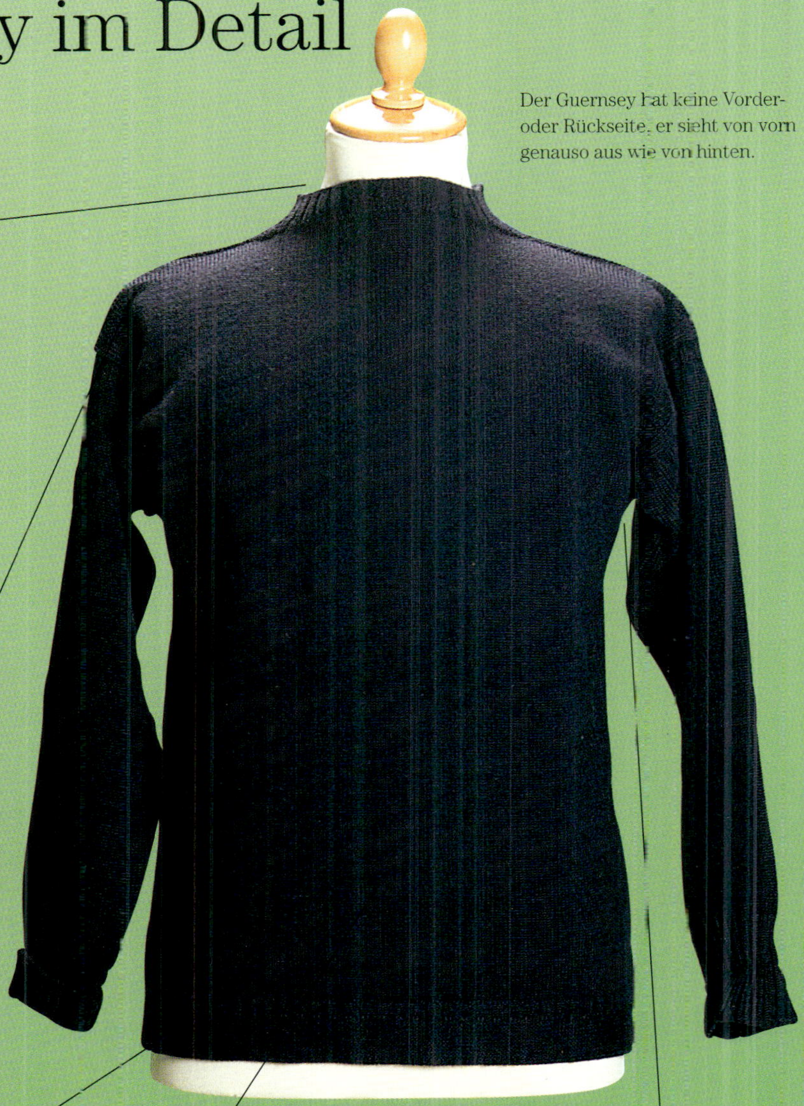

Der Guernsey hat keine Vorder- oder Rückseite, er sieht von vorn genauso aus wie von hinten.

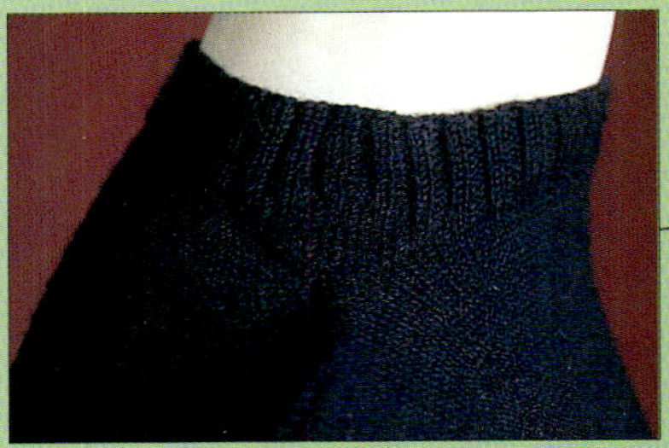

Der Guernsey hat einen U-Boot-Ausschnitt, was sicherstellt, daß der Halsansatz stets bedeckt bleibt. Bei starkem Wind oder größerer Kälte kann der Pullover auch noch etwas weiter hochgezogen werden, damit der Hals besser gewärmt wird. An den Ausschnittenden ist jeweils ein Zwickel eingenäht, um ein Einreißen zu verhindern.

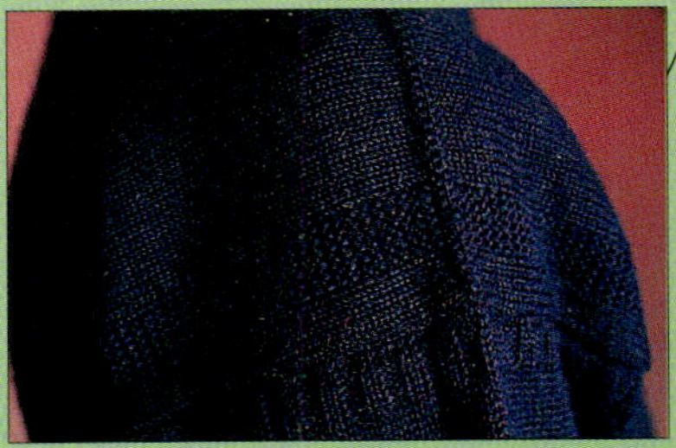

Charakteristisch für den Guernsey sind die Muster, mit denen Ärmel und Saum verziert sind. Über den Achseln ist ein rechts-rechts-gestrickter Streifen zu sehen, die Ärmelansätze sind gerippt.

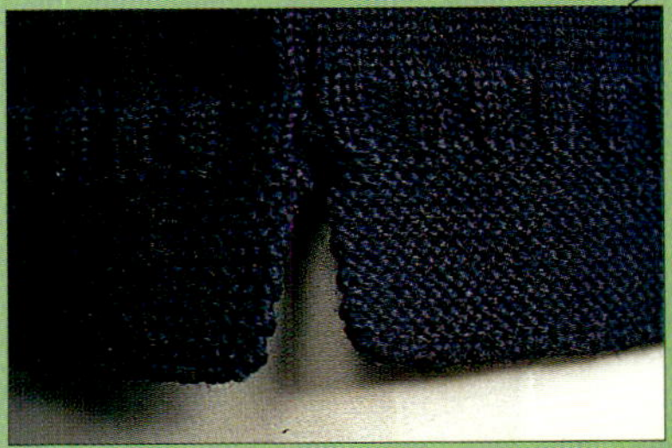

Der Pullover wird unten mit einem rechts-rechts-gestrickten Bündchen abgeschlossen. Um eine größere Bewegungsfreiheit zu gewährleisten, ist der Pullover an den Seiten geschlitzt.

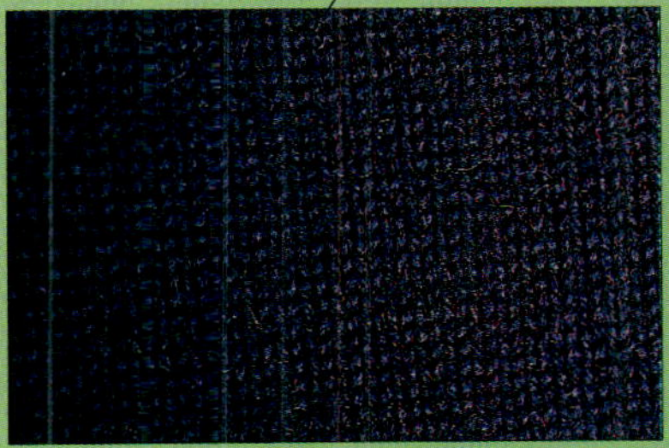

Die Wolle des Guernsey ist schwer, hart und etwas kratzig. Dafür ist der Pullover extrem haltbar, sehr winddicht und vor allem warm. Es gibt ihn für den Sommer aber auch aus Baumwolle.

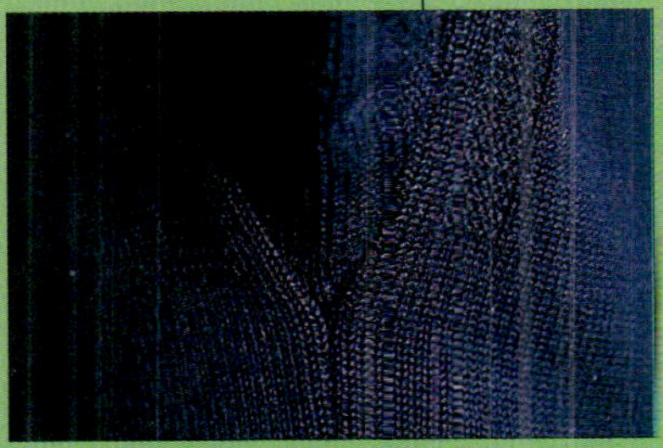

Die Ärmellöcher des Guernsey sind sehr eng. Dies hat den Vorteil, daß er gut unter eine Jacke paßt, selbst wenn sie eng geschnitten ist. Unter dem Arm ist ein quadratischer Zwickel eingestrickt, damit der Pullover auch ausholende Bewegungen mitmacht.

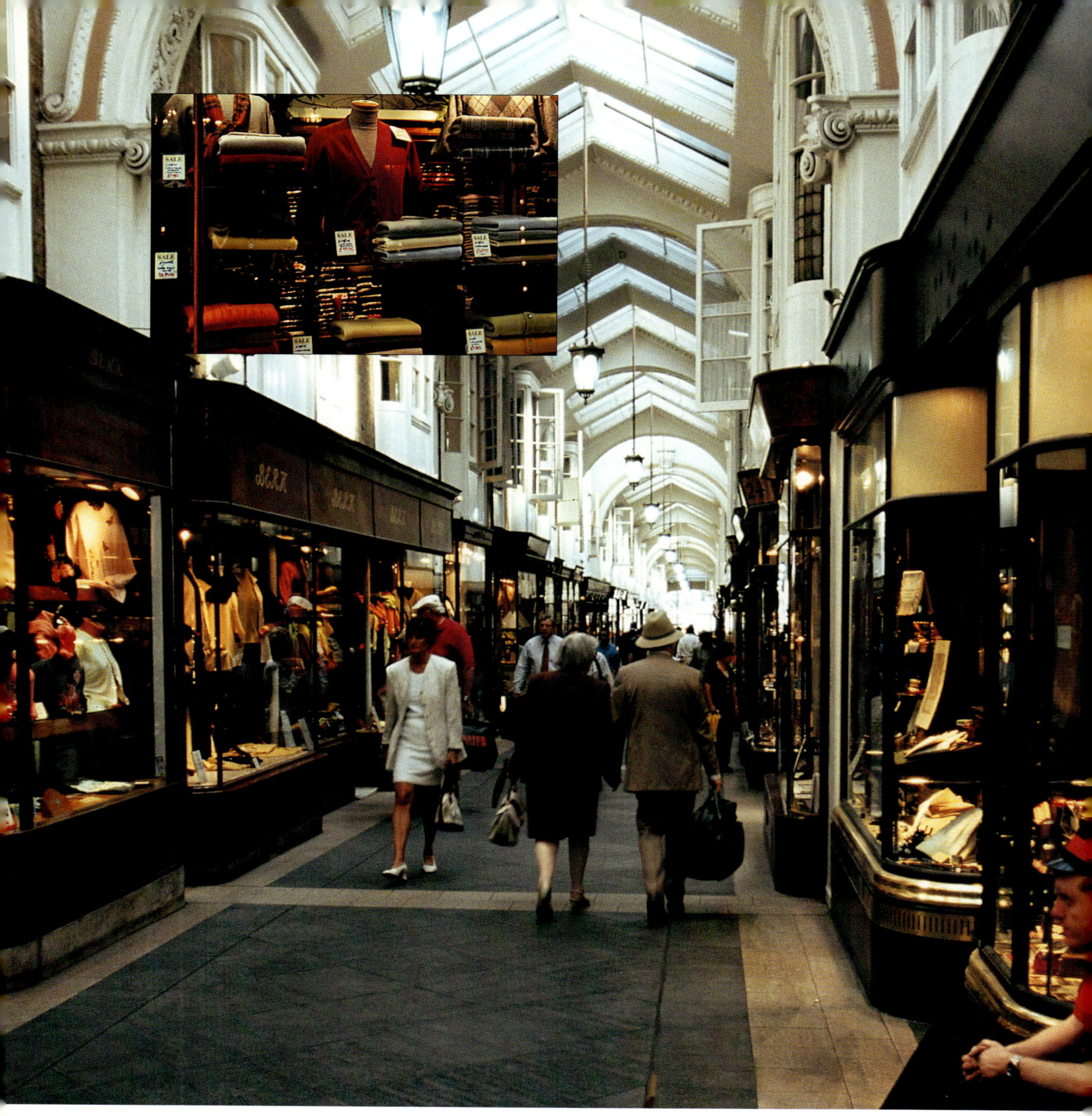

Die 1819 erbaute Burlington Arcade im Londoner Stadtteil Mayfair ist eine gute Quelle für antiken Schmuck, Silber, Leinen, Schuhe und natürlich Strickwaren. Extravaganz sollte hier allerdings nicht erwartet werden, eher die Klassiker aus Lambswool und Cashmere in der bewährten Farbpalette. Übrigens ist diese Einkaufspassage ein guter Durchgang von Piccadilly zur Savile Row. Beim Heraustreten Richtung Burlington Gardens ist rechts dann auch schon die imposante Fassade von Gieves & Hawkes in der Savile Row Nr. 1 zu sehen.

Von fein bis grob

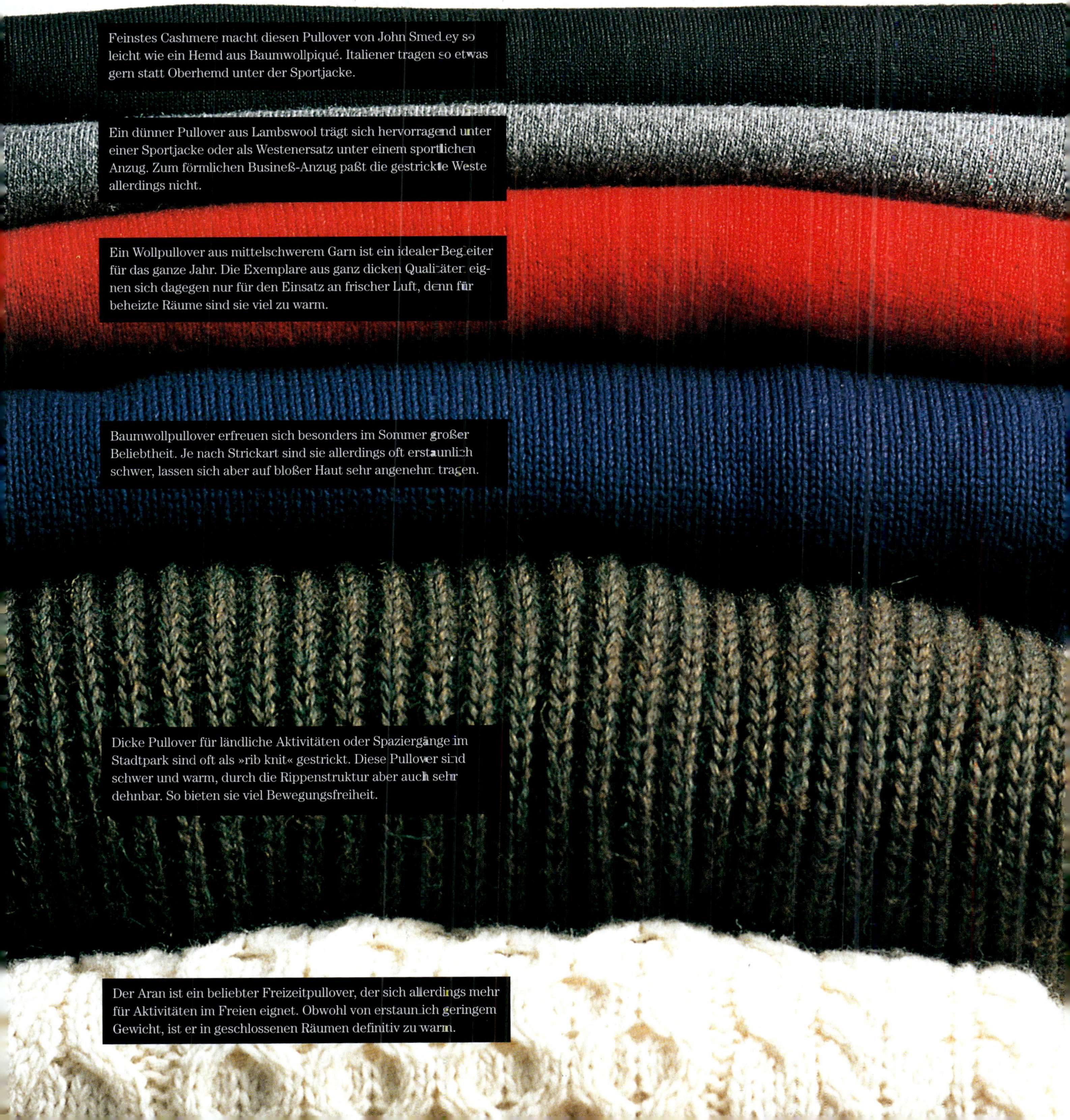

Feinstes Cashmere macht diesen Pullover von John Smedley so leicht wie ein Hemd aus Baumwollpiqué. Italiener tragen so etwas gern statt Oberhemd unter der Sportjacke.

Ein dünner Pullover aus Lambswool trägt sich hervorragend unter einer Sportjacke oder als Westenersatz unter einem sportlichen Anzug. Zum förmlichen Busineß-Anzug paßt die gestrickte Weste allerdings nicht.

Ein Wollpullover aus mittelschwerem Garn ist ein idealer Begleiter für das ganze Jahr. Die Exemplare aus ganz dicken Qualitäten eignen sich dagegen nur für den Einsatz an frischer Luft, denn für beheizte Räume sind sie viel zu warm.

Baumwollpullover erfreuen sich besonders im Sommer großer Beliebtheit. Je nach Strickart sind sie allerdings oft erstaunlich schwer, lassen sich aber auf bloßer Haut sehr angenehm tragen.

Dicke Pullover für ländliche Aktivitäten oder Spaziergänge im Stadtpark sind oft als »rib knit« gestrickt. Diese Pullover sind schwer und warm, durch die Rippenstruktur aber auch sehr dehnbar. So bieten sie viel Bewegungsfreiheit.

Der Aran ist ein beliebter Freizeitpullover, der sich allerdings mehr für Aktivitäten im Freien eignet. Obwohl von erstaunlich geringem Gewicht, ist er in geschlossenen Räumen definitiv zu warm.

Richtig kombinieren

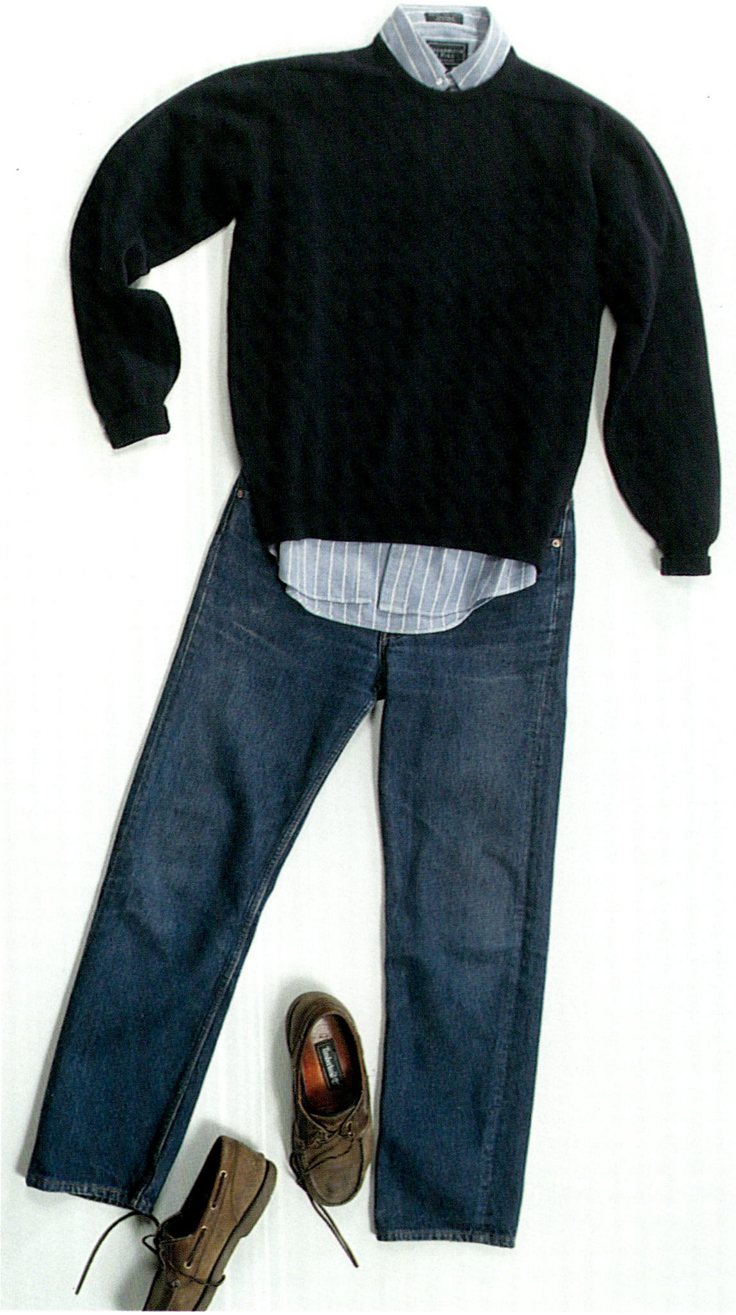

Der mediterrane Freizeitlook

Mailand, Rom, Nizza, Barcelona – hier ist dieser Look zu Hause. Man sieht diese Kombination aber auch in allen anderen Regionen Europas und im Rest der Welt. Je nach Jahreszeit wird er leicht variiert. Das Button-down-Hemd kann dabei gegen ein Polohemd ausgetauscht werden und die Loafer gegen Bootsschuhe. Aber die Art, den Pullover zu tragen, bleibt immer gleich.

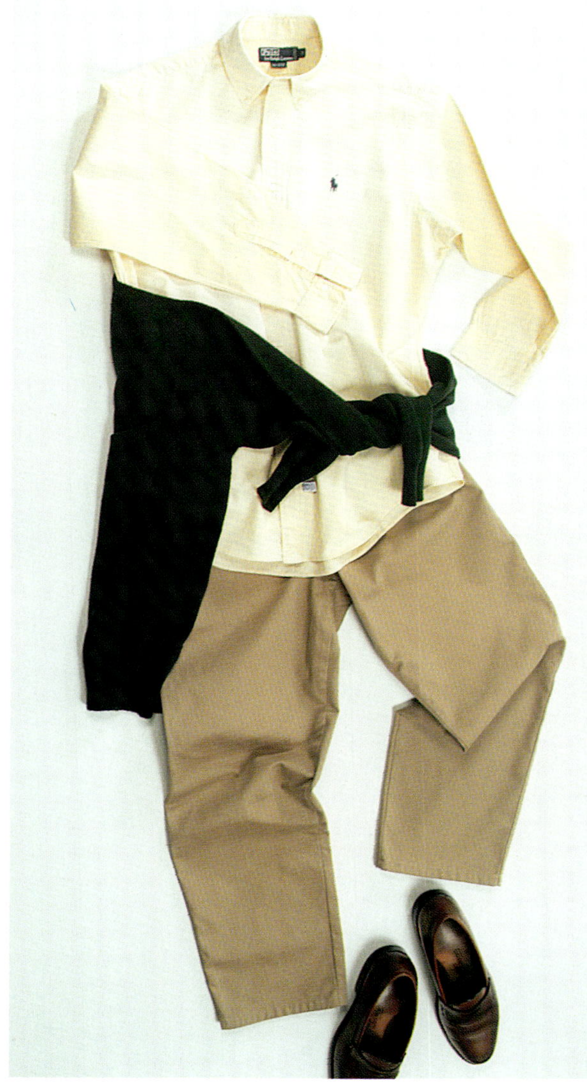

American Style

So stellt man sich die Freizeitkluft eines Amerikaners von der Ostküste vor. Der Look ist absolut zeitlos, die Zutaten gibt es in den USA seit Jahrzehnten in unveränderter Form. Die Chinos werden auch gern gegen Khaki-Shorts ausgetauscht und die Bootsschuhe gegen Loafer. Ebenso beliebt zum Pullover: ein weißes Polohemd.

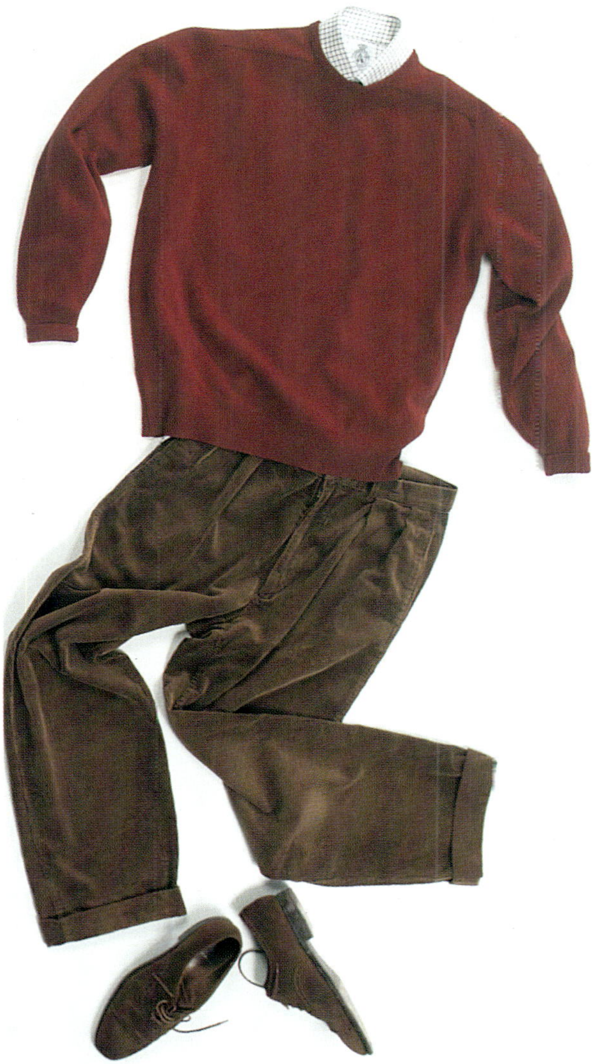

Le Look Anglais

Die französische Interpretation englischer Freizeitkleidung. Unverzichtbar dabei der Pullover aus feiner Lambswool oder aus Cashmere in den klassisch englischen Farben wie Weinrot, Flaschengrün oder Blau. So elegant und wohlabgestimmt findet man unter Engländern übrigens selten jemand gekleidet, obwohl dieser Look nach ihnen benannt ist.

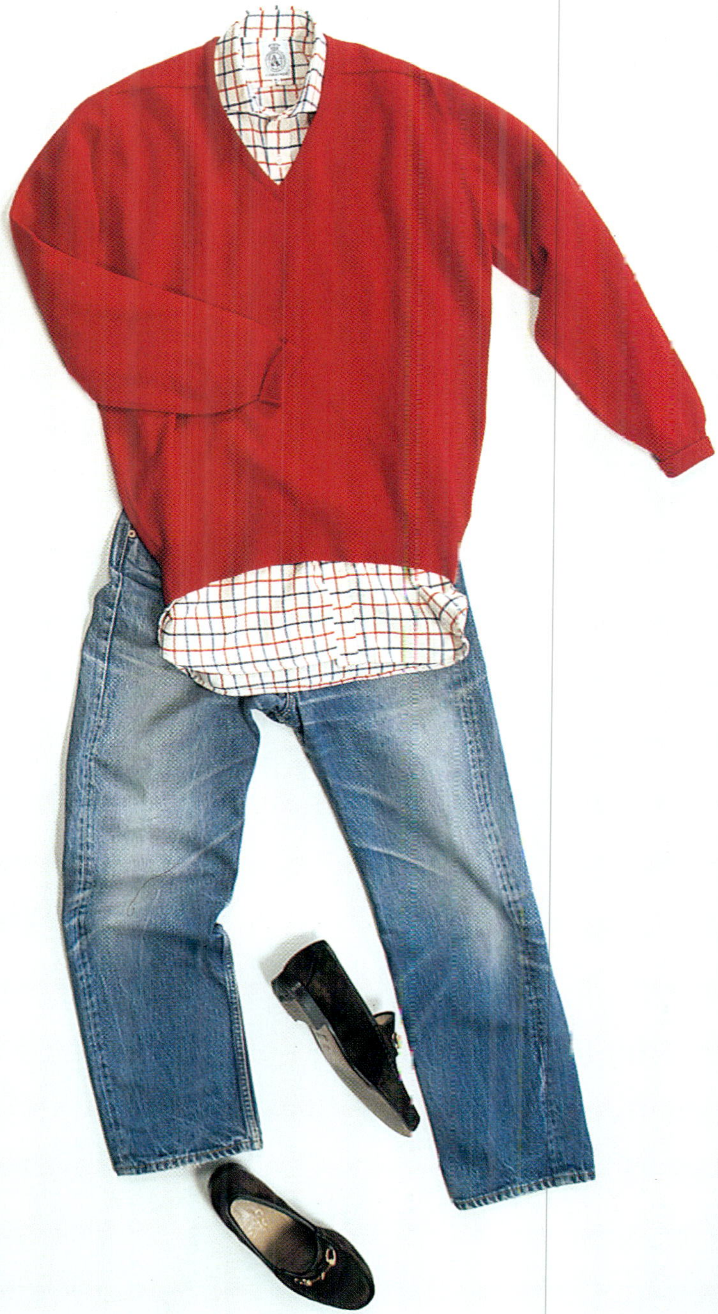

Der echt englische Look

Sehr englisch, kann aber trotzdem eine Imitation sein. Kennzeichnend ist der Hang zu etwas auffälligeren Farben, die für Abwechslung nach dem blauen und grauen Nadelstreifeneinerlei der Berufskleidung sorgen soll.

Für kalte Wintertage

Der dicke Wollpullover ist aus der Garderobe oder vielmehr der Kommode eines Gentleman nicht wegzudenken. Sei es, um es sich darin zu Hause gemütlich zu machen, zum informellen Ausritt oder als Kälteschutz bei jeglicher Aktivität unter freiem Himmel. Da viele der so gern bewohnten alten Herrenhäuser Großbritanniens nur unzulänglich beheizt sind, ist dort selbst der dickste Pullover gerade dick genug. In Italien wurde diese Vorliebe für wärmende Pullover begeistert aufgenommen, vor allem im nördlichen Teil des Landes. Hier kann es im Winter recht kalt werden, und so packt sich der Mailänder oder Turiner in dicke Pullover und Schals ein. Der Umstand, daß die Klassiker von den Britischen Inseln ursprünglich einmal die Kleidung armer Leute und deren einziger Schutz gegen die Unbilden des Wetters waren, ist dabei heute kaum noch jemandem bewußt.

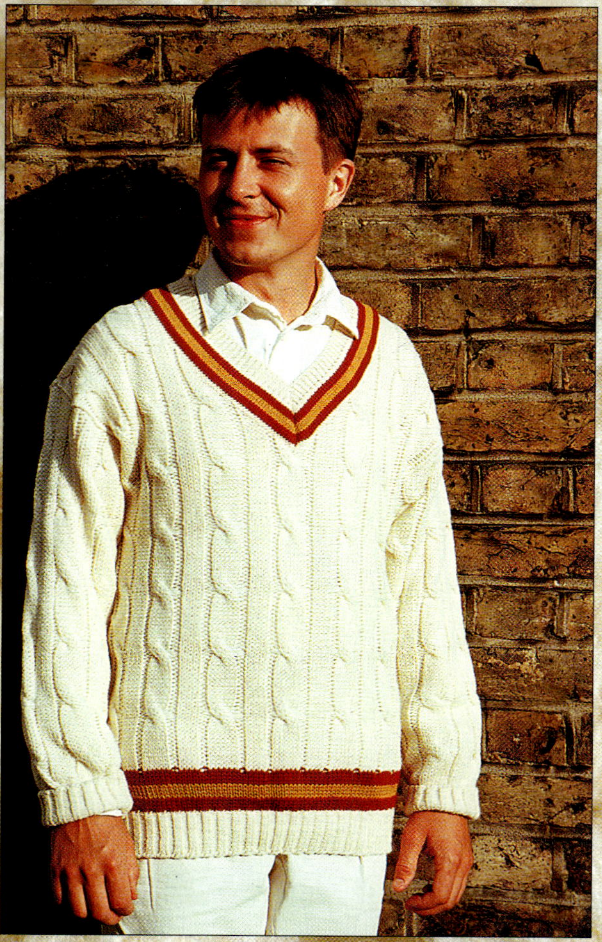

Den Cricket-Pullover gibt es sowohl als das Original aus dem englischen Sportgeschäft oder aber in zahllosen mehr oder minder authentischen Varianten von verschiedenen Sportswear-Labels.

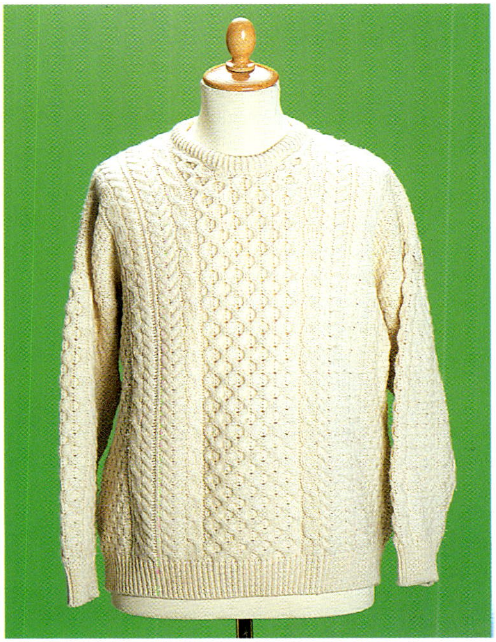

Der irische Aran-Pullover gehört zu den ältesten bekannten Pulloverformen. Seine Muster haben alle eine tiefere Bedeutung. Das »zig-zag« stellt die zerklüftete Küste dar, an die der Fischer zurückzukehren hofft. Der »tree of life« der Lebensbaum, symbolisiert mit den Zweigen, die aus dem Stamm wachsen, den Familienzusammenhalt. Das Zopfmuster steht für Sicherheit und Glück beim Fischfang, »diamond« bedeutet Erfolg und Wohlstand. Insgesamt läßt sich rund ein Dutzend verschiedener Muster auf traditioneller Aran Knitwear ausmachen.

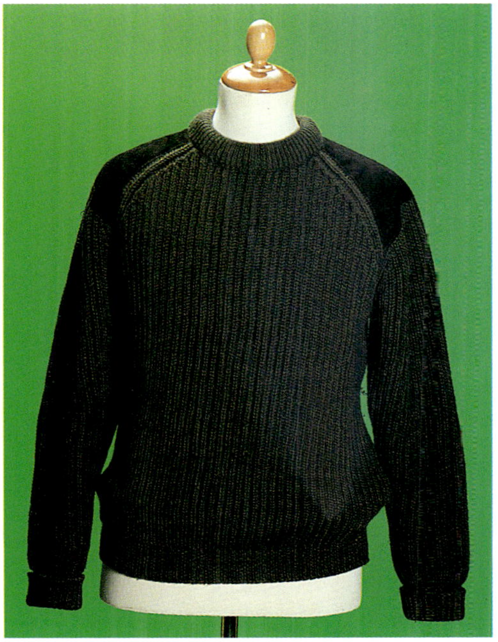

Der Pullover der britischen Armee hat für dieses zivile Modell Pate gestanden. In kräftigem Rippenmuster gestrickt und mit charakteristischem Rauhlederbesatz an Schultern und Ellenbogen ist der Action-Man-Sweater ein beliebter Klassiker für Outdoor-Aktivitäten. Traditionellerweise ist er grün, es gibt ihn aber auch in Beige, Braun oder Dunkelblau. Für bessere Waschbarkeit kann der Besatz an Schultern und Ärmeln auch aus Stoff sein.

Ein typischer Winterpullover ist der Fleur de Lys-Sweater. Er wird in verschiedenen Farbstellungen gefertigt, zum Beispiel mit weißen Lilien auf blauem, grünem oder rotem Grund oder roten Lilien auf Grün oder Blau. Das Lilien-Muster verleiht diesem warmen Pullover trotz seiner grundsätzlich informellen Natur einen gewissen Adel, die Farbigkeit des Dessins ist eine angenehme Abwechslung von den gedeckten Naturtönen anderer Pullover.

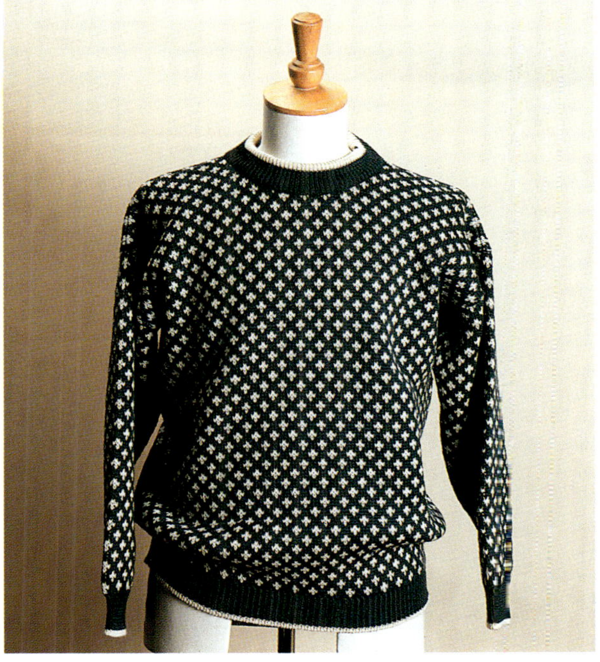

Die andere Masche

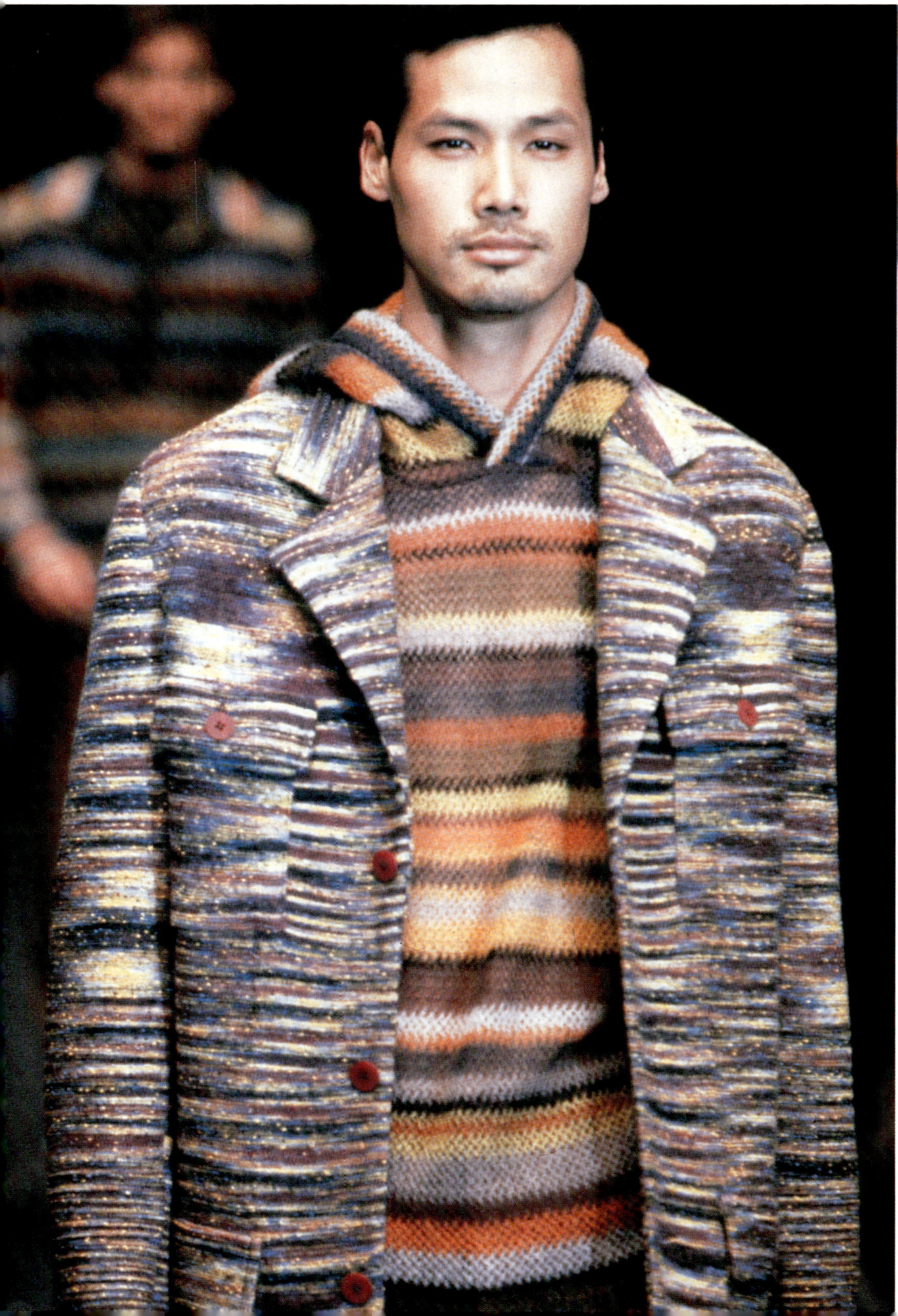

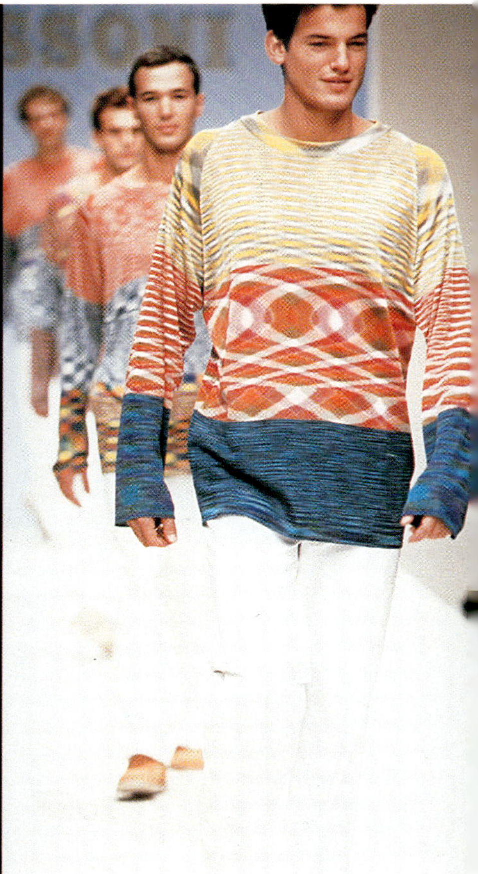

Kaum eine Marke ist unter Freunden klassischer Herrenkleidung so umstritten wie Missoni. Wer bei dem Stichwort Pullover an etwas Gelbes mit V-Ausschnitt denkt oder an die Muster eines Aran, dem sind die wahrhaft avantgardistischen Kreationen von Ottavio und Rosita Missoni zutiefst suspekt. Die Fans der farbstrotzenden Maschengebilde halten sie aber für den idealen Kontrapunkt zur klassisch-dunklen Businesswear.

Es ist fraglich, ob sich Ottavio und Rosita Missoni über die Erwähnung in einem Buch über klassische Herrenkleidung freuen. Schließlich werden sie mit der Aussage zitiert, daß Mode jenes sei, »was man heute trägt – was man gestern nicht gewollt hätte und morgen nicht mehr will.« Diese Definition scheint der Idee klassischer Kleidung gänzlich zu widersprechen, denn der Verfechter der zeitlosen Eleganz will auch morgen noch das, was er gestern wollte. Andererseits wissen die Gründer des erfolgreichen Familienunternehmens, daß der Klassikerstatus dem Erfolg einer Marke durchaus zuträglich ist. Und Missoni ist längst mehr als eine Mode, es ist eine ganze Philosophie. Ob man die mag, ist eine andere Frage, denn über die Ästhetik dieses modernen italienischen Klassikers läßt sich durchaus geteilter Meinung sein. Es ist schwer, Missoni in eine echt englische Sportswear à la Cordings of Piccadilly zu integrieren, und auch zu dem amerikanischen Preppy-Look der Ostküste wollen die bizarren Muster des Hauses nicht so recht passen. Anhänger solcher Kleidungsstile werden kaum je zu einem Missoni-Pullover greifen und lieber bei weinroter, blauer, flaschengrüner oder gelber Lambswool- und Cashmere-Klassik bleiben. Wer aber in seiner Freizeit genau das nicht will und lieber einen echten Kontrast zum dunklen Anzug aus englischen oder italienischen Schneiderwerkstätten sucht, der wird sich schnell mit einem Missoni-Pullover anfreunden können. Allerdings stellt der Missoni-Look hohe Anforderungen an das Stilgefühl. Relativ sicher geht man, wenn der Missoni-Pullover in einem Zusammenhang international akzeptierter Sportswear getragen wird, vorzugsweise mit italienischer Note, zum Beispiel im Sommer über einem T-Shirt, mit verwaschenen *501* von Levi's und farblich neutralen Tod's. Im Herbst und Winter paßt ein Missoni-Pullover gut zu einem einfarbigen Button-down-Hemd von Ralph Lauren oder Brooks Brothers und zu Jeans – oder Cordhosen von Kiton oder Barbera. Dazu Winterschuhe von Tod's und eine Husky- oder Lammfelljacke.

Der Amerikaner ist beim Kombinieren schon etwas weniger sensibel – und das Ergebnis fällt oft dementsprechend aus. Er trägt Missoni in allen möglichen und unmöglichen Kombinationen, zum Beispiel mit den so beliebten Rollis, mit Jogginghosen oder mit Cowboystiefeln. Dies und eine Unzahl billiger Kopien haben dem Ruf der Marke einen schweren Schaden zugefügt. Das aber ist schade, denn Missoni bringt jedes Jahr geradezu ein Feuerwerk an neuen Farben und Mustern heraus. Wer ein Gespür dafür entwickelt, wie er diese Farben am besten kombiniert und zur Geltung bringt, für den ist ein Missoni-Pullover eine echte Bereicherung auch einer klassisch-internationalen Garderobe.

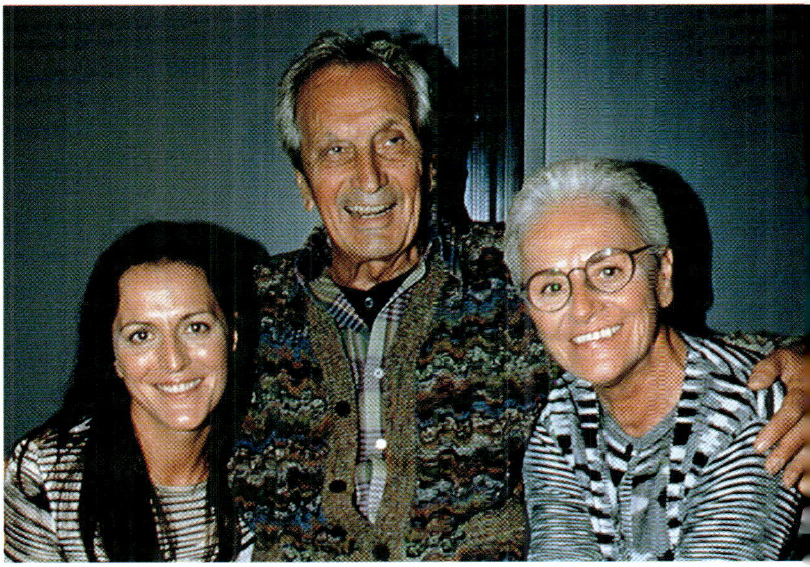

Der 1921 in Dalmatien geborene Ottavio Missoni war ursprünglich Sportler, genauer gesagt 400-Meter-Läufer. In dieser Eigenschaft nahm er 1948 für Italien an den Olympischen Spielen in London teil – und kam prompt ins Finale. Beobachtet wurde Ottavio damals von einer jungen Dame aus der Lombardei, die in Hampstead Sprachen studierte. Rosita Jelmini und Ottavio Missoni (im Bild mit ihrer Tochter Angela zu sehen) verliebten sich, 1953 wurde geheiratet. Im gleichen Jahr gründeten die beiden daheim in Italien eine kleine Strickwerkstatt. Der Erfolg ließ nicht lange auf sich warten. Strickkleider machten den Namen Missoni bis Ende der sechziger Jahre weltbekannt. 1968 erschien erstmals ein Missoni-Modell auf dem Titelblatt der französischen »Elle«. Ein Jahr später debütierte Missoni auf der »Women's Wear Daily«. Drei Jahre später ordnete dieselbe Publikation Missoni unter die ersten zwanzig Fashion Powers dieser Welt ein. Diverse Auszeichnungen folgten, während das kreative Duo seine Aktivitäten nach und nach auch auf andere Bereiche wie Wandteppiche, Möbel- und Dekostoffe, Strümpfe, Strandmode, Krawatten und sogar Parfum ausweitete – wie immer mit großer Resonanz.

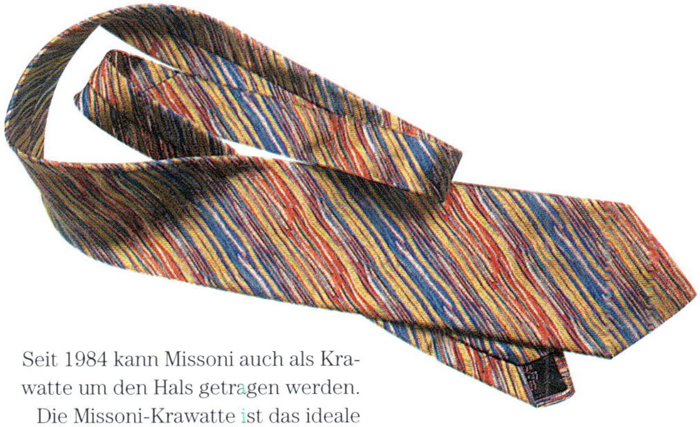

Seit 1984 kann Missoni auch als Krawatte um den Hals getragen werden. Die Missoni-Krawatte ist das ideale Hintertürchen, mit der sich die Firma als Hersteller von Anti-Krawatten-Mode, nämlich von Pullovern, Zutritt zur klassischen Herrenmode verschafft.

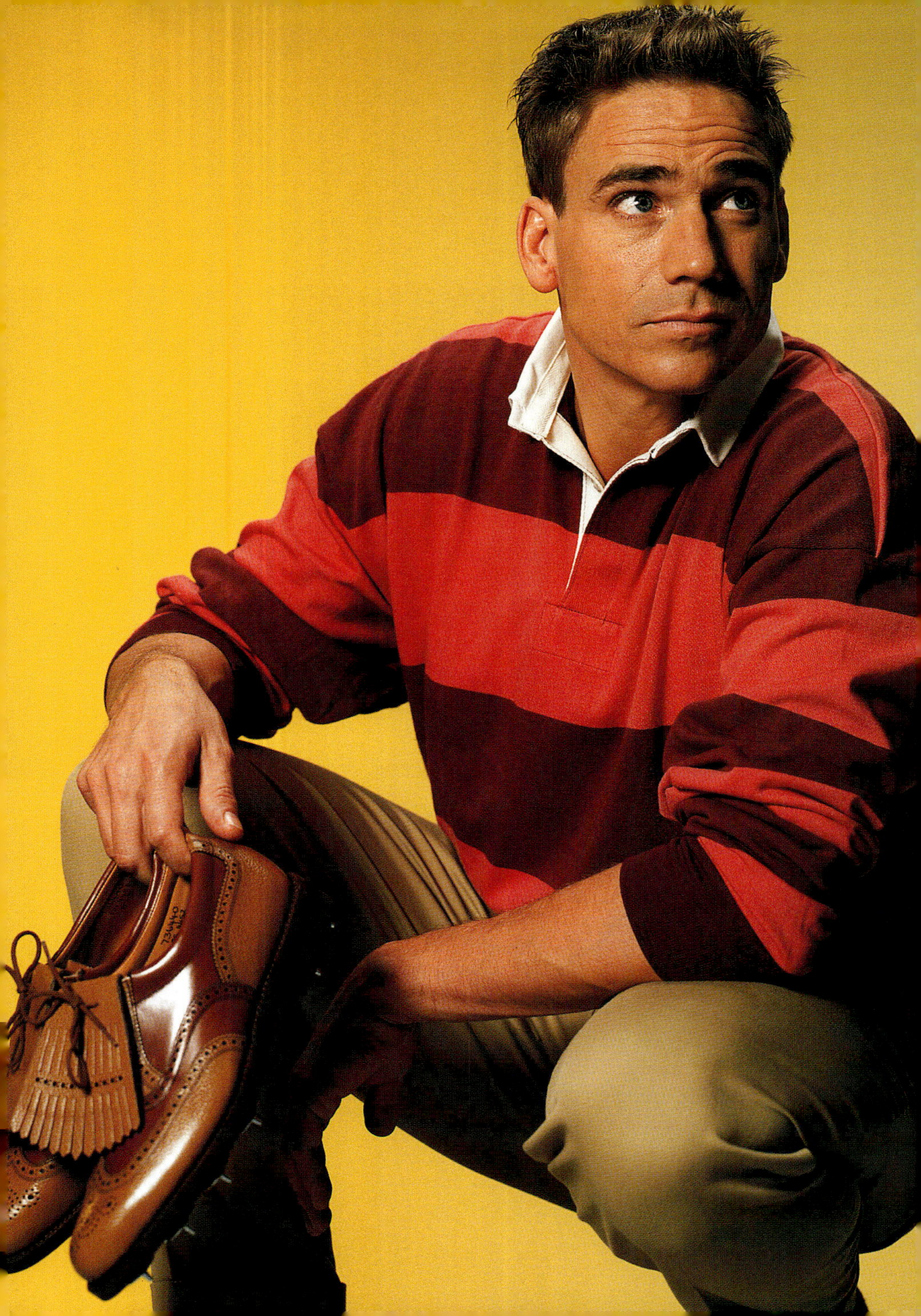

Für den Sport

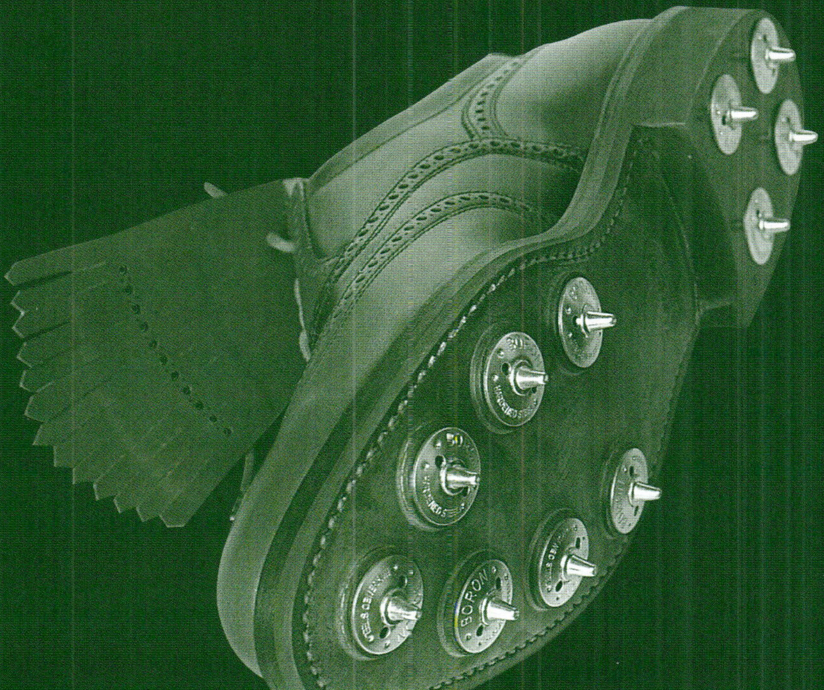

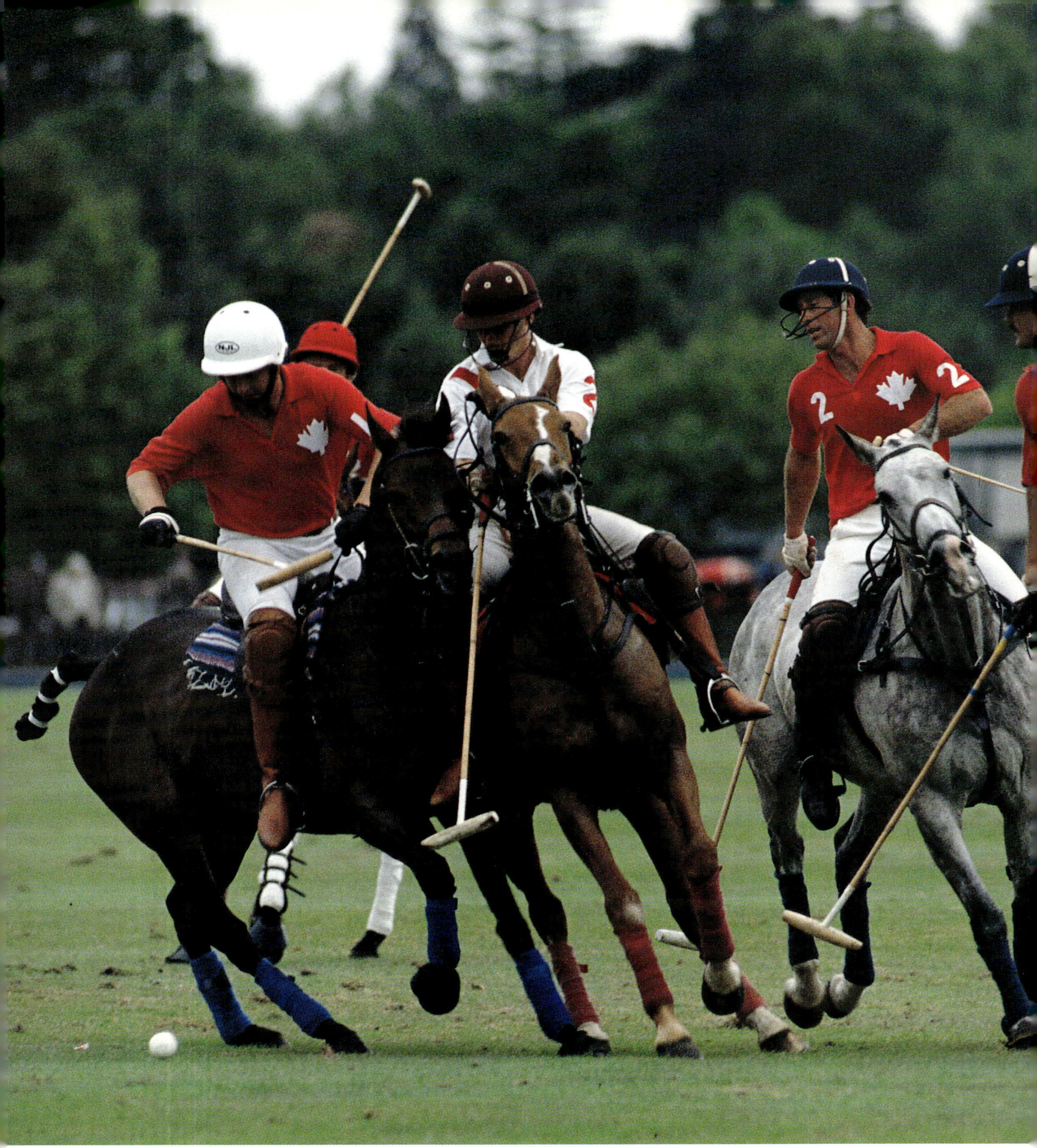

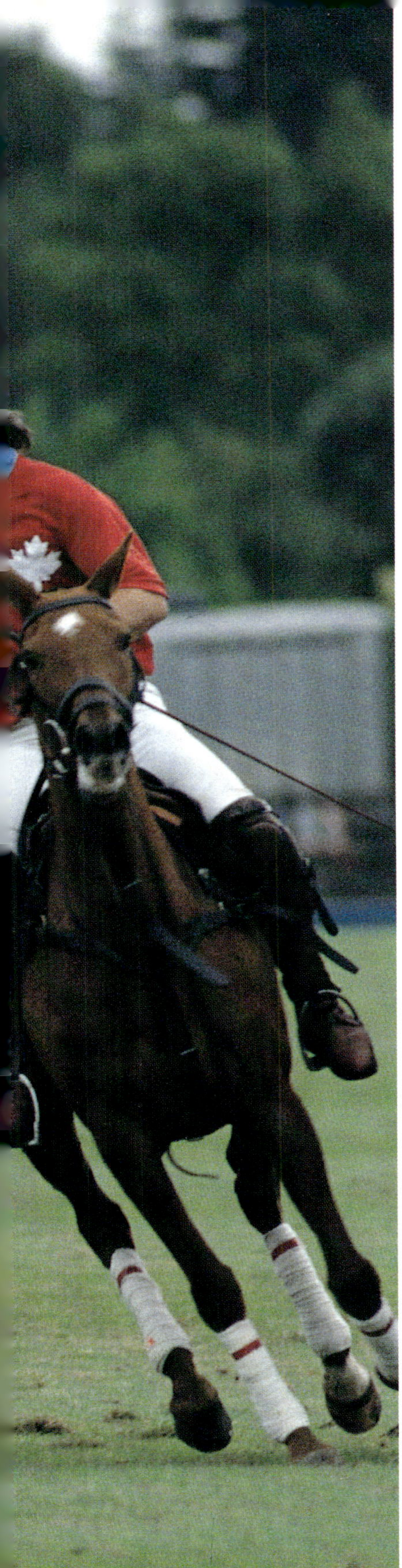

Warum Sport?

In einem Buch, das sich mit den Ingredienzien des internationalen Kleidungsstils beschäftigt, darf auch der Sport nicht fehlen. Damit sind aber nicht Fußball, Leichtathletik oder Turmspringen gemeint, sondern vor allem die Sportarten des englischen Country-Gentleman, also »hunting, shooting, riding and fishing«. Diesen einstmals feudalen und auch bis heute nur ansatzweise demokratisierten Freuden des Landlebens verdanken wir einen Kleidungsstil, der immer wieder seine Zeitlosigkeit beweist. Doch auch andere Sportarten lohnen eine Betrachtung, und zwar besonders dann, wenn ihre spezielle Kleidung Impulse für die klassische Garderobe gegeben hat. Vielleicht kann dieses Kapitel sogar dazu inspirieren, es selbst mit der einen oder anderen Sportart zu versuchen. Es schadet durchaus nicht, sich ein wenig in Form zu halten. Was nützt einem zeitlose Kleidung, wenn sie aufgrund eines wachsenden Bauchumfangs nicht mehr paßt? Natürlich mag man nun einwenden, daß sich die Kleidung dem Körper anzupassen habe und nicht umgekehrt. Dem ist nicht zu widersprechen. Wer sich also für den Verzicht auf Körperertüchtigung entscheidet, kann trotzdem an den Genüssen der klassischen Sportarten teilhaben – als Zuschauer. Nicht jedem ist es vergönnt, ein Pferd zu besitzen, doch jeder kann von der Tribüne aus den Reitsport verfolgen. Auch das Polospiel läßt sich ausgezeichnet vom Spielfeldrand aus beobachten. Abgesehen davon sind einige der hier vorgestellten Aktivitäten durchaus nicht anstrengend. Der Angelsport zum Beispiel ist höchst entspannend, und auch das Golfspiel besteht überwiegend aus ausgedehnten Spaziergängen, wofür allerdings einige Ausdauer erforderlich ist.

Wen also die stickige und schweißtriefende Atmosphäre einer Sporthalle abschreckt, der sollte es vielleicht wirklich einmal mit einer Sportart an der frischen Luft versuchen. Es muß ja nicht gleich die Jagd sein. Obwohl Jäger immer wieder versichern, daß es nichts Schöneres gibt, als in der Morgendämmerung auf einen Bock anzusitzen. Aber das ist natürlich Ansichtssache. Für die meisten Stadtbewohner kommen jagdliche Aktivitäten ohnehin kaum in Frage, ganz gleich, ob sie nun Befürworter oder Gegner der Jagd sind. Man muß aber auch gar kein begeisterter Jäger sein, um Freude an gewissen Kleidungsstücken zu haben, die ursprünglich speziell für die Jagdausübung gedacht waren. Beliebte Elemente unserer Freizeitkleidung – die Barbour-Jacke, die Husky-Jacke, der Tweedanzug, die Moleskinhose, der Lodenmantel – gehören eigentlich zur Jagdkleidung. Dennoch hindert das heute niemanden, nicht einmal ausgemachte Tierschützer oder gar Vegetarier, eine Barbour- oder eine Tweedjacke zu tragen. Diese Kleidungsstücke haben längst ihre ursprüngliche Sphäre verlassen und sind zum Allgemeingut geworden. Wir wollen sie und die anderen Versatzstücke des Sports hier einmal in ihrer eigentlichen Umgebung zeigen, bevor sie in der Alltagsgarderobe wieder zum Zitat werden.

Das Polospiel ist für viele die nobelste aller Sportarten, setzt sie doch mehr voraus als nur die Mittel, um sich die teuren Ponys leisten zu können. Denn man muß zunächst einmal ein exzellenter Reiter sein, bevor sich ein Nachdenken über die finanzielle Seite dieses uralten Zeitvertreibs lohnt. Vielleicht erklärt dies den großen Erfolg jener Marke, die sich den Polospieler als Symbol erwählt hat. Mit dem Kauf eines Hemds von Ralph Lauren kann man ein wenig an jener großen Welt teilhaben, zu der das Polospiel untrennbar gehört.

Jagen, Reiten, Fischen...

Jagen, Reiten, Fischen – dies waren lange Zeit die Sportarten des Landadels in ganz Europa. Wobei in England mit dem Begriff Jagd – also »hunting« – übrigens das Jadgreiten gemeint ist. Auf der Insel umschreibt der Begriff »shooting« das, was auf dem Kontinent mit Jagd gemeint ist. Die Pflege und wirtschaftliche Verwertung der Ländereien wurde zumeist Spezialisten überlassen, damit sich die Herren des Hauses ungestört ihrem liebsten Zeitvertreib widmen konnten. Für das aufstrebende Bürgertum war es selbstverständlich, diese scheinbar ideale Daseinsform zu imitieren. Reiche Kaufleute, Bankiers, Industrielle und hohe Beamte folgten dem Beispiel des Adels und kauften noble Landsitze. Dort pflegten sie detailgetreu den Lebensstil der Aristokratie, legten sich Pferde zu, gingen zur Jagd oder fuhren zum Lachsangeln nach Schottland. Und trotz aller Trends gegen die Jagd ist sie für viele auch heute noch so etwas wie ein Statussymbol. Vor allem die gehobene Mittelschicht geht immer noch gern der Jagd nach und folgt damit dem Beispiel der

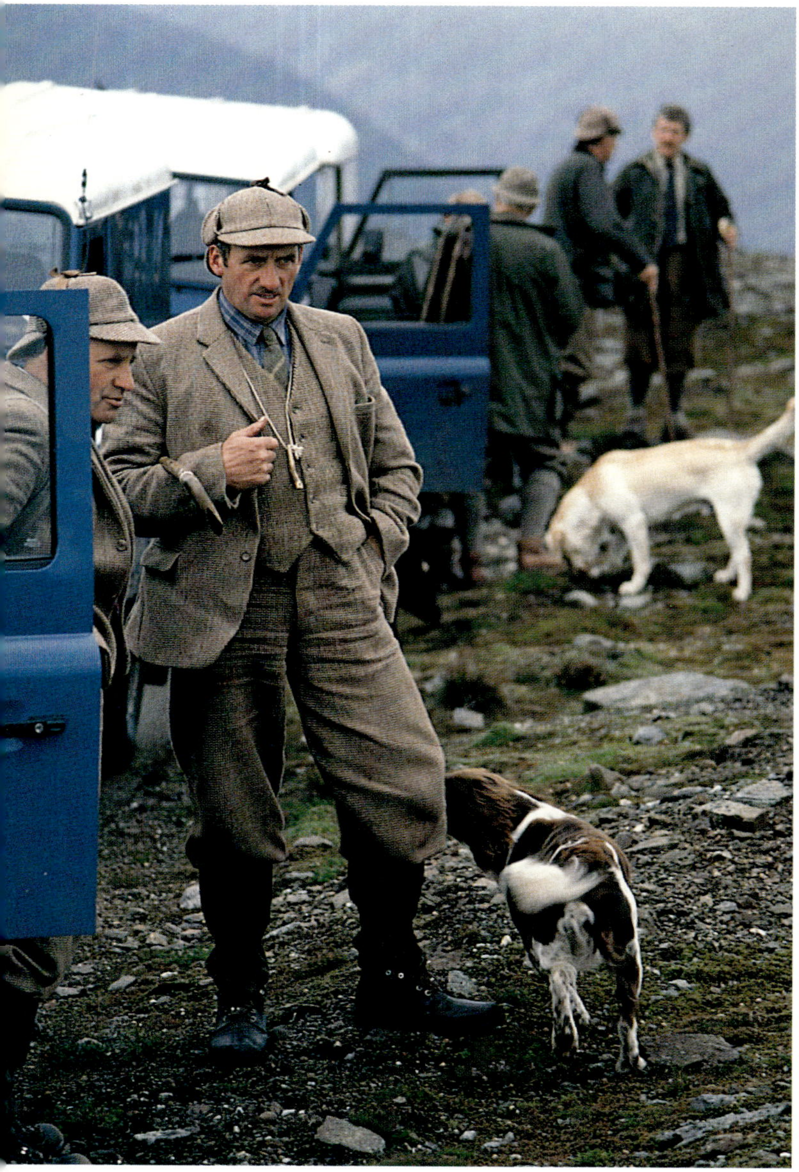

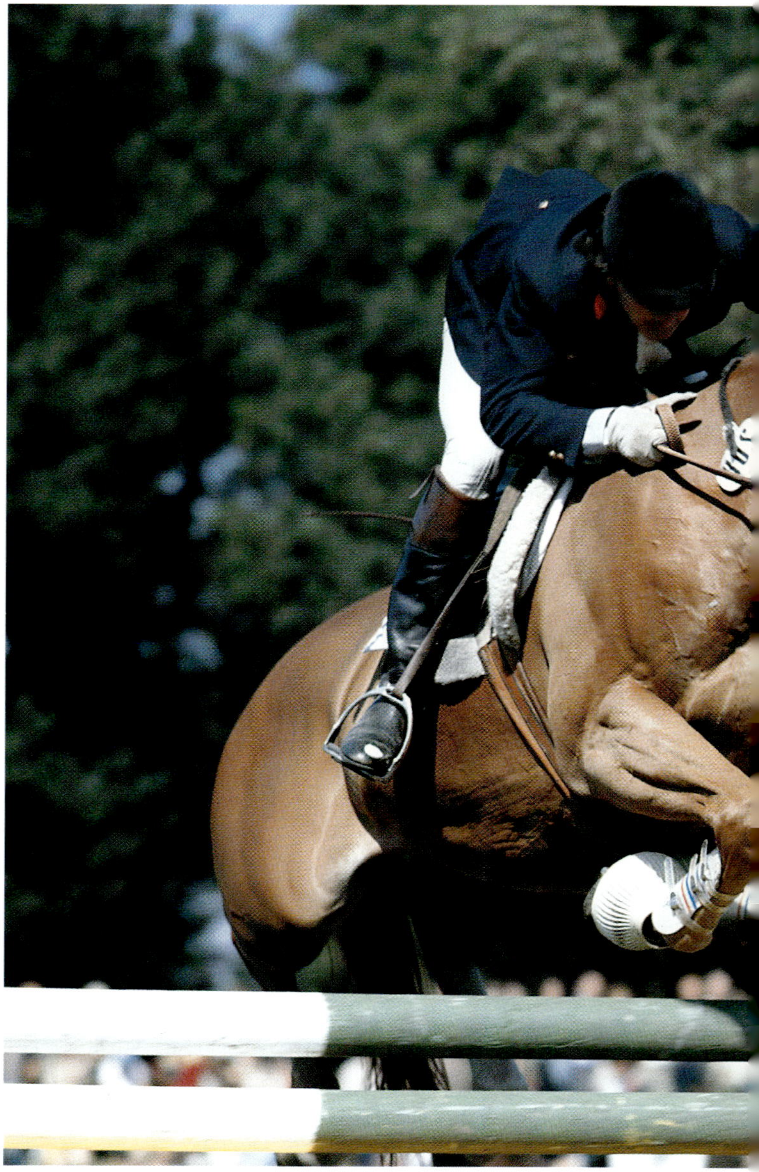

High-Society. Für die Jagd, wie für den Pferdesport oder auch das Fischen, spricht neben einem gewissen Prestigewert aber noch etwas anderes: der Kontakt mit der Natur, die Bewegung an der frischen Luft, die Entspannung im Grünen, kurz, das Auskosten der Romantik des »country life«. Mit der richtigen Kleidung und einem geländegängigen Fahrzeug kann sich auch der Arzt aus Niederbayern wie ein englischer Lord fühlen. Und der Geschichtsprofessor aus Granada wird zum k.u.k. Hofjäger, wenn er mit Lodenmantel und steyrischem Anzug auf die Wachteljagd geht. Aus zwei Quellen, dem englischen Landleben und der alpenländischen Lodenästhetik, speist sich der Stil der heutigen Jagdkleidung. Der eine trägt Tweedjacke, der andere den Janker, der eine den »deerstalker«, der andere den Tirolerhut. Und manche mischen sogar beide Stilrichtungen. Diese Zweigleisigkeit in der Jagdtracht hat wiederum mit dem Adel zu tun. Da er in ganz Europa der Jagd nachging und da die Königshäuser im stilbildenden 19. Jahrhundert fast alle miteinander verwandt waren, bedienten sie sich wechselseitig aus den regionalen Stilen des Vetters, Onkels, Großvaters oder Schwagers. So ist heute beides gleichermaßen beliebt, der Stil der britischen Inseln wie der Chic der Alpenregion. Es ist lediglich eine Frage des persönlichen Geschmacks, was man für sich selbst bevorzugt.

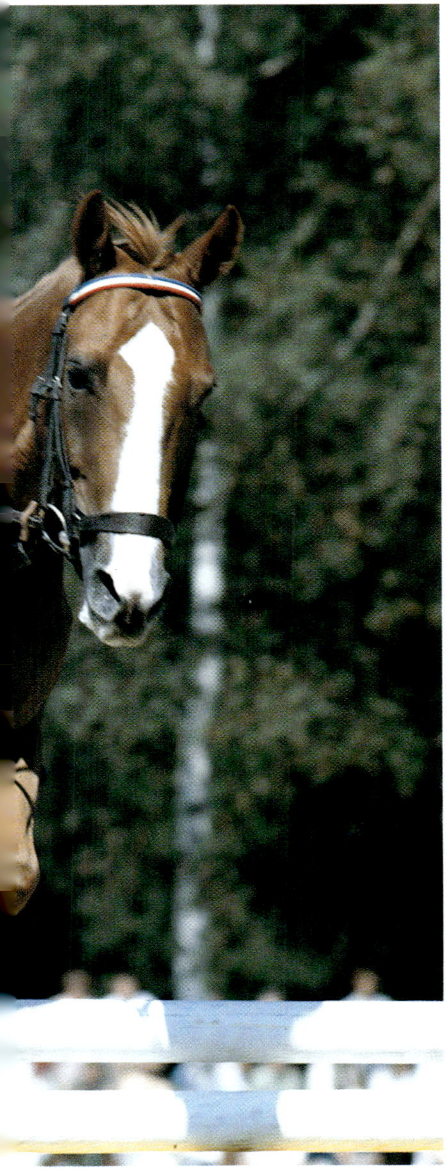

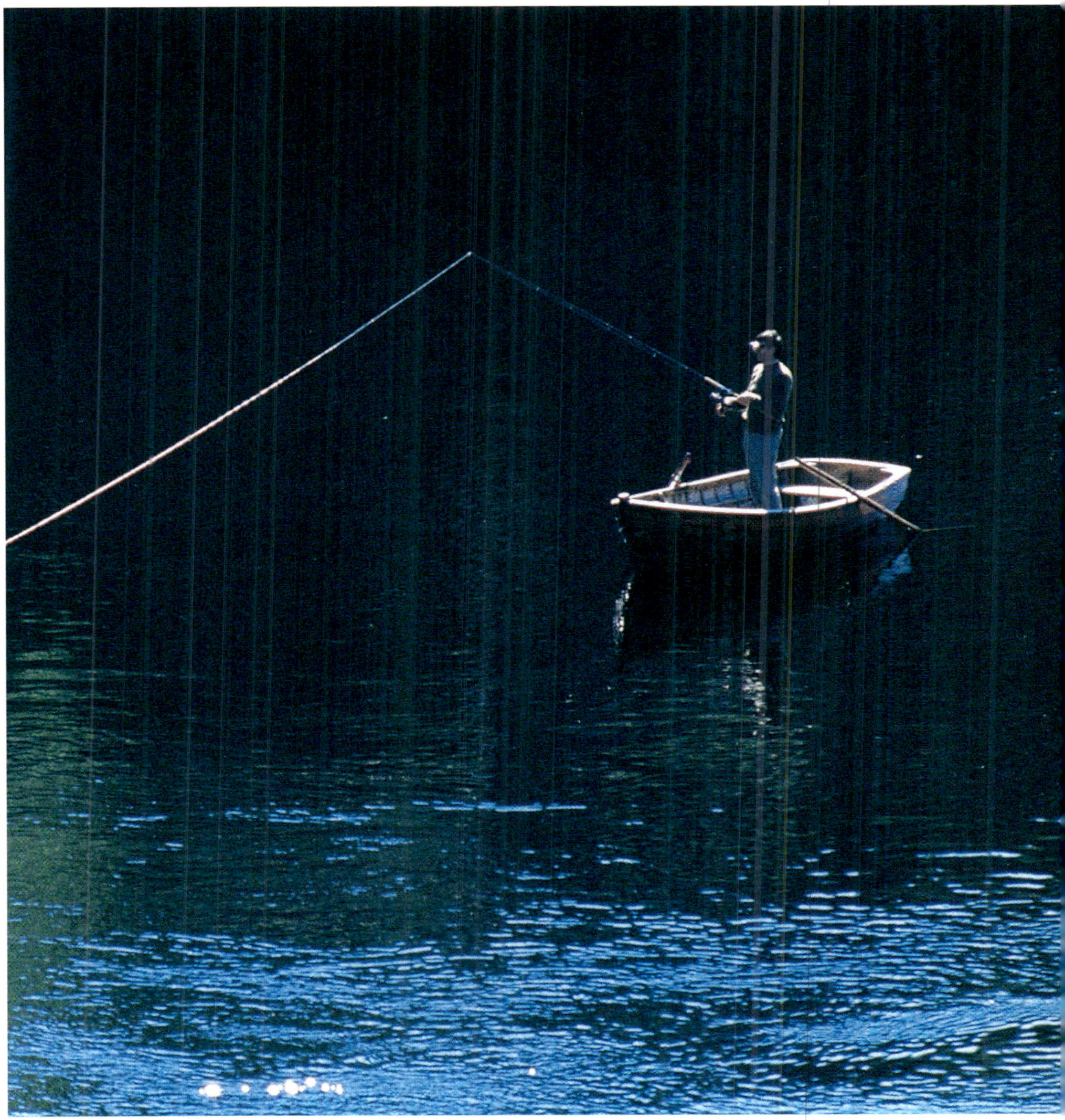

Die Jagd – das Outfit

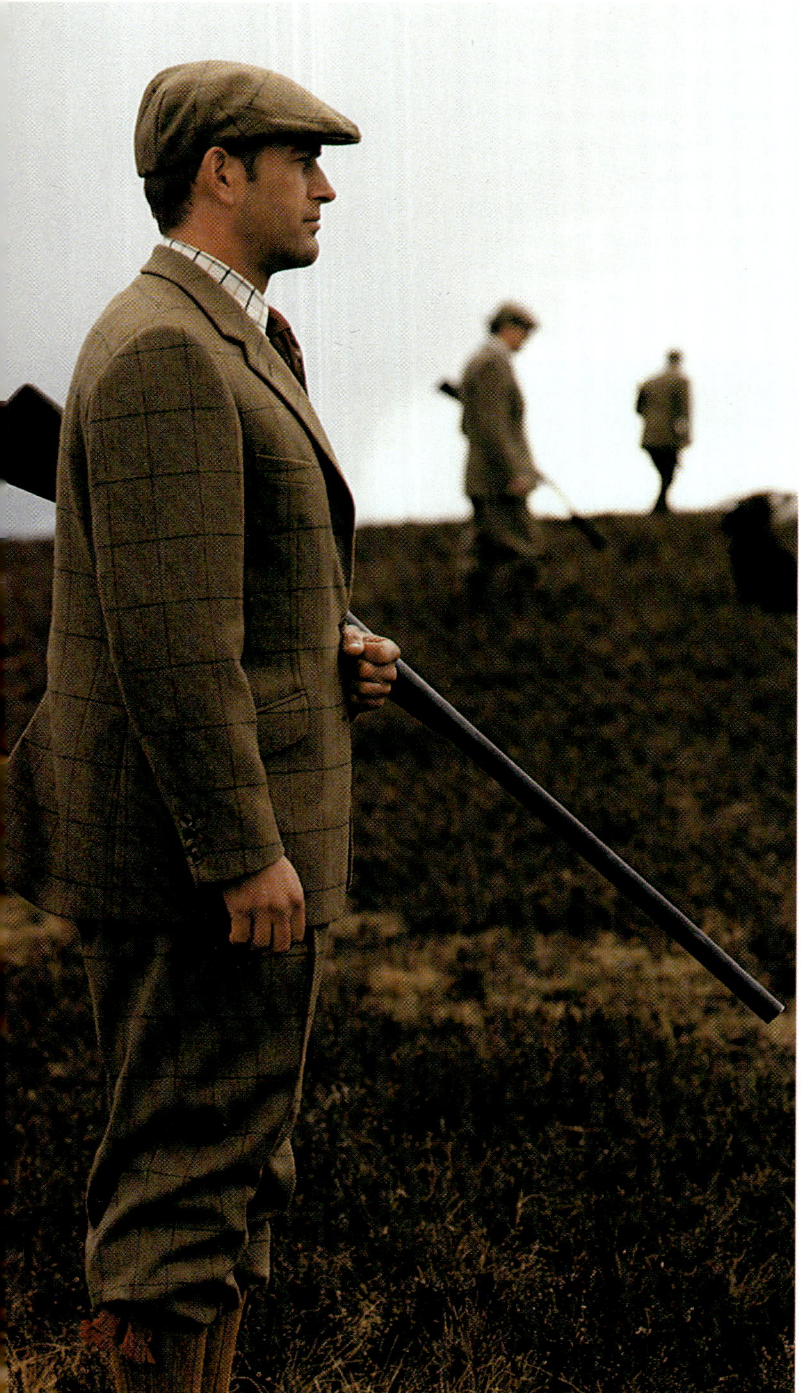

Der englische Gentleman trägt bei der Jagd einen Tweedanzug von einem Ausstatter wie Cordings oder aber von seinem Schneider. Das gemusterte schottische Tuch ist dabei gleichzeitig Tarnung und Kälteschutz.

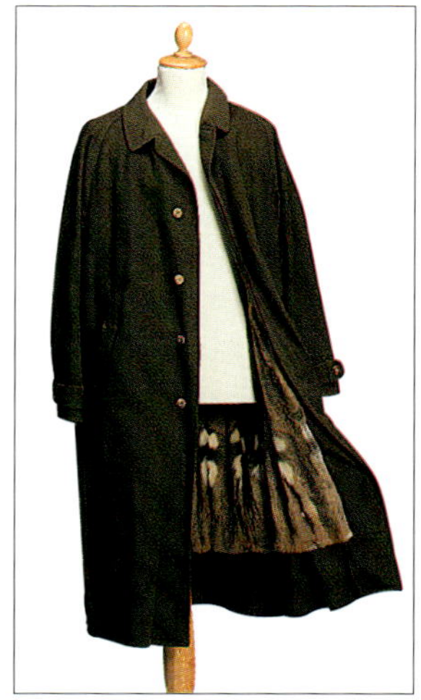

Der Lodenmantel ist heute ein beliebter Stadt- und Landmantel. Seine eigentliche Welt ist aber die Jagd, wie auch seine Farbe beweist. Guter Lodenstoff ist trotz großer Winddichtigkeit erstaunlich leicht und sogar einigermaßen wasserabweisend. Sein weiter Schnitt und die senkrechte Falte im Rücken geben dem Träger viel Bewegungsfreiheit.

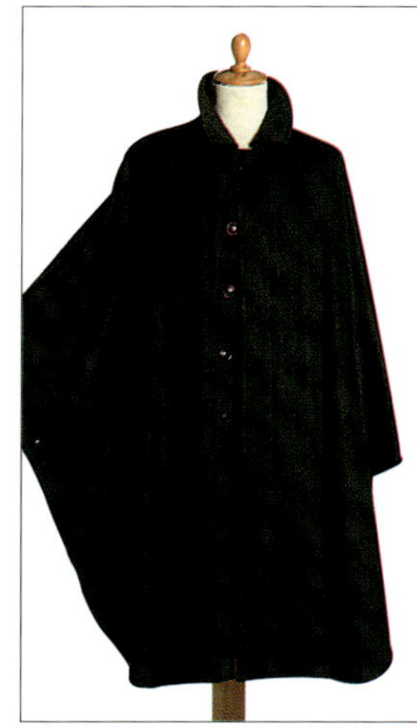

Die Lodenkotze ist der Poncho der Alpenregion. Sie gewährt mehr Bewegungsfreiheit als ein Mantel und kann auch über dem Jagdrucksack getragen werden. Allerdings ist der Klassiker vom deutschen Jagdausstatter Kettner nur etwas für ganz eingefleischte Lodenfans. Die schwören allerdings auf den grünen Umhang.

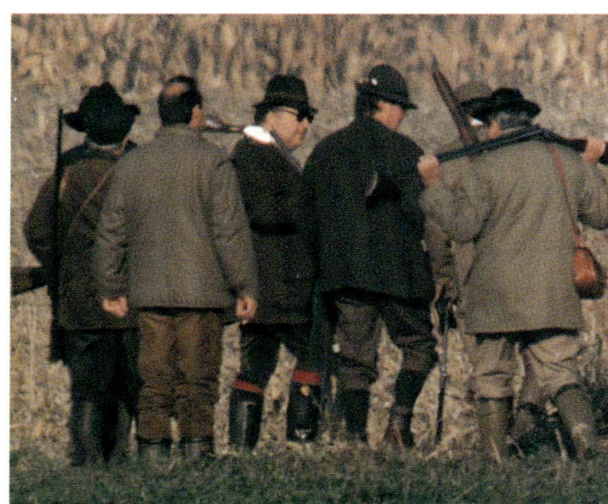

Auf dem Kontinent gewandet man sich gern in alpenländischen Loden. Dieser Look ist nicht jedermanns Sache, doch auch der stilbewußte Edward VIII. ging gern mit Tirolerhut auf die Pirsch. Im Mittelmeerraum ist der Stil der Jagdkleidung weniger ausgeprägt, was sicher auch mit den Temperaturen zu tun hat. Für Loden, Tweed, Cavalry Twill oder Bedford Cord ist es im Süden Spaniens selbst im Winter zu warm.

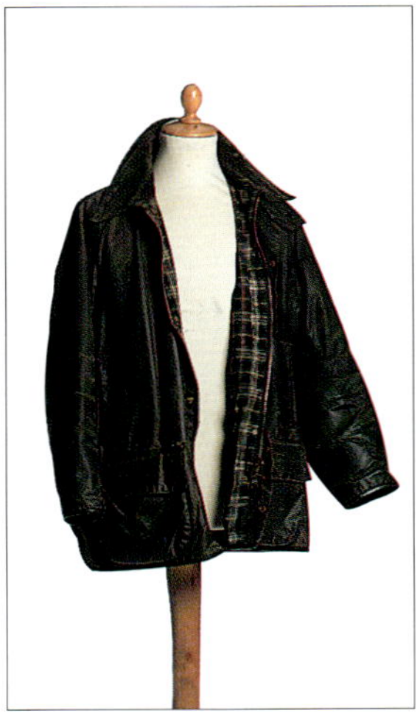

Die Barbour-Jacke ist auf der Niederwildjagd wie bei allen anderen Gelegenheiten des Landlebens der beste Schutz gegen Nässe, Schmutz, Kälte und Dornen. Sie muß allerdings regelmäßig nachgewachst werden, weil sie sonst ihre Wasserdichtigkeit verliert (mehr über diesen englischen Klassiker finden Sie auf den Seiten 200 ff.).

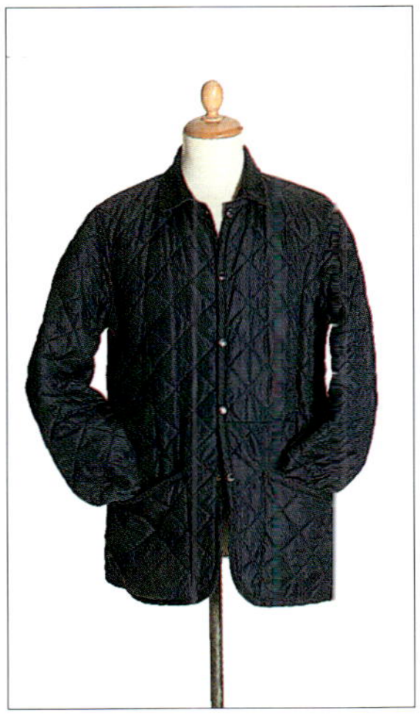

Die Husky-Jacke ist ursprünglich als warme aber leichte Schießjacke entwickelt worden. Heute ist sie längst ein Klassiker, auf dem Lande wie in der Stadt. Neben dem Original, das wie die Hunderasse heißt, gibt es Nachahmungen: hier eine Jacke von Lavenham, die mit einer praktischen Innentasche augestattet ist.

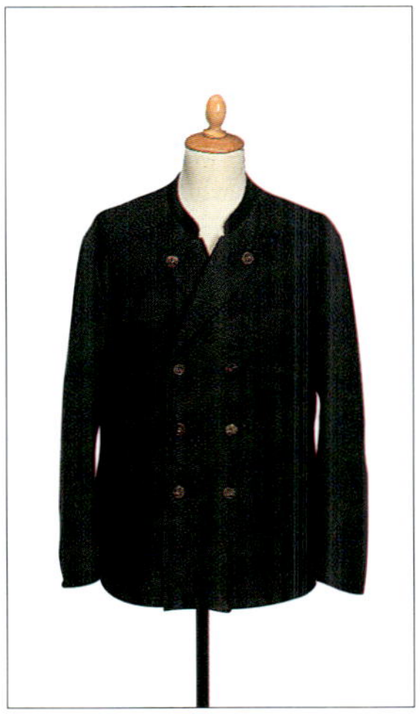

Jagdkleidung im alpenländischen Stil ist vor allem in Deutschland und Österreich beliebt und eigentlich auch nur dort tragbar. Wer in Schottland zur Jagd geladen wird, sollte den Janker besser gegen einen Tweedanzug eintauschen.

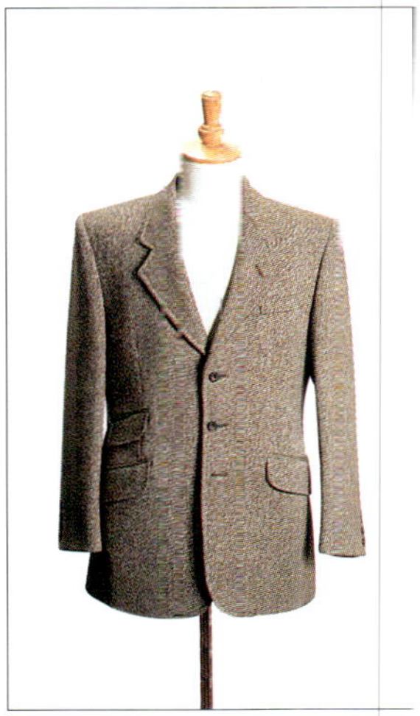

Ein Anzug aus dem extrem warmen Bedford Cord ersetzt mindestens einen Mantel, wenn nicht zwei. Für gemäßigte Klimazonen ist das Material aber zu dick, und der Jäger würde Gefahr laufen, einen Hitzestau zu erleiden. Für wirklich kalte Winterjagden und zum Ansitzen ist Bedford Cord jedoch ideal.

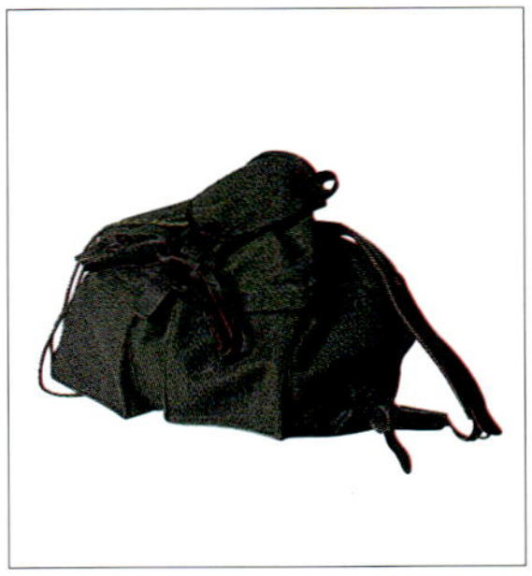

Der Jagdrucksack hat bis heute seine klassische Form bewahrt. Kein Tragegestell stützt ihn ab, er schmiegt sich wie ein Sack an den Rücken des Jägers. Meist enthält er einen herausnehmbaren und waschbaren Einsatz für erlegtes Wild. Der Boden und die Kanten sind zudem mit Leder verstärkt.

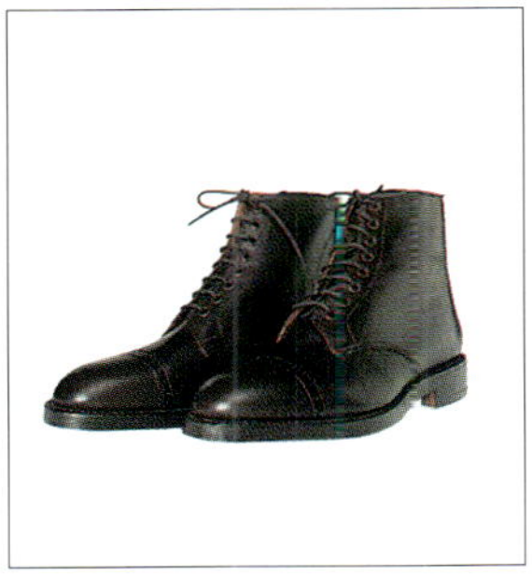

Zu einem Tweedanzug mit Kniebundhosen sind die Halbstiefel von Tricker's genau das richtige. Man bekommt sie in London in der Jermyn Street Nr. 67, aber auch auf dem Kontinent. Zum Beispiel beim Kölner Ausstatter John Crocket, wo der Schuh in jeder gewünschten Lederart bestellt werden kann.

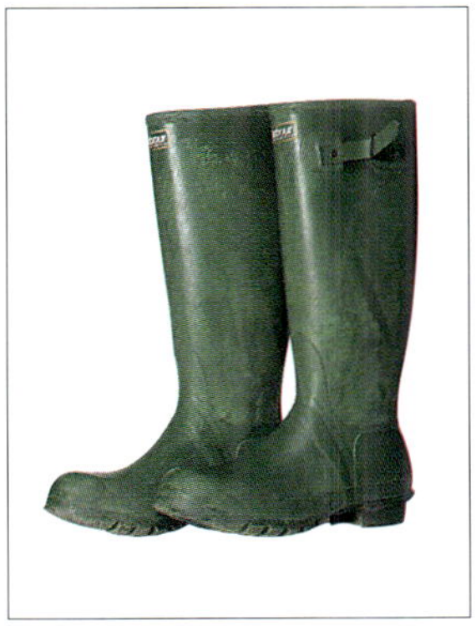

Dauerhaft und absolut wasserdicht ist nur der Gummistiefel. Er eignet sich auch hervorragend für Gartenarbeiten oder einen Spaziergang im Regen. Sehr beliebt sind, neben Modellen von Barbour, die »Hunter wellies«, wie die Gummistiefel der Marke Hunter liebevoll genannt werden. Klassische Farben sind grün und blau.

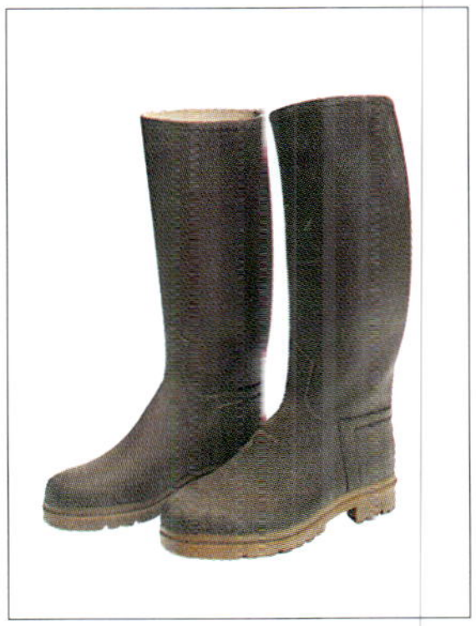

Eine französische Spezialität sind Jagdstiefel aus Naturkautschuk mit Ledereinsatz für bessere Paßform und mehr Bequemlichkeit. Die Firma Le Chameau fertigt sie seit 1927 im südwestlich von Nancy gelegenen Chateauvillain. Sie werden vor allem von Jägern des Kontinents geschätzt.

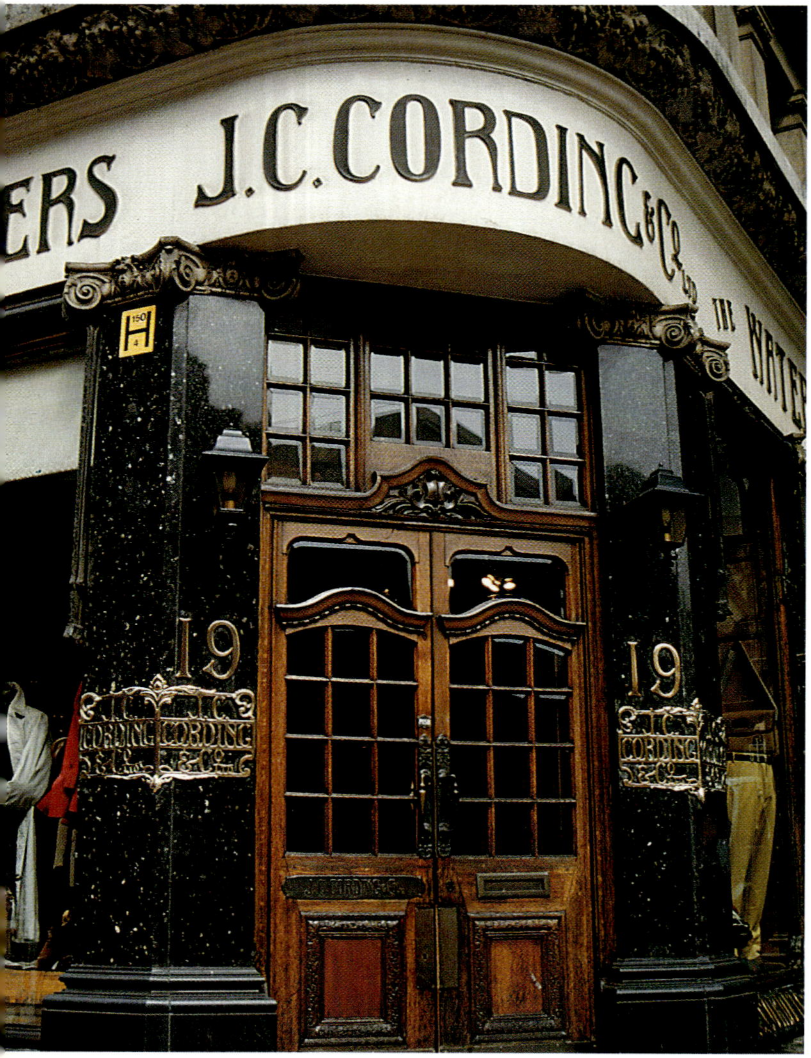

In Piccadilly Nr. 19 findet sich alles, was man für das englische Landleben braucht – ob es nun in Yorkshire, dem Bois de Boulogne oder Tokio stattfindet. Doch obwohl Cordings längst auch Fans vom Kontinent und aus Übersee versorgt, nie entsteht der Eindruck, in einem Laden einzukaufen, der ohne die Touristen nicht existieren könnte. Mit der weltweit gängigen Auffassung von einem »Look Anglais« hat Cordings wirklich nur wenig zu tun, denn hier gibt es das unverfälschte Original.

The real thing

Der Piccadilly Circus ist für viele London-Touristen noch immer ein beliebter Anlaufpunkt. Die meisten starten von hier aus ihren Shoppingbummel durch die Regent Street. Viel empfehlenswerter ist es aber, zunächst in die Straße links von der Regent Street einzubiegen, die einfach Piccadilly heißt. Hier liegen einige berühmte Hotels, wie das Bristol oder auch das populäre Ritz. Interessanter für den Freund echt englischer Freizeitkleidung ist aber die Nr. 19 an der Ecke Air Street. Dort befinden sich die Geschäftsräume der 1839 gegründeten J.C. Cording & Company Ltd. Hier bekommt man alles, um sich für das englische Landleben auszustatten – oder um zumindest so auszusehen, als würde man daran teilnehmen. Tattersallcheck-Hemden aus Baumwolle oder Gemischen aus Baumwolle und Wolle, herrlich rauhe Tweedanzüge, stilecht mit nur einem Schlitz und drei Knöpfen, Moleskin- und Cordhosen mit regulierbarem Bund in den typisch englischen Farben wie »rust«, »olive«, »forest«, »yellow«, »navy« oder »corn«, Krawatten mit ländlichen Motiven, Covert Coats, Riding Macs und vieles mehr. Die Tweedjacken sind nicht in erster Linie für einen samstäglichen Bummel durch Paris oder Mailand gemacht, sondern eignen sich gemäß ihrer ursprünglichen Bestimmung für harte Beanspruchung bei den diversen Outdoor-Aktivitäten. Das Preis-Leistungsverhältnis ist gut, und die Verarbeitung der Kleidung ist sehr solide und zum Teil aufwendig. Die Jacken sitzen akzeptabel, für den, der einen engen, körperbetonten Schnitt liebt. Die Hosen sind passend dazu dicht am Bein geschnitten. Sogar echte »plus fours«, also Knickerbocker, gibt es hier. Diese scheinbar anachronistischen Beinkleider sind in England offenbar immer noch gefragt. Sonderbestellungen und Maßkonfektion gehören ebenfalls zum Angebot des überaus vitalen Traditionshauses. Doch wie gesagt,

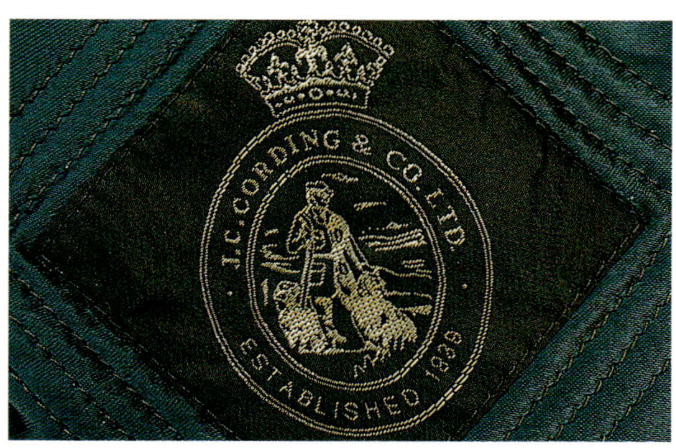

Das Cordings-Label ist so etwas wie das Geheimabzeichen unter den Kennern englischer Sportswear. Auch das Königshaus trägt die traditionsreiche Marke. Und selbst die dort nicht sehr geschätzte Gattin des Duke of Windsor besaß ein Paar Jagdstiefel von Cordings, wie sich bei der Auktion ihres Nachlasses bei Sotheby's herausstellte.

Cordings bietet das unraffinierte und manchmal wenig elegante Original. Freunde eines verfeinerten und auf den Geschmack kontinentaleuropäischer Kunden abgestimmten Look Anglais könnten enttäuscht werden. Die Auswahl des traditionsreichen Ausstatters hat nämlich mit dem, was bei Burberrys und ähnlichen Anbietern für die Touristen bereitgehalten wird, sehr wenig zu tun. Doch wer eben das Original bevorzugt, wird Cordings lieben. Es lohnt sich übrigens auch, dort einen Blick auf die »city suits« zu werfen. Neben zahlreichen Sportanzügen hält man nämlich blaue und graue Ein- und Zweireiher bereit, die entsprechend dem »house style« von Cordings geschnitten und für Konfektion sehr gut verarbeitet sind. Wer eine wirklich warme Hose aus Cavalry Twill sucht, eine Hose, die praktisch ein Leben lang hält, der wird bei Cordings bestimmt fündig, jedenfalls wenn er im Herbst oder Winter in Piccadilly Nr. 19 vorbeischaut. Wer seltener nach London kommt, muß trotzdem nicht auf die verschrobenen Klassiker verzichten. Cordings verfügt – wie übrigens viele der scheinbar so altmodischen englischen Hersteller und Ausstatter – über einen sehr gut funktionierenden Versandservice, der »Tweeds, Cords and Tattersallchecks« zuverlässig und schnell in alle Winkel dieser Welt verschickt.

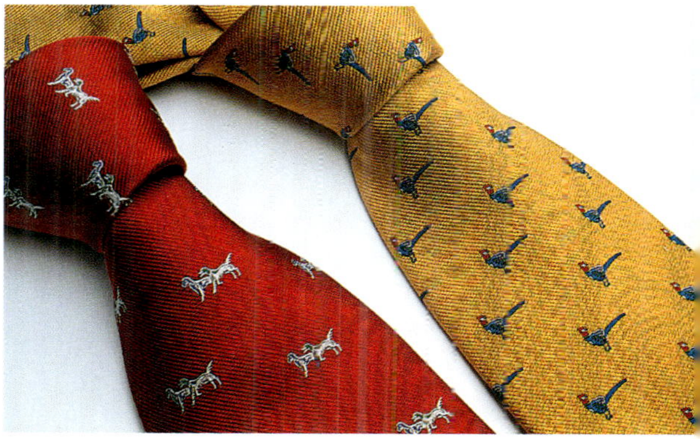

Bei Cordings kann sich der Gentleman von Kopf bis Fuß für ein Wochenende auf dem Lande ausstatten – Krawatten inklusive.

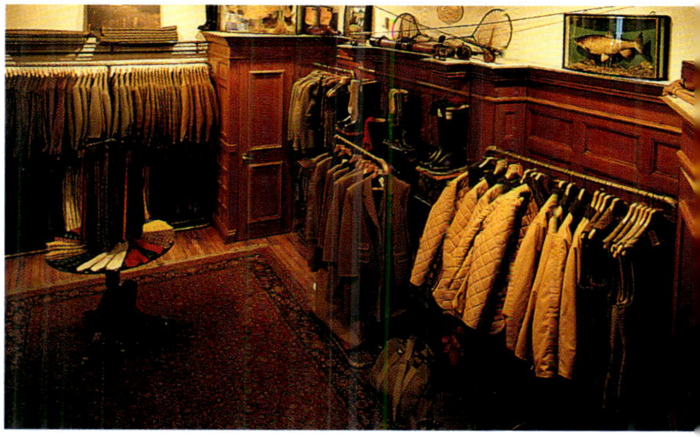

Egal ob Sommer oder Winter – der Covert Coat gehört bei Cordings das ganze Jahr über zum Sortiment.

Das Taschenmesser

Gentleman und Taschenmesser? Das geht besser zusammen, als viele denken. Schließlich ist es doch das Motto der Pfadfinder, stets auf alles vorbereitet zu sein. Und dies gilt auch für den Herrn von Welt.

Die Vielfalt der angebotenen Modelle ist groß, doch reduziert sie sich beträchtlich, wenn die Messer herausgesucht werden, die tatsächlich klein und leicht genug für die Hosentasche sind. Häufig sind dies Exemplare mit beweglicher Klinge, also Messer, bei denen die Klinge nicht einrastet und entriegelt werden muß. Das Schweizer Offiziersmesser hat eine solche Schneide, die allerdings bei falscher Handhabung im falschen Moment zuklappen kann. Ein feststehendes Messer sollte dann gewählt werden, wenn nur eine Klinge benötigt wird. Bei Messern mit mehreren Klingen und Zusatzfunktionen würde der Feststellmechanismus zuviel zusätzliches Gewicht bringen. Wer aber sein Messer wirklich nur dazu nutzen will, um Briefe zu öffnen, Bindfäden zu kappen oder Äpfel zu schälen, der wird mit der leichtesten Ausführung gut bedient sein. Er muß beim Kauf vor allem darauf achten, daß alle Teile präzise zusammenpassen, die Klinge sich gut öffnen läßt und sie im geöffneten Zustand nicht wackelt. Metallteile sollten gut poliert sein, denn dies kostet Zeit und Geld – ein Aufwand, der meist nur bei gutem Material getrieben wird. Da allerdings auch der Fachmann dem Stahl eines neuen Messers nicht wirklich seine Qualität ansehen kann, ist der Kauf einer guten Marke auch hier die sicherste Methode, um Enttäuschungen zu vermeiden.

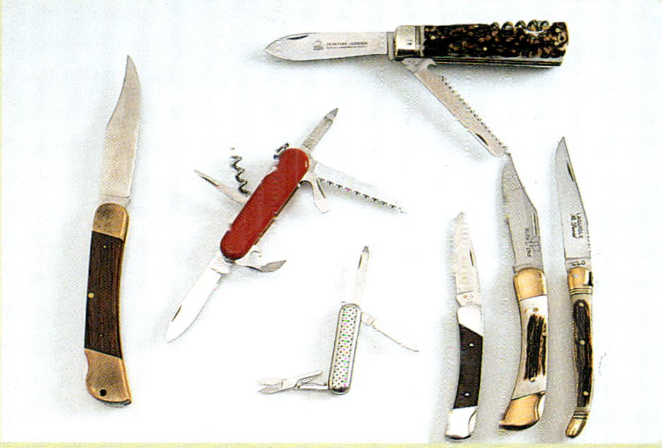

Ob das Taschenmesser groß oder klein, mit einer oder mehreren Klingen ausgestattet ist, das hängt ganz davon ab, wofür es gebraucht wird.

Der Reitsport – das Outfit

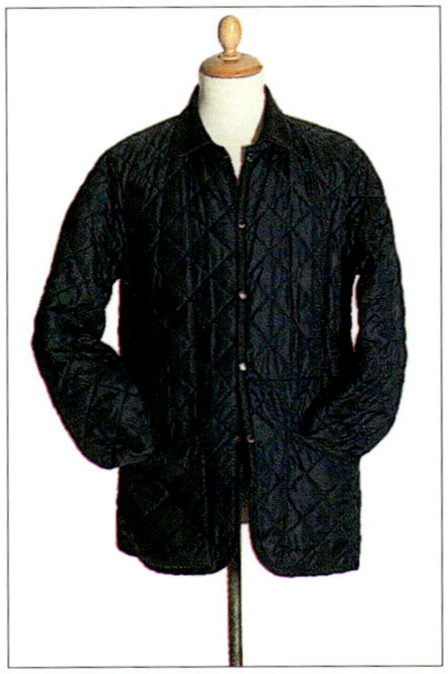

Die leichte aber dennoch wärmende Husky-Jacke ist bei Reitern äußerst beliebt. Zudem läßt sie sich in der Maschine waschen, was sich angesichts ständiger Verschmutzungsgefahr in Stall und Sattelkammer als großer Vorteil erweist.

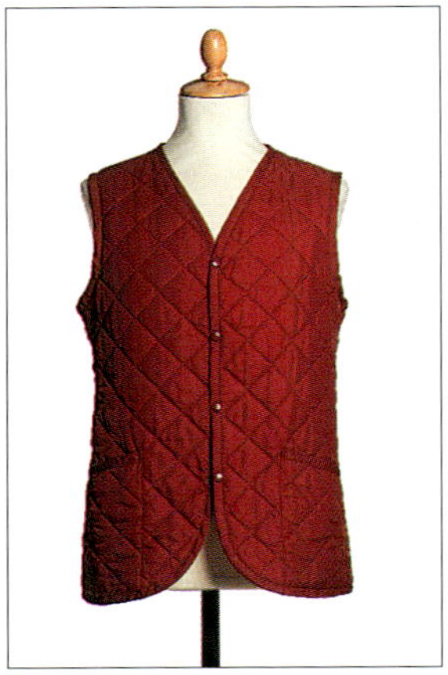

Stepp- oder Daunenwesten sind bei Reitern fast noch populärer als die langärmeligen Jacken. Sie sind federleicht, und die Luft kann darunter frei zirkulieren. Auch für den smarten Wochenend-Look ist eine solche Weste ideal.

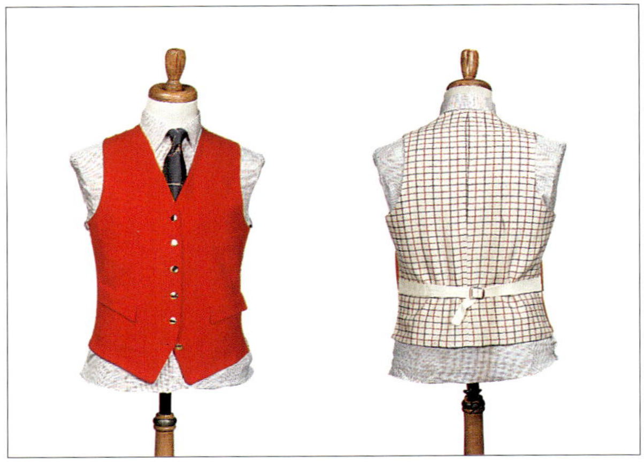

Zum stilvollen Ausritt oder zur Jagd gehört eine »hunt vest«, wie diese Weste traditionell genannt wird. Sie ist aus dickem Wollfilz gearbeitet, die Rückenpartie zeigt den berühmten Tattersallcheck. Der namhafte englische Sattler und Reitausstatter W. & H. Gidden bietet die »hunt vest« auch als Wendemodell an. Neben Rot sind Grün und Kanariengelb die beliebtesten Farben.

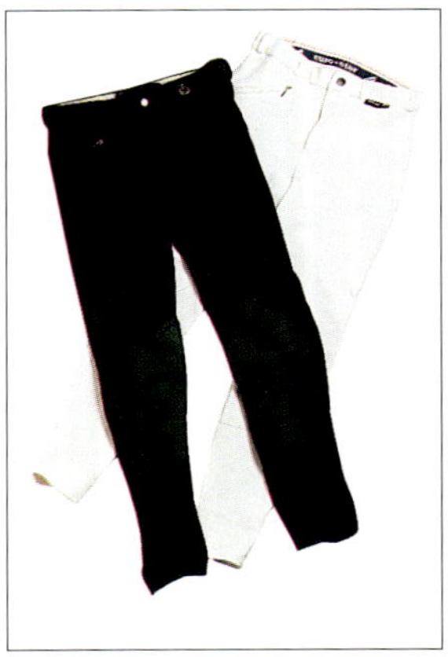

Die Kunst, perfekte »riding breeches« zu schneidern, wird nur noch in England beherrscht – und auch dort nur noch beim Jagd- und Reitspezialisten Bernard Weatherill. Was heute elastische Stretchmaterialien leisten, muß dort die Schneiderkunst bewerkstelligen. Generell wird der exakte Sitz der Reithose bei renommierten Adressen wie Huntsman auf einem Holzpferd überprüft.

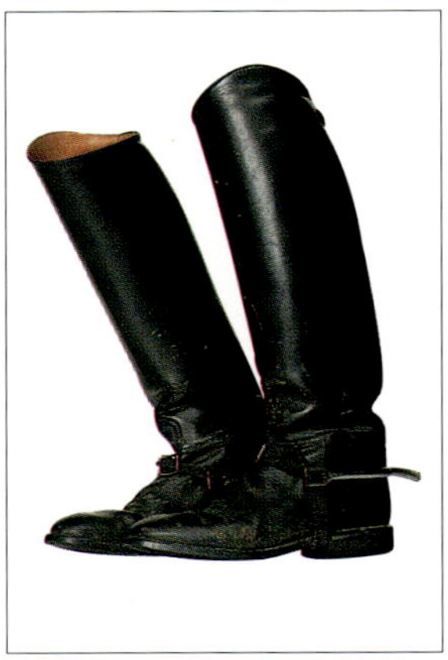

Wer das Reiten nur gelegentlich betreibt, wird sich kaum lederne Reitstiefel zulegen. Wer aber fast täglich auf dem Pferd sitzt, braucht sie unbedingt. Der Traum eines jeden Reiters sind natürlich nach Maß gefertigte Stiefel. Wer es sich leisten kann, bestellt sie bei Hermès in Paris.

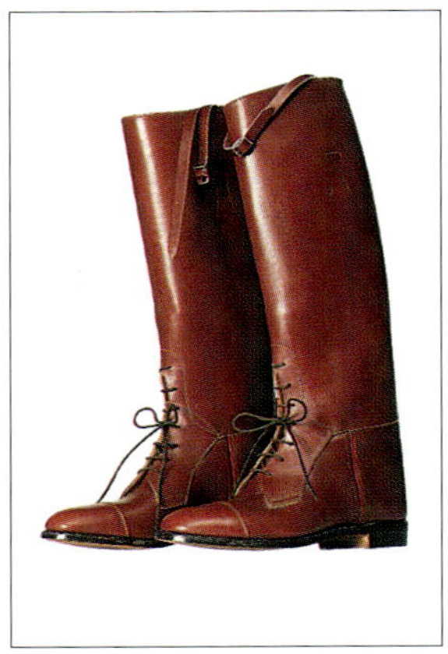

Reitstiefel müssen nicht schwarz sein. Polospieler tragen gern braune Stiefel, die im Gegensatz zum Schuhwerk anderer Reitersleute geschnürt werden. Sehr klassisch sind auch zweifarbige Modelle.

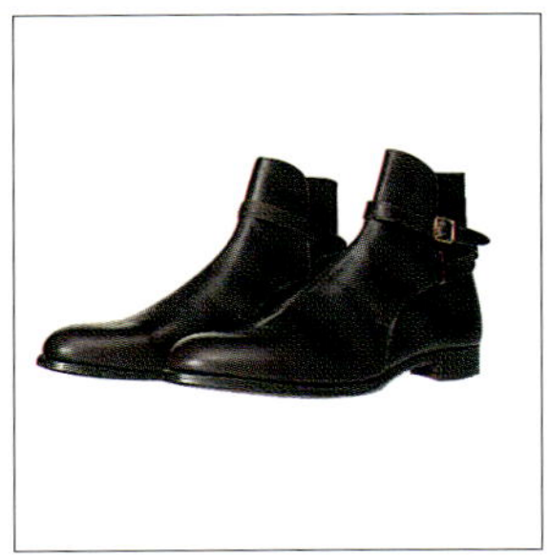

Beliebt nicht nur bei Reitern ist die Jodpur-Stiefelette. Es gibt sie mit Gummizügen oder ganz traditionell mit Schnürriemen. Der Reiter trägt sie zu den knöchellangen Jodpur-Reithosen, die dem Kurzstiefel seinen Namen gegeben haben.

Die Reitkappe ist ähnlich umstritten wie der Sicherheitsgurt im Auto. Die Vernunft rät zur Benutzung, die Bequemlichkeit sagt oft nein.

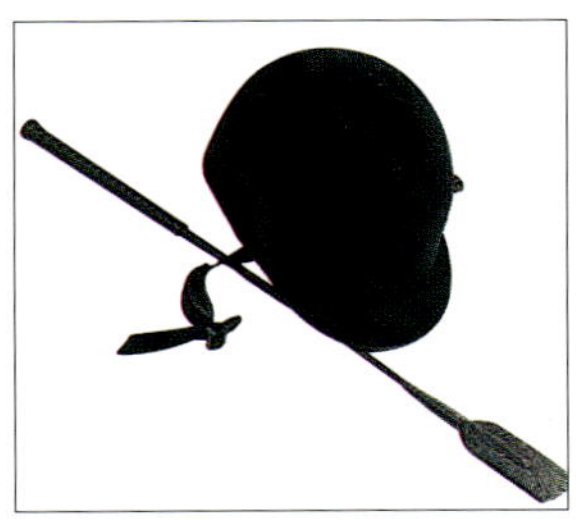

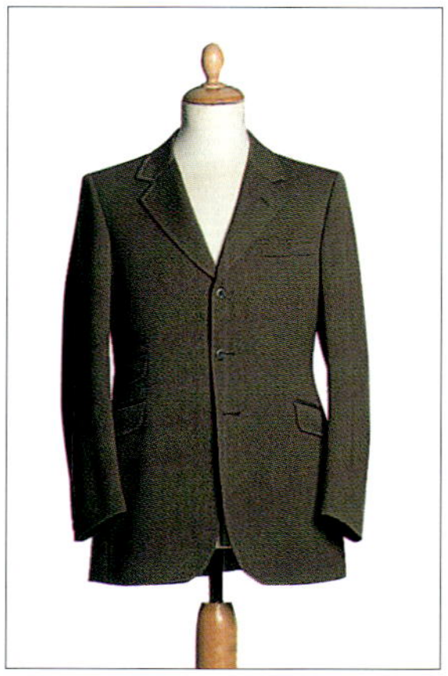

Was könnte besser zum Reiten passen, als ein »hacking jacket«. Man erkennt in dem engen Schnitt mit der hohen Taille, dem langen Rückenschlitz und den schrägen Pattentaschen das Urbild der englischen Sportjacke. Die schrägen Taschen erleichtern im Sitzen den Zugriff, der mittige Schlitz läßt die Rockschöße elegant auf die Oberschenkel fallen.

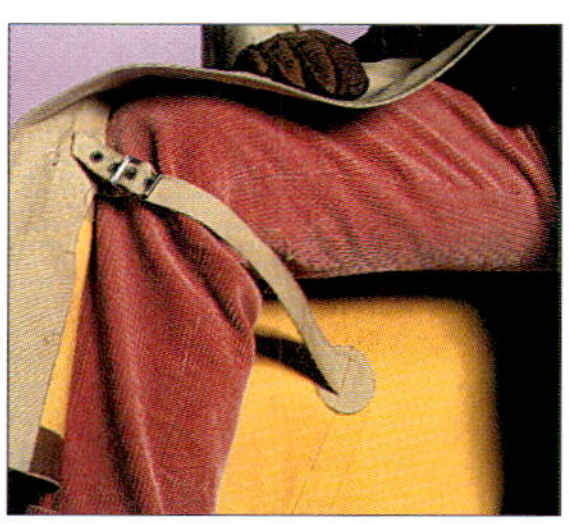

Der gummierte Riding Mac ist so etwas wie ein Ganzkörper-Gummistiefel. Die Gummierung in der Innenseite verhindert jegliches Eindringen von Nässe. Die langen Mantelschöße können mit Hilfe von Riemen an den Beinen festgeschnallt werden. Dadurch bleiben sie auch bei Wind immer in schützender Position.

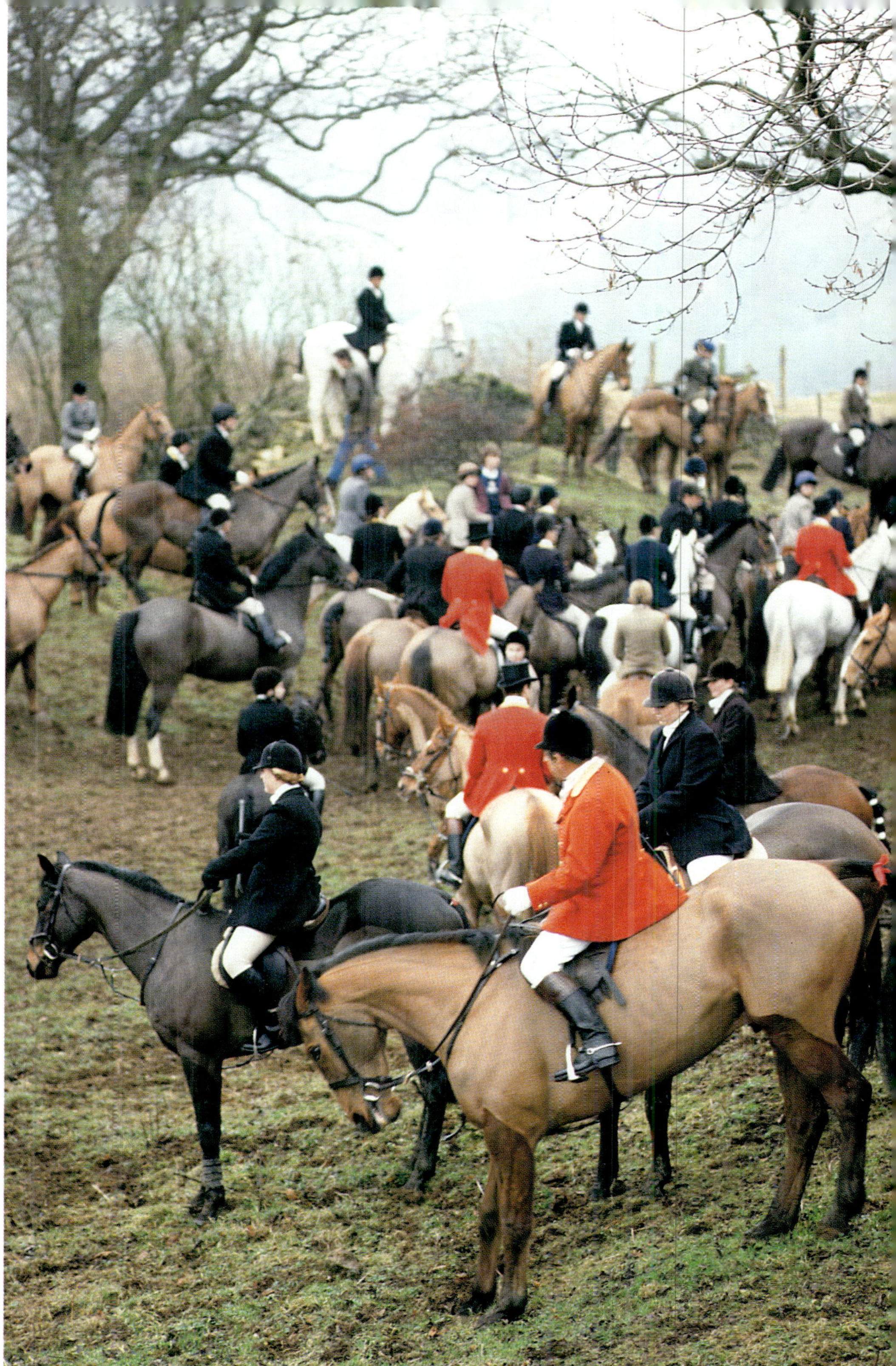

Die englische Fuchsjagd wird vom ersten Montag im November bis zum darauffolgenden April betrieben. So ist sie in gewisser Weise ein Wintersport. Das erklärt den dicken Stoff der dabei üblichen Kleidung. Die wird übrigens oft mehrere Generationen lang getragen. Der Schneider muß dann nur alle 30 Jahre das Futter erneuern.

Zuschauen mit Stil

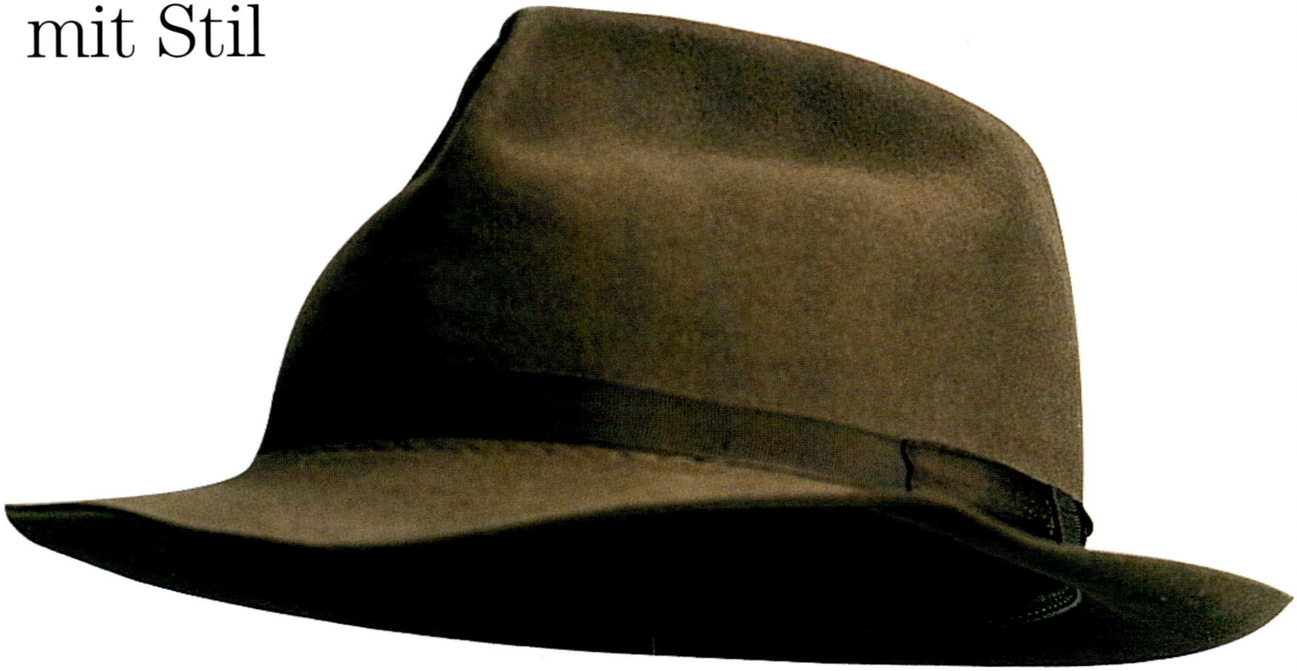

Wer gelegentlich Pferderennen oder Reitturniere besucht, wird sich vielleicht schon gewundert haben, warum so viele der anwesenden Herren einen viel zu kleinen Hut aufhaben. Wenn diese Hüte dann auch noch dunkelbraun waren, dann handelte es sich mit ziemlicher Sicherheit um Vertreter der Spezies »Trilby«. Der braune Trilby wird traditionell von all jenen getragen, die irgendwie mit Pferden zu tun haben. Die Sitte kommt aus England, wo der Trilby obligatorisch zum Pferdesportgeschehen gehört. Dies sichert Hutmachern wie Lock & Co. jedes Jahr einen gewissen Teil ihres Umsatzes. Warum ihn die Engländer gern eine Nummer zu klein tragen, ist allerdings nicht geklärt. Es gibt ihn jedenfalls nachweislich auch in größeren Ausführungen.

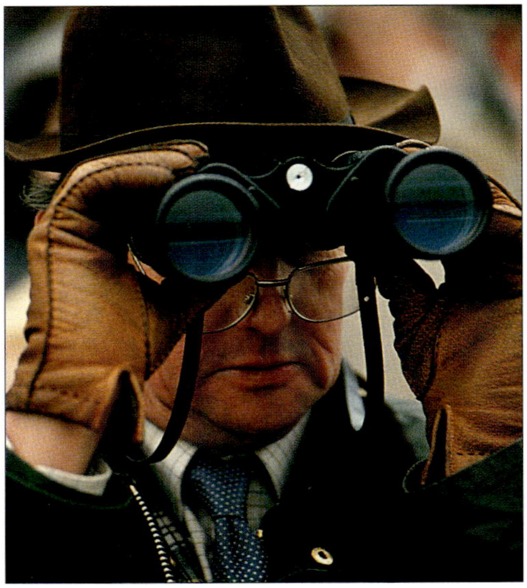

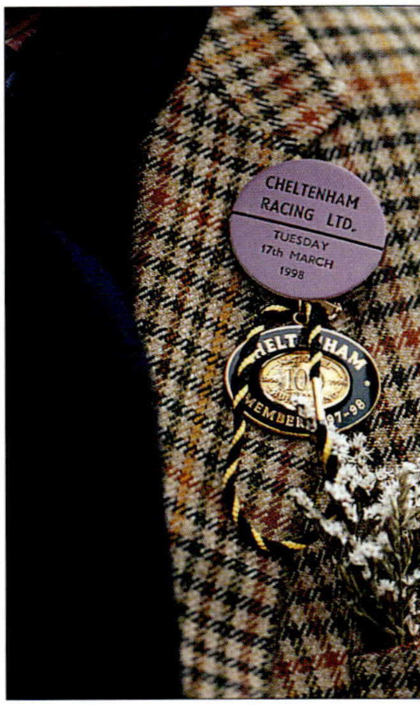

Das Grand National in Aintree ist ein berühmtes englisches »steeplechase«. Dessen Ursprung ist ein Rennen, das sich die beiden irischen Landsleute Blake und O'Callaghan im Jahre 1752 lieferten. Ausgangs- und Endpunkt ihres Wettritts waren zwei Kirchtürme, also »steeples«, weshalb die sportliche Auseinandersetzung einfach »steeplechase« getauft wurde. Die Distanz betrug vier Meilen und 855 Yards, auch heute noch die Distanz, die von den Reitern zurückgelegt werden muß. Das wettbegeisterte Publikum kommt in Scharen, und der Trilby wird dabei von jedermann getragen, vom kleinen Wetter wie vom reichen Rennstallbesitzer.

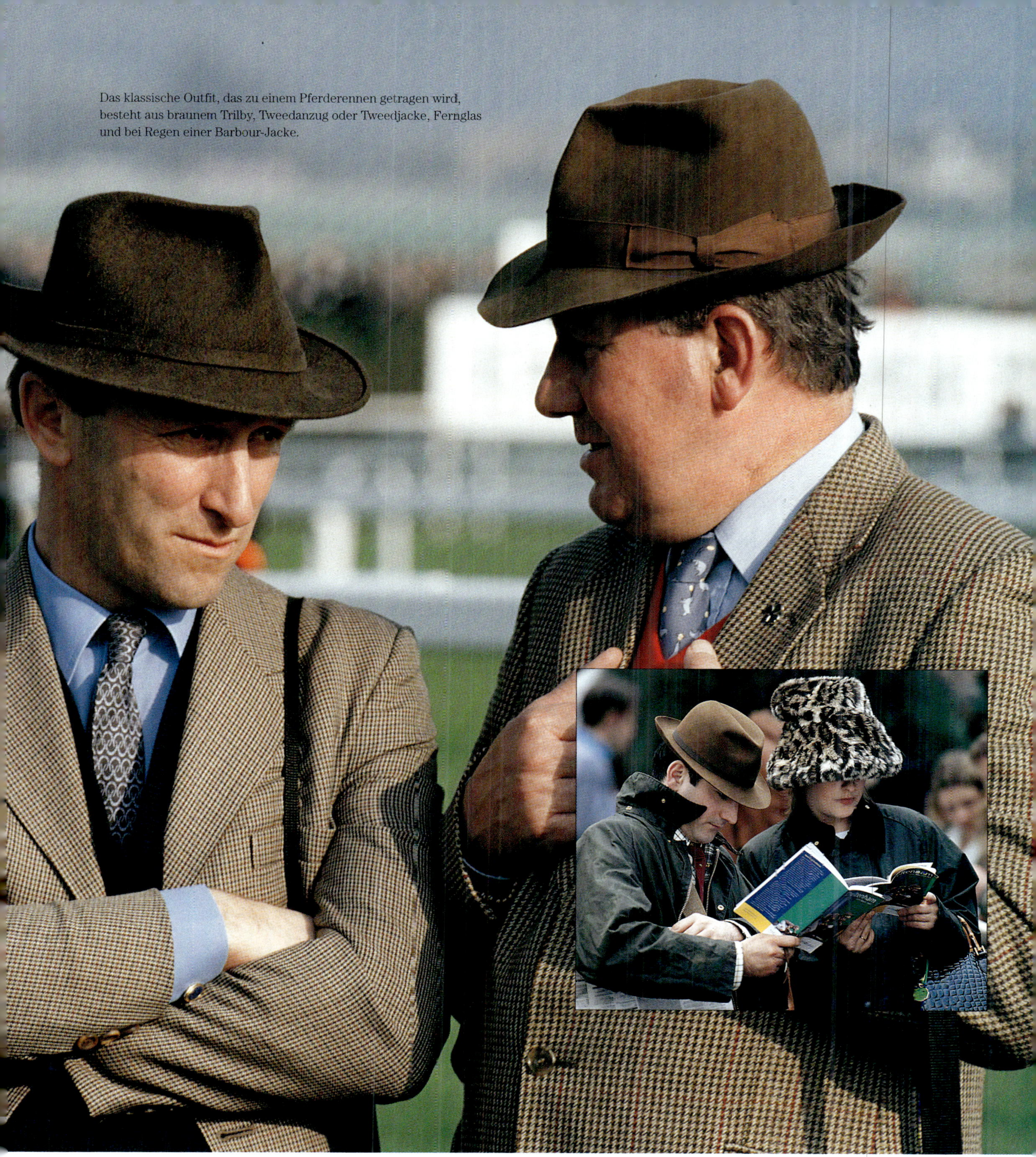

Das klassische Outfit, das zu einem Pferderennen getragen wird, besteht aus braunem Trilby, Tweedanzug oder Tweedjacke, Fernglas und bei Regen einer Barbour-Jacke.

Fischen – das Outfit

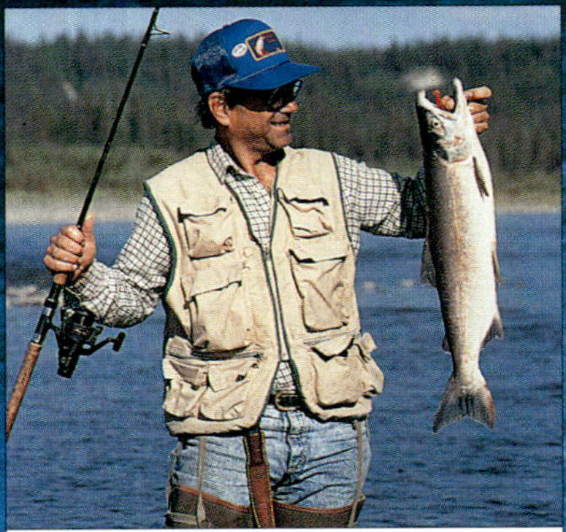

Das Angeln ist eine Freizeitbeschäftigung, die bei Königen wie beim kleinen Mann gleichermaßen beliebt ist. Der eine pflegt den beruhigenden Fischfang an den Wasserläufen, die seinen Landsitz durchziehen, der andere hockt einfach am nächsten Kanal. Man braucht wirklich nicht viel, um mit diesem Hobby anzufangen. Für die ersten Versuche reicht eine einfache Rute mit Angelschnur, Haken und Schwimmer. Über das Outfit muß man sich an diesem Punkt noch keine Gedanken machen. Und auch wer Gefallen am Angeln findet, muß nicht viel Geld für Spezialgarderobe ausgeben. Im Gegensatz zu Jägern und Pferdesportlern gibt es für Angler keinen genauen Dresscode, der befolgt sein will. Das Outfit wird vor allem von praktischen Erwägungen und den Erfordernissen der gewählten Fangmethode bestimmt. Wer Lachse fischt, braucht immerhin eine brusthohe Wathose, um sich in den Fluß zu stellen. Andere benötigen nur ein Paar Gummistiefel, um an der Uferböschung keine nassen Füße zu bekommen. Das Angeln ist eine viel zu unspektakuläre und vor allem einsame Angelegenheit, um dabei mit ausgesuchter Kleidung glänzen zu wollen. Das soll nicht heißen, daß Spezialanbieter nicht eine Vielzahl von Westen, Wathosen, Gummistiefeln, Hüten, Mützen und Schirmen bereithielten. Allerdings kann die Angelkleidung, im Gegensatz zu Jagd- oder Reitsachen, schwer in die normale Freizeitkleidung integriert werden. Vielleicht gibt es aus diesem Grund eine reiche Auswahl an Krawatten mit Fischmotiven. So kann, wer mag, wenigstens andeuten, daß er ein Freund des Angelsports ist.

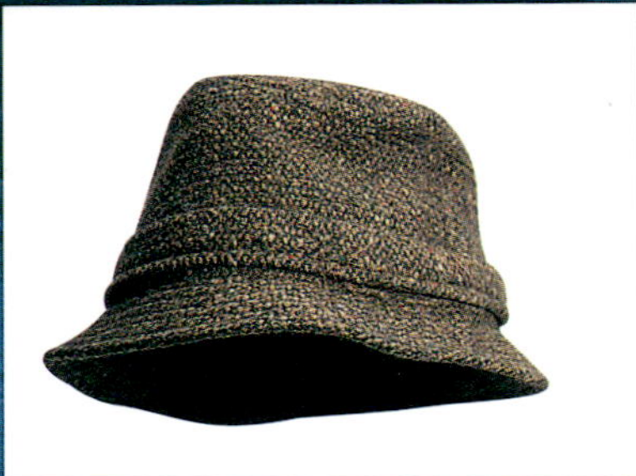

Der Tweedhut ist nicht nur als Schutz gegen Kälte und Regen nützlich. Fliegenfischer stecken gern ihre Köder daran fest.

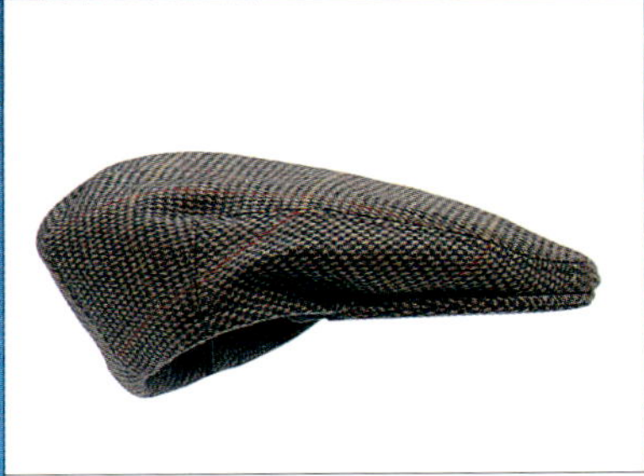

Die flache Tweedmütze ist ebenso beliebt wie der Tweedhut, und als Aufbewahrungsort für Fliegen leistet ihr rauher Wollstoff ebenso gute Dienste.

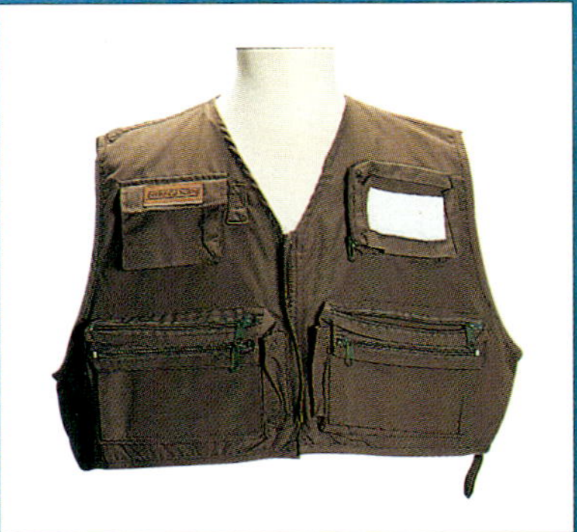

Angler sehen in einer Weste vor allem einen Aufbewahrungsort. Deshalb tragen sie Modelle mit möglichst vielen Taschen und geringem Eigengewicht. Darin ähneln Angler den Fotografen.

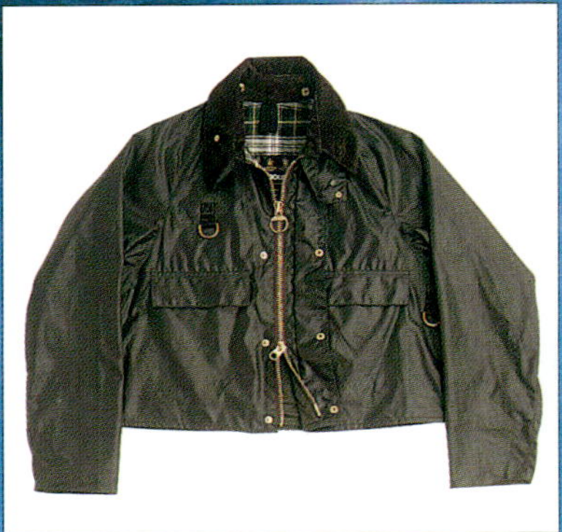

Wem das Wasser bis übers Knie steht, der braucht eine kurze Jacke. Damit die Jacke gleichzeitig gegen den Regen schützt, sollte sie am besten von Barbour sein. Und da der Wasserstand auch mal unvermutet ansteigen kann, hat sie einen breiten Abtropfsaum, damit sich das wärmende Futter nicht von unten vollsaugt.

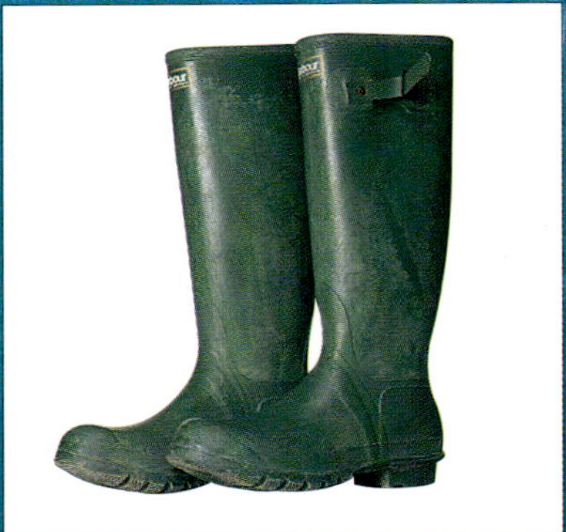

Fische leben im Wasser. Wer sich ihnen nähert, sollte Gummistiefel tragen. Es gibt sie in vielen Längen, ab Schritthöhe werden die Stiefel zur Hose.

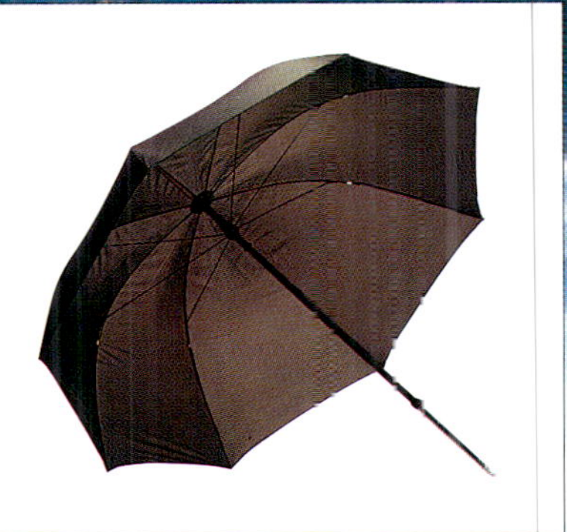

Ein Fliegenfischer braucht ihn nicht, den großen Schirm. Wer gemütlich am Ufer eines Sees oder Kanals sitzt, freut sich dagegen, wenn er ihn aufspannen kann. Darunter läßt sich dann bei entsprechender Proviantierung auch ein Dauerregen gut überstehen.

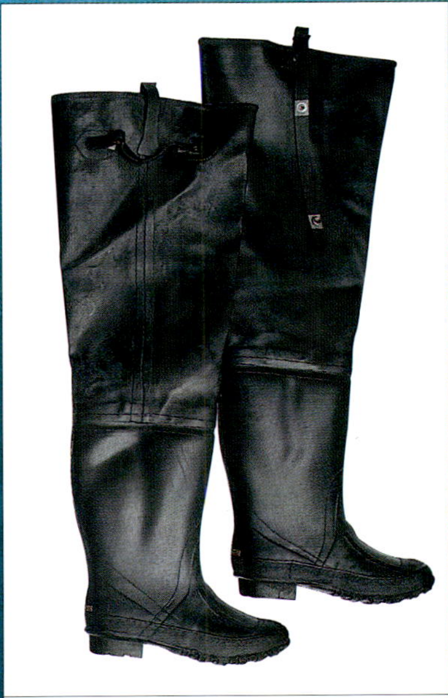

Wer sich beim Angeln ins Wasser stellt, braucht bis zum Oberschenkel reichende Watstiefel. Für noch tiefere Gewässer gibt es die (wasserdichte) Gummilatzhose.

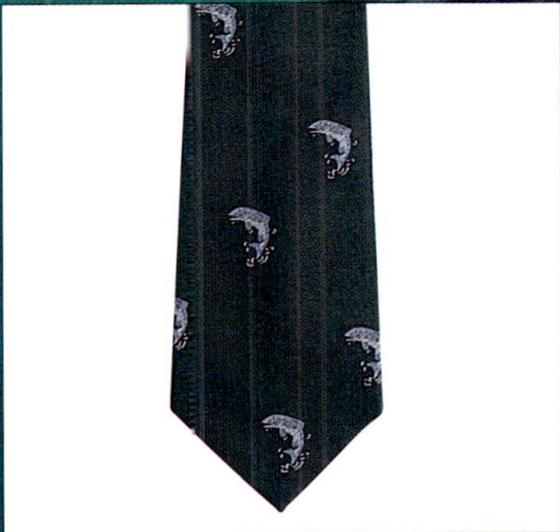

Der Jäger trägt eine Krawatte mit einem Hirsch oder einem Fasan, der Angler nimmt eine mit Lachsmotiv. Die Sport- und Angelausstatter halten eine große Auswahl an Anglermotiven bereit, zum Beispiel für das gemütliche Fischessen nach erfolgreichem Fang.

Von Loch zu Loch

Es gibt Hinweise, daß das Golfspiel seinen Ursprung in Holland hat. Diese These sollte einem Schotten gegenüber jedoch lieber nicht geäußert werden. Man schließt sich besser der Auffassung an, daß es in seiner Heimat erfunden wurde. Und dafür spricht auch einiges. Schließlich wird das Golfspiel schon 1457 in schottischen Parlamentsakten erwähnt. Auch der älteste Golfclub der Welt ist in Schottland zu finden, der Royal Blackheath, der 1608 gegründet wurde. Entscheidend in allen Regelfragen ist aber nicht der älteste Club, sondern der 1754 gegründete Royal and Ancient Golf Club of Saint Andrews. Bei so viel schottischer Tradition würde es nicht verwundern, wenn die Kleidung der Golfspieler aus einem Kilt bestünde. Dem ist aber nicht so. Man spielt Golf in Hosen, und zwar in langen – allerdings sind diese oft schottisch kariert. Die alte Tradition des Golfspiels ist immerhin so respekteinflößend, daß der Golfplatz zwar in legerer, aber doch gepflegter Kleidung betreten wird. An dem, was die Spieler in der Vergangenheit getragen haben, kann der aufmerksame Beobachter gut ablesen, was früher als leger und doch gepflegt empfunden wurde. Als der Prince of Wales 1922 beim Royal and Ancient Golf Club of Saint Andrews in einem buntgemusterten »Fair Isle sweater« spielte, trug er dazu immerhin noch eine Krawatte. Die wird heute weggelassen, ansonsten ist man mit Pullover, Hemd und gebügelten Hosen keineswegs zu förmlich angezogen. Und da Golf auch nicht besonders schweißtreibend ist, spricht nichts dagegen, es in einer Anzughose zu spielen. Man kann also in der Mitttagspause die Anzugjacke gegen eine Strickjacke austauschen, die Golfschuhe überstreifen und schnell mal hinüber zum Golfclub fahren, um ein bißchen auf dem Putting Green zu üben. Das eher alltägliche Outfit der Spieler sollte allerdings nicht darüber hinwegtäuschen, daß Golf ein äußerst schwieriger Sport ist, der intensives Training und auch Talent erfordert. Doch vielleicht liegt der Charme dieses Spiels ja genau darin, daß sich dies niemand anmerken läßt. Inwieweit Golf heute noch ein Sport der Reichen ist, läßt sich nicht mit gleicher Gültigkeit für jede Nation sagen. In den Ländern mit großer Golftradition gibt es jedenfalls Spieler aus fast jeder Gesellschaftsschicht. Ein niedriges Handicap kann zum Glück nicht erkauft werden – auch nicht mit der teuersten Ausrüstung.

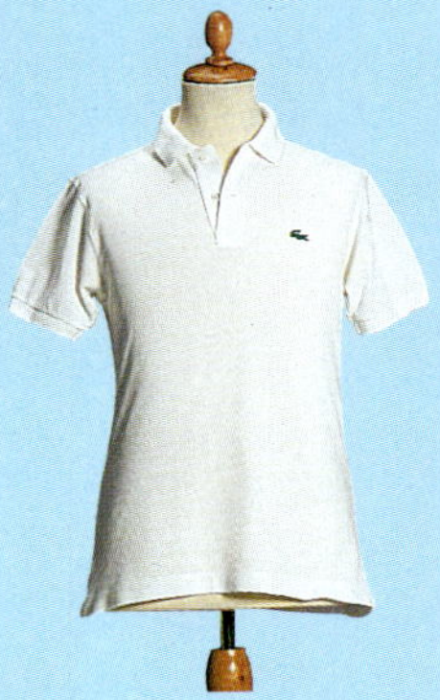

Das Polohemd gehört heute zur Standardausrüstung des Golfspielers, ein Oberhemd tut es aber auch. Ein T-Shirt oder gar ein ärmelloses Trikot wäre freilich unangebracht, denn Golf ist nicht Streetball.

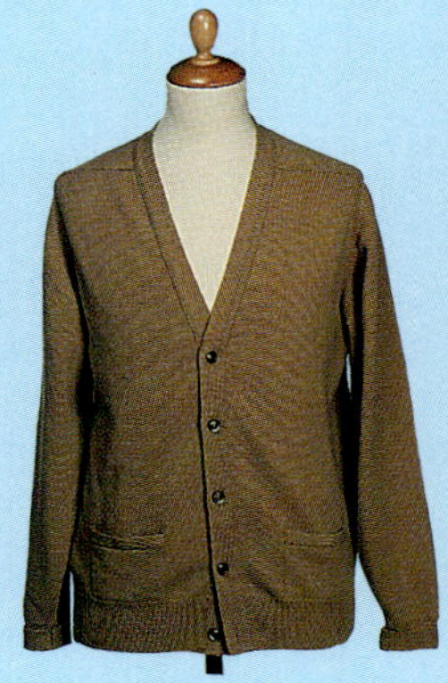

Golf ist wohl die einzige Sportart, die in einer Cashmerejacke betrieben werden kann. Natürlich darf es auch Lambswool oder Baumwolle sein.

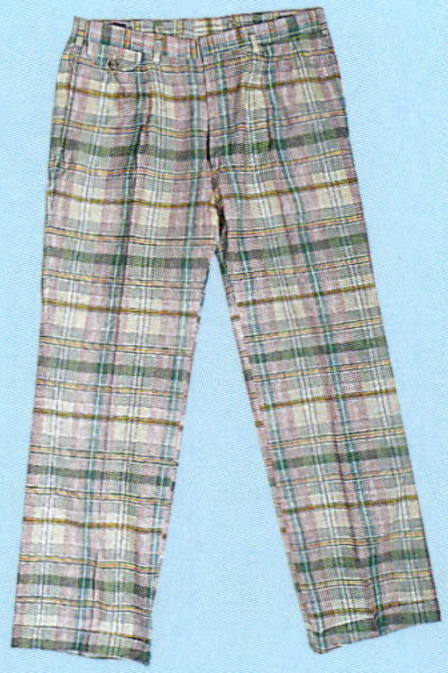

Wenn karierte Hosen, dann am besten ein traditionelles Tartanmuster. Aber Vorsicht in Schottland. Der Mitspieler könnte zu genau dem Clan gehören, dessen Farben die Hose schmücken. Mit dem ursprünglich indischen Madraskaro sind Sie auf der sicheren Seite.

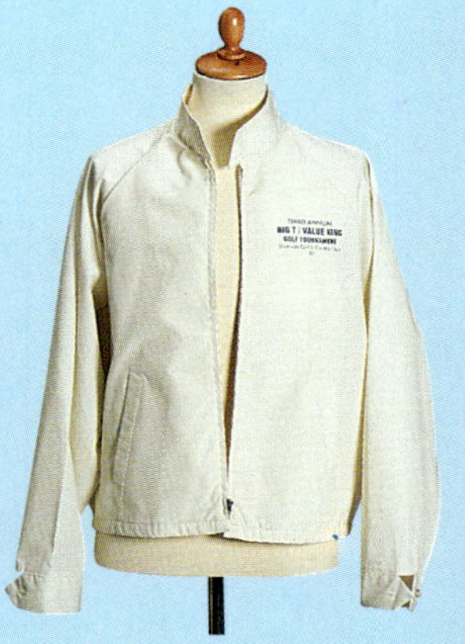

Golf ist kein reiner Schönwettersport. Eine leichte Windjacke kann bei einem kurzen Schauer nützlich sein. Notfalls tut es auch die Barbour-Jacke, aber auf Dauer ist sie zu schwer.

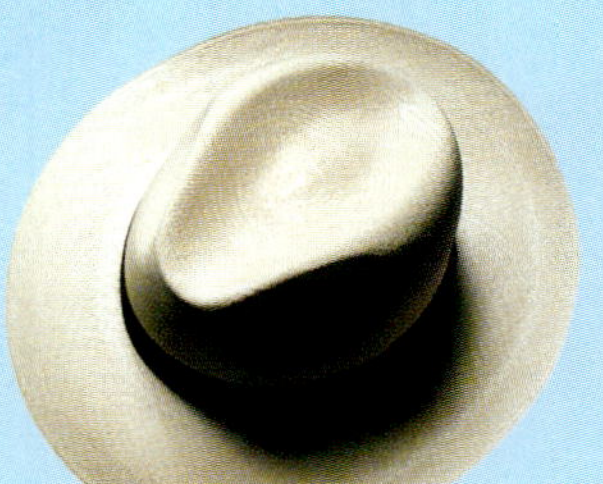

Wer keine Mützen vom Typ Baseballkappe mag, kann bei Sonnenschein auch einen Panamahut tragen. Flache Schirmmützen aus hellen oder karierten Stoffen sind empfehlenswert, da der Wind sie einem nicht so leicht vom Kopf bläst.

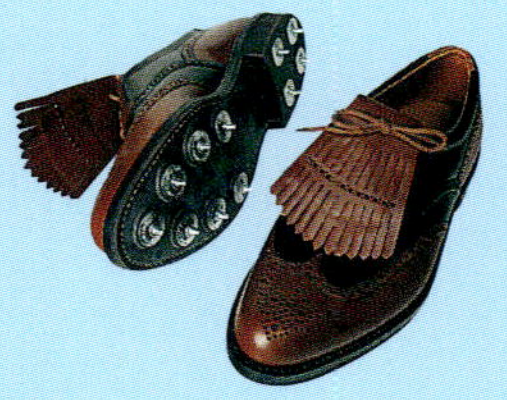

Golfschuhe unterscheiden sich von anderen Schuhen lediglich dadurch, daß sie »spikes« unter den Sohlen haben und daß ihr Leder besonders wasserabweisend ist. Ansonsten können an die Golfschuhe dieselben hohen Ansprüche gestellt werden wie an das übrige Schuhwerk. Die Hersteller guter rahmengenähter Schuhe haben fast alle auch Golfschuhe im Programm. Selbstverständlich ist ebenso eine Maßanfertigung erhältlich.

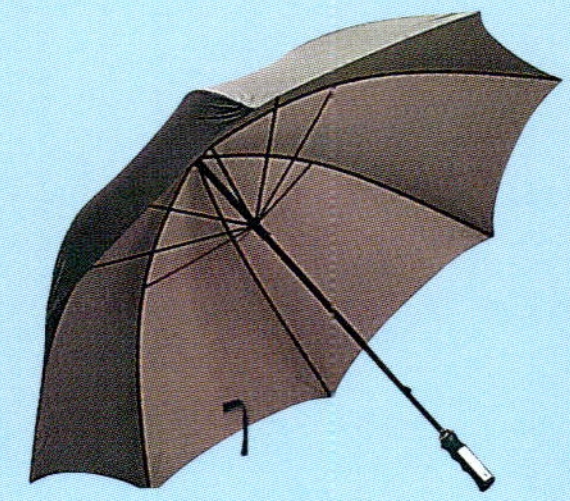

Der Golfschirm hat traditionell einen geraden Griff anstelle einer gebogenen Krücke. Dies hat einen ganz bestimmten Grund. So kann das Regendach nämlich im zusammengeklappten Zustand komplett im Rund des Golfsacks versenkt werden, ohne den Schlägern ins Gehege zu kommen.

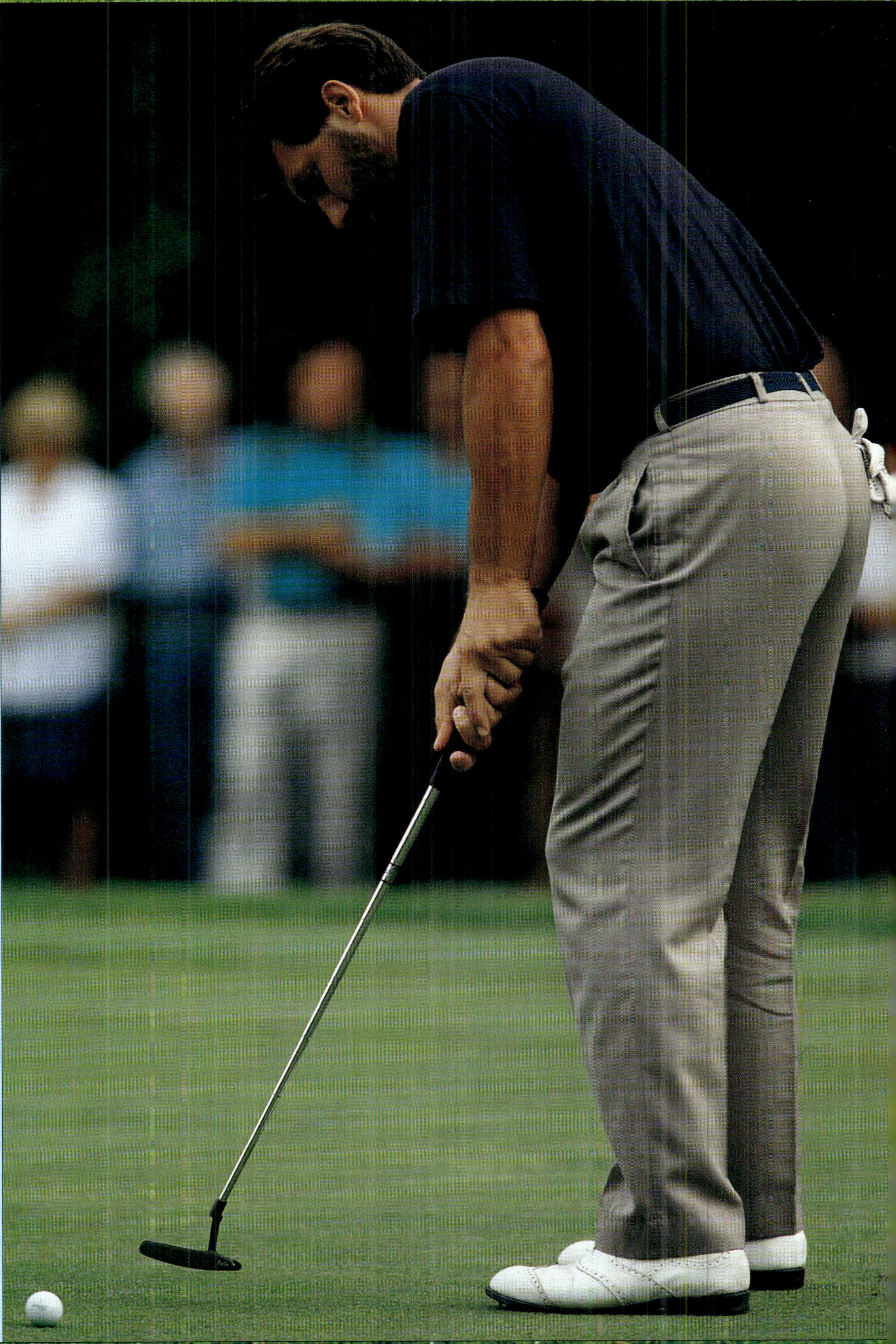

Golf gehört zu den wenigen Gelegenheiten, bei denen auch ein Gentleman weiße Schuhe tragen kann.

Das Krokodil

Zum Tennis- und Golfspielen sollte es getragen werden, das Hemd, das René Lacoste 1933 zunächst für sich selbst entworfen hat. »Pour moi, pour jouer au tennis comme au golf, j'eus un jour l'idée de créer une chemise.« Sein Entwurf wurde ein riesiger Erfolg. Schon 1939 wurden jährlich bis zu 300 000 Stück des Hemds produziert. Es verdrängte schnell das langärmelige Oberhemd als Kleidung der Tennisspieler. Sein Schnitt war an die Form des echten Polohemds angelehnt, also an die Trikots der Polospieler. Die Idee für ein solches Hemd lag damals in der Luft, Lacoste hatte das Glück oder auch das Genie, dieser Idee als erster seinen Stempel aufzudrücken. Das Krokodil, das er als Markenzeichen auf seine Hemden nähen ließ, sollte vor Kopien schützen. In den dreißiger Jahren wußte in Frankreich noch jeder, warum er gerade dieses Tier als sein Markenzeichen gewählt hatte. »Le crocodile« war der Spitzname des Tennisspielers Lacoste gewesen und als »le crocodile« hat er sich den Namen gemacht, der den Erfolg seines Hemds wahrscheinlich erst ermöglichte. Aufgrund seiner sportlichen Erfolge wäre René Lacoste sicher auch heute noch nicht vergessen. Doch sein Andenken in aller Welt wird nicht zuletzt durch die beliebten Hemden mit dem Krokodil gesichert.

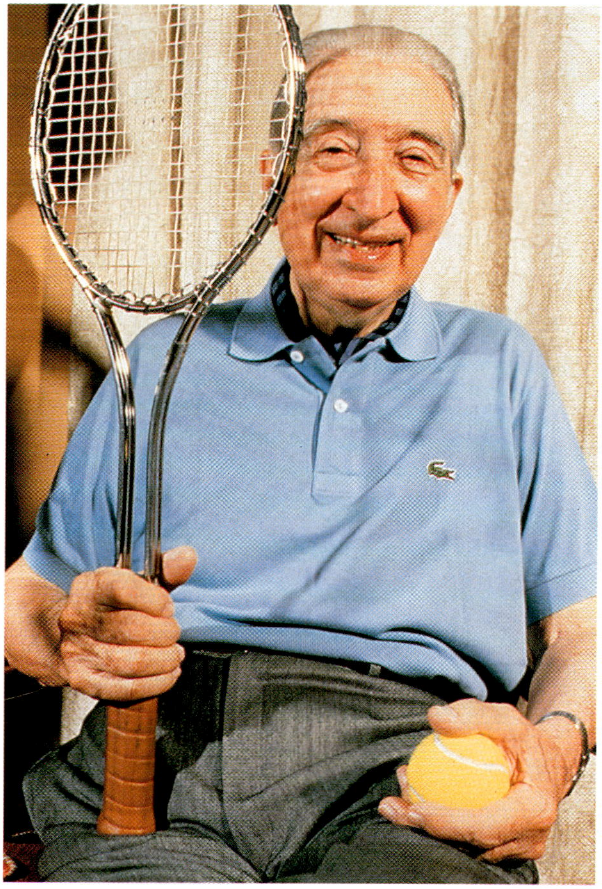

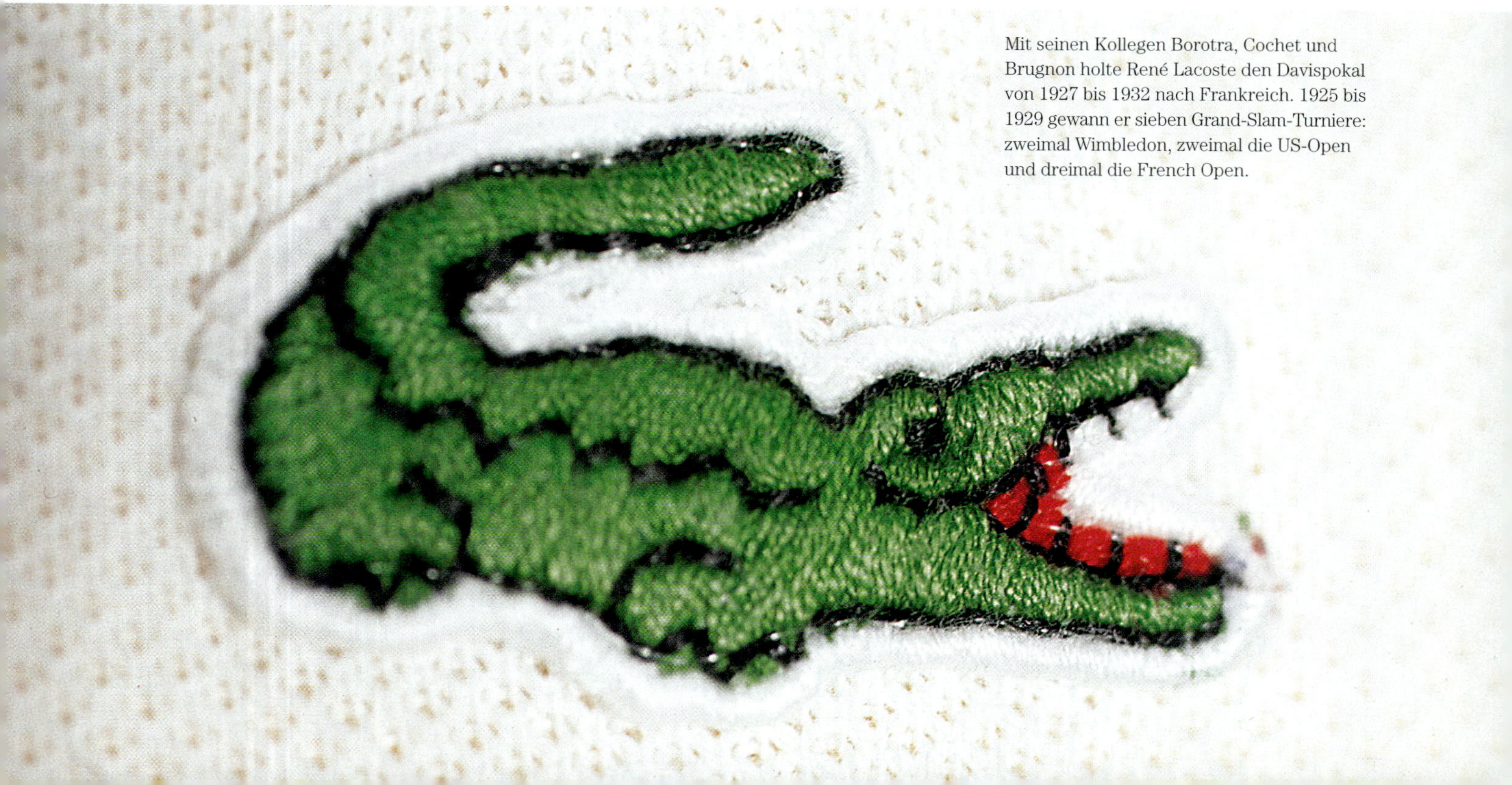

Mit seinen Kollegen Borotra, Cochet und Brugnon holte René Lacoste den Davispokal von 1927 bis 1932 nach Frankreich. 1925 bis 1929 gewann er sieben Grand-Slam-Turniere: zweimal Wimbledon, zweimal die US-Open und dreimal die French Open.

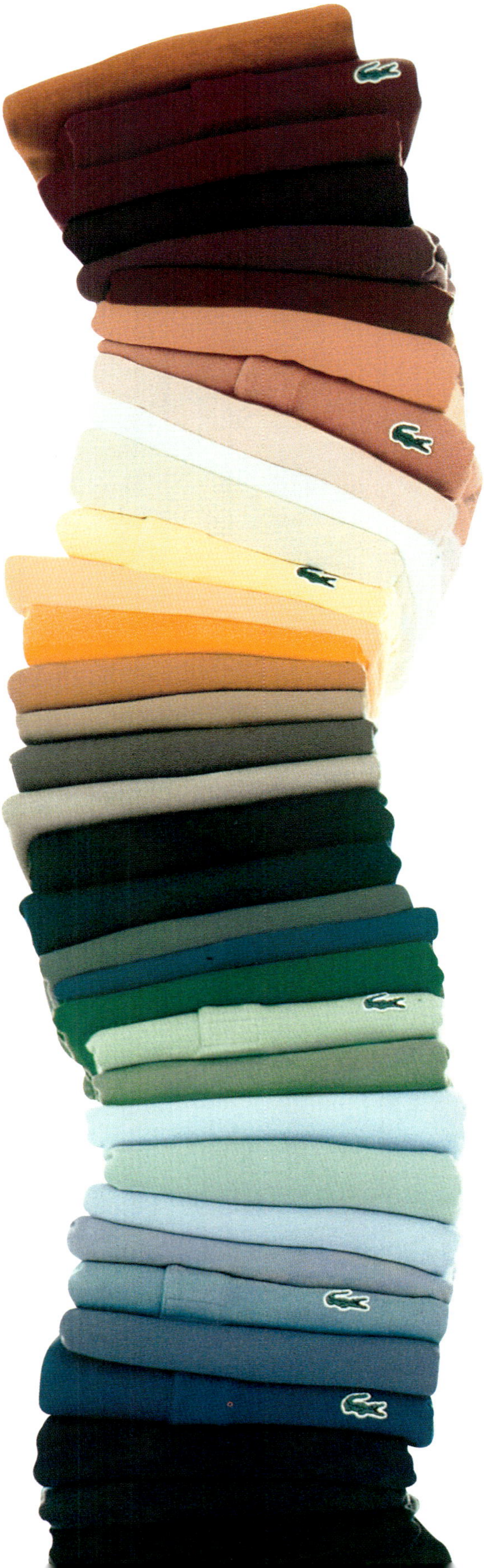

Das andere Polohemd

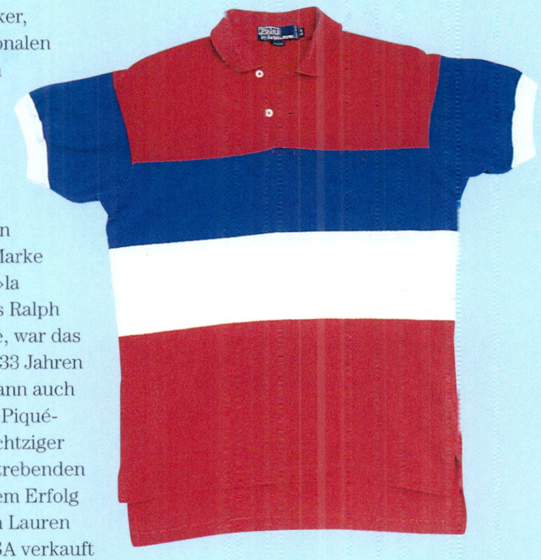

Es gibt einige amerikanische Klassiker, die für eine Garderobe im internationalen Stil unverzichtbar sind. Die *501* von Levi's, die Bass Weejuns, die Sperry Topsiders sind solche Pflicht-Originale. Das Polohemd gehört nicht dazu. Dennoch ist das Piquéhemd des amerikanischen Designers Ralph Lauren weltweit ein großer Erfolg. Viele Käufer dieser Marke wissen vielleicht nicht einmal, daß »la chemise Lacoste« zuerst da war. Als Ralph Lauren sein Unternehmen gründete, war das Hemd mit dem Krokodil bereits seit 33 Jahren auf dem Markt. Doch aus der Not kann auch eine Tugend werden. So wurde das Piquéhemd mit dem Polospieler in den achtziger Jahren zum Hemd der jungen, aufstrebenden Generation. In Europa trug zu seinem Erfolg auch noch bei, daß die Marke Ralph Lauren hier wesentlich teurer als in den USA verkauft wird. Das Polohemd von Ralph Lauren wurde dementsprechend in einem exklusiveren Segment positioniert und lockte viele Käufer an, denen Lacoste schon zu sehr zur Allerweltsmarke geworden war. Tatsächlich hat Lacoste sehr unter der Markenpiraterie zu leiden, auch wenn das Original immer zu einem für breite Käuferschichten erschwinglichen Preis verkauft wurde. Ein Piquéhemd mit dem Ralph-Lauren-Logo war in den achtziger Jahren definitiv ein größeres Statussymbol als das Lacoste-Hemd, das auch von der Eltern- und sogar Großelterngeneration geschätzt wurde. Doch die Zeit ist auf der Seite des Originals, und die ehemals jungen Träger des Ralph-Lauren-Hemds kommen selbst in die Jahre. Wer 1985 dreißig war, trägt heute nicht mehr zum jungen Image einer Marke bei. Und dank des Siebziger-Jahre-Revivals der Neunziger hat eine ganz neue Generation Lacoste für sich wiederentdeckt. Heute ist es mehr eine Frage der Farben und des Schnitts, ob man sich für die eine oder die andere Marke entscheidet. Das amerikanische Hemd ist länger und enger geschnitten, das französische ist kürzer und hat einen etwas größeren Kragen. Auch der bevorzugte Stil der Freizeitkleidung ist wichtig. Wer eher amerikanisch ausgerichtet ist, sollte Ralph Lauren wählen, wer einen mediterranen Look bevorzugt, wird sich mit Lacoste wohler fühlen. Und wer sich partout nicht entscheiden kann, stapelt die Hemden einfach so in der Kommode, daß einmal das eine oben liegt und einmal das andere.

Das erste Lacoste-Hemd war natürlich weiß, denn es war für Tennisspieler gedacht. Und auch heute noch gibt es eine Anzahl von Anhängern, die jene riesige Auswahl an unterschiedlichsten Farben schlichtweg ignorieren und auf ihrem weißen Originalhemd bestehen. Aber auch wenn man sich über die Farbe uneins sein kann, beim Material gibt es tatsächlich nur eine Möglichkeit. Ein Lacoste-Hemd muß aus Baumwollpiqué sein, nur dann hat es die Eigenschaften, die es für Sport und Freizeit so ideal machen. Es ist atmungsaktiv, dehnbar und kann viel Feuchtigkeit aufnehmen. Vor allem müssen Piquéhemden nicht gebügelt werden. Wenn es nach der Wäsche glatt aufgehängt wird, kann es sofort nach dem Trocknen getragen werden.

Sport auf dem Wasser – das Outfit

Die harten Anforderungen des sportlichen Segelns haben einen Kleidungsstil hervorgebracht, der vor allem vor Wind, Kälte und Seewasser schützen muß. An Land eignen sich Versatzstücke dieser Garderobe vor allem für extreme Wetterverhältnisse. Deshalb sind einzelne Marken auch in Bereichen populär, für die sie zwar nicht gedacht waren, in denen sie aber dennoch hervorragende Dienste leisten. Zum Beispiel die Henri-Lloyd-Jacke, die eigentlich ausschließlich für die Erfordernisse des Yachtsports entwickelt wurde, heute aber auch bei Zweiradfahrern äußerst beliebt ist. Hier haben ähnliche Assimilationsprozesse stattgefunden wie bei der Barbour-Jacke.

Das weniger sportbetonte Segeln in den vergleichsweise ruhigen Fahrwassern des sommerlichen Mittelmeers hat dagegen einen ganz anderen Stil hervorgebracht, einen maritim geprägten Freizeitlook nämlich, der nicht so sehr für extreme Witterungsbedingungen geeignet ist und sich statt dessen ursprünglich an der einfachen Kleidung der Fischer orientierte. Aus der Taufe gehoben wurde dieser Look an den Ferienorten der Cote d'Azur, und mit seinen klassischen Farbkombinationen aus Blau und Weiß kann er heute noch problemlos bestehen.

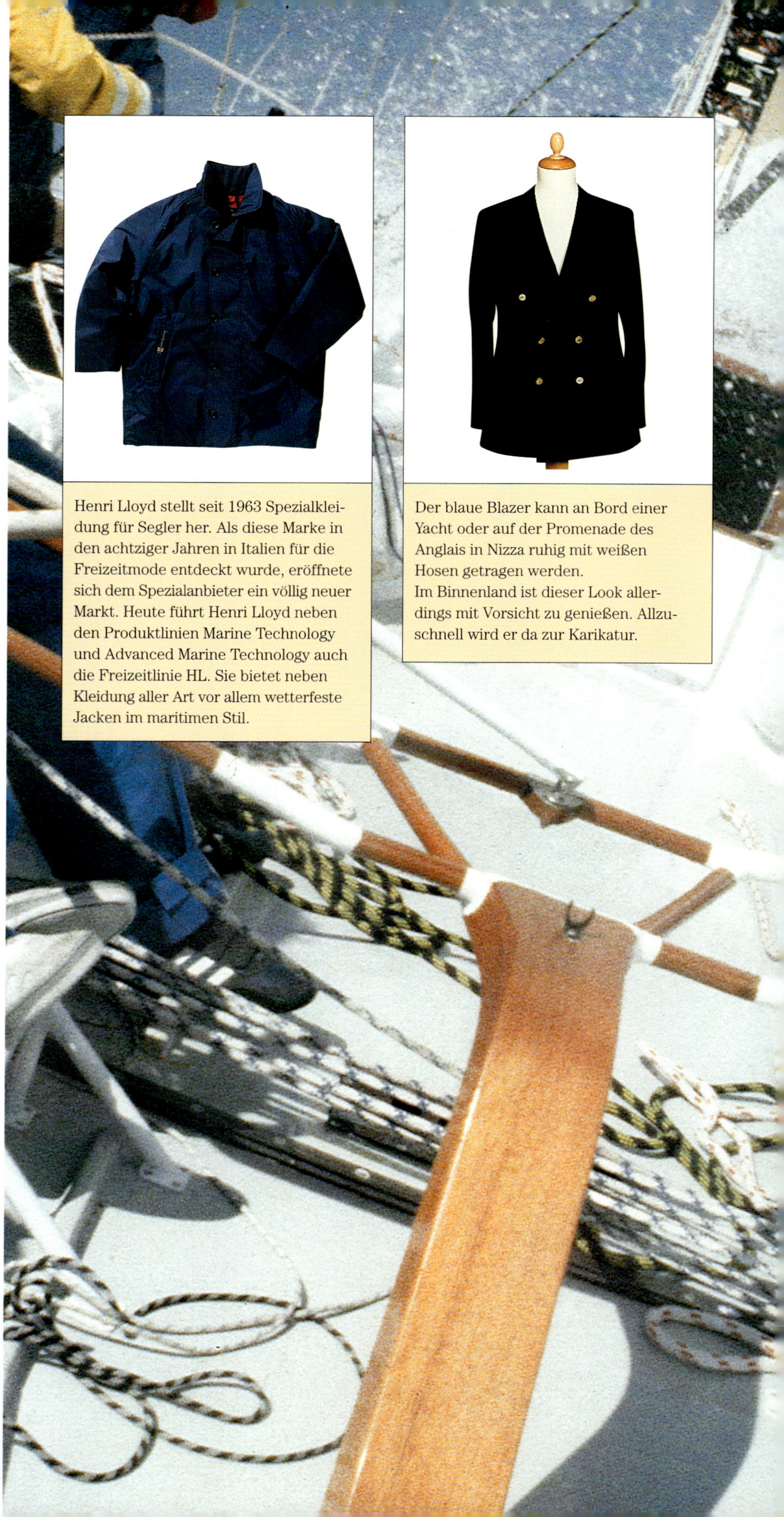

Henri Lloyd stellt seit 1963 Spezialkleidung für Segler her. Als diese Marke in den achtziger Jahren in Italien für die Freizeitmode entdeckt wurde, eröffnete sich dem Spezialanbieter ein völlig neuer Markt. Heute führt Henri Lloyd neben den Produktlinien Marine Technology und Advanced Marine Technology auch die Freizeitlinie HL. Sie bietet neben Kleidung aller Art vor allem wetterfeste Jacken im maritimen Stil.

Der blaue Blazer kann an Bord einer Yacht oder auf der Promenade des Anglais in Nizza ruhig mit weißen Hosen getragen werden.
Im Binnenland ist dieser Look allerdings mit Vorsicht zu genießen. Allzuschnell wird er da zur Karikatur.

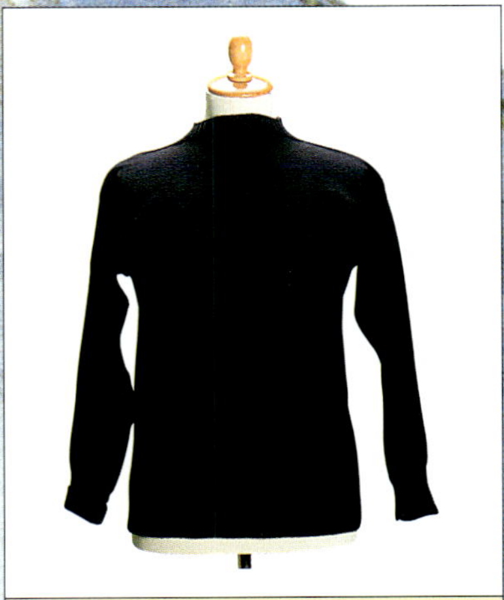

Der Pullover von der britischen Kanalinsel Guernsey ist auch bei rauher See ein guter Begleiter. Bei mediterranen Temperaturen empfiehlt sich aber die Version aus Baumwolle.

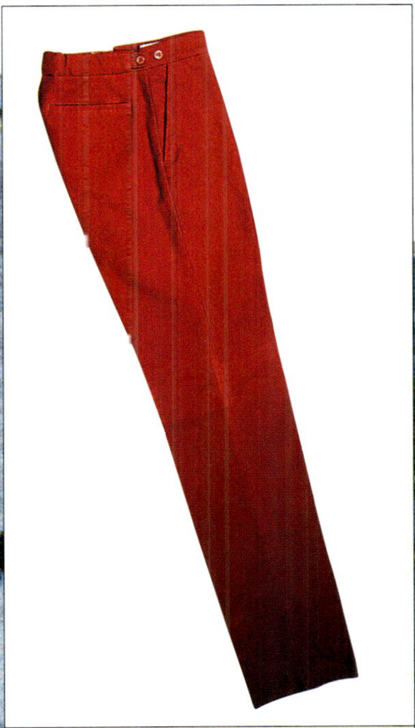

Beliebt bei Seglern wie bei Landratten: die rote Baumwollhose. An Bord einer Yacht darf sie aber nur der tragen, der schon einmal den Atlantik überquert hat – wohlgemerkt auf einer Segelyacht und nicht nur mit der Concorde.

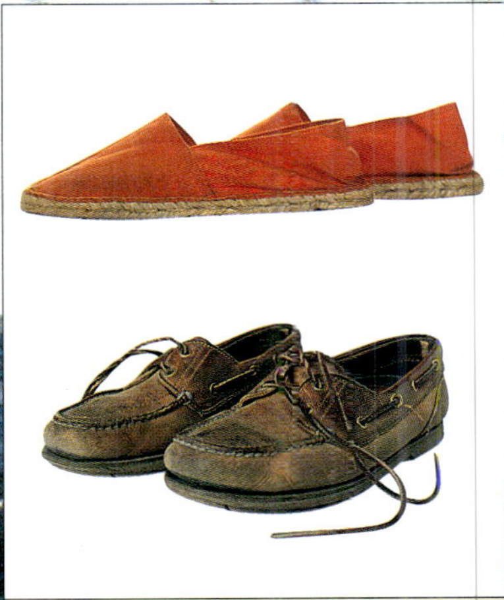

Die Espadrilles sind so wasserscheu wie es angeblich auch ein echter Matrose ist. Dennoch können sie bei gutem Wetter und milden Temperaturen durchaus auch auf dem Deck einer luxuriösen Yacht getragen werden. Und im Strandcafé allemal.
Bei schlechtem Wetter empfiehlt sich demgegenüber der Bootsschuh: am besten ganz klassisch von der Marke Sperry. Der ist übrigens auch bei Landratten sehr beliebt.

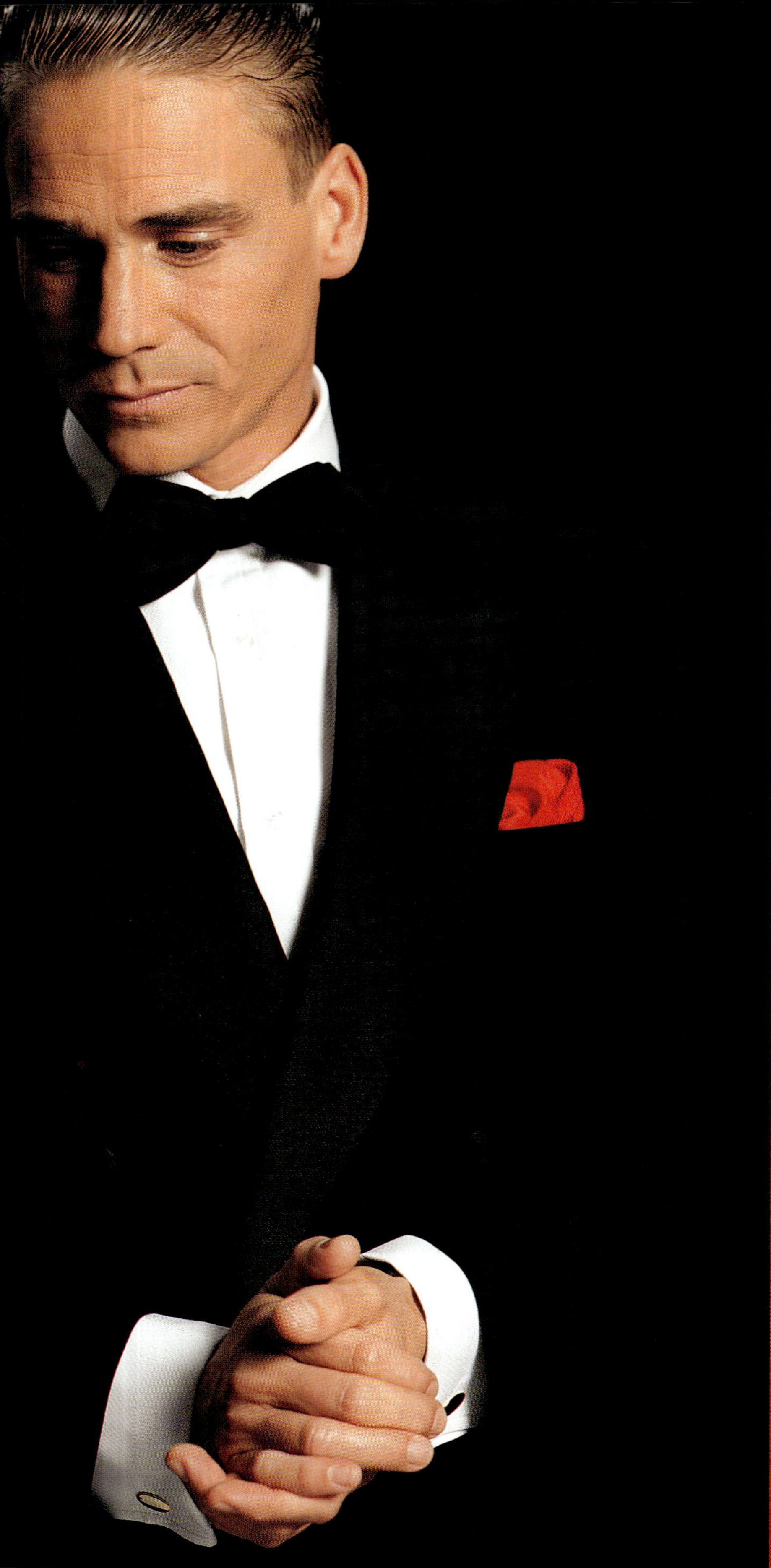

Festliche Kleidung

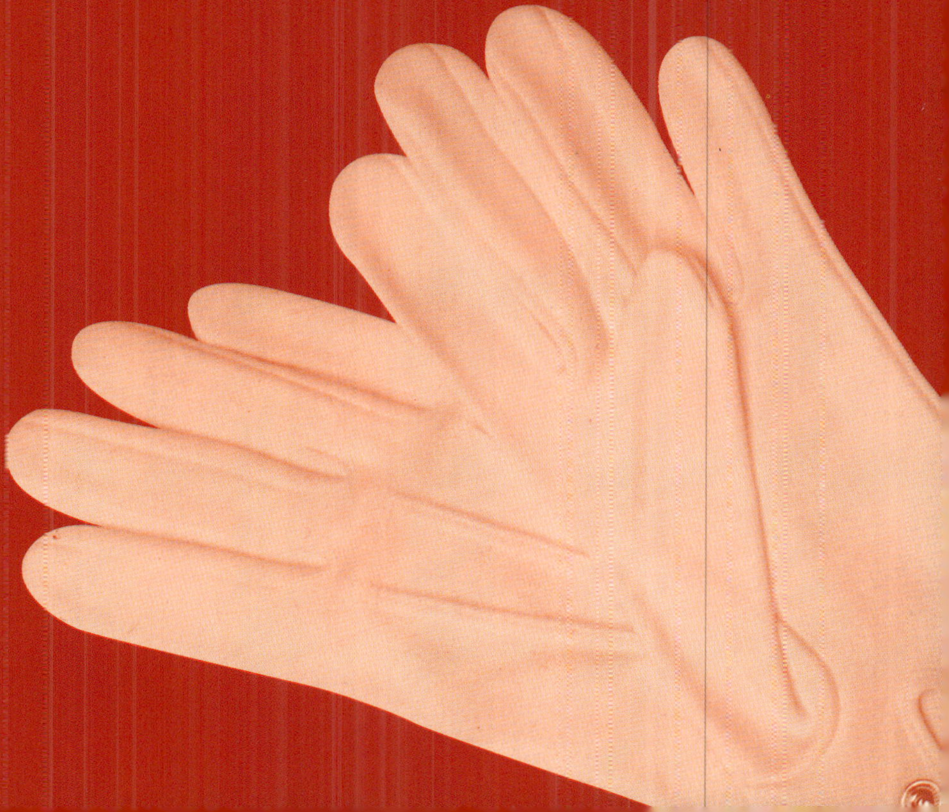

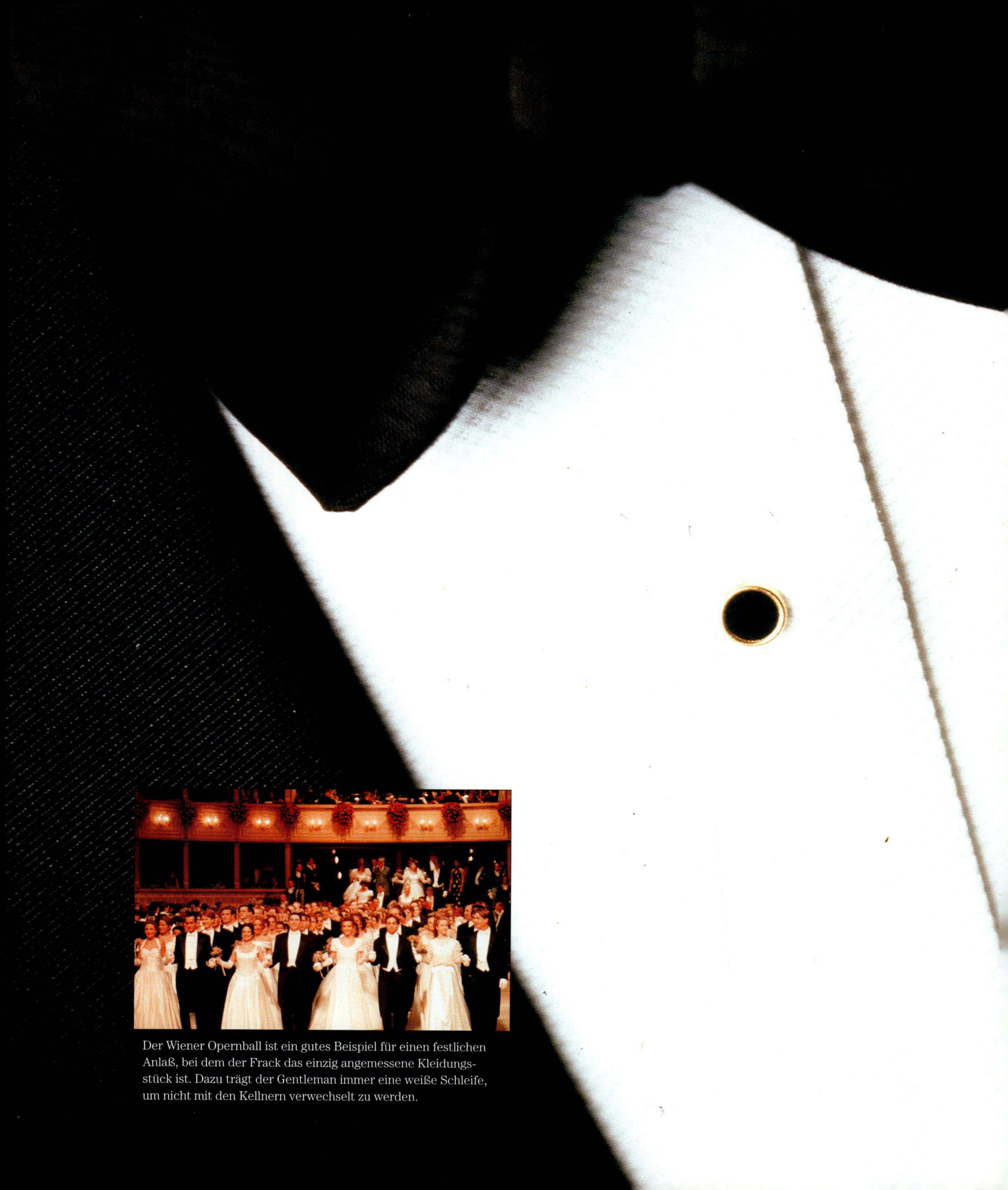

Der Wiener Opernball ist ein gutes Beispiel für einen festlichen Anlaß, bei dem der Frack das einzig angemessene Kleidungsstück ist. Dazu trägt der Gentleman immer eine weiße Schleife, um nicht mit den Kellnern verwechselt zu werden.

Smoking – welche Kleidung bei einer Abendveranstaltung erwartet wird, ist stets auf der Einladung vermerkt. Heißt es »white tie«, »cravate blanche« oder »großer Gesellschaftsanzug«, dann muß Frack getragen werden. Häufiger wird man aber lesen »black tie«, »cravate noire« oder »Gesellschaftsanzug«, womit dann der Smoking gemeint ist.

Das Wort »Smoking« ist übrigens eine Bezeichnung, die nur in den deutschsprachigen Ländern gebraucht wird, in den USA heißt diese Form des Abendanzugs »Tuxedo« und in England »dinner jacket«, wobei hier nicht nur die Jacke, sondern auch die Hose gemeint ist. Was wir im deutschen Sprachgebrauch als Dinnerjacket (oder auch als weiße Smokingjacke) bezeichnen, heißt in England »white dinner jacket«.

Doch zurück zu der Einladungskarte. Die Art des erforderlichen Abendanzugs wird also durch die Farbe der Schleife kenntlich gemacht. Da zum Smoking traditionell eine schwarze Schleife gehört, bedeutet der Hinweis »black tie« also, daß diese Form des Abendanzugs gewählt werden sollte. Zum Frack gehört die weiße Schleife und dementsprechend weist »white tie« darauf hin, daß man Frack tragen muß. Die Anlässe, Smoking oder Frack zu tragen, werden allerdings immer seltener, so daß viele Männer gar keine Abendgarderobe mehr besitzen.

Für den Restaurantbesuch, das Kino oder den Barabend wären sie damit in den meisten Ländern dieser Welt auch tatsächlich »overdressed«. Zumal der schwarze Anzug den heutigen Vorstellungen von Freizeitgestaltung nicht mehr unbedingt entspricht. Dennoch gibt es immer wieder gewisse Gelegenheiten, zu denen ein Smoking getragen werden kann. Dies hängt allerdings auch davon ab, in welchem Umfeld man sich bewegt.

dorf absteigt, kann dort durchaus einen Smoking zum Abendessen tragen, und auch in den vornehmen Hotels Europas ist man mit ihm im Zweifel immer noch am besten beraten. Wer ohnehin viel Anzug trägt, braucht keine Scheu vor dem Smoking zu haben. Schließlich ist er auch nur ein Anzug, bloß eben einer für den Abend. Etwas anderes ist es mit dem Frack.

Er ist tatsächlich ein respekteinflößendes Kleidungsstück. Gleichzeitig ist der Frack aber das eleganteste, was ein Mann anziehen kann. Diese Behauptung wird jeder bestätigen, der sich selbst schon einmal in einem gutsitzenden Frack mit weißer Schleife, Stehkragen und Lackschuhen betrachtet hat. Jeder sollte sich dieses Vergnügen irgendwann einmal gönnen – und sei es nur für ein paar Minuten vor dem Spiegel eines Frackverleihs. Die Investition in einen Frack lohnt sich allerdings nur für denjenigen, der beruflich ständig auf hochoffiziellen Anlässen zu tun hat. Politiker, Botschafter und Dirigenten stellen heute die meisten Frackträger.

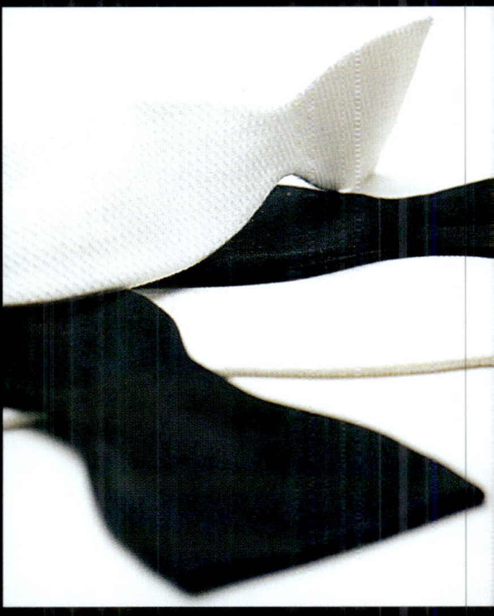

Weiße und schwarze Schleife gehören beide in die Garderobe des Gentleman. Häufiger getragen wird freilich der »black tie«.

Der Smoking

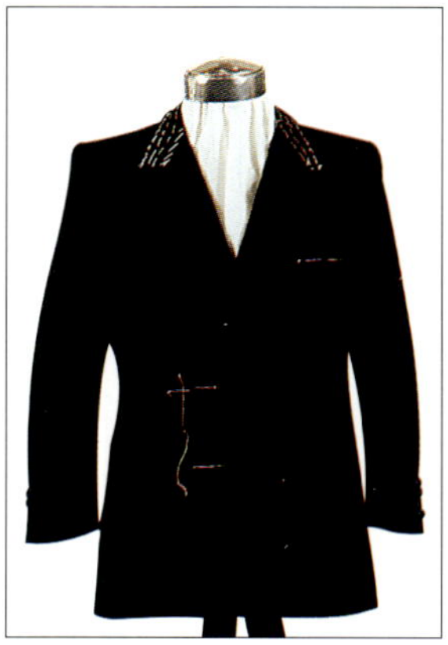

Die Jacke eines Smokings ist einreihig oder zweireihig geschnitten und hat ein seidenbesetztes, steigendes Revers. Auch ein Schalkragen ist möglich. Die Farbe ist Schwarz oder ganz tiefes Blau. Die Stoffe sind meist leichter als bei Tagesanzügen, da es auf Abendveranstaltungen oft recht warm wird.

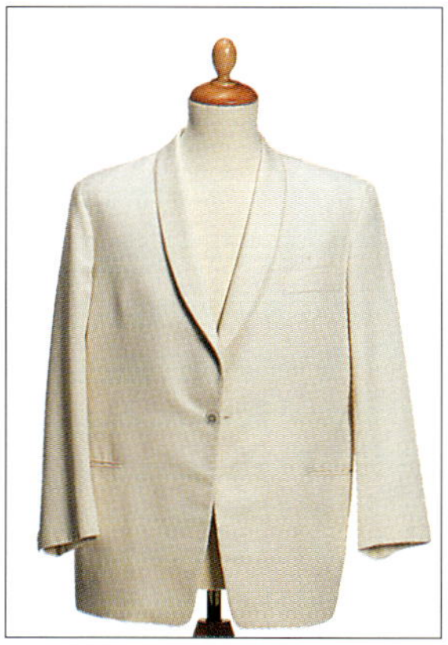

Die weiße Smokingjacke wird bei abendlichen Festen unter freiem Himmel und bei Seereisen getragen. Sie ist entweder wirklich weiß oder écru (eine naturweiße bis leicht beige Tönung). Für Schnitt und Stoff der weißen Jacke gilt das gleiche wie bei der schwarzen Jacke. Ein Erbstück aufzutragen beweist Stil.

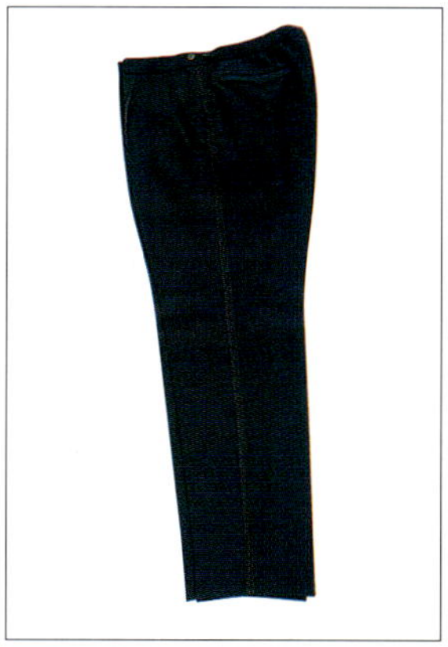

Die Hosen sind schwarz oder dunkelblau, je nach Jacke. Die äußere Hosennaht ist mit einem einfachen Seidenstreifen, dem sogenannten Galon, versehen. Die Hose hat keine Umschläge, denn Umschläge gelten als sportlich. Auch die Hose zur weißen Smokingjacke ist schwarz oder dunkelblau, niemals aber weiß wie die Jacke.

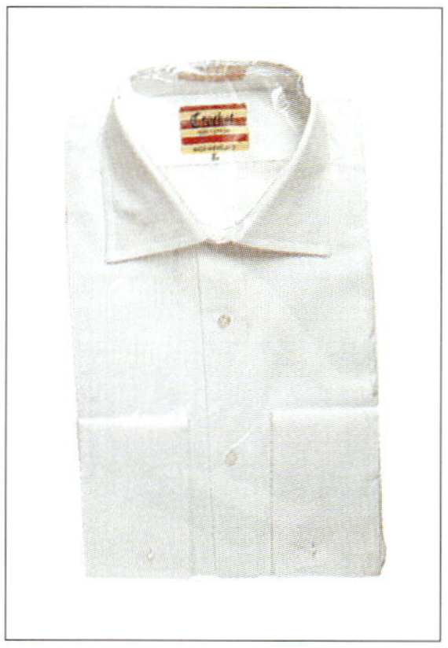

Zum Smoking gehört ein Smokinghemd. Es ist weiß und hat Klappmanschetten. Die Knopfleiste kann verdeckt sein. Die Hemdbrust ist oftmals längs oder quer gefältelt oder mit Baumwollpiqué verstärkt. Damit sich die Brust beim Hinsetzen nicht aufwölbt, sollte der Besatz der Hemdbrust nur bis knapp über den Hosenbund reichen.

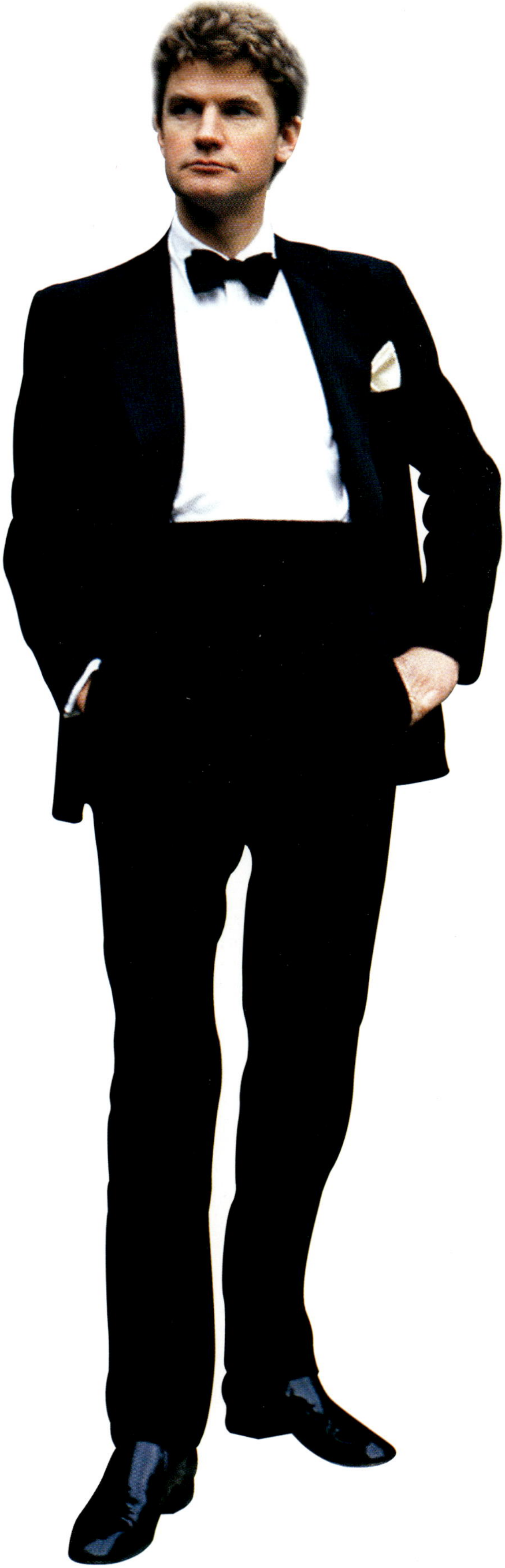

– und was dazu gehört

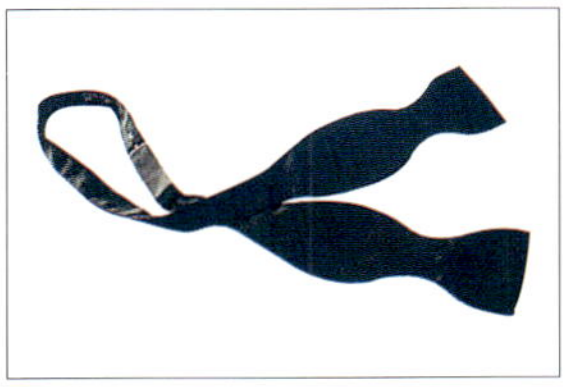

Da das Stichwort »black tie« lautet, sollte die Schleife auch wirklich schwarz sein. Auf keinen Fall aber weiß, denn die weiße Schleife ist ausschließlich dem Frack vorbehalten. Die Schleife sollte selbstgebunden sein (wie das geht, wird auf Seite 86 vorgeführt).

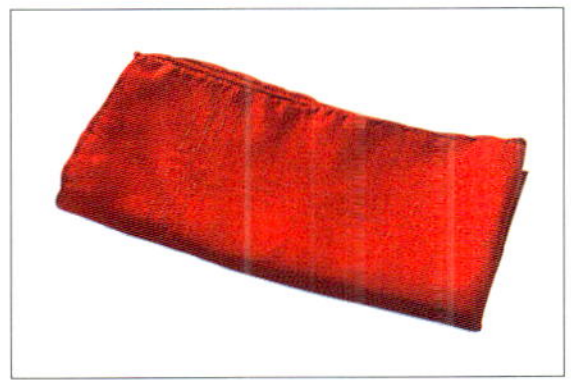

Ein kleiner, farbiger Akzent hat bei dem schwarzen Smoking einen ungeheuer großen Effekt. Ein rotes Seidentuch zum Beispiel wirkt herrlich auf dem Schwarz der Jacke.
Korrekt und auch sehr schön ist das einfache weiße Leinentaschentuch.

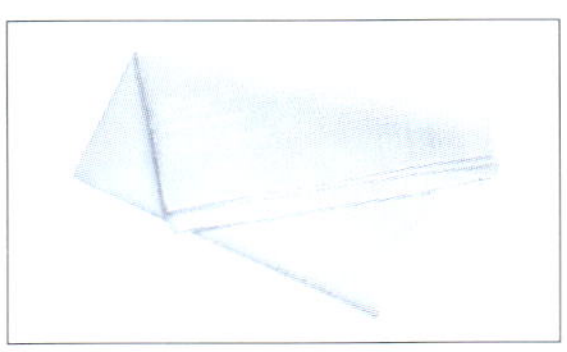

In die Tasche gehört ein sauberes weißes Baumwolltaschentuch. Damit kann sich der Herr gegebenenfalls den Schweiß abtupfen, wenn das Tanzen oder Essen zu sehr anstrengt. Er kann damit aber auch einer Dame aushelfen, die in ihrem Abendkleid für so etwas keinen Platz hat.

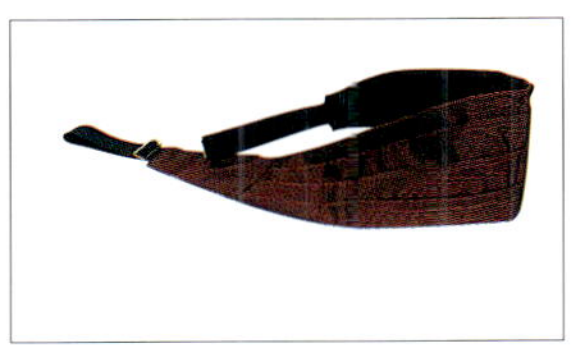

Der Cummerbund bedeckt den Übergang zwischen Hosenbund und Hemd. Er ist eine Adaption der Schärpe, die in Indien um den Bauch getragen wird und auf Hindi »kamarband« heißt. Man legt ihn so um, daß seine Falten nach oben offen sind, weil früher eine kleine Tasche darin eingenäht war.

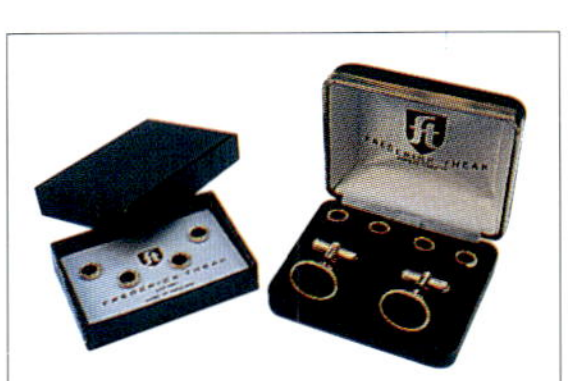

Da das Smokinghemd Klappmanschetten hat, sind Manschettenknöpfe nötig. Gold paßt ausgezeichnet, genauso wie Kombinationen aus Gold und schwarzen Halbedelsteinen. Passend zu den Manschettenknöpfen gibt es auch Hemdenknöpfe, die in viele Smokinghemden eingesetzt werden können.

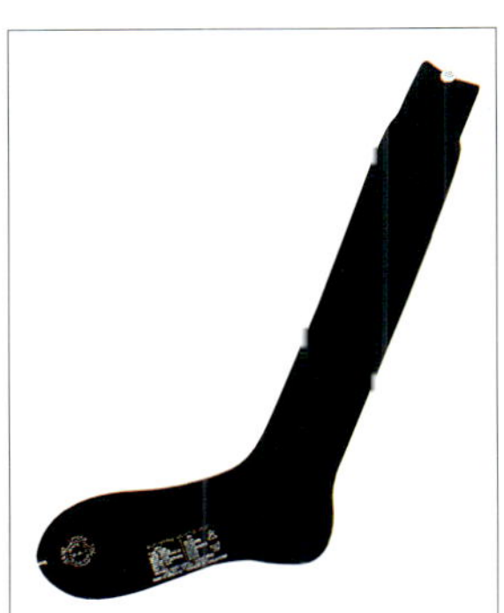

Zum Smoking gehören schwarze Kniestrümpfe, die man passend zum Gewicht des Anzugstoffs aus Wolle oder aus Seide wält.

Black & White

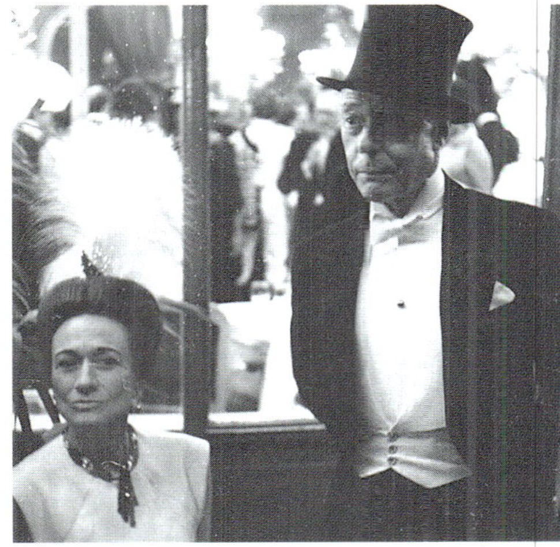

Der Duke of Windsor – hier in dem eher förmlich wirkenden Frack mit obligatorischem »white tie«, im Bild unten im Smoking und »black tie« – machte in den zwanziger Jahren den Smoking mit Schalkragen populär. Die Erfindung des Smokings wird indessen häufig den Amerikanern zugesprochen. Und sie selbst scheinen von der Richtigkeit dieser These absolut überzeugt zu sein. So wurde am 10. Oktober 1986 der 100. Geburtstag des Tuxedo, wie man den Smoking in Amerika nennt, begangen. Die American Formalwear Association feierte den Anlaß sogar mit einer Anzeigenkampagne, in der sie Griswold »Grizzy« Lorillard verherrlichte. Er soll es gewesen sein, der den Tuxedo erfunden hat. Als der amerikanische Tabakerbe nämlich am 10. Oktober 1886 den Tuxedo Club in Tuxedo Park, New York, betrat, trug er einen Frack ohne Schwalbenschwänze. Dieser Tag ging als die Geburtsstunde des »Tuxedo« in die Geschichte ein. Und so heißt der amerikanische Smoking zu Ehren seines Geburtsortes auch heute noch. Angus Cundey, Geschäftsführer bei Henry Poole in der Londoner Savile Row Nr. 15, bemerkte dazu im angeblichen Jubiläumsjahr nur dezent: »We made a short smoking jacket for the Prince of Wales as early as 1865.«

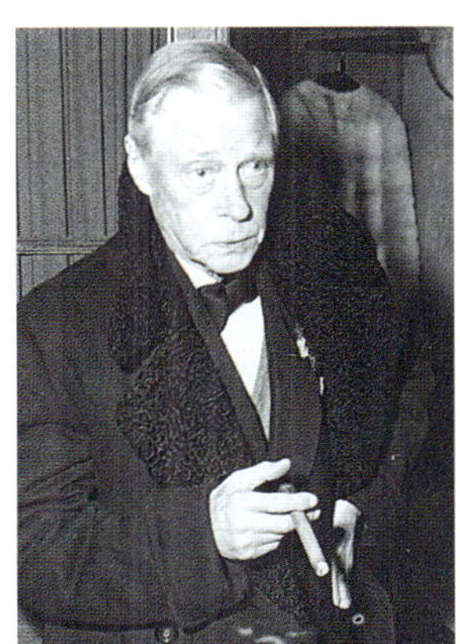

Was über dem Smoking getragen wird, hängt vom Wetter ab. Der Duke of Windsor schätzte an New Yorker Wintertagen einen pelzgefütterten Mantel, der seit 1934 Teil seiner ausgewählten Garderobe war.

White tie

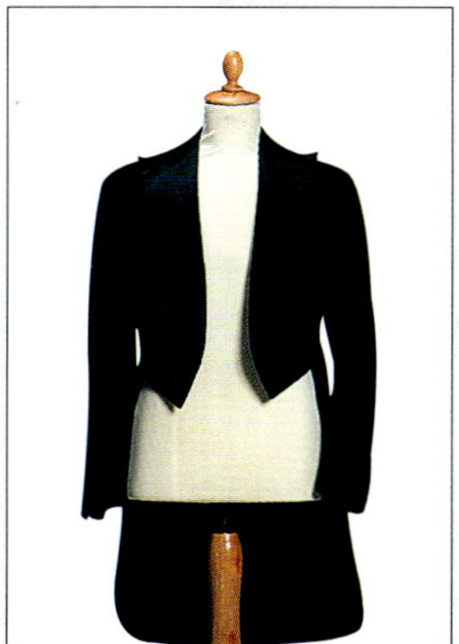

Ein Frack muß schwarz sein. Die Jacke ist immer einreihig und kann nicht geschlossen werden. Das aufsteigende Revers ist wie beim Smoking seidenbesetzt.

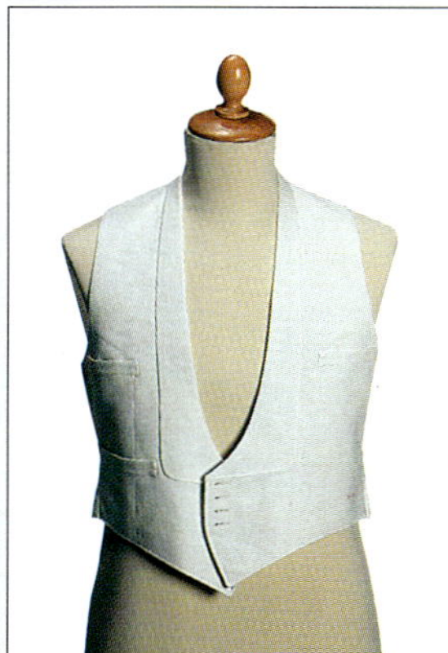

Die Frackweste ist aus weißem Baumwollpiqué, sie hat ein Revers und kann je nach Schnitt einfach oder doppelt geknöpft sein.

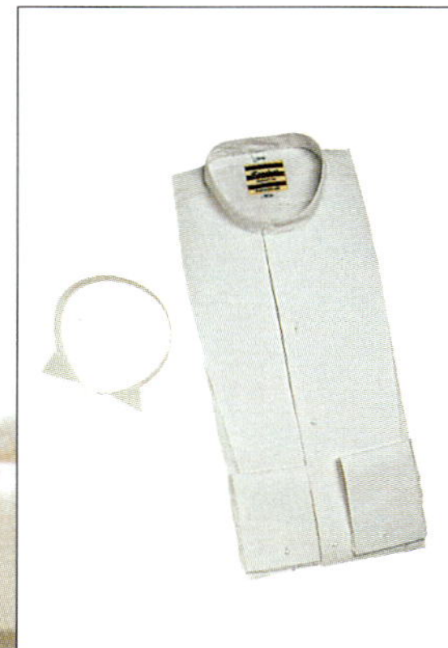

Das Frackhemd hat eine gefältelte oder mit Baumwollpiqué besetzte Brust, einen Klappkragen und einfache Manschetten, die aber mit Manschettenknöpfen geschlossen werden.

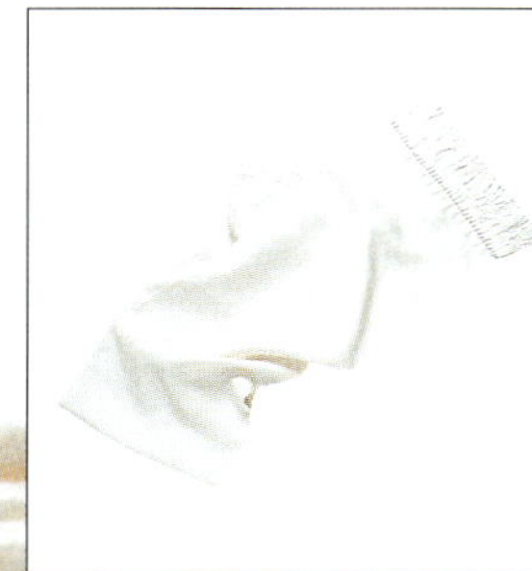

Der weiße Seidenschal wird zum Frack nur unter dem Mantel getragen. Er wird also mit dem Mantel abgelegt, keinesfalls aber theatralisch um den Hals geschlungen.

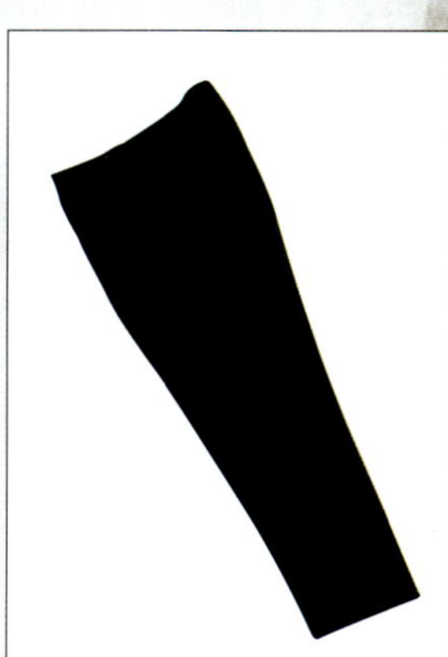

Die schwarze Frackhose hat an der äußeren Seitennaht doppelte Galons, also zwei parallel verlaufende Seidenstreifen. Dadurch unterscheidet sie sich von der Smokinghose, die nur einen Galon hat. Wie die Smokinghose hat auch die Frackhose niemals Aufschläge. Da man unter der Frackweste keinen Gürtel tragen kann, wird die Hose von Hosenträgern gehalten.

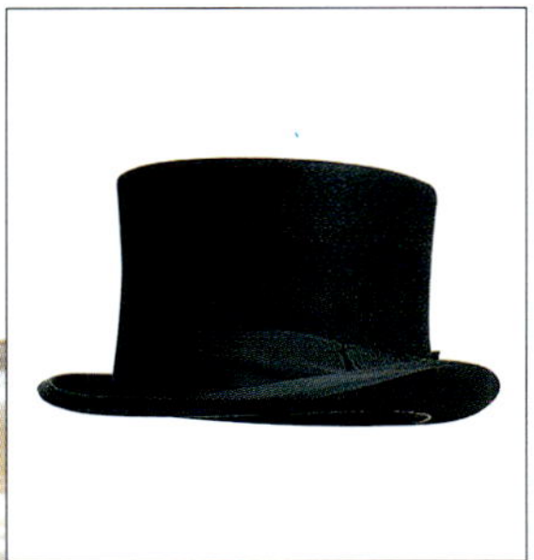

Zum Frack gehört eigentlich ein schwarzer Zylinder. Er wird heute aber kaum noch getragen. Da am Ort der Feierlichkeit ohnehin der Hut abgesetzt werden muß, würde höchstens die Garderobenfrau Ihren Zylinder zur Kenntnis nehmen.

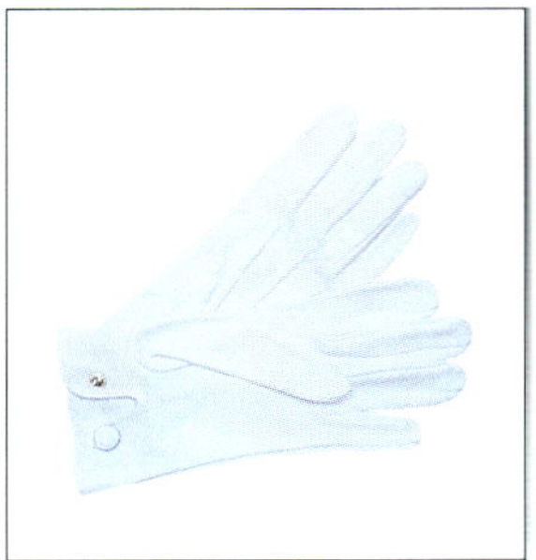

Weiße Handschuhe müssen nicht bei jedem White-tie-Anlaß getragen werden: Bei einem Ball können sie ohne weiteres weggelassen werden. Bei einem Staatsbankett wären sie hingegen unter Umständen angebracht.

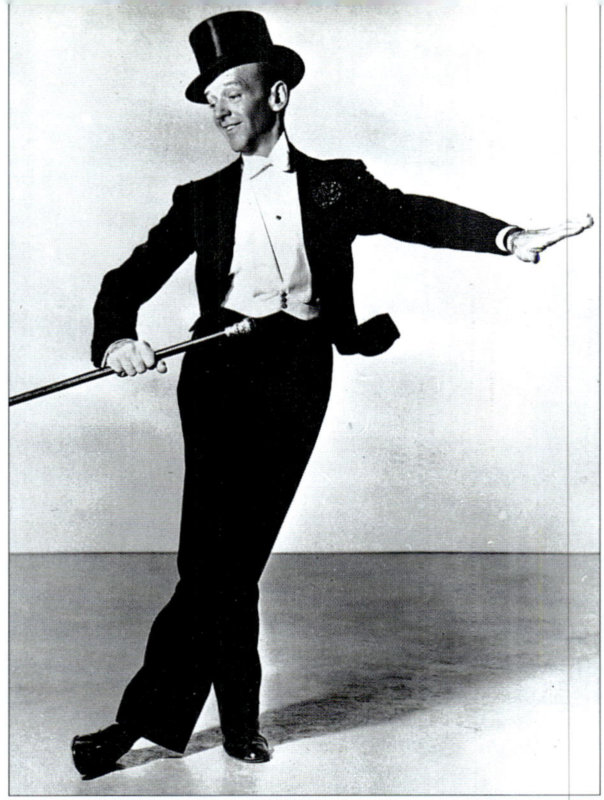

Fred Astaire gehörte zu den berühmtesten Frackträgern überhaupt, denn er trug ihn in zahllosen Tanzszenen seiner Filme. Ohne Zweifel sah der Frack an ihm besonders elegant aus. Das lag aber nicht nur an ihm selbst, sondern maßgeblich auch am Schnitt des Fracks. Der Hosenbund ist sehr hoch geschnitten, die Weste sitzt ebenfalls hoch und wird dadurch an den Seiten von der Jacke bedeckt. Durch diesen Schnitt wird die Figur optisch gestreckt, da das Weiß der Weste sie nicht in zwei ungünstige Hälften teilt. Fred Astaire hatte sich diesen Schnitt beim Prince of Wales abgeschaut. Ihm war dessen Frackweste ins Auge gefallen: »The waistcoat did not show below the dress-coat front. I liked that«. Fred Astaire fand heraus, daß Hawes & Curtis dieses schöne Stück gemacht hatten, doch man weigerte sich dort, ihm eine Weste dieser Art anzufertigen. Später fand Fred Astaire dann aber doch Gnade in der Savile Row. Kilgour French & Stanbury machten den Frack, den er 1935 in dem Film »Top Hat« trug.

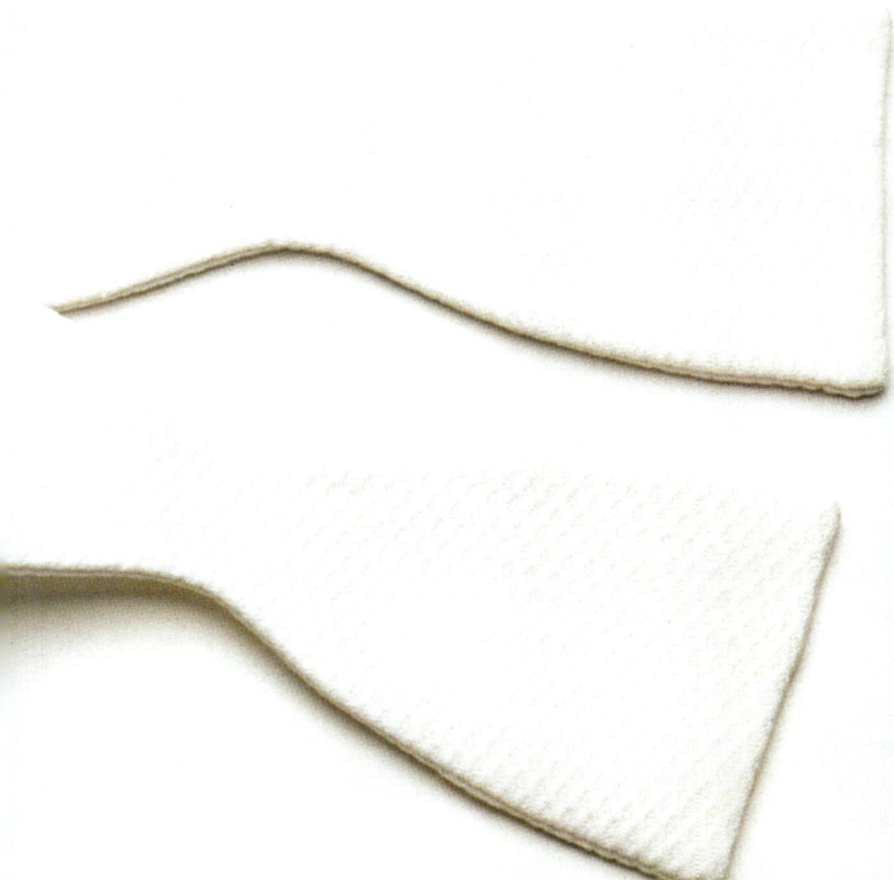

Die Frackschleife ist stets aus weißem Baumwollpiqué. Sie sollte selbstgebunden sein (die Anleitung dazu findet sich auf Seite 86).

Eine Jacke zum Rauchen

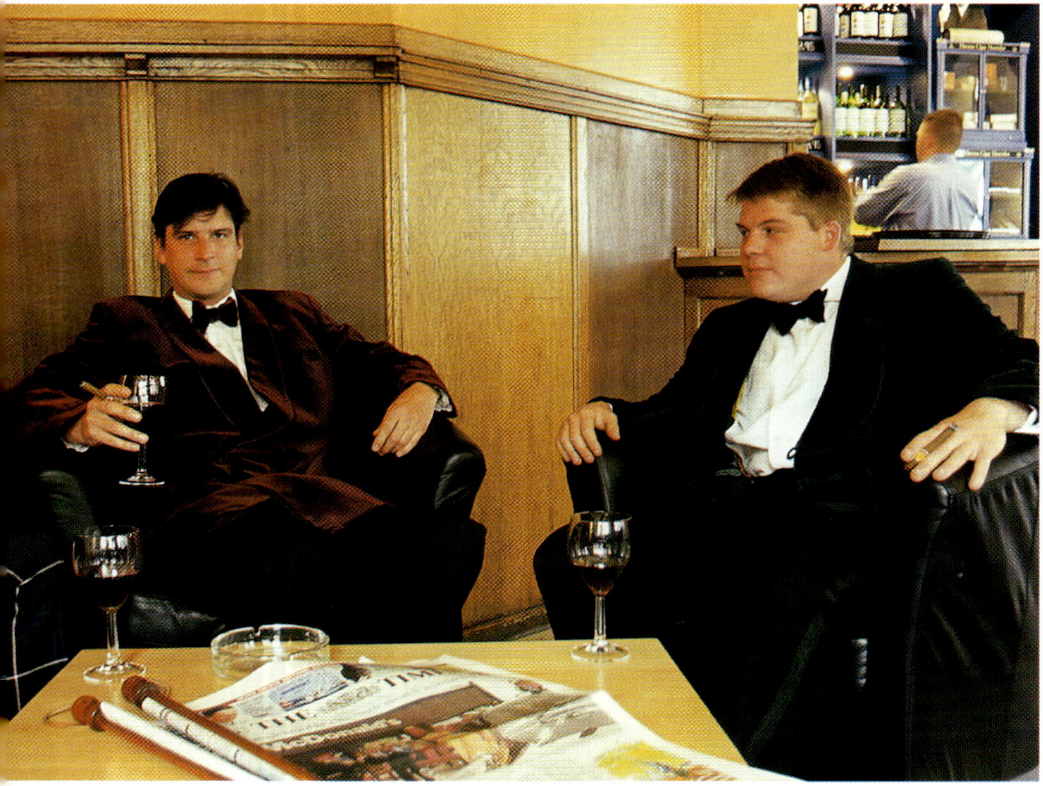

Ein enger Verwandter des »dinner jacket« (also dessen, was wir auf Deutsch »Smokingjacke« nennen würden) ist das echte »smoking jacket«. Es wird in England bei häuslichen Einladungen und ländlichen Bällen getragen. Der Name verweist direkt auf seine ursprüngliche Funktion. Früher streiften die Herren nämlich das »smoking jacket« über, bevor sie sich zum Rauchen in den Tabaksalon zurückzogen. Anschließend zogen sie wieder das »dinner jacket« an. Dies hatte den Vorteil, daß die anwesenden Damen weder durch direkten Tabakdunst noch durch verräucherte Herrenjacken belästigt wurden. Denn damals galt es als äußerst unschicklich, eine weibliche Nase derartigen Zumutungen auszusetzen.

Im Unterschied zum schwarzen »dinner jacket« ist das »smoking jacket« aus farbigem Samt gearbeitet, meist mit einem Schalkragen. Der Kragen kann farblich abgesetzt sein, zum Beispiel mit schwarzer Seide. Dazu trägt man Samtschuhe, die mit Stickereien wie ländlichen Motiven oder Initialen verziert sind. Die Farbe der Schuhe kann auf die Farbe der Jacke abgestimmt sein. Typisch sind Dunkelgrün, Dunkelviolett, Weinrot oder auch Blau. Dazu werden die Hose des »dinner jacket« (also des Smokings), ein Smokinghemd und – natürlich – eine schwarze Schleife getragen.

Man kann ihn sich leihen…

Es ist verständlich, daß sich heute nur noch wenige Männer einen Smoking leisten. Es fehlt ja meist die Gelegenheit, ihn zu tragen. Und wenn Sie doch mal einen Smoking brauchen, können Sie ihn auch ausleihen. Wer eine problematische Figur hat oder eine ausgefallene Größe benötigt, sollte die örtliche Verleihfirma aufsuchen, bevor der Bedarfsfall eingetreten ist. Auf diese Weise kann in Ruhe das Angebot auf die benötigte Größe hin durchforstet werden. Denn sonst steht man womöglich am Vorabend einer Abendeinladung ohne Anzug da. Allerdings kann es sein, daß das Angebot des Verleihers hohen Qualitätsansprüchen nicht gerecht wird. Dann sollte der Kauf eines eigenen Smokings in Erwägung gezogen werden. Und wer ihn erst einmal hat, findet auch immer häufiger Gelegenheiten, ihn zu tragen. Zum Abendessen in einem guten Restaurant, für die Theaterpremiere oder einfach zum Barbesuch. Auch bei privaten Einladungen ist er oft genau das Richtige. Allerdings nur, wenn diese Ereignisse am Abend stattfinden. Als Hochzeitsanzug ist der Smoking dagegen völlig ungeeignet. In jedem Fall sollten rechtzeitig ein Paar Lackschuhe gekauft werden, denn der Smoking kann zwar eventuell ausgeliehen werden, die Schuhe nicht. Am besten trägt man sie einige Abende vor dem öffentlichen Einsatz zuhause ein. Sonst kann der große Abend mit schmerzhaften Blasen enden.

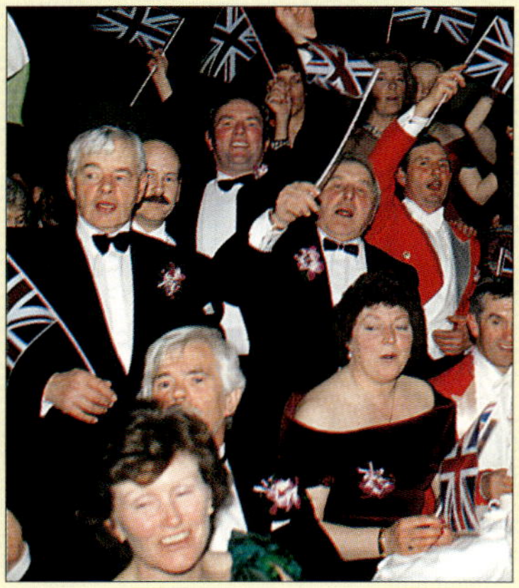

Der richtige Schuh

Beim Thema Lackschuhe scheiden sich die Geister. Traditionalisten verfechten Pumps mit Seidenschleife. Und zwar sowohl zum Smoking als auch zum Frack. Die Form des Pumps geht auf das 16. Jahrhundert zurück, und er ist damit wohl eines der ältesten nahezu unverändert gebliebenen Elemente der Herrengarderobe. Dies wird viele dennoch nicht dazu bringen, solche Schuhe anzuziehen. Es gehört wirklich ein bißchen Mut dazu, als Mann einen glänzenden Schuh mit Seidenschleife zu tragen. Man begeht allerdings auch keinen Fauxpas, wenn statt seiner ein Lackschuh im Oxford-Schnitt vorgezogen wird. Zum Smoking ist dies korrekt, da Oxford und Smokingjacke Zeitgenossen sind. Und auch zum Frack ist nicht wirklich etwas dagegen zu sagen. Zumal der Pumps schon in den dreißiger Jahren von manch einem als Anachronismus empfunden wurde. So beschreibt der englische Schriftsteller James Herriott in seinem Erinnerungsbuch »All Creatures Great and Small« eine amüsante Begebenheit, bei der er von seinem zukünftigen Schwiegervater ein Paar Lackpumps geliehen bekam. »I [...] shrank back when I saw the shoes. They were a pair of dancing slippers from the early days of the century and their cracked patent leather was topped by wide, black silk bows.«

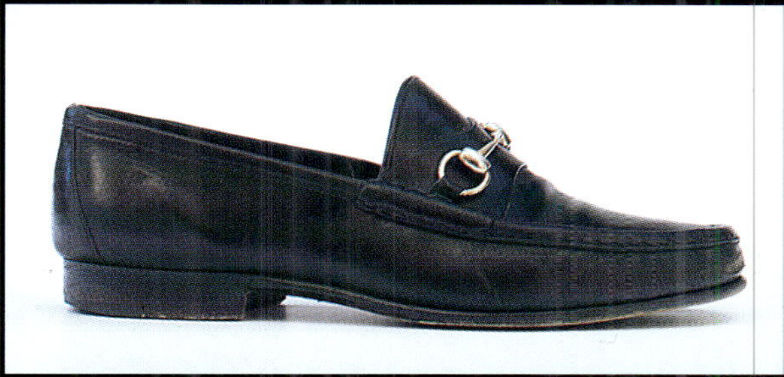

Als Alternative zum Lackschuh werden gern schwarze Gucci-Loafer getragen. Diese Variante kam zuerst in England auf, ist aber inzwischen international akzeptiert. In einem sehr traditionellen Umfeld sollte im Zweifel aber auf derartige Extravaganzen verzichtet und lieber der Lackschuh gewählt werden.

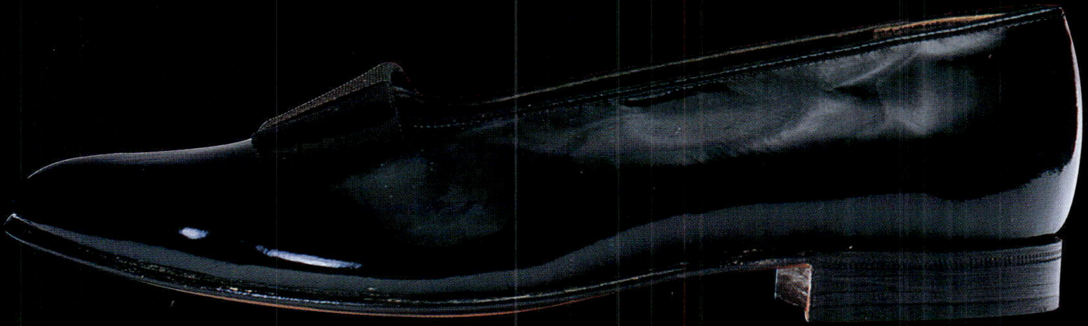

Wer solch einen Schuh mit Seidenschleife zum Smoking trägt, beweist Stil und vor allem Mut.

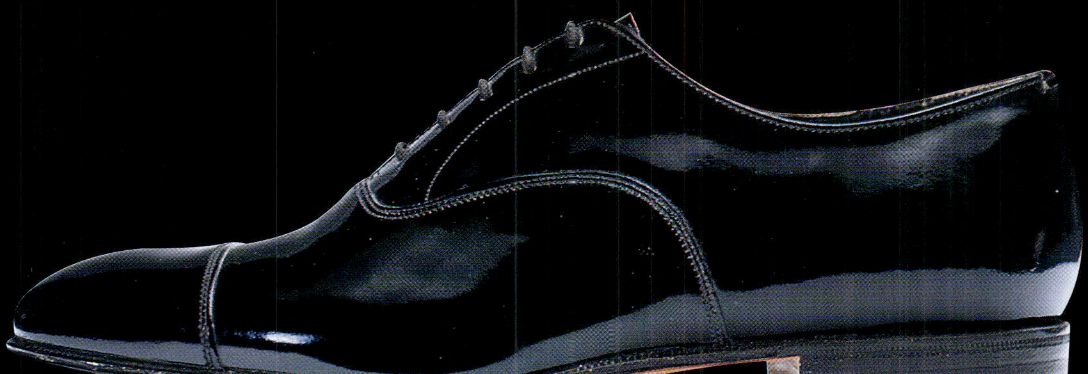

Der traditionelle Schuh mit Schnürung ist genau das richtige für alle, die keine Schuhe mit Seidenschleife tragen.

Morning Dress

Wie nicht jedem bekannt sein dürfte, besitzt die englische Königin neben dem Buckingham Palace, Windsor Castle, Balmoral Castle, dem Feriensitz Sandringham und zwölf Parks in London auch eine Pferderennbahn in Ascot. Das dort alljährlich im Juni stattfindende Rennen heißt dementsprechend Royal Ascot. Der Mann sollte dabei den »morning dress« tragen, dies wiederum weiß fast jeder. Es ist sogar Pflicht, wenn man die »Royal enclosure« betreten will. Ohne korrekten »morning dress« wird man nicht eingelassen. Der Zutritt wurde nach dem Krieg übrigens auch geschiedenen Personen verwehrt. Seit 1967 sind Hosenanzüge für Damen nicht mehr gestattet, ein Verbot des 17. Duke of Norfolk. Die Länge der Röcke hat er allerdings keinen Restriktionen unterworfen.

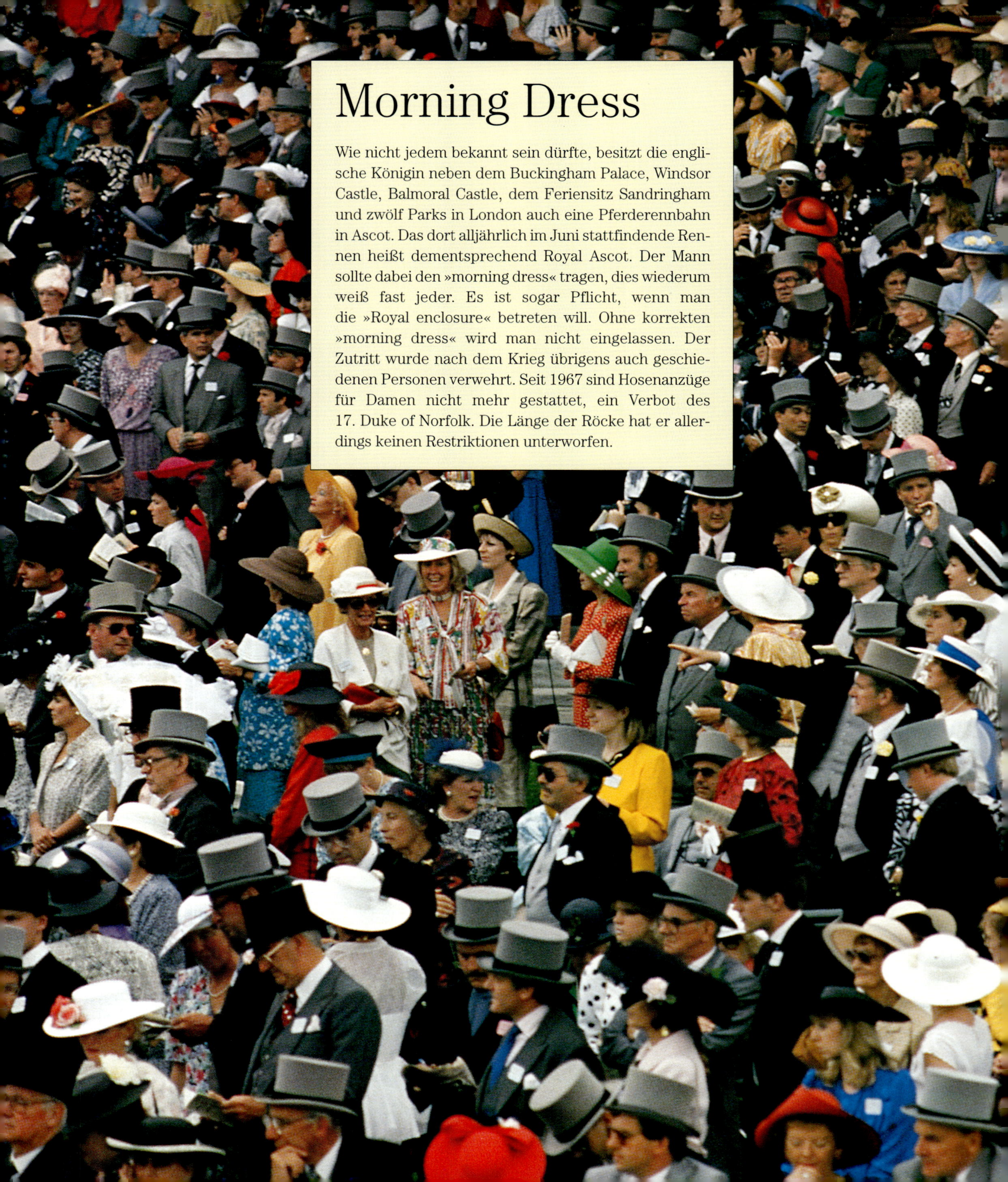

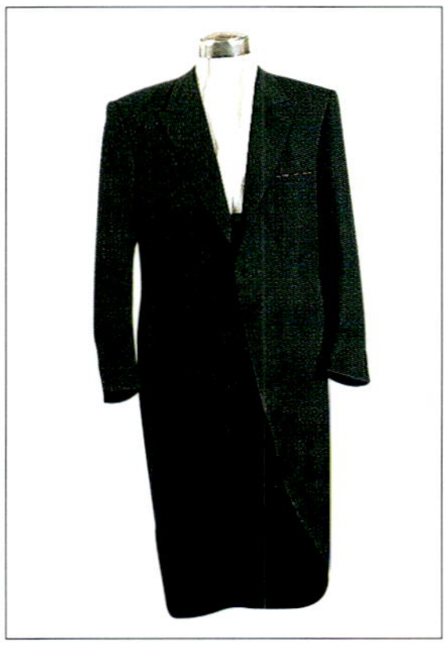

Der »morning coat« ist schwarz oder grau. Bei Hochzeiten darf traditionell nur der Bräutigam Grau tragen. Im Zweifel ist Schwarz nie verkehrt. Auf Deutsch heißt er »Cut«, abgeleitet von der englischen Bezeichnung »cutaway coat«, weil er im Grunde ein Gehrock ist, dessen eckige Schöße schräg abgeschnitten sind. Der »morning coat« wird nur am Tage getragen.

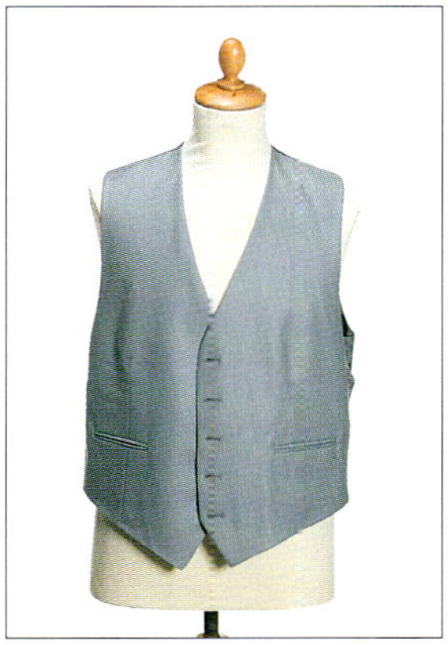

Zum »morning coat« gehört unbedingt eine Weste, die einreihig wie zweireihig geschnitten sein kann. Ihre Farbe ist entweder hellgrau oder »buff«, was als gelbliches Beige beschrieben werden könnte. »Buff« ist die traditionellere Farbe. Weniger traditionell, aber sehr beliebt bei jungen Männern sind Westen aus farbiger Seide.

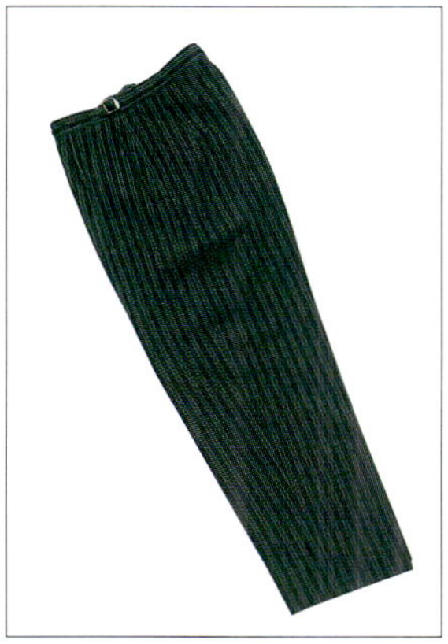

Zum Cut werden gestreifte Hosen getragen. Doch auch hier erlaubt sich immer mal jemand eine Ausnahme. So wurden auch schon Hosen aus Prince-of-Wales-Check, Pepita oder in schottischen Tartans gesichtet. Letztere sollte den Schotten vorbehalten bleiben. Zum hellgrauen »cutaway coat« können Bräutigam und Brautvater hellgraue Hosen tragen.

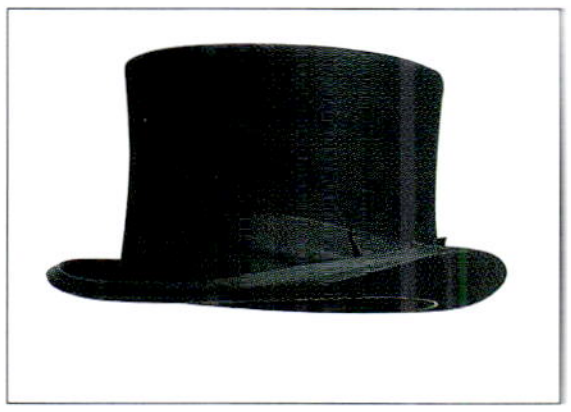

Zum »morning dress« wird heute sehr oft ein grauer Zylinder gewählt. Bei den meisten Anlässen, wie zum Beispiel Hochzeiten, ist dies auch korrekt. Bei Begräbnissen sollte er aber schwarz sein. Ein guter Zylinder ist aus Seide und heute nur noch schwer zu bekommen. Wer kein schönes und passendes Erbstück besitzt, muß sich mit den modernen Filzkonstruktionen zufriedengeben.

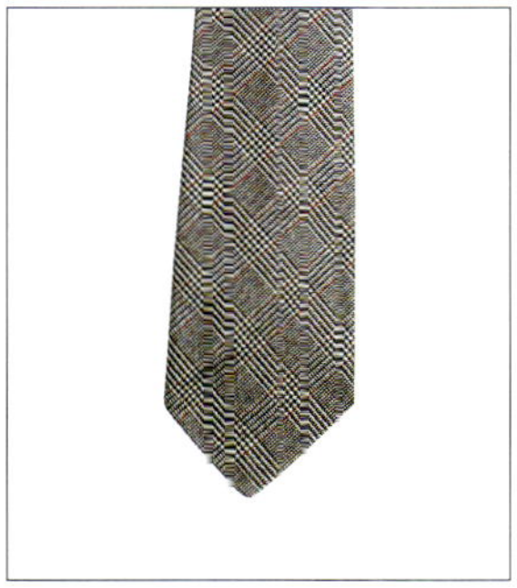

Nostalgiker tragen gern einen Plastron zum »morning coat«, ein Halstuch im Stil der »cravate« des 19. Jahrhunderts. Eine silbergraue Krawatte ist die weniger romantische aber absolut korrekte Variante. Wenn es der Anlaß erlaubt, werden häufig auch farbige Krawatten gewählt. Zum »morning coat« wird jedoch niemals eine Schleife getragen.

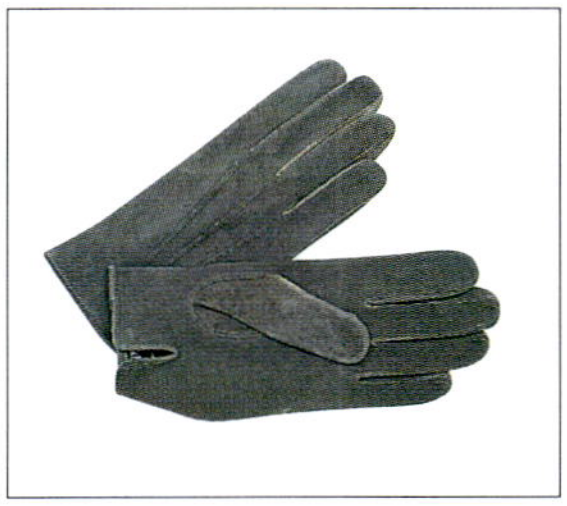

Zum »morning dress« passen ein Paar graue Handschuhe aus Hirschleder.

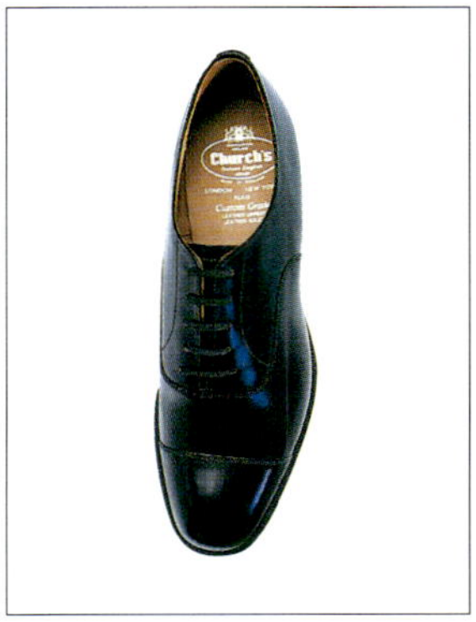

Der Klassiker zum Cut ist der schwarze Oxford, doch auch Monkstraps oder Loafer gehen durch.

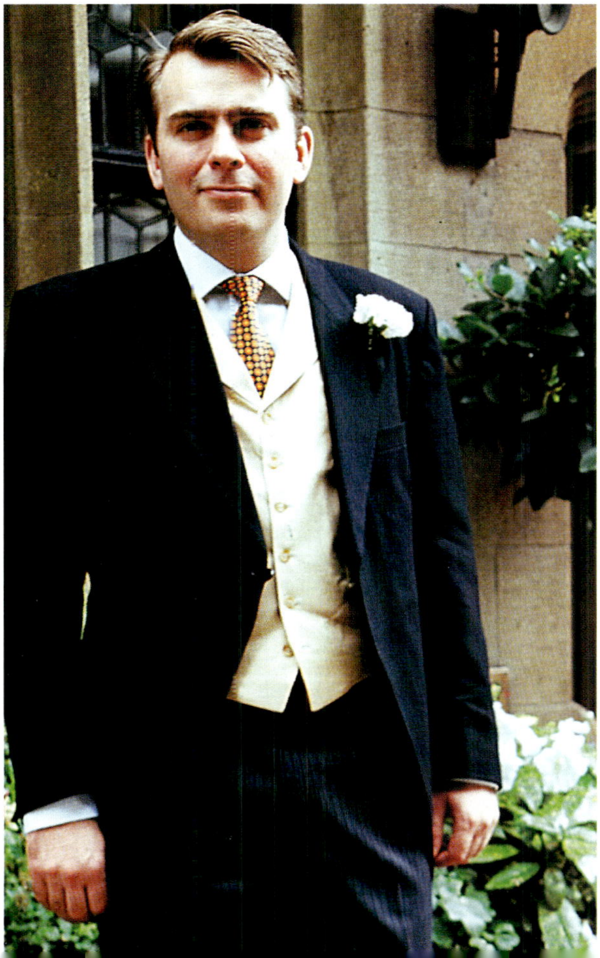

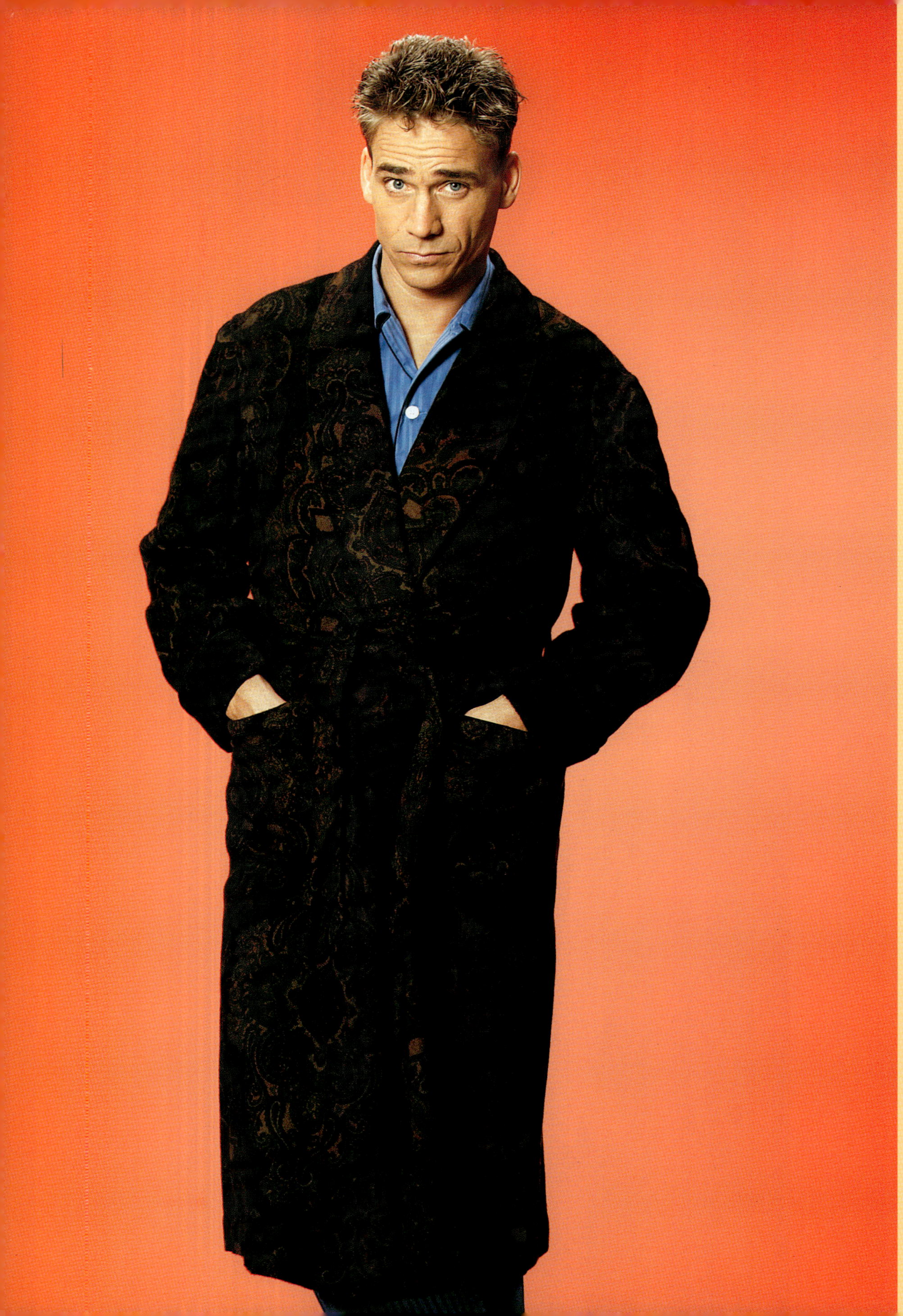

Gemütlich zu Hause

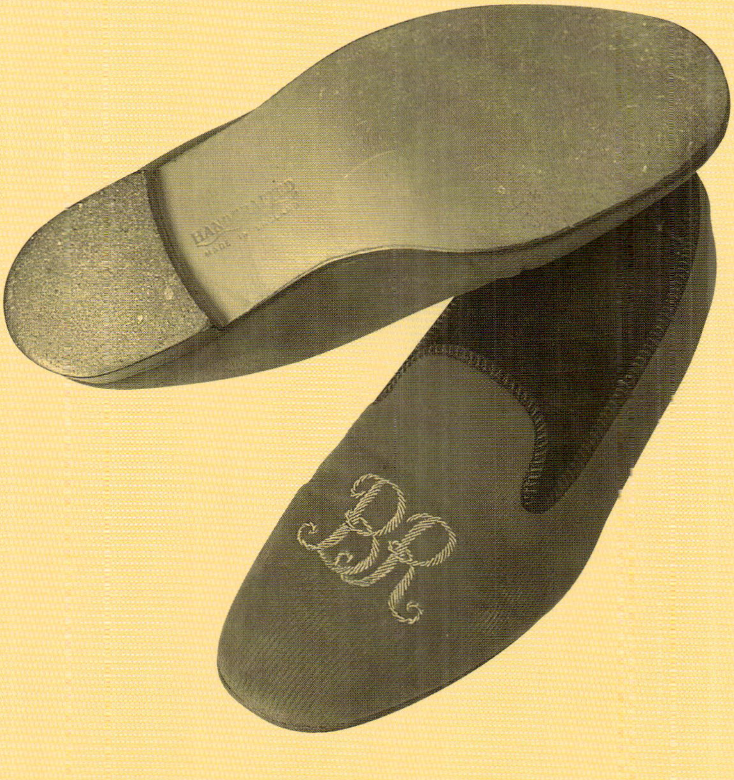

Ein Hauch von Dekadenz

Amerika ist und bleibt für Europa faszinierend. Auch heute noch, da die Schattenseiten des amerikanischen Traums längst jedem bekannt sind, richtet sich unser Blick über den Atlantik. Dabei dient uns das Fernsehen als Hauptinformationsquelle. Internationale Nachrichtensender geben uns einen Einblick in eine Gesellschaft, die sich früher vor allem durch Fernsehserien und Kinofilme vermittelte. Wer sich jedoch ein Bild vom Amerika zwischen 1930 und 1960 machen will, kann dies mit Hilfe von Kunstbänden tun. Die gesammelten Werke des Illustrators Norman Percevel Rockwell sind für stilistische Studien im Bereich Herrenkleidung eine wahre Fundgrube. Wie etwa das Titelbild der »Saturday Evening Post« vom 16. Mai 1959. Hier sehen wir, wie damals der moderne Middleclass-Amerikaner seinen Sonntagmorgen zu Hause begann, nämlich mit der Zeitung im Eames-Sessel, mit einer Tasse Tee aus Wedgewood-Porzellan und mit einer Zigarette. Vor allem aber in einer Art von Hauskleidung, die von allen gezeigten Gegenständen die größte Zeitlosigkeit besitzt. Was dieser Mann trägt, kann man sich auch heute noch in New York, London, Paris oder Barcelona kaufen. Seine Hauskleidung ist ein weiteres Beispiel dafür, daß zahlreiche Kleidungsformen aus den dreißiger Jahren bis heute unverändert – und immer noch attraktiv – geblieben sind.

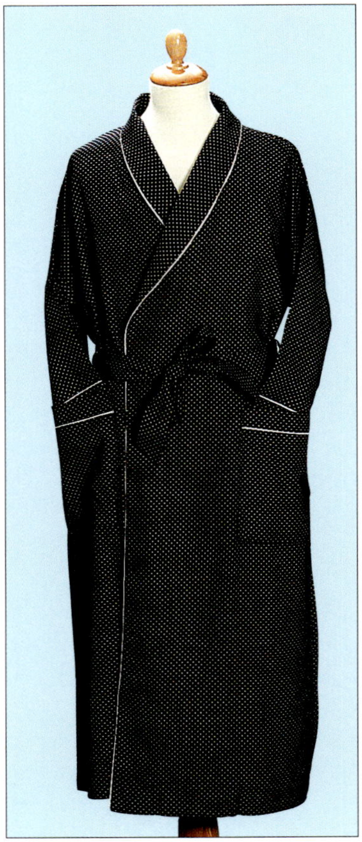

Ein Morgenrock oder Hausmantel über einem schönen Schlafanzug ist derart elegant, daß man damit im Prinzip zum morgendlichen Brötchenholen gehen könnte. Die Bäckerin würde bestimmt staunen.

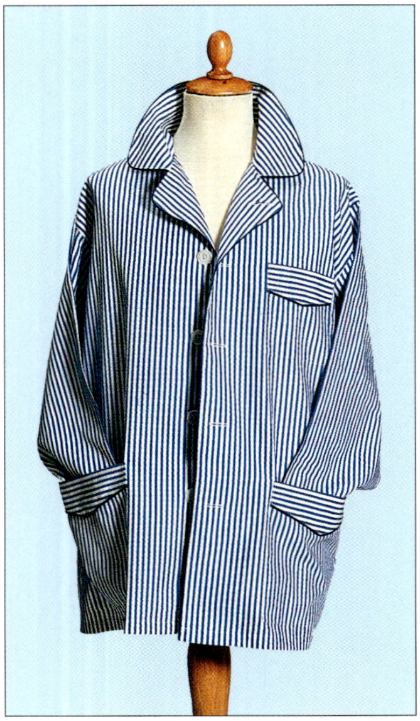

Der weit geschnittene Schlafanzug aus Baumwolle ist viel kleidsamer als ein enganliegender Jersey-Pyjama. Schöner schläft es sich nur ganz ohne.

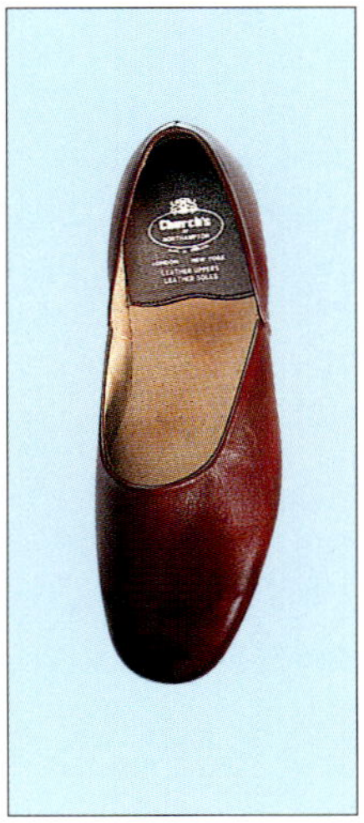

Die Schuhe des Herrn auf der Illustration sind der beste Beweis, daß Hausschuhe durchaus elegant aussehen können – wie das Modell Hercules von Church.

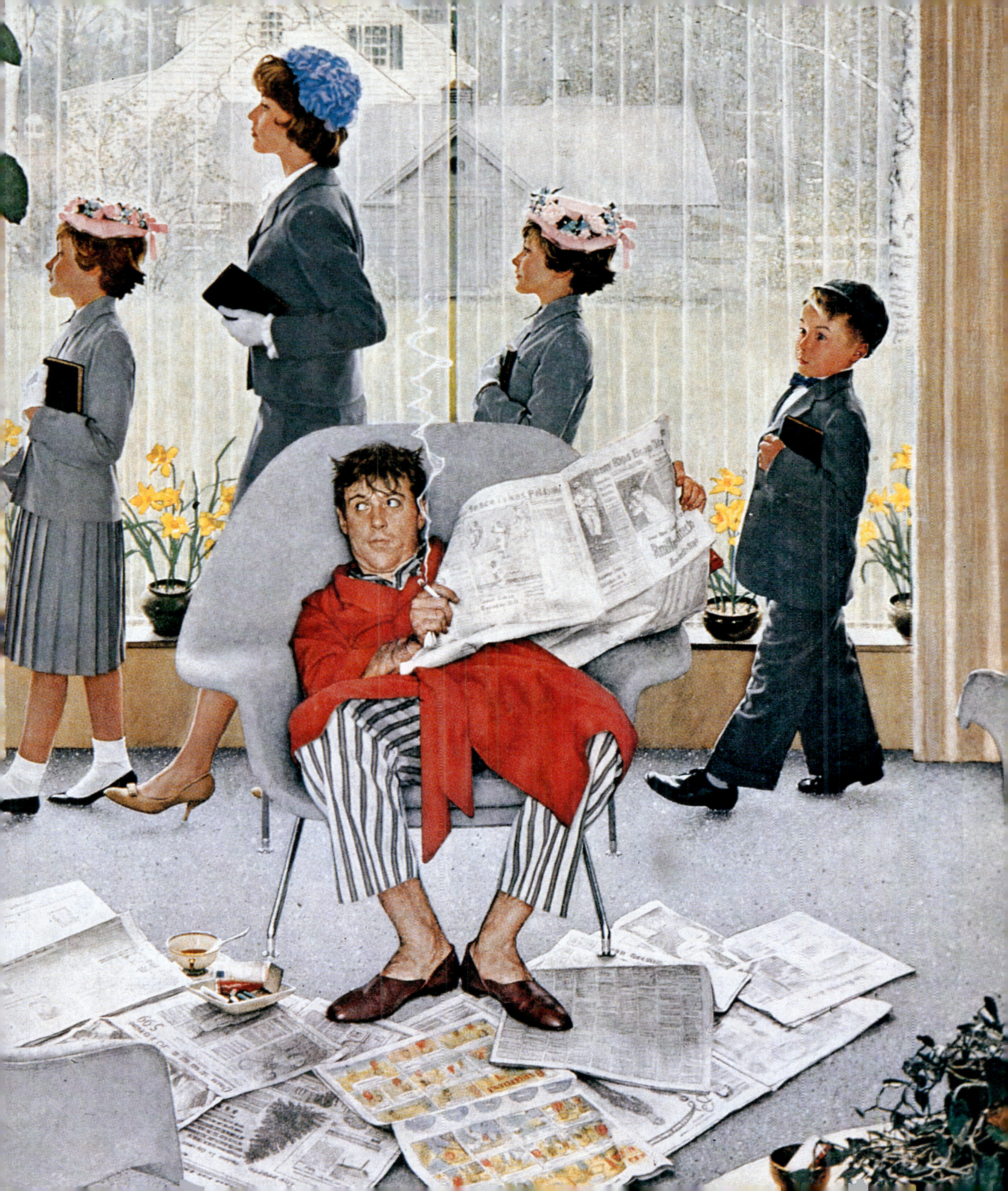

Frühstück mit Stil

Stil zeigt sich in Details. Zum Beispiel daran, wie sich jemand auch dann kleidet, wenn ihn niemand sieht. Die Kleidung eines Gentleman ist kein Kostüm. Er trägt, was er trägt, weil es ihm so gefällt. Nicht aber, um irgendjemanden zu beeindrucken. Der einzige äußere Zwang, dem er sich beugt, ist der Anlaß – und der heißt jeden Morgen: Frühstück. Leider nehmen sich heute immer weniger Menschen Zeit für diese erste und für viele schönste Mahlzeit des Tages. Sie ziehen es vor, so lange wie möglich im Bett zu bleiben, um dann in letzter Minute loszueilen. Das Frühstück bleibt dann zwischen Dusche und Ankleiden auf der Strecke. Natürlich erfordert es Willenskraft und Disziplin, morgens den Wecker eine halbe Stunde früher Laut geben zu lassen. Doch diese halbe Stunde ist gut investiert, wenn sie für ein in jeder Hinsicht stilvolles Frühstück genutzt wird. Denn die Mahlzeit am Morgen stärkt uns für die Anforderungen der kommenden Stunden. Dazu gehört frisch gebrühter Tee aus einem Service von Wedgewood oder Spode ebenso wie die Lieblingsmarmelade von Fortnum & Mason auf einer Scheibe Toast, die exakt die richtige Bräune zeigt. Wer meint, sich diesen Aufwand schuldig zu sein, der wird die kleine aber feine Morgenmahlzeit nicht durch ein schlabbriges T-Shirt, Boxershorts oder Gummi-Badepantoffeln entweihen. Auch sich selbst wird ein stilvoller Mann stets so Gesellschaft leisten, wie er der geliebten Frau entgegentritt – in einem Morgenrock, der dem Anlaß entspricht.

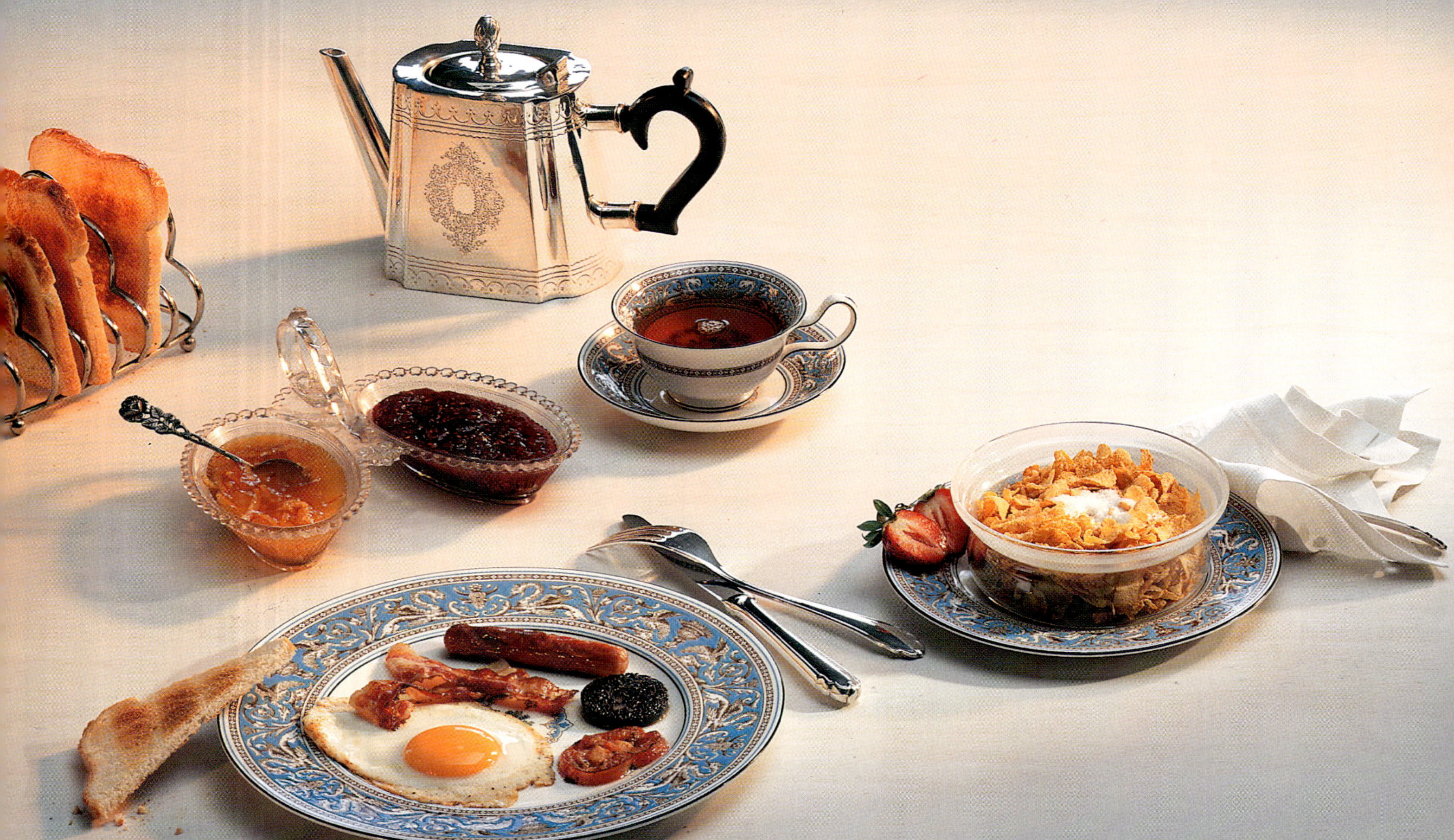

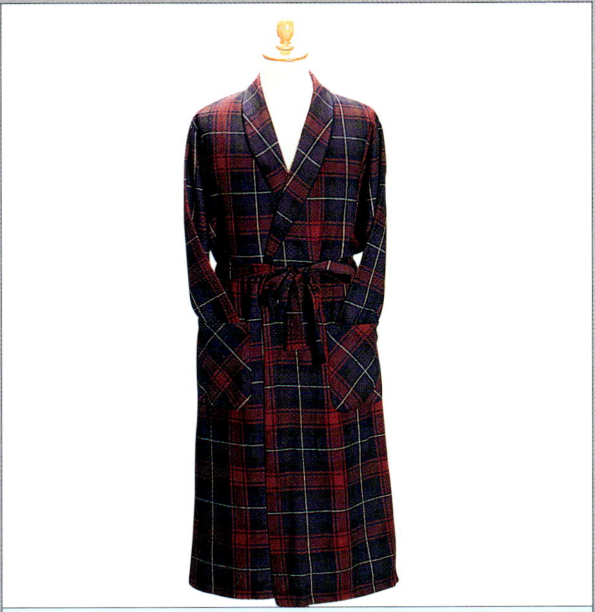

Wem der seidene Morgenrock zu schwülstig ist, der muß deshalb nicht auf Eleganz am Frühstückstisch verzichten. Es gibt Morgenröcke aus Baumwollflanell oder Wolle in einer ähnlich großen Auswahl wie Pyjamas.

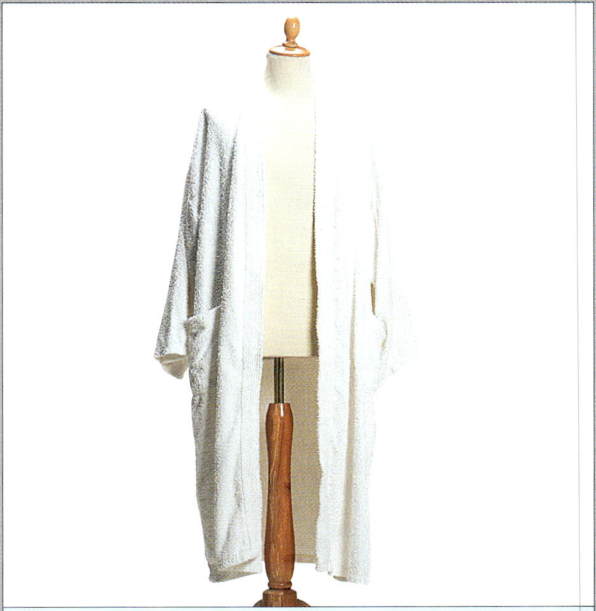

Der weiße Frotteebademantel war jahrelang ein beliebtes »Mitbringsel« aus Nobelhotels. Mittlerweile bekommt man ihn deshalb oft nur noch auf Anfrage. Das Plaza in New York verkauft ihn sogar im hoteleigenen Souvenirshop. Die weißen Frotteebademäntel sind aber auch ganz einfach im Handel erhältlich, dann allerdings ohne prestigeträchtige Hotelnamen.

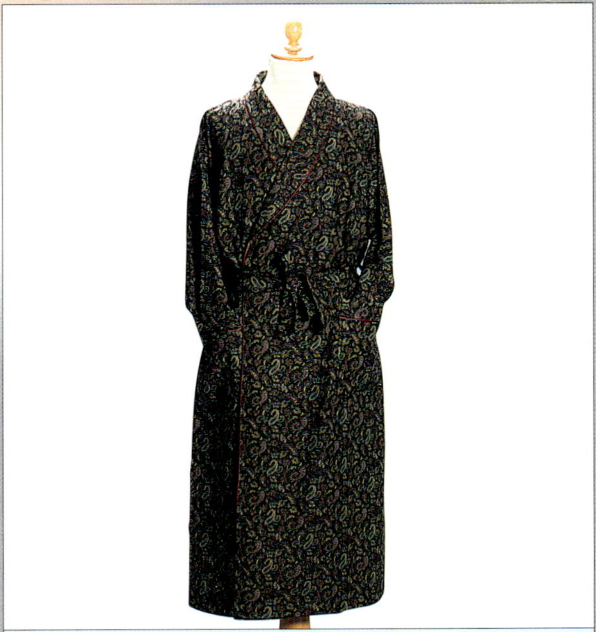

Dem seidenen Morgenrock haftet immer ein Hauch von Dekadenz an. Den legendären Herausgeber des »Playboy«, Hugh Hefner, kann man sich schwer in einem anderen Kleidungsstück vorstellen. Früher wurden darin bisweilen Menschen gleichen Standes oder Untergebene empfangen.

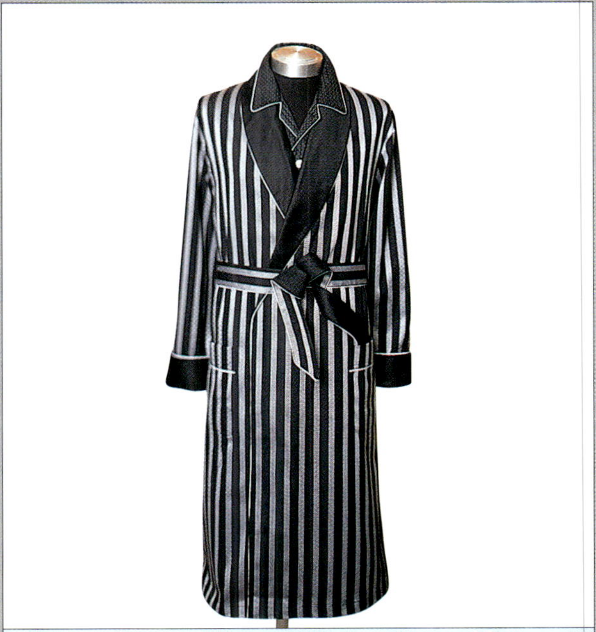

Der seidene Morgenrock in Regimentsfarben ist ein wahrer Dauerbrenner im Sortiment der berühmten englischen Marke Derek Rose. Wir finden dort all jene Farbkombinationen wieder, die auch die Regimentskrawatten zieren. Entsprechend groß ist die Auswahl an gestreiften Hausmänteln.

Ein Souvenir aus der Kolonie

Was den Pyjama wesentlich vom Nachthemd unterscheidet, ist das Vorhandensein einer Hose. Und genaugenommen ist der Pyjama exakt dies, eine Hose. Das Wort ist eine Verballhornung des persischen Begriffs »pae jamah«, was Fuß- oder Beinkleid bedeutet. Der Pyjama ist also den Hosen nachempfunden, die in Indien und im Mittleren Osten getragen wurden – am Tage wohlgemerkt. Britische Kolonisten adaptierten sie als Nachtgewand und brachten die neue Schlafzimmermode unter dem Namen »pyjama« mit zurück nach England. So bekam das Nachthemd Konkurrenz, doch erst nach 1930 erlangte der Schlafanzug Vorsprung in der Gunst des Herrn. Heute ist sein schärfster Konkurrent wohl die Kombination aus Boxershorts und T-Shirt – und viele Männer schlafen ganz ohne. Eigentlich gibt es wirklich keinen zwingenden Grund, Pyjamas zu tragen. Trotzdem tun es einige. Vielleicht weil man hier endlich einmal all die Farben anziehen kann, die in der klassischen Garderobe keinen Platz haben.

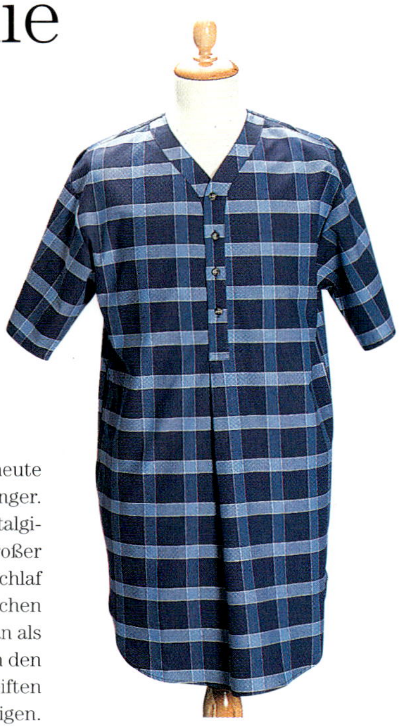

Das Nachthemd hat auch heute noch vereinzelt treue Anhänger. Abgesehen von seinem nostalgischen Wert liegt leider ein großer Nachteil darin, daß es im Schlaf unweigerlich hochzurutschen pflegt. Früher empfahl man als Abhilfe, das Nachthemd an den verkehrtherum übergestreiften Sockenhaltern zu befestigen.

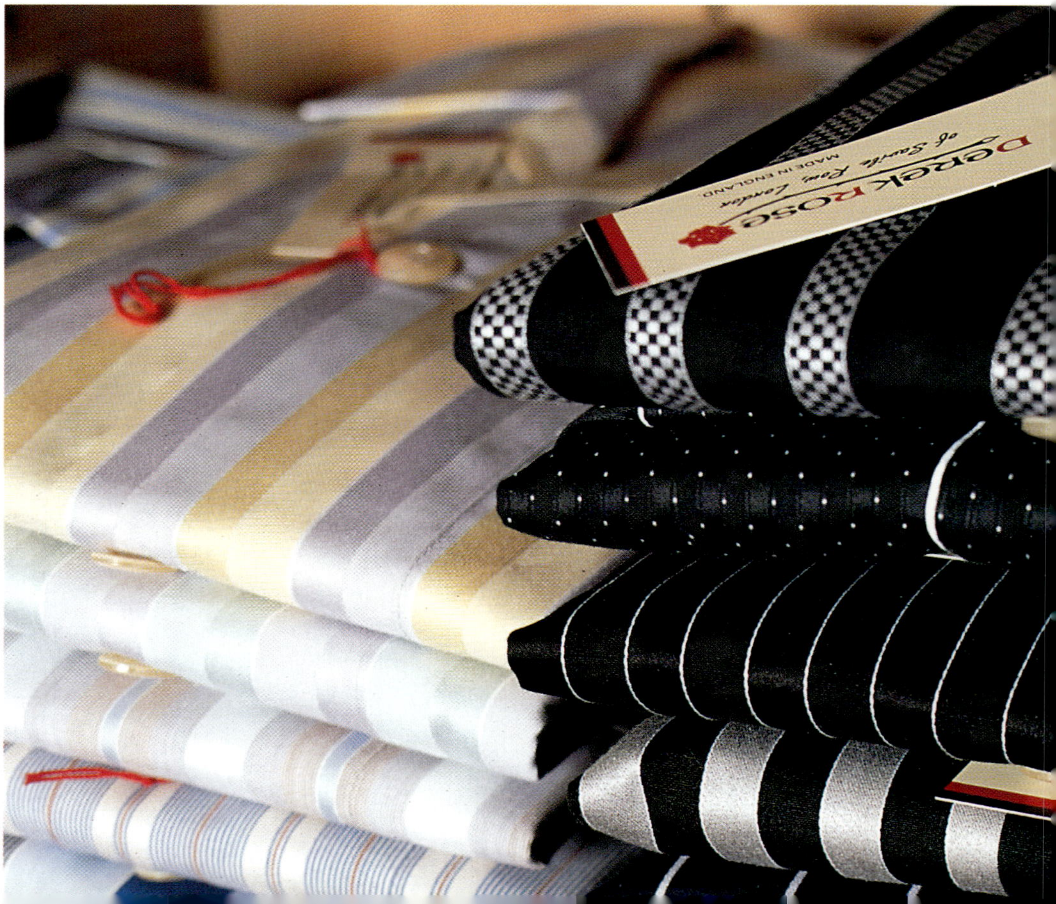

Gestreifte Pyjamas sind eine Spezialität der Marke Derek Rose. Ursprünglich im Jahre 1925 als HH Winder Ltd. gegründet, stellte das Unternehmen Pyjamas her, die dann unter den Namen zahlreicher Hemdenmacher der Jermyn Street und in Kaufhäusern wie Harrods oder Simpsons verkauft wurden. Seit 1975 werden die Pyjamas, Morgenmäntel und Nachthemden unter dem Eigenlabel »Derek Rose, Savile Row«, verkauft.

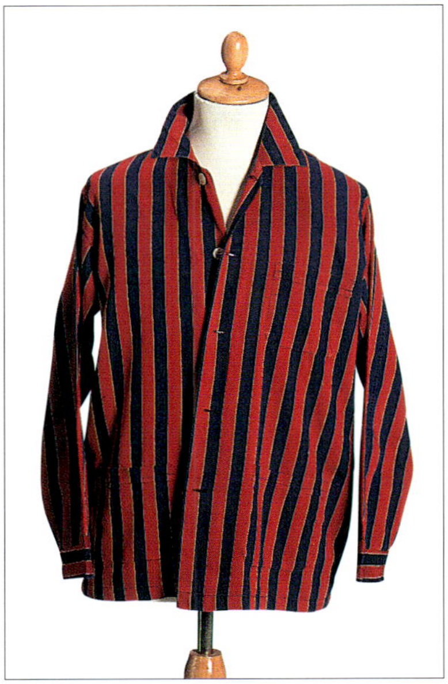

Die meisten Pyjamas sind aus Baumwolle. Es gibt sie in der gleichen Vielfalt von Farben und Mustern wie Hemden. Wer will, bekommt sie auch nach Maß und kann sich dazu einen Morgenrock und Boxershorts anfertigen lassen. Alle Maßhemdenmacher bieten diesen Service, so zum Beispiel Charvet in Paris oder Hilditch & Key in London.

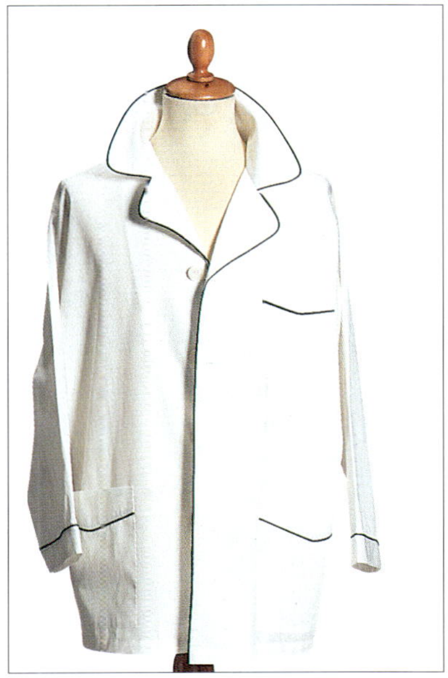

Ein Seidenschlafanzug ist überaus angenehm zu tragen. Im Winter ist er warm, im Sommer wirkt er kühl. Zudem gibt es nichts glatteres und anschmiegsameres als Seide – sofern sie von ausgezeichneter Qualität ist. Man sollte Seidenschlafanzüge deshalb nur dort kaufen, wo es auch die besten Baumwollschlafanzüge gibt.

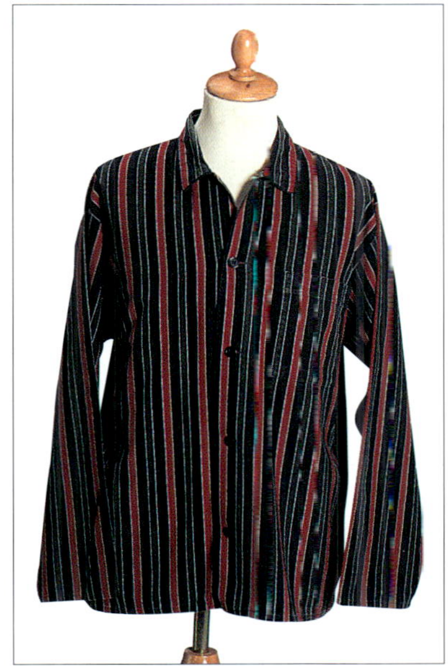

Wer im Bett leicht friert, wird sich eher für wollene Schlafanzüge interessieren. Und wer den Gedanken von Schurwolle auf nackter Haut nicht ertragen kann, aber trotzdem etwas Warmes braucht, dem sei Viyella empfohlen, jene schon von den Hemden her bekannte Mischung aus Baumwolle und Merinowolle.

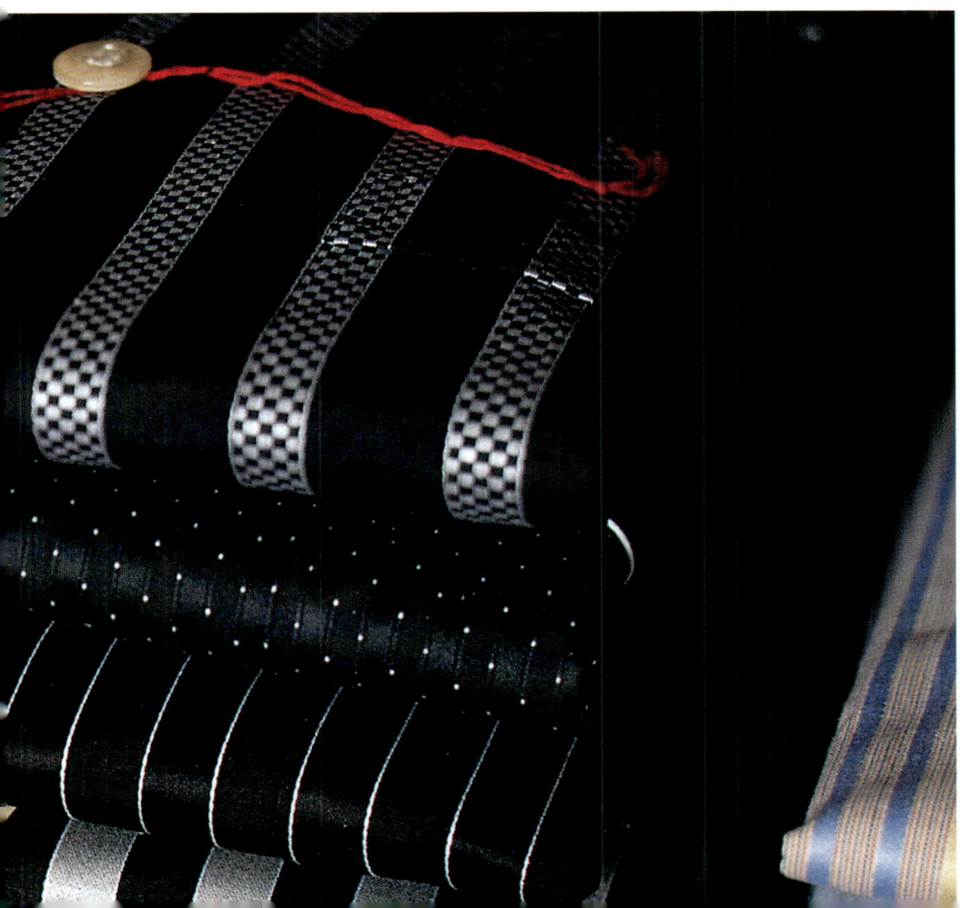

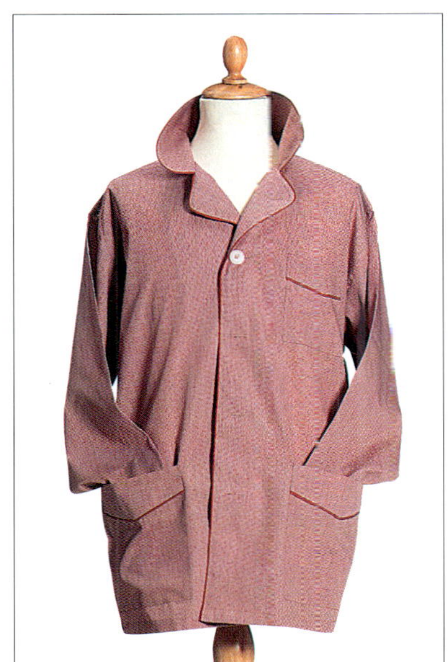

Baumwollflanell ist das gängige Material für wärmere Pyjamas, wenn man Wolle oder Viyella nicht mag. Oft haben diese etwas dickeren Pyjamas winterlich-gemütliche Muster wie Schottenkaros und Farben wie anheimelndes Weinrot oder Flaschengrün.

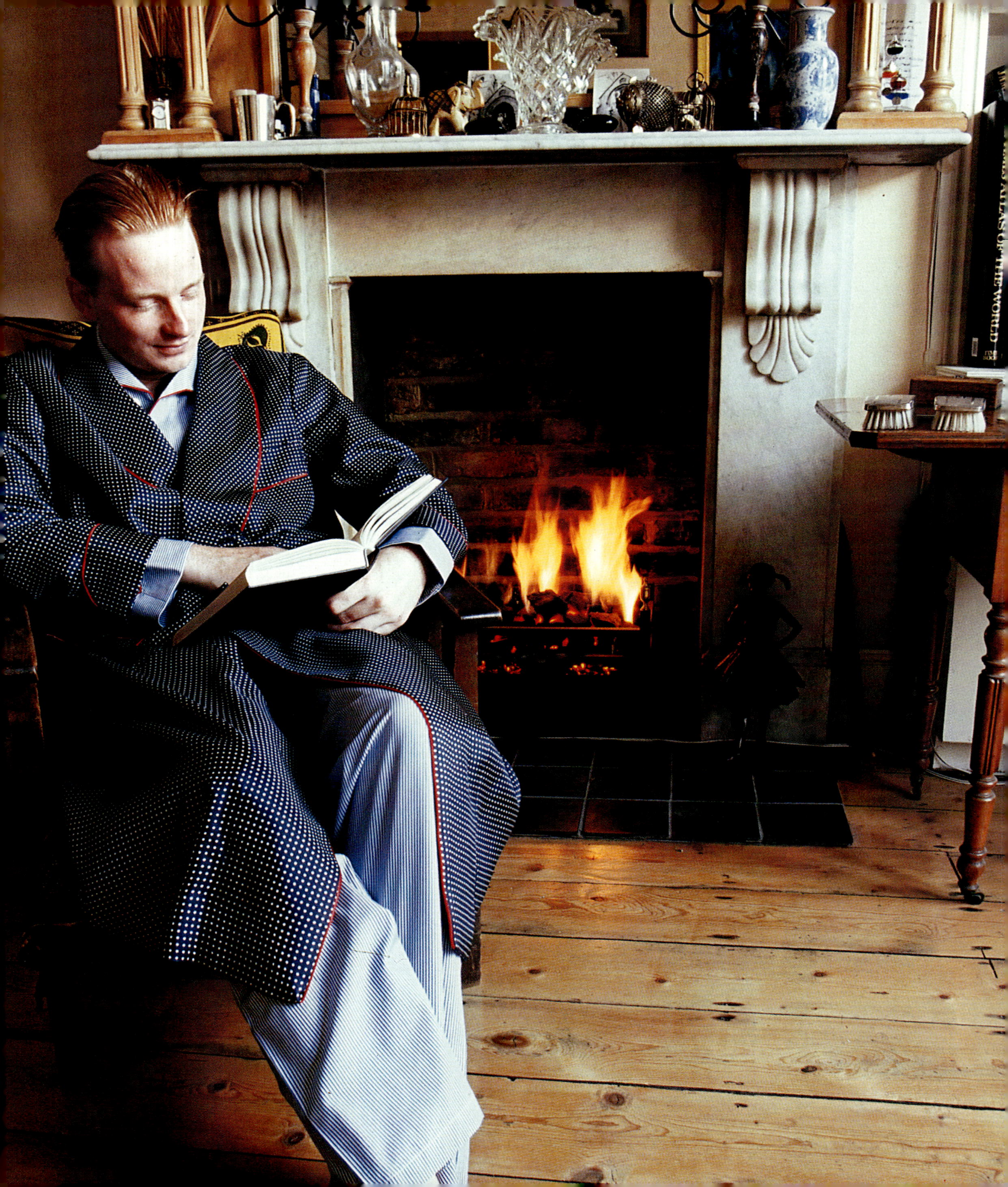

Gemütlich zu Hause

Der seidene und in allen Farben schimmernde Morgenrock bildete im späten 19. Jahrhundert einen merkwürdigen Kontrast zum dunklen und ernsten Alltagsanzug des englischen Gentleman. Das farbenfrohe Hausgewand will scheinbar nicht in die überwiegend schwarze Garderobe des viktorianischen Herrn passen. Wer allerdings die Interieurs dieser Zeit betrachtet, dem wird die generelle Vorliebe für beinahe orientalisch anmutende Opulenz auffallen. So steigt vor unserem inneren Auge schnell das Bild eines lässig auf dem Diwan ruhenden Oscar Wilde auf, der in einem seidenen Hausrock Besucher empfängt.

Doch nicht nur England war fasziniert vom exotischen Reiz des Morgenlandes samt aller Klischeevorstellungen von Wasserpfeifen, Haremsdamen und Tausend und einer Nacht. Auch der Kontinent kannte das Phänomen des »Exotisme« – und zwar in der Mode wie in der Architektur oder der bildenden Kunst. Und auch die Literatur griff im 19. Jahrhundert immer wieder zu Requisiten aus dem Reich unter dem Halbmond, wenn es um die Flucht aus der rationalen Welt der Neuzeit ging. So spielt in dem berühmten Roman »Oblomow« des russischen Schriftstellers Iwan A. Gontscharow der seidene Morgenrock des Protagonisten eine zentrale Rolle als Symbol für dessen Entschlußlosigkeit und Weltabgewandheit. Und mag auch die Beschreibung des Helden in seinem Hausgewand für ihn nicht besonders schmeichelhaft sein, ist diese Passage dennoch die wohl bekannteste literarische Huldigung des Kleidungsstücks: »Er trug einen Chalat aus persischer Seide, einen echten orientalischen Chalat, ohne das kleinste Zugeständnis an Europa, ohne Quasten, ohne Samt, ohne Taille und überaus geräumig und bequem, so daß Oblomow sich zweimal hineinwickeln konnte. Die Ärmel wurden nach unwandelbarer asiatischer Mode von den Fingern bis zu den Schultern breiter und breiter. Obwohl dieser Chalat seine ursprüngliche Frische längst verloren und stellenweise seinen anfänglichen natürlichen Glanz mit einem anderen, ehrlich erworbenen vertauscht hatte, bewahrte er immer noch die orientalische Farbenpracht und das feste Gewebe. Der Chalat besaß in Oblomows Augen eine Fülle unschätzbarer Vorzüge: er war weich und schmiegsam; der Körper spürte ihn fast nicht; er paßte sich wie ein gehorsamer Sklave, den geringsten Bewegungen des Körpers an.«

Tatsächlich gibt es kaum eine andere Stelle in einem Buch der Weltliteratur, die den Leser derart zum Erwerb eines seidenen Morgenrocks animiert, wie diese Zeilen im ersten Teil des berühmten Romans. Und eingehüllt in ein solches Meisterwerk der Seidenweberei läßt es sich vortrefflich vor dem Kamin sitzen und lesen. In einem Roman oder aber in dem Buch, das Sie gerade in den Händen halten – und aus dem wir uns an dieser Stelle höflich verabschieden möchten.

Anhang

Pflege der Garderobe

Der Anzug

Anzugpflege beginnt beim sorgfältigen Umgang mit dem Kleidungsstück. Das heißt nicht, daß der Anzug wie ein rohes Ei behandelt werden muß. Im Gegenteil, man sollte sich darin ungezwungen bewegen. Sorgfältiger Umgang heißt nur, daß der Anzug liebevoll und pfleglich behandelt sein will. Er ist das Ergebnis großer Handwerkskunst und vieler Arbeitsstunden, er verdient einfach einen gewissen Respekt. Wer einmal gesehen hat, wieviel Arbeit in einem guten Anzug steckt und wie lange es dauert, bis die zweidimensionale Stoffbahn eine körpergerechte Form annimmt, der wird das Kleidungsstück mit anderen Augen betrachten. Praktisch bedeutet dies, daß man den Anzug nach dem Tragen auf einen gutgeformten, breiten Kleiderbügel hängen sollte. Im Idealfall hat der Bügel die Form der Schultern. Der Bügel muß nicht unbedingt aus Holz sein, wenn er die Schultern der Jacke nur richtig ausfüllt.

Die Bügel, auf denen der Anzug im Geschäft hängt, sind schmal, damit mehr Kleidung auf die Stangen und in die Regale paßt. Damit sich die empfindliche Schulternaht beim Hängen auf diesen schmalen Bügeln nicht verzieht, wird sie mit einem weißen Heftfaden fixiert, der nach dem Kauf herausgezogen wird. Gute Bügel bekommt man übrigens im Kaufhaus.

Hosen sollten an einem Hosenbügel hängen, sie werden dazu am Saum eingeklemmt und ziehen sich durch ihr Eigengewicht wieder in Form. Wem eine exakte Bügelfalte wichtig ist, der kann die Hose in einem Hosenbügler aufbewahren. Er kann die Hose allerdings auch von Hand bügeln. Dabei sollte allerdings immer ein feuchtes weißes Baumwolltuch zwischen das Eisen und den Stoff gelegt werden, damit der Anzug nach dem Bügeln nicht glänzt.

Vor dem Aufhängen der Jacke bitte stets die Taschen entleeren. Nach einem Tag in Aktion braucht der Anzug einen Tag Ruhe. Wenn er mehrere Tage hintereinander getragen wurde, sollte sich die Ruhephase entsprechend verlängern. Bevor der Anzug weggehängt wird, möchte er kurz abgebürstet werden. Dazu benötigt man eine Kleiderbürste aus Naturborsten. Je nach Stoff gibt es sie in verschiedenen Stärken, zum Beispiel besonders weiche Ziegenhaar-Bürsten für empfindliches Cashmere. Sie werden am besten aus England bezogen, zum Beispiel von der Firma Kent. Abzuraten ist von jenen klebrigen Rollen, an denen die Fusseln haften bleiben sollen. Sie hinterlassen Kleberreste auf dem Stoff und können ihn dadurch beeinträchtigen. Haare und Fusseln sollten einfach mit den Fingerspitzen enfernt werden.

Beim Bürsten sollte man behutsam vorgehen. Nicht die Knöpfe abreißen! Vorsicht auch bei den Taschen. Hosenaufschläge sind echte Schmutzfänger, sie sollten so oft wie möglich entleert und ausgebürstet werden. Ab und zu sollte man die Hose wenden, um sie auch von innen abzubürsten. Nach dem Bürsten braucht der Anzug nicht gleich im Schrank zu verschwinden. Besser er lüftet noch eine Weile aus. Am offenen Fenster, regengeschützt auf dem Balkon oder im Badezimmer. Die Wollfaser braucht Feuchtigkeit, um elastisch zu bleiben. Ein Dampfbad ist für den Anzug genauso angenehm wie für seinen Besitzer der Besuch eines türkischen Bades. Und es läßt sich sogar leicht in jedem Badezimmer bewerkstelligen. Dazu werden Fenster und Belüftungsklappen geschlossen, heißes Wasser laufen gelassen bis sich Dampf bildet und dann der Anzug eine Weile in diesem Nebel aufgehängt. Knitterfalten verschwinden auf diese Weise ebenso wie unangenehme Gerüche.

Über das chemische Reinigen sind sich die Fachleute uneins. Die Traditionalisten der Savile Row sagen, daß chemisches Reinigen überflüssig ist. Bürsten, Auslüften und Dampf reichen aus. Flecken sollten punktuell behandelt werden. Andere sehen in der Reinigung keine Gefahr. Die droht allerdings auch weniger von der eigentlichen Reinigung, sondern vor allem von der anschließenden Bügelprozedur. Wer einmal gesehen hat, wie in der Reinigung um die Ecke einem Anzug zu Leibe gerückt wird, bleibt doch lieber beim Bürsten und Lüften. Das Bügeln eines Anzugs setzt nämlich besondere Fertigkeiten voraus, und es dauert sehr lange, bis ein Anzug mit dem Eisen in Form gebracht ist. Schlechtes Bügeln kann den Anzug wirklich nahezu verderben. Am besten hört man sich bei führenden Herrenausstattern um, welche Reinigung den besten Service bietet.

Maßkleidung kann dem Schneider zur Reinigung überlassen werden. Der gibt sie zwar auch weg, bekommt sie aber ungebügelt zurück. Er wird den Anzug dann wieder kunstgerecht aufbügeln. Wenn der Anzug gut sitzt und die Dicke des Stoffs der Jahreszeit entspricht, dann ist das Reinigen tatsächlich kaum nötig. Schließlich kommt er so gut wie gar nicht mit der bloßen Haut in Berührung.

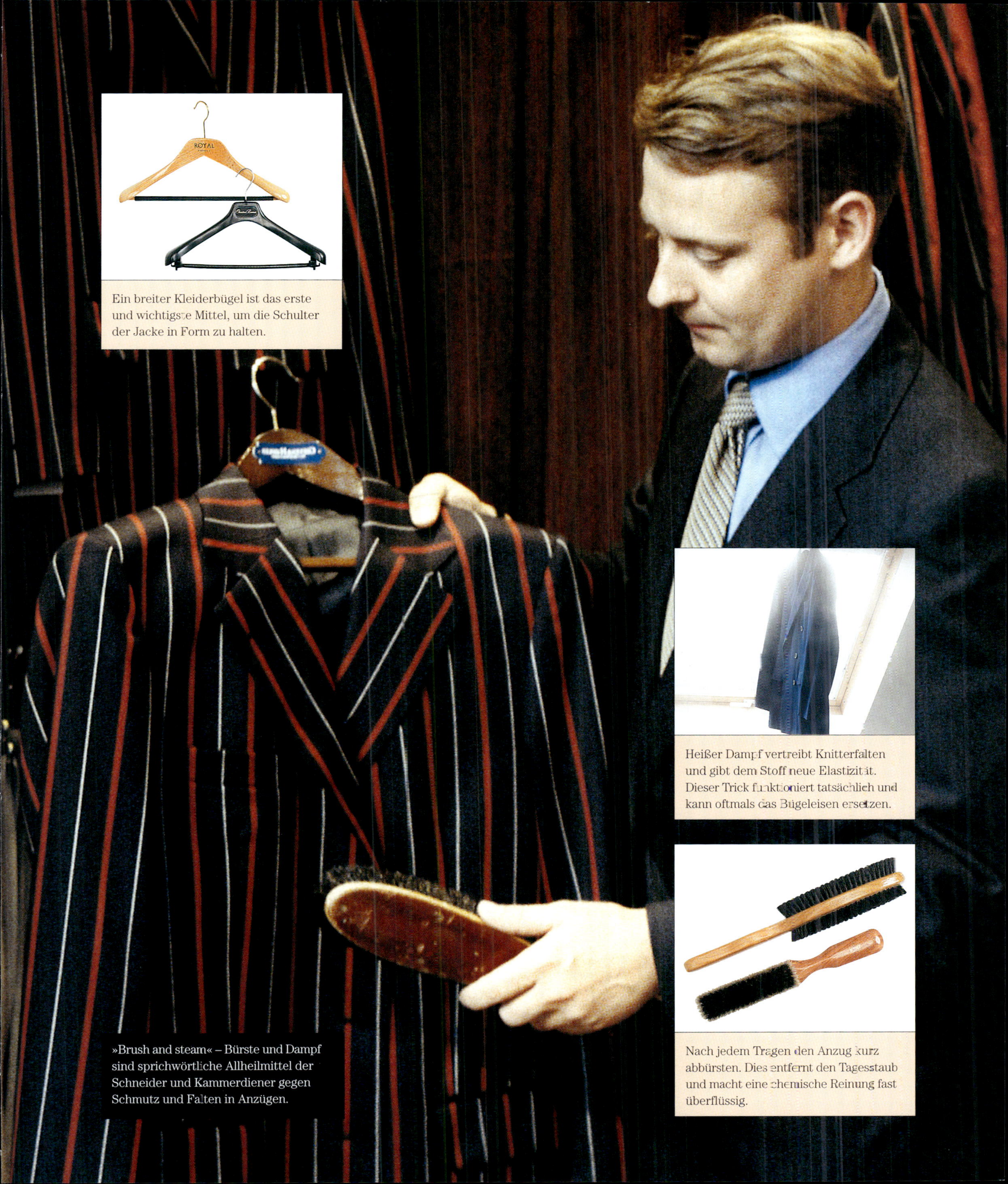

Ein breiter Kleiderbügel ist das erste und wichtigste Mittel, um die Schulter der Jacke in Form zu halten.

Heißer Dampf vertreibt Knitterfalten und gibt dem Stoff neue Elastizität. Dieser Trick funktioniert tatsächlich und kann oftmals das Bügeleisen ersetzen.

Nach jedem Tragen den Anzug kurz abbürsten. Dies entfernt den Tagesstaub und macht eine chemische Reinung fast überflüssig.

»Brush and steam« – Bürste und Dampf sind sprichwörtliche Allheilmittel der Schneider und Kammerdiener gegen Schmutz und Falten in Anzügen.

Die Krawatte

Krawatten werden durch das Binden des Knotens bereits genug beansprucht, man sollte ihnen weitere Grobheiten tunlichst ersparen. Eine Krawatte ist keine Paketschnur, an der man mit aller Kraft ziehen muß. Das Binden und besonders das Öffnen des Knoten sollte behutsam erfolgen. Auch empfiehlt es sich, die Krawatte nach dem Öffnen des Knotens nicht schwungvoll zu einer Seite zu reißen, um sie so aus dem Kragen zu ziehen. Man öffnet besser den Knoten, klappt den Hemdkragen hoch und nimmt dann die Krawatte über den Kopf. Kenner empfehlen bei zerknitterten Krawatten, sie am dünnen Ende zu fassen, um die Faust aufzuwickeln und so über Nacht ruhen zu lassen. Am nächsten Tag sind alle Falten verschwunden.

Krawatten darf man nie waschen. Flecken können punktuell entfernt werden. Es lohnt sich, dazu das Fleckenmittel vorher an einer ver-

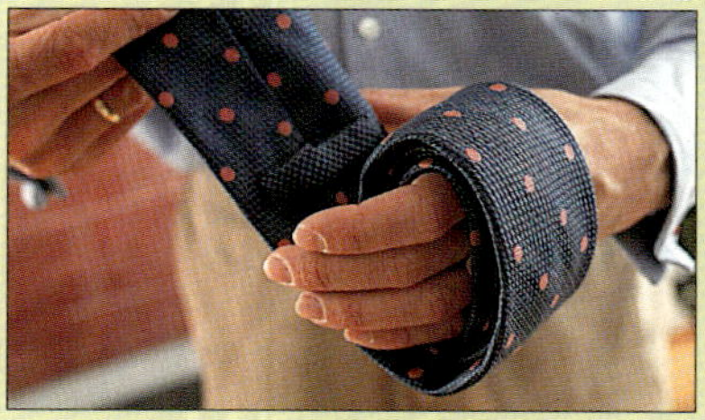

deckten Stelle des Stoffs auszuprobieren. Beim chemischen Reinigen gibt es das gleiche Problem wie mit dem Anzug. Falsches Bügeln kann einer hochwertigen Krawatte die handgemachte Optik nehmen. Sie zeichnet sich nämlich gerade dadurch aus, daß sie nicht einfach plattgebügelt ist, sondern abgerundete Kanten hat. Da man seine Krawatten aber meist nicht jeden Tag trägt, wird eine Reinigung ohnehin selten nötig werden.

Die Schuhe

Wie man Schuhe putzt, weiß jeder. Was nicht allgemein bekannt ist: Schuhe sollten nie zwei Tage hintereinander getragen werden. Einen Tag Ruhe braucht das Paar auf jeden Fall, und wer zu starker Feuchtigkeitsbildung an den unteren Extremitäten neigt, sollte die Schuhe besser zwei Tage auslüften lassen. Nur ein vollkommen durchgetrockneter Schuh kann bequem sein. In einen feuchten, klammen Schuh hineinzuschlüpfen, ist dagegen unangenehm und beeinträchtigt den Tragekomfort stark. Wer diesen allgemeinen Grundsatz befolgt, verdoppelt oder verdreifacht automatisch die Lebensdauer des Schuhs.

Wie eingangs erwähnt, weiß jeder, wie man einen Schuh putzt. Deshalb dazu nur soviel: es gibt Schuhcreme und Wachspolitur.

Die Creme ist für feine Leder bestimmt, die Wachspolitur eignet sich für feinere und dickere Leder gleichermaßen. Schuhcremes sind vor allem für Damenschuhe unentbehrlich, die meisten Herrenschuhe vertragen Wachspolitur. So wie man eiskalte Butter nur schwer auf das Brot bekommt, geht kalte Wachspolitur nur schwer ins Leder. Deshalb sollte man Schuhe und Wachspolitur im Sommer vor dem Putzen eine Weile in die Sonne stellen und im Winter wenigstens in einem warmen Raum arbeiten. Die Wachspolitur wird auf diese Weise schneller einziehen und leichter auf Glanz zu polieren sein. Beim Auftragen der Wachspolitur oder der Creme sollten die Unterseite der Sohle und die innere Kante des Absatzes nicht vergessen werden, das Leder kann hier sonst brüchig werden.

Je länger man die Wachspolitur einziehen läßt, desto schneller ist der Glanz herauspoliert, da während des Poliervorgangs mit der Bürste einerseits die Politur in die Poren des Leders getrieben und andererseits gleichzeitig überschüssige Politur entfernt wird. Je mehr Wachspolitur daher vor dem Polieren einziehen konnte, desto besser. Nach der Bürste kann man noch einmal kurz mit einem Lappen darübergehen, denn damit werden letzte Reste der Wachspolitur entfernt, die sonst an den Hosensäumen landen. Schuhcreme muß nicht so lange einziehen, manch einer hat sogar die Erfahrung gemacht, daß sie dann auf dem Leder festtrocknet und sich nur noch schwer auspolieren läßt.

Nach dem Tragen gehören die Schuhe auf Schuhspanner. Ein Loafer muß stärker gespannt werden als ein Schnürer, da der Loafer beim Abrollen des Fußes mehr gebogen wird. Es müssen nicht unbedingt teure Zedernholzspanner sein, einfache Holzspanner tun es auch.

Ist der Schuh sehr naß geworden, sollte er zum Trocknen mit Zeitungspapier ausgestopft werden. Den nassen Schuh sollte man jedoch keinesfalls direkt einer Wärmequelle aussetzen. Wenn er einigermaßen trocken ist, kommen die Schuhspanner hinein. Es gibt Fachleute, die empfehlen, auf den noch feuchten Schuh die Wachspolitur aufzutragen. Man könnte dagegen aber einwenden, daß das mit Feuchtigkeit gesättigte Leder kaum eine wasserabweisende Wachspolitur aufnehmen kann. Ebenso geteilt sind die Meinungen über das Aufspannen der Schuhe. Die einen sagen, daß man die Spanner in den noch warmen Schuh stecken soll, andere raten dazu, ihn erst auslüften zu lassen. Wir können nur generell empfehlen, die Schuhe durch die Spanner nicht zu überdehnen und die Ferse nicht zu sehr zu strecken.

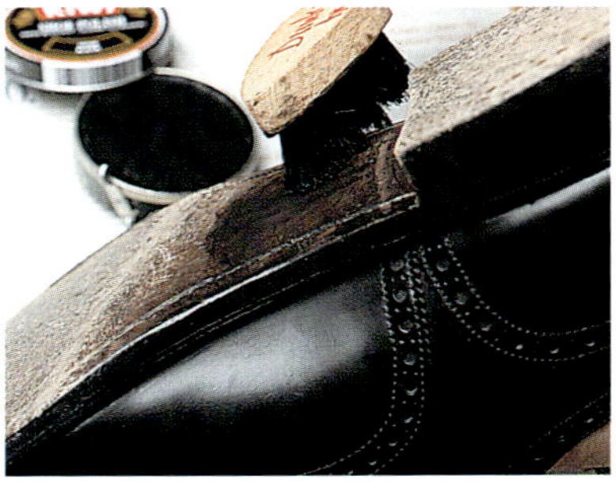

Auch die Sohle sollte ab und zu mit Schuhcreme behandelt werden, denn sonst kann sie trocken und spröde werden.

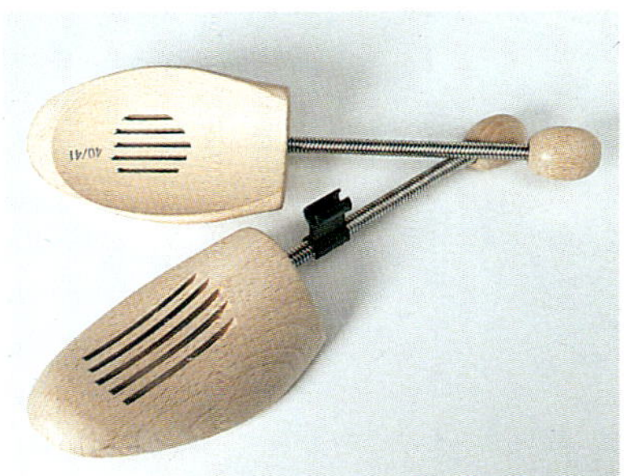

Schuhspanner müssen sein. Jedoch tut es auch eine schlichte Version – die allerdings sollte aus Holz sein, damit die Feuchtigkeit aus dem Leder aufgenommen werden kann.

Schuhreparatur

Das Thema Schuhreparatur könnte auch unter dem Stichwort »after sales services« behandelt werden. Wer zum Beispiel in England oder in den USA wohnt, kann seine Schuhe zur Reparatur bei seinem Händler abgeben, der sie dann in die Fabrik zurückschickt. Dort werden sie mit Original-Werkstoffen und von erfahrenen Fachleuten repariert. Diesen Service bieten alle großen Hersteller rahmengenähter Schuhe an – aber leider meist nur im eigenen Land. Die Kunden aus Übersee werden mit den Löchern in ihren Sohlen alleingelassen. So gehen sie dann mit Schuhen, die soviel gekostet haben wie ein günstiger Flug von Frankfurt nach New York, zum Flickschuster an der Ecke und ruinieren sie durch eine oft dilettantische Reparatur. Nichts gegen Flickschuster, aber an rahmengenähte Schuhe sollte man sie nicht heranlassen. Leider machen sich die Vertreiber der Schuhmarken kaum Gedanken über dieses Problem. Einzig die Marke Church's bietet den Reparaturservice weltweit an. Die Schuhe werden dem nächsten Händler, der Church's führt, übergeben und der schickt sie dann nach England ein. Nach zwei bis vier Monaten kommen die Schuhe zurück und sind so gut wie neu. Die Reparatur hat natürlich ihren Preis, aber dafür wird sie perfekt ausgeführt. Allerdings werden die Schuhe nur akzeptiert, wenn an der Laufsohle noch nicht von einem Flickschuster manipuliert worden ist. Die Reparatur eines Absatzes sollte einem guten Schuhmachermeister anvertraut werden, also einem Spezialisten, der selbst Schuhe bauen kann. Nur er wird die Schuhe fachgerecht reparieren, so zum Beispiel auch bei Mokassins mit geklebter oder durchgenähter Sohle, da ihr Sohlenaufbau konstruktionsbedingt nicht in der Fabrik erneuert werden kann. Hier wird die durchgelaufene Sohle abgeschliffen und mit einem neuen Stück Sohlenleder überklebt.

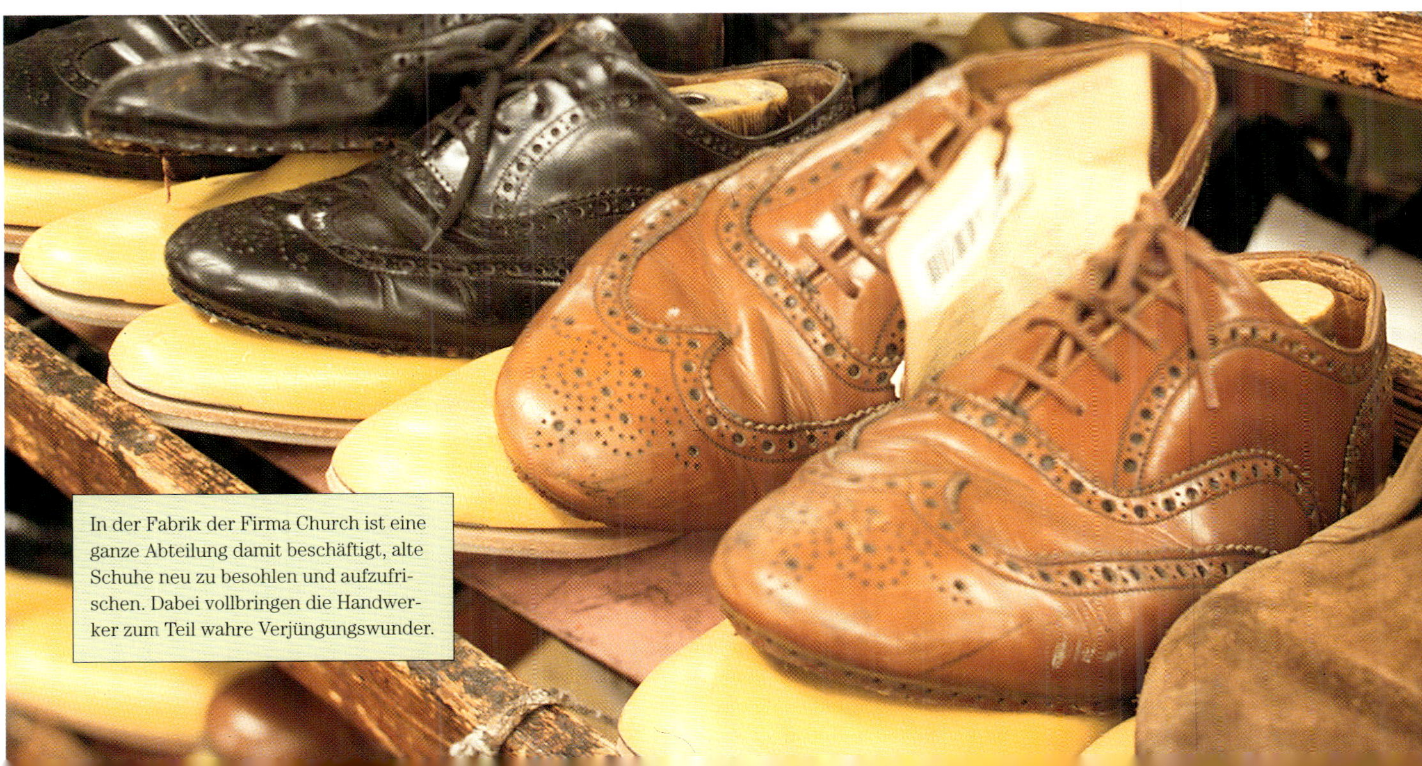

In der Fabrik der Firma Church ist eine ganze Abteilung damit beschäftigt, alte Schuhe neu zu besohlen und aufzufrischen. Dabei vollbringen die Handwerker zum Teil wahre Verjüngungswunder.

Glossar

A

Anprobe
In der heutigen Maßschneiderei sind drei Anproben zur Feststellung notwendiger Änderungen üblich und ausreichend, bevor ein Kleidungsstück fertiggestellt werden kann. Das Anprobieren von Konfektionskleidung ist keine Anprobe im eigentlichen Sinne, da das Kleidungsstück ja schon fertig ist.

Anzug
Jacke, Hose und Weste aus einheitlichem Stoff. Sein Vorläufer war die Kombination aus Gehrock oder Cut, Weste und Hose aus verschiedenfarbigen Stoffen. Nach dem Ersten Weltkrieg setzte sich der Anzug als die gängige Kleidung des Mannes für Büro und wichtige Anlässe durch.

B

Balmoral
In Amerika ein Schuh mit geschlossener Schnürung, auch kurz »bal«. Der förmlichste aller Schuhe dieses Typs, der Oxford, heißt dort »balmoral oxford«.

Baumwolle
Noch vor der Schurwolle der bedeutendste Textilrohstoff. Unterwäsche, Oberhemden, Jeans, Chinos aber auch Regenmäntel aus Gabardine sind typische Kleidungsstücke aus Baumwolle.

Bedford Cord
Dicker Wollstoff für extrem warme und haltbare Jacken, Anzüge und Hosen, zum Beispiel für die Jagd.

Beefroll
Amerikanischer Loafer.

Bemberg-Seide
Markenname, bezeichnet einen seidenartigen Futterstoff aus Baumwolle.

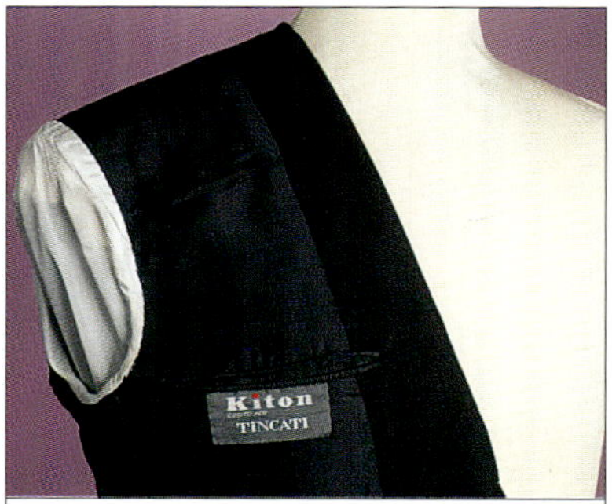

Bemberg-Seide

Bengal stripes
Schmale Streifen auf einem weißen Hemd, meist dunkelblau, dunkelrot oder dunkelgrau. Klassisches Muster für Busineß-Hemden.

Bespoke
Englischer Ausdruck für maßgeschneidert. Eine Definition lautet »a garment cut by an individual, for an individual, by an individual«, also »ein Kleidungsstück zugeschnitten nach einem Individuum, für ein Individuum, von einem Individuum.« Der amerikanische Ausdruck ist »custom tailoring«.

Billettasche
Kleine zusätzliche Tasche über der rechten Jackentasche. Meist bei Sportjacken.

Blazer
1. Dunkelblauer Zweireiher mit zwei Seitenschlitzen und vergoldeten Messingknöpfen (Navy-Blazer).
2. Einreihige Clubjacke, meist mit aufgesetzten Taschen und Messingknöpfen. Traditionell in Clubfarben gestreift, heute meist als einreihige Version des Navy-Blazers.

Blucher
Amerikanischer Ausdruck für einen Schuh mit offener Schnürung. Die Seitenteile des Schuhs sind dabei auf das Vorderteil genäht. Das Vorderblatt, also der Teil des Schuhs, der Spann und Zehen bedeckt, geht in die Zunge über.

Boater
Harter Strohhut mit flacher Krone und runder Krempe.

Bootsschuh
Mokassin mit Lederschnürsenkeln und rutschfester Kunststoffsohle, das Original ist der Sperry Topsider.

Bowler
Im Auftrag von William Coke im Atelier des legendären Londoner Hutmachers Lock's entworfener steifer Hut, ursprünglich als Kopfbedeckung für Wildhüter. Wurde zunächst »coke« genannt, Bowler erst seitdem die Firma Bowler & Son um 1850 mit der Herstellung des neuartigen Hutes begann.

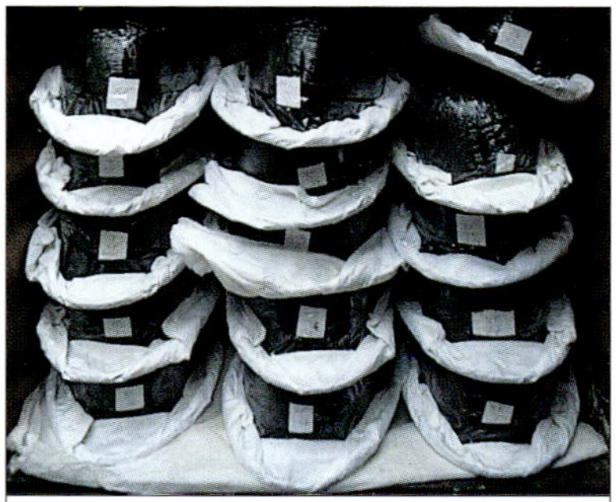

Bowler

Breeches
Englischer Ausdruck für Reithosen.

British Warm
Kurzer sandfarbener, doppelreihiger Wollmantel mit Lederknöpfen und Schulterklappen. Ursprünglich britischer Militärmantel.

Budapester
Flügelkappenschuh, oft so genannt nach der in Ungarn gefertigten Version des britischen Brogue.

Büffelhorn
Material für Knöpfe an Anzügen und Sportjacken.

Bundfalte
Unter dem Bund eingelegte Falten, geben der Hose vorn mehr Fülle und verbergen das Auftragen des Tascheninhalts. Klassisch sind zwei Bundfalten auf jeder Seite der Hose, eine, die in die Bügelfalte übergeht, und eine weitere zwischen dieser und der Seitentasche.

Button-down-Hemd
Hemd, bei dem die Kragenspitzen an die Hemdbrust geknöpft sind. Das Original ist das Button-down-Hemd mit »soft roll collar« von Brooks Brothers in New York.

C

Cashmere
Garn oder Gewebe aus dem feinen Unterhaar der Cashmere-Ziege.

Cavalry Twill
Extrem langlebiger und warmer Wollstoff mit charakteristischer Diagonalstruktur. Wird in Beige- und Brauntönen meist zu Hosen verarbeitet, die man traditionell zur Sportjacke und zum Blazer trägt.

Chalkstripe
Englischer Ausdruck für Kreidestreifen, ein klassisches Muster bei Anzugstoffen. Weiße Streifen auf Grau oder Blau, meist für Zweireiher.

Check
Englischer Ausdruck für Karo.

Chesterfield
Stadtmantel mit verdeckter Knopfleiste, traditionell einreihig in grauem Fischgratmuster und mit schwarzem Samtkragen. Auch in Blau, Schwarz oder Beige.

Cheviot
Widerstandsfähiges – allerdings auch sehr rauhes – Kammgarngewebe, das aus der Wolle des Cheviot-Schafes hergestellt wird. Ein typischer Stoff für englische Sportanzüge.

Club tie
Eigentlich Krawatte mit den Farben eines englischen Clubs, die nur an Mitglieder ausgegeben wurde. Heute meist allgemeine Bezeichnung für gestreifte Krawatten.

Coat
In der Savile Row das Wort für die Anzug- oder Sportjacke.

Coat maker
Ein Schneider, der sich auf das Nähen von Jacken spezialisiert hat.

Coke
Ursprünglicher Ausdruck für den Bowler.

Cordovan
Anderer Ausdruck für Pferdeleder, seltenes und teures Rohmaterial für Schuhe, geeignet ist nur das Leder von der Hinterhand des Pferdes, die genau zwei runde Lederstücke für zwei bis drei Paar Schuhe ergibt. Als die besten Pferdelederschuhe gelten die des nordamerikanischen Herstellers Alden.

Covert Coat
Höchstens knielanger, einreihiger Mantel aus Covert-Stoff, einem mittelschweren Twill. Typische Merkmale sind die verdeckte Knopfleiste, die vier einfachen, parallel verlaufenden Ziernähte in Höhe der Manschetten und am Saum sowie der samtbesetzte Kragen.

Crombie Coat
Dunkelblauer einreihiger Stadtmantel mit offener Knopfleiste.

Cutaway coat, Cut
Volkstümlich auch »Schwalbenschwanz« genannt. Wird zu feierlichen Anlässen am Tage getragen.

Cutaway collar
Englisch auch »spread collar«, auf Deutsch Kentkragen, Haifischkragen oder Spreizkragen. Hemdkragen mit weit auseinanderstehenden Kragenspitzen. Neben dem breiten Umschlagkragen der zweite große Klassiker unter den Hemdkragen.

Cutter
In der englischen Maßschneiderei der Schneider, der den Kunden berät, bei ihm Maß nimmt, den Schnitt entwirft und zuschneidet – und schließlich den Anzug bei den Anproben anpaßt.

D

Deerstalker
Sportmütze mit Ohrenklappen, auch Sherlock-Holmes-Mütze genannt.

Dehnbund
Elastischer Hosenbund, typisch bei Hosen, die mit Hosenträgern getragen werden. Die Hose hängt im Stehen, ohne einzuengen an den Hosenträgern und schmiegt sich im Sitzen an den Bauch an – auch bei Hosen, die an der Seite weitenverstellbar sind.

Denim
Blauer Baumwollstoff für Jeans.

Derby
Nicht eindeutig definierter Begriff. Meist Bezeichnung für Schuhe mit offener Schnürung, oft aber auch Name für den Brogue, also den Flügelkappenschuh.

Dinner jacket
Englischer Ausdruck für das, was in Deutschland »Smoking« heißt. »Dinnerjacket« meint im deutschen Sprachraum nur das »white dinner jacket«, also eine weiße oder elfenbeinfarbene Smokingjacke.

Donegal Tweed
Körnig-melierter irischer Tweed.

Dufflecoat
Kurzer einreihiger Kapuzenmantel mit Hornschließen.

Dusty Madder
Traditionelle Färbetechnik für Seide, auch Bezeichnung für bestimmte Krawattenmuster. Typisch ist der staubig-pudrige Gesamteindruck, der die eigentlich leuchtenden Farben abmildert. Dusty Madder oder Heavy Dusty Madder sind meist Krawatten mit Paisleys oder Foulards. Der bedeutendste Hersteller von Dusty Madder und Heavy Dusty Madder ist David Evans in England. Er beliefert alle großen Krawattenhersteller der Welt.

E

Einreiher
Jacke mit einfacher Knopfleiste und zwei oder drei Knöpfen. Bei einer Zweiknopfjacke wird nur der oberste Knopf geschlossen, bei einer Dreiknopfjacke der mittlere, die oberen beiden oder alle drei.

Escarpin
Flacher Pumps für Männer, oft mit schwarzer Schleife, wird traditionell zum Frack und gelegentlich auch zum Smoking getragen.

F

Fischgrat
Ausdruck für eine bestimmte Form der Köperbindung. Dabei werden die Fäden zu einer Diagonalstruktur verwebt. Um den typischen Fischgrat-Effekt zu erzielen, wird die Laufrichtung in einem bestimmten Abstand gewechselt, wodurch eine Zick-Zack-Struktur entsteht. Fischgrat gibt es von leicht bis schwer, typisch sind feine graue Fischgratmuster für Busineß-Anzüge und schwere Fischgrat-Tweeds für Sportjacken.

Fishtail
Englische Bezeichnung für die Rückseite einer Hose, die speziell für Hosenträger zugeschnitten ist. Die Rückenpartie ist geteilt und nach oben gezogen, damit die Weste nicht auf dem Hosenbund aufsetzt, wenn man sich bückt.

Flanell, Flannel
Das Wort kommt aus dem Walisischen, »gwalen«, und bezeichnet einen Gegenstand aus Wolle. Der weiche, anschmiegsame Charakter des Flanells entsteht durch den speziellen Herstellungsprozeß, bei dem die Wolle gewalkt wird, bis sie verfilzt. Eine Hose aus grauem Flanell paßt zu Sportjacke und Blazer, aber auch zu Hemd und Pullover.

Flügelkappe
Geschweifte Kappe eines Herrenschuhs, auf Englisch »wingtip«. Ein Schuh mit einer Flügelkappe heißt Brogue.

Four in-hand
Englische Bezeichnung für den einfachen Krawattenknoten. So genannt nach einem Club gleichen Namens im England des frühen 19. Jahrhunderts.

Frack
Der schwarze Frack mit weißer Schleife ist der festlichste und feierlichste Anzug für den Abend. Er wird getragen, wenn die Einladung »white tie«, »cravate blanche« oder »großen Gesellschaftsanzug« verlangt.

Frackhemd
Hemd mit Kläppchenkragen, steifer Brust und einfacher Manschette, die durch Manschettenknöpfe geschlossen wird.

Frackweste
Weiße rückenfreie Weste aus Piqué, wird zum Frack getragen.

Futter
Stofflage an der Innenseite eines Kleidungsstücks, aus Baumwolle oder Seide. Das Futter verbirgt die Einlagen der Jacke, verhindert die Verschmutzung des Oberstoffs durch Schweiß und sorgt dafür, daß das Kleidungsstück elegant über die restliche Kleidung gleitet. Auch halbgefütterte Sommerjacken sind in der Regel zumindest an den Schultern gefüttert, um einen korrekten Sitz zu ermöglichen. Hosen sind meist bis zu den Knien gefüttert, bei sehr rauhen Wollstoffen manchmal auch bis zu den Waden. Bei langlebigen Maßanzügen kann das Futter erneuert werden, wenn es nach vielen Jahren zerschlissen ist.

G

Gabardine
Wasser- und windabweisendes Baumwollgewebe mit charakteristischer Diagonalstruktur. 1879 in England patentiert durch Thomas Burberry, der bis 1917 das exklusive Herstellungsrecht für dieses Material behielt. Gabardine ist das Material der Regenmäntel von Burberrys und anderen Herstellern.

Galon
Seidenstreifen an der äußeren Hosennaht. Ein einfacher Galon gehört zur Smokinghose, ein doppelter Galon zum Frack.

Galosche
Überschuh aus Gummi, schützt Schuh und Fuß vor Nässe, Kälte und verhindert das Ausgleiten.

Gingham check
Feines Hemdenkaro, von Malayisch »ging-gang«, was »gestreift« bedeutet.

Glencheck
Siehe auch Prince-of-Wales-Check.

Guernsey
Insel im Ärmelkanal, Heimat des gleichnamigen Pullovers, den dort ursprünglich die Fischer getragen haben. Beliebter und extrem stapazierfähiger Freizeitpullover.

Gürtel
Riemen, meist aus Leder, der, durch Schlaufen am Hosenbund geführt, das Beinkleid in Position halten soll. Seine Farbe sollte auf die der Schuhe abgestimmt werden. Beim Anzug hat der Gürtel nach dem Zweiten Weltkrieg die Hosenträger verdrängt.

H

Hacking-Jacke
Eigentlich Reitjacke, von Englisch »to hack«, reiten. Typisch ihr enger Schnitt, die hohe Taille, der lange Rückenschlitz und die schrägen Pattentaschen. Die Hacking-Jacke ist ein Vorläufer der heutigen Sportjacke.

Hahnentritt
Sportliches Zweifarb-Webmuster für Wollstoffe. Beliebt für Sportjacken und Mäntel.

Harris Tweed
Eine der bekanntesten Tweed-Sorten. Nur Tweed, der auf den Äußeren Hebriden gewebt wird, darf das begehrte Label tragen. Es gibt ihn in zahlreichen kräftigen Farben, er eignet sich besonders für robuste Sportjacken.

Homburg
Hut mit steifer, geschweifter Krempe. Von König Edward VII. im deutschen Kurort Bad Homburg entdeckt. Der Homburg ist heute nach dem Zylinder der formellste Hut in Schwarz, Taubenblau, Dunkel- oder Hellgrau.

Hosenträger
Schulterriemen, an denen die Hose aufgehängt wird. Sie strecken die Figur optisch und halten die Hose stets in der richtigen Position.

Hosenumschlag
Relativ junge Erfindung, erst seit der zweiten Hälfte des 19. Jahrhunderts ist er bekannt. Ursprünglich wurde die Hose tatsächlich einfach hochgekrempelt, wenn man nicht wollte, daß der Saum beschmutzt oder naß wurde. Heute ist der Umschlag die gängige Art des Hosensaums. Bei Hosen von sehr förmlichen Anzügen wie Cut, Smoking oder Frack trägt man jedoch keine Umschläge.

House check
Karomuster, das ausschließlich von einer einzigen Marke benutzt wird und als Erkennungszeichen dient, zum Beispiel als Futterstoff. Der berühmteste »house check« ist das Burberrys-Karo.

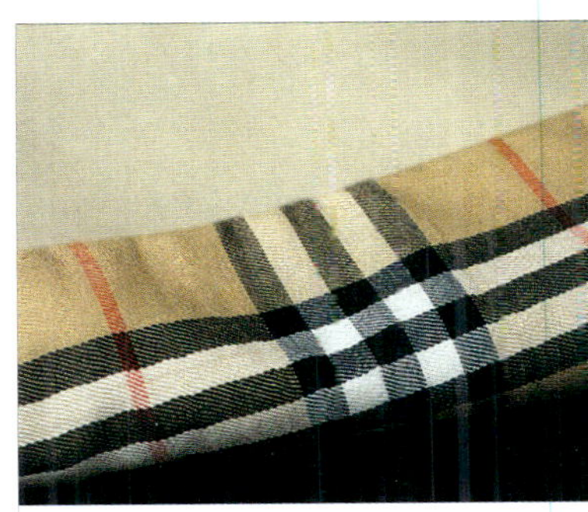

House check

House style
Der Stil einer Maßschneiderei, der auch bei der sehr individuellen Anfertigung erkennbar ist, wie zum Beispiel die weiche, unstrukturierte Jacke des Savile-Row-Schneiders Anderson & Sheppard.

J

Jermyn Street
Straße in der Nähe des Piccadilly Circus, verbindet Regent Street und St. James's Street, Adresse der berühmtesten Hemdenmacher der Welt, Gattungs- und Herkunftsbezeichnung für das traditionelle englische Hemd. Bekannte Namen der Jermyn Street sind Turnbull & Asser, Harvie & Hudson, Hilditch & Key, New & Lingwood, T. M. Lewin & Sons und Thomas Pink.

K

Kipper tie
Die berühmte breite Krawatte der späten sechziger und siebziger Jahre des 20. Jahrhunderts, angeblich so genannt nach Michael Fish (»kipper« ist der englische Ausdruck für den männlichen Lachs, den Bückling oder den Räucherhering). Fish soll die breite Krawatte in England eingeführt haben, als er bei dem Hemdenmacher Turnbull & Asser arbeitete.

Klappmanschette
Die traditionelle Manschette des Herrenhemds wird mit Manschettenknöpfen geschlossen. Sie bildet einen perfekten Ärmelabschluß vor allem bei Hemden, die zum Anzug oder zur Sportjacke getragen werden.

Konfektion
Kleidung, die nicht nach Individualmaßen, sondern für eine imaginäre Durchschnittsfigur geschnitten ist. Vorteil der Konfektion ist die sofortige Verfügbarkeit, Nachteile sind saisonabhängige Schnitt- und Stoffauswahl, Paßform nach dem Zufallsprinzip und meist schlechtere Verarbeitung.

Krawatte
Neben Anzug, Hemd und Schuhen der wichtigste Bestandteil der formellen Kleidung, signalisiert wie kein anderes Kleidungsstück die Respektierung westlicher Gesellschaftsnormen. In der heutigen Form seit etwa 1925 üblich.

Kreidestreifen
Siehe Chalkstripe.

L

Leisten
Vereinfachtes Abbild des menschlichen Fußes, bei Konfektionsschuhen nach Durchschnittsmaßen entwickelt, bei einem Maßschuh nach denen des Kunden. Der handgemachte Leisten der Maßschuhmacherei ist aus Holz, um ihn herum wird der Schuh gebaut.

Loden
Gewalktes und danach aufgerauhtes Wollgewebe, relativ wasserabweisend und winddicht, unempfindlich gegen Gestrüpp, Geäst und Dornen. Loden ist ein typischer Stoff der Alpenregion, der grüne Lodenmantel gilt heute als ein internationaler Klassiker – wenn auch mit stark europäischem Akzent.

M

Macintosh
Englischer Ausdruck für Regenmantel, auch kurz Mac, nach dem Erfinder des »India rubber cloth«, Charles Macintosh. Er ersann 1822 ein wasserdichtes Spezialmaterial aus zwei Lagen Baumwollstoff mit einer Schicht Gummi dazwischen. Ursprünglich ein Markenname, der dann zum Gattungsbegriff für wasserdichte Regenmäntel geworden ist.

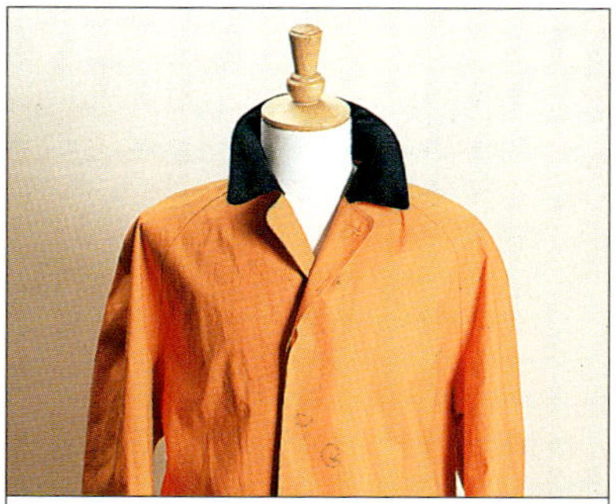

Macintosh

Madraskaro
Ursprünglich aus Indien stammendes Karomuster für leichte Baumwollstoffe, beliebt für Freizeithemden, Sportjacken und Golfhosen.

Manschettenknopf
Zwei gleiche Objekte, die so beschaffen sind, daß sie durch die Knopflöcher der Manschette passen, und die durch einen Steg, eine Kette oder ein elastisches Band verbunden sind.

Maßkonfektion
Eigentlich ein Widerspruch in sich, denn Konfektion wird nach Durchschnittsmaßen und nicht »nach Maß« gefertigt. Um den Eindruck von Maßarbeit zu erwecken, wird unter verschiedenen Konfektionsschnitten derjenige ausgesucht, der dem Kunden zufälligerweise am besten paßt. Dann stellt der Hersteller nach diesem Schnitt ein Einzelstück her, bei dem Maße wie Ärmellänge, Hosenlänge oder Bauchumfang berücksichtigt werden. Weil dabei auch der Stoff ausgesucht werden kann, verwechseln viele die Maßkonfektion mit echter Maßschneiderei.

Master tailor
Nicht geschützter Begriff, bezeichnete ursprünglich einen Schneider, der seine Ausbildung beendet hat, ähnlich dem Schneidermeister in Deutschland. Heute auch Bezeichnung für den besten und erfahrensten Schneider des Hauses, oft aber nur benutzt, um Kunden zu beeindrucken. Der Eigentümer oder Chef einer Schneiderei ist der »guv'nor«, meist wird er mit Vornamen und dem Zusatz »mister« angesprochen. Wer bei Gieves & Hawkes nach Robert Gieve fragt, wird hören, wie man »mister Robert« ruft.

Merinowolle
Das stark gekräuselte Haar des Merino-Schafes ist die feinste Wolle der Welt, die meisten Anzugstoffe werden daraus hergestellt. Hauptlieferant ist Australien.

Mohair
Glänzender, extrem knitterresistenter Stoff, wird aus der Wolle der Angoraziege gewonnen. Ideal für Smokings und Sommeranzüge.

Mokassin
Ursprünglich die Fußbekleidung der nordamerikanischen Indianer, heute Bezeichnung für einen Schuh, dessen Oberleder von unten um den Leisten gezogen wird. Vom Typ Mokassin sind der Gucci-Loafer und der Bootsschuh.

Moleskin
Wörtlich übersetzt »Maulwurfsfell«. Weiches und warmes Baumwollgewebe in Atlasbindung, in England beliebter Stoff für informelle Freizeithosen.

Monkstrap
Schuh, der nicht geschnürt, sondern durch eine Schnalle geschlossen wird.

Mufti
Aus dem Arabischen entlehnter englischer Ausdruck für die Zivilkleidung eines Soldaten, meist eines Offiziers. Oft gleichbedeutend mit dem traditionellen englischen Kleidungsstil, wie er in London in der Savile Row lebendig ist.

N

Nadelstreifen
Wollstoff mit dünnen weißen Streifen auf dunklem, meist grauem oder dunkelblauem Grund. Der blaue Nadelstreifenanzug ist in London der traditionelle »city suit«.

Norfolkjacke
Jacke aus Tweed, hat drei oder vier Knöpfe, einen Gürtel oder Rückengurt, Bewegungsfalten und geräumige Blasebalgtaschen für Patronen und Proviant. Gilt als ein Vorläufer der Sportjacke. Wurde im 19. Jahrhundert zuerst auf den Ländereien des Duke of Norfolk getragen.

O

Oxford
1. Webart, die weiche aber dennoch strapazierfähige Hemdenstoffe hervorbringt. Dabei werden gefärbte und ungefärbte Baumwollfäden miteinander verwoben. Oxford-Gewebe wirken immer etwas weniger fein und förmlicher als Batist oder Popeline. Typischer Stoff für das Brooks-Brothers-Hemd.
2. Der förmlichste Herrenschuh mit geschlossener Schnürung und unverzierter Zehenkappe, in Schwarz der traditionelle Schuh zum Nadelstreifenanzug, auch zum Cut bei Staatsempfängen, Hochzeiten und Begräbnissen. In Braun zu Sportanzügen.

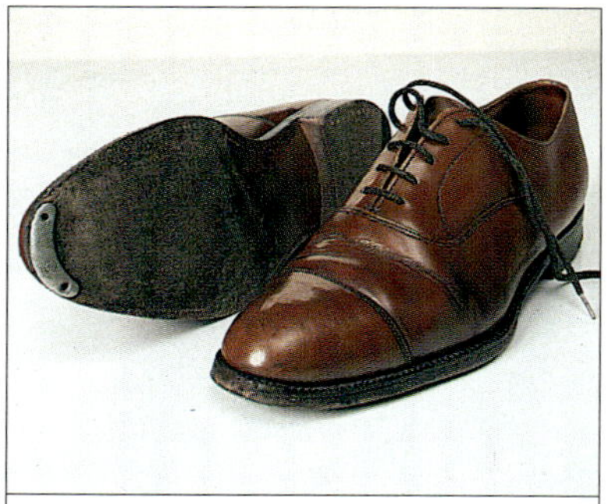

Oxford

P

Pennyloafer
In den fünfziger Jahren pflegten Studenten der Ivy League einen Penny als Glücksbringer unter den Steg ihrer Loafer zu stecken. Der Weejun von Bass gilt als der Urvater dieses Schuhtyps, er ist seit seiner Einführung in den dreißiger Jahre praktisch unverändert geblieben.

Plaid
Ursprünglich ein in Clan-Farben gewebter Wollüberwurf, Teil der schottischen Tracht. Heute Ausdruck für Schottenkaros aller Art. Auch Name für eine Decke, zum Beispiel Reiseplaid.

Plus fours
Besonders voluminöse Form der Knickerbocker-Hose, so genannt, weil der Knielänge »four inches« zugegeben wurden, um den Überhang zu erzeugen. Der berühmte Duke of Windsor trug »plus twentyfours«. Solche Hosen werden noch heute gern zum sportlichen Tweedanzug getragen, zum Beispiel bei der Jagd. Freilich nur in Großbritannien.

Polohemd
Kurzärmeliges Sporthemd aus Baumwollpiqué, das der französische Tennisspieler René Lacoste 1933 zunächst für sich selbst erdacht hat. »Pour moi, pour jouer au tennis comme au golf, j'eus un jour l'idée de créer une chemise.« Sein Entwurf wurde ein riesiger Erfolg. Schon 1939 wurden jährlich bis zu 300 000 Stück des Hemds produziert. Heute ist das Lacoste-Hemd ein internationaler Freizeit-Klassiker.

Popeline
Baumwollgewebe, das unter Verwendung von feineren Kettfäden und dickeren Schußfäden hergestellt wird. Die Schußfäden machen bei diesem Stoff also den Charakter aus. Meist für Hemdenstoffe.

Prince-of-Wales-Check
(Im deutschen Sprachraum vornehmlich als Glencheck bekannt.) Farbiges, meist blaues oder rotes Überkaro auf einem Glen-Urquhart-Karo. Muster dieser Art wurden für englische Großgrundbesitzer entworfen, die sich in Schottland niederließen und kein eigenes Clan-Muster hatten. Ihre Angestellten trugen diese Phantasiekaros, sogenannte »district checks«. Das Glen-Urquhart-Karo gehörte zu den Ländereien der Countess of Seafield. Das unempfindliche Muster ist ideal für »school, work and travel«, wie eine amerikanische Regel lautet. In England ein Dessin für sportliche Anzüge.

Pyjama
Schlafgewand mit weiten Hosen, abgeleitet vom persischen Ausdruck »pae jamah« für Fuß- oder Beinkleid. Die Briten der Kolonialzeit importierten den bequemen Hosenschnitt aus Indien und dem Mittleren Osten. Für das Tagesleben schien er ihnen zwar nicht tauglich, doch für erholsame Nächte allemal.

R

Raglanärmel
Ärmelschnitt, bei dem die Ärmel gleichzeitig das Schulterstück bilden und bis an den Kragen heranreichen, so genannt nach Lord Raglan, einem Kommandeur des Krimkriegs (1853 bis 1856). Der Raglanärmel ist typisch für Regenmäntel. Es gibt den einteiligen und den zweiteiligen Raglanärmel. Der einteilige Ärmel liegt flacher auf der Schulter. Die Jacke *Moorland* von Barbour hat zum Beispiel einteilige Raglanärmel.

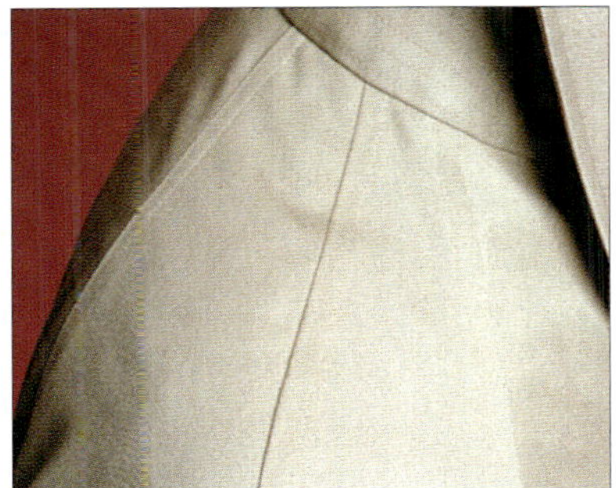

Raglanärmel

Regimentskrawatte
Krawatte mit den Farben eines englischen Regiments, wird zum Zivilanzug getragen. Heute meist Ausdruck für eine gestreifte Krawatte.

Reinigung
Gemeint ist meist die chemische Reinigung mit Hilfe von fett- und fleckenlösenden Chemikalien. Traditionalisten lehnen sie ganz ab, da sie den Stoff seiner natürlichen Feuchtigkeit beraubt. Sie ziehen das Bürsten, Lüften und Dampfbügeln vor. Wenn chemisch gereinigt werden soll, dann nur beim besten aller verfügbaren Spezialisten.

Roßhaar
Einlage aus gewebtem Roßhaar, zur Verstärkung und dauerhaften Ausformung eines Anzugs, meist an der Brust oder am Revers.

S

Sattelschuh
Traditioneller amerikanischer Schuh mit geschlossener Schnürung, bei dem die Seitenteile wie ein Sattel über dem Spann liegen. Der Sattel ist meist farblich vom übrigen Oberleder abgesetzt. Der Sattelschuh hat sich – bis jetzt – außerhalb Nordamerikas nie durchsetzen können.

Savile Row
Straße im Londoner Stadtteil Mayfair, Sitz der berühmtesten Herrenschneider der Welt, Synonym für den englischen Anzug. Die ehrwürdigsten Adressen sind Henry Poole in der Nr. 15, H. Huntsman in der Nr. 11, Anderson & Sheppard in der Nr. 30, Kilgour, French & Stanbury in der Nr. 8 und Gieves & Hawkes in der Nr. 1. Daneben gibt es noch eine Vielzahl weiterer ausgezeichneter Firmen, auch in den umliegenden Straßen.

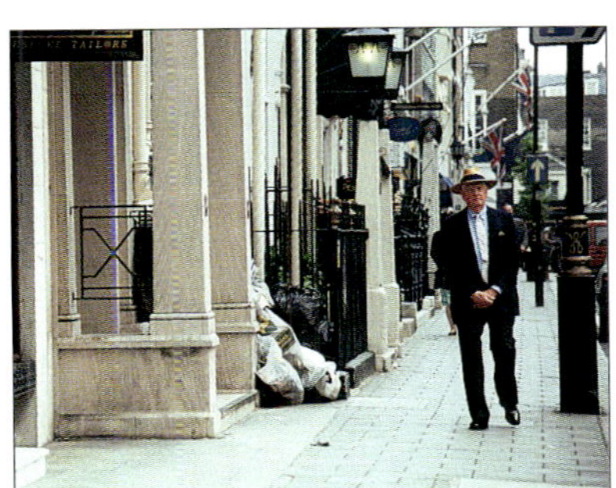

Savile Row

Schuhspanner
Dem Fuß nachgeformtes Holz, das den Schuh ausfüllt, wenn er nicht getragen wird. Dient dem Formerhalt des Leders und nimmt Feuchtigkeit auf.

Schulkrawatte
Krawatte mit den Farben einer Schule oder einer höheren Bildungseinrichtung. Wird in anglophonen Ländern von Schülern und Ehemaligen als Zeichen der Zugehörigkeit zu ihrer Ausbildungsstätte getragen. Ein berühmtes Beispiel ist die Old-Etonian-Krawatte.

Schweinsleder
Natürlich genarbtes Leder aus der Haut wildlebender Schweine, traditionelles Material für Handschuhe.

Sea Island Cotton
Die teuerste Qualität bei Hemdenstoffen aus Baumwolle. Wird aus einer höheren Anzahl von Fäden als Popeline gewebt, was diesem Stoff einen seidigen Griff verleiht. Während bei einem Popeline-Gewebe etwa 100 Fäden auf einen Inch kommen (1 Inch = 2,54 Zentimeter) sind es bei Sea Island 140 Fäden.

Seide
Traditionell edles Material für Krawatten, Hemden, Anzüge und Pyjamas, aber auch als Futterstoff und als Garnmaterial für die Herrenschneiderei. Wird aus den Kokons verschiedener Seidenspinnerarten, zum Beispiel des Maulbeerspinners, gewonnen.

Shetlandwolle
Wolle von den Shetlandinseln vor Schottland, beliebt für rustikale Pullover, oft im Zopfmuster. Auch ein meliertes Streichgarngewebe für Sportanzüge, Sportjacken und Mäntel.

Slipon
Regenmantel mit Raglanschulter, verdeckter Knopfleiste, kleinem Revers, meist aus Gabardine. Von »to slip on«, überziehen.

Sportanzug
Ein Anzug, der nicht zur Arbeit in der Stadt getragen wird, sondern in der Freizeit und auf dem Lande. Meist aus rustikaleren Wollstoffen in Naturtönen, oft kariert. Man könnte ihn auch als Sportjacke mit dazu passenden Hosen bezeichnen.

Sportjacke
Einreihige Jacke, die nicht Teil eines Anzugs ist – aber auch kein Blazer. Hervorgegangen aus der englischen Reitjacke und der Norfolkjacke. Häufig aus Tweed, in der urbanen Version oft auch aus Cashmere und anderen Wollstoffen, meist kariert. Nicht zu verwechseln mit dem Blazer (siehe auch dort).

Steifleinen
Wird in der traditionellen Schneiderei zur Formgebung in eine Anzugjacke eingenäht, bei industrieller Herstellung lediglich eingeklebt. Geklebte Einlagen behindern den lockeren Fall des Stoffs, vermindern die Luftdurchlässigkeit des Anzugs und sind weniger langlebig als vernähte Einlagen.

Straußenleder
Haut des Straußenvogels mit sehr charakteristischer Struktur. Beliebt für Kleinlederwaren wie zum Beispiel Brieftaschen oder Uhrenarmbänder wird aber auch zu Schuhen verarbeitet.

Super 100
Leichter, knitterunempfindlicher und formstabiler Schurwollstoff für Sommerkleidung.

T

Tartan
Verschiedenste Karomuster, die den schottischen Clans als Erkennungszeichen dienten. Heute Sammelbegriff für alle Arten von Schottenmustern.

Tasselloafer
Loafer, bei dem die Schnürsenkel durch Ösen oder »Tunnel« einmal um den Schuh herumgeführt werden und auf dem Spann zu einer Schleife geschlossen sind. Die Enden der Schnürsenkel sind mit Lederbommeln verziert, den sogenannten »tassels«. Als das Original gilt der Tasselloafer von Alden.

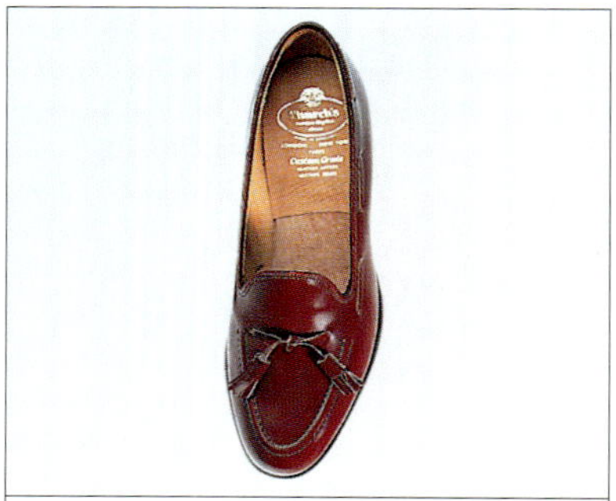

Tasselloafer

Tattersallcheck-Hemd
Kariertes Freizeithemd mit dem typischen Gitterkaro aus dunkelbraunen, grünen, weinroten, blauen oder schwarzen Streifen auf wollweißem oder hellbeigem Grund. Der Name dieses Musters geht auf den Pferdemarkt des Richard Tattersall zurück, bei dem die Pferdedecken mit eben jenem Karo verziert waren. Das Tattersallcheck-Hemd ist als Hemd das Pendant zur Sportjacke.

Trenchcoat
Wörtlich übersetzt »Schützengrabenmantel«, bezeichnet einen gegürteten, zweireihigen Gabardine-Mantel, der erstmals im Burenkrieg 1895-1902 bei der britischen Truppe zum Einsatz kam. Die Schulterstücke und die D-förmigen Metallringe am Gürtel, die zur Befestigung von Ausrüstungsgegenständen dienten, erinnern noch heute an die militärische Vergangenheit des Trenchcoat.

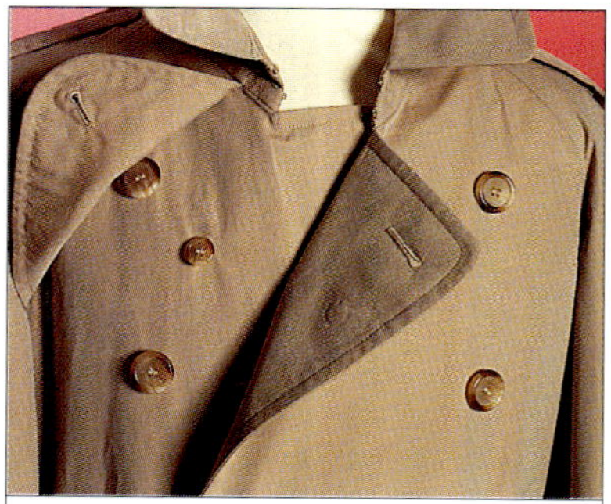

Trenchcoat

Trilby
Schmalkrempiger Filzhut mit dünnem Hutband, als »brown trilby« das typische Kleidungsstück englischer oder anglophiler Pferdefreunde.

Trimmer
In der englischen Maßschneiderei wählt er alle Zutaten des Anzugs wie Knöpfe, Einlagen, Garne und Futterstoffe aus. Wenn der Kunde keine besonderen Wünsche äußert, bestimmt der »trimmer« diese wichtigen Details. Junge Schneider schulen als »trimmer« ihr Stilgefühl.

Trouser maker
Ein Schneider, der sich auf das Nähen von Hosen spezialisiert hat.

Tunnelbund
Hosenbund, der im Inneren eine Einstellvorrichtung beherbergt, mit der man die Bundweite variieren kann. Ersetzt den Hosengürtel. Man findet den Tunnelbund meist an Hosen, die von Hosenträgern gehalten werden.

Tuxedo
Oft auch kurz »tux«, amerikanische Bezeichnung dessen, was man im Deutschen als »Smoking« kennt. Benannt nach einer angeblich historischen Begebenheit, bei der Griswold »Grizzy« Lorillard, ein amerikanischer Tabakerbe, am 10. Oktober 1886 den Tuxedo Club in Tuxedo Park, New York, betrat, angetan mit einem Frack ohne Schwalbenschwänze.

Tweed
Wollstoff von den britischen Inseln, meist aus Schottland, bei dem mehrere unterschiedlich gefärbte Wollfasern verwebt werden. Der Name ist vermutlich eine Verballhornung des Begriffs »tweel«, Schottisch für Twill.

V

Vest maker
Schneider, der sich auf die Anfertigung von Westen spezialisiert hat.

Vikunja
Sehr teures Haar eines höckerlosen südamerikanischen Kamels. Die Gewinnung ist extrem aufwendig und wenig ergiebig. Etwaige im Gebüsch hängengebliebene Haare sammelt man von Hand ein. Ein Anzug oder Mantel aus Vikunja ist für viele der Inbegriff von Luxus.

Viyella
Warmer Hemdenstoff, erfunden im Jahre 1890 von Henry Ernest Hollins. Besteht zu 55 Prozent aus Merinowolle und zu 45 Prozent aus langstapeliger Baumwolle. Viyella wird vor allem zu Tattersallcheck-Hemden verarbeitet.

W

Wachsjacke
Baumwolljacke, die zum Schutz gegen Regen mit Ölen oder Wachsen imprägniert ist. Die berühmteste Wachsjacke ist die von Barbour.

Weste
Seit dem 17. Jahrhundert Bestandteil der Herrenkleidung, gehörte ursprünglich auch noch zu dem Anzug, der sich im ausgehenden 19. Jahrhundert entwickelt hat. Seit dem Zweiten Weltkrieg ist die Weste nicht mehr verbindlicher Teil des Anzugs.

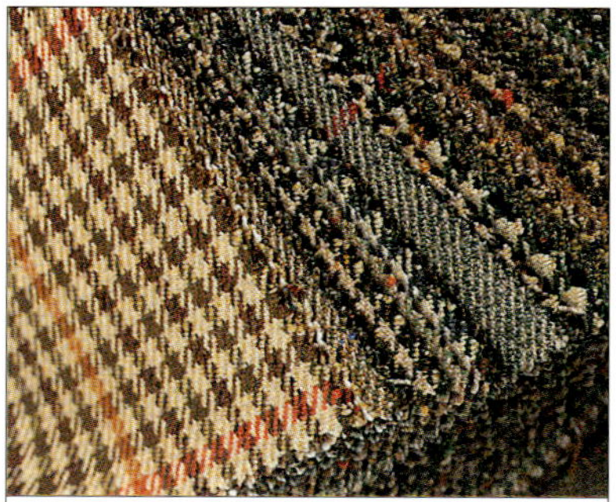

Tweed

Whipcord
Melierter Wollstoff für strapazierfähige Sportanzüge und Hosen zur Sportjacke.

Windsor-Knoten
Angeblich der Krawattenknoten des Duke of Windsor. Fachleute wollen aber immer wieder nachweisen, daß der abgedankte König einen Four-in-hand-Knoten getragen hat, der lediglich durch eine dicke Einlage der Krawatte sein Volumen bekam. Der Windsor-Knoten eignet sich noch am ehesten für Hemden mit »cutaway collar«, der schlankere und leicht asymmetrische Four-in-hand wirkt in der Regel jedoch besser.

Z

Zweireiher
Jacke mit zwei Knopfreihen und meistens sechs Knöpfen. Die obersten beiden Knöpfe sind ein blindes Knopfpaar, sie dienen nur der Zierde. Der Zweireiher sollte im Stehen stets geschlossen sein, da die Jacke sonst breit auseinandersteht, was unvorteilhaft aussieht.

Zylinder
Förmlichster aller Hüte, wird nur noch bei Tagesanlässen zum Cut getragen oder abends zum Frack, ist aber nicht mehr obligatorisch. Es gibt auch den Klappzylinder, den »chapeau claque«, der für Transport und Lagerung flach zusammengefaltet werden kann.

Bibliographie – eine Auswahl

Alison Adburgham: Shopping in Style. London from the Restoration to Edwardian Elegance. London 1979
Hardy Amies: The Englishman's Suit. London 1994
Ann Barr, Peter York: The official Sloane Ranger Directory. London 1984
Ann Barr, Peter York: The Official Sloane Ranger Diary. London 1983
Ann Barr, Peter York: The official Sloane Ranger Handbook. London 1982
Francois Chaille: Tradition und Trend. Krawatten. Paris, Niedernhausen 1997
Nicholas Courtney: The very best of British. London 1985
John Crawshaw: Made to last. The History of Church's Shoes. Eastbourne, East Sussex 1998
Brian Dobbs: The last shall be first. The colourful story of John Lobb the St. James's Bootmakers. London 1972
Fachzeitschrift »Der Schneidermeister«: Die Zuschneidekunst »Herrenkleidung«. Hannover 1934
Alan Flusser: Style and the Man. New York 1996
Sarah Gibbings: The Tie. Trends and Traditions. London 1990
Sarah Giles: Fred Astaire. His Friends Talk. New York 1988
Christina Giorgetti u. a.: Brioni. Fifty Years of Style. Florenz 1995
Wolfgang Glöss (Herausgeber): The H & R Book of Perfume. Hamburg 1992
Wolfgang Glöss (Herausgeber): Fragrance Guide. Feminine Notes. Masculine Notes. Hamburg 1991
Hugo Janistyn: Taschenbuch der modernen Parfümerie und Kosmetik. Stuttgart 1966
Charles Jennings: People like us. A Season Among the Upper Classes. London 1997
Paul Keers: A Gentleman's Wardrobe. London 1987
Jay McInerney u. a.: Dressed to kill. James Bond. The suited Hero. Paris, New York 1996
Suzy Menkes: The Windsor Style. London, Glasgow etc. 1987
George Michael, Rae Lindsay: George Michael's Complete Hair Care for Men. New York 1983
Caroline Rennolds Milbank: Couture. Glanz und Geschichte der großen Modeschöpfer und ihrer Creationen. New York, Köln 1986
Property from the Collection of the Duke and the Duchess of Windsor. (Sotheby's Catalogue) New York 1997
Sybil Gräfin Schönfeldt: 1x1 des guten Tons. Das neue Benimmbuch. Hamburg 1991
Geraldine Trembath: The Connaisseur's Guide to English Style. Honiton, Devon 1996
Hugo Vickers, The Private World of the Duke and Duchess of Windsor. London 1995
Richard Walker: The Savile Row Story. An illustrated history. London 1988
A. A. Whife: The Modern Tailor, Outfitter, and Clothier. London 1928
Frank Whitbourn: Mr Lock of St. James's Street. London 1971

Danksagung

Für geduldige Auskunft, fachmännischen Rat, erhellende Gespräche und freundliche Aufnahme bedanken wir uns bei

John Balcombe, Peter J. M. Beerens, Jeremy Carrington Hull, John Coggin, Joanna Comfort, Angus Cundey, John Davis, Michael J. Drake, Richard C. Elliott, John R. Farrant, Robert Gieve, Jeremy Gledhill, Robert Godley, Geoffrey P. H. Grainger, Heinz Hagen, Neil B. Harrison, Patrick Jenkinson, Adam Keith, Peter-W. Klein, John Hunter Lobb, Jonathan Lobb, Maurizio Marinella, Paul Maskell, Peter O'Neil, Alan Pope, Christopher R. Pringle, Peter Pütz, Heinz-Josef Radermacher, Hellmut Rondholz, Richard Shaw, Ernst Sobotta, Janet Taylor, Ruth Warborn, Kenneth Williams.

Weiterhin bedanken wir uns bei folgenden Firmen und Institutionen für die freundliche Unterstützung:

Alden Shoe Company, Middleborough, Massachusetts; Apollo-Optik GmbH, Köln; J. Barbour & Sons Ltd., Simonside; Bertram & Frank, Köln; Boutique de la peluco, Barcelona; Braun AG, Kronberg im Taunus; Brioni, Rom; British Menswear Guild, London; Brooks Brothers Clothiers, Madison Avenue, New York; Burberrys (Deutschland) GmbH, Düsseldorf; Cartier, Paris; Cheaney & Sons Ltd., Desborough, Kettering; Chester Barrie, Savile Row, London; Christy & Co. Ltd., Stockport, Cheshire; Church & Co. (Footwear) Ltd., Northampton; John Comfort Ltd., London; J. C. Cordings & Co. Ltd., London; D'Avenza Fashion spa, Avenza; Deutsches Textilmuseum, Krefeld; Deutsches Wollforschungsinstitut der RWTH, Aachen; Douglas Parfümerien, Hagen, Düsseldorf; Drake's Fine English Silks, Carrington Hull Associates Limited, London; Alfred Dunhill, Hamburg; Filofax, London; Filofax Deutschland GmbH, Schwalbach/Taunus; Kay Geffers Textilagentur, Linau; Gieves & Hawkes, No. 1 Savile Row, London; Gimeno, Barcelona; H. Greve, Schuhfabrik, Waalwijk; Hermès, Paris; Holland & Sherry, Savile Row, London; Hotel Havana, Barcelona; Internationales Wollsekretariat, Düsseldorf; Jockey / VOLLMA Wirkwaren GmbH, Hechingen; John Crocket, Köln; Kassuba Vertriebsgesellschaft mbH, Leinfelden-Echterdingen; G.B. Kent & Sons PLC., Hertfortshire; Eduard Kettner, Köln; Nessrin Königsegg, Marketing, Contact, Public Relations, Hamburg; T. M. Lewin & Sons Ltd., London; Henri Lloyd, Manchester; John Lobb, London; James Lock & Co. Ltd., London; Maison de Chapeau, Köln; Eugenio Marinella S.N.C., Shirtmaker and Outfitter, Neapel; Marks & Spencer, Köln; Mil, Sombreria, Barcelona; Missoni S. P. A., Sumirago (Varese); Moos + Co, Küsnacht; Ciro Paone S. p. A., Arzano (Neapel); Philips GmbH, Hamburg; Henry Poole & Co., London; Peter Pütz Juwelier, Köln; Heinz-Josef Radermacher, Maßschneider und Hemdenmacher, Düsseldorf; Regent GmbH, Weißenburg; Rimowa Kofferfabrik, Köln; J. u. H. Rondholz, Köln; Derek Rose Pyjamas Ltd. Savile Row, London; Samsonite GmbH, Köln; Franz Sauer, Köln; Schiesser AG, Radolfzell; Swaine Adeney Brigg, London; Levi Strauss Germany GmbH, Heusenstamm; The London Badge & Button Company, London; Tibbett PLC, Wellingborough; Tobias Tailors of Savile Row, London; R. E. Tricker Limited, Northampton; Geo F. Trumper, London; Turnbull & Asser Ltd., London; Variations, Hair & Beauty Salon at Fortnum & Mason, London; Verband der Zigarettenindustrie, Bonn; Louis Vuitton, Paris; Wilkinson Sword GmbH, Solingen.

Der Verlag dankt darüber hinaus für tatkräftige Unterstützung:

Manfred Allié (Übersetzung des Vorworts); Werner Büg, Mariano Herrera (Fotoassistenz); Regine Ermert (Register); Barbara Halcour, Bernhard Roetzel (Styling); Eva Mittmann (Make up); Frank Runge (Aktmodell); Thomas Ristow (Korrektorat); Michael v. Trzebiatowski (Modell); Gerd Türke (Layout); Christian Wördehoff, Tom Oellerich (Satz).

Register

Seitenzahlen, die auf ausführliche Textstellen verweisen, sind fett gekennzeichnet.

A

Aaltsz, Tony 19
Accessoires **220-279**
Ackermann, Myron 102, 109
Action-Man-Sweater 295
Acqua di Parma 22
Adenauer, Konrad 138, 223
Aftershave 15
Agnelli, Gianni 35, 65, 227
Aktentasche 251
Alden (Firma) 65, 116, 153, 154, 155, 158, 163, 178, 179, 181
Allen, Woody 127, 214, 267
Allen-Edmonds (Firma) 153, 154, 158
Altman & Co., B. (Firma) 111
Anderson & Sheppard (Firma) 94, 101, 104
Angeln s. Fischen
Angelo (Firma) 109
Anne, Princess 201
Anprobe 348
 s. auch Maßanfertigung
Anzug **90-117**, 348
 allgemein 90-91
 englischer 96, 108
 Geschichte 91
 italienischer 108
 Pflege 344-345
 Sommer 115
 s. auch einzelne Firmen; Frack; Kofferpacken; Maßanfertigung; Morning dress; Savile Row; Smoking; einzelne Stoffe
Aran-Pullover 291, 295
Armani 113
Armstrong, Neil 228
Asprey (Firma) 256
Astaire, Fred 37, 133, 214, 327
Attachable collar 52, 53
Audemars Piguet (Firma) 228, 229

B

Babers 171, 177
Bademantel 337
 s. auch Morgenrock
Badge and Button Company (Firma) 149
Balmoral oxford 158, 348
Bandanna 72
Barbera (Firma) 128, 297
Barbour (Firma) 201
Barbour, John 201
Barbour-Jacke **200-203**, 304
Bartformen 20
Bartpflege 21
Baseball-Mütze 213
Baskenmütze 213
Bass (Firma) 65, 154, 162
Battistoni (Firma) 109
Baume & Mercier (Firma) 228, 229
Baume, William 228
Baumwolle 348
 Anzug 114, 115
 Einlagen 101
 Hemden 56
 Herstellung **54-55**
 Piquéhemd 317
 Pullover 291
 Pyjama 339
Bausch & Lomb (Firma) 268, 269
Bedford Cord 125, 305, 348
Beefroll 162, 348
Belcher, James 72
Belvest (Firma) 109
Bemberg-Seide 129, 348
Benetton, Luciano 267
Bengal stripes 348
Bennett, Tony 37, 113
Berluti (Firma) 157
Bernhard, Prinz der Niederlande 18
Bespoke 102, 348
Billettasche 348
Billings & Edmonds (Firma) 104
Black tie 323, **324-325**
Blazer **146-149**, 318, 348
Blucher 160, 161, 179, 348
Blücher, Gebhard Leberecht 160
Boater 212, 348
Bogart, Humphrey 37
Boothby, Sir Brooke 277
Bootsschuhe 163, 186, 319, 348
Borotra, Jean 316
Borsalino 213
Bowler **210-211**, 213, 348
Bowler & Son (Firma) 211, 348
Box, Joseph 169
Box-Cloth 142, 143
Boxershorts 42, 44
Braun (Firma) 19
Breeches 348
Breguet (Firma) 228, 229
Breguet, Abraham-Louis 228
Breitling (Firma) 228, 229
Brieftasche 222, 225
Brigg s. Swaine, Adeney, Brigg & Sons 264
Brille **266-269**
Brioni (Firma) 109, **110-113**, 128
British Warm 195, 348
Brogue **158**, 159, 160, 161, 165, 181
Brooks, John 65
Brooks Brothers (Firma) 65, **116**, 127, 142, 143, 179, 182, 214, 297
Brooks-Brothers-Hemd **65**
Brown, Davies & Co. (Firma) 50
Brugnon, Jacques 316
Brummel, George Bryan 72
Brun, Henrik 45
Brusthaar 37
Budapester 159, 165, 348
Büffelhorn 348
Bügel 344, 345
Bügeln **68**, **69**, 344
Bundfaltenhose 46, 138-139, 140, 141, 348
Burberry, Thomas 198
Burberrys (Firma) 198
Burlington (Firma) 187
Bürste s. Haarbürste; Kleiderbürste
Burton, Richard 113
Bush, George 80
Button-down-Hemd 64, 65, 249, 297

C

Cagney, James 213
Calcani, Armando 110
Caraceni (Firma) 109
Caraceni, Domenico 109
Cardoso, Lopez 18
Carré, John le 130
Carreras, José Joaquin 236
Cartier (Firma) 228, 229, 233, 237
Cashmere 348
 Anzug 114, 115
 Jacke 128, 314
 Krawatte 75, 76
 Produktion 284
 Schal 278, 279
Cavalry Twill 130, 131, 148, 195, 348
Chalkstripe 348
Chambray 64, 65
Chameau, Le (Firma) 305
Charles II., König von England 72
Charles, Prince of Wales 35, 53, 94, **104**, 143, 201, 209
Charvet (Firma) 74, 339
Cheaney & Sons, Joseph (Firma) 153, 154, 167, 170
Check 348
 s. auch Gingham check; House check; Prince-of-Wales-Check; Shepherd's Check
Chester Barrie (Firma) **102-103**, 141
Chesterfield 194, 348
Cheviot 125, 189, 348
Chino 65, **134**, 149
Church's (Firma) 153, 154, 155, 159, 162, 166, **170-171**, 175, 177, 334, 346
Church, Thomas 171
Churchill, Randolph 237
Churchill, Winston 84, 183, 215, 228, 237
Cifonelli (Firma) 109
Clapton, Eric 104
Cleverly, George (Firma) 165
Clubjacke 146
Clubkrawatte 72, 73, 348
Coat maker 92, 100, 348
Cochet, Henri 316
Coggin, John 95
Coke 348
Coke, William 211
Colacello, Bob 137
Collegeschal 279
Collischon, David 252
Collischon, Lesley 252
Comfort, John (Firma) 79
Connery, Sean 36, 75, 104
Cooper (Firma) 46
Cooper, Gary 113, 139
Cord 125, 130, 131, 148, 189
Cordings of Piccadilly (Firma) 107, 148, 205, 247, 304, **306-307**
Cordovan **178-179**, 348
Covert Coat 195, 307, 348
Covert-Stoff 125, 189
Craven, Earl of 236
Cricket-Pullover 294
Crocket, John (Firma) 305
Crockett & Jones (Firma) 153, 154, 170, 171
Crombie Coat 194, 348
Cummerbund 325
Cundey, Angus 95, 325
Custom tailoring 93
Cut s. Cutaway Coat
Cutaway Coat 209, 331, 348
Cutaway collar 52, 53, 67, 83, 348
Cutler & Gross (Firma) 269
Cutler, Graham 269
Cutter 92, 99-101, 348

D

D'Avenza (Firma) 109
Dalí, Salvador 20
Davis, John 95
Deerstalker 349
Dege & Sons, J. (Firma) 94
Dehnbund 349
Della Valle, Diego 22, **184**, 185

Delon, Alain 214
Denim 349
Derby 160, 161, 165, 349
Dietrich, Marlene 23, 104
Dinner jacket 323, 349
Dior, Christian 22
Disney, Colonel 252
Donegal Tweed 124, 349
Douglas, Michael 143, 185
Drake, Michael J. 75, 278
Drake's (Firma) 74, 80
Dufflecoat **199**, 349
Düfte **22-25**
Duftnoten **24**
Dunhill (Firma) 237, 238
Dupont (Firma) 237
Dusty Madder 349

E

Eau de Toilette 15, **22-23**
Eau d'Hermes 22
Eau Sauvage 22
Edinburgh, Duke of s. Philip, Prince
Edmonds, Colin 104
Edward VII., König von Großbritannien und Irland 105, 139, 212
Edward VIII., König von Großbritannien und Irland s. Windsor, Duke of
Einreiher 349
Einstecktuch **270-275**, 325
Einstein, Albert 35
Elektrorasierer **18-19**
Elisabeth I., Königin von England 238, 288
Emanuele Filiberto, Prinz von Savoyen 20
Escarpin 349
Espadrilles 183, 319
Evans, David (Firma) 349
Extract of Limes (Eau de Toilette) 22

F

Fair-Isle-Pullover 105
Fay (Firma) 183
Fedora 212
Feuerzeug 222, 237
Filofax **252-253**
Filz 101, 123
Fischen 302-303, **312-313**
Fischgrat 117, 124, 194, 349
Fishtail 349
Flanell 117, 120, 130, 131, **133**, 146, 148, 189, 349
Flannel s. Flanell
Fleur de Lys sweater 295
Florsheim (Firma) 154
Flügelkappe 161, 348
Fonda, Henry 113
Fonticoli, Nazareno 110, 111
Foster & Son (Firma) 157
Four-in-hand-Knoten 82, 83, 349
Fox, Samuel 263, 265
Frack 209, 323, **326-327**, 329, 349
Fratelli Rosetti s. Rosetti, Fratelli
Fremont, Vincent 137
Friday shirt 65
Frisch, Max 192
Füllfederhalter 222
Futter 79, 123, 129, 14[illegible], 349

G

Gabardine 197, 198, 349
Gable, Clark 113
Galliano, John 214
Galon 326, 349
Galoschen 185, 349
Gehrock 331
Geld 224-225
Geldscheinklammer 225
Georg VI., König von England 224
Gesellschaftsanzug 323
Gidden, W. & H. (Firma) 308
Gieve, Robert 96, 350
Gieves & Hawkes (Firma) 74, **98-101**, 147, 195, 290, 351
Gingham check 349
Giorgio of Beverly Hills (Eau de Toilette) 23
Glencheck 97, 105
Godley, Robert 75
Golf **314-315**
Goodyear, Charles 171
Gorbatschow, Michael 80
Gravati (Firma) 154
Green, Edward (Firma) 153, 154, 171
Grey Flannel (Eau de Toilette) 23
Gross, Tony 269
Gucci (Firma) 154, 164, 165, 329
Guerlain (Firma) 23
Guernsey **288-289**, 319, 349
Gürtel 96, **144-145**, 349
Guylas, Stephen 205

H

Haarbürste **38**
Haarpflegeprodukte **30-31**
Haarschnitt **34-35**, 208-209
Haarwäsche **32-33**
Hackett (Firma) 140, 171
Hacking-Jacke 309, 349
Hahnentritt 125, 349
Haifischkragen 52, 53
Halston 14, 22
Halstuch 72, 85, 331
Hamilton (Firma) 228, 229
Handschuhe **276-277**, 327, 331
Hanway, Jonas 263
Harai (Firma) 154, 157
Hardy, Oliver 211
Harris, D. R. (Firma) 30
Harris Tweed 124, 349
Harrods 338
Harvie & Hudson (Firma) 61
Hausmantel s. Morgenrock
Hausschuhe **183**, 334
Hawes & Curtis (Firma) 82, 96, 104, 327
Hayward, Douglas 104
Hefner, Hugh 337
Hemd s. Frack; Nachthemd; Oberhemd; Polohemd; Smoking; Unterwäsche
Hemdenpflege 57, **68-69**
Hemdkragen 50, 51, **52-53**, 66-67
Hemingway, Ernest 20
Hepburn, Audrey 133
Hermès (Firma) 76, **77**, 83, 273, 308
Hermès, Emile-Charles 77
Hermès, Thierry 77
Herrenausstatter s. einzelne Firmen; Jermyn Street; Savile Row
Herringbone 124, 125
Herringbone Twill 56
Herriot, James 64, 329
Hetherington, John 212
Heuer, Edouard 228
Hilditch & Key (Firma) 61, 74
Hill, Charles (Firma) 74
Hockney, David 35
Holliday & Brown (Firma) 74
Homburg 212, 349
Hopsack 146
Horween (Firma) 169, 178, 179
Horwitz, Alexandre 18
Hose 120, **130-141**, 148-149 s. auch Anzug; Frack; Golf; Jeans; Pferdesport; Segeln; Shorts; Smoking
Hosenträger 96, 116, 138, 139, 140, **142-143**, 349
House check 349
House style 349
Hughes, Fred 137
Hunter wellies 305
Huntsman & Sons, H. (Firma) 93, **94**, 103, 308
Hurd, Douglas 267
Husky-Jacke 205, 305, 308
Hut **208-217**, **310-311**, 312, 314 s. auch einzelne Modelle

I

IWC (International Watch Co.) 228, 229

J

Jacke s. Anzug; Blazer; Clubjacke; Fischen; Frack; Golf; Husky-Jacke; Jagd; Kofferpacken; Lammfelljacke; Morning Coat; Pferdesport; Segeln; Smoking; Smoking jacket; Sportjacke; Steppjacke; Strickware; Wachsjacke
Jaeger-LeCoultre (Firma) 229
Jagd 201, **302-303**, **304-305**
Jagger, Bianca 104
Jagger, Mick 104
Jaime, Don 20
Jeans 134, **136-137**, 140, 189
Jermyn Street **59-61**, 350
Jockey (Marke) 42, 44, **46-47**
John, Elton 37, 104
Johns & Pegg (Firma) 104
Johnson, Herbert (Firma) 213
Johnson, Philip 267

K

Kamelhaarstoff 189
Kammgarn 97, 125, 128, 146, 288
Karos 189, 314, 350
Kent & Sons, G. B. (Firma) 38
Kent, John 96
Kentkragen 52, 53
Kilgour, French & Stanbury (Firma) 95, 327
King, Larry 142
Kipper tie 82, 350
Kiton (Firma) 104, **109**, 128, 141, 297
Klappmanschette 249, 350
Kleiderbürste 344, 345
Klemann, Benjamin 157
Knize 23
Knize Ten (Eau de Toilette) 23
Knöpfe 51, 96, 123, 129, 149
Knopfloch 96
Koffer 251, **254-259**
Kofferpacken 258-259
Kohl, Helmut 80
Konfektion 350
Kragen s. Hemdkragen
Krawatte 66, **72-87**, 148, 274-275, 313, 331, 350
  binden 82-83
  Business 81
  Geschichte 72, 85
  gestreifte 73
  Hermès 77, 148
  Herstellung 79, 81
  Kauf 74

Marinella 80
Pflege 347
s. auch einzelne Firmen; Halstuch; Krawattenschal; Schleife
Krawattenknoten **82-83**
Krawattenschal **87**
Kreditkartenetui 225
Kreidestreifen (Chalkstripe) 97, 189, 348

L

Lackschuhe 329
Lacoste (Firma) **316-317**
Lacoste, René 316
Lagerfeld, Karl 35
Lammfelljacke 204
Langsdorf, Jesse 72
Lange & Söhne, A. (Firma) 228, 229
Lange, Ferdinand Adolph 228
Laurel, Stan 211
Lauren, Ralph 22, 64, 116, 141, 171, 182, 297, **317**
Lavendel 25
Lavenham (Firma) 305
Leder 144, 168-169, 178-179, 277
Leinen 114, 115, 271
Leisten 175, 350
Levi's 65, **136**, 149, 297, 317
Lewin, T. M. (Firma) 60
Lewin, Thomas Mayes 60
Liebeneiner, Wolfgang 182
Lincoln, Abraham 116
Lindbergh, Charles 228
Lloyd, Henri (Firma) 205, 318
Loafer **162-164**, 165, 179, 181, 184-185, 186, 189, 329, 331
Lobb, John (Firma) 153, 155, **156-157**, 165, 171, 173
Lock & Co. (Firma) 211, 310
Loden 196, 303, 304, 350
Loewy, Raymond 19
Longines (Firma) 228, 229
Lorillard, Griswold 325
Lotusse (Firma) 153, 155
Lumsden, Sir Harry 134

M

Macclesfield tie 72
Macintosh 197, 350
Macintosh, Charles 197
MacNee, Patrick 210
Madraskaro 314, 350
Major, Dimi 104
Maniküre **39**
Mann, Thomas 208, 234, 261
Manschettenknopf **248-249**, 325, 350
Mantel **192-199**, 304
s. auch einzelne Modelle
Marie-Antoinette, Königin von Frankreich 228
Marinella (Firma) **80-81**
Marinella, Eugenio 80
Marinella, Maurizio 80
Marlboro 236-237
Mary I., Königin von England 288
Mary, Königin der Schotten 288
Maßanfertigung
Anzug 80, **92-93**, **99-103**, 111
Hemd **62-63**
Hut 213
Schuhe **156-157**
Sportjacke 128-129
Maßkonfektion 93, 111, 350
Master tailor 350
Mastroianni, Marcello 278
Materna, Georg (Firma) 157
McCartney, Paul 104
Melone s. auch Bowler und Coke 211
Menkes, Suzy 82
Mercier, Paul 228
Merinowolle 133, 284, 350
Michael, Dr. George 38
Michael, Prince of Kent 82
Missoni (Firma) **296-297**
Missoni, Ottavio 296, 297
Missoni, Rosita 296, 297
Missoni, Angela 297
Mitterand, François 80
Mobiltelefon 222
Mohair 114, 115, 284, 350
Mokassins 154, 162, 163, **165**, 350
Moleskin 130, 131, 350
Möller, Herbert B. 179
Monkstrap **166**, 331, 350
Montezemolo, Luca di 22
Montgomery, Bernard Law 199
Moore, Roger 104
Moreschi (Firma) 154
Morgenrock 334, 336, **337**, **341**
Morning Coat 209, 331
Morning dress **330-331**
Morris, Philip 236, 237
Mufti 350
Mustermix 274-275

N

Nachthemd 338
Nadelstreifen 97, 189, 350
Nagelpflege **39**
Nailhead 97, 189
Napoleon Bonaparte 228
Naßrasur **17**
Nelson, Albert 101
Nelson, Horatio 288
New & Lingwood (Firma) 60
Nicky (Firma) 75
Nicoletto, Aldo 109
Niven, David 20
Noppensohle 184
Norfolk, Miles Fitzalan Howard Duke of
Norfolkjacke 120, 350
Norman & Hill (Firma) 252
Nutter, Tommy 104

O

Oberhemd **50-69**
s. auch Hemdkragen; Hemdenpflege; Maßkonfektion
Ogilvy, David 239
Omega (Firma) 228, 229
O'Neil, Peter 99
Oxford (Gewebe) 56, 65, 350
Oxford (Schuh) 158, 159, 163, 165, 331, 350

P

Paco Rabanne pour Homme 23
Panamahut **216-217**, 314
Paone, Ciro 109
Parfumeur 24
Partridge, John (Firma) 205
Patek Philippe (Firma) 228, 229
Pennyloafer 162, 179, 351
Pepita 124
Pfeife **238-241**
Pferdesport 302-303, **308-311**
Pflege **57**, **68-69**, **344-347**
Philip, Prince 96, 104, 201
Philips (Firma) 18-19
Philishave 18
Piaget (Firma) 228
Picasso, Pablo 215, 237
Pink, Thomas (Firma) 61
Pinpoint 56
Plaid **261**, 351
Plastron 331
Plus fours 351
Poco-Slip 44
Poitier, Sidney 113
Polo (Eau de Toilette) 22
Polo Coat 196
Polohemd 314, **316-317**, 351
Poole & Co., Henry (Firma) 95
Popeline 56, 351
Porkpie hat 214
Portemonnaie 225
Portfolio 251
Prince-of-Wales-Check 97, 105, 117, 189, 351
Pullover s. einzelne Modelle; Strickware
Pyjama 334, 338-339, 351

R

Rabanne, Paco 23
Radermacher, Heinz-Josef 62
Raft, George 213
Raglanärmel 197, 351
Raleigh, Sir Walter 235, 238
Rasierapparat 14, **18-19**
Rasiermesser 14, 17
Rasierpinsel 14, 17
Rasierschaum 14
Rasur **14-21**
Rauchen 235
s. auch Pfeife; Zigarette; Zigarre
Rauhlederschuhe **180-181**
Ray Ban 268, 269
Reagan, Ronald 53
Regent (Firma) 102
Regimentskrawatte 73, 351
Reinigung 344, 347, 351
Reiten s. Pferdesport
Reiter, Ludwig (Firma) 153, 155
Ribbed Twill 56
Riding Mac 197, 309
Rockwell, Norman Percevel 334
Roden, George 95
Rogers & Co. (Firma) 94
Rolex (Firma) 228, 229
Rose, Derek (Firma) 337, 338
Rosetti, Fratelli (Firma) 154
Roßhaar 101, 123, 129, 351
Rothmans, Louis 236
Roudnitska, Edmond 23
Rubinstein, Arthur 228

S

Saint Laurent, Yves 237
Samsonite (Firma) 256
Santos 110
Sattelschuhe **182**, 351
Savile Row **92-95**, 96, 99, 102-103, 104, 128, 351
Savini, Gaetano 110, 111
Scalfaro, Oscar Luigi 80
Schal **278-279**, 326
s. auch Krawattenschal
Scheintasche 225
Schirm **262-265**, 313, 315
Schlafanzug s. Pyjama
Schleife **85**, **86**, 325, 327
Schlüsseletui 222
Schmuck **232-233**
Schnallenschuhe 166
Schnürschuhe **158-161**, 181, 182, 189
Schuhe **152-203**, 305, 308, 315, 319, 329, 331, 334
Kauf 152-155
Herstellung 165, 172-177
Pflege 346-347

Reparatur 346
s. auch einzelne Firmen; einzelne Modelle; Stiefel
Schuhspanner 347, 351
Schulkrawatte 73, 351
Schulter 96, 128
Schurwolle
Anzug 114, 115
Blazer 146
Krawatte 75
Hose 131
s. auch Strickware
Schweinsleder 351
Schweitzer, Albert 20
Schweizer Batist 56
Scurr, Grace 252
Sea Island (Gewebe) 56, 351
Seafield, Countess of 97
Sebago (Firma) 154, 162
Seersucker 117
Segal, Fred 136
Segeln **318-319**
Seide 351
Anzug 114, 115
Gewinnung 78
Hemd 56
Krawatte 75, 76
Krawattenschal 87
Produktion 284-285
Pyjama 339
Schal 278, 279
Sportjacke 128, 129
Selleck, Tom 37
Sellers, Peter 113, 216
Serge 146
Seven-fold-tie 76
Shepherd's Check 124
Shetlandwolle 291, 351
Shorts 135
Shwayder, Jesse 256
Simenon, Georges 238
Simpson 338
Sinatra, Frank 37, 113, 143, 214
Sinclair, Anthony 104
Slipon 197, 351
Slippers 183
Smith, Peter 99
Smith & Son, James (Firma) 263
Smoking 323, **324-325**, 328, 329
Smoking jacket 328
Soft roll collar 52, 53, 65, 249
Spadari s. Telerie Spadari
Spazierstock **260**
Sperry Topsider 319
Sperry, Paul 319
Sport **300-319**
s. auch einzelne Sportarten
Sportanzug 351
Sportjacke **120-129**, 351
Spread collar 52, 53
Spreizkragen 52, 53
Steifleinen 101, 129, 351
Steppjacke 204, 205
Stiefel 305, 308, 312, 313
Stoffe **56**, **58**, 97, 114, 117, **124-125**
s. auch einzelne Gewebe
Stokowski, Leopold 255
Strauss, Levi 136
Straußenleder 351
Strickkrawatte 75
Strickware **282-297**
Strohhut 212
Strümpfe **186-187**, 325
Super 100 114, 351
Swaine, Adeney, Brigg & Sons (Firma) 251, 263, **264-265**

T

Tab collar 52, 53
Tabakverarbeitung 235
TAG Heuer (Firma) 228, 229
Tailor 92, 93, 95, 102, 350
Tailors, Tobias (Firma) 74, **95**
Tartan 352
Tasche **250-251**
s. auch Koffer
Taschenflasche **246-247**
Taschenmesser 222, **307**
Taschentuch s. Einstecktuch
Tasselloafer 162, 163, 179, 352
Tattersall, Richard 64
Tattersallcheck 56, **64**, 75, 352
Taucheruhr 231
Telerie Spadari (Firma) 58
Thurston, Albert (Firma) 143
Tibbett (Firma) 194
Timberland (Firma) 154
Tod's, J. P. (Firma) 154, 184-185, 297
Toupet **36-37**
Trenchcoat **198**, 352
Tricker's (Firma) 153, 154, 167, 170, 171, 183, 305
Trilby 209, 212, **310-311**, 352
Trimmer 352
Trouser maker 92, 100, 352
Trumper's (Firma) 22, 30, 33
Tumi (Firma) 256
Tunnelbund 140, 143, 352
Turnbull & Asser (Firma) 53, 58, **60**, 74, 104, 196
Turndown collar 52, 53
Tuxedo 323, 325, 352
Tweed
Anzug 96, **106-107**, 304, 311
Gewebe 75, **124-125**, 352
Hut 212, 312
Jacke 120, **126-127**, 128, 205, 311
Mütze 213, 312

U

Uhr **226-231**
s. auch einzelne Hersteller
Umlegekragen 52, 53
Unterwäsche **42-47**

V

Vass, László 157
Vest maker 92, 100, 352
Vetiver 23
Viktoria, Königin von Großbritannien und Irland 147
Vikunja 284, 352
Villemin, Jean Nicot 235
Vittucci, Angelo 109
Viyella 56, 339, 352
Vuitton, Georges 254
Vuitton, Louis (Firma) 250, **254-255**, 256

W

Wachsjacke 200-203, 352
Wagner, Robert 113
Warhol, Andy 37, 42, 116, 137
Waschen s. Haarwäsche; Hemdenpflege
Watson, Teddy 96, 104
Wayne, John 113
Weatherill, Bernard 95
Weejun 162, 317
Wellington, Arthur Wellesley Herzog von 228
Welsh & Jeffries (Firma) 104
Weste 203, 285, 308, 312, 326, 331, 352
Weston, J. B. (Firma) 154
Whipcord 352
White tie s. Frack
Wilde, Oscar 341
Wildsmith (Firma) 154
Wilkinson & Sons (Firma) 94
Windjacke 314
Windsor, Duke of 53, 82, 97, **105**, 143, 239, 304, 306, 325, 352
Windsor-Knoten **83**
Wingtip 158, 179
Wolfe, Tom 50, 53
Wolle
Anzug 114, 115
Blazer 146
Hose 133
Krawatte 75
Mantel 194-196
Schal 279
Strickware 282-297
s. auch Cashmere; Flanell; Kammgarn; Merinowolle; Mohair; Schurwolle
Wright of Derby, Joseph 277

Y

Young, Terence 104

Z

Zigarette **236-237**
Zigarettenetui 222, 237
Zigarre **242-245**
Zola, Emile 16
Zweireiher 96, 352
Zylinder 209, 212, 327, 331, 352

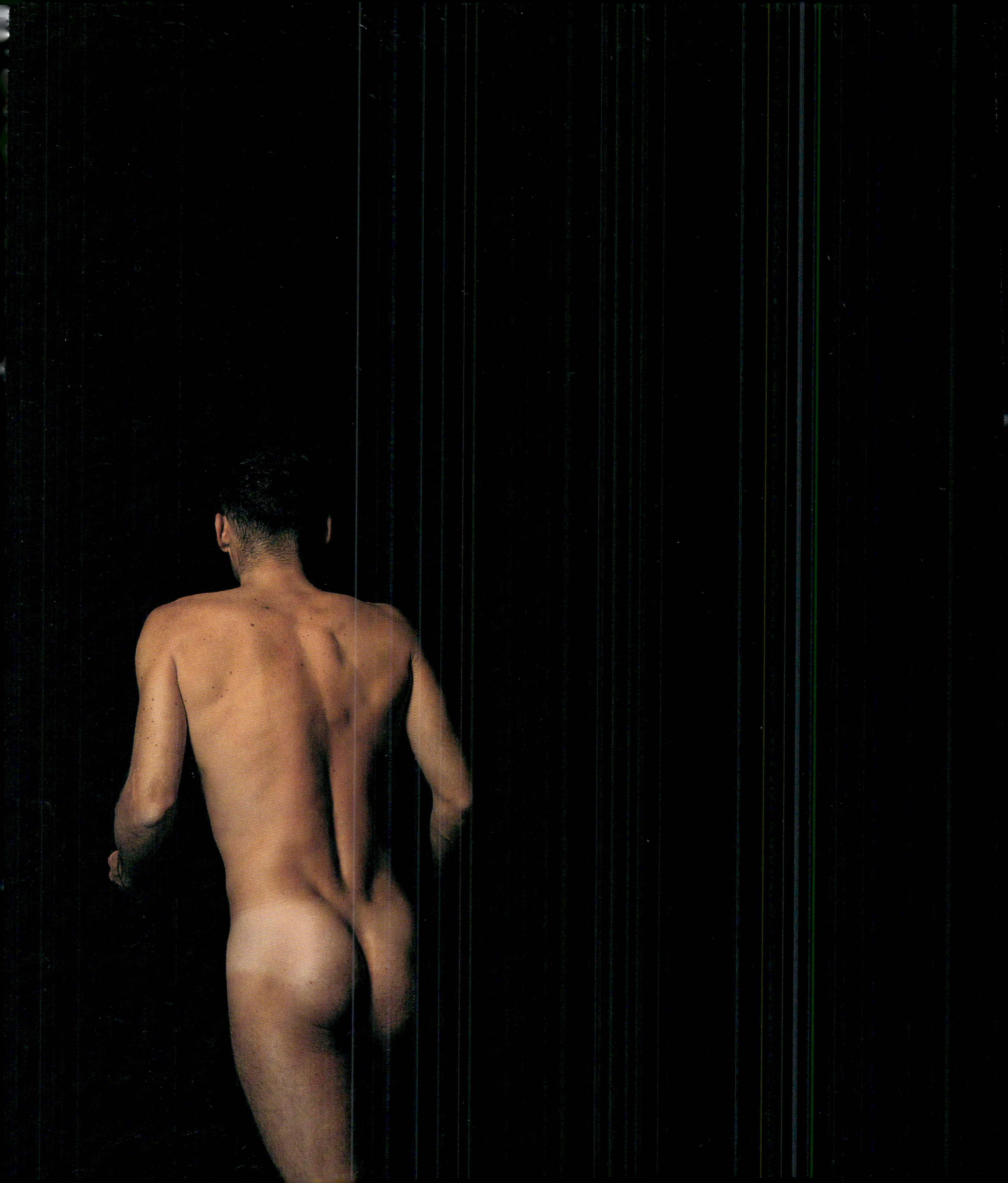

Bildnachweise

Die überwiegende Zahl der Abbildungen, die hier nicht im einzelnen aufgelistet werden, sind Neuaufnahmen des Fotografen Günter Beer. Das weitere Bildmaterial wurde uns freundlicherweise zur Verfügung gestellt oder angefertigt von:

R = Reihe, Sp = Spalte, M = Mitte, r = rechts, l = links, o = oben, u = unten

© Action Press, Hamburg, 20 Sp.M.u., 214 l.o. (Foto: Holland), r.o., 282 , 322 l.u.;
© Alden Shoe Company, Middleborough, 169, 178;
© Archiv für Kunst und Geschichte, Berlin, 20 Sp.l.o. (Foto: Paul Almasy), 35 Sp.l.o., 55 u., 135 r., 138 (Foto: AP), 179 o. (Foto: Paul Almasy), 182 u. (Foto: Ursula Litzmann), 199 r.o., 223 (Foto: Gill, Riet/AP), 234 (Foto: Ernest E. Gottlieb), 243 Hintergrund (Foto: Erich Salomon);
© Archiv Pfeiffer-Belli, München, 229 außer 2.Sp.v.l. 2.v.u.;
© Asprey, London, 256 r.o.;
© Barbour & Sons, Simonside, 201 r.u., 203 Sp.M., Sp.r., 312 Sp.r.o.;
© Bass & Co., Melton Mowbray, 162 l.o.;
© Bavaria Bildagentur, München, 285 (Foto: Buchholz), 303 r. (Foto: Images);
© Achim Bednorz, Köln, 25 Hintergrund;
© Justin Bird, London, 246, 324 r.;
© Braun AG, Kronberg im Taunus, 13, 19;
© Brioni, Rom, 110, 111, 112, 113 r.u., l.u.;
© Camera Press Ltd., London, 84 Hintergrund;
© Cartier, Paris, 225 Sp.M.o., 229 2.Sp.v.l. 2.v.u., 233 2.v.o., 3.v.o., 237 Sp.M.u., Sp.r.u.;
© Cheaney & Sons, Northamptonshire, 167 u.;
© Church & Co., Northampton, 159 u., 171 l.o., r.u.;
© Cordings of Picadilly, London, 64 Hintergrund, 106, 304 l., 306 o., 308 R.o.;
© Culver Pictures Inc., New York, 214 M.u.;
© Curtis Publishing Company, Indianapolis, 335;
© Deutsches Wollforschunginstitut, Aachen, 285 r.u.;
© Filmarchiv Siegfried Tesche, Garbsen, 226 l.o.;
© Astrid Fischer-Leitl, München, 109, 284, 288 r.;
© Fotografie Elsner/Schulzki, Bergisch Gladbach, 124/125 Hintergrund, 144/145, 153, 188, 220, 232, 233 r.u., 236 o., 268/269, 276/277 Hintergrund;
© GAMMA/StudioX, Paris, 127 r. (Foto: Allen/Liaison), 142 o. (Foto: Georges Merillon), 201 r.o. (Foto: De Keerle), 209 (Foto: Jayne Fincher), 227, 239 r.o., 241 Sp.r. (Fotos: J.-M. Turpin);
© Greve Schoenfabriek, Waalwijk, 164 Hintergrund (Fotos: Piet Pulles), 165;
© Helga Lade Fotoagentur, Frankfurt am Main, 10 r.o. (Foto: Pictures), l.u. (Foto: Dass), r.u. (Foto: Willi Arand), 24 (Foto: BAV), 25 r.o. (Foto: Simone), 27 (Foto: MRW), 37 Sp.r. (Foto: Rainer Binder), 54 Hintergrund (Foto: BAV), 226 Hintergrund (Foto: J.M. Voss), 288 (Foto: Bernd Wenske), 302 M. (Foto: Ege), 314/315 Hintergrund (Foto: BAV), 318/319 Hintergrund (Foto: hl);
© Henry Lloyd, Manchester, 205 u., 318 l.o.;
© Karin Heßmann, Dortmund, 286/287 Hintergrund;
© Horse & Hound, London, 310 l.u. (Foto: David Miller), r.u. (Foto: Trevor Meeks), 311 Hintergrund (Foto: Trevor Meeks), 328 u.;
© IFA-Bilderteam, Düsseldorf, 312 l.o. (Foto: Aberham);
© Impress, München, 121, 216 l.o.;
© Lock, London, 216 l.u.;
© John Comfort, London, 71;
© Kent & Sons, Hertfortshire, 38 l.o., M.u.;
© laif, Köln, 78 (Foto: Gernot Huber), 245 r.o. (Foto: Conrad Piepenburg), 245 M. (Foto: Anna Neumann);
© Lewin & Sons, London, 248 Hintergrund, r.u.;
© Marinella, Neapel, 80, 81 l.o., M.o., r.o., M.l., M.M., M.r.;
© Marion Schweitzer, München, 104 r.o. (Foto: Rex Features), 105 l. (Foto: Rex Features), 224 (Foto: Tom Hustler), 327 r.o.;
© Mauritius - Visa Image, Frankfurt, 204 Hintergrund;
© Missoni, Sumirago (Varese), 296, 297 l.;
© Moviestore Collection, London, 210 Hintergrund, l.u.;
© National Trust Photographic Library, London, 9 (Foto: Andreas von Einsiedel), 72 o. (Foto: Andreas von Einsiedel);
© Ogilvy & Mather, New York, 239 l.o. (Foto: Multimedia Publikations);
© Anton Perich, Katonah, 104 M., 137;
© Philips, Eindhoven, 18;
© Privatsammlung, Mailand, 230;
© Quadrillion Publishing, Godalming, 211 r.o., 300, 302 l., 309 r., 311 r.u., 330;
© Bernhard Roetzel, Vettweiß, 31 r.o., 72 l., 76 l., 157 o., 170;
© Sipa Press, Paris, 20 Sp.l.u., Sp.M.o. (Foto: Sipa Icono), Sp.r.o. (Foto: Dalmas), Sp.r.u. (Foto: Roussier), 35 Sp.l.u., Sp.M., Sp.r., 36 l.o. (Foto: Baumann), 37 Sp.l.o. (Foto: Jeanneau), l.M. (Foto: Rudling), l.u. (Foto: Fred Prouser), Sp.M.o., M.M. (Foto: Bébert), M.u. (Foto: Rickerby), 43, 53 r.o., r.u. (Foto: Patrick Falco), 54 l.u. (Foto: Yli Sipa Icono), 65 o. (Foto: Dossier), 104 u. (Foto: Stevens/Villard), 113 M.o. (Foto: Lee Celano), r.o. (Foto: Rickerby), 214 r.u., l.u., 215 l.o., l.u. (Foto: Clergue), 237 M.o. (Foto: Clergue), r.o. (Foto: Alexandra Boulat), 238 l.u.; 267 r.o. (Foto: Trippett), r.u. (Foto: Matel), M.o. (Foto: Chan), M.u. (Foto: Kessler), 297 r. (Foto: SAMA), 315 r. (Foto: Tavernier), 316 o. (Foto: Baumann), 325 r.o., 325 r.u.;
© Tate Gallery, London, 277 r.u.;
© Rupert Tenison, London,, 58, 59, 75 l.o., r.u., 84 r.o., 90, 92 l., r.u., 96, 98, 107, 194 r., 195 l., 196 l., 200, 250 r.o., 262, 263, 264 r.u., 290, 294 o., 328 o., 331 M.u., 340, 345 Hintergrund, 351 u.;
© The Hulton Getty Picture Collection, London, 132 (Foto: Bert Hardy);
© The Ronald Grant Archive, London, 64 M., 278 M.;
© Tod's, Mailand, 184, 185 o.;
© Tony Stone Bilderwelten, München, 82 r.u. (Foto: Doug McKenzie), 139 o.;
© Tumi, Middlesex NJ, 256 r.o., M.u.;
© Ullstein Bilderdienst, Berlin, 105 r.o. (Foto: Camera Press), r.u. (Foto: Camera Press);
© Georg Valerius, Köln, 65 M., 154/155, 157 außer o., 168, 172, 174, 179 u., 180/181 Hintergrund, 244/245 Hintergrund;
© VOLMA Wirkwaren, Hechingen, 47 r.o., r.u.;
© Vuitton, Paris, 251 r.u., 254/255, 256 M.o., 257, 261;
© Yello Sport, Köln, 317 l.

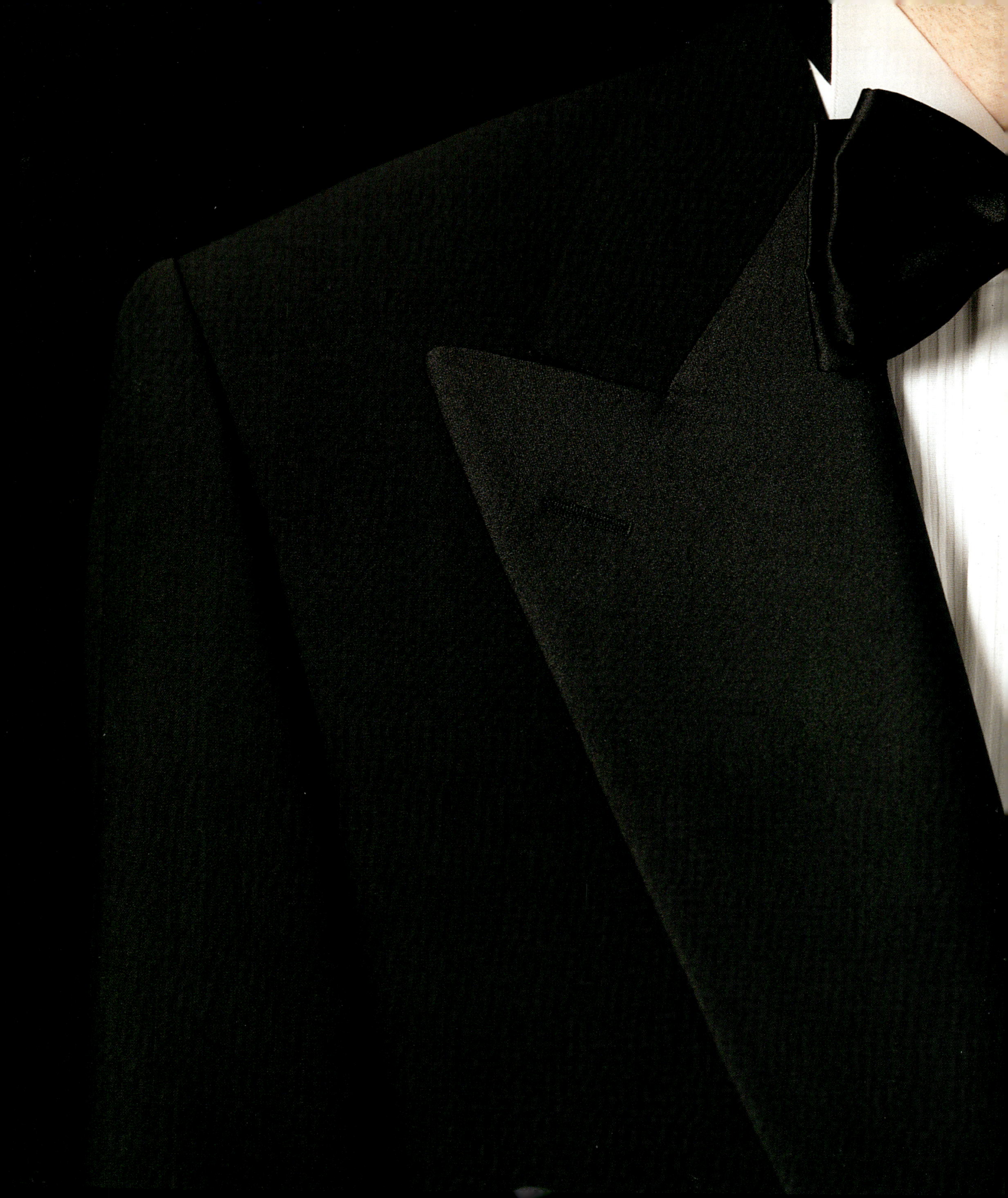